护理理论与临床实践

主　编　李潇瞳　高婷婷　党秀玲　刘海燕
　　　　张鹏楷　李　艳　李玉翠　王　静

中国海洋大学出版社
·青岛·

图书在版编目(CIP)数据

护理理论与临床实践 / 李潇瞳等主编. —青岛：
中国海洋大学出版社，2024.5
ISBN 978-7-5670-3807-3

Ⅰ.①护… Ⅱ.①李… Ⅲ.①护理学 Ⅳ.①R47

中国国家版本馆 CIP 数据核字(2024)第 054568 号

出版发行	中国海洋大学出版社		
社　　址	青岛市香港东路 23 号	邮政编码	266071
出 版 人	刘文菁		
网　　址	http://pub.ouc.edu.cn		
电子信箱	369839221@qq.com		
订购电话	0532—82032573(传真)		
责任编辑	韩玉堂	电　　话	0532—85902349
印　　制	北京虎彩文化传播有限公司		
版　　次	2024 年 5 月第 1 版		
印　　次	2024 年 5 月第 1 次印刷		
成品尺寸	185 mm×260 mm		
印　　张	58.5		
字　　数	1460 千		
印　　数	1～1000		
定　　价	286.00 元		

发现印装质量问题,请致电 18600843040,由印刷厂负责调换。

《护理理论与临床实践》编委会

前　言

　　护理学是一门自然科学与社会科学交叉的综合性应用学科。近年来,随着科学技术的飞速发展和人民生活水平的提高,人民群众对护理质量和护理水平的需求也越来越高。因此,提高护理水平和护理管理质量已成为当前护理工作的重要任务。为了更好地提高临床医护人员的护理水平,我们特组织编写《护理理论与临床实践》一书,以期为广大临床医护人员提供参考。

　　本书从临床护理的实际出发,强调理论与临床实践相结合,对多种疾病的病因、临床表现、辅助检查、护理评估、护理措施等做了较为全面的介绍。内容上力求做到理论与实践相结合,语言简洁,翔实丰富,可操作性强,适用于临床护理人员阅读参考。

　　本文编写设置:主编李潇瞳编写了前言、第十六章第一节、第三节至第十节,共 43.25 千字;主编高婷婷编写了第十六章第二节、第十一节至第十七节,共 37.44 千字;主编党秀玲编写了第十五章第一节至第四节、第十四节,共 52.28 千字;主编刘海燕编写了第一章第八节至第十二节、第十九节至第二十一节,共 52.18 千字;主编张鹏楷编写了第二章第三节至第二十节,共 102.54 千字;主编李艳编写了第一章第一节至第二节、第四节至第七节、第十三节至第十八节,共 106.08 千字;主编李玉翠编写了第十八章第十一节至第十二节,共 21.15 千字;主编王静编写了第六章第二十二节至二十五节,共 21.18 千字;副主编杨庆亭编写了第十二章第一节至第八节,共 32.85 千字;副主编曹晓丽编写了第八章,共 32.48 千字;副主编胡媛媛编写了第六章第三节至第九节、第十二节至第十九节、第二十六节,共 118.41 千字;副主编董玮编写了第四章第二节至第五节、第十节至第十九节,共 113.52 千字;副主编秦晋红编写了第十四章,共 112.55 千字;副主编杨成萍编写了第三章第一节至第十八节,共 102.13 千字;副主编曾彩云编写了第十八章第一节至第八节,共 52.17 千字;副主编韩淑爱编写了第十八章第九节至第十节,共 10.78 千字;副主编李新英编写了第五章第一节至第二节,共 10.42 千字;副主编陈莎莎编写了第五章第六节至第七节，共 14.64 千字；副主编董红梅编写了第十章第一节，共 5.14 千字；副主编于彬超编写了第十三章第一节至第三节，共 10.56 千字；副主编王旭娇编写了第三章第二十六节，共 5.85 千字；副主编吴维维编写了第十二章第九节至第十节，共 8.36 千字；副主编李树萍编写了第九章，共 5.33 千字；副主编赵沙编写了第十三章第四节至第五节，共 12.48 千字；副主编王培菊编写了第六章第二十八节，共 5.23 千字；副主编王裴编写了第六章第三十节，共 5.42 千字；副主编王文婷编写了第十五章第十节，共 5.14 千字；副主编张翠娜编写了第十一章，共 10.41 千字；副主编马莎莎编写了第四章第一节、第九节，共 5.29 千字；副主编董姣姣编写了第四章第七节至第八节，共 5.31 千字；副主编王红宇编写了第七章第二节，共 5.24 千字；副主编牛鹏姣编写了第十七章，共 102.14 千字；副主编吴亚娟编写了第五章第三节至第五节，共 12.48 千字；副主编李婷编写了第六章第二十节，共 5.32 千字；副主编马永伟编写了第六章第二十七节，共 5.27 千字；副主编谢琦编写了第三章第十九节至第二十五节、第二十七节至第二十八节，共 52.13 千字；副主编孙海霞编写了第二章第一节至第二节，共 10.14 千字；副主编付佳慧编写了第六章第二十九节，共 5.14 千字；副主编尕永娟编写了第六章第十节，共 5.20 千字；副主编杨杰编写了第十八章第十五节，共 5.18 千字；副主编郝在编写了第十五章第七节至第八节、第十一节至第十三节，共 31.11 千字；副主编唐永春编写了第十五章第五节至第六节，共 5.14 千字；副主编裴玉莹编写了第十章第二节，共 5.10 千字；编委王晓红编写了第七章第一节，共 5.21 千字；编委高海霞编写了第一章第三节，共 5.12 千字；编委高建平编写了第十八章第十三节至第十四节，共 5.13 千字；编委杨仕容编写了第六章第二节，共 3.12 千字；剩余章节由郭静芳、马春芳、刘聪、李彬、张英、辛静、孙爱云等人编写。

在编写过程中，由于作者较多，写作风格不一，再加上水平和经验有限，难免存在疏漏和不足之处，敬请广大读者批评指正。

编　者

2024 年 1 月

目　录

第一章　心内科疾病护理

第一节　心内科疾病常见症状和体征的护理

一、心源性呼吸困难

心源性呼吸困难是指由于各种心血管疾病引起患者主观感觉空气不足、呼吸费力,严重时可出现鼻翼扇动、发绀、端坐呼吸等,检查可见呼吸频率、深度与节律异常。

(一)原因

最常见于左心衰竭,亦可见于右心衰竭、心包积液、心脏压塞等。当左心衰竭时,由于肺瘀血和肺顺应性降低,进而影响肺内气血交换,导致呼吸困难。右心衰竭时,由于体循环瘀血引起瘀血性肝大、胸腔积液、腹腔积液,使呼吸活动受限,同时血中氧含量减少及酸性代谢产物积聚,均可刺激呼吸中枢导致呼吸困难。

(二)特点

1.劳力性呼吸困难

劳力性呼吸困难是心源性呼吸困难最早出现的症状,在体力活动时发生或加重,休息后缓解或消失。由于运动时回心血量增加,左心房压力升高,加重了肺瘀血所致。能引起呼吸困难的体力活动包括上楼、步行、吃饭、讲话、穿衣、洗漱等。

2.阵发性夜间呼吸困难

阵发性夜间呼吸困难是心源性呼吸困难的典型表现。常发生在夜间,患者可于睡眠中因突然胸闷、气急而憋醒,被迫坐起,呼吸深快,可伴有咳嗽、咳白色泡沫样痰、发绀等。轻者于端坐休息后数分钟至数十分钟症状逐渐缓解;重者可有哮鸣音,称之为"心源性哮喘"。哮喘出现时注意与支气管哮喘鉴别(支气管哮喘常有过敏史,青少年多见,呈发作性呼气性呼吸困难,解痉平喘治疗有效)。

心源性哮喘发生机制包括平卧时回心血量增加,使肺血流量增加;膈上升,肺活量减少;夜间迷走神经兴奋,心率减慢,小支气管收缩等均使肺瘀血加重所致。

3.端坐呼吸

患者常因平卧时呼吸困难加重,被迫采取高枕卧位、半卧位,甚至端坐位以减轻呼吸困难。因抬高上身可减少回心血量并使膈下降,有利于缓解呼吸困难。

4.急性肺水肿

急性肺水肿是心源性哮喘进一步加重的结果,患者气喘加重,伴窒息感或惊恐不安,咳嗽、咳粉红色泡沫样痰,发绀明显,肺部满布湿性啰音及哮鸣音,是左心衰竭最严重的类型。

(三)常见护理诊断及医护合作性问题

1.气体交换受损

气体交换受损与肺瘀血、肺水肿或伴肺部感染有关。

2．活动无耐力

活动无耐力与呼吸困难时能量消耗和机体缺氧有关。

(四)护理措施

1．生活护理

保持空气新鲜、温度适宜、安静舒适的休息环境；重症患者应以卧床休息为主，根据病情采取抬高头、半坐位或端坐位；坐位时可设置跨床小桌以方便患者伏桌休息。为患者提供必要的日常生活帮助。根据呼吸困难的程度合理安排休息与活动量，与患者及其家属一起制订活动目标和计划，随着病情好转，逐渐增加活动量，鼓励患者尽可能做到生活自理；给予低热量、低盐、清淡易消化饮食，保持大便通畅。

2．病情观察

注意观察生命体征、精神状态、发绀、肺部听诊音等变化情况，评估呼吸困难的程度，配合医生做好动脉血气分析、血清电解质及血流动力学监测。

3．用药护理

遵医嘱给予强心剂、利尿剂及抗感染药物，以减轻肺瘀血和肺组织炎症，注意观察疗效及不良反应。控制输液量和速度，防止加重心脏负荷，24 h 输液量应控制在 1 500 mL 以内为宜，输液速度为 20～30 滴/分钟。

4．合理给氧

保持呼吸道通畅，遵医嘱给予氧气吸入，纠正缺氧。根据病情调节氧流量和湿化方式，氧流量一般是在 2～4 L/min，肺心病患者为 1～2 L/min。急性肺水肿者给予乙醇湿化的高流量（6～8 L/min）氧气。

5．心理护理

患者常有烦躁、焦虑等不良心理，应多和其沟通交流，建立良好的护患关系，取得患者的信任。及时了解患者的心理变化，允许患者充分表达自己的感受，以评估其焦虑程度。经常和家属一起安慰关心患者，根据焦虑程度选择干预措施，指导患者运用恰当的应对技巧，稳定情绪，有利于减轻呼吸困难。严重时可遵医嘱服用药物。

二、心源性水肿

心源性水肿是指由于心功能不全等引起体循环瘀血，机体组织间隙有过多的液体积聚。

(一)原因

最常见于右心衰竭或全心衰竭，也可见于心包积液、心包缩窄等。其发生机制主要是有效循环血量不足，肾血流量减少，肾小球滤过率降低，水钠潴留；同时体循环静脉压增高，毛细血管静水压增高，组织液回吸收减少。

水肿呈对称性、凹陷性，具有下垂性、晨轻暮重、静轻动重的特点。水肿首先从身体的下垂部位开始，如立位时主要出现在胫骨前及足踝部，卧位时可出现在腰骶部及会阴部等，然后逐渐发展为全身性水肿，严重者甚至出现胸腔积液、腹腔积液。此外，水肿时还可伴尿量减少、体重增加、心悸、颈静脉怒张、肝大及肝颈静脉回流征阳性等。

(二)常见护理诊断及医护合作性问题

1．体液过多

体液过多与体循环静脉瘀血有关。

2.有皮肤完整性受损的危险

皮肤完整性受损与水肿部位循环障碍、局部受压过久、营养不良等有关。

(三)护理措施

1.生活护理

轻度水肿者应限制活动,重度水肿者要卧床休息;根据病情取半卧位或坐位,下肢水肿要抬高下肢,并要经常换体位,避免局部过度受压。给予饮食指导,根据心功能不全程度、利尿效果及电解质情况调整钠盐的摄入量,并向患者和其家属说明限制钠盐的重要性,避免进食含钠高的食物,如各种腌制品、咸蛋、干海货、发酵面点、含钠的饮料和调味品,可用糖、醋等调节口味以增进食欲。

2.病情观察

观察水肿部位皮肤及水肿消长情况,测量尿量和体重的变化,记录 24 h 出入液量。输液时要根据血压、心率、呼吸调节输液滴速,一般为 20～30 滴/分钟。水肿严重且利尿效果不好时,每日入液量应控制在前日尿量加 500 mL 左右,注意保持出入液量平衡。

3.皮肤护理

保持水肿部位皮肤、床单和患者内衣的干燥清洁,帮助患者勤翻身,经常按摩受压及水肿部位,严重水肿可使用气垫床;有阴囊水肿的男性患者可用拖带支托阴囊;用热水袋保暖时,水温不宜过高,避免烫伤;进行有创操作时,要严格执行无菌操作,操作后用无菌棉球按压。水肿液外渗局部用无菌巾包裹,防止继发感染;注意观察有无压疮发生。

4.用药护理

遵医嘱应用利尿剂,注意观察药物疗效及不良反应。尤其关注电解质变化,严格记录24 h出入液量,以判断利尿剂的效果和指导补液。利尿剂使用的时间宜选择在日间,避免因排尿过频而影响患者休息。

5.心理护理

建立良好的护患关系,取得患者的信任。促进患者保持良好的情绪,鼓励患者表达自己的心理感受,给予情感支持。鼓励患者提出疑问,并热情地为患者解释清楚;鼓励患者在病情处于恢复期时多与同室病友交往,从他人身上获得战胜疾病的信心,缓解焦虑程度。

三、胸痛

胸痛是指由各种化学因素或物理因素刺激支配心脏、主动脉或肋间神经的感觉纤维引起的心前区或胸骨后疼痛。以下重点介绍心脏疾病所致的胸痛。

(一)原因

以心绞痛、急性心肌梗死最多见,也可见于急性心包炎、急性主动脉夹层、肥厚型心肌病、心脏神经症等。

(二)常见护理诊断及医护合作性问题

疼痛:心前区疼痛

与冠状动脉供血不足导致心肌缺血缺氧、炎症累及心包、主动脉夹层等有关。

(三)护理措施

1.生活护理

休息环境应保持安静整洁,指导患者发作时立即停止活动,卧床休息。急性期绝对卧床休息,限制探视,避免劳累、突然屏气或站立、提取重物、情绪激动等,防止诱发心绞痛。

2.氧疗

给予鼻导管吸氧,氧流量3~5 L/min,以增加心肌氧的供应,缓解疼痛。

3.用药护理

遵医嘱应用硝酸酯类等扩张冠状动脉的药物及止痛剂,监测药物疗效及不良反应,如疼痛不缓解,应及时通知医生。

4.病情观察

观察患者胸痛部位、性质、持续时间、程度及缓解方式,注意观察患者的面色、心率、呼吸及血压变化,尤其是心前区疼痛发作时心率、心律与心电图的变化;必要时进行心电监护。

5.心理护理

积极和患者沟通,及时了解患者的情绪状态,向患者解释病情,陪伴患者,减轻患者紧张、焦虑、恐惧感,指导患者避免诱因以缓解疼痛,减少发作。

四、心悸

心悸是指患者自觉心跳或心慌,可伴心前区不适感。心悸时可出现心动过速、心动过缓或心律不齐。

(一)原因

心悸可分为生理性和病理性两大类。生理性因素可见于健康人的剧烈运动,情绪激动,饮酒、浓茶或咖啡后,以及使用某些药物后(如肾上腺素、阿托品、咖啡因、氨茶碱等)。常见病理性因素有心脏搏动增强,如各种器质性心血管疾病及全身性疾病;心律失常,如心动过速、心动过缓、期前收缩、心房扑动或颤动等;心脏神经症。心悸严重程度并不一定与病情成正比,心悸一般无危险性,但少数由严重心律失常所致者可发生晕厥或猝死。初次发作、敏感性较强者,紧张、焦虑或注意力集中时心悸多较明显,持续较久者因产生适应则感觉不明显。心功能代偿期心悸较明显,失代偿期因心肌收缩力下降及其他症状出现而分散注意力使心悸减轻。

(二)常见护理诊断及医护合作性问题

1.活动无耐力

活动无耐力与心悸发作所致心排血量减少有关。

2.焦虑

焦虑与心悸发作所致不适及担心预后有关。

(三)护理措施

1.生活护理

保持环境安静,避免不良刺激。有心悸感时应多休息,若为严重的心律失常,应绝对卧床休息。指导患者选择适宜的体位,如心悸明显的患者应避免左侧卧位,因左侧卧位压迫心脏较易感觉到心跳,器质性心脏病伴心功能不全时可取半卧位。指导患者少量多餐,避免过饱及饮浓茶、酒、咖啡,戒烟。

2.病情观察

观察心悸的变化,有无呼吸困难、胸痛、晕厥等伴随症状。观察心率、心律及脉搏的变化,必要时做心电监护进行动态观察,发现严重心律失常及血压下降,应立即报告医生,进行紧急处理。

3.用药护理

症状明显者遵医嘱应用镇静剂、抗心律失常药物等,观察疗效及不良反应。

4.心理护理

对于过分敏感的患者,应耐心向患者说明心悸一般并无危险,与病情严重程度不成正比,以减轻患者的焦虑不安;说明紧张、焦虑可加重心悸,应避免情绪激动和焦虑紧张。

五、心源性晕厥

心源性晕厥是由于心排血量骤减、中断或严重低血压而引起脑缺血缺氧,出现突发的短暂意识丧失,常伴有肌张力丧失而跌倒。

(一)原因

常见的有严重心律失常,如严重窦性心动过缓、房室传导阻滞、阵发性室性心动过速等;器质性心脏病,如严重主动脉瓣狭窄、心肌梗死、急性主动脉夹层、梗阻性肥厚型心肌病;颈动脉窦性晕厥、直立性低血压晕厥等。晕厥发作先兆常不明显,持续时间很短,常伴有面色苍白、多汗等。近乎晕厥指一过性黑蒙,肌张力降低或丧失,但不伴意识丧失。心脏供血暂停 3 s 以上可发生近乎晕厥;5 s 以上可发生晕厥;超过 10 s 则可出现抽搐,称为阿-斯综合征,可出现意识丧失、心搏骤停、呼吸停止。反复发作的晕厥往往是病情严重和危险的征兆。

(二)常见护理诊断及医护合作性问题

有受伤的危险与晕厥时意识丧失突然倒地有关。

(三)护理措施

1.紧急处理

晕厥发作时,立即使患者平卧,头部放低,松解衣领。保持呼吸道通畅,以增加脑部供血。根据医嘱用药,给予中等流量氧气吸入。

2.病情观察

晕厥发作时应注意观察心率、心律及脉搏有无改变,血压有无下降;有无面色苍白、抽搐、瘫痪等表现。一旦出现阿-斯综合征,应立即抢救。

3.用药护理

对于心率缓慢者,遵医嘱给予阿托品、异丙肾上腺素等药物治疗,其他心律失常给予抗心律失常药物,及时监测心率变化,观察药物疗效及不良反应。

4.心理护理

待患者清醒后及时和患者沟通,鼓励患者说出心理感受,向其解释病因,耐心解答患者的疑问,消除其紧张恐惧心理。

5.健康指导

向患者解释晕厥的原因,晕厥发作频繁者,应劝其卧床休息。指导患者避免过度紧张、悲伤、创伤、剧痛、饥饿等诱因。积极配合治疗原发病,避免单独外出,以防再次发生晕厥。避免从事驾车、骑车、高空作业、游泳等工作和活动,以免发生危险。

(李　艳)

第二节　慢性心力衰竭

慢性心力衰竭是大多数心血管疾病的终末阶段,也是最主要的死亡原因。在西方国家,引起慢性心力衰竭的基础心脏病以高血压、冠心病为主;在我国,过去以心瓣膜病为主,近年来冠心病和高血压的比例呈明显上升趋势,目前也已成为慢性心力衰竭的最常见病因。

一、病因与诱因

1. 基本病因

(1)原发性心肌损害:见于缺血性心肌损害(如冠心病)、心肌炎和心肌病(病毒性心肌炎,原发性扩张型心肌病)、心肌代谢障碍性疾病(糖尿病性心肌病、维生素 B2 缺乏、心肌淀粉样变性)。

(2)心脏负荷过重:压力负荷(后负荷)过重可见于高血压、主动脉瓣狭窄、肺动脉高压、肺动脉瓣狭窄等;容量负荷(前负荷)过重可见于二尖瓣或主动脉瓣关闭不全、房间隔或室间隔缺损、动脉导管未闭等先天性心血管病、慢性贫血、甲状腺功能亢进等。

(3)心室舒张充盈受限:如缩窄性心包炎、肥厚型心肌病等。

2. 诱因

凡是能加重心肌缺血缺氧、增加心肌耗氧量或加重心脏负荷的因素,均可诱发心力衰竭。

(1)感染:是诱发、加重心力衰竭最常见的原因,其中又以呼吸道感染最常见。

(2)心律失常:心房颤动常见,其他各种类型的快速性心律失常及严重的缓慢性心律失常亦可诱发心力衰竭。

(3)心脏负荷增加:如输液或输血过多过快、钠盐摄入过多、妊娠和分娩、用力排便等。

(4)心肌耗氧量增加:如过度劳累、情绪激动、精神压力过大等。

(5)其他:如洋地黄或利尿剂使用不当、环境气候急剧变化等。

二、发病机制

发病机制比较复杂,不仅有血流动力学紊乱,还存在神经体液等代谢异常。心脏具有较强的储备能力,当基础心脏病损害影响到心功能时,机体通过加快心率、心肌肥厚、心腔扩张等代偿机制来加强心肌收缩力、增加心排血量,使心功能在一定时间内维持在相对正常的水平,但也有其负性效应。这些代偿机制是有一定限度的,当代偿超过限度不能维持心排血量,则进入失代偿期,出现体循环和肺循环瘀血的表现。

三、临床表现

1. 左心衰竭

以肺循环瘀血和心排血量降低为主要特征。

(1)症状

1)呼吸困难:是左心衰竭最早和最主要的症状。开始仅在较重体力活动时出现,休息后可缓解,随着病情进展,轻微体力活动也可出现,并可出现夜间阵发性呼吸困难,可伴心源性哮喘。采取的坐位越高说明左心衰竭的程度越严重,重者出现端坐呼吸。

2)咳嗽、咳痰和咯血:咳嗽常与呼吸困难同时发生,多于劳动或夜间加重,坐位或立位时可减轻或消失,痰常呈白色浆液性泡沫状,咯血一般为痰中带血,系肺泡或支气管黏膜瘀血所致,如果支气管黏膜下因瘀血而形成扩张的血管一旦破裂,可引起大咯血。

3)低排血量症状:乏力、心悸、头晕、嗜睡或失眠、少尿、发绀等,其原因主要是由于心、脑、肾等脏器血液灌注不足。

(2)体征

1)心脏体征:除原有心脏病体征外,心脏向左下扩大,心尖部可闻及舒张期奔马律,肺动脉瓣区第二心音亢进。

2)肺部体征:两肺底可闻及散在湿性啰音,随着病情由轻到重,肺部啰音可从局限于肺底部直至全肺。

3)其他:部分患者可出现交替脉和发绀。

2.右心衰竭

以体循环瘀血为主要表现。

(1)症状:胃肠道瘀血出现食欲减退、恶心、呕吐等;肝瘀血导致上腹饱胀、肝区疼痛;肾血流量减少可出现尿少、蛋白尿、血尿、夜尿增多等。原有左心衰竭、先天性心脏病或肺部疾病的患者均有劳力性呼吸困难。

(2)体征

1)颈静脉征:颈静脉充盈、怒张,是右心衰竭的早期主要体征,而肝颈静脉回流征阳性则是右心衰竭最具特征性的体征。

2)肝脏体征:肝脏常因瘀血而增大,伴压痛。持续慢性右心衰竭可致心源性肝硬化,晚期可出现肝功能受损、黄疸及大量腹腔积液。

3)水肿:首先出现在身体低垂部位,呈凹陷性。严重时可出现全身水肿,并伴有胸腔积液、腹腔积液。

4)心脏体征:除原发病体征外,可出现心率增快、右心室扩大,三尖瓣区可闻及收缩期吹风样杂音。

5)发绀:右心衰竭者多有不同程度的发绀,最早见于指端、口唇和耳郭,较左心衰竭者明显。严重贫血者发绀可不明显。

3.全心衰竭

临床常见先有左心衰竭,而后出现右心衰竭,此时左、右心衰竭的临床表现同时存在。因右心衰竭出现后右心排血量减少,常可使夜间阵发性呼吸困难等肺瘀血的表现有所减轻。全心衰竭时呼吸困难减轻,而发绀加重。

4.心力衰竭的分期

美国心脏病学会(American College of Cardiology,ACC)及美国心脏学会(American Heart Association,AHA)于2001年提出,以心力衰竭相关的危险因素、心脏的器质性或功能性改变,心力衰竭的症状等为依据,将心力衰竭分为心力衰竭高危阶段和心力衰竭阶段。此种评估方法以客观检查发现为依据,揭示心力衰竭发生发展的基本过程,有利于早期、针对性地进行干预。

A期:心力衰竭高危期,尚无器质性心脏(心肌)病或心力衰竭症状,如患者有高血压、心绞痛、代谢综合征,使用心肌毒性药物等,可发展为心脏病的高危因素。

B期:已有器质性心脏病变,如左室肥厚,左心室射血分数(left ventricular ejection fraction,LVEF)降低,但无心力衰竭症状。

C 期:器质性心脏病,既往或目前有心力衰竭症状。

D 期:需要特殊干预治疗的难治性心力衰竭。

5.并发症

(1)呼吸道感染:因肺瘀血易并发呼吸道感染,呼吸道感染又可使心力衰竭加重。

(2)下肢静脉血栓形成和栓塞:因下肢静脉血流淤滞明显和长期卧床引起。血栓脱落后可引起肺动脉栓塞。

(3)心源性肝硬化:由于肝脏长期瘀血、缺氧,引起肝细胞坏死、结缔组织增生导致肝硬化。

(4)电解质紊乱:因食欲减退、恶心呕吐、过度限制钠盐及大量利尿剂的应用可导致电解质紊乱,在心力衰竭治疗过程中以低钾血症和低钠血症多见。

(5)肾衰竭:因肾血流量减少及持续肾脏瘀血可导致肾脏功能减退,引起急性或慢性肾衰竭,出现氮质血症、尿毒症等表现。

四、辅助检查

1.胸部 X 线检查

胸部 X 线检查可显示心脏的外形和各房室的大小,有助于原发性心脏病的诊断。左心衰竭可见左心室增大、肺纹理增多、肺门阴影增大等肺瘀血表现;右心衰竭可见右心室增大,肺动脉段膨出。

2.超声心动图检查

超声心动图检查比 X 线检查能更准确地反映心腔大小的变化和心瓣膜结构情况;可计算出心排血量(cardiac output,CO)、左心室射血分数百分比(LVEF%)和心脏指数(cardiac index,CI),估计心脏舒缩功能。

3.心电图检查

心电图检查可有左、右心室肥大及心律失常等改变。

4.创伤性血流动力学测定

创伤性血流动力学可测定肺毛细血管楔压(pulmonary capillary wedge pressure ,PCWP)、心排血量(CO)、心脏指数(CI)、中心静脉压(central venous pressure,CVP)。左心衰竭时 PCWP 增高,右心衰竭时 CVP 增高。

五、治疗要点

治疗目的是缓解身心不适,提高运动耐量,提高生活质量,阻止或延缓心室重塑,防止心肌损害进一步加重,降低死亡率。治疗原则为治疗病因,消除诱因,减轻心脏负荷,增强心肌收缩力。

1.治疗病因,消除诱因

控制高血压,改善冠心病心肌缺血,手术治疗心瓣膜病等。控制感染,纠正贫血,及时纠正心律失常等。

2.减轻心脏负荷

休息、调整饮食,应用利尿剂、血管扩张剂和 β 受体阻滞剂。

(1)利尿剂:是治疗心力衰竭最常用的药。通过利尿排钠,减少循环血量而减轻前负荷,对缓解瘀血症状、减轻水肿有显著效果。噻嗪类利尿剂适用于轻度心力衰竭,襻利尿剂适用于重度心力衰竭,保钾利尿剂常与排钾利尿剂合用,减少钾的丢失。醛固酮受体拮抗剂,如螺内酯,有阻断醛固酮效应,对抑制心血管的塑构、改善慢性心力衰竭的远期预后有很好的作用。

(2)血管扩张剂:扩张动脉减轻后负荷,扩张静脉减轻前负荷。常用血管紧张素转化酶抑制剂(angiotensin converting enzyme inhibitor,ACEI),通过抑制肾素-血管紧张素系统(renin-angiotensin system,RAS),达到扩张血管作用,抑制交感神经兴奋性,降低代偿性神经体液的不利影响,延缓心室重构,维护心肌功能,降低死亡的危险度。

(3)β受体阻滞剂:通过对抗交感神经兴奋性使心率减慢,心脏负荷减轻,改善左室和血管的重构及功能,降低死亡率。禁用于支气管哮喘、心动过缓、二度及二度以上房室传导阻滞。由于其负性肌力作用,应待心力衰竭情况稳定后,首先从小剂量开始,逐渐增加剂量,适量长期维持。症状改善常在用药后 2~3 个月才出现。

3.增强心肌收缩力

吸氧、应用正性肌力药等。

(1)洋地黄类药:是临床最常用的强心药。主要作用为增强心肌收缩力,减慢心率,减慢传导。主要适用于充血性心力衰竭,尤其适用于伴有心房颤动和心室率增快的心力衰竭,对室上性心动过速、心房颤动和心房扑动有效。洋地黄中毒或过量、急性心肌梗死 24 h 内,严重房室传导阻滞、梗阻性肥厚型心肌病禁用。

(2)β受体激动剂:多巴酚丁胺适用于急性心肌梗死伴心力衰竭者。小剂量多巴胺能扩张肾动脉,增加肾血流量和排钠利尿,大剂量多巴胺可维持血压,可用于心源性休克的治疗。

(3)磷酸二酯酶抑制剂:氨力农、米力农有正性肌力作用和扩张周围血管的作用,宜短期应用。

六、护理评估

1.健康史

询问患者有无心肌炎、冠心病、高血压、风湿性心瓣膜病等病史,发病前有无呼吸道感染、劳累等诱因;询问此次发病的主要症状及其特点、伴随症状及病情演变;询问患者既往及目前用药情况和家族史等。

2.护理体检

测量患者的生命体征、意识状态,对患者进行全面身体检查,重点为心、肺的视诊、触诊、叩诊、听诊,及时发现疾病所致的异常体征。

3.辅助检查

查阅患者胸部 X 线、超声心动图、心电图及血流动力学等检查结果,以判断有无心功能不全及其程度。

4.心理-社会状况

询问患者长期患病后的感受,了解其有无因呼吸困难、活动受限等产生焦虑。询问患者对诊疗的期望和反应,对目前生活状态的态度,有无因担心病情加重而出现悲观、绝望情绪。了解家属、单位对患者的支持程度。

七、常见护理诊断及医护合作性问题

1.气体交换受损

气体交换受损与肺瘀血有关。

2.体液过多

体液过多与体循环瘀血、水钠潴留等有关。

3.活动无耐力

活动无耐力与心排血量下降导致机体缺血缺氧有关。

4.潜在并发症

潜在并发症包括感染、下肢静脉血栓形成及栓塞、洋地黄中毒、电解质紊乱等。

八、护理措施

1.生活护理

(1)休息与活动:保持病室环境安静,保证足够睡眠,从而减轻心脏负担。指导呼吸困难者取高枕卧位、半卧位或端坐位,水肿者抬高水肿部位。根据患者心功能分级情况指导活动量:①心功能Ⅰ级,不限制一般的体力活动,可参加体育锻炼,但应避免剧烈运动和重体力劳动,合理安排作息。②心功能Ⅱ级,适当限制体力活动,可进行轻体力劳动或家务劳动,增加睡眠时间。③心功能Ⅲ级,严格限制一般的体力活动,日常生活可以自理或在他人协助下自理,以卧床休息为主。④心功能Ⅳ级,日常生活均由其他人照顾,绝对卧床休息,可在床上进行下肢被动运动,防止血栓形成。

(2)饮食护理:给予低盐、低脂、高营养、高维生素、清淡易消化食物,少食多餐、忌饱餐,避免生硬、辛辣、油炸等食物,避免产气食物。限盐限钠程度视患者心力衰竭的程度而定,轻度心力衰竭者,食盐<5 g/d(钠<2 g/d);中度心力衰竭者,食盐<2 g/d(钠<1 g/d);严重心力衰竭者,食盐<1 g/d(钠<0.4 g/d)。但要注意使用利尿剂时应结合血钠情况随时调整。除限制食盐外还应限制其他含钠高的食品,如腌制食品、香肠、海产品、苏打饼干等。限制水分摄入,补液量以"量出为入"为原则,严重心力衰竭者避免一次大量饮水,以免增加心脏负担。心力衰竭患者由于活动量减少、肠蠕动减慢、不习惯床上排便等多种因素影响,易发生便秘,因此应特别注意预防便秘的产生,以防用力排便增加心脏负荷而加重病情。

2.病情观察

观察患者心力衰竭表现的变化,如心率、心律、呼吸困难、肺部啰音、尿量、水肿消长等,判断有无好转。监测生命体征、神志、血氧饱和度、血气分析等,及时分析病情。加强对患者的监护,及时发现危重症状及并发症。

3.用药护理

遵医嘱应用强心剂、利尿剂及血管扩张剂等,同时观察药物的疗效及不良反应。

(1)洋地黄类强心剂

1)常用药物及用法:速效制剂毛花苷丙(西地兰)、毒毛花苷K常静脉注射,中效制剂地高辛和慢效制剂洋地黄毒苷常口服给药。毛花苷丙每次0.2~0.4 mg,24 h总量0.8~1.2 mg;毒毛花苷K每次0.25 mg,24 h总量0.5~0.75 mg;地高辛每次0.25 mg,24 h总量0.25~0.5 mg;洋地黄毒苷每次0.05 mg,24 h总量0.05~0.1 mg。

2)用药注意事项:①老年人、心肌缺血缺氧、重度心力衰竭、低钾低镁血症、肝肾功能不全者易致洋地黄中毒,应慎用。②禁止与奎尼丁、普罗帕酮、维拉帕米、胺碘酮、钙剂及肾上腺素等药物同时应用。③严格遵医嘱给药,口服给药要定时定量,静脉给药时,必须用葡萄糖溶液稀释后缓慢(10~15 min)静脉注射。④给药前向患者解释药物特点和注意事项,检查心率、心律,并询问有无相关症状。⑤用药后要观察症状的改变,监测心率、心律、心电图及电解质变化情况,若心率低于 60 次/分钟,节律由规则变为不规则或由不规则变为规则,则警惕中毒的可能。

3)疗效判断:用药后心率减慢至正常,呼吸困难减轻,水肿减退,尿量增加,肝脏缩小,食欲增加,提示治疗有效。若患者出现以下情况,则提示洋地黄中毒。①胃肠道反应:如食欲减退、恶心、呕吐、腹痛等;②心脏毒性反应:如室性期前收缩二联律或阵发性心动过速、房室传导阻滞等各种心律失常;③神经系统反应:如头痛、倦怠、嗜睡、视力模糊、黄视和绿视等。

4)洋地黄中毒的处理:①遵医嘱立即停用洋地黄。②低血钾者可口服或静脉补充氯化钾,停用排钾利尿剂。③纠正心律失常,快速室性心律失常可用苯妥英钠或利多卡因,一般禁用电复律,因易致心室颤动;有传导阻滞及缓慢性心律失常者可用阿托品静脉注射或安置临时心脏起搏器。

(2)利尿剂

1)常用药物及用法:排钾类利尿剂包括噻嗪类利尿剂如氢氯噻嗪(双氢克尿塞)、襻利尿剂如呋塞米(速尿)和吲达帕胺,保钾类利尿剂有螺内酯(安体舒通)、氨苯蝶啶。以口服为主,呋塞米在治疗急性心力衰竭时可以静脉注射。

2)用药注意事项:①宜选择在早晨或日间给药,避免睡前用药,以免夜间排尿过频而影响患者休息。②用药期间应定期测量体重、尿量变化,记录 24 h 出入液量,监测脉搏和血压变化,以判断利尿剂的效果。③噻嗪类利尿剂和襻利尿剂可引起低钾血症,诱发心律失常或洋地黄中毒,应定期监测血钾,评估有无乏力、腹胀、肠鸣音减弱等低钾血症的表现,服药期间多补充含钾丰富的食物,如鲜橙汁、香蕉、无花果、枣、葡萄干、蘑菇、花菜等,必要时遵医嘱补充钾盐。④保钾利尿剂长期应用可引起高血钾,肾功能不全及高钾血症者禁用,用药期间应评估有无四肢麻木、极度疲乏、心率缓慢等高钾血症的症状。⑤噻嗪类利尿剂可引起高尿酸血症及高血糖,故痛风及糖尿病者应慎用。⑥螺内酯可出现嗜睡、运动失调、男性乳房发育、面部多毛等不良反应。

(3)血管扩张剂:常用药物有扩张小动脉的酚妥拉明,扩张小静脉的硝酸甘油,扩张动、静脉的硝普钠和血管紧张素转换酶抑制剂(ACEI)。以 ACEI 类最常用。如卡托普利每次 12.5~25 mg,餐前 1 h 口服,每日 2 次;培哚普利每次 2~4 mg,贝那普利每次 5~10 mg,每日 1 次,口服。ACEI 的主要不良反应包括咳嗽、低血压、头晕、肾损害、高钾血症及血管神经性水肿等。在用药期间须监测血压、血钾水平和肾功能。若患者出现不能耐受的咳嗽或血管神经性水肿,应停止用药。

(4)β受体阻滞剂:常用药物有美托洛尔、比索洛尔及卡维地洛口服,用药期间应注意观察心率和血压。

4. 对症护理

(1)吸氧:当患者出现气急、发绀时,可采取鼻塞和鼻导管给氧。根据缺氧程度调节氧流量,一般氧流量为 2~4 L/min,但肺心病心力衰竭者吸氧流量为 1~2 L/min。保持呼吸道通畅,防止呼吸道感染发生。

(2)皮肤护理:对于长期卧床及水肿明显者,要加强皮肤护理,保持床铺平整、干燥,衣服要宽大柔软,经常变换体位,防止压疮发生。

(3)口腔护理:心力衰竭呼吸困难者易发生口干、口臭,应加强口腔护理,经常保持口腔卫生,防止真菌感染。

（4）严格控制输液速度和输液量：输液速度一般为每分钟 20～30 滴,告知患者及其家属控制输液速度的重要性,避免自行调节输液滴速而加重心力衰竭。必要时,通过监测中心静脉压或肺毛细血管楔压决定输液的速度和量。

5.心理护理

慢性心力衰竭患者由于病情较重、病程长且迁延反复或治疗效果不佳,易出现烦躁、紧张、焦虑、恐惧及失望等心理变化。应及时和患者沟通,关心体贴患者,取得患者信任,掌握患者的情绪变化,做好心理疏导,帮助其树立信心以更好地配合治疗。同时,鼓励家属给予患者更多的关心和照护,以利于患者情绪稳定。

九、健康教育

1.疾病知识教育

向患者及其家属讲解心力衰竭的病因、病情变化、治疗措施及预后,指导患者积极治疗原发病,避免诱发心力衰竭的因素,遵医嘱服药,注意用药后反应,并及时在医生的指导下进行调整用药。一旦有洋地黄中毒表现应立即停药,及时就诊。

2.日常生活指导

合理安排活动与休息,活动应循序渐进,活动量以不出现心悸、气急为原则；保证充足的睡眠。坚持低盐、低脂、高营养、高维生素、清淡饮食,少食多餐,忌暴饮暴食。正确看待疾病,保持情绪稳定,避免过度焦虑、紧张。

3.自我病情监测指导

教会患者自测脉搏,观察体重、尿量、水肿等情况。关注疾病症状是否趋于好转,预防复发。一旦原有症状加重或出现新增症状,立即到医院诊治。按约定时间与医护人员保持联系,并及时到医院复查。

（李　艳）

第三节　急性心力衰竭

急性心力衰竭是指心力衰竭急性发作和(或)加重的一种临床综合征。临床上以急性左心衰竭较为常见,多表现为急性肺水肿,严重时伴心源性休克,是临床上最常见的急危重症之一。抢救是否及时合理与预后密切相关。

一、病因及发病机制

（一）病因

1.急性弥漫性心肌损害

急性广泛前壁心肌梗死、急性重症心肌炎等。

2.心脏负荷加重

感染性心内膜炎引起的瓣膜穿孔、腱索断裂所致急性心脏瓣膜性反流及静脉输液过快过多、血压急剧升高等。

3.其他

如严重二尖瓣狭窄、心律失常(尤其是快速性心律失常)等。

(二)发病机制

由于心肌收缩力突然明显降低,或心脏负荷突然加重,造成急性心排血量骤降、肺循环压力突然升高、周围循环阻力增加,出现急性肺瘀血、肺水肿并可伴组织器官灌注不足和心源性休克。肺水肿早期可因交感神经激活,血压升高,但随病情持续进展,血管反应减弱,血压逐步下降。

(三)病理基础

主要病理基础为心脏收缩力突然严重减弱,左心室瓣膜急性反流,心排血量急剧减少,左心室舒张末压迅速升高,肺静脉回流不畅。由于肺静脉压快速升高,肺毛细血管压随之升高使血管内液体渗入到肺间质和肺泡内形成急性肺水肿。

二、临床表现

1.症状

急性左心衰竭主要表现为急性肺水肿。患者突发严重呼吸困难,呼吸频率可达30～40次/分钟,端坐呼吸,频繁咳嗽,咳大量泡沫状黏液痰,典型为粉红色泡沫状痰,严重时可由口、鼻涌出。面色灰白、口唇发绀、大汗淋漓、皮肤湿冷、烦躁不安、有濒死感,极重者可因脑缺氧而神志模糊,甚至休克。

2.体征

血压可一过性升高,随病情进展,血压可持续下降直至休克。两肺满布湿啰音和哮鸣音,心率增快,心尖部第一心音减弱,可闻及舒张期奔马律,肺动脉瓣第二心音亢进。

起病急骤,突发严重呼吸困难,呼吸频率可达30～40次/分钟,端坐呼吸,频繁咳嗽,咳大量白色或粉红色浆液泡沫样痰。患者常有窒息感而极度烦躁不安、面色灰白或发绀、大汗。听诊两肺满布湿性啰音和哮鸣音,心率增快,心尖部可闻及舒张期奔马律。血压常下降,严重者可出现心源性休克和阿-斯综合征。

三、辅助检查

1.心电图检查

心电图检查可提示窦性心动过速等各种心律失常,心肌损害,左房、左室肥大等。

2.胸部X线检查

胸部X线检查可见肺门附近可有典型薄雾状或蝴蝶形阴影,向周围扩展,并有心界扩大、心尖搏动减弱等。

3.超声心动图检查

超声心动图检查提示左室射血分数(LVEF)<40%,左室舒张末压升高。

四、治疗要点

急性左心衰竭病情危重,应迅速采取有效措施,缓解症状,挽救患者生命。立即协助患者采取坐位,两腿下垂,高流量鼻导管乙醇湿化给氧。治疗重点在于应用快速起效的强心、利尿和扩张血管药物。

1.体位

患者取坐位，双腿下垂，以减少回心血量，减轻心脏负荷。

2.吸氧

给予高流量鼻导管吸氧，6～8 L/min，对病情特别严重者应采用面罩呼吸机持续给氧，使肺泡内压增加，一方面可使气体交换加强，另一方面可以对抗组织液向肺泡内渗透。在吸氧的同时使用抗泡沫剂，降低肺泡内泡沫表面张力，使泡沫破裂、消失，增加气体交换面积而改善通气。一般可用50％乙醇湿化氧气，如患者不能耐受可降低乙醇浓度或间断给予。

3.镇静

使用吗啡3～5 mg缓慢静脉注射，可以减轻患者烦躁不安带来的额外心脏负担，同时能扩张动、静脉，减轻心脏前后负荷，必要时每间隔15 min重复一次，共2～3次，老年患者可适当减小剂量或改为皮下注射。

4.快速利尿

呋塞米20～40 mg静注2 min内推完，10 min起效，4 h后可重复一次，可以减少血容量和扩张静脉，减轻心脏负荷，缓解肺水肿。

5.血管扩张剂

多用硝普钠或硝酸甘油或酚妥拉明静脉滴注。①硝普钠：为动、静脉扩张剂，静注后2～5 min起效，一般剂量为12.5～25 μg/min。硝普钠含有氰化物，连续使用不得超过24 h。②硝酸甘油：可扩张小静脉，减少回心血量，患者对本药耐受量个体差异很大，可先从10 μg/min开始，然后每10 min调整一次，每次增加5～10 μg，使血压维持在100 mmHg左右。③酚妥拉明：以扩张小动脉为主，从0.1 mg/min开始，每5～10 min调整一次，最大可增至1.5～2.0 mg/min。监测血压同前。

6.强心剂

使用快速洋地黄制剂如毛花苷C或毒毛花苷K，最适合用于有心房颤动伴有快速心室率，并已知有心室扩大伴左心收缩功能不全者。首剂可给予0.4～0.8 mg，2 h后可酌情再给0.2～0.4 mg。对急性心肌梗死，在急性期24 h不宜用洋地黄制剂。一般先用利尿剂，后用强心剂。

7.氨茶碱

氨茶碱0.25 mg稀释后缓慢静脉推注，可解除支气管痉挛，并有一定的正性肌力作用，还有扩张外周静脉和利尿作用。

8.病因治疗

急性症状缓解后，应针对病因治疗，消除诱因。

五、护理评估

1.健康史

询问患者有无急性弥漫性心肌损害和急起心排血受阻等疾病，有无出现严重心律失常、血压急剧升高、静脉输液过多或过快等诱发因素。了解主要症状的特点。

2.护理体检

重点检查心率、脉率、呼吸、血压等，注意心尖部有无奔马律，两肺是否满布湿性啰音和哮鸣音。

3.辅助检查

查阅患者胸部 X 线检查肺门附近是否呈典型蝴蝶形阴影。

4.心理-社会状况

询问患者对病情突然加重的认识和感受,了解患者有无因极度的呼吸困难甚至窒息感而烦躁和恐惧。

六、常用护理诊断及医护合作性问题

1.气体交换受损

气体交换受损与急性肺水肿有关。

2.恐惧

恐惧与突发病情加重而担心疾病的预后有关。

七、护理措施

1.生活护理

保持室内安静,减少探视,保证患者充分休息和足够睡眠。患者的日常生活活动由护士或患者家属协助进行,病情好转后,鼓励患者生活自理,并逐渐增加活动量。

2.病情观察

严密监测呼吸、血压、血氧饱和度、心率、心电图,检查电解质、血气分析等,记录出入液量。观察患者意识、精神状态、皮肤颜色及温度、肺部湿性啰音的变化。

3.用药护理

迅速建立静脉通道,遵医嘱及时、正确使用药物,观察疗效与不良反应。

(1)吗啡:3~5 mg 静脉注射,必要时每间隔 15 min 重复一次,共 2~3 次。吗啡可使患者镇静,减少躁动,还可扩张小血管,从而减轻心脏负荷。使用时注意有无呼吸抑制或心动过缓。

(2)利尿剂:呋塞米 20~40 mg 静脉注射,10 min 内起效,必要时 4 h 后可重复一次。

(3)血管扩张剂:可选用硝普钠、硝酸甘油或酚妥拉明静脉滴注,使用时注意输注速度,开始应缓慢,严格按医嘱定时监测血压(如每 5 min 测量一次),有条件者用输液泵控制滴速,根据血压调整剂量,维持收缩压在 100 mmHg[①] 左右。

1)硝普钠:为动、静脉血管扩张剂,一般剂量为 12.5~25 μg/min。硝普钠含有氰化物,连续使用不得超过 24 h。因其见光易分解,应现配现用,避光滴注。

2)硝酸甘油:可扩张小静脉,降低回心血量。一般从 10 μg/min 开始,每 10 min 调整一次,每次增加 5~10 μg。

3)酚妥拉明:为 α 受体阻滞剂,以扩张小动脉为主。从 0.1 mg/min 开始,每 5~10 min 调整一次,最大可增至 1.5~2.0 mg/min。

(4)强心剂:可用毛花苷 C 0.4 mg 稀释后缓慢静脉注射,2 h 后可酌情再给予 0.2~0.4 mg。尤其适用于快速心房颤动或已知有心脏增大伴左心室收缩功能不全者。急性心肌梗死引起心力衰竭者 24~48 h 间尽量避免使用,以免诱发严重心律失常。

(5)氨茶碱:0.25 g 加于 5%葡萄糖溶液 20 mL 内稀释后缓慢静脉注射,可减轻支气管痉

---

① 临床上仍习惯用毫米汞柱(mmHg)作为血压或压力单位,1 mmHg≈0.133 kPa,1 kPa=7.5 mmHg。全书同。

挛,并有一定的正性肌力及扩血管、利尿作用。

4.对症护理

(1)减轻肺瘀血:立即协助患者取坐位,双腿下垂,以利于呼吸和减少静脉回流,减轻肺水肿。必要时四肢轮流结扎,以减少回心血量。

(2)吸氧:给予6~8 L/min的高流量鼻导管吸氧,并通过20%~30%的乙醇湿化,有助于消除肺泡内的泡沫,利于气体进入肺泡。严重者可给予面罩给氧。通过氧疗将血氧饱和度维持在95%~98%水平是非常重要的,以防出现脏器功能障碍甚至多器官功能衰竭。

5.心理护理

医护人员在抢救时必须保持镇静、操作熟练、忙而不乱,使患者产生信任和安全感。避免在患者面前讨论病情,以减少误解。应尽量守护患者,与患者及其家属保持密切联系,提供情感支持,使其放松情绪。

八、健康教育

向患者及其家属讲解急性心力衰竭的病因,指导其积极治疗原有心脏疾病,并注意避免诱因,嘱其在静脉输液前应主动向医护人员说明病情,以便在输液时控制输液量及滴速。

(高海霞)

第四节 心律失常

心脏传导系统由特殊心肌细胞构成,包括窦房结、结间束、房室结、房室束、左右束支及其分支浦肯野纤维网。窦房结是心脏正常窦性心律的起搏点,冲动在窦房结形成后,随即由结间通道和普通心房肌传递,抵达房室结及左心房,冲动在房室结内传导速度极为缓慢,抵达房室束后传导速度再加速,束支及浦肯野纤维的传导速度均极为快捷,使全部心室肌几乎同时被激动,最后,冲动抵达心外膜,完成一次心动周期。

心脏传导系统接受迷走与交迷走神经兴奋性增感神经支配。加抑制窦房结的自律性与传导性,延长窦房结与周围组织的不应期,减慢房室结的传导并延长其不应期。交感神经的作用则与迷走神经作用相反。心律失常(cardiacarrhythmia)是指心脏冲动的频率、节律、起源部位、传导速度与激动次序的异常。

一、心律失常的分类

1.按发生原理分类

(1)冲动形成异常

1)窦性心律失常:分为窦性心动过速、窦性心动过缓、窦性心律不齐、窦性停搏。

2)异位心律:①被动性异位心律,包括逸搏(房性、房室交界区性、室性)、逸搏心律(房性、房室交界区性、室性);②主动性异位心律,包括期前收缩(房性、房室交界区性、室性)、阵发性心动过速(房性、房室交界区性、房室折返性、室性)、心房扑动与颤动、心室扑动与颤动。

(2)冲动传导异常

1)生理性:包括干扰及房室分离。

2)病理性:包括窦房传导阻滞、房内传导阻滞、房室传导阻滞、束支或分支阻滞(左、右束支及左束支分支传导阻滞)或室内传导阻滞。

3)房室间传导途径异常:即预激综合征。

2.按发作时心率的快慢分类

(1)快速性心律失常:包括期前收缩、心动过速、心房或心室扑动和颤动等。

(2)缓慢性心律失常:包括心动过缓、房室传导阻滞等。

二、常见心律失常

正常心电活动是由窦房结发出的冲动支配的,兴奋从窦房结发出后,沿传导束传导,依次兴奋心房、心室,引起心房肌和心室肌除极与复极,心电图上依次出现 P 波、QRS-T 波。在心电活动开始后约 50 ms,心房和心室开始收缩,心脏才有机械活动。心搏的频率和节律是由电活动引起的。由窦房结发出冲动引起心脏激动的心律称为窦性心律。正常窦性心律的心电图特点为:P 波规律出现,窦性 P 波(P 波在 I、II、aVF 导联直立,aVR 导联倒置);P-R 间期为 0.12~0.20 s,频率为 60~100 次/分钟。窦性心律的频率和节律异常或由异位起搏点所引发的心律均为心律失常。临床常依病变部位的不同,将心律失常分为窦性心律失常、房性心律失常、房室交界区性心律失常、室性心律失常和传导阻滞。

(一)窦性心律失常

窦性心律失常由窦房结发放冲动的频率、节律异常引起,包括窦性心动过速、窦性心动过缓、窦性心律不齐、窦性停搏及病态窦房结综合征。

1.窦性心动过速

正常成人窦性心律的频率>100 次/分钟,称为窦性心动过速。

(1)原因:生理性见于正常人剧烈运动,情绪激动,进食烈酒、浓茶、咖啡等;病理性见于发热、甲状腺功能亢进、贫血、心肌炎、心肌梗死、心力衰竭等;药物作用见于应用肾上腺素、阿托品等。

(2)临床表现:可无任何症状,也可出现心悸、胸闷等。严重时表现为心脑供血不足症状,如发作性晕眩、黑蒙、乏力、心绞痛等,甚至发生晕厥。检查发现心搏增强,心率多在 101~150 次/分钟,律齐。

(3)心电图特征:符合窦性心律特征,窦性心律的频率>100 次/分钟,P-P 间期<0.6 s。

(4)治疗要点:一般无须特殊治疗,症状明显者仅针对原发病进行治疗。必要时可用镇静剂(如地西泮)或 β 受体阻滞剂(如普萘洛尔)减慢心率。

2.窦性心动过缓

正常成人窦性心律的频率<60 次/分钟,称为窦性心动过缓。

(1)原因:生理性见于健康的青年人、运动员、睡眠状态和重体力劳动者;病理性见于冠心病、心肌炎、心肌病、颅内高压、甲状腺功能减退等;药物作用见于应用洋地黄、β 受体阻滞剂、胺碘酮、钙通道阻滞剂等。

(2)临床表现:多无自觉症状,当心率过分缓慢<50 次/分钟,出现心排血量不足时,可有胸闷、头晕、乏力,严重时可引发晕厥、心绞痛、心力衰竭等。

(3)心电图特征:符合窦性心律特征,窦性心律的频率<60 次/分钟,P-P 间期>1.0 s。

(4)治疗要点:无症状者通常无须治疗;症状明显者采取病因治疗和对症处理,可选用阿托品、麻黄素、异丙肾上腺素等药物,不能缓解者可考虑安置心脏起搏器。

3.窦性心律不齐

窦性心律频率为 60～100 次/分钟,节律不规则,常与窦性心动过缓同时存在。

(1)原因:常见于青少年或老年人,多与呼吸有关,也可见于心脏病或应用洋地黄者。

(2)临床表现:多无自觉症状。

(3)心电图特征:窦性 P 波,P-P(或 R-R)间隔长短不一,相差>0.12 s。

(4)治疗要点:同窦性心动过缓。

4.窦性停搏

窦房结在一个或多个心动周期内不产生冲动,导致心房及心室电活动和机械活动暂停或中断的现象。长时间窦性停搏后,低位的起搏点(如心房、房室结)可发出单个逸搏或出现逸搏性心律控制心室。

(1)原因:迷走神经张力增高或颈动脉窦过敏均可发生窦性停搏。此外,急性心肌梗死、脑血管意外、窦房结变性与纤维化等病变,以及应用洋地黄类药物、钾盐、乙酰胆碱等药物亦可引起窦性停搏。

(2)临床表现:长时间窦性停搏如无逸搏,患者常可出现头晕、黑蒙、晕厥,严重者可发生阿-斯综合征以至死亡。

(3)心电图特征:在规律的窦性 P-P 间期中,较长时间(常>2 s)内无 P 波,或 P 波和 QRS 波群均不出现,长的 P-P 间期与基本的窦性 P-P 间期无倍数关系。

(4)治疗要点:窦性停搏可祛除诱因,给予阿托品治疗。可参照病态窦房结综合征治疗。

5.病态窦房结综合征

简称病窦综合征,由于窦房结及其周围组织病变导致功能减退,产生多种心律失常的综合表现。患者可在不同时间出现一种以上的心律失常。

(1)原因:淀粉样变性、甲状腺功能减退、某些感染、纤维化及炎症、硬化与退行性变等均可损害窦房结;还有窦房结供血减少、迷走神经张力增高或药物作用亦可导致窦房结功能障碍。

(2)临床表现:出现与心动过缓有关的心、脑供血不足的症状,如头晕、黑蒙、乏力等,严重者可发生晕厥。如有心动过速发作,则可出现心悸、心绞痛等症状。

(3)心电图特征:①持续而显著的窦性心动过缓(<50 次/分钟),且并非药物引起;②窦性停搏与窦房传导阻滞;③窦房传导阻滞与房室传导阻滞并存;④慢-快综合征即心动过缓与房性快速性心律失常(如房性心动过速、心房扑动、心房颤动)交替发作。

(4)治疗要点:无症状者应密切观察,定期随访;有症状者,应接受起搏器治疗。应用起搏器治疗后,患者仍有心动过速发作,可同时应用抗心律失常药物。

(二)房性心律失常

房性心律失常是指各种原因引起心房肌细胞自律性增高,异常激动所引起的心脏活动。其主要包括房性期前收缩、阵发性房性心动过速、心房扑动、心房颤动。

1.房性期前收缩

房性期前收缩也称房性早搏,由起源于窦房结以外心房任何部位的异位节律点的冲动控制心脏搏动,是一种主动性异位心律。

(1)原因:各种器质性心脏病患者均可发生房性期前收缩,并可能是快速性房性心律失常的先兆。正常成人进行 24 h 心电监测,大约 60% 有房性期前收缩发生。健康人过度疲劳、情绪紧张、过度吸烟、饮酒或饮茶也会发生。

（2）临床表现：一般可无特殊症状，频发者可有心悸、胸闷等。

（3）心电图特征：①P波提前出现，形态与窦性P波不同；②P-R间期可正常或＞0.12 s；③提前出现的P波后下传的QRS波群通常正常；④期前收缩后常见不完全性代偿间歇。

（4）治疗要点：无症状者无须抗心律失常治疗，治疗主要针对原发病，祛除诱因。有明显症状者，积极治疗原发病，解除诱因，给予镇静剂、β受体阻滞剂、维拉帕米、普罗帕酮、胺碘酮等药物。

2.房性心动过速

由心房内某一异位起搏点突然快速地发出一连串冲动所致。根据发生机制与心电图表现的不同，其可分为自律性房性心动过速、折返性房性心动过速与紊乱性房性心动过速三种。

（1）病因：以冠心病、慢性肺部疾病、各种代谢障碍、洋地黄中毒、低钾血症或心脏外科手术后常见。

（2）临床表现：取决于心室率的快慢，心室率快者可有心悸、胸闷、乏力、头晕等，甚至出现心绞痛和心力衰竭的症状，而心室率慢者可无明显症状。

（3）心电图特征

1）自律性房性心动过速：心房率通常为150～200次/分钟；P波形态与窦性者不同，在Ⅱ、Ⅲ、aVF导联通常直立；常出现二度Ⅰ型或Ⅱ型房室传导阻滞，呈现2∶1房室传导阻滞；发作开始时心率逐渐加速。

2）折返性房性心动过速：P波形态与窦性者不同，P-R间期常延长。

3）紊乱性房性心动过速：通常有3种或以上形态各异的P波，P-R间期各不相同；心房率100～130次/分钟；大多数P波能下传心室，但部分P波因过早发生而受阻，心室率不规则。本型心律失常最终可发展为心房颤动。

（4）治疗要点：短阵房性心动过速发作的患者多无明显症状，不必给予药物治疗；心率＞140次/分钟，由洋地黄中毒所致或合并心力衰竭、休克者应积极治疗。洋地黄中毒引起者应停药，给予氯化钾、利多卡因、苯妥英钠等药物；非洋地黄中毒引起者则给予洋地黄、β受体阻滞剂、维拉帕米、普罗帕酮、胺碘酮等药物；临床症状明显、药物治疗效果欠佳的持续性和无休止性房性心动过速可行射频消融术治疗。

3.心房扑动与心房颤动

心房扑动是指发生在心房内的、冲动频率较房性心动过速更快的心律失常。心房颤动是指由心房内多个异位起搏点以不同的速率发放冲动，导致心房内各部分肌纤维极不协调的乱颤，是一种常见的心律失常，发作呈阵发性或持续性。

（1）原因：阵发性心房扑动多见于无器质性心脏病者。持续性心房扑动者多伴有器质性心脏病，如风湿性心脏病、冠心病、心肌病、高血压心脏病等。心房颤动可见于正常人情绪激动、运动、手术后或急性酒精中毒时。阵发性心房颤动可见于无器质性心脏病者；持续性心房颤动则常见于风湿性心脏病、冠心病、高血压心脏病、心肌病、缩窄性心包炎、甲状腺功能亢进、慢性肺源性心脏病等。

（2）临床表现：心房扑动往往有不稳定的倾向，可恢复窦性心律或进展为心房颤动，但亦可持续数月或数年。心房颤动症状的轻重受心室率快慢的影响，心室率不快者可无症状。多数患者有心悸、胸闷，心室率超过150次/分钟时，可发生心绞痛与心力衰竭。心脏听诊时出现第一心音强弱不等,心律快慢不一,心室率快时可有脉搏短绌。

(3)心电图特征

1)心房扑动:①窦性 P 波消失,代之以规律的锯齿状扑动波(F 波),扑动波之间的等电线消失。心房率常为 250~300 次/分钟。②心室率不规则或规则,取决于房室传导比例是否恒定。最常见的房室传导比例为 2:1,心室率通常为 150 次/分钟。当房室传导比例发生改变时,则可引起心室律不规则。③QRS 波群形态正常,但当伴有室内差异传导或原有束支传导阻滞时,QRS 波群可增宽变形。

2)心房颤动:①P 波消失,代之以小而不规则、形态与振幅均变化不定的 f 波,频率 350~600 次/分钟。②QRS 波群间隔极不规则,心室率常在 100~160 次/分钟。③QRS 波群形态基本正常,当心室率过快伴有室内差异传导时 QRS 波群增宽变形。

(4)治疗要点:积极治疗原发疾病、祛除诱因。对短暂发作、症状不明显者可不做处理。对发作频繁、持续时间长、症状明显者可给予洋地黄制剂、维拉帕米、胺碘酮、普罗帕酮等。心房颤动伴心力衰竭与低血压者禁用 β 受体阻滞剂和维拉帕米,预激综合征合并心房颤动者禁用洋地黄制剂和钙通道阻滞剂。顽固性心房扑动或药物治疗无效的心房颤动可选择射频消融术及导管消融术。除药物除颤外,治疗心房扑动和心房颤动最有效的方法是同步直流电复律。慢性心房颤动者还须给予抗凝药物,如阿司匹林或华法林。

(三)交界性心律失常

交界性心律失常系指起源于交界区的异位激动(心律)及其在传导过程中所引起的心律失常,包括交界性早搏、交界性逸搏及逸搏心律、阵发性交界性心动过速、并行心律及游走心律等。临床上以阵发性室上性心动过速和预激综合征较为常见。

1.房室交界性期前收缩

房室交界性期前收缩是指激动起源于房室交界区,可前向或逆向传导,分别产生提前发生的 QRS 波群与逆行 P′波。

(1)原因:可见于正常健康人,也可见于器质性心脏病患者,如风湿性心脏病、心肌炎、心肌病、冠心病等。

(2)临床表现:主要表现为心悸,心搏有间歇。如期前收缩次数过多,可出现胸闷、心前区不适、头昏、乏力等。

(3)心电图特征:①逆行 P′波可出现于 QRS 波群之前(P′-R 间期<0.12 s)、之中(包埋于 QRS 波群中)或之后(R-P′间期<0.20 s);②提前出现的 QRS 波群形态正常;③代偿间歇多完全,即期前收缩前后两个窦性 P-P 间期之和等于两个窦性 P-P 间期。

(4)治疗要点:无器质性心脏病且单纯早搏者,祛除诱发因素外一般无须治疗。症状明显者可考虑使用 β 受体阻滞剂、普罗帕酮、维拉帕米等抗心律失常药。

2.阵发性室上性心动过速

阵发性室上性心动过速是起源于房室束分支以上的阵发性、快速而规则的异位心律。房室结内折返性心动过速是最常见的阵发性室上性心动过速类型。

(1)原因:多发生于无明显器质性心脏病者,亦可见于器质性心脏病如风湿性心脏病、冠心病、高血压心脏病、洋地黄中毒等。

(2)临床表现:突然发作、突然终止,持续数秒、数小时甚至数日。发作时可表现为心悸、胸闷、头晕、心绞痛,甚至发生心力衰竭、休克。症状轻重取决于发作时心室率及持续时间,也与原发病的严重程度有关。听诊心尖部第一心音强度恒定,心室率可达150～250次/分钟,心律绝对规则。

(3)心电图特征:心率达150～250次/分钟,节律规则。QRS波群形态、时限正常,当发生室内差异传导时,QRS波群增宽变形。P波逆行(Ⅱ、Ⅲ、AVF导联倒置),与QRS波群关系恒定,但常不易分辨。起始突然,常由一个房性早搏触发。

(4)治疗要点

1)刺激迷走神经:诱导恶心、Valsalva动作(深吸气后屏气,再用力做呼气动作)、将面部浸于冰水内憋气、颈动脉窦按摩(患者取仰卧位,先行右侧,每次5～10 s,不能两侧同时按压)等可使心动过速终止。

2)药物治疗:首选治疗药物为腺苷(6～12 mg快速静脉注射),如无效改用维拉帕米5～10 mg静脉注射;伴心力衰竭者首选洋地黄制剂;亦可选用β受体阻滞剂、普罗帕酮等。

3)非药物治疗:对于频繁发作、症状重、用药效果不佳者,可行同步直流电复律术、经食管心房调搏术、射频导管消融术。

4)预防复发:选用洋地黄、长效钙通道阻滞剂、长效β受体阻滞剂,可单独或联合应用。

3.预激综合征

预激综合征又称WPW综合征(Wolf-Parkinson-Whitesyndrome),是指在房室特殊传导组织以外,存在由普通工作肌细胞组成的传导通路连接心房与心室(房室旁路),心房冲动经旁路下传,提前激动心室的一部分或全部。

(1)原因:患者大多无其他心脏异常征象。可于任何年龄经体检心电图或发作阵发性室上性心动过速时被发现,以男性居多。先天性三尖瓣下移畸形、二尖瓣脱垂及心肌病等可并发预激综合征。

(2)临床表现:预激综合征本身无症状,并发心动过速者症状与室上性心动过速相似,发作时可有心悸、胸闷、乏力、头晕等,频率过快的心动过速可恶化为心室颤动或导致心力衰竭、低血压。听诊心尖部第一心音强度恒定,心律规则。

(3)心电图特征:①P-R间期<0.12 s,P波正常;②QRS波群>0.12 s,其起始部分粗钝(δ波)而终末部分正常;③ST-T波继发性改变,与QRS波群主波相反。临床上把预激综合征分为A型和B型,A型QRS波群主波均向上,预激发生于左室或右室后底部;B型在V1导联QRS波群主波向下,V5、V6导联QRS波群主波向上,预激发生于右室前侧壁。

(4)治疗要点:无心动过速发作或偶有发作但症状轻微者,无须治疗。如伴发快速性心律失常,可以按前述进行处理;禁用洋地黄制剂和维拉帕米,一般选用普罗帕酮或胺碘酮;如药物治疗无效则应尽早采用同步直流电复律;如心动过速发作频繁、症状明显者可首选导管射频消融根治术。如无条件可参照房室结内折返性心动过速处理。如迷走神经刺激无效,首选腺苷或维拉帕米静脉注射,其他可选用普罗帕酮或胺碘酮。

(四)室性心律失常

室性心律失常是指起源于房室束以下的异位激动引起的心脏搏动,是常见的心律失常,包括室性期前收缩、室性心动过速、心室颤动等。合并器质性心脏病的室性心动过速通常可导致心室颤动、猝死等严重后果。

1.室性期前收缩

室性期前收缩简称室性早搏,是指在窦性激动尚未到达之前,自心室中某一起搏点提前发生激动引起心室除极,是一种最常见的心律失常。

(1)原因:正常人在精神紧张、情绪激动、过量吸烟、饮酒、饮咖啡时可出现;室性期前收缩常见于器质性心脏病如高血压、冠心病、心肌病、风湿性心脏病、二尖瓣脱垂等;其他还可见于麻醉、手术、电解质紊乱(低钾、低镁等),以及洋地黄、奎尼丁、三环类抗抑郁药物中毒。

(2)临床表现:部分患者可出现心悸或心搏暂停感、低血压及心绞痛等,偶有晕厥。听诊室性期前收缩的第二心音减弱,仅能听到第一心音,其后出现较长的间歇。桡动脉搏动减弱或消失。

(3)心电图特征:①提前出现的 QRS 波群宽大畸形,时限>0.12 s,且其前无相关的 P 波;②T 波与 QRS 波群主波方向相反;③期前收缩后有完全性代偿间歇。

室性期前收缩可孤立或规律出现。二联律是指每个窦性搏动后出现一个室性期前收缩;三联律是每两个正常搏动后出现一个室性期前收缩;连续发生两个室性期前收缩称为成对室性期前收缩;连续三个或三个以上室性期前收缩称为室性心动过速;同一导联内,室性期前收缩形态相同者为单形性室性期前收缩,而形态不同者称为多形性或多源性室性期前收缩。

(4)治疗要点:偶发室性期前收缩且无明显症状者一般无须治疗;有明显症状者则应祛除诱因,药物宜选用 β 受体阻滞剂、美西律、普罗帕酮等。急性心肌缺血并发室性期前收缩者,早期应用 β 受体阻滞剂可减少心室颤动的危险。

2. 室性心动过速

室性心动过速是指连续出现三个或三个以上室性期前收缩。合并器质性心脏病的室性心动过速通常可导致心室颤动、猝死等严重后果。

(1)原因:多发生于各种器质性心脏病患者,最常见于冠心病(尤其是心肌梗死),其次是心肌病、心力衰竭、心瓣膜病等。其他还可见于代谢障碍、电解质紊乱、药物中毒、Q-T 间期延长综合征等。偶可发生于无器质性心脏病者。

(2)临床表现:症状轻重取决于发作时心室率、持续时间、基础心脏病变和心功能状况。非持续性室性心动过速(发作时间短于 30 s,能自行终止)的患者通常无症状,而持续性室性心动过速(发作时间超过 30 s,需药物或电复律才能终止)常伴有血流动力学障碍与心肌缺血,出现低血压、少尿、晕厥、气促、心绞痛等。听诊心律轻度不规则。

(3)心电图特征:①三个或三个以上的室性期前收缩连续出现;②QRS 波群宽大畸形,时限>0.12 s,继发 ST-T 改变,T 波与主波方向相反;③心室率常在 100~250 次/分钟,心律规则或略不规则;④如有 P 波,则与 QRS 波群无关,呈房室分离现象;⑤心室夺获与室性融合波,是诊断室性心动过速最重要的依据。

(4)治疗要点:有器质性心脏病或有明确诱因者应首先给予针对性治疗;无器质性心脏病患者发生非持续性短暂室性心动过速且无症状者可不处理;持续性室性心动过速无论有无器质性心脏病均应积极治疗。有器质性心脏病的非持续性室性心动过速亦应考虑治疗。主要措施为终止室性心动过速发作和预防复发。有血流动力学障碍者首选同步直流电复律,但洋地黄中毒引起的室性心动过速不宜用电复律而选用苯妥英钠等药物治疗;无明显血流动力学障碍者首选利多卡因,普罗帕酮、普鲁卡因胺、胺碘酮等亦可选用。

3. 心室扑动与心室颤动

心室扑动是心室快而弱的无效性收缩。心室颤动是心室肌各部位的不协调颤动。心室扑动往往是心室颤动的前奏,而心室颤动则可导致心源性猝死,两者均被视为致命性心律失常,常为器质性心脏病和其他疾病临终前表现。

(1)原因:常见于缺血性心脏病,抗心律失常药物、严重缺氧、缺血、预激综合征合并心房颤动、极快的心室率、电击伤、低温等也可引起。

(2)临床表现:心室扑动和心室颤动一旦发生,患者迅速出现意识丧失、抽搐、呼吸停止,甚至死亡。听诊心音消失,脉搏无法触及,血压测不出。

(3)心电图特征:①心室扑动呈波幅宽大而规则的正弦图形,频率为150~300次/分钟,有时与室性心动过速难以鉴别;②心室颤动呈形态、振幅、频率均不规则的颤动波,频率为150~500次/分钟,无法辨认 QRS 波群、ST 段与 T 波。

(4)治疗要点:立即行直流非同步电复律,可反复除颤,并配合心肺复苏术。

(五)传导阻滞

当心脏的某一部分对激动不能正常传导时称心脏传导阻滞。冲动在心脏传导系统的任何部位均可发生阻滞,如发生在窦房结与心房之间者称为窦房传导阻滞;发生在心房与心室之间称为房室传导阻滞;发生于心房内称为房内传导阻滞;发生于心室内称为室内传导阻滞。此处重点介绍房室传导阻滞。

房室传导阻滞是指窦房结冲动从心房到心室的传导过程中发生阻滞。按阻滞严重程度分三度:一度房室传导阻滞即所有冲动只有房室传导时间延长;二度房室传导阻滞即心房冲动部分未下达心室;三度房室传导阻滞即全部心房冲动不能传到心室。

一度房室传导阻滞及二度房室传导阻滞为不完全性房室传导阻滞,三度房室传导阻滞为完全性房室传导阻滞。

(1)原因:正常人或运动员在迷走神经张力增高时可发生不完全房室传导阻滞。病理情况下多见于器质性心脏病,如冠心病、心肌病、心内膜炎、先天性心脏病、原发性高血压等,也可见于心脏手术、电解质紊乱、洋地黄或奎尼丁中毒等。

(2)临床表现:一度房室传导阻滞常无明显症状,听诊第一心音减弱。二度房室传导阻滞可有心悸与心搏脱漏感,严重者可出现心悸、头晕、胸闷、全身乏力等表现。三度房室传导阻滞者当心室率过慢时常出现疲乏、晕厥、心绞痛、心力衰竭等;若发生意识丧失、抽搐称为阿-斯综合征,严重者可致猝死。

(3)心电图特征

1)一度房室传导阻滞:P-R 间期>0.20 s;P 波后均有相关 QRS 波群。

2)二度房室传导阻滞:包括莫氏Ⅰ型和莫氏Ⅱ型。莫氏Ⅰ型又称文氏现象,表现为 P-R 间期逐渐延长,直至 QRS 波群脱落,脱落后的 P-R 间期又缩短,再逐渐延长直至 QRS 波群再次脱落,周而复始。最常见的房室传导比例为3:2或5:4。莫氏Ⅱ型表现为 P-R 间期固定,可正常或延长,有间歇性的 P 波后 QRS 波群脱落,常见的房室传导比例为2:1或3:1。

3)三度房室传导阻滞:所有 P 波均不能下传至心室,P 波与 QRS 波群各自独立无关。P 波频率大于 QRS 波群频率。QRS 波群形态可正常或宽大畸形。阻滞部位在房室束分叉以上时,QRS 波群形态正常,心室率40~60次/分钟;阻滞部位在房室束分叉以下时,QRS 波群宽大畸形,心室率30~40次/分钟。

(4)治疗要点:主要是病因治疗。一度或二度Ⅰ型房室传导阻滞,如心室率不慢且无临床表现者,无须特殊治疗。二度Ⅱ型或三度房室传导阻滞,心室率过慢,可用阿托品、异丙肾上腺素等药物治疗。对于心室率低于40次/分钟,并伴有血流动力学改变及明显临床症状者,应首选临时或永久性人工心脏起搏器治疗。

三、常见心律失常患者的护理

(一)护理评估

1.健康史

询问患者有无心脏病史,有无过度疲劳、紧张、过量吸烟、饮酒、饮浓茶等诱因。询问患者有无心悸、胸闷、气短、乏力、头晕、晕厥、心搏停顿感等心律失常引起的症状,评估这些症状的程度、持续时间及对患者生活的影响。

2.护理体检

定时测量患者的生命体征,尤其应仔细检查心率和心律。除此以外,还应注意有无心脏扩大、心音改变和心脏杂音。

3.辅助检查

常规心电图检查并分析结果,此外动态心电图、心电图负荷试验、食管内心电图等对评价心律失常的发病机制、诊断、治疗、预后均有很大价值。

4.心理-社会状况

询问患者发作时的主要不适及感受,了解患者有无因躯体不适影响工作或日常生活而出现紧张、烦躁、焦虑,有无过于注意或担心病情发作而思虑过度及恐惧。

(二)常见护理诊断及医护合作性问题

1.活动无耐力

活动无耐力与心律失常导致心排血量减少、重要脏器和组织缺血缺氧有关。

2.焦虑

焦虑与心律失常发作引起的心悸、心搏停顿感有关;也与心律失常发作,对治疗缺乏信心有关。

3.有受伤的危险

受伤与心律失常引起晕厥有关。

4.潜在的并发症

潜在的并发症包括心绞痛、阿-斯综合征、脑栓塞、猝死等。

(三)护理措施

1.生活护理

保持环境安静,保证患者充足的睡眠和休息;当心律失常发作导致胸闷、心悸、头晕等不适时可协助患者采取高枕卧位或半卧位。严重心律失常者应绝对卧床休息,避免左侧卧位。对无器质性心脏病的心律失常患者应鼓励其正常工作、学习和生活,避免过度劳累;给予高蛋白、高维生素、低脂、低钠饮食,避免饱餐及摄入刺激性饮料如咖啡、浓茶等,同时劝诫患者戒烟酒。

2.病情观察

观察患者症状变化及心率、心律、血压等,注意有无并发症先兆。发作时尤应密切观察患者心律变化,必要时进行心电监护,一旦出现下列心律失常如心室颤动,三度房室传导阻滞,室性心动过速,频发(包括联律)、多源性、成对的或呈 RonT 现象的室性期前收缩,二度Ⅱ型房室传导阻滞,预激综合征伴发心房颤动,窦性停搏等提示病情严重,应立即报告医生,必要时配合抢救。

3.用药护理

遵医嘱使用抗心律失常药物(如室性快速性心律失常首选利多卡因,缓慢性心律失常首选阿托品),密切观察用药后的疗效及不良反应,防止药物不良反应的发生。口服给药应定时定量,静脉给药应注意输液的浓度和速度,观察用药过程中及用药后心率、心律、血压、脉搏、呼吸、消化系统和神经系统的反应。

4.对症护理

如患者有头晕、乏力、心悸、气短,嘱其注意休息,同时对其生活提供必要的帮助和照顾。患者如发生晕厥,应立即扶患者平卧,头部放低,松解衣领及裤带,保持呼吸通畅,同时注意空气流通、新鲜,防止受凉。对于有严重心律失常者,嘱其卧床休息、吸氧、立即建立静脉通道并同时准备好抗心律失常药物、其他抢救药品及除颤器、临时起搏器等。一旦发生如意识突然丧失、抽搐、大动脉搏动消失、呼吸停止等猝死的表现,立即进行抢救。

5.心理护理

心律失常发作时患者常有焦虑、抑郁或恐惧心理,应指导患者恰当使用放松技术,缓解其负性情绪。加强与患者的沟通,经常巡视病房,了解其心理需求,有针对性地做好患者的心理疏导,并向患者讲解疾病相关知识,告知较轻的心律失常不会威胁生命,以消除其恐惧等不良心理。耐心解释治疗的目的及意义,安慰鼓励患者,帮助患者树立信心,使其配合治疗及护理。

(四)健康教育

1.疾病知识教育

向患者及其家属讲解心律失常的常见病因、诱因及防治知识。嘱患者避免剧烈活动、情绪激动或紧张、快速改变体位等。说明按医嘱服药的重要性,告知患者及其家属常用药物的特点及不良反应。指导患者家属学习心肺复苏的知识,以便在患者发生严重心律失常时施救,争取抢救时间。

2.日常生活指导

指导患者注意:生活规律、劳逸结合;坚持高蛋白、高维生素、低脂清淡饮食,心力衰竭的患者应限制钠盐,服用排钾利尿剂者应多进食含钾高的食物如橘子、香蕉、紫菜及黄豆等,避免低钾性心律失常。嘱患者少食多餐,戒烟、酒、咖啡、浓茶等;保持大便通畅,心动过缓者避免排便时屏气,以免兴奋迷走神经而加重病情;有晕厥史者应避免从事高空、带电和水中等作业。

3.自我病情监测指导

教会患者或其家属测量脉搏的方法,告知患者正常心率、心律的特征,注意心律、心率变化,定期到医院复查。一旦出现头晕、黑蒙时立即平卧,以免跌伤,并立即送往医院就医。

(李　艳)

第五节　原发性高血压

原发性高血压(primary hypertension)是指以动脉血压升高为主要表现,伴或不伴多种心血管危险因素的临床综合征,简称高血压。绝大多数高血压(95%)病因不明,称为原发性高血压;约有5%的高血压患者是由某些确定的疾病或病因引起的,称为继发性高血压,也称症状性高血压。目前,我国采用国际统一的血压分类和标准,高血压的诊断标准即收缩压≥140 mmHg 和(或)舒张压≥90 mmHg。高血压是多种心、脑血管疾病的重要病因和危险因素,在发病过程中常可引起心、脑、肾等器官并发症,最终可导致这些器官的功能衰竭,是心血管疾病死亡的主要原因之一。

高血压患病率和发病率在不同的国家、地区和种族之间有差别。工业化国家较发展中国家高。其患病率、发病率及血压水平随年龄的增加而升高,因此在老年人群中较为常见,多表现为收缩期高血压。我国高血压患病率和流行存在地区、城乡和民族差别,北方高于南方、沿海高于内地、城市高于农村、高原少数民族地区患病率较高。男、女性高血压患病率差别不大,青年期男性略高于女性,中年后女性稍高于男性。

高血压病是由遗传和环境多种因素所致以体循环动脉血压升高为主的临床综合征。其诊断标准为收缩压≥140 mmHg 和(或)舒张压≥90 mmHg,并分为三级。早期可仅有血压升高引起的头晕、头痛等症状,休息后血压可恢复正常或降低。晚期可引起心、脑、肾、眼底等重要脏器损害,主动脉夹层是最凶险的并发症。对所有高血压患者均应改善其生活方式,包括饮食、生活习惯等;2 级或 2 级以上的高血压患者应服用降压药物。应监测血压,指导患者合理饮食和运动、正确服药,给予心理疏导,加强护理,避免受伤,并能配合医生对高血压急症患者进行抢救。

一、病因

原发性高血压的病因为多因素,可分为遗传因素和环境因素两个方面。高血压是遗传易感性和环境因素相互作用的结果。一般认为,遗传因素约占 40%,环境因素约占 60%。

1.遗传因素

高血压有明显的家族聚集性,约 60%高血压患者有家族史。父母均有高血压,子女的发病概率高达 46%。

2.环境因素

(1)饮食:摄盐多的地区患病率明显高于摄盐少的地区,说明高血压发生与摄盐有关,而且钠盐平均摄入量与血压水平和高血压患病率呈正相关。另外,饮食中低钾、低钙、高蛋白质、饱和脂肪酸与不饱和脂肪酸的比值较高也属于升压因素。

(2)精神应激:长期处于精神紧张、压力、焦虑或噪声、视觉刺激下也可引起高血压,因此,城市脑力劳动者高血压患病率高于体力劳动者,从事精神紧张度高的职业和长期生活在噪声环境中患高血压者也较多。

3.其他因素

超重或肥胖是血压升高的重要因素,一般采用体重指数(body mass index,BMI)来衡量肥胖的程度,即体重(kg)(以 20~24 为正常范围)。高血压患者约 1/3 有不同程度的肥胖,血压与体重指数呈显著正相关。此外,服用避孕药、阻塞性睡眠呼吸暂停综合征也与高血压的发生有关。

二、发病机制

尚未完全阐明,影响血压的因素很多,从血流动力学角度,主要取决于心排血量及体循环的外周血管阻力。从外周阻力增高这个角度出发,高血压的发病机制主要包括以下几个方面:交感神经系统活性亢进、肾性水钠潴留、肾素-血管紧张素-醛固酮系统激活、细胞膜离子转运异常、胰岛素抵抗等。

近年来,动脉弹性功能在高血压发病中的作用越来越受到重视。正常情况下,血管内皮细胞能生成、激活和释放各种血管活性物质,调节心血管功能。高血压时,具有舒张血管作用的一氧化氮生产减少,而内皮素等缩血管物质增加,血管平滑肌细胞对舒张因子的反应减弱而对收缩因子反应增强。

三、临床表现

1.症状

大多数患者起病隐匿,进展缓慢(缓进型),约有20%的患者早期可无症状,仅在体检时发现血压升高或发生心、脑、肾等并发症时才被发现。一般常见症状有头痛、头晕、耳鸣、颈项板紧、心悸、乏力等,多数症状可经休息自行缓解。也可出现视力模糊、鼻出血等较重症状。典型的高血压头痛在血压下降后即可消失。症状轻重与血压增高程度可不一致。

2.体征

血压随季节、昼夜、情绪等因素有较大波动。冬季血压较高,夏季较低;一般夜间血压较低,清晨起床活动后血压迅速升高,形成清晨血压高峰。

高血压时体征一般较少。心脏听诊时可有主动脉瓣区第二心音亢进、收缩期杂音或收缩早期喀喇音。少数患者在颈部或腹部可听到血管杂音。

3.高血压急症

是指短期内(数小时或数日)血压重度升高,舒张压＞130 mmHg 和(或)收缩压＞200 mmHg,伴有重要器官组织如心、脑、肾、眼底、大动脉的严重功能障碍或不可逆损害。

(1)恶性或急进型高血压:多见于青年及中年人,病情急骤发展,舒张压持续≥130 mmHg,并有头痛、视力模糊、眼底出血、渗出和视神经盘水肿,肾脏损害突出,持续蛋白尿、血尿与管型尿。病情进展迅速,若不及时治疗,常死于肾衰竭、脑卒中或心力衰竭。

(2)高血压危象:因紧张、疲劳、寒冷或突然停服降压药物等诱因,小动脉发生强烈痉挛,使血压在短期内急剧上升,收缩压可达200 mmHg,舒张压可达130 mmHg,重要脏器的供血受到影响而产生危急症状,出现烦躁、头痛、眩晕、恶心、呕吐、心悸、气急及视力模糊等症状,甚至伴有主要动脉痉挛累及相应的靶器官缺血症状。

(3)高血压脑病:发生于重症高血压患者,由于过高的血压突破了脑血流自动调节范围,脑组织血流灌注过多引起脑水肿,引起弥漫性严重头痛、呕吐、精神错乱,甚至昏迷,出现局灶性或全身抽搐。

4.并发症

(1)靶器官损害:长期血压增高易引起心、脑、肾、眼底不同程度的损害。

1)心脏病:长期高血压导致左心室后负荷加重,致使左心室肥厚、扩大,形成高血压心脏病,最终可导致心力衰竭。长期高血压还可促使脂质在动脉内膜下沉积,引发动脉粥样硬化,合并冠状动脉粥样硬化和微血管病变,可引起心绞痛、心肌梗死、心力衰竭,甚至猝死。

2)脑血管病:血压增高初期可引起脑动脉痉挛、硬化、管壁损伤等,此时可不出现症状。随着病变进展可导致脑出血或脑梗死。

3)肾脏病:血压持续增高可使肾细小动脉硬化,肾单位萎缩或消失,导致肾小球进行性硬化,并加速肾动脉粥样硬化的发生,出现多尿、夜尿、蛋白尿,晚期出现肾衰竭。

4)眼底改变:眼底血管变化可反映高血压的严重程度。Ⅰ级:视网膜动脉痉挛;Ⅱ级:视网膜动脉狭窄,动静脉交叉压迫;Ⅲ级:眼底出血或絮状渗出;Ⅳ级:眼底出血、渗出伴视神经盘水肿。其中Ⅰ、Ⅱ级属于轻度损害,Ⅲ、Ⅳ级属于重度损害。

(2)主动脉夹层:血压增高对动脉血管壁冲击力增大,易导致动脉血管内膜损伤。主动脉夹层是心血管疾病的灾难性危重急症,由于严重高血压引起主动脉内的血液经内膜撕裂口流入主动脉壁中层形成夹层血肿,并随压力变化不断沿着主动脉壁延伸剥离,48 h内死亡率可高达50%。

特征性症状是突发、剧烈而持续的难以忍受的胸部剧痛,还可出现休克、虚脱、两侧肢体血压及脉搏明显不对称、夹层血肿压迫局部组织或动脉分支及全身供血减少等症状。

5.心血管危险度分层

根据血压升高水平、糖尿病、其他心血管危险因素、靶器官损害及并发症情况将高血压患者分为低危、中危、高危和极高危,分别表示10年内将发生心脑血管事件的概率分别为:<15%、15%～20%、20%～30%、>30%。①其他心血管危险因素包括年龄(男性>55岁,女性>65岁)、吸烟、血胆固醇>5.72 mmol/L、糖尿病、早发心血管疾病家族史。②靶器官损害包括左心室肥厚、蛋白尿和(或)血肌酐轻度升高、有动脉粥样斑块、视网膜动脉狭窄。③并发症包括心脏疾病、脑血管疾病、肾脏疾病、血管疾病和重度高血压性视网膜病变。

四、辅助检查

1.实验室检查

检查血常规、尿常规、血糖、血胆固醇、血三酰甘油、肾功能、血尿酸等,有助于发现高血压对靶器官的损害情况。

2.心电图检查

心电图检查可见左心室肥大、劳损。

3.胸部 X 线检查

胸部 X 线检查可见主动脉弓迂曲延长,左室增大,心力衰竭时肺野可有相应的变化。

4.超声心动图检查

超声心动图检查可了解心室壁厚度、心脏收缩和舒张功能、心腔大小、瓣膜情况等。

5.眼底检查

眼底检查有助于了解高血压的严重程度。

6.24 h 动态血压监测

24 h 动态血压监测有助于判断高血压的严重程度,了解血压变异性和血压的昼夜变化规律,指导降压治疗和评价降压药物疗效。

五、治疗要点

目前对原发性高血压尚无根治方法,必须坚持长期、个体化治疗的原则,将血压降到患者能耐受的水平,最大限度地降低心脑血管疾病的发病率和死亡危险。治疗措施包括以下几个方面。

1.改善生活行为

适用于各类高血压患者。①减轻体重;②限制钠盐摄入;③补充钙和钾;④科学合理膳食,减少脂肪摄入;⑤戒烟限酒⑥适度地增加低中度运动;⑦减少精神压力,保持心理平衡。

2.降压药物治疗

凡高血压2级及以上患者;高血压合并糖尿病或靶器官损害和并发症的患者;血压持续升高6个月以上,经非药物治疗仍不能有效控制者,必须使用降压药物治疗。目前常用的降压药物主要有利尿剂、β受体阻滞剂、钙通道阻滞剂、血管紧张素转换酶抑制剂(ACEI)、血管紧张素Ⅱ受体拮抗剂(Angiotensin Ⅱ receptor antagonists)及α₁受体阻滞剂。降压药物的使用原则:①药物治疗从小剂量开始,逐渐增加剂量,直至满意控制血压后进行长期治疗。②尽可能选用长效制剂可以减少血压的波动,并提高用药的依从性。③联合用药治疗可以增强药物疗效,减少不良反应。④药物治疗方案选择应个体化。⑤坚持长期用药,高血压患者一般需要长期甚至终身服药,不能在血压控制到正常范围后随意停药。

3.高血压急症的治疗

①迅速降低血压:首选硝普钠静脉滴注,也可给予硝酸甘油、尼卡地平或地尔硫等药。但应注意短时间内血压骤降可影响重要器官的血供,应逐步控制血压,24 h内血压降低20%～25%为宜,48 h内血压不低于160/100 mmHg。②有高血压脑病时给予脱水剂如甘露醇或快速利尿剂如呋塞米静脉注射。③有烦躁、抽搐者应用地西泮、巴比妥类药物肌内注射或水合氯醛灌肠。

六、护理评估

1.健康史

询问患者有无其他病史,有无头痛、头晕、眼花、乏力、呕吐等症状,有无诱因,其程度及持续时间,何时被发现有高血压,了解服药情况、血压控制水平、患者生活及饮食习惯、有无烟酒嗜好,家族中有无原发性高血压患者等。评估患者的心血管危险度。

2.护理体检

评估重点是测量血压,应注意排除影响测量血压结果的因素。了解有无心、脑、肾损害时产生的体征,如心尖冲动有无移位,心浊音界有无扩大,心率、心律有无改变。

3.辅助检查

了解尿常规、血脂及血糖等检查结果有助于评估靶器官损坏程度。

4.心理-社会状况

询问患者对疾病的认识,了解其有无因病程迁延或担心并发症发生而焦虑或忧郁。评估患者的个性特征、职业特点及人际关系。了解患者及其家属对疾病知识的认识程度、是否具有保健知识,了解患者家属对患者的理解和支持程度,询问患者的经济状况及医疗保险情况。

七、常见护理诊断及医护合作性问题

1.疼痛:头痛

头痛与血压升高有关。

2.有受伤的危险

受伤与血压过高或过低致头晕、视力模糊有关。

3.焦虑

焦虑与血压控制不满意,或已发生并发症有关。

4.潜在的并发症

潜在的并发症包括冠心病、脑血管病、高血压急症、心力衰竭和肾衰竭。

八、护理措施

1. 生活护理

(1)休息与活动:充分的休息和睡眠可使身心松弛,血压下降。高血压初期患者,可指导其适当休息,保证充足的睡眠时间;有规律地进行一定的锻炼,如散步、慢跑、步行、打太极拳、练气功等,不宜做剧烈运动。血压较高、症状较多或有并发症的患者,须增加卧床休息。嘱患者及其家属保持病室安静、光线柔和、避免精神刺激、情绪激动、减少探视。

(2)饮食:嘱患者应低盐、低脂、低热量、丰富维生素饮食,食盐摄入量≤6 g/d;补充钙质和钾盐,多食新鲜蔬菜水果、多饮牛奶,每日吃新鲜蔬菜 400～500 g,喝牛奶 500 mL,可补充钾1 000 mg和钙 400 mg;减少脂肪摄入,戒烟限酒,保持大便通畅。

2. 病情观察

定期监测血压,一旦发现血压急剧升高、剧烈头痛、呕吐、大汗、烦躁不安、视力模糊、意识障碍及肢体运动障碍等异常,立即报告医生。例如:患者出现心悸、气短、突发胸骨后疼痛,是心脏受损的表现;出现偏瘫、失语、意识障碍,是急性脑血管病的表现;如尿量变化或夜尿增多时,应想到肾功能减退的可能。

3. 用药护理

遵医嘱应用降压药物,测量血压的变化以判断疗效,观察药物不良反应。注意降压不可过快,不可自行增减或突然撤换药物,以防血压过低或过高。

4. 对症护理

(1)头痛护理:为患者提供安静、温暖、舒适的环境,减少探视;护理操作应集中进行,动作轻柔,防止过多干扰患者。头痛时嘱患者卧床休息,抬高床头,保持舒适体位。避免劳累、情绪激动、睡眠不足、吸烟、用力排便及环境嘈杂等不良因素。指导患者学会放松技术,如心理训练、音乐疗法、缓慢呼吸等。遵医嘱给予适量降压药,必要时给予脱水剂,因焦虑影响睡眠者可遵医嘱应用镇静剂。

(2)头晕护理:定时测量血压并做好记录。嘱患者卧床休息,外出或如厕时应有人陪伴,头晕严重者应协助患者生活护理。病室、走廊及患者活动范围内应无障碍物,厕所安装扶手,光线充足,地面平整干燥,呼叫器应放在患者手边,避免患者行走或取物时受伤。指导患者避免迅速改变体位,起床动作要慢、不宜过猛,必要时病床加床栏。

(3)直立性低血压的预防和护理:①首先要告诉患者服用降压药后可能发生直立性低血压反应,表现为头晕、恶心、乏力、心悸、出汗等,如发生应立即采取下肢抬高位平卧,以促进下肢血液回流。②指导患者掌握预防低血压的方法,避免长时间站立,尤其是在服药后最初几个小时,因长时间站立会使腿部血管扩张,血液淤积于下肢,脑部血流量减少;起床或改变姿势时动作宜缓慢;服药时间可选在平静休息时,服药后继续休息一段时间再下床活动,如在睡前服药,夜间起床排尿时应注意;避免用过热的水洗澡或蒸汽浴,更不宜大量饮酒,防止周围血管扩张导致晕厥。

(4)高血压急重症的护理:①一旦发现高血压急症,应绝对卧床休息,抬高床头,避免一切不良刺激和不必要的活动,协助生活护理;稳定患者情绪,必要时用镇静剂。②保持呼吸道通畅,吸氧 4～5 L/min。③做好心电、血压、呼吸监护,每 5～10 min 测血压一次,使血压缓慢下降并保持在安全范围。④立即建立静脉通道,遵医嘱迅速降压,常首选硝普钠,避免出现血压骤降。⑤制止抽搐，发生抽搐时用牙垫置于上、下白齿间防止唇舌咬伤。

5.心理护理

长期精神刺激、过度紧张，可导致血压升高，因此应指导患者学会自我调节，使用放松技术，减轻精神压力，保持心态平和。同时针对患者的性格特征和心理因素进行疏导，指导患者自我心理平衡调整，积极配合治疗。嘱患者家属给患者以理解、宽容和支持，保证患者有安静舒适的环境。

九、健康教育

1.疾病知识教育

向患者讲解高血压的危险因素、危害及治疗目的、措施，以引起患者的重视，提高其服药的依从性。教会患者及其家属正确测量血压的方法及注意事项，如测前不饮用刺激性饮料；应在安静状态下休息 5 min 后测量；要做到"四定"，即固定时间、固定体位、固定部位（以右上肢肱动脉血压为准）、固定血压计。指导患者正确服用降压药，及早识别和防治降压药的不良反应。

2.日常生活指导

指导患者改善生活方式，坚持低盐低脂饮食，控制体重，戒烟酒；保持大便通畅；坚持参加运动，注意劳逸结合；避免情绪激动。

3.自我病情监测和管理指导

指导患者定期测量血压，定期复诊，低危或中危者每 1～3 个月随诊一次，高危者至少每月随诊一次，血压升高或病情变化时立即就医。

（李　艳）

第六节　心绞痛

心绞痛（angina pectoris）是指在冠状动脉粥样硬化的基础上，某些原因致使心脏负荷增加或冠状动脉痉挛，导致心肌急剧、暂时的缺血缺氧所引起的临床综合征，其主要表现为发作性胸骨后或心前区压榨性疼痛或闷压不适。

一、病因

基本病因是冠状动脉粥样硬化，还可由主动脉瓣狭窄、肥厚型心肌病、先天性冠状动脉畸形、冠状动脉栓塞、严重贫血、休克、快速心律失常等引起。

二、分型

1.稳定型心绞痛

稳定型心绞痛又称稳定型劳力性心绞痛，是在冠状动脉狭窄的基础上，由于心肌负荷的增加引起心肌急剧而暂时性缺血、缺氧的临床综合征。其特点为发作性胸骨后压榨性疼痛，可向左上肢、左肩、左臂的前内侧及小指放射，经休息或含服硝酸甘油后迅速缓解。多数患者年龄在 40 岁以上，劳累、情绪激动、饱食、受寒、急性循环衰竭等为常见的诱因。缺血缺氧时，心肌积聚过多的代谢产物，如乳酸、丙酮酸、多肽类等物质，刺激心脏内自主神经的传入神经末梢，传至大脑产生疼痛感觉。

2.不稳定型心绞痛

除稳定型劳力性心绞痛以外的缺血性胸痛统称为不稳定型心绞痛。胸痛发作时 ST 段抬高者称为变异型心绞痛。其发生主要与冠脉粥样斑块内出血、斑块纤维帽出现裂隙、表面有血小板聚集或刺激冠状动脉痉挛使局部心肌血流量明显下降有关,劳力负荷可诱发,但劳力负荷终止后胸痛并不能缓解,病情不稳定,易进展至心肌梗死。

三、临床表现

1.稳定型心绞痛

以发作性胸痛为主要表现,疼痛的部位、性质、程度、持续时间、诱因、缓解因素、发作频率等不易变化。典型的疼痛特点如下。

(1)部位:主要在胸骨中、上段后方,可波及心前区。范围手掌大小,界限不清,常放射至左肩、左臂内侧、小指和无名指,或至颈、咽、下颌部。

(2)性质:呈压榨性、紧缩性,也可有烧灼感,偶伴窒息感、濒死感。发作时患者常被迫停止正在进行的活动,直至症状缓解。

(3)持续时间:多为 3～5 min,最长不超过 15 min。可数日或数周发作一次,也可一日内发作多次。

(4)诱因:常为体力劳动或情绪激动,饱餐、吸烟、寒冷、心动过速、休克等也可诱发。疼痛多发作在劳累或激动时,典型的心绞痛常在相似的条件下重复发生,但早晨多发。

(5)缓解方式:一般在停止活动或舌下含化硝酸甘油几分钟内可缓解。

根据加拿大心血管病学会分级,心绞痛严重程度分为四级。

Ⅰ级:一般体力活动(如步行和登楼)不受限,仅在强、快或持续用力时发生心绞痛。

Ⅱ级:一般体力活动轻度受限。快步、饭后、寒冷或刮风中、精神应激或醒后数小时内发作心绞痛。一般情况下平地步行 200 m 以上或登楼一层以上受限。

Ⅲ级:一般体力活动明显受限,一般情况下平地步行 200 m,或登楼一层引起心绞痛。

Ⅳ级:轻微活动或休息时即可发生心绞痛。

2.不稳定型心绞痛

胸痛的部位、性质与稳定型心绞痛相似,但疼痛程度、持续时间、诱发因素、发作频率及缓解因素变化较大。其表现为:①原有的稳定型心绞痛性质改变,即 1 个月内频繁发作、程度严重、持续时间延长或硝酸酯类药物缓解减弱。②休息时心绞痛发作或轻微活动即可诱发,发作时心电图表现有 ST 段抬高称为变异型心绞痛。③近 1 个月内新发生的、轻微体力活动亦可诱发的心绞痛。

3.体征

平时一般无异常体征。发作时可出现心率增快、血压升高、面色苍白、出冷汗,表情焦虑,有时可出现奔马律等。

四、辅助检查

1.心电图检查

是发现心肌缺血、诊断心绞痛最常用的检查方法。

(1)静息时心电图:约半数以上患者心电图正常,也可能出现陈旧性心肌梗死的改变或非特异性 ST 段和 T 波异常,有时有房室或束支传导阻滞或室性、房性期前收缩等心律失常。

(2)发作时心电图:稳定型可出现暂时性心肌缺血改变,相应导联 ST 段压低(≥0.1 mV)或 T 波倒置。发作缓解后恢复。变异型心绞痛可表现为 ST 段抬高。

(3)运动负荷试验:如分级活动平板运动或踏车,大多数患者可出现以 R 波为主的导联上 ST 段压低,T 波倒置、低平。

(4)心电图连续动态监测:连续记录并自动分析 24 h 心电图,可从中发现缺血性 ST-T 改变和各种心律失常。出现时间还可与患者的活动状态和症状相对照,有助于心绞痛的诊断。心电图改变主要以 ST 段水平型或下斜型压低≥0.1 mV 持续 2 min 作为阳性标准。

2.放射性核素检查

放射性铊心肌显像可显示心肌缺血的部位和范围,对心肌缺血诊断很有价值。正电子发射断层心肌显像通过对心肌血流灌注和代谢显像匹配分析可准确评估心肌的活力。

3.冠状动脉造影

冠状动脉造影是公认的冠心病诊断的"金标准"。通过造影,可以明确冠状动脉狭窄的部位、程度、分支走向等。

4.血清心肌坏死标记物测定

稳定型心绞痛无异常。不稳定型心绞痛发作时肌酸激酶同工酶(CK-MB)增高,但不超过正常上限的 2 倍;肌钙蛋白 T(cTnT)、肌钙蛋白 I(cTnI)均正常。

五、治疗要点

稳定型心绞痛的治疗原则是改善冠状动脉供血,减少心肌耗氧量,防治动脉粥样硬化。常用硝酸酯类药物和钙通道阻滞剂扩张冠状动脉;用 β 受体阻滞剂减慢心率,降低心肌耗氧量,控制血压;降低血脂可促使粥样斑块稳定,减少血栓形成。

1.一般治疗

消除或避免诱发因素,如过重体力劳动、情绪激动、饱餐等,积极治疗及预防高血压、高血脂、过度肥胖等。不稳定型心绞痛易演变为心肌梗死,应在冠心病监护病房(coronaryca-reunit,CCU)进行监护治疗,包括卧床休息、吸氧、连续监护心电图、24 h 内动态监测血清心肌酶变化等。心绞痛剧烈者遵医嘱应用吗啡 5～10 mg 皮下注射。

2.控制发作

(1)立即就地休息。

(2)药物治疗:硝酸酯类药物是最有效、作用最快的终止心绞痛发作的药物,可扩张冠状动脉,降低阻力,增加冠脉血流量外,还可扩张外周血管,减轻心脏负荷,从而缓解心绞痛。首选硝酸甘油 0.3～0.6 mg,舌下含服,1～2 min 即可缓解疼痛,持续 30 min 左右作用消失;硝酸异山梨酯(消心痛)5～10 mg,舌下含服,2～5 min 见效,作用持续 2～3 h。

3.预防发作

(1)硝酸酯类:如硝酸异山梨酯、单硝酸异山梨酯(鲁南欣康)等。

(2)β 受体阻滞剂:可减慢心率,减弱心肌收缩力,降低血压,减少心肌耗氧量,并且能防止儿茶酚胺对心脏的损害,改善左室和血管的重构及功能,从而减少心绞痛的发生、减少冠心病的猝死率和心肌梗死发生率,是治疗心绞痛的重要药物。①美托洛尔,每次 25～100 mg,每日 2 次,口服。②阿替洛尔,每次 6.25～12.5mg,每次 2 次,口服。

（3）钙通道阻滞剂：可扩张冠状动脉，抑制心肌收缩，减少心肌氧耗，扩张周围血管，减轻心脏负荷；还有抗血小板聚集，改善心肌微循环的作用。治疗变异型心绞痛以钙通道阻滞剂的疗效最好。

（4）抑制血小板聚集的药物：如阿司匹林、氯吡格雷、双嘧达莫（潘生丁）等。

4.介入治疗

目前治疗心绞痛可用经皮腔内冠状动脉成形术（PTCA）或支架植入术。

5.外科治疗

用于经内科治疗效果不佳、无法行 PTCA 或介入治疗失败者。主要是施行主动脉-冠状动脉旁路移植手术（冠状动脉搭桥术）。

六、护理评估

1.健康史

询问胸痛的部位、性质、程度、持续时间、缓解因素、缓解方式，有无出汗、乏力、头晕。既往有无类似发作，如何缓解。了解患者的生活方式、工作性质、有无冠心病的易患因素。

2.护理体检

应注意监测患者的心率、心律、心音、血压。

3.辅助检查

查阅血脂、血糖、胸部 X 线、心电图、冠状动脉造影等检查结果。

4.心理-社会状况

询问患者对心绞痛发作的态度、应对方式，有无紧张、焦虑、恐惧等情绪，了解患者家属对疾病的重视程度。

七、常见护理诊断及医护合作性问题

1.疼痛：胸痛

胸痛与心肌缺血缺氧有关。

2.活动无耐力

活动无耐力与心肌氧的供需失调有关。

3.焦虑

焦虑与心绞痛反复频繁发作有关。

4.潜在并发症

潜在并发症包括急性心肌梗死、心律失常。

八、护理措施

1.生活护理

（1）休息与活动：心绞痛发作时应立即停止活动，就地休息。不稳定型心绞痛者，应卧床休息。缓解期患者一般不需要卧床休息。根据患者的活动能力制订合理的活动计划，鼓励其参加适当的体力活动，以最大活动量不发生心绞痛症状为度，避免过度活动、情绪激动、屏气、劳累、精神过度紧张等诱发因素。

（2）饮食：合理膳食，以低盐、低脂、低胆固醇、低热量、高维生素、易消化饮食为原则。适当控制热量摄入，少食甜食，避免过饱；低脂饮食，限制动物脂肪、动物内脏及蛋黄摄入；低盐饮食,通常以不超过 4 g/d 为宜,若有心功能不全,则应更少;戒烟限酒;多吃新鲜蔬菜、水果,增加维生素、纤维素的摄入。保持大便通畅,因便秘时患者用力排便可增加心肌耗氧量,诱发心绞痛。

2.病情观察

心绞痛发作时,应密切观察疼痛发生的部位、性质、程度、持续时间,不稳定型心绞痛可进行床边 24 h 心电监测,注意发作时和发作过后患者的脉搏、呼吸、血压和心电图变化,有无面色改变、大汗、恶心、呕吐等。嘱患者疼痛发作或加重时及时报告医护人员,警惕心肌梗死。活动中如出现胸痛、呼吸困难等反应,应立即停止活动,并给予吸氧和含服硝酸甘油等处理。

3.用药护理

遵医嘱给予硝酸甘油等药物,注意观察药物疗效及不良反应。硝酸甘油舌下含化大多数患者有效,如果疼痛持续 15～30 min 或连续含服 3 片后仍未缓解,应警惕急性心肌梗死的发生。硝酸甘油可引起头痛、血压下降,偶伴晕厥,因此第一次用药时,患者宜平卧片刻。必要时吸氧,青光眼、低血压患者忌用。注意支气管哮喘、低血压心动过缓及二度或二度以上房室传导阻滞者不宜使用 β 受体阻滞剂。钙通道阻滞剂常见不良反应有头痛、头晕、失眠等。

4.对症护理

发作时应立即停止活动,就地休息;遵医嘱给予硝酸甘油或硝酸异山梨酯舌下含化;描记心电图;必要时吸氧。

5.心理护理

心绞痛发作时应稳定患者情绪,针对患者的顾虑原因耐心向患者解释病情,引导、平息其焦虑情绪,以减少心肌耗氧量;在精神、生活方面给予帮助,增加患者的安全感。

九、健康教育

1.疾病知识教育

向患者解释积极治疗高血压、糖尿病、高血脂的意义,引发心绞痛的常见诱因及避免方法,发作期的应对措施及缓解期用药的注意事项:①随身携带,以备急用。②硝酸甘油应盛放在棕色瓶中,并注意避光、防潮,6 个月更换一次,以免失效。③禁忌与酒、咖啡、浓茶同时服用。④服药后应采取坐位或卧位。

2.日常生活指导

指导患者选择低盐、低脂、低胆固醇、高纤维素饮食,保持大便通畅;合理安排休息与锻炼,适当运动,维持理想体重;减轻精神压力,保持情绪稳定。

3.自我病情监测指导

教会患者及其家属测量脉搏,发现心动过缓时应暂停服用;若心绞痛程度加重、持续时间延长、发作频繁或用硝酸甘油不易缓解时,均应立即去医院就诊。自我监测药物的不良反应,告知患者定期复查心电图、血脂、血糖等。

（李　艳）

第七节 心肌梗死

心肌梗死(myocardial infarction,MI)是指在冠状动脉病变的基础上,冠状动脉闭塞,血流突然急剧减少或中断,使相应部位的心肌发生严重而持久的缺血,最终导致心肌损伤甚至坏死。其主要表现为剧烈持久的胸骨后疼痛、特征性心电图改变和血清酶增高,并可发生严重心律失常、休克、心力衰竭等,属冠心病的严重类型。

一、病因与诱因

1.病因

基本病因是冠状动脉粥样硬化,当病变使冠状动脉严重狭窄或闭塞而其侧支循环未及时建立时,心肌的血液供给已明显不足。在此基础上,一旦冠脉血供急剧减少或中断,使心肌严重而持久地急性缺血达20～30 min或以上,即可发生心肌梗死。

2.诱因

①晨起6时至12时交感神经活动增加,机体应激反应增强,冠状动脉张力增高;②饱餐(特别是进食大量高脂饮食后)致血脂增高,血黏稠度增高;③重体力活动、情绪过分激动、血压剧升或排便用力时,心肌需氧量猛增,冠状动脉供血明显不足;④休克、脱水、出血、外科手术或严重心律失常,使心排血量骤降,冠状动脉灌流量随之锐减。

二、发病机制

大量研究证明,绝大多数心肌梗死是由于不稳定粥样斑块破溃,继而出血和管腔内血栓形成,从而使管腔闭塞。少数情况下粥样斑块内或其下发生出血或血管持续痉挛,也可使冠状动脉完全闭塞。心肌梗死可由频发心绞痛发展而来,也可原无症状,直接发生心肌梗死。心肌梗死后如发生严重心律失常、休克或心力衰竭,均可使冠状动脉灌流量进一步降低,心肌坏死范围进一步扩大,严重者可导致死亡。

三、病理生理

冠状动脉闭塞后心肌严重缺血持续20～30 min,即可出现部分坏死,1～2 h绝大部分心肌呈凝固性坏死,坏死组织经1～2周开始吸收,并逐渐纤维化,经6～8周形成瘢痕愈合,称为陈旧性心肌梗死。

心肌梗死时主要出现左心室舒张和收缩功能障碍,其严重程度和持续时间取决于梗死的部位和范围。梗死后导致心脏收缩力减弱、顺应性降低、心肌收缩不协调,左心室舒张末期压增高,舒张和收缩末期容量增多。射血分数减低,每搏输出量和心排血量下降,心率增快或有心律失常,血压下降,动脉血氧含量降低。右心室梗死少见。

心肌梗死后可发生心室重塑,左心室体积增大,形状改变,梗死节段心肌变薄,非梗死节段心肌增厚,可出现心脏扩大或心力衰竭,亦可发生心源性休克。

急性心肌梗死引起的心力衰竭称为泵衰竭,按Killip分级法可分为以下四级。Ⅰ级:尚无明显心力衰竭;Ⅱ级:有心力衰竭,肺部啰音<50%肺野;Ⅲ级:有急性肺水肿,全肺闻及大、小干性和湿性啰音;Ⅳ级:有心源性休克。肺水肿和心源性休克同时出现是泵衰竭的最严重阶段。

四、临床表现

与梗死的大小、部位、侧支循环情况密切相关。

1. 先兆

多数患者发病前数日有乏力、胸闷、心悸、气急、烦躁、心绞痛等。其中以新发生的心绞痛或原有心绞痛加重最为突出。疼痛发作比以往更频繁、更剧烈、持续时间更长,硝酸甘油疗效差。

2. 症状

(1)疼痛:是最先出现、最突出的症状,多发生于清晨,疼痛部位和性质与心绞痛相似,但诱因多不明显且常发生于安静时,程度较重,持续时间较长,可达数小时或更长,休息和含用硝酸甘油多不能缓解。患者常出现烦躁不安、出汗、恐惧或伴濒死感。部分患者疼痛位于上腹部,常被误认为急腹症。还有部分患者疼痛放射至下颌、颈部、背部上方,被误认为骨关节痛。少数患者可无疼痛,一开始即表现为休克或心力衰竭。

(2)胃肠道症状:胸痛剧烈时常伴有恶心、呕吐、上腹胀痛,与迷走神经受坏死心肌刺激和心排血量降低致胃肠道血供不足等有关。肠胀气亦不少见,重症者还可发生呃逆。

(3)全身症状:有发热、面色苍白、心动过速等,一般在疼痛发生后 24~48 h 开始发热,体温 38 ℃左右,很少达 39 ℃,持续约 1 周。

(4)心律失常:见于 75%~95% 的患者,可发生于发病后 1~2 周,多发生在起病 1~2 d,以 24 h 内最多见,是导致 MI 急性期死亡的主要原因之一。出现的各种心律失常以室性期前收缩最多见,呈频发性、联律性、多源性或呈 RonT 现象或短阵室性心动过速,是发生心室颤动的先兆。房室传导阻滞和束支传导阻滞也较易发生,前壁梗死者如发生房室传导阻滞表明心肌梗死范围广、病情严重。

(5)低血压和休克:见于约 20% 的患者,多在起病后数小时至数日内发生。主要为心肌广泛(40%以上)坏死,心排血量骤然下降所致。疼痛缓解而收缩压仍<80 mmHg 且有面色苍白、皮肤湿冷、脉细速、大汗淋漓、尿量减少、神志和意识改变等表现,应考虑心源性休克。

(6)心力衰竭:发生率为 32%~48%,主要是急性左心衰竭,多于起病最初几日或在疼痛、休克好转阶段出现,重者可发生肺水肿,继之出现右心衰竭。如右室梗死,可一开始即出现右心衰竭。

3. 体征

(1)心脏体征:心浊音界正常或轻度增大,心率可增快或减慢,心尖部第一心音减弱,可出现第四心音或第三心音奔马律;可有心律不齐;部分患者有收缩期杂音或咯喇音;少部分患者在起病 2~3 d 出现心包摩擦音。

(2)血压:除极早期血压可增高外,几乎所有患者都有血压下降。起病前有高血压者,血压可降至正常;起病前无高血压者,血压可降至正常以下,且不能再恢复到起病前的水平。

(3)其他:可有与心律失常、休克或心力衰竭有关的其他体征。

4. 并发症

(1)乳头肌功能失调或断裂:发生率可高达 50%。二尖瓣乳头肌因缺血、坏死等使收缩功能发生障碍,造成二尖瓣脱垂及关闭不全。心尖区听到收缩中晚期咯喇音和响亮的吹风样收缩期杂音,轻者可以恢复,严重失调者导致左心力衰竭,预后不佳。

（2）心脏破裂：少见，通常在起病1周内出现，绝大多数为心室游离壁破裂，造成急性心包积血，出现急性心包压塞而猝死。

（3）栓塞：发生率为1‰～6‰，见于起病1～2周。左心室附壁血栓脱落所致，以脑栓塞最为常见，还可引起肾、脾、四肢等动脉栓塞；下肢静脉血栓脱落则发生肺栓塞。

（4）心室壁瘤：主要见于左心室，发生率为5%～20%。心电图主要表现为ST段持续抬高。X线、超声心动图及放射性核素检查可见局部心源突出，搏动减弱或有反常搏动等。

（5）心肌梗死后综合征：发生率约10%，于心肌梗死后数周至数月内出现，可反复发生。表现为心包炎、胸膜炎或肺炎，可有发热、胸痛等，可能为机体对坏死组织的变态反应。

五、辅助检查

1.心电图检查

（1）特征性改变

1）ST段抬高性MI：①宽而深Q波（病理性Q波）；②ST段呈弓背向上型抬高；③T波倒置。在背向心肌梗死区的导联则出现相反的改变，即R波增高、ST段压低和T波直立并增高。

2）非ST段抬高性MI：心电图表现有两种类型。①无病理性Q波，有普遍性ST段压低，或有对称性T波倒置，为心内膜下MI所致；②无病理性Q波，也无ST段变化，仅有T波倒置改变。

（2）动态演变

1）ST段抬高性MI：①超急性期改变，起病数小时内，可无异常或出现异常高大的T波；②急性期改变，数小时后ST段呈弓背向上抬高，与直立的T波形成单相曲线，数小时至2d内出现病理性Q波，同时R波减低，Q波在3～4d稳定不变，此后大多永久存在；③亚急性期改变，抬高的ST段可在数日至2周逐渐回到基线水平，T波逐渐平坦或倒置；④慢性稳定期（陈旧梗死期），数周至数月后ST段、T波逐渐恢复正常，仅有病理性Q波。少数T波可永久性倒置。

2）非ST段抬高性MI：①先是ST段普遍压低，继之T波倒置加深呈对称型；ST段和T波的改变持续数日或数周后恢复。②T波改变在1～6个月恢复。

（3）定位：冠状动脉闭塞后，对应供血区缺血缺氧，在面对坏死区的导联上出现特征性的心电图变化。临床上通常根据病理性Q波出现的导联，确定梗死部位，间接判断闭塞的血管。

2.放射性核素检查

放射性核素检查可判断梗死的范围、部位和程度，判断心室功能、梗死后的室壁运动失调和室壁瘤。

3.超声心动图检查

急性心肌梗死后，二维和M型超声心动图可检查心室壁运动及左心室功能，诊断室壁瘤和乳头肌功能失调等。

4.冠状动脉造影

冠状动脉造影对心肌梗死可明确诊断，并可直接判断冠状动脉溶栓是否成功。

5.实验室检查

（1）血液检查：发病后1～2d白细胞可达(10～20)×10⁹/L，中性粒细胞增多，嗜酸性粒细胞减少或消失;血沉增快;C反应蛋白(C-reactiveprotein,CRP)增高,可持续1～3周。

(2)心肌坏死标记物测定:其增高水平与心肌梗死范围及预后明显相关。

1)肌红蛋白:起病后2h内即升高,12h内达高峰,24～48h恢复正常。

2)心肌肌钙蛋白I或T:起病经3～4h升高,肌钙蛋白I于11～24h达高峰,7～10d降至正常;肌钙蛋白T于24～48h达高峰,10～14d降至正常。心肌肌钙蛋白增高是诊断心肌梗死的敏感指标。

3)肌酸激酶同工酶(CK-MB):起病4h内增高,16～24h达高峰,3～4d恢复正常。其增高的程度可反映梗死的范围,其高峰出现的时间是否提前有助于判断溶栓治疗的成败。

4)其他心肌酶:①肌酸激酶(creatine kinase,CK),起病4h内增高,12h达高峰,3～4d恢复正常。②天门冬氨酸氨基转移酶(aspartate aminotransferase,AST):起病6～10h后升高,24h达高峰,3～6d降至正常。③乳酸脱氢酶(lactate dehydrogenase,LDH):起病8～10h升高,2～3d达峰值,1～2周恢复正常。

六、治疗要点

治疗原则是保护和维持心脏功能,尽快恢复心肌血供,挽救因缺血而濒死的心肌,防止梗死面积扩大,缩小心肌缺血范围。处理严重心律失常、泵衰竭和各种并发症,防止猝死,使患者不但能度过急性期,而且康复后还能保持尽可能多的有功能的心肌。

1.一般治疗

急性期应绝对卧床休息,冠心病监护室(CCU)进行心电、血压、呼吸等监测3～5d。给予清淡、易消化饮食,间断或持续吸氧2～3d。

2.解除疼痛

应用哌替啶、吗啡、硝酸甘油等。①首选哌替啶(度冷丁)50～100mg肌内注射或吗啡5～10mg皮下注射,必要时经1～2h再注射一次,以后每4～6h可重复应用。应用吗啡时注意有无呼吸抑制。②疼痛较轻者可用可卡因或罂粟碱0.03～0.06g肌内注射或口服。③试用硝酸甘油0.3mg、硝酸异山梨酯5～10mg舌下含服或静脉滴注。

3.再灌注心肌

目前临床要求到达医院后30min内开始溶栓或90min内行经皮冠状动脉介入治疗。起病3～6h使闭塞的冠状动脉再通,心肌得到再灌注,可有效解除疼痛,缩小心肌坏死范围。

(1)药物溶栓:①尿激酶(UK),150万～200万U/次,在30min内静脉滴注。②链激酶(SK),150万U/次,在1h内静脉滴注。尿激酶和链激酶均须配合肝素钠皮下注射每次7500～10000U,每12h一次,共用3～5d。③重组组织型纤维蛋白溶酶原激活剂(rt-PA),100mg在90min内静脉给予:先静脉注射15mg,继之30min内静脉滴注50mg(0.75mg/kg),再后60min内静脉滴注35mg(0.5mg/kg)。用rt-PA时必须在用药前后联合应用肝素抗凝治疗,否则血管早期再闭塞率较高。

(2)介入治疗:如经皮腔内冠状动脉成形术(PTCA)及支架置入术。

(3)手术治疗:如上述措施无效可紧急施行主动脉-冠状动脉旁路移植术。

4.积极防治心律失常

控制心力衰竭时,24h内尽量避免使用洋地黄制剂,以防发生心律失常。有右心室梗死的患者应慎用利尿剂。

5.其他治疗

抗凝治疗、防止梗死范围扩大、极化疗法等。

(1)β受体阻滞剂和钙通道阻滞剂：心肌梗死早期使用，可防止梗死范围扩大，改善预后，但应注意此类药物对心脏收缩功能的抑制。常用美托洛尔和阿替洛尔。

(2)血管紧张素转换酶抑制剂（ACEI）和血管紧张素受体拮抗剂（ARB）：发病早期，从小剂量开始使用，可改善恢复期心肌的重构，降低心力衰竭的发生率。前壁心肌梗死伴心功能不全的患者效果最好。

(3)极化液疗法：氯化钾 1.5 g，普通胰岛素 8～12 U 加入 10％葡萄糖溶液 500 mL 静脉滴注，7～14 d 为一疗程。促进心肌细胞恢复极化状态，利于心脏收缩，减少心律失常发生。

七、护理评估

1.健康史

访问患者胸痛的部位、程度、性质及持续时间，有无向其他部位放射，是否伴恶心、呕吐、腹胀，是否有心律失常、休克及心力衰竭的表现。本次发作是否有诱因，既往有无类似发作。是否有高血压、高血脂、糖尿病等冠心病的易患因素。

2.护理体检

检查患者的心率、心律、脉搏、心音、呼吸、血压有无变化，有无舒张期奔马律、肺部湿性啰音等。

3.辅助检查

连续监测心电图，注意有无严重心律失常，如频发、多源性室性期前收缩、R on T 现象、二度以上房室传导阻滞等。定时抽血检查心肌酶、电解质等。

4.心理-社会状况

询问患者有无因胸痛或濒死感产生紧张或恐惧感，有无担心病情比较严重可能影响以后的生活和工作，产生焦虑和悲观情绪。了解患者及其家属对疾病的认识和应对态度。评估患者对各种监护、反复抽血检查的反应，能否适应患者角色。了解患者家属及社会支持程度。

八、常用护理诊断及医护合作问题

1.疼痛：胸痛

胸痛与心肌缺血缺氧坏死有关。

2.活动无耐力

活动无耐力与心肌氧的供需失调有关。

3.有便秘的危险

便秘与进食少、活动少、不习惯床上排便有关。

4.恐惧

恐惧与剧烈疼痛伴濒死感及担心预后有关。

5.自理缺陷

自理缺陷与疼痛不适、心律失常及绝对卧床有关。

6.潜在并发症

潜在并发症包括心律失常、心力衰竭、心源性休克、栓塞等。

九、护理措施

1.生活护理

(1)休息与活动:急性期12 h绝对卧床休息,保持环境安静,减少探视,若无并发症,24 h内可以进行床上肢体活动,若无低血压,第3 d即可在病房内走动;梗死后第4～5 d,逐步增加活动量,以不感到疲劳为限。有并发症者可适当延长卧床时间。

(2)饮食:发病4～12 h给予流质饮食,随后给予半流质饮食,经2～3 d改为软食,宜进低盐、低脂、低胆固醇、易消化清淡饮食,少量多餐,不宜过饱。避免浓茶、咖啡及过冷、过热、辛辣刺激性食物,禁烟酒。

(3)保持大便通畅:MI患者由于卧床休息、进食少、焦虑、使用吗啡等药物易引起便秘,用力排便会加重心脏负荷,易诱发心力衰竭。应指导患者每日进行腹部按摩数次,养成每日定时排便的习惯,多吃蔬菜、水果等高纤维食物,或清晨给予蜂蜜20 mL加适量温开水饮服。必要时遵医嘱用缓泻药或灌肠。

2.病情观察

观察胸痛的部位,疼痛的性质、程度、持续时间,疼痛发作时的脉搏、呼吸、血压变化;持续进行心电监测,观察心电图变化;定期抽血检测心肌酶、肌钙蛋白变化及电解质、酸碱平衡情况。严密观察患者有无呼吸困难、咳嗽、少尿、颈静脉怒张、心律不齐等,尽可能早期识别并处理并发症。

3.用药护理

遵医嘱给予哌替啶、硝酸甘油、溶栓剂等,注意观察疗效及不良反应。静脉滴注或用微量泵注射硝酸甘油时,严格控制速度,并注意监测血压、心率,观察有无头痛、面红、心悸等不良反应;对溶栓和抗凝治疗者,应定时测凝血酶原时间(PT),同时观察皮肤黏膜有无出血现象,有无血尿等症状,如出血倾向明显应立即停用抗凝药物。栓溶治疗开始后应询问患者疼痛有无缓解或消失,定时检查描记心电图,观察ST-T的变化;观察心肌酶,肌酸磷酸激酶(creatine phosphokinase,CPK)峰值前移及出现再灌注心律失常是栓溶成功的指征。控制心力衰竭时24 h内尽量避免使用洋地黄制剂,以防发生心律失常。

4.对症护理

吸氧可改善心肌缺氧,缓解胸痛。方法可采取鼻导管或面罩。如无并发症可吸氧3～5 d。第一个24 h可高流量吸氧,3～5 L/min,以后改为1～2 L/min,病情稳定后可间断吸氧。

5.心理护理

应尽量陪伴在患者身边,与患者保持良好的沟通,了解患者的感受,减轻患者的恐惧。指导患者保持乐观平和的心情,正确对待自己的病情。疼痛发作时应有专人陪伴,稳定患者情绪,向患者讲明住进CCU后,其病情的任何变化都在医护人员的严密监护下,并能得到及时治疗,增加患者的安全感。医护人员工作应忙而不乱、紧张有序,增加患者的信任感和安全感。将监护仪的报警声尽量调低,以免影响患者休息、增加其心理负担。

十、健康教育

1.疾病知识教育

教育患者积极防治冠心病的易患因素,如高血压、糖尿病、肥胖等;避免暴饮暴食、剧烈运动等增加心脏负担的活动。指导患者正确对待疾病,保持乐观、平和的心情。指导患者合理、正确用药,外出应随身携带急救药物和急救卡片。教会患者测量脉搏的方法。若出现胸痛频繁发作、程度加重、持续时间长、服硝酸酯制剂疗效差,提示病情严重,应及时就医。教会患者家属心肺复苏的基本技术,以备急用。

2.日常生活指导

指导患者合理膳食,低饱和脂肪酸、低胆固醇饮食,均衡营养,防止过饱;保持大便通畅,戒烟酒,建立良好的生活方式,保持理想体重;根据天气变化适当增减衣服,防止感冒受凉。

3.康复指导

建议患者出院后进行适当的运动,以提高患者的心理健康水平和生活质量。运动内容应根据患者的病情、年龄、身体状况等选择。运动方式包括步行、慢跑、打太极拳、骑自行车、练健美操等,在正式的有氧运动前应进行 5~10 min 的热身运动。若无并发症,心肌梗死后 6~8 周可恢复性生活。

(李 艳)

第八节 心脏瓣膜病

心脏瓣膜病(valvularheart disease)是由于炎症、黏液样变性、退行性变、缺血性坏死、先天性畸形等原因引起单个或多个瓣膜结构(瓣叶、瓣环、腱索或乳头肌)的功能或结构异常,导致瓣口狭窄和(或)关闭不全。二尖瓣最常受累,其次为主动脉瓣。风湿性心瓣膜病简称风心病,是由风湿性炎症所致的瓣膜损害,主要累及 40 岁以下人群。近年来,虽然我国风心病的患病率有所下降,但仍是常见的心脏病之一。瓣膜黏液样变性及老年瓣膜钙化退行性改变所致的心瓣膜病日益增多。心瓣膜病以风湿性心脏病(简称风心病)常见,其是由于风湿性炎症所致的瓣膜损害,最常受累的是二尖瓣。瓣膜病变引起心腔内血流动力学改变,加重了心脏前、后负荷,最终可导致心力衰竭。心脏杂音是诊断风心病最重要的体征,二尖瓣狭窄时心尖部闻及舒张中、晚期低调隆隆样杂音;二尖瓣关闭不全时心尖部闻及全收缩期粗糙高调的吹风样杂音;主动脉瓣狭窄时主动脉瓣听诊区闻及粗糙而响亮的收缩期喷射性杂音;主动脉瓣关闭不全时胸骨左缘第 3~4 肋间闻及舒张早期高调的哈气样杂音。超声心动图检查可确诊。风心病二尖瓣狭窄最易并发的心律失常是心房颤动,且易于形成左房附壁血栓,栓子一旦脱落最常引起脑动脉栓塞。心力衰竭是其最常见的并发症和死亡原因。控制链球菌感染,防止风湿活动,延缓和纠正心力衰竭是内科防治风心病的重点。

一、二尖瓣狭窄

(一)病因

风湿热是二尖瓣狭窄的最常见病因,先天性畸形、老年性二尖瓣环或环下钙化等为少见的病因。风湿性二尖瓣狭窄是我国主要的瓣膜病,有 2/3 的患者为女性。约半数患者无急性风湿热史,但多有反复链球菌扁桃体炎或咽峡炎史。

(二)发病机制

风湿热导致二尖瓣瓣膜交界处粘连、瓣叶游离缘粘连和腱索粘连、融合等,致使二尖瓣狭窄。正常二尖瓣瓣口面积为 $4\sim6$ cm^2，当瓣口面积减少一半即对跨瓣血流产生影响而定义为狭窄。二尖瓣狭窄主要引起肺循环瘀血及肺动脉压增高，当瓣口轻度狭窄（面积为 $1.5\sim$ 2 cm^2）时，左心房处于代偿期，此阶段临床可不出现症状。中度及以上狭窄（面积<1.5 cm^2）时，左心房处于失代偿期，此阶段休息状态下无明显症状，但在体力劳动时出现肺瘀血的症状。严重狭窄二尖瓣口呈漏斗状，此时常伴明显的关闭不全。长期肺动脉高压，致使肺小动脉痉挛、硬化、管腔狭窄，致使右心室代偿性肥厚和扩张，最终导致右心衰竭。

（三）临床表现

1. 症状

左房代偿期一般无特殊症状，左房失代偿期表现如下。

（1）呼吸困难：为最早、最常见的症状，主要表现为早期出现劳力性呼吸困难，随着狭窄加重，出现夜间阵发性呼吸困难，严重时呈端坐呼吸。当有诱因（如劳累、感染、情绪激动、发热、妊娠或快速心律失常等）时，可诱发急性肺水肿。

（2）咳嗽：因支气管黏膜瘀血和肺瘀血或扩大的左心房压迫支气管引起，咳嗽常在夜间睡眠时及劳动后发生，多为干咳，并发感染时咳黏液痰或脓痰。冬季尤其明显。

（3）咯血：可有痰中带血、血性痰或咯鲜血，突然咯大量鲜血可以是严重二尖瓣狭窄患者首发症状；阵发性夜间呼吸困难或咳嗽时的血性痰或血丝痰；急性肺水肿时咯大量粉红色泡沫样痰；晚期出现肺梗死时咳胶冻状暗红色痰。

（4）其他：乏力、心悸、食欲减退、恶心、腹胀、肝区胀痛等。

2. 体征

（1）二尖瓣面容：见于重度二尖瓣狭窄患者。

（2）心脏体征：心尖部可触及舒张期震颤；叩诊心浊音界早期向左扩大，后期向右扩大；听诊心尖区闻及低调、舒张中晚期隆隆样杂音，此为二尖瓣狭窄最重要的体征；若心尖部第一心音亢进和开瓣音，提示二尖瓣虽狭窄但瓣膜尚有弹性、活动度好；肺动脉瓣区第二心音亢进、分裂。

（3）其他：右心功能不全时可出现发绀、颈静脉怒张及肝颈静脉回流征阳性、肝大、下肢水肿等。

3. 并发症

（1）心房颤动：是二尖瓣狭窄最常见的心律失常，50％二尖瓣狭窄患者可发生心房颤动，初始为阵发性，之后转为慢性。心房颤动常致心力衰竭加重。

（2）急性肺水肿：是重度二尖瓣狭窄的严重并发症，患者突然出现呼吸困难和发绀，咳粉红色泡沫样痰，不能平卧，双肺布满干、湿性啰音。若救治不及时可能致死。

（3）栓塞：多见于伴有心房颤动的患者，因左心房扩张和瘀血易形成血栓，血栓脱落引起动脉栓塞。以脑动脉栓塞最多见。

（4）右心衰竭：为晚期常见并发症。

（5）肺部感染：常见，长期肺瘀血，肺顺应性下降，可诱发或加重心力衰竭。

（四）辅助检查

1. X 线检查

轻度二尖瓣狭窄时，X 线表现可正常。中、重度二尖瓣狭窄左心房显著增大、肺动脉段膨出时，心影呈梨形（二尖瓣型心）。

2.心电图检查

重度二尖瓣狭窄可有"二尖瓣型 P 波"(提示左心房增大),P 波 12 s,并伴有切迹,QRS 波群示电轴右偏和右心室肥厚表现。增宽>0.

3.超声心动图检查

是确诊二尖瓣狭窄的可靠方法,M 型超声显示二尖瓣前后叶同向,呈"城垛样"改变。二维超声心动图可显示狭窄瓣膜的形态和活动度,测绘二尖瓣瓣口面积。

二、二尖瓣关闭不全

(一)病因

1.慢性

风心病为我国最常见病因,风湿性炎症引起瓣叶纤维化、增厚、僵硬和缩短,使心室收缩时两瓣叶不能紧密闭合。其他还有二尖瓣脱垂、冠心病、左心室扩大、瓣环及环下钙化等原因。

2.急性

多见于腱索断裂、急性心肌梗死致乳头肌功能失调或断裂、创伤损害二尖瓣结构、人工瓣膜毁损等。

(二)发病机制

心室收缩时,由于二尖瓣关闭不全,部分血液反流入左心房,左心房因同时接受肺静脉与反流的血液而扩大;心室舒张时,左心房过多的血液流入左心室,左心室负荷过重而扩大,最后引起左心功能不全,左室舒张末压和左房压明显上升,肺瘀血出现,最终导致肺动脉高压和右心衰竭。

(三)临床表现

1.症状

慢性轻度二尖瓣关闭不全者,可终生无症状。严重反流时有心排血量减少,早期多无明显症状,或活动后出现心悸、气短等;后期出现左心功能不全的表现,如心源性呼吸困难、咳嗽等。急性轻度二尖瓣反流仅有轻微劳力性呼吸困难,严重反流时可很快发生急性左心衰竭,甚至出现急性肺水肿或心源性休克。

2.体征

左心室肥大时,心界向左下扩大,心尖冲动和心浊音界向左下移位。心尖区第一心音减弱,闻及全收缩期粗糙的吹风样杂音(是二尖瓣关闭不全的最重要体征)并向左腋下和左背部传导。肺动脉高压时可闻及肺动脉瓣第二心音亢进或分裂。

3.并发症

与二尖瓣狭窄相似,但症状出现较晚。感染性心内膜炎较多见,栓塞少见,晚期发生心力衰竭。

(四)辅助检查

1.X 线检查

慢性重度反流常见左心房、左心室增大,左心衰竭时可见肺瘀血和间质性肺水肿征。

2.心电图检查

慢性重度二尖瓣关闭不全主要为左心房增大,部分有左心室肥厚和非特异性 ST-T 改变,少数有右心室肥厚征,心房颤动常见。

3.超声心动图检查

M型和二维超声心动图不能确定二尖瓣关闭不全,脉冲式多普勒和彩色多普勒超声心动图血流显像可于二尖瓣心房侧和左心房内探及收缩期反流束,诊断二尖瓣关闭不全敏感性几乎达100％。二维超声心动图可显示二尖瓣的形态特征,有助于明确病因。

三、主动脉瓣狭窄

(一)病因

风湿性炎症引起主动脉瓣膜交界处粘连融合、瓣叶纤维化、僵硬、钙化和挛缩畸形导致瓣口狭窄,常同时伴有关闭不全和二尖瓣病变。先天性二叶瓣畸形为最常见的先天性主动脉瓣狭窄的病因。退行性老年钙化性主动脉瓣狭窄为65岁以上老年人单纯性主动脉瓣狭窄的常见原因。

(二)发病机制

正常成人主动脉瓣瓣口面积≥3 cm^2,当轻度狭窄(>1.5 cm^2)、中度狭窄(<1.5 cm^2)时,左心室射血阻力增加,左心室壁发生代偿性肥厚以平衡左心室收缩压的升高,维持正常心排血量,左心室肥厚降低了顺应性,导致左心室舒张末压升高,使左心房后负荷增加,左心房呈代偿性肥厚。当重度狭窄(<1.0 cm^2)时,左心室失代偿,引起左心室壁张力增高、心肌缺血和心肌纤维化,最终导致左心衰竭。

(三)临床表现

1.症状

出现较晚,轻度狭窄常无症状,中、重度狭窄时可出现劳累后呼吸困难、晕厥、顽固性心绞痛三联征。后期出现左心衰竭表现。少数可发生猝死。

(1)呼吸困难:劳力性呼吸困难是常见的首发症状,见于90％的有症状患者,进而可发生夜间阵发性呼吸困难、端坐呼吸和急性肺水肿。

(2)心绞痛:常由运动诱发,休息后可缓解。见于60％的有症状患者,主要由心肌缺血所致。

(3)晕厥:多发生于直立、运动中或运动后即刻,少数在休息时发生,见于1/3的有症状患者,由脑缺血引起。

2.体征

主动脉瓣区可触及收缩期抬举样搏动和震颤;心界向左扩大;在胸骨右缘第2肋间可闻及粗糙而响亮的收缩期喷射样杂音,向颈部和心尖部传导;主动脉瓣区第二心音减弱或消失,严重狭窄者可出现第二心音逆分裂;并可出现收缩压下降、脉压缩小等。

3.并发症

(1)左心衰竭:为主要并发症,多在晚期出现,有50％~70％的患者因心力衰竭而死亡。

(2)心律失常:约10％的患者可发生心房颤动;主动脉瓣钙化侵及传导系统可致房室传导阻滞;左室肥厚、心肌缺血可致室性心律失常。

(3)心脏性猝死:仅见于1％~3％的患者,一般发生在先前有症状者。

(四)辅助检查

1.X线检查

左心室正常或轻度增大,左心房可能轻度增大,升主动脉根部常有狭窄后扩张。晚期可有肺瘀血征象。

2.心电图检查

主动脉瓣狭窄轻者心电图正常。重度狭窄者有左心室肥厚及继发性 ST-T 改变和左心房增大。可有房室传导阻滞、心房颤动等心律失常。

3.超声心动图检查

左心室壁增厚,主动脉开放幅度减低;二维超声心动图显示主动脉钙化、增厚、融合等;连续多普勒可测出主动脉瓣瓣口面积及跨瓣压差,此为确定主动脉瓣狭窄的重要方法。

四、主动脉瓣关闭不全

(一)病因

1.急性

感染性心内膜炎致主动脉瓣膜穿孔或瓣周脓肿,创伤、主动脉夹层和人工瓣撕裂等。

2.慢性

约 2/3 的主动脉瓣关闭不全为风心病所致;感染性心内膜炎的感染性赘生物妨碍主动脉瓣闭合而引起关闭不全;先天畸形和主动脉瓣黏液样变性也可引起。

(二)发病机制

由于主动脉瓣关闭不全,舒张期时主动脉内血液大量反流至左心室,左心室既接受左心房充盈血液又要接受主动脉反流血液,其容量负荷明显增加。在代偿期,左心室通过代偿性扩张,能维持正常心排血量;失代偿期,左心室心肌收缩力下降,心排血量减少;晚期出现左心房压力增高、肺瘀血、肺水肿。另外,主动脉因反流其血液明显减少,导致舒张压下降,而心室收缩时左心室大量血液进入主动脉使收缩压增高,故脉压增大;左心室心肌肥厚使心肌耗氧量增加,主动脉反流致舒张压下降,使冠状动脉血流量不足,因而引起心肌缺血缺氧,最终引起左心功能不全。急性者左心室的代偿能力有限,导致急性肺瘀血甚至肺水肿。

(三)临床表现

1.症状

(1)慢性:可多年无症状,能胜任一般体力活动,最早出现症状为心悸、心前区不适、头部强烈搏动感等(主动脉血反流量与心排血量增大所致)。晚期出现左心衰竭表现。晕厥少见,常见于体位性头晕。心绞痛较主动脉瓣狭窄少见。

(2)急性:轻者可无症状,重者出现急性左心衰竭和低血压。

2.体征

心尖冲动向左下移位,呈抬举样搏动。主动脉瓣区可闻及高调叹气样递减型舒张期杂音,坐位并前倾和深呼气时易听到。严重主动脉瓣关闭不全时,收缩压升高、舒张压降低、脉压增大。可出现周围血管征如颈动脉搏动明显、随心脏搏动的点头征、毛细血管搏动征、水冲脉、股动脉枪击音等。

3.并发症

感染性心内膜炎、室性心律失常较常见,心脏性猝死少见。

(四)辅助检查

1.X 线检查

左室明显扩大,可呈靴形心。左心衰竭时有肺瘀血征。

2.心电图检查

主动脉瓣关闭不全可见左室肥厚劳损及继发性 ST-T 改变。

3.超声心动图

其是最敏感和可靠的无创性诊断心瓣膜病的方法。M 型显示舒张期二尖瓣前叶或室间隔纤细扑动;二维超声心动图可显示瓣膜活动的情况和狭窄程度;彩色多普勒血流显像为最敏感的确定主动脉瓣反流的方法。

五、治疗要点

风心病的治疗原则为积极预防和控制风湿活动,减轻症状,改善心功能,预防并发症。

1.预防风湿热复发和感染性心内膜炎

有风湿活动的患者应长期甚至终身应用苄星青霉素(长效青霉素),120 万 U/次,每月肌内注射 1 次。预防风湿活动关键在于防治链球菌感染,避免上呼吸道感染、咽炎、扁桃体炎。

2.介入和手术治疗

其是治疗瓣膜病变最有效的方法,包括经皮球囊二尖瓣成形术、瓣膜分离术、瓣膜修复术、人工瓣膜置换术等。

3.并发症治疗

心力衰竭者宜限制钠盐摄入,可小心应用洋地黄、利尿剂和扩张静脉为主的硝酸酯类药物,避免使用小动脉扩张剂,以防血压过低。如有频发房性期前收缩,应予抗心律失常药物预防心房颤动,一旦出现应及时转复为窦性心律,慢性心房颤动者如无禁忌证应长期服用华法林,预防血栓栓塞。

六、护理措施

(一)护理评估

1.健康史

询问患者是否有咽喉炎、扁桃体炎感染史;有无呼吸困难及呼吸困难的程度、特点、时间等,有无咳嗽、咳痰、痰中带血,有无心悸、乏力、头晕、晕厥、心前区疼痛等心、脑供血不足的表现。既往有无发热、关节肿痛、皮下结节、环形红斑等风湿热表现。

2.护理体检

观察患者有无发热,脉搏频率、强弱及呼吸频率有无改变,血压高低,有无发绀等。评估患者心脏有无增大,心尖冲动强弱,重点检查有无心脏杂音及杂音特点,心音有无改变,肺部有无啰音,有无肝大、水肿、周围血管征。

3.辅助检查

了解 X 线、心电图和超声检查结果,有无心脏增大及风心病类(抗"O",ASO)、C 反应蛋白、型、评估病情严重程度。了解抗链球菌溶血素"O"血培养等结果,为判断有无风湿活动及并发感染性心内膜炎提供依据。

4.心理-社会状况

询问患者对疾病的认识和重视程度,有无因并发症影响工作、日常活动及睡眠而产生烦躁和焦虑。当病情需要做外科手术时,了解患者有无因经济原因或担心手术风险等产生悲观、厌世情绪。

（二）常用护理诊断及医护合作问题

1.活动无耐力

活动无耐力与心瓣膜病致心排血量减少有关。

2.体温过高

体温过高与风湿活动并发感染有关。

3.有感染的危险

感染与肺瘀血、风湿活动有关。

4.预感性悲哀

预感性悲哀与担心疾病预后、工作、生活及前途有关。

5.潜在的并发症

潜在的并发症包括充血性心力衰竭、心律失常、栓塞、感染性心内膜炎等。

（三）护理措施

1.生活护理

（1）休息与活动：按心功能分级安排适当活动，心功能代偿期，一般体力活动不受限制，但要注意多休息，以降低耗氧量，减轻心脏负担。心功能失代偿期，卧床休息，限制活动量，协助生活护理，待病情好转、实验室检查正常后逐渐增加活动量。左心房内有巨大附壁血栓者应绝对卧床休息，以防血栓脱落造成其他部位栓塞。病情允许时应鼓励并协助患者翻身、活动下肢或下床活动，防止下肢深静脉血栓形成。风湿活动时卧床休息，病变关节应制动、保暖，并用软垫固定，避免受压和碰撞。

（2）饮食：给予高热量、高蛋白、高维生素、易消化饮食，如鱼、肉、蛋、奶、新鲜蔬菜和水果等。心力衰竭时应限制钠盐、水分摄入，给予低热量、易消化饮食，少量多餐。注意保持大便通畅，防止便秘时用力排便，加重心脏负荷。

2.病情观察

监测体温、脉搏、血沉、皮肤黏膜及关节变化，有无风湿活动的表现，观察患者心功能状态，有无呼吸困难、乏力、食欲减退、尿少等心力衰竭表现；密切观察有无栓塞的征象，一旦发生立即报告医生并配合紧急处理。

3.用药护理

遵医嘱给予抗生素及抗风湿药物等，观察其疗效和不良反应，如阿司匹林可致胃肠道反应、柏油样便、牙龈出血等。并发症治疗药物如洋地黄类、利尿剂、抗心律失常药物等详见相关章节。

4.对症护理

根据病情给予间断或持续吸氧。体温＞37.5 ℃，每4 h测量一次体温；超过38.5 ℃给予物理降温，并观察降温效果。大量出汗者应勤换衣裤、被褥，防止受凉。风湿活动出现疼痛时可用局部热敷或按摩，增加血液循环，以减轻疼痛，必要时遵医嘱使用止痛剂如阿司匹林。活动时出现不适，应立即停止活动并给予吸氧3～4 L/min。关节炎疼痛时可局部热敷，以减轻关节炎性水肿对神经末梢的压迫，改善血液循环，减轻疼痛。

5.并发症防治

积极预防和控制感染，及时纠正心律失常，避免各种诱因，如劳累、情绪激动等导致心力衰竭。预防栓塞的发生，指导患者避免长时间盘腿或蹲坐，常更换体位、肢体保持功能位。合并心房颤动者服用阿司匹林,防止附壁血栓形成。如有血栓形成,应避免剧烈活动或体位突变,防止栓子脱落,导致动脉栓塞;观察栓塞发生征兆,脑栓塞可引起言语不清、肢体活动受限等;四肢栓塞出现肢体剧烈疼痛、皮肤温度及颜色发生改变;肾动脉栓塞出现剧烈腰痛;肺动脉栓塞出现呼吸困难、剧烈胸痛、发绀等。

6.心理护理

告诉患者风心病目前虽无根治的药物,但只要注意防治风湿活动,避免并发症发生,使心功能长期处于代偿期,患者仍可参加一定的工作和活动,保持较高的生活质量,以此安慰并鼓励患者,使其正确认识疾病,消除其焦虑、悲观等不良情绪,保持良好积极的心态,更好地配合治疗和护理,提高生命质量。

(四)健康教育

1.疾病知识教育

告知患者风心病的病因、病程进展特点和预后,说明风心病治疗的长期性和困难性。向患者解释坚持按医嘱服药的重要性及所用药物的作用、不良反应和用法,提高患者用药的依从性。有手术适应证者应尽早择期手术,提高生活质量。育龄妇女要根据心功能情况,在医生指导下控制好妊娠与分娩时机。积极防治链球菌感染,一旦发生感染,应立即就诊。

2.预防保健知识指导

日常生活中适当锻炼,加强营养,提高机体抵抗力。改善居住环境中潮湿、阴暗等不良条件,保持室内清洁、空气流通、温暖、干燥,阳光充足。注意防寒保暖,避免感冒,避免与上呼吸道感染、咽炎患者接触。在施行拔牙、内镜检查、导尿术、分娩、人工流产等手术操作前,应告诉医生自己的风心病病史,严格无菌操作并预防性使用抗生素。

3.自我病情监测和管理指导

指导患者学会自我护理方法及正确用药,教会患者听诊心率和检查脉搏的方法,特别是行瓣膜置换术的患者,由于需终身服用抗凝药,应坚持按医嘱服药,定期门诊复查。

(刘海燕)

第九节　感染性心内膜炎

感染性心内膜炎(infectiveendocarditis,IE)为心脏内膜表面的微生物感染,伴赘生物形成。赘生物为大小不等、形状不一的血小板和纤维素团块,内含大量微生物和少量炎症细胞。心瓣膜是最常受累部位,其特征表现为发热、心脏杂音、脾大、周围血管栓塞、血细菌培养阳性等。本病常继发于心瓣膜病或先天性心脏病。未治疗的急性患者几乎均在4周内死亡,大多数亚急性者可获细菌学治愈,但易复发,晚期并发心力衰竭、肾衰竭和脑栓塞等。

一、自体瓣膜心内膜炎

(一)病因

1.基础病变

本病绝大多数发生于心脏病基础上,其中风湿性心脏病占 60%～80%,以主动脉瓣关闭不全和二尖瓣关闭不全最常见；先天性心脏病约占 10%，主要见于室间隔缺损、动脉导管未闭等。国内报道无心脏病者仅占 2%～10%。

2.病原微生物

链球菌和葡萄球菌分别占自体瓣膜心内膜炎病原微生物的 65% 和 25%。急性者，主要是由金黄色葡萄球菌引起，少数是由肺炎球菌、淋球菌、A 族链球菌和流感杆菌等所致。亚急性者，草绿色链球菌最常见，其次为牛链球菌、肠球菌和表皮葡萄球菌，其他细菌较少见。真菌、立克次体和衣原体更为少见。

3.入侵途径

当上呼吸道感染或实施拔牙、扁桃体摘除、导尿、内镜检查、刮宫、人工流产、痔疮手术等手术操作时，病原体即可有机会从黏膜或伤口进入血液；心血管疾病的创伤性检查、血液透析等，亦是病原体侵入途径。

（二）发病机制

1.亚急性

正常情况下，侵入的病原体会被机体随时消灭。在心瓣膜病损（尤其是二尖瓣和主动脉瓣关闭不全）、先天性心血管畸形或后天性动静脉瘘的病变处，由于存在着异常的血流及压力阶差，导致局部的湍流及喷流，使低压腔面局部心内膜受到冲击而受损、胶原暴露、血小板微血栓和纤维蛋白沉积，形成无菌性赘生物。此时若有病原体侵入血液，血流中的细菌即可黏附、定居在无菌赘生物上，生长繁殖，即可发生心内膜炎症。赘生物松脆，易脱落而引起不同部位的栓塞。左心赘生物脱落可致体循环动脉栓塞；右心赘生物脱落可致肺栓塞。细菌性栓子还可在远处产生脓肿或细菌性动脉瘤，动脉瘤可破裂出血。

2.急性

发病机制尚不清楚，主要累及正常心瓣膜，主动脉瓣受累常见。病原菌来自皮肤、肌肉、骨骼或肺部等部位的活动性感染灶，循环中细菌量大、毒力强、具有高度侵袭性和黏附于内膜的能力可致本病。

（三）临床表现

1.症状

（1）发热：是感染性心内膜炎最常见的症状，亚急性者起病隐匿，可有全身不适、乏力、食欲减退和体重减轻等非特异性症状。可有弛张性低热，一般不超过 39 ℃，午后和晚上高热。常伴有头痛、背痛和肌肉关节痛。

（2）败血症：急性者呈暴发性败血症过程，有高热、寒战、呼吸急促等。突发心力衰竭者较为常见。

（3）动脉栓塞：可发生在机体的任何部位，脑、心、脾、肾、肠系膜和四肢是临床常见的动脉栓塞部位。

2.体征

（1）心脏杂音：80%～85% 的患者有病理性杂音，由于基础心脏病和（或）心内膜炎导致瓣膜损害所致，杂音性质改变为本病特征性表现。急性者比亚急性者更易出现杂音强度和性质的变化，或出现新的杂音。

（2）周围血管栓塞征：可能是微血管炎或微栓塞引起。包括：①瘀点，最常见，是毒素作用于毛细血管使其脆性增加破裂出血或由于栓塞引起，可出现于任何部位，常发生于锁骨以上皮肤、口腔黏膜、睑结膜,持续数日,消失后再现。②Roth 斑,视网膜的卵圆形出血斑,其中心呈白色,多见于亚急性者。③指(趾)甲下线状出血。④Osler 结节,在指和趾垫出现的豌豆大的红或紫色痛性结节,较常见于亚急性者。⑤Janeway 损害,手掌、足底处直径为 1~4mm 的无痛性出血红斑,主要见于急性患者。以上周围体征为非特异性,近 30 年来发生率均有较明显下降。

(3)感染的非特异性表象:如贫血、脾大等,部分患者可见杵状指(趾)。

3.并发症

心力衰竭是最常见的并发症,也是感染性心内膜炎最常见的致死原因;细菌性动脉瘤占 3%~5%,多见于亚急性者;迁移性脓肿多见于急性患者,常发生于肝、脾、骨髓及神经系统;约 1/3 的患者有神经系统受累,表现为脑栓塞、脑细菌性动脉瘤、脑出血、中毒性脑病、脑脓肿、化脓性脑膜炎等。大多数患者都有肾脏损害,包括肾动脉栓塞和肾梗死、肾小球肾炎、肾脓肿等。

(四)辅助检查

1.血培养

血培养是诊断感染性心内膜炎的最重要方法。在近期未经接受过抗生素治疗的患者血培养阳性率可高达 95% 以上。在 2 周内用过抗生素或采血、培养技术不当,常降低血培养阳性率。

2.尿液检查

尿液检查可有镜下血尿和轻度蛋白尿,肉眼血尿提示肾梗死。红细胞管型和大量蛋白尿提示弥漫性肾小球性肾炎。

3.血常规检查

进行性贫血较常见,白细胞计数正常或轻度升高、明显核左移。血沉增快。

4.免疫学检查

25% 的患者有高丙种球蛋白血症,80% 的患者血液中出现免疫复合物。亚急性患者病程在 6 周以上,50% 的患者类风湿因子阳性。

5.超声心动图检查

超声心动图检查如发现赘生物、瓣周并发症等支持心内膜炎的证据,可帮助明确诊断。经胸超声检查可诊断出 50%~75% 的赘生物,经食管超声检查可检出<5 mm 的赘生物,敏感性高达 95% 以上。

6.其他检查

X 线检查可见肺部多处小片状浸润阴影,提示脓毒性肺栓塞所致肺炎;左心衰竭时有肺瘀血或肺水肿征;主动脉细菌性动脉瘤可见主动脉增宽。心电图检查偶可见急性心肌梗死或房室、室内传导阻滞,后者提示主动脉瓣环或室间隔脓肿。

(五)治疗要点

1.抗微生物药物治疗

早期、大剂量、长疗程地应用杀菌性抗生素,以静脉给药为主,可根据药物敏感试验结果指导用药,疗程至少 6~8 周。亚急性者选用针对大多数链球菌的抗生素,首选青霉素,青霉素过敏者可用头孢曲松。也可采用联合用药,青霉素与氨基糖苷类抗生素合用。对病原微生物不明时,急性者选用针对金黄色葡萄球菌、链球菌、革兰氏阴性杆菌均有效的广谱抗生素。真菌感染者选用两性霉素 B。

2.手术治疗

某些严重的心内并发症或抗生素治疗无效的应考虑手术治疗。其适应证:①严重瓣膜反流致心力衰竭;②尽管充分使用抗生素治疗,但血培养持续阳性和发热持续 8 d 以上;③真菌性心内膜炎;④虽经抗生素等药物治疗,仍反复发作大动脉栓塞,赘生物>10 mm。

二、人工瓣膜心内膜炎

(一)病因与发病机制

发生于人工瓣膜置换术后 60 d 以内者为早期人工瓣膜心内膜炎,60 d 以后发生者为晚期人工瓣膜心内膜炎。早期者常为急性暴发性起病,约占 50% 的致病菌为葡萄球菌,其次为革兰氏阴性杆菌和真菌;晚期者以亚急性表现常见,以链球菌致病最常见,其次为葡萄球菌。除赘生物形成外,常致人工瓣膜部分破裂、瓣周漏、瓣环周围组织和心肌脓肿。

(二)特点

术后发热、心脏出现新杂音、脾大或周围栓塞征,血培养同一种细菌阳性结果至少 2 次,可诊断人工瓣膜心内膜炎。

(三)治疗要点

人工瓣膜心内膜炎难以治愈,应在自体瓣膜心内膜炎用药基础上,延长疗程。任何用药方案均应加庆大霉素。有瓣膜再置换适应证者,应早期手术。

三、静脉药瘾者心内膜炎

静脉药瘾者心内膜炎多见于青年男性,致病菌最常来源于皮肤,药物污染所致者较少见。其主要致病菌是金黄色葡萄球菌,其次为链球菌、革兰氏阴性杆菌和真菌。大多数累及正常心脏瓣膜,三尖瓣受累占 50% 以上,其次为主动脉瓣和二尖瓣。急性发病者多见,常伴有迁移性感染灶。亚急性表现多见于有感染性心内膜炎者。

四、患者的护理

(一)护理评估

1.健康史

询问患者有无心脏病史,有无皮肤化脓性感染、拔牙、扁桃体摘除、导尿、人工流产等病史;有无畏寒、发热、乏力、出汗、食欲减退、全身不适、体重减轻等症状。

2.护理体检

主要检查患者心脏杂音、贫血、脾大、皮肤瘀点、甲下线状出血、Osler 结节等。

3.辅助检查

重点评估血培养和超声心动图等检查结果。

4.心理-社会状况

了解患者有无因病情复杂、治疗时间长出现紧张、焦虑情绪;当病情进展且疗效不明显时,患者有无悲观、绝望等心理反应。评估家庭支持情况。

(二)常见护理诊断及医护合作性问题

1.体温过高

体温过高与感染有关。

2.营养失调:低于机体需要量

营养失调与感染所致的机体代谢率增高和食欲下降有关。

3.焦虑

焦虑与症状明显、疗程长或病情反复有关。

4.潜在并发症

潜在并发症包括心力衰竭、栓塞、肾脏损害等。

(三)护理措施

1.生活护理

(1)休息与活动:急性者及高热患者应卧床休息,限制活动,避免过劳。保持环境安静、空气新鲜,减少探视。亚急性者可适当活动,但应避免剧烈运动及情绪激动。

(2)饮食:给予高热量、高蛋白、高维生素、低胆固醇、易消化的半流质或软食,鼓励患者多饮水,应加强口腔护理。有心力衰竭者,低盐饮食,限制水分摄入。注意食物的色、香、味,做好口腔护理,以增进食欲。

2.用药指导

遵医嘱及时给予大剂量抗生素治疗,以静脉给药为主。严格按时用药,以确保维持有效的血药浓度。注意观察用药效果及药物的不良反应,发现异常及时报告医生。告知患者抗生素是治疗本病的关键,由于病原菌隐藏在赘生物内和内皮下,须坚持大剂量、长疗程的治疗才能杀灭,疗程 6~8 周。输液速度应适宜,注意保护静脉,使用静脉留置针,避免多次穿刺而增加患者的痛苦。

3.对症护理

(1)高热患者应动态观察体温动态变化,每 4~6 h 测体温一次,并准确记录体温变化。采取相应的降温措施,发生畏寒时注意保暖。因发热出汗较多时,应及时擦干汗液及更换衣裤,保持被褥清洁干燥,并补充水分。

(2)出现心力衰竭、栓塞等并发症时,做好相应的护理。

(3)正确采集血培养标本:对未经治疗的亚急性患者,应在第 1 d 间隔 1 h 采血一次,共 3 次。如次日未见细菌生长,重复采血 3 次后,开始抗生素治疗。已用过抗生素者,停药经 2~7 d 采血。急性患者应在入院后 3 h 内采血,每隔 1 h 采血一次,共取 3 次血标本后按医嘱开始治疗。

为提高血培养阳性率,采集血标本时应注意以下几点:①避免血液污染;②每次采血 10~20 mL;③感染性心内膜炎的菌血症是持续性的,故无须在发热时采血;④告诉患者暂时停用抗生素和反复多次采血培养的重要性,以取得患者的配合。

4.病情观察

密切观察患者体温变化及皮肤瘀点、甲床下出血、Osler 结节等皮肤受损与消退情况;及时了解心脏杂音的性质和强度有无变化,有无新杂音出现;观察有无脑、肾、脾、肺、肠系膜动脉及肢体动脉栓塞征象,一旦发现,立即报告医生并配合处理。

5.心理护理

加强与患者沟通,耐心解释治疗的目的及意义,对患者提出的各种疑问,应做出清晰的解释。安慰、鼓励患者,增强患者的信任感和安全感,使其积极配合治疗和护理。指导家属应在生活上照顾患者,精神上支持患者。

(四)健康教育

1. 疾病知识教育

向患者及其家属讲解感染性心内膜炎(IE)的相关疾病知识,以及坚持足够剂量和疗程抗生素治疗的重要性。在行拔牙、扁桃体摘除术、泌尿系器械检查和心脏手术等侵入性检查、手术治疗前,患者应说明自己患有心瓣膜病、心内膜炎等病史,以便医生为其进行抗生素预防性治疗。教会患者自我监测体温变化及有无栓塞征象。如有不适,应及时就诊。定期门诊复查。

2. 日常生活指导

嘱患者应较长时间休息,可适当活动,以增强机体抵抗力,但要避免劳累;平时注意防寒保暖,防止呼吸道感染;要加强营养,尽快恢复体力;保持口腔、皮肤清洁;勿挤压痤疮、疖、痈等感染病灶,减少病原体入侵机会。

3. 自我病情监测,预防复发指导

教会患者自我监测体温变化及有无栓塞征象。如有不适,应及时就诊。定期门诊复查。

(刘海燕)

第十节　心肌病

心肌病(primary cardiomyopathy)是指伴有心肌功能障碍的心肌疾病。1995 年世界卫生组织和国际心脏病学会(WHO/ISFC)工作组根据病理生理学将心肌病分为四型即扩张型心肌病、肥厚型心肌病、限制型心肌病及致心律失常型右室心肌病。其中,扩张型心肌病发病率最高,其次为肥厚型心肌病。据统计,在住院患者中,心肌病可占心血管病 0.6%～4.3%。近年心肌病有增加趋势。在因心血管病死亡的尸体解剖中,心肌病占 0.11%。

一、扩张型心肌病

扩张型心肌病(dilated cardiomyopathy,DCM)主要特征是单侧或双侧心腔扩大,心肌收缩功能减退,伴或不伴有充血性心力衰竭。本病常伴有心律失常,病死率较高,男多于女(2.5∶1),在我国发病率为 13/10 万～84/10 万不等。

(一)病因与发病机制

病因不明,除特发性、家族遗传性外,近年来认为持续病毒感染是其重要原因,持续病毒感染对心肌组织的损伤、自身免疫细胞、自身抗体或细胞因子介导的心肌损伤等可导致或诱发扩张型心肌病。此外尚有围生期、酒精中毒、抗癌药物、心肌能量代谢紊乱和神经激素受体异常等多种因素也可引起本病。

以心腔扩张为主,肉眼可见心室扩张、室壁多变薄、纤维瘢痕形成,且常伴有附壁血栓。瓣膜、冠状动脉多无改变。

(二)临床表现

起病缓慢,多在临床症状明显时方就诊,如有气急甚至端坐呼吸、水肿和肝大等充血性心力衰竭的症状和体征时,始被就诊。部分患者可发生栓塞或猝死。主要体征为心腔扩大,常可听到第三或第四心音,心率快时呈奔马律。常合并各种类型的心律失常。

（三）辅助检查

1. 心电图检查

可见各种心电异常,如心房颤动、传导阻滞等各种心律失常。其他尚有 ST-T 改变、低电压、R 波减少,少数可见病理性 Q 波。

2. 影像学检查

(1)胸部 X 线检查:心影常明显增大,心胸比>50%,肺淤血。

(2)超声心动图:各心腔均扩大,一左心室扩大早而显著。

3. 其他

心导管检查和心导管造影,以及心内膜心肌活检、心脏放射性核素检查等。

（四）治疗要点

在病毒感染时密切注意心脏情况并及时治疗,有一定的实际意义。目前治疗原则是针对充血性心力衰竭和各种心律失常。一般是限制体力活动、低盐饮食,应用洋地黄和利尿剂。但本病较易发生洋地黄中毒,故应慎用。此外,常用扩血管药物、血管紧张素转换酶抑制剂等长期口服。对一些重症晚期患者,合并左束支传导阻滞可在药物治疗的基础上,考虑植入双腔或三腔起搏器,通过调整左右心室收缩程序,改善心脏功能,缓解症状,有一定效果。对长期严重心力衰竭、内科治疗无效的病例,可考虑进行心脏移植。

二、肥厚型心肌病

肥厚型心肌病(hypertrophic cardiomyopathy,HCM)是以左心室和(或)右心室肥厚为特征,常为不对称肥厚并累及室间隔,左心室血液充盈受阻、舒张期顺应性下降为基本病态的心肌病。根据左心室流出道有无梗阻又可分为梗阻性肥厚型和非梗阻性肥厚型心肌病。本病常为青年猝死的原因。后期可出现心力衰竭。

（一）病因与发病机制

本病常有明显家族史(约占 1/3),目前被认为是常染色体显性遗传疾病,肌节收缩蛋白基因,如心脏肌球蛋白重链与心脏肌钙蛋白 T 基因突变是主要的致病因素。

肥厚型心肌病的主要改变在心肌,尤其是左心室形态学的改变。其特征为不均等的心室间隔增厚。

（二）临床表现

部分患者可无自觉症状,而因猝死或在体检中被发现。许多患者有心悸、胸痛、劳力性呼吸困难,心排血量减低可在起立或运动时出现眩晕,甚至神志丧失等。体格检查可有心脏轻度增大,能听到第四心音;可在胸骨左缘第 3~4 肋间听到较粗糙的喷射性收缩期杂音,心尖部可常听到收缩期杂音。

（三）辅助检查

1. 胸部 X 线检查

心影增大多不明显,如有心力衰竭则呈现心影明显增大。

2. 心电图

因心肌肥厚的类型不同而有不同的表现。最常见的表现为左心室肥厚、ST-T 改变,常在胸前导联出现巨大倒置 T 波。深而宽的病理性 Q 波可在 Ⅰ、aVL 或 Ⅱ、Ⅲ、aVF、V_5、V_4 上出现,有时 V_1 可见 R 波增高,R/S 比增大。

3.超声心动图

其是临床上主要诊断手段,可显示室间隔的非对称性肥厚,舒张期室间隔的厚度与后壁之比≥1.3,间隔运动低下。

4.其他

心导管检查和心血管造影、心内膜心肌活检均有助于诊断。

(四)治疗要点

本病由于病因不明,又很多与遗传基因有关,难于预防。对患者进行生活指导,提醒患者避免剧烈运动、持重或屏气等,减少猝死的发生。避免使用增强心肌收缩力的药物,如洋地黄等,以及减轻心脏负荷的药物,以减少加重左心室流出道梗阻。本病的治疗原则为迟缓肥厚的心肌,防止心动过速及维持正常窦性心律,减轻左心室流出道狭窄和抗室性心律失常。目前主张应用β-受体阻滞剂及钙通道阻滞剂治疗。对重症梗阻性患者可作介入或手术治疗,消融或切除肥厚的室间隔心肌。

三、患者的护理

(一)常见护理诊断与医护合作性问题

1.气体交换受损

气体交换受损与心力衰竭有关。

2.胸痛

胸痛与肥厚心肌耗氧量增加、冠状动脉供血相对不足有关。

3.心排血量减少

心排血量减少与扩张型心肌病心肌收缩力减弱、瓣膜相对性关闭不全有关,与肥厚型心肌病左心室流出道梗阻有关。

4.焦虑

焦虑与病情逐渐加重、生活方式被迫改变有关。

5.有受伤的危险

受伤与梗阻性肥厚型心肌病导致晕厥有关。

6.潜在并发症

潜在并发症包括心律失常、栓塞、猝死。

(二)护理措施

1.一般护理

保持病室清洁、安静,温湿度适宜,减少探视,心肌病患者应限制体力活动,有心衰症状者应绝对卧床休息,有晕厥史者避免独自外出活动,以免发生意外。给予丰富维生素和蛋白质、高纤维素、易消化饮食,多吃新鲜水果和蔬菜,心衰时低盐饮食,限制水分摄入,少量多餐、避免过饱;戒烟酒。

2.病情观察

注意观察疼痛的部位、性质、程度、持续时间、诱因及缓解方式,并注意患者的血压、心率、心律和心电图的变化。必要时测量并记录 24 h 出入量。观察有无乏力、颈动脉怒张、肝脏肿大、水肿等心力衰竭表现,及时发现心律失常的先兆,防止发生猝死。肥厚型心肌病应注意晕厥的发生。

3.对症护理

持续给氧,氧流量为 2~4 L/min;避免剧烈运动、持重或屏气,以减少或避免猝死的发生。

4.用药护理

遵医嘱使用 β-受体阻滞剂,如美托洛尔;钙通道阻滞剂,如硝苯地平等;注意观察药物的疗效和不良反应,如 β-受体阻滞剂的心脏抑制作用、钙通道阻滞剂可出现低血压等。扩张型心肌病用洋地黄者因对洋地黄耐受性差,故应警惕发生中毒。严格控制输液量及速度,警惕发生心力衰竭。

5.心理护理

患者由于长期受疾病折磨及心力衰竭反复出现使其产生焦虑、抑郁等不良情绪反应,护士应多与患者交流,耐心解释病情,安慰鼓励患者,帮助其调整情绪,促进身心休息。

(三)健康教育

(1)症状明显者应卧床休息,症状轻者可参加轻体力工作,但要避免劳累。肥厚型心肌病者体力活动后有晕厥和猝死的危险,故应避免激烈的体能活动如跑步、球类比赛等。有晕厥病史者应避免独自外出活动,以免发作时无人在场而发生意外。

(2)给予高蛋白、高维生素、富含纤维素的清淡饮食,以促进心肌代谢,增强机体抵抗力。心力衰竭时低盐饮食,不吃含钠量高的食物。

(3)日常生活中要保持室内空气流通、阳光充足,防寒保暖,预防感冒和上呼吸道感染。

(4)坚持服用抗心力衰竭、纠正心律失常的药物或 β-受体阻滞剂,以提高存活年限。说明药物的名称、剂量和使用方法,教会患者及家属观察药物疗效及不良反应。

(5)告诉患者定期门诊随访,症状加重时立即就诊,防治病情进一步恶化。

(刘海燕)

第十一节　病毒性心肌炎

病毒性心肌炎(viralmyocarditis)是指由嗜心肌性病毒感染引起的,以心肌非特异性间质性炎症为主要病变的心肌炎。其包括无症状的心肌局灶性炎症和心肌弥漫性炎症所致的重症心肌炎。

一、病因与发病机制

1.病因

很多病毒都可引起心肌炎,其中以肠道和呼吸道感染的病毒最常见,尤其是柯萨奇 B 组病毒感染占 30%~50%。此外,流感病毒、风疹病毒、单纯疱疹病毒、脑炎病毒、肝炎病毒及人类免疫缺陷病毒(human immunodeficiency virus,HIV)等也能引起心肌炎。

2.发病机制

(1)病毒直接作用:病毒感染机体后,病毒经血流直接侵犯心肌,引起心肌损害和功能障碍。

(2)免疫反应:对于大多数病毒性心肌炎,尤其是慢性心肌炎,目前认为主要通过免疫变态反应而致病。主要是 T 细胞、多种细胞因子和一氧化氮等介导的心肌损害、微血管损伤。典型病变是心肌间质增生、水肿、充血及大量炎性细胞浸润。

二、临床表现

病情轻重取决于病变的广泛程度和严重性,轻者可无明显症状,重者可致猝死。

1.症状

半数患者在发病前 1～3 周有病毒感染前驱症状,如发热、全身倦怠等"感冒"样症状或恶心、呕吐、腹泻等消化道症状,此为病毒感染本身的表现。心脏受累后,患者常出现心悸、胸闷、呼吸困难、心前区隐痛、乏力等表现。严重者甚至出现阿-斯综合征、心源性休克、猝死。

2.体征

轻者心脏扩大不明显,重者心脏扩大,病愈后可恢复正常。可见与发热程度不平行的心动过速,各种心律失常,心尖部第一心音减弱、心尖区可闻及舒张期奔马律,或有肺部啰音、颈静脉怒张、肝大、心脏扩大、下肢水肿等心力衰竭体征。

3.并发症

常并发心包炎,亦可并发心内膜炎、胸膜炎、肝炎等。

病毒性心肌炎病程各阶段的时间划分比较困难,一般急性期定为 3 个月,3 个月至 1 年为恢复期,1 年以上为慢性期。

三、辅助检查

1.血液生化检查

血沉增快,C 反应蛋白增加。急性期或心肌炎活动期心肌肌酸激酶(CK-MB)、肌钙蛋白 T、肌钙蛋白 I 增高。

2.病原学检查

血清柯萨奇病毒 IgM 抗体滴度明显增高、外周血肠道病毒核酸阳性或肝炎病毒血清学检查阳性;心内膜心肌活检有助于病原学诊断。

3.胸部 X 线检查

胸部 X 线检查可见心影扩大或正常。

4.心电图检查

常见 ST-T 改变和各种心律失常,特别是室性心律失常和房室传导阻滞等。严重心肌损害时可出现病理性 Q 波。

四、治疗要点

急性期,抗病毒治疗是关键,应早期应用抗病毒药如利巴韦林、干扰素等,辅以黄芪、牛磺酸、辅酶 Q10 等中西医结合治疗,以调节免疫功能;充分休息,补充足够维生素和蛋白质。合并心力衰竭和心律失常者,可给予利尿剂、血管紧张素转化酶抑制剂、抗心律失常药物治疗。对难治性病例和重症患者,可应用糖皮质激素。

五、护理评估

1.健康史

(1)评估患者发病前有无上呼吸道或肠道感染史,有无导致心肌炎发病的病毒感染、营养不良、剧烈运动、过度疲劳、寒冷、酗酒、妊娠和缺氧等诱因。

(2)评估患者有无心悸、胸闷、乏力等症状，着重观察有无心律失常、心力衰竭和心源性休克以及阿-斯综合征的表现。

2.身体评估

评估有无与体温升高不相称的心动过速、心脏扩大、第一心音减弱、心脏杂音等。

3.实验室及其他检查

重点评估心肌细胞损害引起的心肌酶、心肌肌钙蛋白增高的程度，注意心电图的异常，以及心内膜心肌活检的结果等。

4.心理社会资料

评估患者有无因担心影响学业或工作而心神不宁；有无因担心留下后遗症或危及生命焦虑不安、忧心忡忡。

六、护理问题

1.活动无耐力

活动无耐力与心肌受损、心律失常有关。

2.焦虑

焦虑与起病急、担心疾病预后等有关。

3.潜在并发症

潜在并发症包括心力衰竭、心律失常。

七、护理措施

1.病情观察

(1)密切观察生命体征、意识、皮肤和黏膜颜色、尿量，注意有无呼吸困难、咳嗽、易疲劳、颈静脉怒张、水肿、奔马律、肺部湿啰音等心力衰竭的表现。

(2)严重者应持续心电监护，注意心率和心律的变化，发现频发室性期前收缩、阵发性室性心动过速、房室传导阻滞等，立即通知医师，备好抢救仪器及药物，并协助处理。

2.生活护理

(1)休息与活动：急性期患者应充分休息，减轻心脏负担及心肌耗氧量，防止心脏扩大，有利于心功能的恢复。轻症患者卧床休息半月，3 个月内不参加体力活动。重症或伴有心律失常、心力衰竭患者卧床休息 1 个月，直至症状消失，以及血心肌酶学、心电图检查均恢复正常后，方可起床活动，然后逐渐增加活动量，半年内不参加体力活动。

(2)饮食护理：少量多餐，避免过饱，给予高蛋白、高维生素、易消化饮食，多吃蔬菜和水果，忌烟酒、浓茶及咖啡等。严重心肌炎伴水肿者应限制钠、水摄入。

3.用药护理

遵医嘱应用洋地黄、抗心律失常药物、糖皮质激素等，注意观察药物疗效及不良反应。应用洋地黄时应观察患者有无毒性反应，因心肌炎时心肌细胞对洋地黄的耐受性差，可选用利尿剂、血管扩张药物减轻心脏负荷。糖皮质激素可以抑制免疫反应，消除心肌炎症，减轻毒素作用，对于严重心律失常、心力衰竭、心源性休克等重症患者可短期应用。但因其可抑制干扰素合成与释放，有利于病毒复制而加重心肌损害，故病毒性心肌炎患者早期(发病 10 d 内)或轻症者不良反应。

4. 对症护理

给予患者鼻导管吸氧,氧流量视病情酌情调节,一般为 3～5 L/min。严格控制输液的量和速度,防止发生急性肺水肿。配合临时起搏及电复律等治疗,做好相应护理。

5. 心理护理

向患者说明本病的发展过程及预后,告知患者经过治疗大多可以痊愈,以解除患者的心理压力,耐心解释卧床休息的必要性,用平和的态度回答患者提出的各种问题,鼓励患者树立战胜疾病的信心。

八、健康教育

(1)急性心肌炎患者出院后需继续休息,避免劳累,经 3～6 个月可逐渐恢复部分或全部轻体力学习或工作,半年至 1 年内避免妊娠、较剧烈的活动、缺氧等对心脏有害的因素。

(2)恢复期加强营养,提高机体抵抗力。禁烟酒、咖啡等刺激性物质。注意保暖,预防呼吸道感染。

(3)教会患者及其家属测脉率、节律及严重心律失常的自救方法。定期复查,若发现异常或有胸闷、心悸等不适应症状时及时复诊。

(刘海燕)

第十二节　心包疾病

一、急性心包炎

急性心包炎(acutepericarditis)为心包脏层和壁层的急性炎症,可由细菌、病毒、自身免疫、物理、化学等因素引起。心包炎常是某种疾病的部分表现或并发症,部分单独存在。

(一)病因与发病机制

1. 病因

(1)感染性:病毒、细菌、真菌、寄生虫、立克次体等感染均可引起。

(2)非感染性:常见的有急性非特异性心包炎及由自身免疫性疾病(风湿热、系统性红斑狼疮、类风湿关节炎等)、肿瘤及代谢性疾病(尿毒症、痛风)等引起的心包炎。

2. 发病机制

心包腔是心包脏层与壁层之间的间隙,正常腔内约有 50 mL 的浆液,以润滑心脏,减少搏动时的摩擦。急性心包炎可分为纤维蛋白性和渗出性。急性期时,心包的壁层与脏层之间出现纤维蛋白、白细胞及少许内皮细胞组成的炎性渗出,此时尚无明显液体积聚,为纤维蛋白性心包炎;当渗出液增多时,则转变为渗出性心包炎,常为浆液纤维蛋白性,液体量由 100 mL 至 2 000～3 000 mL,多呈黄而清的液体,也可为脓性或血性。当渗液积聚量迅速增多时,心包内压力急骤上升,导致心室舒张期充盈受限,使外周静脉压升高,最终致心排血量降低,出现急性心脏压塞的临床表现。积液一般在数周至数月内吸收,但也可伴随发生壁层与脏层的粘连、增厚及缩窄。

(二)临床表现

1.纤维蛋白性心包炎

(1)症状：心前区疼痛为主要症状，多见于急性非特异性和感染性心包炎，缓慢进展的结核性或肿瘤性心包炎疼痛症状可能不明显。疼痛可位于心前区，性质呈尖锐性，与呼吸运动有关，常因咳嗽、深呼吸或变换体位而加重。疼痛也可为压榨性，位于胸骨后，须注意与心肌梗死相鉴别。

(2)体征：本病典型体征是心包摩擦音，因炎症而变得粗糙的壁层与脏层在心脏活动时相互摩擦而发生，呈抓刮样粗糙音，与心音的发生无相关性。杂音多位于心前区，以胸骨左缘第3～4肋间最清楚，坐位时身体向前倾、深吸气或将听诊器体件加压更容易听到。心包摩擦音可持续数小时或数日、数周。

2.渗出性心包炎

(1)症状：呼吸困难是心包积液最突出的症状，可能与肺、支气管受压或肺瘀血有关。呼吸困难严重时，患者呈端坐呼吸，身体前倾、呼吸浅速、面色苍白，可有发绀。也可因压迫气管、食管而产生干咳、声音嘶哑及吞咽困难。

(2)体征：心尖冲动减弱或消失；心浊音界向两侧扩大；心率快，心音低而遥远。有大量积液时可在左肩胛骨下出现浊音及左肺受压迫所引起的支气管呼吸音，称为心包积液征或尤尔特(Ewart)征。大量心包积液可使收缩压下降，脉压变小，出现奇脉，可累及静脉回流，出现颈静脉怒张、肝大、水肿及腹腔积液等。

3.心脏压塞

快速心包积液时可引起急性心脏压塞，表现为心动过速、血压下降、脉压变小和静脉压明显上升，甚至急性循环衰竭、休克等。亚急性或慢性心脏压塞表现为体循环静脉瘀血、颈静脉怒张、奇脉等。

(三)辅助检查

1.实验室检查

感染者常有白细胞计数增加、血沉增快等炎症反应。

2.X线检查

当心包内积液量超过300 mL时，可见心脏阴影普遍性向两侧增大，呈烧瓶样，心脏搏动减弱或消失。

3.心电图检查

普遍ST段抬高呈弓背向下型，一至数日后，ST段回到基线，出现T波低平及倒置，持续数周至数月后T波逐渐恢复正常，无病理性Q波。

4.超声心动图检查

M型或二维超声心动图中见液性暗区即可确定诊断。

5.心包穿刺检查

主要用于心脏压塞和未明确病因的渗出性心包炎。抽取心包穿刺液进行常规涂片、细菌培养、寻找肿瘤细胞等。

(四)治疗要点

治疗包括原发性疾病的病因治疗、对症治疗及解除心脏压塞的治疗等。

二、缩窄性心包炎

缩窄性心包炎是指心脏被致密厚实的纤维化或钙化心包所包围,使心室舒张期充盈受限而产生的一系列循环障碍的病症。

(一)病因与发病机制

1.病因

缩窄性心包炎继发于急性心包炎,在我国以结核性为最常见,其次是化脓性或创伤性心包炎后演变而来。

2.发病机制

急性心包炎后,随着渗液逐渐吸收可有纤维组织增生、心包增厚粘连、钙化,最终形成坚硬的瘢痕,使心包失去伸缩性,致使心室舒张期充盈受限而产生血液循环障碍。

(二)临床表现

1.症状

心包缩窄多于急性心包炎后 1 年内形成,少数可长达数年。常见症状为劳力性呼吸困难,主要与心每搏输出量降低有关,可伴有疲乏、食欲减退、上腹胀满或疼痛症状。

2.体征

颈静脉怒张、肝大、腹腔积液、胸腔积液、下肢水肿;可见库斯莫尔征,即吸气时颈静脉怒张更明显等。心脏体检可见心浊音界正常或稍增大,心尖冲动减弱或消失,心率快,心音减低。

(三)辅助检查

1.X 线检查

X 线检查可示心影偏小、正常或轻度增大,部分患者可见心包钙化影。

2.心电图检查

心电图检查有 QRS 波群低电压、T 波低平或倒置。

3.超声心动图检查

超声心动图检查可提示心包增厚、室壁活动减弱、室间隔矛盾运动等。

(四)治疗要点

早期施行心包剥离术或心包切除术以避免发展到心源性恶病质、严重肝功能不全、心肌萎缩等。在心包感染被控制、结核活动已静止后,应立即手术,并在术后继续用药 1 年。

三、患者的护理

(一)护理评估

1.健康史

询问发病前有无细菌、病毒等感染史,有无自身免疫性疾病、肿瘤、尿毒症、痛风等病史,慢性患者既往有无结核感染史。评估心前区疼痛、呼吸困难程度。

2.护理体检

评估患者有无心包摩擦音、心尖冲动强度、心浊音界大小、心率、心音;有无奇脉、颈静脉怒张、肝大、腹腔积液、胸腔积液、下肢水肿等。

3.辅助检查

了解患者白细胞计数、血沉、X 线、心电图、超声心动图、心包穿刺等的检查结果。

4. 心理-社会状况

询问患者及其家属对心包疾病的认识和反应,有无因病情进展快、胸痛、呼吸困难显著而恐惧,有无因病程长、难治愈而焦虑。询问患者对心包穿刺及手术治疗的态度。

(二)常见护理诊断及医护合作性问题

1. 疼痛:胸痛

胸痛与心包炎症有关。

2. 气体交换受损

气体交换受损与肺或支气管受压、肺瘀血有关。

3. 体温过高

体温过高与心包炎症有关。

4. 体液过多

体液过多与渗出性、缩窄性心包炎导致静脉回流受阻有关。

5. 活动无耐力

活动无耐力与心排血量减少有关。

(三)护理措施

1. 生活护理

(1)休息与活动:根据病情协助患者取舒适卧位,如半卧位或前倾坐位,使膈肌下降,利于呼吸,以减轻呼吸困难。出现心脏压塞的患者往往被迫采取前倾坐位,提供床上小桌依靠,以保持舒适体位。避免用力咳嗽、深呼吸或突然改变体位等,以免引起疼痛加重。

(2)饮食:给予高热量、高蛋白、富含维生素、易消化的半流质或软食,保证足够营养,适当限制钠盐摄入。尿毒症性心包炎患者严格遵照医嘱配餐。

2. 病情观察

监测患者的体温、脉搏、呼吸、血压、意识状态,有无奇脉、反常呼吸、血压下降,询问呼吸困难和疼痛的变化情况,检查颈静脉、肢体皮肤情况,及时发现心脏压塞。

3. 用药护理

遵医嘱给予糖皮质激素及抗菌、抗结核、抗肿瘤等药物,注意观察药物的疗效与不良反应。疼痛者给予非甾体类消炎药,如阿司匹林、吲哚美辛、布洛芬等,注意有无胃肠道反应、出血等不良反应。若疼痛严重,可适量使用吗啡类药物。

4. 对症护理

(1)氧疗:观察患者呼吸困难程度,有无呼吸浅快、发绀,血气分析结果如何;有胸闷气急者,给予氧气吸入,并观察氧疗效果。

(2)心脏压塞的急救护理:

1)病情监测:一旦确诊,紧急收治冠心病监护病房(CCU)。立即给予心电监护,持续监测血压、心率、氧饱和度的变化。密切观察心脏压塞的症状,同时要注意有无面色苍白、烦躁不安、尿量减少等休克的先兆症状,发现异常及时报告医生并积极处理,防止病情进一步加重。

2)体位摆放:帮助患者前倾卧位或休克卧位。

3)吸氧:采用面罩或鼻导管给予氧气吸入,氧流量一般为 $3\sim5$ L/min。

4)药品及用物准备:备齐各种抢救药品及抢救物品,将除颤仪、临时起搏器、吸引器、穿刺包等抢救仪器及器械放在床边并处于应急状态。

5)协助进行心包穿刺或切开引流:遵医嘱联系床边彩超,以便彩超定位下切开引流。配合医生做好心包穿刺术或切开引流术的护理。

5.心理护理

对病程迁延的心包炎患者,要做细致的工作,体贴关心患者,做好劝导工作,使患者树立战胜疾病的信心。对于需要做心包切开的患者,应说明手术的必要性,解除其对手术的顾虑和疑虑,增加对医护人员的信任感,消除患者的不良心理反应。

(四)健康教育

1.疾病知识教育

告知患者坚持长疗程、足量服药的重要性。勿擅自增加或减少药物剂量及种类;注意药物的不良反应,定期检查肝肾功能。对缩窄性心包炎患者讲解行心包切除术的重要性,尽早接受手术治疗。

2.日常生活指导

指导患者保证充分的休息,避免剧烈运动,加强营养,增强机体抵抗力。摄入高热量、高蛋白、高维生素、易消化的半流质饮食,适当限制钠盐。注意保暖,避免呼吸道感染。

(刘海燕)

第十三节 心内科护理监测技术

一、中心静脉压监测技术

中心静脉压(central venous pressure,CVP)是指血液经过右心房及上、下腔静脉时产生的压力,其主要反映的是右心前负荷的指标,主要决定因素有循环血容量、静脉血管张力、右心功能等。正常值为 $5\sim12\ cmH_2O$[①]

(一)目的

(1)了解有效血容量、心脏功能。

(2)对不明的急性循环衰竭进行鉴别。

(3)对需要大量补液、输血的患者,观察其血容量的变化,预防循环功能超负荷。

(4)对危重症患者紧急情况下作为输血、输液的通路。

(二)适应证

(1)各种休克、急性循环功能衰竭及严重创伤的危重患者。

(2)各类大、中手术,尤其是心血管、脑和腹部大手术的患者。

(3)需要大量输血、输液和使用大剂量血管活性药物的患者。

(三)操作前准备

1.患者准备

(1)告知患者置入中心静脉压导管的目的、方法及注意事项,取得患者配合。

---

① 1厘米水柱(cmH_2O)=0.1千帕(kPa)。全书同。

(2)皮肤准备:置管前查看患者拟置管处皮肤有无破溃、瘢痕,并进行皮肤清洁,经股静脉途径置管的患者备皮范围为脐下至大腿上 1/3。

(3)体位:若经右侧颈内静脉穿刺,协助患者取平卧位且头偏向左侧;若经右侧锁骨下静脉穿刺,给予患者仰卧位,肩下垫枕;若经股静脉穿刺,协助患者取仰卧位。

2.物品准备

中心静脉导管、压力传感器、加压袋、压力监测模块及传感导线、无菌手套、无菌治疗巾、碘伏、静脉切开包、10%利多卡因注射液、无菌注射器、肝素盐水、敷料。

(四)操作流程

(1)护士洗手、戴口罩,携用物至患者床旁,核对患者床号、姓名、床头卡及腕带。

(2)向患者做好解释工作。

(3)连接管路:用肝素盐水连接压力传感器且排空传感器内的空气,并确保整个管路连接紧密。使用加压袋对肝素盐水进行加压,使压力保持在 300 mmHg 左右。肝素盐水注明配制时间,每天更换并悬挂标识(测压套件)。压力传感器注明使用时间,每 4 d 更换。

(4)协助医生消毒穿刺处皮肤,准确递送各种无菌物品。

(5)协助医生抽吸 10%利多卡因注射液。

(6)待医生置管成功后,使用透明敷料或无菌纱布敷料覆盖穿刺点并注明换药时间。

(7)使用传感导线连接监护仪和传感器,将传感器连接中心静脉的"Distal"端,记录中心静脉导管插入体内刻度。

(8)校零:患者取仰卧位,将换能器置于患者第 4 肋间与腋中线交叉处,转动三通阀门关闭患者端,使得压力传感器与大气相通,按下监护仪上的"校零"按钮,直至监护仪上 CVP 监测数值显示"0",再转动三通阀门,使传感器与患者静脉相通。嘱患者平稳呼吸,待中心静脉波形稳定后,记录 CVP 数值。

(9)双腔中心静脉导管"Proximal"端连接输液。

(10)遵医嘱测量并记录 CVP 数值。

(11)中心静脉导管与压力套装连接的近心端,粘贴蓝色纸质标识并注明穿刺时间。

(五)注意事项

(1)保持中心静脉导管各部位连接正确且通畅、无气泡、无打折。使压力袋压力保持在 300 mmHg 左右,每 2 h 挤压换能器冲洗管路。

(2)保持中心静脉导管固定牢固,交接班时查看导管刻度。

(3)测压时,应暂时关闭输液,以避免输液对测压的影响。

(4)选择合适的标尺,监测中心静脉压及波形。典型 CVP 波形有 3 个正向波(a、c、v),2 个负向波(x、y),不同患者其 CVP 显示的波形不同。如肺动脉高压的患者,其 v 波增大;三尖瓣狭窄的患者其 a 波被放大;心房颤动时 a 和 x 波可不出现。

(5)若患者体位发生改变,应及时校对零点。

(6)当患者咳嗽、咳痰、呼吸受限时,会影响到 CVP 的数值。测量 CVP 时,应嘱患者平稳呼吸。

(六)并发症护理

1.感染

若患者出现体温升高且在置管周围部位出现炎症和化脓的表现时,则应高度怀疑患者发生导管相关性感染。应立即拔除中心静脉导管,进行导管尖端细菌培养。加强手卫生、严格无菌操作、正确选择消毒剂、合理更换敷料等措施可以降低导管相关性感染的发生率。责任护士进行导管穿刺点处皮肤消毒时,宜采用2%氯己定进行消毒。敷料则一般使用甲壳质医用敷料或无菌纱布敷料覆盖穿刺点。当甲壳质医用敷料或纱布敷料潮湿、松动或受到污染时应及时更换。

2.导管堵塞

经中心静脉导管输液时,尤其是输入脂肪乳、血制品时可形成纤维,粘连阻塞导管。输液完成时及时进行冲管,保证管道内有液体充盈。每班回抽中心静脉导管查看有无回血,若无回血,则怀疑发生导管堵塞,应立即将中心静脉导管拔除。

3.导管脱出、断裂

向患者讲解导管脱出的预防措施,嘱患者活动度不要过大,不要触摸导管穿刺部位。对意识不清的患者,及时给予保护性约束。

二、有创动脉血压监测技术

有创动脉血压监测(invasive measurement of blood pressure,IBP),是指将动脉导管置入患者的动脉内,使导管与压力传感器相连,动脉血管内压力信号通过换能器转换为电子信号,再由监护仪把电信号放大、处理并以波形和数字的方式显示出来。有创动脉血压监测是一种基础血流动力学的参数,它可以动态、准确地反映出患者实际的动脉血压数值。

(一)目的

(1)连续、动态及准确监测患者的血压。

(2)及时发现、及早干预治疗及评价患者的血压效果。

(二)适应证

(1)各种危重症患者,包括循环系统不稳定、复杂或大手术术后的患者。

(2)体外循环术后患者。

(3)低血压、休克等需要反复测量血压的患者。

(4)使用大剂量血管活性药物的患者。

(5)需要反复采集动脉血进行血气分析的患者。

(三)操作前准备

1.患者准备

(1)告知患者置入动脉导管的目的、方法及注意事项,以取得患者配合。

(2)动脉血管的选择:可选择桡动脉、尺动脉、肱动脉、股动脉、足背动脉。因桡动脉的位置表浅且相对固定,容易穿刺成功,所以桡动脉为首选途径。

(3)体位:协助患者采取平卧位,前臂伸直,掌心向上,腕部垫高,保持手腕背屈60°。

2.物品准备

动脉套管针、压力监测模块、压力套装、加压袋、肝素盐水、10%利多卡因注射液、碘伏、无菌手套、无菌注射器、无菌治疗巾、透明敷料、胶布、绷带、固定夹板。

(四)操作流程

(1)护士洗手、戴口罩,携用物至患者床旁,核对患者的床号、姓名、床头卡及腕带信息。

(2)向患者做好解释工作。

（3）连接管路：用肝素盐水连接传感器且排空传感器内的空气，并确保整个管路连接紧密，使用加压袋对肝素盐水进行加压，使压力维持在 300 mmHg 左右。肝素盐水注明配制时间，每天更换并悬挂标识（测压套件）。压力传感器注明使用时间，每 4 d 更换。

（4）消毒穿刺部位，用 10% 利多卡因注射液行局部麻醉。

（5）穿刺成功后，将传感器与监护仪及动脉导管端进行连接。

（6）校零：患者取仰卧位，将传感器置于患者第 4 肋间与腋中线交叉处，使得压力传感器与大气相通，按下监护仪上的校零按钮，直至监护仪上动脉血压监测数值显示"0"，再使传感器与患者动脉端相通。确认桡动脉波形及数字后，进行记录。

（7）穿刺点使用透明敷料覆盖，并注明换药时间。

（8）用固定夹板使患者腕部处于背屈状态。

（9）动脉套管针与压力套装连接的近心端，粘贴红色纸质标识，并注明穿刺时间。

（五）注意事项

（1）保持动脉测压管路的密闭性。各个接头连接紧密，防止漏液或脱开出血。严禁动脉测压管给药，严禁动脉测压管内进入空气。

（2）保持测压管路通畅、无打折，若发现动脉波形出现异常，如低钝、平滑、消失等，则怀疑动脉穿刺针打折、堵塞或脱出。若穿刺针打折，则应调整针管位置至正常；若有凝血块堵塞导管则应先把血块抽出，再进行肝素盐水冲管，必要时拔出导管；若动脉穿刺针脱出，则应重新留置动脉测压管。保持肝素盐水持续冲洗测压管，加压袋压力保持 300 mmHg。

（3）妥善固定动脉导管，防止穿刺针及测压管路滑脱。

（4）每 2 h 观察 1 次穿刺点，观察其有无红肿、渗血、渗液等，并及时记录在护理记录单上。

（5）拔除动脉导管时应用力按压穿刺点 5 min 以上直至出血停止，防止局部出血及血肿形成。

（六）并发症护理

1.血栓

常见于桡动脉和足背动脉，预防血栓形成可采取保持测压系统持续肝素盐水冲洗，定期观察患者穿刺肢端血运情况，定时对比两侧肢体脉搏搏动、皮肤颜色和温度、感觉等措施。

2.空气栓塞

严禁动脉导管内进入空气，应在连接动脉导管前，排除测压系统管路内的空气。

3.感染

严格无菌操作，定时进行导管穿刺处消毒，更换敷料。导管留置时间少于 1 周。注意患者体温变化，若出现体温升高，应及时拔除动脉导管并进行导管细菌培养。

三、Swan-Ganz 漂浮导管肺动脉压监测技术

Swan-Ganz 导管又称漂浮导管，是一种无须透视、顶端带有球囊、可随着血流漂浮到右心和肺动脉的导管，用于监测危重患者血流动力学变化。

Swan-Ganz 漂浮导管肺动脉压监测技术可以帮助医生判断患者术中及术后心脏泵血功能、外周血管舒缩状况、肺循环变化等情况，为临床提供客观数据。肺动脉压（pulmonary artery pressure，PAP）可由漂浮导管直接测得，正常值为 15～28/5～14 mmHg，平均动脉压为 11～17 mmHg，最高不超过 20 mmHg。

(一)目的

(1)监测心脏右心室功能和肺循环压力。

(2)监测左心房压和左心室舒张末期压力。

(二)适应证

(1)低心排血量综合征、肺动脉高压、呼吸衰竭、血流动力学不稳定的急性心肌梗死、高危患者手术中和术后监测。

(2)心力衰竭与肺水肿的鉴别诊断、心脏压塞与肺水肿的鉴别诊断、休克的血流动力学分型诊断等。

(3)心脏移植手术术前评估,部分先天性心脏病患者术前评估。

(三)操作前准备

1.患者准备

(1)告知患者置入漂浮导管的目的、方法及注意事项,以取得患者配合。

(2)体位:若行右侧颈内静脉穿刺,嘱患者取平卧位,头偏向左侧;行右侧锁骨下静脉穿刺,嘱患者取仰卧位,肩下垫枕。

2.物品准备

漂浮导管、压力传感器、加压袋、压力模块、压力导线、无菌器械包、无菌敷料包、无菌手套、碘伏、10%利多卡因注射液、无菌注射器、肝素盐水、无菌纱布、透明贴膜等。

(四)操作流程

(1)护士洗手、戴口罩,携用物至患者床旁,核对患者床号、姓名、床头卡及腕带信息。

(2)向患者做好解释工作。

(3)连接管路:用肝素盐水连接压力传感器且排空传感器内的空气,并确保整个管路连接紧密,使用加压袋对肝素盐水进行加压,一般压力在 300 mmHg 左右。注明肝素盐水配制时间,每天更换并悬挂标识(测压套件)。压力传感器注明使用时间,每 4 d 更换。

(4)配合医生消毒、铺巾,穿手术衣,准备无菌物品。

(5)配合医生给予局部麻醉。

(6)准确递送各种无菌物品。

(7)穿刺成功后将传感器与监护仪及肺动脉导管端进行连接。

(8)校零:患者取仰卧位,将压力传感器置于患者第 4 肋间与腋中线交叉处,使得压力传感器与大气相通,按下监护仪上的校零按钮,直至监护仪上 PAP 显示"0",再使传感器与患者肺动脉导管端相通。遵医嘱给气囊充、放气。

(9)当导管到达适当位置时,协助医生固定导管并以透明敷料覆盖。当患者深吸气时所测得的肺动脉压明显低于平静状态。因此,测压时应叮嘱患者平静呼吸。此外,影响患者肺动脉压数值的因素还有咳嗽、呕吐、躁动等。因此,应选择患者平静状态下进行肺动脉压监测。

(10)在置管过程中,严密观察患者的生命体征,积极预防并及早发现心律失常、气体栓塞、气胸、血肿等并发症,并协助医生处理。

(五)注意事项

1.注意预防感染

导管外露部分用无菌治疗巾包裹,插管部位敷料要保持清洁干燥,如有污染或开口,随时更换敷料。尽可能避免经漂浮导管注入液体或留取标本,保持各个接头的无菌,如导管部位发现局部感染症状,应立即拔出。

2.监测数据要准确

换能器应与心脏右心房处于同一水平,当监测的压力出现异常,或患者体位、床位发生变化时,均应及时校对零点。

3.保持各管腔通畅

加压袋内压力维持在 300 mmHg,使压力传感器套装装置的肝素盐水以 2～4 mL/h 的速度持续冲洗漂浮导管,每小时进行快速冲洗一次保证导管的通畅。每次测量血流动力学指标前,为保障数值准确性,要进行肝素盐水冲管,当监测压力波形变为平坦,压力数值与前次有明显差异时可快速冲管。若导管腔发生堵塞,切忌用力推注液体使其再通。不要使用漂浮导管进行血液等黏稠液体输注。

4.管道位置

妥善固定漂浮导管位置,防止脱落、打折、扭曲、移位。

5.记录

每 2 h 观察穿刺点有无红肿、渗血、渗液等,并及时记录在护理记录单上。每班交接并记录漂浮导管插入的深度。

7.换药

透明敷料常规每 7 d 更换 1 次,纱布敷料每 48 h 更换 1 次。

(六)并发症护理

1.导管移位

妥善固定导管,并定期检查导管置入的深度,对于清醒的患者,要防止其活动时使导管移位。当肺动脉压波形出现衰竭或消失时,可能是导管在体内的位置发生了变化。若导管滑落到右心室,监护仪上则可能出现右心室波形或出现心律失常,应及时通知医生进行处理。若导管在体内时间过长,导管的尖部会向前移动,可能会移到自然嵌顿位,出现在不充盈气囊的情况下压力就已经接近肺动脉嵌顿压的情况。此时则有发生肺梗死的危险,应及时通知医生处理。

2.感染

因漂浮导管采用薄层塑料薄膜包裹,可以避免接触性污染,减少导管相关性感染的发生。有研究显示,若无明显临床症状漂浮导管可保留达 7 d。但如果发现患者出现发热,伴寒战、低血压等临床表现且在置管周围部位出现炎症和化脓的表现时,则应高度怀疑发生了导管相关性感染,应立即拔除漂浮导管,并对导管进行细菌培养。严格手部消毒、严格无菌操作、正确选择消毒剂、合理更换敷料等措施可以降低导管相关性感染的发生率。责任护士进行漂浮导管周围皮肤换药时,宜采用碘伏或 2% 氯己定进行消毒;敷料则一般使用透明敷料或无菌纱布敷料等材料。当透明敷料或无菌纱布出现潮湿、松动或受到污染时应及时更换。透明敷料至少 1 周更换 1 次,纱布敷料则需 2 d 更换 1 次。

3.气囊破裂

气囊充气的最大量不能超过 1.5 mL 且应缓慢充气。放气时应使气囊自动回弹,并避免回抽。如注射器内气体低于 1.5 mL 怀疑气囊已破裂,应封闭注气口,取下注射器,切不可反复注气以免形成气栓,并尽早拔出漂浮导管,防止气囊碎片脱落。

4.肺动脉破裂

常发生于高龄、肺动脉高压的患者。如测肺毛细血管楔压期间患者突发胸闷、咯鲜红色血，则考虑肺动脉破裂，应及时通知医生进行处理。护理时，应避免导管充气后长时间嵌顿。

5.肺栓塞

若气囊没有及时排空，会阻塞在肺动脉内导致肺栓塞。护理时应注意，避免充气气囊嵌入肺动脉时间过长，每次充气时间不能超过 15 s，肺毛细血管楔压测量完毕后，应将气囊注射器头端安全阀关闭，避免气囊意外充气。

四、Swan-Ganz 漂浮导管心排血量监测技术

心排血量(cardiac output,CO)是指心脏每分钟将血液泵至周围循环的血量，对其监测可反映整个循环系统的状况，包括心脏机械做功和血流动力学，了解心脏前后负荷、心率、心肌收缩力。

漂浮导管心排血量监测技术的原理是通过漂浮导管在右心房上部单位时间内注入一定量的 0 ℃的 0.9％氯化钠溶液，使之与心脏内的血液进行混合，混合后温度下降的血液流到肺动脉处时，再通过该处的热敏电阻监测血液温度的变化，得到温度稀释曲线，通过公式可计算出 CO。

(一)目的

(1)评估患者循环系统功能状况。

(2)指导临床血管活性药物的应用。

(二)适应证

(1)心脏手术。

(2)急性心功能不全。

(3)肺动脉高压。

(4)严重创伤。

(5)休克。

(三)操作前准备

1.患者准备

(1)告知患者置入漂浮导管的目的、方法及注意事项，以取得患者配合。

(2)体位：行右侧颈内静脉穿刺，嘱患者取平卧位，头偏向左侧；行右侧锁骨下穿刺，嘱患者取仰卧位，肩下垫枕。

2.物品准备

心排血量模块、冷水探头、热敏传感器、0℃的 0.9％氯化钠溶液、高压注射器、输液器、三通。

(四)操作流程

(1)连接心排血量插件与漂浮导管冷水探头。

(2)重新校零，测量各压力数值并记录。

(3)在监护仪上输入患者的身高、体重、各压力数值等资料。

(4)快速均匀地从漂浮导管近端管腔(右心房开口)处注入 0 ℃的 0.9％氯化钠溶液 10 mL，注入时间不超过5 s。

(5)连续 3 次注入冷水,每次间隔 1 min 以上,然后取平均值,进行记录。

(6)测量心排血量时,严密观察患者的生命体征,若发现异常及时停止操作,并给予处理。

(7)测量完毕,固定好漂浮导管及压力传感器。

五、连续无创动脉血压监测技术

连续无创动脉血压监测技术即用无创的方法获取每搏收缩压、每搏舒张压和每搏平均动脉压及血压趋势图,能够及时、准确、连续地反映每个心动周期的血压变化。该技术可通过压力波形估计血容量、心肌收缩力与心排血量,填补了有创动脉血压测量和上臂无创动脉血压监测之间的空白,综合了上臂无创动脉血压监测的无创性和有创测量的连续性之所有优点,能快速、准确测量连续无创动脉血压。

(一)适应证

(1)各种危重症,循环系统不稳定的患者。

(2)低血压、休克等需要反复测量血压的患者。

(3)使用大剂量血管活性药物的患者。

(二)禁忌证

(1)严重末梢血液循环差的患者,无法通过设备系统进行自动的手指动脉渗透信号质量参数(PI)检测。

(2)严重心律失常患者(如快速心房颤动)。

(3)手指残疾不全者不能正常测量。

(三)操作前准备

1.患者准备

(1)向患者做好解释工作,告知患者在检查过程中的配合方法及注意事项。

(2)测量血压前患者安静休息 30 min。

(3)评估患者病情;测量患者心律及上臂围、指围;检查双上肢局部皮肤有无破溃、瘢痕及其肢体活动度;检查手指是否健全及末梢血液循环情况。

2.仪器准备

(1)检查仪器储电是否充足。

(2)检查仪器各部位连接是否紧密、双指套传感器及上臂袖带是否完好。

(3)检查仪器显示屏显示是否正常。

(四)操作流程

(1)嘱患者取平卧位,可采用患者任一上肢测量。

(2)首先把患者手指放在手指感应器上,按传感器上的颜色标识选择大小合适的指套,指套分为大号、中号、小号三种类型,将指套与传感器连接,并套在患者的示指和中指上,将与传感器相连的控制器固定于前臂中间位置,以能让患者的手可以活动为宜。

(3)根据患者上臂的粗细程度选择大小合适的上臂袖带(系统配件)。上臂袖带与双指套传感器放于同一上肢,保持袖带与心脏处于同一水平,袖带上的标记对准肱动脉,检查松紧度。

(4)在系统主屏上选择患者类型(成人、儿童)、输入患者病历号、姓名后系统开始初始化,显示灌注指数。灌注指数显示患者手指的血流量,当指数变为绿色时表示患者手指灌注足够。

(5)系统开始测量肱动脉血压,以此校准信号。显示屏显示上臂袖带充气测量所得血压值。此后显示屏持续显示指套传感器测量血压值及测量的血压趋势图。

（6）观察压力波形，记录数值。

（7）根据患者病情，可设置上臂袖带及指端传感器测量血压的间隔时间。

（8）双指套传感器在测量过程中只启动其中一指传感器，根据设定间隔时间两指端传感器会自动轮流更换。

（9）需要进行血流动力学监测的患者，如心排血量、每搏量、全身血管阻力等，在测量前，应输入患者的性别、年龄、体重、身高。

（五）注意事项

（1）选择适宜的指套。

（2）观察指端血运情况，查看测压手指颜色、温度及有无肿胀，定时更换测压手指。

（3）选择适合患者手臂粗细的上肢袖带。

（4）为连续测量血压，上肢袖带需定时充气。注意询问患者有无上肢肿胀感，观察测压处皮肤，避免皮肤受压过度导致出现淤紫、破溃、水疱，每小时更换测压手臂。

（5）待患者血压下降平稳后，改为无创袖带血压监测方法。

（李　艳）

第十四节　心内科常用仪器使用技术

一、心电图机使用技术

（一）目的

（1）分析与鉴别各种心律失常。

（2）冠状动脉供血不足、心绞痛时，心电图有很重要的诊断作用。

（3）电解质紊乱的诊断，如低钾、高钾等。

（4）监测作用于心脏的药物，以及监测治疗其他疾病但对心肌产生毒性的药物。

（5）心室扩大与肥厚的诊断。

（6）心肌炎和心肌损害的诊断。

（7）心脏监护，观察心脏情况。

（8）体格检查、健康保健等。

（二）评估

1. 评估患者

（1）了解患者的病情、意识状态、配合能力。

（2）评估患者胸部皮肤是否完整，有无破损、有无瘢痕。

（3）评估患者放置电极部位的皮肤有无污垢或毛发，如污垢或毛发过多应预先清洁皮肤或备皮。

（4）向患者解释操作目的及过程，取得患者配合。尤其是对初次接受心电图检查者，先做好解释工作，消除其紧张心理。

(5)评估患者30 min内有无剧烈活动、情绪激动、吸烟、沐浴等。

2.评估环境

(1)诊室安静整洁、宽敞明亮,附近无磁场影响。

(2)床旁有隔帘遮挡,保护患者隐私,床旁电源完好。

(3)室内温度要保持不低于18 ℃,以避免因寒冷而引起的肌电干扰。

(4)诊察床的宽度不应窄于80 cm,以免肢体紧张而引起肌电干扰,如果诊察床的一侧靠墙,则必须确定墙内无电源线穿行。

3.评估仪器

(1)操作前检查心电图机蓄电池电量是否充足,备好足够心电图纸及导电糊。

(2)检查心电图机导联线连接是否正确,胸前导联线颜色是否与心电图机插槽处颜色一一对应。

(3)使用交流电源的心电图机必须接可靠的专用地线(接地电阻应低于0.5Ω),放置心电图机的位置应使电源线尽可能远离诊察床和导联电缆。

(三)操作前准备

(1)护士仪表整洁,符合要求:洗手,戴口罩。

(2)物品准备:治疗车上层放置心电图机、导电糊、无菌棉签,快速手消毒剂;治疗车下层放置生活垃圾桶、医疗废物桶。

(四)操作程序

1.核对信息

护士携用物推车至患者床旁,核对患者床号、姓名、床头卡及腕带上信息。

2.体位

患者充分休息后协助其取仰卧位,拉好隔帘,解开衣扣,暴露胸部,露出手腕及脚踝,嘱患者放松肢体,保持平静呼吸。

3.开机

点击"患者信息"按钮,录入患者病历号查找患者,确定后患者信息自动显示在心电图机屏幕上端,包括姓名、性别、年龄、病历号。

4.安放导联电极

在放置电极处的皮肤上涂抹导电糊后安放导联电极。

(1)肢体导联。右上肢(RA):红。左上肢(LA):黄。右下肢(RL):黑。左下肢(LL):绿。

(2)胸前导联。V_1:胸骨右缘第4肋间。V_2:胸骨左缘第4肋间。V_3:V_2、V_4连线中点。V_4:左锁骨中线与第5肋间交点。V_5:左腋前线同V_4水平处。V_6:左腋中线同V_4水平处。

(3)右室及后壁导联。V_{3R}:右胸前与V_3相对应处。V_{4R}:右胸前与V_4相对应处。V_{5R}:右胸前与V_5相对应处。V_7:左腋后线与V_4同一水平。V_8:左肩胛线与V_4同一水平。V_9:脊椎左缘与V_4同一水平。

5.常规胸前12导联心电图采集流程

(1)待波形稳定后按"ECG"键采集报告并预览,再按一次此键打印、出图。

(2)完成心电图的采集。

(3)选择"上传",心电图结果自动上传至医生办公室心电图数据库。

(4)关机并取下所打印的心电图。

6.右室及后壁导联心电图采集流程

(1)开机,确定患者信息。

(2)选择心电图机"标准12导联",在弹出菜单中选择"静息12导联",在下一级菜单中选择"V_1、V_2、V_3、V_4、V_5、V_6"。

(3)在放置电极处的皮肤上涂抹导电糊后安放导联电极。

(4)待波形稳定后,按"节律"键,心电图机开始启动记录纸打印心电图,每个导联记录的长度不应少于3~4个完整的心动周期。

(5)按"终止"键心电图打印停止。

(6)按"翻页"键,心电图机自动走纸。

(7)关机并取下所打印的心电图,并标记各导联的标名。

7.再次核对信息

再次核对患者的床号、姓名、床头卡及腕带上的信息,确认无误后协助患者穿衣,将隔帘拉开,整理床单位,协助患者取舒适卧位,用快速手消毒剂消毒双手,推车回治疗室,整理用物,按医疗废物分类原则处理用物。

8.按六步洗手法洗手

书写护理记录单。

9.将所打印的心电图交与主管医生。

(五)注意事项

(1)应该用导电糊涂擦放置电极处的皮肤,不应该只把导电糊涂在电极上。此外,还应尽量避免0.9%氯化钠溶液或乙醇,甚至用自来水来代替导电糊,因为这样处理皮肤后,皮肤和电极之间的接触阻抗较大,极化电位也很不稳定,容易引起基线漂移或其他伪差,尤其是皮肤干燥或皮脂较多者,伪差更为严重。

(2)女性乳房下垂者应托起乳房,将V_3、V_4、V_5导联电极安置在乳房下缘胸壁上,而不应该安置在乳房上。

(3)描记V_7、V_8、V_9导联心电图时,必须取仰卧位。

(4)疑有或有急性心肌梗死患者首次做常规心电图检查时,在常规心电图基础上必须加做V_{3R}、V_{4R}、V_{5R}、V_7、V_8、V_9,共18个导联,并在胸壁各导联部位用记号笔标记,使电极定位准确,以便以后动态比较。

(5)每日清洁机器,定期进行仪器维护,发生故障时及时送修。

二、除颤器使用技术

除颤器又称电复律机,可产生较强的能量可控的脉冲电流通过心脏,使全部或大部分心肌细胞在瞬间同时除极,造成心脏短暂的电活动停止,然后,由最高自律性的起搏点(通常为窦房结)重新主导心脏节律。

根据脉冲发放与R波关系可分为同步电复律与非同步电除颤。同步电复律为利用特殊的电子装置,自动检索QRS波群,以患者心电中R波来触发电流脉冲,使放电发生在R波的下降支或R波开始后30 ms以内,从而避免落在易颤期,可用于心房颤动、心房扑动、室上性、室性心动过速。非同步电除颤为无须用R波来启动,直接充电放电,用于心室颤动、心室扑动、无脉性室性心动过速。

（一）非同步电除颤护理

1.适应证

（1）心室颤动与心室扑动：此时心脏的有效收缩消失，血液循环处于停顿状态，必须立即处理。根据《2010 心肺复苏与心血管急救指南》，成人单相波电除颤的能量为首次 360 J，双相波应遵医嘱选择除颤器制造商为对应波形所推荐的 120～200 J。若室颤波太纤细，可静脉注射肾上腺素 1 mg，使之变为粗颤后再电击。

（2）无脉件室件心动过速或影响血流动力学的室性心动过速。

2.评估

（1）评估患者。①评估患者意识状态，拍打患者双肩并呼叫患者。②评估患者大动脉搏动情况。如不可触及，应马上呼救，同时进行心肺复苏，直到除颤器和其他抢救设备到位。③暴露患者胸部，检查患者胸前皮肤有无破溃、瘢痕。如患者大量出汗，则应在除颤前迅速将患者胸部擦干。④评估患者是否植入永久起搏器。⑤援助人员到达后，连接心电监护。⑥在心电监护状态下，评估患者心律，初步判断心律失常类型。⑦如无心电监护仪，可将电极板置于胸前，选择"Paddles"键，除颤器可显示心电波形。

（2）评估环境：宽敞明亮，利于抢救。

（3）评估仪器：除颤器处于充电备用状态。

3.操作前准备

（1）护士洗手，戴口罩。

（2）物品准备：心电监护仪及电极片、简易呼吸器、开放静脉通路用物、吸氧用物、导电糊、护理记录单，急救车、快速手消毒剂，治疗车下层放置医疗废物桶、锐器盒。

4.操作程序

（1）迅速携除颤器至患者床旁，使用直流电进行除颤。

（2）选择能量至所要求的能量级别上，室颤单相波选择 360 J，双相波选择 200 J。

（3）取出电极板，表面均匀涂抹导电糊后置于除颤部位。

（4）确定除颤器模式处于非同步状态（看仪表盘上 SYNC 按钮未按下、指示灯未亮）。

（5）充电：按除颤器仪器板上或电极板上的 Charge（充电）按钮，等待指示灯"Charge"灯亮，充电完毕发出提示音。

（6）安放电极板："STERNUM"电极板上缘放在胸骨右缘第二肋间处，"APEX"电极板上缘放在左腋中线第 4 肋间（心尖部）。使电极板充分接触皮肤，直至指示灯显示接触良好。

（7）再次评估患者心律。

（8）放电：避免医务人员与患者、监护电极、导联、床档或其他电流可能流过的路径接触，再次确认心电示波为室颤后，双手拇指同时按下两个 Shock"电击"按钮（每个电极板上各有一个），以便让能量及时送到患者身上。

（9）做 5 个周期 CPR 后再次评估患者心律。

（10）必要时准备第 2 次电除颤，重复以上步骤。

5.操作后护理

（1）如果患者经过最初两个循环的除颤和 CPR 后仍没有脉搏，应给患者吸氧；如果患者无自主呼吸，给予简易呼吸器辅助呼吸，并及时联系麻醉科行气管插管。同时采取其他处理措施，如给予肾上腺素等药物。还应考虑是否存在一些使除颤不能成功的因素，如酸中毒或低氧血症等。

(2)操作结束,擦净患者胸部导电糊,整理衣服及床单位。

(3)除颤成功后,评估患者,进行血气分析检查,做12导联心电图。根据患者情况,采用吸氧、机械通气和药物治疗等处理措施,并随时做好再次除颤的准备。

(4)擦净电极板,放回原处,将除颤器置于该患者床旁充电备用。

(5)分类整理用物,洗手,在重症护理记录单上记录除颤时间、所选能量、除颤效果(心律、意识)及除颤前后心电图变化等,并签全名。

6.注意事项

(1)进行电除颤治疗时,应去除患者身上所有金属物品,确保床单位干燥,任何人不能接触患者及床沿。

(2)除颤时两个电极板相距大于10 cm,使电极板紧贴患者皮肤并用力压紧,接触指示灯显示接触良好,在放电结束前一直不能放松,这样有利于除颤成功,还可避免皮肤灼伤。

(3)避开溃烂或伤口部位,避开内置起搏器部位至少10 cm,导电糊涂抹要均匀,防止皮肤灼伤。

(4)除颤时,应保持呼吸道通畅,呼吸停止者应持续人工呼吸和胸外心脏按压,必须中断时,时间不超过15 s。在CPR过程中除颤时,于患者呼气末时放电除颤,以减少跨胸电阻抗。

(5)放电前应再次确认心电图性质,选择除颤模式。前后位安放电极板能提供较多电能,但不易固定。

(6)非同步除颤能量水平:双相波除颤首选200 J,单相波除颤器首选360 J。

(7)对于细颤型室颤者,应先进行胸外心脏按压、氧疗、药物治疗后使之变成粗颤,再进行电击,以提高除颤成功率。

(二)同步电复律护理

1.适应证

(1)室性心动过速:药物治疗无效或伴有心绞痛、急性心肌梗死、心源性休克、心力衰竭等紧急情况下,宜尽早进行同步电复律,常用能量为100~200 J。

(2)室上性心动过速:对兴奋迷走神经药物治疗无效且伴有明显血流动力学障碍或预激综合征并发室上性心动过速而用药困难者,可考虑行同步直流电复律。《2010心肺复苏与心血管急救指南》推荐初始能量选择50~100 J,无效时可逐渐递加。

(3)心房扑动:非阵发性心房扑动电复律比药物治疗效果好,慢性心房扑动患者药物治疗效果差。心房扑动电复律转复常用能量为50~100 J。

(4)心房颤动:是电复律最常见的适应证,指南推荐除颤能量可选择120~200 J。有下列情况者可考虑行电复律。①风湿性心脏病及其他较少见病因(如冠心病、高血压、心肌病)所致心房颤动或特发性心房颤动等。②快速性心房颤动药物控制疗效欠佳,有明显不适症状。③原发病经治疗后仍持续心房颤动,如甲状腺功能亢进症得到基本控制后、心脏手术后。④预激综合征合并快速心房颤动。

2.评估

(1)评估患者。①评估患者神志、配合能力。②评估患者心率、心律、血压等。③评估患者胸前皮肤,是否植入永久起搏器。④评估患者体重,便于转复前用药。⑤评估患者电解质、生化等检查是否完善。⑥评估患者静脉通路情况。⑦评估患者睡眠情况。复律前晚上患者应保证良好的睡眠,可遵医嘱给予镇静催眠药。⑧转复晨禁食,行经食管超声心动图检查,查看患者左心耳及左心房是否有血栓附着。根据《2014 AHA/ACC/HRS心房颤动管理指南》推荐,不管心房颤动患者持续时间是否超过 48 h,可以皮下注射低分子量肝素后行经食管超声心动图检查,证实左心房及左心耳内无血栓,可立即开始复律。⑨在复律前向患者及家属说明复律的目的和过程,消除患者的紧张和恐惧心理,以取得密切合作。

(2)评估环境:环境宽敞、整洁。

3.操作前准备

(1)护士仪表整洁,符合要求,洗手,戴口罩。

(2)物品准备。①仪器准备如除颤器、心电图机、心肺复苏设备等。②备好除颤器心电监护导线及电极片、导电糊,必要时备接地线。③备好急救药品,如抗心律失常药、呼吸兴奋剂、肾上腺素、异丙肾上腺素、阿托品等。④备好急救物品,如开放静脉通路用物、吸氧用物、简易呼吸器、急救车等。

4.操作程序

(1)体位:患者取仰卧位,解开衣扣与裤带,取下义齿,去除金属饰品。

(2)遵医嘱吸氧,氧流量为 2~4 L/min,必要时行面罩吸氧,开放静脉通路。

(3)连接除颤器上配套的心电监护导线,选择 QRS 波群主波向上的导联。

(4)遵医嘱给予咪达唑仑 3~5 mg 缓慢静脉推注,让患者数数,直至患者进入朦眬状态,注意有无呼吸抑制。

(5)按下同步按钮,启动同步模式。

(6)遵医嘱选择能量至所要求的能量级别上。

(7)取出电极板,表面均匀涂抹导电糊后置于除颤部位。

(8)充电、放电同非同步电除颤。

(9)如果复律没有成功,再重复以上步骤 2~3 次,每次逐渐增加电击能量。

(10)如果患者出现心室颤动,将除颤方式由同步转为非同步,充电后马上除颤。

(11)做好记录,包括电复律前后患者心律、电流强度、患者反应和复律过程。

5.操作后护理

(1)心电监护:复律后持续心电监测 24 h,密切观察血压、心率、心律、呼吸及神志改变直到苏醒为止。

(2)休息、饮食:患者应卧床休息 24 h。电复律结束后,轻拍患者肩部呼叫其姓名,能正确应答并做出相应肢体活动时可确定患者清醒。清醒后 2 h 内避免进食,以免恶心、呕吐。患者能进食后给予高热量、高维生素易消化饮食,使其保持大便通畅。

(3)用药指导:按医嘱继续服用洋地黄或其他抗心律失常药物以维持窦性心律。

6.注意事项

(1)注意每次同步电复律后都要重新设置同步复律方式,因为大多数除颤器自动默认方式为非同步。

(2)电复律时,除颤器需识别 R 波后才放电,操作者需等除颤器完全放电后再将电极板移开。

7.并发症的预防及护理

(1)心律失常:电复律后即可出现多种心律失常。非持续性室性心动过速的发生率约为

5％,多见于非器质性心脏病患者。持续性室性心动过速仅发生于有室性心动过速或室颤病史的患者。偶有频发室性期前收缩或阵发性室性心动过速时,可按医嘱静脉注射胺碘酮,大多数可消失,必要时再加用口服抗心律失常药物维持。若出现持续性室性心动过速或室颤时,应配合医生立即给予同步或非同步电复律治疗,对于未预料发生心脏停顿而没有安置临时起搏器者,可在心脏按压下静脉注射阿托品或异丙肾上腺素。室性心律失常的发生可能与洋地黄中毒、低钾血症有关,与电击次数无关,也无法用抗心律失常药物进行预防。相反,抗心律失常药物可能诱发新的心律失常。洋地黄类药物使心肌对电刺激的敏感性增强,使电复律成为禁忌证。

(2)一过性低血压:在电复律后可持续数小时,可能与血管扩张有关,通常对容量复苏有效。复律后密切观察患者血压情况,心电监护 24 h,嘱患者卧床休息,预防跌倒、坠床。如发生一过性低血压,遵医嘱补液治疗。

(3)栓塞:发生率为 1％～5％,多发生于心房颤动时间较长,或左房扩大者。可发生于电复律后即刻或 24～48 h 间,亦发生于电复律 2 周后。复律后心电监护 24 h,密切观察患者神志、呼吸、血压及经皮血氧饱和度变化,观察患者肢体活动、面部表情等,警惕脑栓塞及肺栓塞的发生。

(4)急性肺水肿:多出现在电复律后 1～3 h,亦可发生在电复律 24 h 后,易发生于有潜在左心功能不全的患者,尤其易发生于二尖瓣和主动脉瓣病变及心脏病患者,因电复律成功后心房收缩恢复正常,左房压显著升高,引起肺水肿。一旦发生,遵医嘱给氧,进行强心、利尿、扩血管治疗。

(5)皮肤灼伤:电极接触部位的局部皮肤若有灼伤,可出现局部红斑,亦可有肌肉疼痛。若操作时按压不紧、导电糊涂抹不足,则更为明显。一般经 2～3 d 消退,严重者可涂烫伤油膏以保护创面。

三、多参数生理监护仪使用技术

(一)目的

持续监测心电波形、呼吸、血压、经皮血氧饱和度及血流动力学指标等。

(二)评估

1.评估患者

(1)评估患者一般状况,包括基础血压、心率、心律等。

(2)评估患者神志是否清楚,能否合作。

(3)评估患者是否植入永久起搏器。

(4)评估患者胸前部皮肤,有无破溃及瘢痕,有无污垢及毛发,毛发过多应备皮,污垢过多者应擦拭皮肤。

(5)评估患者上肢活动情况及上臂皮肤情况。

(6)评估患者输液通路位置。

(7)评估患者指甲情况,如是否有指甲油、灰指甲等。

(8)向患者解释操作目的及方法,以取得患者配合。

2.评估环境

安静整洁、宽敞明亮。

3.评估仪器

(1)床旁监护仪处于充电备用状态,且与中心监护站连接良好。

(2)心电导线绝缘良好,血压袖带无漏气。

(三)操作前准备

(1)护士仪表整洁,符合要求。洗手、戴口罩。

(2)物品准备:治疗车上层放置电极片、根据监测项目备好的压力、心排模块及导线等、一次性血氧饱和度黏性探头、快速手消毒剂;下层放置医疗废物桶、生活垃圾桶。

(3)仪器准备打开床旁监护仪;中心站输入患者姓名、性别、病历号、诊断,选择是否为起搏器植入者。

(四)操作程序

1.监护仪与患者连接

(1)患者取平卧或半卧位,清洁患者皮肤,选择电极安放标准区域粘贴电极片,将心电监护导联线通过电极片连接于患者胸部。

(2)将血压测量袖带缚于患者上臂,使充气导管对准肱动脉搏动最强处。

(3)将一次性血氧饱和度黏性探头正确戴于患者手指端。

(4)根据患者病情及心肌梗死部位选择心电监护示波中导联,调整波形大小。

(5)设置心率、血压、呼吸频率、指氧饱和度报警上下限,血压测量频率。

(6)调节报警音量。

(7)按恢复主屏幕显示操作。

(8)监测血流动力学指标者,安装相应压力模块,设定监测项目名称、标尺,校零,开始监测波形及数值变化。

(9)为患者整理导线及床单位,将呼叫器置于患者触手可及处。

(10)定期记录监测数值,并签全名,整理用物,洗手。

(11)中心监护站可进行血压测量、变更心电监护导联、报警消音等操作,同时可了解各参数趋势、进行心电示波回顾等。

2.监测结束后的处理

(1)监测结束后取下电极,清洁患者皮肤,协助患者取舒适卧位,关闭监护仪。

(2)用卡瓦布擦拭仪器及各导线。

(3)保存中心监护站内患者的监护信息。

(五)注意事项

1.心电监护注意事项

(1)电极安放位置可选择五导联或三导联。①五导联位置右上(RA):胸骨右缘锁骨下方;靠近右肩。右下(RL):右腋前线第6~7肋间;(右下腹)。中间(C):胸骨左缘第4肋间。左上(LA):胸骨左缘锁骨下方;靠近左肩。左下(LL):左腋前线第6~7肋间;(左下腹)。②三导联位置右上(RA/白):胸骨右缘锁骨下方;靠近右肩。左上(LA/黑):胸骨左缘锁骨下方;靠近左肩。左下(LL/绿):左腋前线第6~7肋间;(左下腹)。

(2)常见心电监护问题识别。

(3)减轻因患者呼吸、躁动、变换体位及其他原因干扰心电波形。①24 h更换电极片1次,长时间粘贴电极患者皮肤易发红、破溃及过敏。②为减少干扰,电极片应避免贴在肌肉较多、骨隆凸处。③遵循标准电极位置的情况下,尽可能避开为患者进行常规心电图描记、各瓣膜听诊、心胸部叩诊、胸外心脏按压及心脏电复律的位置,以便在抢救的同时不影响观察心电示波。

(4)及时调整波幅大小。

1)振幅太低的心电示波,其结果是:①P波低平或消失,不能判断P波形态及P波是否存在。②QRS综合波电压变小,病理性Q波不易分辨。③低平的T波误认为是心肌缺血的改变。④太低振幅使原有心电图低电压的患者心电示波几乎呈一直线,心率显示为零,对于患有心脏疾病的危重患者易被误认为是心脏停搏,引起不必要的紧张。

2)振幅太高,心电示波显示高电压振幅,在多导联图形监护情况下,图形上、下干扰影响观察;同时,随着振幅的增高,P波、T波与QRS波也相应增高,心率将增高的P波与T波也计入,心率显示值为正常的2倍甚至3倍。

3)起搏器植入者监护时应打开"起搏"功能,显示明显的起搏信号,以便观察起搏器的起搏与感知功能。

4)如果在监护过程中遇到过高或过低振幅情况时,可以通过调整振幅设置、更换监护导联、调整电极位置、增加电极位置距离来纠正振幅过高、过低情形,同时通过描记R-R间期计算心率、测脉搏、听心音或对照常规心电图来核实心率。

2.无创血压监测注意事项

(1)患者躁动、肢体痉挛及频繁测量会引起所测血压值与真实血压有很大误差,严重休克、心率<40次/分钟或>200次/分钟时,最好采用有创动脉压监测,以避免误差。

(2)尽量不在输液侧和进行经皮血氧饱和度监测的手臂进行测量,防止输液受阻、经皮血氧饱和度监测中断。

(3)对于连续监测无创血压的患者,建议每6~8 h更换监测部位1次。注意袖套松紧度,防止过紧造成皮肤损伤,引起淤血、瘀斑、水疱或水肿;注意袖套位置,避免位置过低,压迫肘部的尺神经,引起尺神经损伤。

(4)袖带使用完毕后,应予以消毒,以避免交叉感染。

3.经皮血氧饱和度监测注意事项

影响经皮血氧饱和度监测准确性的因素有:房间亮度过高或监测传感器与皮肤的贴合度差,导致外来光线被感知;休克、局部低温、低血压或使用缩血管药物使血管收缩、监测局部灌注不良;局部皮肤黑色素沉着、染甲或灰指甲;血液因素等。因此,应注意以下几个方面。

(1)尽量测量指端,病情不容许时可监测趾端。

(2)传感器不应与血压监测或动脉穿刺在同一侧肢体,以免影响监测结果。

(3)监测过程中至少每4 h改变1次佩戴部位,以防止因局部组织循环障碍而引起青紫、红肿。

(4)一次性血氧饱和度黏性探头不可重复使用。

(李　艳)

第十五节　冠状动脉造影检查及护理

冠状动脉造影检查是冠心病诊断最重要的影像学方法之一。检查方法是在冠状动脉开口处注入少量对比剂，使冠状动脉显影，了解冠状动脉及其分支有无狭窄、狭窄的部位及程度，以及侧支循环的情况。随着该技术在我国的快速发展，大量患者的生命得以挽救。

一、目的

冠状动脉造影检查是利用导管对冠状动脉解剖进行放射影像学检查的一种介入性诊断技术。

冠状动脉造影检查的目的在于检查冠状动脉血管束的全部分支详细的解剖情况，以及冠状动脉间和冠状动脉内的侧支交通情况，从而为冠心病的诊断提供可靠的解剖学和功能学信息，为介入治疗或冠状动脉搭桥术方案的选择提供科学依据。

二、适应证

（1）用于确诊冠状动脉疾病：如为无创检查不能确诊的胸痛、不明原因的心功能不全、心律失常患者明确诊断。

（2）了解各种血管重建术前冠状动脉病变情况。

（3）评价血运重建术后的疗效：如介入治疗、溶栓治疗及冠脉搭桥术后冠状动脉的血流情况。

三、禁忌证

冠状动脉造影一般无绝对禁忌证，在临床上根据情况考虑的相对禁忌证有以下几点。

（1）未经控制的严重充血性心力衰竭或急性左心衰竭者。

（2）严重的肾功能不全伴少尿或无尿者（已经或准备行透析治疗者除外）。

（3）活动性出血或严重的出血倾向及凝血功能障碍者。

（4）有急性心肌炎或主动脉瓣心内膜炎者。

（5）尚未控制的严重感染性疾病伴发热者。

（6）严重的过敏体质者。

（7）严重的躯体疾病已到晚期，冠状动脉造影或 PCI 手术已没有治疗意义者。

四、检查前护理

1. 了解患者的基本病情

核对术前必要的实验室检查是否完善，如血、尿、便常规及出凝血时间、血电解质、肝肾功能、感染疾病筛查、心电图、胸部 X 线片、超声心动图等。

2. 皮肤准备

（1）备皮范围：双上肢腕关节上 10 cm，脐下到大腿上 1/3，两侧至腋中线，包括会阴部。

（2）评估患者穿刺部位皮肤的完整性，观察有无结痂、瘢痕、皮疹以及其毛发情况。

3. 健康宣教

评估患者焦虑程度，了解患者焦虑抑郁的原因并针对性解决。向患者讲解进行冠状动脉造影检查的意义和必要性、穿刺入路、麻醉方式、可能会造成的不适及克服处理的方法,使患者树立信心,消除其紧张焦虑情绪。

4. 开放静脉通路

常规给予患者左手留置套管针,如有肾功能不全者根据肾小球滤过率(glomerular filtration rate,GFR)指标遵医嘱进行水化治疗,预防对比剂肾病的发生。

5. 药物准备

遵医嘱停止应用检查日晨皮下注射抗凝药物。有明确过敏体质的患者,应做对比剂过敏试验,备好需要于检查前、中、后给予的抗过敏治疗药物及急救物品,以保证患者的安全。

6. 饮食指导

检查前适当进食营养丰富、易消化的饮食,不宜过饱。

7. 睡眠护理

评估患者的睡眠情况,保证检查前晚睡眠充足。必要时,可以遵医嘱给予患者镇静药,以保证充足的睡眠。

8. 用物准备

告知患者,如果穿刺股动脉需要准备好吸水管、尿壶,并练习卧位排尿,防止检查后因体位改变而不能自行排尿。

9. 检查当日准备

(1)携带病历、沙袋到患者床旁,核对患者信息,再次评估患者穿刺区域的皮肤状况。

(2)嘱患者贴身穿病号服,女性患者将胸罩及饰物取下。离开病房前,将贵重物品交予家属保存,以防丢失。

(3)协助患者平卧于已铺好被褥的平车上,将患者推至导管室。途中随时询问并观察患者有无不适,患者安全到达后与介入护士进行交接。交接的内容包括患者信息、介入术项目名称、手术交接本、病历、沙袋。

五、检查后护理

1. 转运的护理

(1)责任护士接到导管室的通知,应及时到导管室接患者。协助患者从导管床移至平车上,并注意为患者保暖,与介入护士进行交接。交接内容包括患者信息、患者神志、穿刺点、止血方法、制动时间、检查中用药、患者有无不适、术后需注意的观察要点。

(2)平稳地将患者推回病房并转移至病床上。途中应注意听取患者的主诉、观察其生命体征及伤口情况、维持静脉通路通畅。

(3)通知主管医生查看患者,常规测量血压,描记心电图,观察伤口敷料有无渗血,压迫止血方法是否得当,双侧肢体皮肤温度、颜色、动脉搏动是否正常。

2. 观察伤口

定时观察伤口,如有出血、渗血等血管并发症发生时,护士在给予伤口加压止血的同时通知主管医生。严密观察患者穿刺伤口情况及伤口敷料有无出血、是否潮湿,如患者伤口出现红肿、疼痛等情况时,及时通知医生对症处理。

(1)桡动脉穿刺的患者:嘱患者穿刺侧腕部限制活动,注意观察患者的手指血运情况、远端动脉搏动情况及皮肤温度、颜色、感觉、知觉,注意局部有无血肿。每2h提醒医生放松止血夹

1次,无渗血等情况者6 h后将其完全放松。

(2)股动脉穿刺未行血管缝合患者:给予沙袋压迫穿刺伤口6 h,术肢严格制动12 h,12 h后伤口若无渗血、血肿等情况,患者可进行床上活动。检查后24 h给予伤口换药,若穿刺处无异常可下床活动。

(3)股动脉穿刺行血管缝合患者:沙袋压迫并保持术肢制动6 h,之后可进行床上活动,12 h后可下床活动。检查后24 h给予伤口换药,换药时应注意观察伤口,同时观察患者双足背动脉搏动情况及皮肤温度、颜色、感知觉。

3.健康指导

(1)饮食指导

1)鼓励患者少量多次饮水,6～8 h饮水1500～2 000 mL,以利于对比剂的排出。

2)合理饮食:若需卧床,因患者肠蠕动减慢,应嘱其禁食易产气的食物(豆浆、牛奶、鸡蛋、碳酸饮料、冷食等);行桡动脉穿刺患者的饮食无特殊要求。

(2)活动指导:股动脉穿刺患者换药后(检查后24 h换药)可适量活动,但仍应避免剧烈运动及用力排便。解除制动后的患者突然起床时,由于突然改变体位,会出现直立性低血压,导致血管迷走性昏厥,极易发生跌倒、坠床,因此,在起床前需帮助患者将床头抬高20°～30°,待于床边坐位20 min后未出现不适时,协助其下床活动。嘱行股动脉穿刺患者3 d内减少爬楼、开车、弯腰、深蹲起等活动,并避免用力排便;嘱行桡动脉穿刺患者1周内尽量不要做提重物、用患肢支撑身体等动作。

4.换药

行桡动脉穿刺者在撤除止血夹后换药,行股动脉穿刺者于穿刺后24 h换药,需协助医生按无菌操作原则进行。

5.日常护理

(1)生活护理:检查后常采用Barthel指数量表,来评估患者日常生活能力,根据评估结果给予患者适当的生活护理。如检查后患者需平卧而不能自行进食、饮水,不能自行大小便、洗漱时,需要护士定时巡视,主动帮助患者完成晨间护理、会阴冲洗、皮肤护理等。将呼叫器置于患者床旁,如有需求及时呼叫医务人员。指导患者检查3 d后方可洗澡。

(2)排泄护理:允许进行床边活动前,协助患者在床上完成大小便。发生尿潴留时应及时进行诱导排尿或导尿,以免膀胱过度充盈而发生意外。检查后可常规给予缓泻剂,预防腹胀、便秘,必要时进行肛管排气、灌肠。

6.对症护理

(1)腰酸、腹胀:多数由于患者检查后需平卧、穿刺股动脉后需严格制动引起。应告诉患者待能起床活动后会自然消失,并嘱其可适当活动非穿刺侧肢体,严重者可给予腰背部适当按摩。

(2)尿潴留:检查前,应指导患者训练床上排便,并做好心理疏导,以解除床上排便的紧张心理。一旦发生尿潴留,可进行诱导排尿。如用温水冲洗会阴部、让患者听流水声、局部热敷,或按摩膀胱并适当加压等。以上措施均无效时可行导尿。

(3)低血压:在拔除鞘管和伤口局部加压时易引发血管迷走反射,患者常表现为血压下降伴心率减慢、恶心、呕吐、出冷汗,严重时心跳停止,所以进行以上操作时应密切观察血压变化。一旦发生,应立即通知医生,遵医嘱给予阿托品、多巴胺等静脉药物。

7.检查后并发症的护理

(1)血管并发症

1)股动脉穿刺并发症:常表现为穿刺部位出血、血肿、假性动脉瘤和动静脉瘘,严重时可出现腹膜后血肿。据统计,血肿发生率为7%～8.5%。近年来,由于动脉血管缝合器的使用,使出血、血肿及假性动脉瘤的发生率明显降低。预防措施:定时巡视患者,严密观察穿刺伤口有无出血、血肿、皮下淤血的发生。对发生血管并发症的患者,需遵医嘱继续行穿刺侧肢体制动、伤口加压包扎,并严密观察患者足背动脉搏动情况及下肢皮肤色泽、温度。发现患者伤口出血时,立即给予加压止血的同时呼叫医生,待出血停止后重新给予加压包扎;发生血肿的患者应对其血肿的大小、位置进行标记,以观察血肿是否扩散;如有伤口疼痛,在穿刺部位触诊到搏动性肿块,在股动脉穿刺部位听诊有明显血管杂音,需行血管多普勒超声以明确诊断;出现腹膜后血肿时,应遵医嘱完善各种检查,开放静脉通道,快速补液、输血、给予血管活性药物,停用肝素、血小板糖蛋白Ⅱb/Ⅲa受体拮抗剂,配合行局部压迫止血,对保守治疗无效者,协助医生行外科手术治疗。

2)桡动脉穿刺并发症:并发症主要有无脉症、手部肿胀、局部疼痛、血管迷走反射、动静脉瘘、假性动脉瘤等。预防措施:定时观察桡动脉穿刺部位有无出血、渗血及血肿;观察止血夹压迫位置是否正确;观察桡动脉搏动是否良好,双上肢皮肤色泽、温度。指导患者正确进行穿刺肢体活动,避免用力攥拳、撑床、提重物等,以减少出血的发生。如桡动脉穿刺侧肢体上方发生肿胀,应给予局部加压包扎,嘱咐患者穿刺侧肢体制动,随时观察肿胀程度有无缓解,并及时通知医生;如患者穿刺侧手部肿胀、疼痛、皮肤温度低、皮肤发绀并有出血点,通知并协助医生根据伤口情况调节止血夹松紧度。

(2)全身并发症

1)对比剂过敏:目前,使用的血管对比剂均为含碘对比剂,与血液混合后可释放出碘原子,从而引起变态反应。对比剂过敏反应可表现为皮肤荨麻疹或斑丘疹、眼睑水肿、胸闷、呼吸困难,严重者可出现喉头水肿、过敏性休克甚至是心搏骤停。其预防与护理方法:①询问病史:术前应询问患者是否有碘过敏史和反应程度,同时也应注意询问患者有无过敏性疾病史(如过敏性哮喘、过敏性荨麻疹等)和海产品过敏史。②碘过敏试验:检查前对于有明确过敏体质的患者,提前进行对比剂过敏试验。③药物预防:术前应遵医嘱给予糖皮质激素和(或)抗组胺药物,以减少术中过敏反应的发生。④早识别、早处理:对比剂过敏的发生有时极其凶险,因此早期识别则显得至关重要。检查过程中突然出现的低血压或高血压、头面部或躯干部皮肤瘙痒或者皮疹是对比剂过敏的早期表现。一旦确定发生过敏反应,及时遵医嘱给予地塞米松、异丙嗪等药物。若发生过敏性休克,遵医嘱立即皮下注射肾上腺素1mg,同时,快速补充有效循环血量。

2)对比剂肾病:对比剂肾病是指排除其他肾脏损害因素后,在使用对比剂后2～3 d发生的急性肾功能损害,通常以术后血清肌酐水平较使用对比剂前升高25%～50%或绝对值增加0.5～1mg/dL作为诊断标准。其预防与护理方法:①对于高危患者(如慢性肾功能不全、糖尿病、高龄患者),围术期应避免使用肾毒性药物(如非甾体类抗感染药物、二甲双胍、氨基苷类抗生素等)。②对对比剂肾病高危患者尤需注意对比剂的用量。对比剂用量计算公式:5 mL×体重(kg)/尿肌酐(mg/dL),对比剂最大用量最好不超过300 mL为宜。另外,应避免术后48 h内再次使用对比剂。③水化疗法:是目前被广泛接受的、能有效减少对比剂肾病发生率的方法,其机制一方面是稀释血液中的对比剂浓度,另一方面是通过利尿促进对比剂的排泄。目前,临床上通常采用静脉补液水化治疗。常使用 0.9%氯化钠溶液,在检查前 3~12 h 开始应用,一直持续到检查后 6~24 h,滴速是 1 mg/(kg·h)。

(李 艳)

第十六节　经皮冠状动脉介入治疗及护理

1977 年由德国人经股动脉穿刺成功扩张了首例患者的前降支狭窄病变,现代介入心脏病学也因此而开始。随着介入器械的不断改进和发展,经皮冠状动脉介入治疗(percutaneous coronary intervention,PCI)的概念也得到了拓展,除了单纯的经皮腔内冠状动脉成形术(percutaneous transluminal coronaryangioplasty,PTCA)外,主要包括冠脉内支架植入及斑块旋切术、斑块旋磨术和激光血管成形术等。目前,PCI 已成为冠心病治疗的重要手段之一。然而,PCI 仍然是一种侵入性治疗技术,成功与否,除了与医生正确决策和操作技术有关外,还与围术期护理工作密切相关。因此,做好 PCI 围术期护理工作具有重要意义。

一、目的

经导管通过各种方法疏通狭窄或闭塞的冠状动脉,改善心肌供血。

二、适应证

(1)在有效药物治疗基础上仍有症状及有较大范围心肌缺血客观证据的慢性稳定型心绞痛患者。

(2)中、高危的非 ST 段抬高型急性冠脉综合征者。

(3)急性 STEMI 发病 12 h 以内者。

(4)急性 STEMI 发病在 12~24 h、仍有缺血证据,或有心功能障碍或血流动力学不稳定或严重心律失常者。

(5)溶栓后经 45~60 min 仍有持续心肌缺血症状或表现,或心源性休克、心力衰竭等血流动力学不稳定或心电不稳定者。

(6)溶栓成功后有再发心肌梗死可能或有可诱发的心肌缺血可能者。

三、术前准备

(一)了解患者的基本病情

核对术前必要的实验室检查是否完善,如血、尿、便常规、出凝血时间、血电解质、肝肾功能、感染疾病筛查、心电图、X 线胸片、超声心动图等。

(二)皮肤准备

(1)备皮范围:双上肢腕关节上 10 cm,脐下到大腿上 1/3,两侧至腋中线,包括会阴部。

(2)评估患者手术部位皮肤的完整性,有无结痂、瘢痕、皮疹,评估患者毛发情况。

(三)健康宣教

术前护士先与患者进行沟通,尽量使用通俗易懂的语言向患者详细介绍 PCI 术的目的、穿刺入路、麻醉方式,以及患者在手术过程中需要配合的注意事项,如:术中若有心悸、胸闷、疼痛等不适时立即报告医护人员,以便及时处理。

(四)开放静脉通路

常规给予患者左手留置套管针,对肾功能不全者根据 GFR 指标遵医嘱进行水化治疗,预防对比剂肾病的发生。

(五)药物准备

遵医嘱停止术日晨皮下注射抗凝药物。遵医嘱术前晚服用抗血小板治疗药物负荷量,术晨常规服用术前药物。对于有明确过敏体质的患者,应做对比剂过敏试验,并给予抗过敏药物,备好术中急救物品,以便保证患者的手术安全。

(六)饮食指导

检查前适当进食营养丰富、易消化的饮食,不宜过饱。

(七)睡眠护理

评估患者的睡眠情况,保证术前晚睡眠充足。嘱咐患者放松心情,防止情绪激动,可在睡前用热水泡手和脚,必要时遵医嘱给予患者镇静药,以保证其充足的睡眠。

(八)心理护理

用综合医院焦虑抑郁评估量表评估患者是否有焦虑、紧张等情绪。了解患者存在紧张焦虑情绪的原因,为患者提供心理支持;另外,护士还要做好家属的思想工作,让他们支持鼓励患者,增强其战胜疾病的信心。

(九)用物准备

告知患者穿刺股动脉需要准备好水杯、吸水管,术后多饮水加速对比剂的排出:准备尿壶,练习卧位排尿,防止术后因严格卧床而不能自行排尿。

(十)手术当日准备

(1)携带病历、沙袋到患者床旁,核对患者身份信息,再次评估患者手术区域的皮肤状况。

(2)嘱患者贴身穿病号服,女患者将胸罩及饰物取下。离开病房前,患者将身上所有物品交予家属保存,以防丢失。

(3)协助患者平卧于已铺好被褥的平车上,将患者推至导管室,途中随时询问并观察患者有无不适,到达导管室后与介入护士进行交接。交接的内容包括患者身份信息、介入检查项目名称、留置针位置及是否通畅、手术所需药物、手术交接本、病历、沙袋。

四、术后护理

(一)转运的护理

(1)责任护士接到导管室的通知后,及时到导管室接患者。协助患者从导管床移至平车上,注意为其保暖,与介入护士进行交接。交接内容包括患者身份信息、神志、介入术项目名称、介入穿刺点、止血方法、制动时间、术中术后用药、支架放置位置、术中病情变化、患者有无不适、术后注意观察要点。

(2)将患者推至病房,转移至病床上。途中应注意询问患者有无不适,观察其生命体征,维持静脉通路通畅,以便准确及时给药。

(3)通知主管医生查看患者,常规测量血压、投照心电图,观察动脉伤口敷料有无渗血、压迫止血方法是否得当,观察双侧肢体皮肤温度、色泽及其动脉搏动是否正常。

(二)生命体征的监护

持续心电监护,观察心率、心律的情况,观察有无心律失常及心肌缺血的改变。

(三)伤口的护理

定时观察伤口,如有出血、渗血等血管并发症,护士在给予伤口加压止血的同时及时通知主管医生。术后 3 d 内,均需严格观察患者动脉穿刺伤口情况、伤口敷料有无污迹、渗湿,如患者伤口出现红肿、疼痛、渗血等情况时需及时通知医生并协助处理。

1. 经股动脉穿刺患者的护理

未拔除动脉鞘管患者应嘱其平卧,手术侧肢体制动、避免屈曲。术后 4 h 测活化部分凝血活酶时间(APTT),如在正常值高限的 1.5 倍以内,可通知导管室医生拔除动脉鞘管。采用血管缝合装置的患者,伤口行弹力绷带包扎、局部沙袋压迫、手术侧肢体严格制动 6 h 后可进行床上活动,12 h 后可进行床边活动。术后 24 h 给予伤口换药,换药时注意观察双侧足背动脉搏动情况及皮肤温度、色泽、感觉、知觉情况。

2. 经桡动脉穿刺患者的护理

术毕立即拔除动脉鞘管,使用桡动脉止血器局部加压止血。嘱其手术侧肢体腕部制动,注意观察手指血运情况、远端动脉搏动情况及局部皮肤温度、色泽、感觉、知觉、有无血肿。每 2 h 提醒医生放松止血夹 1 次,无渗血等情况者 6 h 后完全放松。

(四)抗凝护理

PCI 术后常规给予抗凝治疗,故用药期间需定期抽血监测患者凝血功能;观察穿刺部位有无出血、血肿、瘀斑;观察皮肤、牙龈、鼻腔等处有无出血;观察采血穿刺点是否不易止血等。术后给予血小板糖蛋白 Ⅱb/Ⅲa 受体拮抗剂治疗的患者,其低分子量肝素用量应减半。

(五)生活护理

术后采用 Barthel 指数量表,评估患者日常生活自理完成能力,根据评估结果提供适当的生活护理。例如:对穿刺股动脉的患者责任护士应协助做好必要的生活护理,协助患者进食、饮水、洗漱、大小便等,将呼叫器置于患者床旁,便于患者及时呼叫医务人员。

1. 活动指导

指导卧床期间患者使用非穿刺侧肢体支撑身体重量在床上进行平移活动,术侧下肢进行踝泵运动,或使用气压式血液循环驱动泵使患者下肢进行被动活动。股动脉穿刺患者术后 24 h 给予换药后,嘱患者避免剧烈运动及用力排便。解除制动后的患者在起床时,若体位突然发生改变,易出现直立性低血压,发生跌倒、坠床。因此,在患者起床前需帮助患者将床头抬高 20°~30°,如未出现不适,可嘱其在床边坐位休息 20 min,再协助患者下床活动。嘱行股动脉穿刺患者 3 d 内减少爬楼、开车、弯腰等活动,行桡动脉穿刺患者术后避免手术侧肢体腕部活动,1 周内尽量不要提重物。

2. 饮食指导

(1)鼓励患者多饮水,6~8 h 饮水 1500~2 000 mL,以利于对比剂的排出。

(2)合理饮食:卧床期间,患者肠蠕动减慢,嘱患者禁食易产气的食物(豆浆、牛奶、鸡蛋、碳酸饮料、冷食等),给予低盐、低脂、易消化饮食,少量多餐。桡动脉穿刺患者对饮食无特殊要求。

(3)排泄的护理:当发生尿潴留时应及时行诱导排尿或导尿,以免膀胱过度充盈而发生意外。术后鼓励患者多吃水果、蔬菜,可常规给予缓泻剂,以预防腹胀、便秘,必要时进行肛管排气、灌肠。

(六)术后并发症的护理

1.血栓形成

(1)穿刺血管局部动脉血栓形成和栓塞:由于血管内膜损伤、夹层形成或局部压迫时间过长,穿刺血管可形成动脉血栓或栓塞,临床表现为肢体疼痛(pain)、苍白(pallor)、脉搏减弱或消失(pulselessness)、感觉异常(paresthesia)和肢体麻痹(paralysis),即"5P"征,严重者可造成肢体坏疽和截肢。其预防与处理方法:①术后严密监测穿刺肢体远端的动脉搏动情况。如果搏动明显减弱或消失,伴肢体发凉、疼痛和麻木,应尽早通知医生进行血管多普勒检查。②确定为动脉血栓形成,应立即进行抗凝治疗,并请血管外科会诊,必要时立即行外科手术治疗。

(2)深静脉血栓形成:对于经股动脉途径行 PCI 的患者,由于卧床制动易发生深静脉血栓形成,表现为下肢肿胀、疼痛、浅静脉曲张和皮肤色泽改变。深静脉血栓最大的危害是肺栓塞,可致患者猝死。急性肺栓塞常发生于冠状动脉造影检查后 24～48 h、解除加压包扎后首次下床活动的患者。术后应按时巡视患者,注意患者主诉;观察患者双下肢情况,观察患者有无突发胸闷、心悸、气短、头晕、发绀、大汗、呼吸困难甚至昏厥等症状;监测生命体征及心律变化;必要时做心电图;呼吸困难者遵医嘱给予患者氧气吸入。预防和处理:①对怀疑深静脉血栓形成的患者,可完善彩色多普勒、放射性核素静脉造影、磁共振成像、经足背静脉顺行静脉造影及 D-聚体测定。②为预防静脉血栓脱落造成肺栓塞,可行下腔静脉滤器置入术。

(3)支架内血栓形成:支架植入血管后,作为异物可促发凝血级联反应的活化,引起血栓形成。根据发生时间的不同,支架内血栓可分为早期支架内血栓形成(术后 30 d 内)和晚期支架内血栓形成(术后 30 d 后)。行 PCI 术的患者住院期间所发生的支架内血栓属于早期支架内血栓,可造成患者心肌梗死甚至死亡的严重后果。预防与处理方法:①高危患者的识别和预防:糖尿病、左心功能不全、急性冠脉综合征的患者发生血栓的风险较高,长病变支架植入、分叉病变支架植入以及支架扩张不全、贴壁不良也是造成支架内血栓形成的危险因素。对于存在这些危险因素的患者,应强化抗栓治疗,并积极治疗基础疾病。②造影复查及再次 PCI:对于可疑支架内血栓形成的患者,应立即进入导管室复查冠脉造影,一旦确诊后应再次行 PCI 治疗。

2.前臂骨筋膜室综合征

前臂骨筋膜室综合征见于桡动脉穿刺途径患者,是由于前臂出血造成前臂骨筋膜间室压力增加,压迫桡动脉,从而导致前臂肌肉、正中神经发生进行性缺血、坏死的临床综合征,表现为前臂掌侧肿胀、剧烈疼痛,感觉减退,屈指力量减弱。应定时观察术肢末端及穿刺部位有无出血、渗血及血肿;止血夹压迫位置是否正确;桡动脉搏动是否良好;双上肢及双手皮肤色泽、温度是否正常。如患者手术侧手部出现肿胀、疼痛、皮肤温度低、皮肤发紫并伴有出血点时,及时通知主管医生根据伤口情况调节止血夹松紧度。

(七)健康宣教

(1)进食低盐低脂、易消化的食物,戒烟、限酒,以避免冠心病的各种诱发因素。

(2)遵医嘱按时服药。

(3)出现胸疼、胸闷等不适症状时,及时到医院就诊。

(4)术后 1 个月、3 个月、6 个月、9 个月、12 个月各到门诊随访 1 次,以后每半年随访 1 次,并为其建立随访档案。

(李 艳)

第十七节 心脏电生理检查、射频消融术及护理

心脏电生理检查是以整体心脏或心脏的一部分为研究对象,通过记录心内心电图、标测心电图和应用各种特定的电脉冲刺激,借以诊断和研究心律失常的一种方法。对于窦房结、房室结功能评价,预激综合征旁路定位、室上性心动过速和室性心动过速的机制研究,以及筛选抗心律失常药物和拟定最佳治疗方案,均有重要的实际意义。射频消融是指对通过静脉或动脉血管进入心脏的电极导管输入 500 kHz 的高频电磁波,以破坏心动过速病灶及折返途径,达到根治或控制心律失常发作的一种介入性治疗。

行射频消融术时先进行心电生理检查,以明确诊断,通过 X 线透视、心电图、三维电解剖生理定位标测系统如 CARTO3,确定病灶所在部位。精确标定后,使用射频能量进行消融,经反复刺激诱发不再出现心动过速。

一、目的

射频消融是将心导管引入到心脏特定的部位,利用高频电流在心肌局部产生的阻抗性热效应,消除心肌局部组织导致心动过速的异常通路,阻断折返环,消除病灶,起到治疗心律失常的作用。

二、适应证

各种快速型心律失常,包括:窦性心动过速、房性期前收缩、房性心动过速、心房扑动、心房颤动、房室结折返性心动过速、房室旁道所致的房室折返性心动过速、室性期前收缩、特发性室性心动过速、预激综合征合并的快速心律失常等。

三、禁忌证

(1)急性心肌梗死。

(2)不稳定型心绞痛。

(3)严重感染。

(4)严重心力衰竭。

(5)重度主动脉瓣狭窄。

四、术前准备

1.协助完善术前检查

协助完善术前检查如血、尿、便常规,凝血功能、血电解质、肝肾功能、心电图、胸部 X 线片、超声心动图等。心房扑动及心房颤动患者还需做经食管超声检查,目的是检查左、右心耳的病变(血栓)及瓣膜赘生物和肺静脉内血栓,防止手术时因为血栓及赘生物脱落而形成栓塞。

2.皮肤准备

评估患者手术部位皮肤的完整性,有无结痂、瘢痕、皮疹,评估其毛发情况。常规双侧颈、胸部、腋下、双侧腹股沟区及会阴部备皮,颈胸部备皮范围上及下颌,下至肋缘,两侧至腋中线。双腹股沟备皮范围为脐下至大腿上 1/3。备皮后协助患者清洁皮肤。

3.开放静脉通路

术前在左侧肢体留置静脉留置针。

4.药物准备

为了消除药物对心肌细胞电生理特性的影响,术前遵医嘱停用抗心律失常药物,以免手术中不能有效诱发心律失常。

5.活动指导

教会患者在床上练习深吸气、屏气、咳嗽、排便、排尿。指导患者进行躯体平移,以便术后由手术床安全平移到平车上。

6.饮食指导

手术前不需禁食,当天给予低脂、易消化、清淡饮食,少量多餐,不宜过饱。但心房颤动的患者,在对其心房壁较薄的部位进行消融时,导管反复刺激可引起难以耐受的疼痛,术中易发生恶心、呕吐,为防止发生误吸,术日晨应要求患者禁食,可用少量水服药。

7.睡眠护理

患者术前一晚若入睡困难,医护人员给予镇静剂,以保证充足睡眠。

8.心理护理

术前采用综合医院焦虑抑郁量表,评估患者焦虑情况。对焦虑患者做好健康宣教,安排患者之间进行接触交流,使患者消除紧张心理。

9.健康宣教

向患者介绍射频消融术的目的、穿刺入路、麻醉方式及术前、术中、术后在饮食、肢体制动、伤口沙袋压迫等方面的注意事项;告知患者在手术过程中如感到心悸、胸闷、疼痛时立即报告医护人员,以便及时处理。

10.物品准备

吸水管、尿壶等必要的生活用品。

11.手术当日准备

(1)责任护士携带病历、沙袋到患者床旁,核对患者身份信息,再次评估患者手术区域的皮肤状况,保证手术区域皮肤清洁。

(2)嘱患者贴身穿病号服,女患者需将胸罩及饰物取下。离开病房前,嘱患者将身上所有的物品交予家属保存,以防丢失。

(3)协助患者平卧于已铺好被褥的平车上,由责任护士将患者推至导管室,途中随时询问并观察患者有无不适,与介入护士进行交接,交接的内容包括患者身份信息、手术交接本、病历、沙袋、晨起体温等。

五、术后护理

(一)转运护理

责任护士接到导管室的通知后,及时到导管室接患者。协助患者从手术台移至平车上,注意保暖。介入护士进行交接,交接内容包括:患者身份信息、神志、伤口情况、沙袋压迫位置、制动时间、术中术后用药、术后观察要点等。平稳地将患者推至病房、转移至病床上。途中注意观察患者有无不适、生命体征、伤口情况,注意维持静脉通路通畅,以便及时给药。返回病房后立即通知主管医生查看患者。

(二)手术侧肢体制动时间与方法

(1)消融右侧房室旁或改良房室结时常采用股静脉入路,给予患者伤口沙袋压迫3h或用加压带压迫4h;手术侧肢体严格制动6h,6h后可进行床上活动,12h后可下床活动。

(2)消融左侧房室旁路时常采用股动脉入路,对鞘管拔出后血管未行缝合的动脉伤口的处理:用沙袋压迫止血6h;手术侧肢体严格制动12h,12h后可进行床上活动,24h后可下床活动。对血管缝合的动脉伤口的处理:给予沙袋压迫6h;手术侧肢体严格制动6h,6h后可进行床上活动,12h后可下床活动。

(三)病情观察

1.观察伤口

对行电生理检查及射频消融术患者,应定时巡视,注意观察其双侧腹股沟及左锁骨下静脉伤口敷料有无渗血、局部有无皮下血肿、沙袋或加压带压迫位置是否正确。如有出血、渗血、皮下淤血、血肿等并发症发生时,护士及时通知主管医生并协助医生处理。若为血肿,注意标记血肿范围,每小时观察血肿变化。

2.观察患者手术侧肢体皮肤温度、色泽与对侧是否一致

观察双足背动脉的搏动强弱、两侧是否对称,询问患者有无肢体麻木、疼痛的感觉。

3.心电监护

行持续心电监护,观察心率、心律的变化。如患者再次出现心律失常及房室传导阻滞,及时复查心电图并通知医生处理。

(四)预防感染

术后监测患者体温,每日测量4次。如患者发生感染,遵医嘱应用抗生素治疗。

(五)生活护理

术后采用Barthel指数量表来评估患者日常生活自理能力,以根据需要协助患者完成生活护理。如协助患者进食、饮水、洗漱,大小便等。护士应定时巡视,完成晨晚间会阴冲洗、皮肤护理,将呼叫器置于患者伸手可及处,如有需求及时呼叫医护人员等。

(六)保持二便通畅

发生尿潴留时进行诱导排尿或导尿,以免膀胱过度充盈而发生意外。术后给予缓泻剂,以预防腹胀、便秘,必要时进行肛管排气、灌肠。

(七)饮食指导

由于手术时间较长,加上术中体力消耗,术后应注意液体的补充,并给予患者营养丰富、清淡、低盐低脂饮食,避免易产气的食物(豆浆、牛奶、鸡蛋、碳酸饮料)及冷食等,以免术后出现腹胀。

(八)活动指导

术后患者双下肢制动,避免咳嗽、大笑、抬头、收腹等增加腹压动作,以防穿刺部位出血。鼓励其双脚做踝泵运动,以免静脉血栓的发生。制动解除后,患者起床时,由于长时间的平卧

体位的突然改变.引起直立性低血压,发生跌倒、坠床事件。因此,在患者起床前需帮助患者将床头抬高 20°~30°,如未出现不适,嘱其床边坐位休息 20 min 之后,再协助其下床活动。

(九)常见并发症的护理

1. 心脏压塞

(1)术后定期巡视患者,一旦患者出现胸闷、心搏减弱、血压下降、心影扩大,则应高度怀疑为心脏压塞。

(2)协助进行床旁超声检查明确诊断。

(3)必要时协助医生准备行心包穿刺,注意观察引流液的性质、颜色、引流量,引流管是否通畅等。

2. 血管并发症

常见的有伤口出血、皮下血肿、假性动脉瘤、动-静脉瘘等。

(1)按时巡视患者,观察穿刺伤口有无出血、血肿、皮下淤血的发生。

(2)发现患者伤口出血或血肿形成,给予加压止血的同时呼叫医生,出血停止后重新给予加压包扎。对于发生血肿的患者还应对血肿大小、位置进行标记,以便观察血肿是否扩大。

(3)倾听患者主诉,如有伤口疼痛、在穿刺部位触诊有搏动性肿块、在股动脉穿刺部位听诊有明显血管杂音,需行血管多普勒超声以明确诊断。

(4)发生血管并发症患者遵医嘱行手术侧肢体持续制动、沙袋压迫等处理,并定时观察其足背动脉搏动情况及皮肤色泽、温度。

3. 血气胸

(1)术后严密监测患者生命体征,并观察患者有无突发性胸痛、胸闷或呼吸困难伴刺激性干咳等症状。

(2)判断肺压缩状况:行床旁 X 线影像检查,以判断肺压缩状况。排除原发性肺部疾病等特殊情况外,原则上肺压缩若不超过 30%,且症状不严重,可不做特殊处理,但应行动态观察,如不继续发展,气体可在术后 1~2 周逐渐吸收。如肺压缩大于 30%,患者出现气促、呼吸窘迫等症状或症状呈进行性加重,应立即进行穿刺抽气或放置胸腔闭式引流。

(十)健康宣教

(1)指导患者注意劳逸结合,保证充足睡眠,保持情绪稳定,戒烟、酒。

(2)指导患者自测脉搏,发现脉搏不规律时及时复诊。

(3)饮食规律,避免暴饮暴食,保持大小便通畅。

(李　艳)

第十八节　右心导管检查及护理

右心导管检查是将多功能导管经周围静脉送入上、下腔静脉、右心房、右心室、肺动脉及其分支,在腔静脉及右侧心腔进行血流动力学、血氧和心排血量测定,经导管内注射对比剂进行腔静脉、右心房、右心室或肺动脉造影,可以了解血流动力学改变,用于诊断简单的先天性心脏病(如房间隔缺损、室间隔缺损、动脉导管未闭)和复杂的先天性心脏病(法洛四联症、右心室双出口)、判断手术适应证和评估心功能状态。

一、目的

明确心脏与大血管病变的部位与性质,确定病变是否引起血流动力学改变及其改变程度,为选择合适的介入手术或外科手术提供依据。

二、适应证

(1)先天性心脏病特别是心内有分流的先天性心脏病的诊断。

(2)心内电生理检查。

(3)选择性冠状动脉造影。

三、禁忌证

一般只有相对禁忌证而无绝对禁忌证。

(1)感染性疾病的急性期,如感染性心内膜炎、败血症、肺部感染等。

(2)未能纠正的严重出血性疾病。

(3)外周静脉血栓性静脉炎。

四、检查前准备

(一)责任护士需了解患者的基本病情

完善术前相关检查,如血、尿、便常规,出凝血时间、血电解质、肝肾功能、感染疾病筛查、心电图、胸部 X 线片、超声心动图等。术前测量体温,如有体温升高须进行检查与治疗,以排除或控制各种感染,待体温正常 3 d 后再行手术。

(二)皮肤准备

1.备皮范围

脐下到大腿中、上 1/3,两侧至腋中线,包括会阴部。

2.皮肤评估

评估患者手术部位皮肤的完整性,观察有无结痂、瘢痕、皮疹以及局部毛发情况。

(三)术前沟通

尽量使用通俗易懂的语言向患者详细介绍右心导管检查的目的、穿刺入路,以及患者在检查过程中需要配合的注意事项,告知患者如术中有胸闷、疼痛等不适感立即报告医护人员。

(四)开通静脉通路

患者左手常规留置套管针,对肾功能不全者根据 GFR 指标遵医嘱给予水化治疗,以防止对比剂肾病的发生。

(五)药物准备

对有明确过敏体质的患者,做对比剂过敏试验,并给予抗过敏药物。

(六)保证睡眠

检查前晚需保证患者睡眠充足,必要时遵医嘱给予镇静药。

(七)饮食

给予营养丰富、清淡饮食,应少量多餐,术前可适当进食、饮水,不宜过饱。

（八）用物准备

准备好吸水管、水杯、尿壶等必要的生活用品。

（九）手术当日准备

（1）责任护士携带病历、沙袋到患者床旁，核对患者身份信息，再次评估患者手术区域的皮肤状况。

（2）嘱患者贴身穿病号服，女患者需将胸罩及饰物取下。离开病房前，嘱患者将身上所有的物品交予家属保存，以防丢失。

（3）协助患者平卧于已铺好被褥的平车上，将患者推至导管室，随时询问并观察患者有无不适，到达后与介入护士进行交接。交接的内容包括：患者身份信息、检查项目名称、手术交接本、病历、沙袋等。

五、检查后护理

（一）转运护理

（1）责任护士接到导管室的通知后接患者。协助患者从手术台移至平车上，为患者盖好被子，与介入护士进行交接。

交接内容包括：患者的身份信息、神志、伤口、沙袋或加压带压迫位置及时间、制动时间、术中病情变化及用药、患者有无不适、术后观察要点等。

（2）将患者转移至病床上，注意询问患者有无不适、观察生命体征、保持静脉通畅，以便准确及时给药。

（3）通知主管医生查看患者，常规测量血压、做心电图，观察伤口敷料有无渗血、局部有无皮下血肿、沙袋或加压带压迫位置是否正确。

（二）观察伤口

每 30～60 min 观察 1 次伤口情况、沙袋或加压带位置是否正确。注意观察手术侧肢体皮肤温度、色泽是否正常。

穿刺部位用弹力绷带固定加压，不可太紧，以免引起皮肤破损、影响肢体远端的血液供应。如发生出血、渗血、皮下淤血、血肿时，应及时通知主管医生并协助处理。

（三）术后指导

1. 饮食指导

嘱患者进食清淡、易消化饮食，避免牛奶、海鲜和油腻性食物，以免术后出现腹胀。

2. 制动与活动

经股静脉入路者，给予伤口沙袋压迫 3 h 或用加压带压迫 4 h；手术侧肢体严格制动 6 h，6 h 后可进行床上活动，12 h 后可下床活动。经动脉穿刺者给予沙袋压迫 6 h，穿刺侧肢体制动 12 h。手术侧肢体制动期间，鼓励患者双脚做踝泵运动，以避免静脉血栓的发生。制动解除后，由于长时间的平卧，若体位突然改变，患者会出现直立性低血压而发生跌倒、坠床，因此，在患者起床前需帮助患者将床头抬高 20°～30°，如未出现不适，待其在床边取坐位 20 min 后，再协助患者下床活动。

（四）生活护理

检查后采用 Barthel 指数量表评估患者日常生活自理能力，根据评估结果，给予适当的生活护理，如协助患者进食、饮水，大小便，洗漱等。

(五)日常护理

护士应定时巡视,主动帮助患者完成晨、晚间护理,会阴冲洗、皮肤护理等,并将呼叫器置于患者伸手可及处,便于呼叫医护人员。若患者发生尿潴留,应及时行诱导排尿或导尿,以免膀胱过度充盈而发生意外。术后可给予缓泻剂,以预防腹胀、便秘,必要时进行肛管排气、灌肠。

(六)并发症的护理

1.血压下降

血压下降较为常见,主要原因有酸中毒、低血糖、术中或术后失血,缺氧发作、心功能不全、严重心律失常、心脏及大血管穿孔等。预防措施主要包括术前改善患者全身状况、纠正酸中毒及低血糖、及时治疗影响血压的并发症。一旦发生应协助医生抢救,并密切监测患者生命体征、血氧饱和度等。

2.心脏及大血管穿孔

出现原因不明的急剧血压下降、心导管位置异常、压力曲线异常改变及心脏压塞时,提示心脏穿孔或大血管穿孔的发生。心脏压塞者行心包穿刺,部分能有效缓解症状,如症状未缓解或加重,应行心包切开,修补心脏穿孔。心房及大血管穿孔,因其壁薄,无自性闭合的可能,故应保持导管原位不动,进行开胸修补术。

(李　艳)

第十九节　永久起搏器植入术及护理

心脏永久起搏系统由脉冲发生器与起搏导线两部分组成。永久起搏器植入术是将一般电极导管经头静脉或锁骨下静脉植入心房或心室,将脉冲发生器埋藏于右侧或左侧胸部皮下组织,其过程不需开胸,创伤小,患者痛苦小。起搏器的基本类型有4种,分别是:单腔起搏器、双腔起搏器、三腔心脏同步化治疗起搏器、埋藏式体内自动除颤器。

一、目的

通过发放一定形式的电脉冲来刺激心脏,使之激动和收缩,即模拟正常心脏的冲动形成和传导。

二、适应证

(1)缓慢性心律失常:由于窦房结或房室结疾病所造成的缓慢性心律失常伴有症状,如昏厥、轻度头痛、眩晕、脑供血不足所致的意识障碍、乏力、运动耐量下降、低血压、胸闷不适或心力衰竭等,是植入永久心脏起搏系统的主要适应证,主要包括病态窦房结综合征(如严重窦性心动过缓、窦性停搏、窦房传导阻滞、快慢综合征等)、房室传导阻滞和束支传导阻滞。

(2)起搏治疗肥厚型梗阻性心肌病、起搏治疗血管迷走性昏厥。

(3)心脏同步化治疗心力衰竭。

(4)埋藏式体内自动除颤器治疗恶性室性心律失常。

三、术前准备

(一)完善相关检查

如血、尿便常规及出凝血时间、血电解质、肝肾功能、心电图、胸部X线片、超声心动图等。

(二)皮肤准备

评估患者手术部位皮肤的完整性,有无结痂、瘢痕、皮疹,评估局部毛发情况。双侧颈、胸部、腋下、双腹股沟区常规备皮,颈胸部备皮范围上及下颌,下至肋缘,两侧至腋中线。双腹股沟备皮范围为脐下至大腿上1/3。备皮后,清除患者身上电极印迹,再协助患者用温水擦拭手术区域。

(三)开放静脉通路

患者功能手常规留置套管针。

(四)药物准备

手术日前1天行药物过敏试验,并记录皮试结果。术前及术后常规给予抗生素预防感染。术日晨暂停应用低分子量肝素。

(五)活动指导

指导患者练习床上大小便,对于高龄、床上排尿困难者应遵医嘱留置导尿管。

(六)饮食护理

告知患者术日晨无须禁食,但应避免进食牛奶、豆浆等易引起腹胀的食物。

(七)睡眠护理

评估患者的睡眠情况,保证患者睡眠充足。如入睡确实困难,可遵医嘱给予镇静药促进睡眠。

(八)心理护理

采用HAD量表评估患者心理状态。对焦虑的患者,分析其焦虑的原因,解答其疑惑,告知患者起搏器植入后,不会影响日常生活。也可通过发放宣教手册或让已成功进行起搏器植入术的患者与其进行交流,以消除其紧张、焦虑的情绪。

(九)健康宣教

向患者介绍人工永久起搏器植入术的目的、方法,术前、术中及术后在饮食、肢体制动、伤口沙袋压迫等方面的注意事项,告知患者在手术过程中如感到胸闷、疼痛、呼吸困难时立即报告医护人员,以便及时处理。

(十)手术当日准备

(1)通知责任护士携带病历、沙袋到患者床旁,核对患者身份信息,再次评估患者手术区域的皮肤状况,并遵医嘱术前给予患者抗生素。

(2)嘱患者贴身穿病号服,女患者将胸罩及饰物取下。离开病房前,嘱患者将身上所有的物品交予家属保存,以防丢失。

(3)协助患者平卧于已铺好被褥的平车上,将患者推至导管室,途中随时询问并观察患者有无不适,安全到达导管室后与介入护士进行交接。交接的内容包括患者的身份信息、手术交接本、病历、沙袋、晨起体温等。

四、术后护理

(一)转运护理

(1)责任护士接到通知后到导管室接患者。协助患者从手术台移至平车上,与介入护士进行交接,交接内容包括:患者身份信息、起搏器伤口、沙袋压迫位置、制动时间、术中术后用药、病情变化及术后观察要点等。

(2)平稳地将患者转移至病床上。途中要注意患者有无不适,观察其生命体征,保持静脉通路通畅。

(3)通知主管医生查看患者,常规测量血压、做心电图,观察起搏器伤口敷料有无渗血、局部有无皮下血肿、沙袋压迫位置是否正确。

(二)伤口护理

每 30~60 min 观察伤口有无渗血、沙袋位置是否正确。术后连续 3 d,均需严格观察患者起搏器伤口情况,保持切口处皮肤清洁干燥,术后 24 h 协助医生按无菌操作原则进行伤口换药,伤口若无渗血于 72 h 后再次换药。换药时密切观察切口处皮肤是否有红肿、渗血,囊袋处皮肤有无血肿及波动感。如切口出现红肿、渗血,通知医生增加换药次数。囊袋处皮肤出现血肿及波动感时应标记血肿范围并记录,遵医嘱继续加压包扎。如患者伤口周围出现淤紫,注意标记淤紫范围,以便于对比观察,告知医生并协助处理。

(三)病情观察

持续心电监护,观察心率、心律的变化,如发现心律不齐、期前收缩等异常变化时应及时通知医生。注意起搏器感知功能是否正常,如发现感知失灵或无效起搏,应立即调整感知灵敏度及输出电压幅度,必要时重新放置电极。

(四)体位护理

术后 24 h 患者需卧床休息,以免电极移位。如患者平卧腰部不适,可在其腰下垫软枕。手术侧肩及上臂伤口用沙袋压迫 4~6 h,制动 24 h。

(五)健康指导

1.饮食指导

嘱患者进食营养丰富、清淡、易消化饮食,避免喝牛奶、吃海鲜和油腻性食物,以免出现腹胀。

2.活动指导

制动期间,为避免静脉血栓的发生,鼓励患者行双下肢、手术侧前臂及非手术侧上肢活动。制动解除后,由于长时间的平卧,患者在体位突然改变时,会出现直立性低血压,易发生跌倒、坠床。因此,在患者起床前需帮助患者将床头抬高 20°~30°,如患者无不适可在床边取坐位 20 min 后,再协助其下床活动。嘱患者尽量避免用力咳嗽,咳嗽时注意用手按压伤口,防止电极脱位。如咳嗽较严重,遵医嘱给予镇咳药物。

3.心理护理

植入起搏器后,患者可出现异物感、手术侧肢体不敢活动、心跳搏动感增强、心悸等情况,对其造成心理压力。此时,要告知患者以上现象均属正常,告知患者医护人员可通过心电图随时观察起搏器感知功能是否良好,通过胸部 X 线片观察起搏器位置是否正确,通过起搏器程控随时调整起搏器参数,使患者不必过于担心和紧张。

(六)预防感染

术后进行心电监护和生命体征的观察。起搏器术后的前3日(包含手术日当天)每日测体温4次,随时观察患者心率、心律变化,定时测量血压(避免在手术侧上肢测量)。遵医嘱应用抗生素预防感染。

(七)日常护理

1. 术后采用Barthel指数量表

评价患者生活自理完成能力,责任护士根据需要给予患者生活护理。护士应按时巡视,完成晨晚间护理、会阴冲洗、皮肤护理等,并将呼叫器置于患者伸手可及处,以便患者及时呼叫医护人员。

2. 保持二便通畅

发生尿潴留时应及时行诱导排尿或导尿,以免膀胱过度充盈而发生意外。可给予缓泻剂,以预防腹胀、便秘,必要时进行肛管排气、灌肠。

(八)常见并发症的护理

1. 囊袋感染

囊袋感染是起搏器植入术后严重的并发症,表现为囊袋局部红肿、疼痛、有脓血样物质流出。其预防与处理方法如下。

(1)术后连续3日严格按照无菌操作原则给予伤口换药,定期观察伤口有无囊袋局部红肿、疼痛等。

(2)一旦发生感染,应立即遵医嘱给予抗生素治疗。

(3)由于伤口感染而导致起搏器及导线外露的患者,应立即给予外科彻底清创治疗,对起搏器依赖患者,术前应给予安置临时心脏起搏器进行保护治疗。

(4)定期监测患者生命体征的变化,每日测量体温4次。

2. 电极移位

电极移位包括电极导线明显的移位和X线影像下不能识别的微脱位,继而出现心电图上起搏与感知功能障碍。其预防与处理方法如下。

(1)持续心电监护,定期监测心电图,辨别体表心电图。

(2)可先采用体外程控的方法,如提高起搏电压、调节感知灵敏度。

(3)若体外程控无效,应重新进行电极复位。

3. 囊袋血肿

常在术前应用抗凝药或抗血小板药的患者中出现。预防与处理方法如下。

(1)定期观察起搏器伤口有无出血、皮下淤血及局部皮肤张力增高等情况发生。

(2)根据患者凝血功能等情况,遵医嘱术前停用抗凝药或抗血小板聚集药;或待凝血酶原时间至接近正常(或INR为1.5~1.7),再实施手术。

(3)如果血肿情况不严重或没有继续出血,遵医嘱给予沙袋压迫止血,无菌换药,尽量避免抽吸或放置引流,以减少感染的危险。

(4)若必须清除血肿以缓解局部疼痛或防止血肿扩大崩开切口,应进行严格无菌操作。

4. 血气胸

常在进行锁骨下静脉穿刺时发生。其预防与处理方法如下。

(1)观察患者有无胸痛,不敢深呼吸及无法解释的低血压现象。

（2）测量患者生命体征,行床旁 X 线影像检查,评估肺压缩状况。排除了肺部原发疾病等特殊原因的患者,原则上若肺压缩不超过 30%,症状不严重,可不做特殊处理,但应动态观察,如不继续发展,气体可在术后 1~2 周间逐渐吸收。如肺压缩大于 30%,患者出现气促、呼吸窘迫等症状,或症状进行性加重,应立即进行穿刺抽气,或放置胸腔闭式引流。

（3）如需放置胸腔闭式引流,应做好引流管护理。

（九）健康宣教

（1）每位植入心脏永久起搏器的患者,都会得到一张由生产厂商出具的"心脏起搏器身份识别卡",上面详细记录有植入起搏器型号、电极型号、患者姓名、植入地点及日期、术者姓名及担保期限等重要信息,告知患者这张卡外出时要携带在身边并妥善保管,以便在需要紧急救助的情况下出具此卡。

（2）提示患者起搏器设定的基础频率,教会患者自己数脉搏并记录下来,如出现明显高于或低于起搏器所设定的频率（一般情况下 60 次/分钟）或不齐,甚至出现术前的症状,如头晕、黑蒙、乏力、昏厥等,及时就诊。

（3）提示患者在术后早期靠近心脏起搏器的手臂只能进行轻微活动,应避免进行伸展、提举和突然的提拉活动,以后逐渐增加手臂的活动,6 周后可进行正常的运动,但应避免做用力过度或幅度过大的动作,如打网球、举重物等。不要抚摸、移动植入皮下的心脏起搏器,尽量避免起搏器受到打击与撞击。

（4）保持安装起搏器囊袋处皮肤清洁、干燥,穿宽松衣服,防止摩擦。因部分机型对压力有反应,在洗澡时不要用力揉搓伤口处,不要将重物压在起搏器上,以免给患者带来不适。

（5）告知患者,某些类型的电能或磁能会干扰起搏器的正常工作,要远离这些设施,如大型电器设备、工业发动机、无线电发射塔、磁铁、商场或机场的安检设施、医疗机构的磁共振、放疗机、手术电凝刀等。家用电器正常使用一般不会干扰起搏器。移动电话对起搏器的干扰作用很小,推荐平时将移动电话放置在距离起搏器至少 15 cm 的口袋内,拨打或接听电话时采用对侧。嘱患者一旦接触某种环境或电器后,出现胸闷、头晕等不适,应立即离开现场或不再使用该种电器。

（6）告知患者,植入起搏器后,要定期到医院复查。一般情况下于起搏器植入术后 1 个月、3 个月、6 个月分别到医院随访 1 次,以后半年随访 1 次。告知患者起搏器的担保期,一般为7~8 年,预计接近起搏器电能耗竭时,应缩短随访间隔时间,改为每月 1 次,必要时及时进行起搏器更换手术。

（刘海燕）

第二十节 结构性心脏病介入治疗及护理

结构性心脏病泛指以先天性或获得性的心脏和大血管结构异常为主要表现的心脏疾病,如传统定义的先天性心脏病、心脏瓣膜病和心肌病等。介入治疗主要有经皮球囊肺动脉瓣成形术、经皮球囊二尖瓣成形术、房间隔缺损封堵术、室间隔缺损封堵术等。目前,心内科收治的成人结构性心脏病患者以房间隔缺损和室间隔缺损为主。

一、房间隔缺损封堵术及护理

房间隔的先天性缺损，导致左、右心房之间交通和血液分流的病变，称为房间隔缺损（atrial septal defect，ASD）。随着封堵器的改进和临床经验的积累，房间隔缺损的封堵器治疗方法已得到了广泛应用。

（一）适应证

(1)中央型继发孔房间隔缺损。

(2)外科手术后的残余。

(3)缺损部位≤30 mm（国外标准）；缺损部位≤36 mm（国内经验）。

(4)缺损部位距上腔静脉、下腔静脉及二尖瓣≥5 mm。

(5)心房水平左向右分流或以左向右为主的分流。

(6)无其他需外科手术矫治的心内畸形。

（二）禁忌证

(1)ASD 合并严重肺动脉高压，出现明显的右向左分流。

(2)原发孔 ASD。

(3)混合型 ASD。

(4)较大的下腔型及上腔型 ASD。

（三）术前护理

1.完善术前检查

首先责任护士需了解患者的基本病情，并完善相关检查，如血、尿、便常规，出凝血时间、血电解质、肝肾功能、血型、感染筛查、心电图、胸部 X 线片、超声心动图等。

2.皮肤准备

双侧脐下到大腿中、上 1/3 处，两侧至腋中线，包括会阴部皮肤备皮。备皮后协助患者清洁皮肤。

3.开通静脉通路

左侧肢体常规留置套管针。

4.保证充足睡眠

入睡困难者遵医嘱给予镇静剂。

5.饮食护理

不合作者需行静脉复合麻醉，术前禁食 6 h，禁饮 4 h。

6.心理护理

向患者及家属解释操作方法、术中配合事项，以消除患者不良情绪。

7.信息管理

手术当天，主班护士接到导管室的通知电话后，责任护士携带病历、沙袋到患者床旁核对患者身份信息。再次评估患者手术区域皮肤，并将患者送至导管室，与介入护士交接，交接内容包括：患者身份信息、手术交接本、病历、沙袋等。

（四）术后护理

1.转运护理

责任护士接到导管室的通知后负责转运患者。协助患者从手术台移至平车上，为患者盖好被子,与介入护士进行交接。交接内容包括:患者身份信息、麻醉方式、患者神志、伤口情况、沙袋或加压带压迫位置及时间、制动时间、术中病情变化及用药、患者有无不适、术后注意要点。转运途中注意患者有无不适,并观察其生命体征、伤口情况,保持静脉通路通畅,以便及时给药。

2.常规护理

通知主管医生查看患者,常规测量血压、做心电图,观察伤口敷料有无渗血、局部有无皮下血肿、沙袋或加压带压迫位置是否正确。

3.病情观察

(1)观察伤口:注意观察患者伤口敷料有无渗血、局部有无皮下血肿、沙袋或加压带压迫位置是否正确。每30~60 min巡视患者1次。穿刺部位用弹力绷带固定加压,不可太紧,以免引起皮肤破损或影响肢体远端的血液供应。如有出血、渗血、皮下淤血、血肿等并发症时,护士及时通知主管医生并协助处理。

(2)观察手术侧肢体皮肤温度、色泽是否正常,双足背动脉的搏动强弱是否一致,询问患者有无肢体麻木、疼痛的感觉。

(3)持续心电监护,观察心率、心律的变化。

(4)术后第2 d协助患者做胸部X线检查、心电图和超声心动图的检查,观察封堵器位置及有无残余分流情况。

4.预防感染

术后监测患者体温,每日测量体温4次,并遵医嘱应用抗生素。

5.抗凝、补液

左心房压力低,血流恢复慢,在封堵器周围内皮细胞未完全覆盖之前,易导致血栓形成,因此,需要遵医嘱给予抗凝治疗,注意观察有无出血等不良反应。由于手术时间较长,加上术中体力消耗,术后应注意液体的补充。

6.术后指导

(1)饮食指导:给予清淡、易消化饮食。不宜喝牛奶、吃海鲜和油腻食物,以免术后出现腹胀。

(2)制动与活动:术后沙袋压迫3~6 h,制动6~12 h。制动期间,鼓励患者做踝泵运动,以避免下肢静脉血栓的发生。制动解除后,由于长时间的平卧后若体位突然改变,会出现直立性低血压,易发生跌倒、坠床,因此,患者起床前需帮助患者将床头抬高20°~30°,如未出现不适嘱其床边取坐位20 min后,再协助患者下床活动。

7.日常护理

(1)生活护理:采用Barthel指数量表评定患者生活自理能力,根据结果给予必要的生活护理,如协助进食、饮水,洗漱,大小便等。

(2)定时完成晨晚间护理、会阴冲洗、皮肤护理等,并将呼叫器置于患者伸手可及处,以便患者及时呼叫医护人员。发生尿潴留时,应及时行诱导排尿或导尿,以免膀胱过度充盈而发生意外。术后可给予缓泻剂,以预防腹胀、便秘,必要时进行肛管排气、灌肠。

8.术后并发症护理

(1)封堵器脱落:封堵器如脱落一般落在右心房,会导致出现右心功能不全的症状。观察患者有无胸闷、气促、胸痛、发绀等症状。若出现,及时通知医生并配合处理。

(2)血栓栓塞：房间隔缺损的患者常合并有房性心律失常，加上血黏度高和心房内异物，易导致血栓形成或栓子脱落。密切观察患者有无呼吸困难症状，一旦发生协助医生处理。

9. 健康宣教

术后 3 个月内避免剧烈运动，防止封堵器脱落。术后 3 个月可解除运动限制。注意保暖，积极防治各种感染。

二、室间隔缺损封堵术及护理

室间隔缺损（ventricular septal defect，VSD）是指左右心室间隔的完整性遭受破坏，导致了左右心室的异常交通。随着封堵器的改进和临床经验的积累，室间隔缺损的封堵器治疗方法已得到了广泛应用。

（一）适应证

（1）膜周部室间隔缺损。

（2）肌部室间隔缺损。

（3）外科手术后残余分流。

（4）外伤性或急性心肌梗死后室间隔穿孔。

（二）禁忌证

（1）室间隔缺损有自然闭合趋势者。

（2）室间隔缺损合并严重的肺动脉高压和右向左分流而有发绀者。

（3）室间隔缺损局部解剖结构不适合进行介入治疗或缺损过大者。

（4）室间隔缺损合并其他先天性心脏畸形不能进行介入治疗者。

（5）活动性心内膜炎，心内有赘生物，或有引起菌血症的其他感染者。

（6）出血性疾病患者。

（三）术前准备

1. 了解患者病情

首先责任护士需了解患者病情，完善术前必要的检查，如血、尿、便常规，出凝血时间、血电解质、肝肾功能、感染疾病筛查，心电图、胸部 X 线片、超声心动图等。

2. 皮肤准备

（1）备皮范围：脐下到大腿中上 1/3，两侧至腋中线，包括会阴部皮肤。

（2）评估患者手术部位皮肤的完整性，有无结痂、瘢痕、皮疹，评估局部毛发情况。

3. 术前沟通

术前护士先与患者或家属进行沟通，尽量使用通俗易懂的语言向患者详细介绍室间隔缺损介入治疗术的目的、穿刺部位、手术过程，以及患者在手术过程中需要配合的注意事项等，告知患者术中如感不适立即报告医护人员。

4. 开通静脉通路

患者左手常规留置套管针，如有肾功能不全者根据 GFR 指标遵医嘱进行水化治疗，预防对比剂肾病的发生。

5. 药物准备

术前对于有明确过敏体质的患者，应做对比剂过敏试验，并给予抗过敏药物，备好术中急救物品，保证患者的手术安全。

6.饮食指导

嘱患者进食营养丰富的清淡饮食,少量多餐。术晨禁食、禁饮 4 h,需要全麻的儿童术前 4～6 h禁食、禁饮。

7.睡眠护理

保证术前晚睡眠充足,必要时遵医嘱给予镇静药。

8.心理护理

采用综合医院焦虑抑郁评估量表评估患者是否有焦虑、紧张等情绪。了解患者存在紧张焦虑情绪的原因,为患者提供心理支持;另外护士还要做好家属的思想工作,让其支持、鼓励患者,增强其战胜疾病的信心。

9.用物准备

准备吸水管、尿壶、水杯等。

10.手术当日准备

(1)责任护士携带病历、沙袋到患者床旁,核对患者身份信息,再次评估患者手术区域的皮肤状况。

(2)嘱患者贴身穿病号服,女患者需将胸罩及饰物取下。离开病房前,嘱患者将身上所有的物品交予家属保存,以防丢失。

(3)协助患者平卧于已铺好被褥的平车上,将患者推至导管室,途中注意随时询问并观察患者有无不适。送达后与介入护士进行交接,其内容包括:患者身份信息、介入术项目名称、手术交接本、病历、沙袋等。

(四)术后护理

1.转运的护理

责任护士接到导管室的通知后接患者。协助患者从手术台移至平车上,注意保暖,与介入护士进行交接。交接内容包括:患者身份信息、神志、介入术项目名称、介入穿刺入路、止血方法,制动时间、术中病情变化及用药情况、患者有无不适、术后观察要点等。途中注意观察患者有无不适及其生命体征、伤口情况,并保持静脉通路通畅,以便及时给药。

2.常规护理

通知主管医生查看患者,常规测量血压、做心电图,观察伤口敷料有无渗血、压迫止血方法是否得当,观察双侧肢体皮肤温度、色泽、动脉搏动是否正常。

3.伤口的护理

观察伤口有无出血、渗血、红肿及感染等情况,保持伤口敷料干燥。右下肢伸直制动 6～10 h,行静脉穿刺者沙袋压迫 4 h,行动脉穿刺者沙袋压迫 6 h。婴幼儿清醒过程中有躁动者,应遵医嘱予以镇静剂,以防造成穿刺部位再次出血。

4.药物护理

术后常规给予抗凝治疗。用药期间遵医嘱抽血监测患者凝血功能;观察穿刺部位有无出血、血肿、皮下淤血;观察皮肤黏膜、牙龈有无出血;观察采血穿刺点是否不易止血;监测患者体温变化。

5.麻醉苏醒前护理

全麻患儿应将头偏向一侧,防止分泌物误吸,导致吸入性肺炎或窒息。给氧,保持静脉通路通畅,待患儿清醒 2 h后才可适量进食。

6.生活护理

根据患者日常生活能力采用 Barthel 指数量表评价患者生活自理完成能力。护士定时巡视,主动协助患者完成生活护理、晨晚间护理、会阴冲洗、皮肤护理等,将呼叫器置于患者伸手可及处,便于患者及时呼叫医护人员。

7.排泄的护理

发生尿滞留时应及时行诱导排尿或导尿,以免膀胱过度充盈而发生意外。术后鼓励患者多吃水果蔬菜,可给予缓泻剂,以预防腹胀、便秘,必要时进行肛管排气、灌肠。

8.常见并发症的护理

(1)束支传导阻滞:室间隔部位的传导系统丰富,一旦封堵器影响三尖瓣的血流或损伤房室传导系统,会出现房室传导阻滞或束支传导阻滞,应密切观察患者心率、心律变化.遵医嘱给予激素及营养心肌的药物,对心率慢的患者做好安放临时起搏器的准备。

(2)封堵器脱落:密切观察患者生命体征变化,如有异常及时通知医生,并联系导管室或心外科,做好相关准备。

(3)主动脉瓣或三尖瓣反流:准备好器械用物,协助医生处理。

(4)急性主动脉瓣关闭不全:应主动询问患者有无心前区不适及头部动脉搏动感,观察患者的血压变化,注意脉压的大小及周围血管征,有异常时及时通知医生并协助处理。

(刘海燕)

第二十一节　心内科疾病患者的健康教育

健康教育是通过有计划、有组织、有评价的、系统的社会教育活动,将有关卫生保健的知识传播给人们,帮助人们了解自己的健康状况,认识危害健康的因素,使人们改变不良的生活习惯和行为,自觉地采纳有益于健康的行为和生活方式,减低或消除影响健康的危险因素,从而预防疾病、促进健康和提高生活质量。

一、冠心病患者健康教育

(一)入院教育

1.目的

帮助患者尽快适应医院环境,稳定情绪,积极配合治疗。

2.内容

(1)留取各种检查标本的方法与注意事项,尤其是 24 h 尿标本。

(2)PTCA 术、起搏器安置以及冠状动脉造影术的意义、方法,配合注意事项。

(3)护理等级的要求与意义。

(4)病区环境、经治医生、责任护士;监护仪作用及管理须知。

(二)住院教育

1.目的

使患者了解 CAD 疾病防治知识,掌握 CAD 自我监控技巧,建立正确的行为模式。

2.内容

(1)诱发 CAD 常见因素。

(2)不良行为模式与引发 CAD 的关系。

(3)控制与稳定情绪的技巧。

(4)常用药物的使用方法、不良反应及注意事项,其中包括降压药、血管扩张药、抗心律失常药、降脂药等。

(5)戒烟酒、控制饮食的意义和方法。

(6)应引起患者警惕的症状,如心绞痛突然加重;应用血管扩张药,出现头痛、头晕、恶心;呼吸困难、心悸、心律失常等。

(7)特殊检查和治疗的配合要点及注意事项。

(8)心理卫生知识与放松技巧。

(三)出院教育

1.目的

提高自我保健意识,建立正确的遵医行为。

2.内容

(1)饮食与营养:说明限制热量、脂肪、钠盐摄入及少食多餐的意义,指导选择高蛋白、高维生素、低脂肪、低糖的饮食。

(2)药物治疗:详细交代名称、作用、剂量、不良反应及随意停药或乱用药的危害。

(3)休息与睡眠:详细说明活动量和每日保持的睡眠时间及如何遵医嘱应用安眠药。

(4)心理卫生:对 A 型性格者要指导注意调整自我心态,学会放松技巧和用情绪转移达到心境平和,避免情绪激动。

(5)定期复查:说明在出现何种情况下需要随诊复查。

二、高血压患者健康教育

(一)入院教育

1.目的

使患者了解高血压病的相关知识,增强自我保健意识,提高配合治疗能力。

2.内容

(1)高血压的危害性及导致血压升高的可能因素。

(2)有效控制危险因素的措施。

(3)药物治疗方案与配合注意事项。

(4)个体用药的剂量、作用及常见的不良反应。

(5)防治高血压的行为治疗措施,包括低盐、减肥、锻炼、放松、不吸烟和按时服药。

(6)与患者共同制订行为训练的计划并指导患者实施。

(二)出院教育

1.目的

帮助患者掌握高血压病长期自我防治要点,建立良好的遵医服药行为,提高生活质量。

2.内容

(1)坚持长期服药的必要性,指导按医嘱合理服药,防止乱用药。

（2）制订出院后行为训练计划,建立良好的生活方式,包括合理饮食、控制体重、放松训练、戒烟限酒以及身体素质锻炼等内容。

（3）宣传心理卫生保健知识,指导患者在日常生活中保持正常的心理状态。

（4）自我监测血压的方法。

三、心脏病介入治疗患者健康教育

（一）术前教育

1.目的

帮助患者尽快进入患者角色,了解介入检查及治疗的相关知识,掌握手术过程及术中、术后配合要点,解除心理负担,积极配合治疗。

2.内容

（1）耐心做好患者及家属的解释工作,提供疾病治疗的相关信息,说明介入治疗的迫切性、必要性及安全性,简要介绍手术方法并告知术中及术后的注意事项,以减轻患者的焦虑、恐惧心理,缓解心理压力,以利于手术顺利进行。

（2）术前教会患者卧床期间的肢体活动操,指导患者进行手术适应能力训练,内容包括有效咳嗽、咳痰训练、床上排泄训练及术中配合手术的技巧等。

（3）讲解介入治疗前后用药的目的、作用、方法及注意事项。

（4）说明介入治疗的特点、程序及手术费用,使之在经济方面做好准备。交代介入手术前、中、后可能出现的意外情况和并发症,使之有承担治疗风险的心理准备。

（二）术后教育

1.目的

了解心脏介入手术后的配合要点和注意事项,提高术后配合治疗的能力,使之顺利度过围手术期。

2.内容

（1）教会患者及家属配合护士观察患者的呕吐物、尿液、大便、皮肤、牙龈、注射针眼等,及时发现有无早期出血倾向。

（2）教会患者根据卧位情况做下肢活动操,以防止下肢深静脉血栓形成。教会家属给患者做下肢被动按摩,次数不限,有静脉曲张者切勿过力捏挤下肢。向患者讲解各种介入治疗术后的卧位及注意事项,指导患者做放松训练。

（3）讲解术后饮食的基本原则,指导糖尿病及肾功能不全的患者制订清淡、低盐、低脂饮食,讲解合理饮食,进食不宜过饱等饮食注意事项。

（4）告知患者术后预防便秘的意义及注意事项,卧床消化功能减退及不习惯床上排便所造成的排便困难,可反射性影响心率和动脉血流量,而引起意外。因此,术后对于便秘者常规应用缓泻药。

（三）出院教育

1.目的

了解心脏病的防治知识,建立良好的生活习惯,增强自我保健意识,提高生活质量。

2.内容

（1）服药指导:说明在医生指导下继续药物治疗对巩固心脏病介入治疗疗效的意义,介绍观察药物不良反应的方法及应对措施,帮助患者建立良好的遵医服药行为。

(2)饮食指导:讲解心脏病饮食的基本原则,强调合理饮食、科学配餐,以清淡为主,少食多餐,低盐、禁烟限酒、不喝浓茶。

(3)生活习惯指导:保持精神愉快,保证充足睡眠,减少精神刺激和紧张,勿劳累,养成良好的生活习惯。

(4)康复指导:说明术后休养与锻炼的关系,强调有规律的体育锻炼和适当的活动对康复的意义,指导患者选择可耐受的锻炼方式,循序渐进,促进机体早日康复。

(5)定期复查指导:讲清术后复查对判断治疗效果和调整用药的意义,交代术后4~6个月门诊随访的方法和注意事项。

(6)特殊注意事项指导

1)支架术后最好不做磁共振,以防支架移位;术后2~3个月抗凝治疗期间,不拔牙,不做较大外科手术,必须时向医生申明。

2)安置起搏器患者注意远离磁场。

四、先心病介入检查治疗患者健康教育

(一)入院教育

1.目的

帮助患者尽快转换角色,适应环境,减轻因住院产生的恐惧和焦虑心理。

2.内容

(1)拟定健康教育计划,及时对患者及家属进行心理健康教育与引导,鼓励患者及家属主动提问题,有针对性地给予正确解释和纠正错误观念,让患者心情好起来。

(2)向患者及其家属介绍医院环境和生活服务设施,明确院规,讲解探视制度,取得患者及其家属的理解与支持。

(3)向家属介绍先心病患儿护理相关知识,尽量避免患儿哭闹和预防呼吸道感染,确保患儿机体处于良好状态。

(二)介入检查治疗术前教育

1.目的

帮助患者和其家属了解先心病介入检查治疗的相关知识,提高适应能力。

2.内容

(1)介绍先心病介入治疗的方法、适应证、成功率,让患者对手术有比较全面的了解。

(2)讲解术前准备的项目、意义,尤其是对全麻患儿要向家长讲清禁食水的重要性。

(3)讲解术中配合要点,提高患者的耐受性。

(4)讲解示范有效咳嗽、深呼吸及床上排尿的方法。

(三)术后教育

1.目的

让患者及家长了解先心病介入检查治疗后可能出现的不适,指导并鼓励配合行为,减少并发症,促进康复。

2.内容

(1)向患者及家属讲解先心病介入检查治疗后恢复的主要过程和护理措施,使其心中有

数,积极应对,主动配合。

(2)对清醒后需重点监护的患者即告之所处的监护室环境,使患者增加安全感。

(3)术后当天严格卧床休息,协助生活护理,鼓励患者尽早排尿。

(4)嘱患者避免剧烈咳嗽和重力捶背,防止封堵器脱落。

(5)依据患者病情决定介入治疗后下床活动时间,一般情况术后第 2 d 即可下床活动,活动量以不觉疲劳为度。适当的运动可以防止全身机体功能下降,改善微循环,减少因卧床造成的焦虑和不适。

(四)出院教育

1.目的

指导患者及其家属了解先心病介入治疗后的康复常识,提高自主和家庭护理能力。

2.内容

(1)适当运动:出院前帮助患者及家长了解恢复期护理的重要意义,今后应注意的有关事项,明确患者活动范围、方法、强度。要适当控制运动量,不可操之过急。

(2)按时用药:嘱患者及其家属遵医嘱服药,不可随意增减剂量,以免发生意外。

(3)合理饮食:一般无特殊禁忌食物,但要食用营养价值高、易消化的食品。要教育患儿少食多餐,控制饮料和零食,每餐不应过饱,不可暴饮暴食,以免加重心脏负担。

(4)科学护理:教导患者和家长学会家庭护理的基本方法和注意事项,注意通风换气,保持室内温度、湿度;注意观察记录心率、脉搏、体温有无明显异常,严格控制感染。

(5)定期复查:告知患者及家长复查的重要性,每次复查时间和所需要资料。

(刘海燕)

第二十二节　心律失常的健康管理

心律失常是指心脏冲动的频率、节律、起源部位、传导速度与激动次序的异常。最常见的是期前收缩、室上性心动过速和心房纤颤或扑动。其次为各种类型的房室传导阻滞。阵发性室性心动过速、极度缓慢的心律失常及心室颤动或扑动可引起猝死。常见诱发因素,如情绪紧张、过度劳累、急性感染、寒冷刺激、不良生活习惯(吸烟、饮浓茶和咖啡)等。常见症状:缓慢性心律失常可表现为发作性昏厥、黑蒙或短暂意识障碍,严重者可发生 Adams Stokes 综合征甚至死亡。快速性心律失常可表现为心悸、焦虑不安、眩晕、昏厥、心绞痛,甚至发生心力衰竭与休克。

一、急性期健康管理

1.休息与活动指导

严重或较重的心律失常患者,如频发室早、高度房室传导阻滞等,协助卧床休息,告知严禁活动。

2.饮食指导

(1)告知合理的饮食可使病情得到控制,预防并发症的发生。饮食宜低盐、低脂、清淡、易消化、高纤维素饮食,多食新鲜蔬菜和水果,保持大便通畅。

(2)指导患者忌饱餐,宜少食多餐,每顿七八分饱,每天可增至五餐,忌刺激性饮料,如浓茶、咖啡等,嗜烟酒等均可诱发心律失常。

(3)合并心力衰竭及使用利尿剂时,指导应限制钠盐的摄入,多进含钾的食物,以减轻心脏负荷和防止低血钾症而诱发心律失常。

3.用药指导

(1)告知遵医嘱应用抗心律失常药物,注意药物的给药途径、剂量、给药速度,指导观察药物的作用效果和不良反应。

(2)告知用药期间严密监测心电图、血压,及时发现因用药而引起的新的心律失常。

4.疾病相关知识指导

(1)指导患者卧床休息,保持情绪稳定,以减少心肌耗氧量和对交感神经的刺激。

(2)告知吸氧可改善因心律失常造成血流动力学改变而引起的机体缺氧。说明立即建立静脉通道的必要性,为用药、抢救做好准备。

(3)告知我们已准备好纠正心律失常的药物、其他抢救药品及除颤器、临时起搏器等。对突然发生室扑或室颤的患者,会立即施行非同步直流电除颤。

(4)指导患者保持情绪稳定,避免精神紧张。分散注意力,不要过分注意心悸的感受。

二、恢复期健康管理

1.休息与活动指导

(1)指导劳逸结合,生活有规律,保证充足的休息与睡眠。休息时避免左侧卧位,以防左侧卧位时感觉到心脏搏动而加重不适。

(2)告知运动中应保证自我感觉良好,不伴有胸闷、胸痛、气慌、气短和咳嗽、疲劳等,若有上述不适出现,则应立即停止运动。

(3)指导患者保持心态平和,工作劳逸结合,避免精神紧张而诱发心律失常。

2.用药指导

(1)告知严格按医嘱使用抗心律药物,纠正心律失常,提高活动耐力,口服药应按时按量服用,不可自行减药、停药或擅自更换其他药物。

(2)指导慢性房颤患者服用抗凝剂(阿司匹林、华法林)时需在医生指导下应用,并定时监测凝血功能,告知应注意出血倾向,如皮肤瘀斑、鼻出血、牙龈出血、女患者月经增多,应报告医生,遵医嘱调整剂量或更换药物。

(3)告知利多卡因可致头晕、嗜睡、视力模糊、抽搐和呼吸抑制,普罗帕酮易致恶心、口干、头痛等,故宜饭后服用。

3.疾病相关知识指导

(1)指导防跌倒:有头昏、黑蒙时立即平卧或扶牢旁边物体,以免昏厥发作时摔伤。

(2)告知家属患者突然意识丧失、昏迷或抽搐,此时应立即呼叫医生护士进行抢救。

(3)告知脑缺氧时间较长者,为保护脑组织头部需要置冰袋或冰帽。

三、出院健康管理

1.休息与活动指导

(1)指导劳逸结合,生活有规律,保证充足的休息与睡眠。

（2）告知有昏厥史者避免从事驾驶、高空作业等危险的工作，避免单独外出，防止意外；告知有头昏、黑蒙时立即平卧或扶牢旁边物体，以免昏厥发作时摔伤。

（3）指导患者采用动静结合的运动方式，如散步、太极拳、保健操等，避免参加剧烈活动，活动中应保证自我感觉良好，不伴有胸闷、胸痛、气急和疲劳。一旦出现以上不适症状，立即停止活动。

（4）指导患者养成良好的排便习惯，保持排便通畅，如有便秘者，不要强行排便，可采取一些通便措施，如使用开塞露或口服缓泻剂酚酞等。

2.用药指导

（1）指导严格按医嘱使用抗心律药物，口服药应按时按量服用，不可自行减药、停药或擅自更换其他药物。

（2）告知胺碘酮可致老年人甲状腺功能减退或年轻人甲状腺功能亢进、眼角膜沉淀、肺纤维化。

（3）告知洋地黄类易致各种心律失常。消化道症状如恶心、呕吐等；神经系统多表现为黄、绿视。

3.复查指导

（1）告知定期复查心电图，发现异常及时就诊。

（2）教会患者及家属测量脉搏和心律的方法，将我们的手臂轻松放在桌面上，当然不拘泥于桌面上，也可以放在自己的腿上，只要方便测量就行；将示指和中指压在桡动脉处，力度适中，能感觉到脉搏搏动就行；测量60s。每天至少1次，每次至少1min。如有脉搏减慢、头晕等不良反应及时就诊。

（3）指导患者阵发性室上性心动过速发生时，可采取一些自行终止的方法（机械刺激法），若不能终止应尽快来医院救治。对于室上性心动过速患者，通常可以采用一些刺激迷走神经的机械刺激方法来终止发作，方法有：①刺激咽部，诱发恶心呕吐；②深呼气后屏气，用力做吸气动作，或深吸气后屏气再用力做呼气动作。

（孙爱云）

第二章 消化内科疾病护理

第一节 慢性胃炎

慢性胃炎是指由各种病因引起的慢性胃黏膜炎性病变。慢性胃炎按其发生的部位可分为胃体胃炎和胃窦胃炎(胃窦炎);按其胃镜和病理检查所见又可分为慢性浅表性胃炎及慢性萎缩性胃炎。慢性胃炎是常见病,其发病率随着年龄增长而增加。临床上常有上腹饱胀、钝痛不适、食欲下降和消化不良等表现。大多预后良好,仅少数慢性萎缩性胃炎可有癌变。

一、病因

慢性胃炎病因尚未完全阐明,可能的致病因素如下。

(1)物理或化学性刺激。长期接受对胃黏膜有刺激的食物或药物,如烟酒过度、浓茶咖啡、辛辣或粗糙食物以及水杨酸类药物等,使胃黏膜长期受刺激而引起慢性炎症。

(2)胆汁反流。幽门括约肌功能失调而导致幽门松弛或胃次全切除术后,十二指肠液反流入胃,胆汁破坏了胃黏膜屏障而引起慢性炎症。

(3)急性胃炎发作后,胃黏膜损害经久不愈,发展为慢性病程。

(4)感染因素。随年龄增长而胃酸分泌功能减退,胃内有细菌和真菌繁殖,可致胃炎。最近发现慢性胃炎患者50%～80%在胃窦都有幽门螺杆菌,因此认为此菌参与发病。

(5)免疫因素。部分萎缩性胃炎患者的血液和胃液中可找到壁细胞抗体,提示免疫反应在慢性胃炎的发生上有重要意义。

二、临床表现

(一)症状

慢性胃炎病程迁延,可反复发作。主要表现为持续性或进食后上腹部饱胀不适或疼痛,常伴有其他消化不良的症状,如腹胀、嗳气、反酸、食欲缺乏等。上述消化道症状在胃体胃炎者多不明显,胃窦胃炎者则较为突出,有时酷似消化性溃疡呈周期性、节律性上腹部疼痛,并反复有黑便或呕吐咖啡样液,但多可自动止血,也有部分患者可无任何症状。

(二)体征

上腹部轻度压痛。部分病例可有舌炎、贫血和消瘦等。

(三)辅助检查

1.胃液分析

浅表性胃炎胃酸分泌大致正常;慢性萎缩性胃炎胃酸明显减少或缺乏。

2.纤维胃镜检查及活组织检查

(1)浅表性胃炎见黏膜充血、水肿、糜烂或出血。

(2)萎缩性胃炎见黏膜呈苍白或灰白色、皱裂变细、黏膜下血管明显透见。病理学检查可见胃腺体部分或全部萎缩或消失,并可出现肠腺上皮化生。病变可弥散或主要局限于胃窦部。

(3)幽门螺杆菌检测对活检标本应先作尿素酶试验。同时作培养,再作切片。如胃黏膜表面有幽门弯曲杆菌生长,均可获阳性结果。

3.血清壁细胞抗体试验和血清胃泌素测定

(1)慢性萎缩性胃体胃炎,血清壁细胞抗体常呈阳性。血清胃泌素多升高,其原因是胃体壁细胞的炎症和萎缩,胃酸分泌低下,而不能抑制胃泌素的分泌。

(2)慢性萎缩性胃窦胃炎,血清壁细胞抗体也有一定的阳性率(30%~40%),血清胃泌素下降,下降程度随 G 细胞(胃泌素分泌细胞)破坏而定。慢性浅表性胃炎无特殊改变。

三、诊断

慢性胃炎的临床诊断较为困难,症状和体征很少有特异性,X 线检查一般只有助于排除其他胃部疾患。确诊主要依靠纤维胃镜和胃黏膜组织学检查。幽门螺杆菌阳性亦有助于诊断。

四、治疗

(一)消除病因

应去除各种可能的致病因素,如戒烟酒、减少食盐摄入、纠正不良饮食习惯、停用对胃有刺激性的食物和药物。胆汁反流明显者,可服考来烯胺(消胆胺)以吸附胆汁,每次 3~4 g,每日 4 次,饭后 1 h 和睡前服用;亦可服甲氧氯普胺和多潘立酮(10 mg,3 次/天),能加强幽门张力和胃窦的收缩,防止胆汁反流。

胃黏膜活检发现幽门螺杆菌者应加服抗菌药物如链霉素、庆大霉素、呋喃唑酮等,以 2~3 周为一个疗程。胶体铋既能杀灭幽门螺杆菌,又对炎症黏膜具有特殊的亲和力,能形成一保护膜,可试用。

(二)其他药物治疗

主要是对症治疗。上腹痛可用解痉剂如溴丙胺太林(普鲁本辛)或颠茄合剂;上腹饱胀可用甲氧氯普胺或多潘立酮。硫糖铝和 H_2 受体拮抗剂亦可试用。

(三)手术治疗

萎缩性胃窦胃炎伴有重度不典型增生者,应考虑手术治疗。

五、护理

(一)护理目标

消除患者紧张情绪,缓解胃部不适;使患者学会饮食调节;帮助患者了解胃镜检查的目的,使之定期复查。

(二)护理措施

1.一般护理

(1)一般轻症:胃炎可适当活动,慢性胃炎急性发作,或伴有上消化道出血者应卧床休息。

(2)心理护理:患者常因反复发作或担心自己患胃癌而焦虑不安,护士应帮助患者减轻和消除各种不良的心理活动。

(3)饮食护理:①注意饮食卫生;②饮食要有规律;③进营养丰富易消化的食物,少量多餐,细嚼慢咽使食物和唾液充分混合。

2.病情观察

主要观察腹痛的部位、性质和规律,并注意粪便颜色改变。

3.腹痛及腹部不适的护理

注意腹部保暖,可用热水袋热敷局部,并轻轻按摩上腹部或针灸合谷、足三里。

4.保健指导

(1)指导患者加强饮食卫生和摄取有规律的饮食。

(2)消除一切刺激胃黏膜的病因,帮助患者掌握胃炎的自我护理。

(3)嘱患者定期胃镜复查。

六、纤维胃镜检查术与护理

(一)目的

(1)对疑似胃部病变,而钡餐 X 线检查无肯定结果者,可借助胃镜检查以明确诊断。

(2)对不明原因的上消化道出血,通过急诊胃镜检查,以明确出血部位及性质。

(3)在纤维胃镜直视下,对急性胃出血做止血处理。

(4)摘除胃内小息肉,钳取胃内异物。

(二)用物准备

(1)胃镜检查设备:①纤维胃镜。②喉头麻醉喷雾器。③冷光源器。

(2)药物:利多卡因、阿托品、地西泮、肾上腺素、间羟胺阿拉明。

(3)无菌 5 mL 注射器及肌肉针头。

(4)其他用物:酒精棉球、无菌手套、弯盘、牙垫、润滑油、纱布、盛有甲醛固定液之标本瓶等。

(三)操作步骤

(1)术前向患者仔细介绍内镜检查的有关知识和配合方法,如恶心时可做深呼吸,胃镜插入时如何做吞咽动作,以消除患者对侵入性检查的恐惧紧张心理。

(2)有活动义齿应取下。

(3)术前禁食 8 h,对伴有幽门梗阻的患者,应先抽尽胃内容物。必要时先洗胃,然后做内镜检查。

(4)插管前 5～10 min 先含服利多卡因胶浆剂 10 mL(内含利多卡因 0.2 g)于咽喉部片刻后慢慢咽下,作局部麻醉、润滑作用,并祛除胃肠道内泡沫以利检查者视野清晰,或者以40 g/L 利多卡因对咽部进行喷雾麻醉,并嘱患者于每次喷药后做吞咽动作,借以麻醉咽喉下部,减轻呕吐反射及疼痛。

(5)患者取左侧卧位,头稍后仰,放松腰带和领扣,口边放置弯盘。术者将牙垫套在胃镜上,将胃镜的连接部插入冷光源镜座上,接好地线及电源,然后将胃镜前端从患者舌根部沿咽后壁缓慢插入,并嘱患者做吞咽动作。

(6)当胃镜前端插至食管上部时,将牙垫置于患者口中,并嘱将其咬住,即可在直视下推进胃镜,当插入 45 cm 时,镜端通过贲门入胃,随即向胃内注气,使胃壁充分舒展。

(7)详细观察胃内情况,发现病变可作照相、活体组织检查及细胞学检查。

(8)术后禁食 2 h,2 h 后进食流质饮食,以后恢复普通饮食,曾做活体组织检查者,2 h 后暂进软食 1 d。

(四)注意点

(1)术前了解患者有无麻醉药过敏史。

(2)有心血管疾病患者不宜做此检查。防止机械刺激引起迷走神经张力改变及胃内大量注气后致冠状动脉血流量减少,影响心脏功能。

(3)少数患者术后可出现出血,咽部水肿等并发症,应严密观察,如有咽痛及咽后壁异物感,可用温盐水漱口或含喉片,症状经1~2 d自行消失。如有黑便、头晕、心率增快,提示消化道出血,应予积极处理,必要时在纤维胃镜直视下止血。

(4)检查后如有腹痛、腹胀,系向胃内所注气体进入小肠引起急剧气胀所致,可进行腹部按摩,促使肠道气体排出。

(孙海霞)

第二节　急性胃炎

急性胃炎是由多种病因引起的急性胃黏膜炎症。临床上急性发病,常表现为上腹部症状。内镜检查可见胃黏膜充血、水肿、出血、糜烂(可伴有浅表溃疡)等一过性病变。

一、临床表现

(一)上消化道出血

临床表现重者通常以上消化道出血为首发表现。上述应激因素发生后,常在应激后24 h出现黏膜糜烂,2~4 d出现呕血及黑便,也有24 h内或经2~3周发生者,出血量一般不大,常呈间歇性。可伴有上腹隐痛、烧灼痛、腹胀、恶心、呕吐。大量出血者占1%~10%,可出现昏厥或休克等循环血容量不足的表现。体检可有上腹或脐周压痛。

(二)症状与体征

轻者多无症状或仅有上腹不适、疼痛及食欲下降、恶心、呕吐等消化不良表现。胃部出血一般呈少量、间歇,可自行停止。大出血时呈呕血、黑便。持续少量渗血可致贫血。

(三)急性单纯性胃炎

起病急,主要表现为上腹饱胀、隐痛、呕吐,嗳气重者出现血性呕吐物。若由细菌或毒素导致者,则于进食后数小时或24 h内发病,并伴有腹泻、发热,严重者出现脱水、酸中毒,甚至休克。

(四)急性糜烂性胃炎

轻者无明显症状,或仅有上腹部不适、食欲缺乏等消化不良症状。严重者起病急骤,在原发病的病程中突发上消化道出血,可有呕血及黑便,一般为少量、间歇性,可自止,但少数也可发生大量出血,甚至出血性休克。

(五)急性腐蚀性胃炎

早期为口腔、咽喉、胸骨后、上腹部剧烈疼痛,咽下困难,伴恶心、呕吐,重者呕血,甚至虚脱或休克,严重者可出现食管穿孔和狭窄。

二、诊断

（一）诊断

根据各种严重疾病史，典型临床表现及急诊胃镜可诊断。

（二）辅助检查

X线上消化道造影检查缺乏实际诊断价值，确诊有赖急诊胃镜检查。镜下见到胃黏膜糜烂、出血或浅表溃疡可确诊，如内镜检查结果阴性而出血不止应行血管造影检查，明确出血部位同时可栓塞止血。

（三）内镜检查时机

强调内镜检查宜在出血发生后 24～48 h 间进行，因病变可在短期内消失，延迟胃镜检查可能无法确定出血病因。有近期服用非甾体类抗感染药史、严重疾病状态或大量饮酒患者，如发生呕血和（或）黑便，应考虑急性糜烂出血性胃炎的可能。

三、治疗

（一）去除病因或诱因

如由药物引起者应立即停止用药；酗酒者宜戒酒。

（二）急性糜烂出血性胃炎

应针对原发病和病因采取防治措施。

（三）处于急性应激状态的上述严重疾病患者

除积极治疗原发病外，应常规给予抑制胃酸分泌的 H_2 受体拮抗药或质子泵抑制药，或具有黏膜保护作用的硫糖铝作为预防措施。

（四）服用非甾体类抗感染药的患者

应视情况应用 H_2 受体拮抗药、质子泵抑制药或米索前列醇预防。

（五）已发生上消化道大出血者

按上消化道出血治疗原则采取综合措施进行治疗，质子泵抑制药或 H_2 受体拮抗药静脉给药可促进病变愈合和有助止血，积极补充血容量，必要时输血，纠正休克。

（六）止血

静脉用抑酸药提高胃内 pH；弥散性胃黏膜出血可用 8 mg/dL 去甲肾上腺素冰盐水溶液，分次口服；呕血停止后可予以胃黏膜保护药；小动脉出血者可胃镜直视下采取金属止血夹、高频电凝、激光凝固或氩离子凝固术止血，也可用肾上腺素盐水或硬化剂注射，如经上述治疗仍未能控制的大出血者，可考虑手术治疗。

四、护理措施

（一）一般护理措施

1. 休息

患者要注意休息，减少活动，避免劳累。急性出血时应卧床休息。

2. 饮食

一般进无渣、温热、半流质饮食。少量出血时可给牛奶、米汤等流质饮食，以中和胃酸，有利于胃黏膜的修复。呕血者应暂禁食，可静脉补充营养。

3. 环境

为患者创造整洁、舒适、安静的环境，定时开窗通风，保证空气新鲜及温、湿度适宜，使其心情舒畅。

4. 观察

出血期间监测生命体征的变化并记录。观察腹痛的性质、部位、是否有压痛及反跳痛，观察有无上消化道出血等并发症，发现异常及时告知医师并配合处理。

5. 其他

出血期间协助患者用 0.9% 氯化钠溶液漱口，每天 2 次。

6. 评估

评估患者的心理状态，有针对性的疏导，解除患者的紧张情绪。

（二）重点护理措施

1. 病情观察

观察上腹部不适的部位，疼痛的性质、程度不同，有无上消化道出血等。

2. 评估

（1）询问患者的饮食习惯、用药史以及有无应激因素等，了解与本疾病有关的诱因。评估患者有无嗳气、反酸、食欲缺乏、上腹饱胀、隐痛、恶心、呕吐等胃肠道症状。

（2）评估患者有无黑便或呕血，并评估呕吐物和排泄物的量及性状。密切观察各种药物作用和不良反应。

（3）评估患者对疾病的认知程度及心理状态，有无焦虑、抑郁等情绪。

3. 药物治疗护理

观察药物的作用、不良反应、服用时的注意事项，如抑制胃酸的药物多于饭前服用，抗生素类多于饭后服用；并询问患者有无过敏史，严密观察用药后的反应；应用止泻药时应注意观察排便情况，观察大便的颜色、性状、次数及量，腹泻控制时应及时停药；保护胃黏膜的药物大多数是餐前服用，个别药例外；应用解痉止痛药，如山莨菪碱或阿托品时，会出现口干等不良反应，并且青光眼及前列腺肥大者禁用。保证患者每天的液体入量，根据患者情况和药物性质调节滴注速度，合理安排所用药物的前后顺序。

4. 高热

高热 39 ℃以上者，头部置冰袋或冷水毛巾冷敷，应行物理降温，如头置冰袋或用冰水冷敷、酒精或温水擦浴。效果不理想者，遵医嘱给予解热药。对畏寒患者应注意保暖。注意禁用解热止痛药物。患者退热时往往大量出汗，应及时给予更换衣裤、被盖，并给予保暖，防止湿冷受凉而感冒。

（三）治疗过程中可能出现的情况及应急措施

1. 消化道出血的急救

（1）患者有呕血、便血等出血病史，出现面色苍白，表情淡漠，出冷汗，脉搏细速，肠鸣音亢进，应首先考虑有出血情况，严密观察血压。

（2）患者出现呕血，立即去枕平卧，头偏向一侧，绝对卧床，禁食，及时备好吸引器。

（3）立即通知值班医师或主管医师。

（4）迅速建立静脉通路（大号针头），同时验血型、交叉配血，若已有输液的患者，则加快输液速度，如已有备血立即取血。

（5）测血压、脉搏、体温，每隔 15～30 min 监测 1 次并做好记录。

（6）给予吸氧，保持呼吸道通畅，同时注意保暖。

（7）密切观察病情变化，注意呕吐物及大便的颜色、性质、量，做好记录。

（8）食道静脉曲张破裂出血，备好三腔双囊管，配合医师插三腔双囊管进行止血。

（9）按医嘱给予止血药及扩容药。

（10）正确记录 24 h 出入量，必要时留置导尿，做好重病护理记录。做好心理指导，消除紧张、焦虑情绪。如经内科治疗出血不止，应考虑手术治疗，做好术前准备。

2.窒息的预防及抢救配合

（1）应向患者说明呕血时不要屏气，应尽量将血轻轻呕出，以防窒息。

（2）准备好抢救用品，如吸引器、鼻导管、气管插管和气管切开包等。

（3）一旦出现窒息，开放气道是抢救的关键一环，上开口器。

（4）立即清除口腔、鼻腔内血凝块，用吸引器吸出呼吸道内的血液及分泌物。

（5）迅速抬高患者床脚，使成头低足高位。若患者意识清楚，鼓励用力咳嗽，并用手轻叩背部帮助支气管内淤血排出。若患者意识不清，则应迅速将患者上半身垂于床边并一手托扶，另一手轻拍患侧背部。

（6）清除患者口、鼻腔内之淤血。用压舌板刺激其咽喉部，引起呕吐反射，使其能咯出阻塞于咽喉部的血块，对牙关紧闭者用开口器及舌钳协助。

（7）若以上措施不能使血块排出，则应立即用吸引器吸出淤血及血块，必要时立即行气管插管或气管镜直视下吸取血块。气道通畅后，若患者自主呼吸未恢复，应行人工呼吸，给高流量吸氧或按医嘱应用呼吸中枢兴奋药。

3.腹痛

（1）应观察其发生的时间、部位、性质、程度及其有否发热、腹泻、呕吐等伴随症状和体征。

（2）明确诊断后可遵医嘱给予局部热敷、按摩、针灸，或给予止痛药物等缓解腹痛症状，同时应安慰、陪伴患者以使其精神放松，消除紧张、恐惧心理，保持情绪稳定，从而增强患者对疼痛的耐受性。

4.恶心、呕吐、上腹不适

（1）评估症状是否与精神因素有关，关心和帮助患者，消除紧张情绪。

（2）观察患者呕吐的次数及呕吐物的性质和量的情况。

（3）及时为患者清理呕吐物、更换衣物，协助患者采取舒适体位。

（4）避免不良刺激。严重呕吐患者要密切观察和及时纠正水、电解质平衡紊乱。一般呕吐物为消化液和食物时有酸臭味，混有大量胆汁时呈绿色，混有血液呈鲜红色或棕色残渣。

5.呕血、黑便

（1）排除鼻腔出血及进食大量动物血、铁剂等所致呕吐物呈咖啡色或黑便。

（2）观察患者呕血与黑便的颜色、性状和量的情况，必要时遵医嘱给予输血、补液、补充血容量治疗。

五、健康教育

（一）简介疾病知识

急性胃炎是由各种原因所致的胃黏膜急性炎性病变。急性胃炎按病因分为急性药物性胃炎、急性应激性胃炎、急性酒精性胃炎、急性腐蚀性胃炎、急性感染性胃炎、急性化脓性胃炎、急性食物中毒性胃炎、急性碱性反流性胃炎、缺血性胃炎、放射性胃炎、机械创伤性胃炎等。急性药物性胃炎是由各种药物引起的胃黏膜充血、水肿、糜烂。临床最为常见的是水杨酸盐类等非甾体抗感染药，其他还有肿瘤化疗药、氯化钾、铁剂、碘剂、洋地黄、肾上腺糖皮质激素等。

（二）饮食指导

（1）急性期病情较重，排便次数多，常伴呕吐，严重者会出现脱水和电解质紊乱。此时应禁食，使胃肠道彻底休息，依靠静脉输液以补充水和电解质。

（2）病情较轻的患者，可饮糖盐水，补充水和盐，纠正水盐代谢紊乱。

（3）病情缓解后的恢复期，首先试食流质饮食。

（4）一般患者呕吐停止后可选用清流质软食，注意少量多餐，以每天6～7餐为宜。开始可给少量米汤、藕粉、杏仁霜等，待症状缓解，排便次数减少，可改为全流质食物。

（5）尽量少用产气及含脂肪多的食物，如牛奶及奶制品、蔗糖、过甜食物以及肉类。

（三）心理指导

1.解释症状出现的原因

患者因出现呕血、黑便或症状反复发作而产生紧张、焦虑、恐惧心理。护理人员应向其耐心说明出血原因，并给予解释和安慰。应告知患者，通过有效治疗，出血会很快停止；并通过自我护理和保健，可减少本病的复发次数。

2.心理疏导

耐心解答患者及其家属提出的问题，向患者解释精神紧张不利于呕吐的缓解，特别是有的呕吐与精神因素有关，紧张、焦虑还会影响食欲和消化能力，而树立信心及情绪稳定则有利于症状的缓解。

3.应用放松技术

利用深呼吸、转移注意力等放松技术，减少呕吐的发生。

（四）出院指导

向患者及家属进行卫生宣教，本病为胃的一种急性损害，只要祛除病因和诱因，是能治愈的，也是可以防止发展为慢性胃炎的。应向患者及其家属讲明病因，如是药物引起，应告诫今后禁用此药；如疾病需要必须用该药，必须遵医嘱配合服用制酸药以及胃黏膜保护药。指导患者饮食要有规律性，要少食多餐，避免刺激性食物和对胃有损害的药物，或遵医嘱从小量开始、饭后服药；要节制烟酒。遵医嘱坚持服药，如有不适，及时来院就医，并定期门诊复查。嘱患者进食要有规律，避免食生、冷、硬及刺激性食物和饮料。

（孙海霞）

第三节　胃食管反流病

胃食管反流病（gastroesophageal reflux disease，GERD）是指由胃内容物反流引起的不适症状和（或）并发症的一种疾病，患者主要症状是胃灼热与反流，其次有胸痛、吞咽不适等消化道症状。当反流相关症状影响患者正常生活时，常会导致患者不适，轻度症状每周发作2d或以上,中、重度症状每周发作 1 d 或以上常会导致患者不适。发病年龄主要集中在 40～60 岁,与性别关系不大,劳累、饮食不当是主要诱因。近年来的研究已证明,胃食管反流与部分反复发作的哮喘、咳嗽、夜间呼吸暂停、心绞痛样胸痛及咽喉炎有关,引起呼吸系统疾病和营养发育不良。

一、病因

病理性胃食管反流的发生是多因素的,其中包括食管本身及其防御机制的缺陷、反流物的性质、外界环境的影响,以及其他疾患的作用等。任何因素都对发病起一定的作用,最终导致食管组织的损害,形成各种程度的食管炎症。

(一)机械因素

正常胃食管连接部存在特殊的结构,阻止胃食管反流。隔食管裂孔由膈右脚肌纤维构成,环绕食管,其收缩与食管下括约肌部位高压带的形成有关。此外,食管与胃底间的锐角(His角)形同活瓣,在胃内压升高时起关闭作用;贲门口黏膜松弛,呈花瓣状聚拢,形成黏膜玫瑰花结,亦具有抗反流作用。目前认为这些机构因素可单独或作为括约肌的外在支持物,共同起抗反流作用。

(二)食管下括约肌

食管下括约肌(LES)位于食管末端,由测压技术证明该部位为 1.5～3 cm 长的高压带,一般认为是生理性括约肌。其主要作用为维持高压带,阻止胃内容物的反流。食管下括约肌张力降低,LES 短暂性松弛是 GERD 最主要的发病机制。

(三)食管清除作用

食管清除作用仅次于机械性抗反流屏障和食管下括约肌,是防止发生胃食管反流的重要因素。正常情况下,食管清除借助于重力作用、食管蠕动和唾液分泌等因素完成,其中以食管蠕动最为重要,为最主要的清除方式。

二、临床表现

1.食管综合征

(1)典型反流症状:①胃灼热,胃灼热是 GERD 最常见的症状,是指起源于胃或下胸部向颈部延伸的一种灼热感觉,常于餐后 2 h 内发生,服抗酸药即可缓解,可伴有口腔内酸味或食物味道。为胃内反流物对食管上皮下感觉神经末梢的化学性刺激所致。胃灼热程度与病变程度不一定相关,如并发 Barrett 食管,即使反流严重,一般却无胃灼热症状。食管黏膜因慢性炎症而增厚或瘢痕形成,感觉减退,胃灼热症状反而减轻。食管炎形成管腔狭窄后,亦可阻止反流,使胃灼热症状减轻。胃灼热症状对 GERD 的诊断有较大的帮助。②反酸、反食,是指有酸或食物反流至食管的感觉,也为 GERD 主要症状之一。

(2)反流相关胸痛:近年来,胸痛作为 GERD 的常见症状,已被临床重视。疼痛位于胸骨后、剑突下或上腹部,常放射到胸、背、肩、颈、下颌、耳和上肢,向左臂放射较多。GERD 和原发性食管运动功能紊乱均可致胸痛,统称为食管源性胸痛或非心源性胸痛,易与心绞痛相混淆。

2.食管外综合征

(1)与 GERD 明确相关的症状:反流性咳嗽、反流性喉炎、反流性哮喘、反流性牙侵蚀等。

(2)可能相关的症状:咽炎、鼻窦炎、特发性肺纤维化、复发性中耳炎等。

三、辅助检查

1.胃食管反流检测

(1)24 h 食管 pH 监测(24 hour esophageal pH monitoring):该法为目前诊断有否胃食管反流最好的定性和定量检查方法。可以明确酸反流的形式、频率和持续时间以及症状和生理活动与食管内酸度的关系。检测结果中食管内 pH<4 的总百分比与临床症状和黏膜损伤有较好相关性。正常人该值<4.%。该方法在内镜下食管黏膜无明显改变的 GERD 诊断方面有较大的实用价值,已成为 GERD 诊断的重要临床手段。

(2)胃-食管闪烁扫描:该检查技术是应用放射性核素试餐和照相观察食管内食物的滞留情况。对餐后非酸性胃内容物的反流检出敏感性超过动态 pH 监测。

(3)食管测压(esophageal manometry):目前常用连续灌注导管测压系统,进行食管测压。一般说,食管下括约肌静息压低于 1.33 kPa(10 mmHg),即为食管下括约肌关闭不全的可能。单纯食管压力测定不能对胃食管反流作出诊断,测压目的是能了解食管下括约肌的长度、位置和压力,还可用来排除食管其他异常情况,如贲门失弛缓症、硬皮病和食管痉挛。近年来,随着袖套式导管长时间 LES 压力监测的广泛开展,人们对 GERD 的发病机制有了更深的认识。研究发现,LES 一过性松弛(transient LES relaxations,TLESRs)是引起胃食管反流的最主要因素。TLESRs 是指非吞咽情况下 LES 发生自发性松弛,其松弛时间明显长于吞咽时 LES 松弛,可持续 8~10 s,并常伴有胃食管反流。目前认为 TLESRs 是正常人生理性胃食管反流的主要原因,也是 LES 静息压力正常的 GERD 患者主要发病机制。

2.反流损伤的检查

(1)食管钡剂 X 线检查:通常可以观察食管黏膜影像和食管的运动情形,明确有无膈疝。因是食管黏膜表浅性病变,因而早期 GERD 并不敏感,假阴性较多。但若出现管腔狭窄等并发症时,有较人帮助。

(2)内镜检查:内镜检查的突出优点是可以直接观察黏膜改变的征象,并方便地进行活组织病理检查,更加准确地了解黏膜的损伤。另外,还可以观察食管内有无反流物或食物储留,有无胆汁反流征象,从食管和胃底两种位置观察贲门闭合功能等。纤维内镜检查是评价酸产生的食管黏膜损伤及其并发症很有价值的方法。

四、治疗原则

治疗目标是:治愈食管炎、缓解症状、提高生活质量、防止复发、预防并发症。GERD 的治疗包括以下几方面。

(一)改变生活方式

改变生活方式是 GERD 的有效的最基本治疗。包括:①改变体位,餐后保持直立,避免用力提物,勿穿紧身衣服,睡眠时抬高床头 15~20 cm;②戒烟和停止过量饮酒;③改变饮食成分和习惯,减少每餐食量或酸性食物,睡前勿进食,控制体重;④免服促进反流的药物,包括抗胆碱能药物、茶碱、地西泮、钙通道阻滞药等。

(二)药物治疗

抑制胃酸分泌是目前治疗 GERD 的基本方法。抑制胃酸的药物包括 H_2 受体拮抗药

（H_2RA）和质子泵抑制药（PPI）等。

（1）初始治疗（详见护理部分）。

（2）维持治疗：由于 GERD 是一种慢性疾病，从控制症状、预防并发症的角度来说，GERD 需要维持治疗。以 PPI 标准剂量维持治疗，半年后随访 80％以上患者仍可维持正常。按需治疗是间歇治疗的一种，即只在症状出现时用药，持续使用至症状缓解。

（三）手术治疗

抗反流手术在缓解症状及愈合食管炎方面与药物治疗疗效相当。但手术并发症和病死率与外科医生的经验及技术水平密切相关。术后常见的并发症包括腹胀（12％）、吞咽困难（6％），且有相当一部分患者（11％～60％）术后仍需规则用药。研究表明，抗反流手术并不能降低食管腺癌的风险。因此，对于是否进行抗反流手术治疗，应当结合患者个人意愿及外科专家意见后作决定。但对已证实有癌变的 BE 患者，原则上应手术治疗。

（四）内镜介入治疗

目的是减少反流，如射频治疗使食管黏膜胶原增生，LES 加厚，起到防止反流作用。内镜下结扎缝合、以减少胃内容物反流至食管、内镜直视下胃底折叠术、局部注射法，树脂玻璃局部肿胀均可减少胃食管反流。由于内镜介入治疗开展为时较短，其确切的意义尚待远期随访，目前应严格掌握适应证。

五、常见护理问题

（一）疼痛

1.相关因素

胃酸反流刺激食管中下段黏膜。

2.临床表现

胸骨后发热、胃灼热样疼痛，患者出现程度不同的反酸、吞咽不适等，抑酸药可以不同程度地缓解这些症状。

3.护理措施

（1）向患者及家属讲解疼痛的原因，消除患者的紧张心理。帮助患者减少或去除加重或诱发疼痛的因素。①避免服用促进反流或刺激黏膜的药物如非甾体抗炎镇痛药、抗胆碱能药物等；②避免食用刺激性食物，过冷、过烫、辛辣等，以免加重对黏膜的刺激，如降低 LES 压力的食物（脂肪、咖啡、巧克力、薄荷、汽水）以及高酸性食物（如柠檬汁、番茄汁）；③对嗜好烟酒者，劝其戒除；④餐后保持直立、睡眠时将床头抬高 15～20 cm，利用重力作用改善平卧位食管的排空功能。

（2）注意观察及详细了解患者疼痛的性质、部位及持续时间，并进行疼痛评估。

（3）指导患者减轻疼痛的方法。①疼痛时尽量深呼吸，以腹式呼吸为主，减轻胸部压力刺激。②取舒适的体位。患侧卧位及半卧位，可减轻腹壁紧张，减轻疼痛。③饮食应选清淡、高蛋白、低脂、无刺激的易消化食物，不宜过饱，少量多餐。④保持情绪稳定，焦虑的情绪易引起疼痛加深。⑤疼痛发作时调整舒适的体位或分散患者的注意力，如听轻音乐、嚼口香糖、看小说、漫画等分散注意力。

（4）根据医嘱给予黏膜保护药、制酸药或硝苯地平等药。按三级止痛的方法应用止痛药，第一阶段从非阿片类镇痛药开始，如阿司匹林、布桂嗪（强痛定）、奈福泮（平痛新）、吲哚美辛

(消炎痛)栓等;若不能缓解,在此基础上,加弱阿片类镇痛药,如可待因、丙氧酚等;若疼痛剧烈,则可用强阿片类镇痛剂,如哌替啶(度冷丁)、美施康定等,或贴剂多瑞吉,镇痛效果可达到 72h。

(5)保持环境安静舒适,执行保护性医疗制度,耐心听取患者倾诉,给予适当安慰,减轻患者的心理负担,提高痛阈。

(二)焦虑

1. 相关因素

病程长、症状持续、生活质量受影响。

2. 临床表现

由于病程长、不适症状持续伴随、治疗效果个体差异大,导致患者对预后及经济等方面的担忧,造成患者对治疗产生消极、不信任的心理。

3. 护理措施

(1)正确评估患者的心理状态,了解已出现或潜在的心理问题,有针对性地解决。

(2)深入浅出地讲解本疾病的相关知识,使患者对本病的病因及发病机制有所认识,加深对诱发因素的了解,进一步提高自我保健。

(3)使患者认识到情绪也是诱发因素之一,保持好的心态也是治疗的关键。

(4)根据病情选择合适、经济的治疗方案。

(5)护理过程中护士应充分体现耐心、细心、爱心,学会倾听、宽慰患者。

(三)呼吸困难

1. 相关因素

神经肌肉障碍。

2. 临床表现

部分患者反复发作的哮喘、咳嗽、夜间呼吸暂停。

3. 护理措施

(1)保持室内空气新鲜,每日通风 2 次,每次 15~30 min,并注意保暖。

(2)鼓励患者有效地咳嗽,清除痰液,以保持呼吸道通畅。

(3)指导患者避免穿过紧的衣服,以免影响呼吸。

(4)摆好患者体位,有利于呼吸。

(5)必要时给予氧气吸入。

(6)夜间睡眠时有人陪伴,使其得到安全感,以减少焦虑。

(7)遵医嘱给药,注意观察药物疗效和药物不良反应。

六、健康教育

(一)改变生活方式

改变生活方式或生活习惯对多数患者能起到一定的疗效。如衣带宽松可以减少衣服和饰品造成的腹压增高;餐后保持直立、睡眠时将床头抬高 10~15 cm,利用重力作用改善平卧位食管的排空功能;戒烟、避免大量饮酒,避免摄入过多促进反流和胃酸过量分泌的高脂肪食物;鼓励患者咀嚼口香糖,通过正常的吞咽动作改善食管清除功能,增加唾液分泌中和反流物,通过唾液刺激下的吞咽功能锻炼协调食管的运动功能;鼓励患者适当控制体重,减少由于腹部脂胁过多引起的腹压增高。睡前 3 h 避免进食以减少睡眠期间的胃酸分泌和 LES 短暂松弛,平时应避免重体力劳动和强度较大的体育锻炼,如搬重物和屏气均可增加 GERD 的发生次数。

(二)饮食的要求

避免过多进食刺激胃酸分泌的其他食物,如巧克力、薄荷、浓茶、碳酸饮料、某些水果汁等;睡前避免进食,以减少睡眠期间的胃酸分泌和 LES 一过性松弛;细嚼慢咽,避免饱食及进食大量脂肪类食物;饮食宜清淡,烧菜方式应采用焖、煮、炖方法。

(三)用药指导

尽量避免服用促进反流或黏膜损伤的药物,如抗胆碱能药物、茶碱、地西泮、麻醉药、钙拮抗药、非甾体抗炎药等;应用制酸药的患者,建议治愈后逐渐减少剂量直至停药或者改用缓和的其他制剂再逐渐停药,如有复发征兆提前使用制酸药预防。碱性药物可以通过中和作用对抗胃酸反流,如胃达喜、硫糖铝等,因此患者有不适症状时可家庭备药。

(四)门诊随访

当患者出现胸骨后胃灼热痛、吞咽不适等症状加重时及时就诊,以排除病症进一步向 Barrett 食管、食管癌发展。GERD 的预后个体差异相当大。内科治疗可以缓解大多数患者的症状,预后良好,但易复发,须长期服药。另外,患者一定要保持良好的心态,避免过度劳累。

(张鹏楷)

第四节　胃、十二指肠溃疡

胃、十二指肠溃疡主要指发生在胃和十二指肠球部的慢性溃疡,由于溃疡的形成与胃酸及胃蛋白酸的消化作用有关,故又称为消化性溃疡。临床上十二指肠溃疡(duodenal ulcer,DU)较胃溃疡(gastric ulcer,GU)为多见。DU 常发生在十二指肠球部,可见于任何年龄,但以青少年居多,GU 发病年龄较迟,平均晚 10 年。

一、病因

由胃、十二指肠局部黏膜损害因素和保护因素之间失去平衡所致。

(一)损害因素

1.胃酸和胃蛋白酶

在损害因素中,胃酸与胃蛋白酶,尤其是胃酸的作用占主导地位。此外,胃蛋白酶的蛋白水解作用与胃酸腐蚀作用一样,是引起消化性溃疡形成的组织损伤的组成部分。胃酸加胃蛋白酶更具有侵袭力。

2.药物

非甾体消炎药,如阿司匹林、布洛芬、吲哚美辛等,除具有直接损伤胃黏膜的作用外,还能抑制前列腺素和依前列醇的合成,从而损伤黏膜的保护作用。此外,肾上腺糖皮质激素也与溃疡的形成和再活动有关,消化性溃疡患者应避免口服泼尼松等糖皮质激素。

3.饮食失调

粗糙和刺激性食物或饮料可引起黏膜的物理性和化学性损伤。不定时的饮食习惯会破坏胃酸分泌规律。饮料与烈酒除直接损伤黏膜外，还能促进胃酸分泌，咖啡也能刺激胃酸分泌。这些因素均可能和消化性溃疡的发生和复发有关。

4. 吸烟

研究证明吸烟可增加 GU 和 DU 的发病率，同时可以影响溃疡的愈合。

（二）保护因素

1. 胃黏液-黏膜屏障

过多的胃酸、酒类、阿司匹林、胆汁反流可破坏该屏障。

2. 黏膜的血液循环和上皮细胞的更新

胃、十二指肠黏膜的良好血液循环和上皮细胞强大的再生力，对黏膜的完整性起着重要作用。

3. 前列腺素

前列腺素对黏膜细胞有保护作用，能促进黏膜的血液循环，是增强黏膜上皮更新、维持黏膜完整性的一个重要因素。

二、临床表现

临床特点为慢性病程、周期性发作、节律性上腹痛，一般春秋季节易发作，容易复发。

（一）症状

1. 上腹痛

反复发作的慢性、周期性及节律性上腹痛是消化性溃疡具有特征性的主要症状。

（1）慢性：病史一般为 6～7 年，长者可达 30 年以上。

（2）周期性：发作多在初秋至次年早春，精神紧张、过度疲劳、饮食不调或服用与消化性溃疡发病有关的药物常可诱发，发作一般为数日至数周。

（3）疼痛部位：胃溃疡疼痛多位于上腹部，剑突下正中或偏左，十二指肠溃疡疾病则位于上腹正中或偏右。患者常能明确指出疼痛的范围。

（4）性质：可为饥饿感、钝痛、胀痛、灼痛或剧痛。

2. 全身性症状

全身性症状可有失眠、缓脉、多汗等，疼痛较剧而影响进食者可有消瘦及贫血。

（二）体征

缓解期一般无明显体征，发作期如无并发症，仅可有上腹正中偏右或偏左 3～4 cm 范围内的固定压痛点。少数患者背部十二胸椎两侧有压痛

三、辅助检查

1. 实验室检查

上消化道出血者血常规可有红细胞、血红蛋白减少。大便隐血试验阳性提示溃疡有活动，如 GI 患者持续阳性，应怀疑癌变的可能。

幽门螺杆菌检测方法主要包括快速尿素酶试验、组织学检查、^{13}C 或 ^{14}C 尿素呼气试验和血清学试验等。其中，^{13}C 或 ^{14}C 尿素呼气试验检测 HP 感染的敏感性和特异性均较高，常作为根除治疗后复查的首选方法。取胃液分析基础胃酸分泌量（basal acid output，BAO）和最大胃酸分泌量（maximum acid output，MAO）是否增高。

2.影像学检查

X线钡餐检查消化性溃疡的直接征象是龛影,对溃疡诊断有确诊价值。

3.内镜检查

纤维胃镜可直接观察溃疡部位、病变大小、性质,并可在直视下取活组织做病理检查和HP检测。其诊断的准确性高于X线钡餐检查。

四、处理原则

消化性溃疡治疗的目的在于消除病因、控制症状、愈合溃疡、防止复发和预防并发症。

1.一般治疗

生活有规律,劳逸结合,避免精神紧张,必要时可给镇静药。定时进餐,避免粗糙、辛辣、过咸食物及烈酒、浓茶、咖啡等饮料,戒烟。

2.药物治疗

(1)根除 Hp 的治疗方案:大体上可分为以质子泵抑制剂(proton pump inhibitors,PPI)为基础和以胶体铋剂为基础的两类方案。一种 PPI(奥美拉唑、兰索拉唑)或一种胶体铋剂加上克拉霉素、阿莫西林、甲硝唑、呋喃唑酮4种抗菌药物中的2种,组成三联疗法方案。初次治疗失败患者,可用 PPI、胶体铋剂和两种抗菌药物的四联疗法。

(2)抑制胃酸分泌药:目前常用的有 H_2 受体拮抗剂(H_2antagonist,H_2RA)和 PPI 两大类。常用的 H_2RA 有西咪替丁、雷尼替丁、法莫替丁和尼扎替丁,因药物在肝脏代谢,经肾脏排出,肝肾功能不全者慎用或减量。目前已用于临床上的 PPI 有奥美拉唑、兰索拉唑、泮托拉唑和拉贝拉唑四种,PPI 致使壁细胞膜 H^+K^+-ATP 酶失去活性,其抑制胃酸分泌的作用最强,且持久。

(3)胃黏膜保护剂:主要有硫糖铝、枸橼酸铋钾和前列腺素类药物米索前列醇三种。通过与黏膜渗出的蛋白结合并在黏膜表面形成保护膜,阻止胃酸和胃蛋白酶对溃疡面的侵袭,而促进内源性前列腺素合成和刺激表皮生长因子分泌。枸橼酸铋钾除了具有硫糖铝类似的作用机制外,尚有较强的抗 Hp 作用。铋剂在体内有积蓄作用,肾衰竭者不宜长期服用。米索前列醇具有抑制胃酸分泌、增加胃十二指肠黏膜黏液-碳酸氢盐分泌和增加黏膜血流的作用,但可引起子宫收缩,孕妇忌服。

五、常见护理诊断问题

(1)疼痛:与胃、十二指肠溃疡刺激有关。

(2)焦虑:与病情反复发作或发生严重并发症等有关。

(3)营养失调:低于机体需要量与上腹部疼痛、食欲缺乏等有关。

(4)知识缺乏:缺乏合理饮食、健康生活行为方式及相关自我护理的知识。

(5)潜在并发症:上消化道出血、急性穿孔、幽门梗阻及癌变。

六、护理措施

(一)一般护理

(1)较重的活动性溃疡患者或大便隐血试验阳性患者应卧床休息1~2周。

(2)护理人员应关心患者,鼓励其说出心中的顾虑与疑问。护士应耐心倾听并给予解答,以帮助患者减轻焦虑紧张心理。

（3）嘱患者定时进餐，少食多餐。进餐时应细嚼慢咽，不宜过快过饱。溃疡活动期可每天进餐 5～6 顿，不但可减轻胃肠道的负担，还可中和胃酸，症状控制后改为 3 次/天。食物应以清淡、富有营养的饮食为主，避免粗糙、过冷、过热、刺激性食物或饮料，如油煎食品、浓茶、咖啡、辛辣调味品等。肉汤可刺激胃酸分泌，不适宜消化性溃疡患者。

（二）疼痛护理

（1）评估患者疼痛的特点，包括疼痛的部位、程度、持续时间、诱发因素，与饮食的关系，饭后疼痛或饭前疼痛，有无放射痛及有无恶心、呕吐等伴随症状出现。

（2）指导患者使用松弛术、局部热敷、针灸、理疗等方法，以减轻腹痛。

（三）用药护理

遵医嘱正确服用药物，如抗酸药应在餐后 1 h 及睡前服用，避免与牛奶同服；抗胆碱能药及胃动力药如多潘立酮、西沙必利等应在餐前 1 h 及睡前 1 h 服用。

（张鹏楷）

第五节　功能性消化不良

功能性消化不良（functional dyspepsia，FD）是病因尚未明了的一组临床症状群。凡患有持续性或反复发作性上腹部不适、餐后饱胀、腹部胀气、嗳气、早饱、厌食、恶心、呕吐、胃灼热、胸骨后疼痛、反胃等消化功能障碍症状，并持续 4 周以上，经胃镜、钡餐造影、肝胆胰 B 超和各项化验检查均无特殊异常，方能诊断为功能性消化不良。功能性消化不良是一种常见的综合征，占消化系统疾病患者的 20%～40%。

一、病因

（一）胃肠运动功能障碍

胃肠运动功能障碍是 FD 的主要发病基础，约有 40% 的 FD 患者存在不同程度胃排空延迟、胃十二指肠运动协调失常等，可能与胃电节律紊乱有关。近年研究还发现胃肠动力障碍常与胃电活动异常有关。

（二）内脏感觉过敏

FD 患者胃的感觉容量明显低于正常人。内脏感觉过敏可能与外周感受器、传入神经、中枢整合等水平的异常有关。

（三）胃底对食物的容受性舒张功能下降

研究证明，部分 FD 患者进食后胃底舒张容积明显低于正常人，这一改变最常见于有早饱症状的患者。

（四）精神和社会因素

精神社会因素一直被认为与 FD 的发病有密切关系。调查表明，FD 患者存在个性异常，焦虑、抑郁积分显著高于正常人和十二指肠溃疡组。还有调查报道，在 FD 患者生活中，特别是童年期应激事件的发生频率高于正常人和十二指肠溃疡患者，但精神因素的确切致病机制尚未阐明。

二、临床表现

（一）症状

1. 消化系统症状

主要症状包括上腹痛、上腹灼热感、餐后饱胀和早饱之一种或多种，可同时存在上腹胀、嗳气、食欲减退、恶心、呕吐等。常以某一个或某一组症状为主，在病程中症状也可发生变化。

（1）上腹痛和上腹灼热感：上腹痛为常见症状，位于胸骨剑突下与脐水平以上，两侧锁骨中线之间的区域，常与进食有关，表现为餐后痛，也有表现为饥饿痛，进食后缓解，亦可无规律性。部分患者表现为上腹灼热感，与胃灼热不同，胃灼热是指胸骨后的烧灼样疼痛或不适，是胃食管反流病的特征性症状。

（2）餐后饱胀和早饱：餐后饱胀是指正常餐量即出现饱胀感，是食物长时间存留于胃内引起的不适感。早饱是指有饥饿感但进食后不久即有饱感，致摄入食物明显减少。

（3）其他：上腹胀、嗳气、食欲减退、恶心、呕吐等症状可同时存在。嗳气也是常见症状，进食后尤其明显。恶心、呕吐病变常见，常发生在胃排空明显延迟的患者，呕吐为干呕或呕吐当餐食物。部分患者可重叠有下消化道症状，如腹泻、便秘等。

2. 精神神经症状

不少患者同时伴有失眠、焦虑、抑郁、恐惧、头痛、注意力不集中等精神症状。

（二）体征

没有特异性的体征，部分患者有中上腹轻压痛。

三、辅助检查

1. 实验室检查

血常规、便常规、尿常规、肝功能、肾功能检测均无异常。

2. 特殊检查

（1）胃镜检查：无胃、十二指肠器质性病变征象，或仅有轻度慢性浅表性胃炎。

（2）X 线钡餐检查：常无消化性溃疡、胃癌等器质性病变发现。

（3）腹部 B 超检查：排除肝胆胰疾病。

四、治疗

主要是对症治疗，遵循综合治疗和个体化治疗的原则。

五、主要护理问题

（1）舒适的改变与腹痛、腹胀、反酸有关。

（2）营养失调，低于机体需要量与消化不良、营养吸收障碍有关。

（3）焦虑与病情反复、迁延不愈有关。

六、护理措施

（一）常规护理

1. 心理护理

本病为慢性反复发作的过程，因此，护士应做好心理疏导工作，尽量避免各种刺激及不良情绪,详细讲解疾病的性质,鼓励患者,提高认知水平,帮助患者树立战胜疾病的信心。教会患者稳定情绪,保持心情愉快,培养广泛的兴趣爱好。

2.饮食护理

建立良好的生活习惯,避免烟、酒及服用非甾体抗感染药。强调饮食规律性,进食时勿做其他事情,睡前不要进食,利于胃肠道的吸收及排空。避免高脂油炸食物,忌坚硬食物及刺激性食物,注意饮食卫生。饮食适量,不宜极渴时饮水,一次饮水量不宜过多。不能因畏凉食而进食热烫食物。进食适量新鲜蔬菜水果,保持低盐饮食。少食易产气的食物及寒、酸性食物。

3.合理活动

参加适当的活动,如打太极拳、散步或练习气功等,以促进胃肠蠕动及消化腺的分泌。

4.用药指导

对于焦虑、失眠的患者可适当给予镇静剂,从小剂量开始使用,严密观察使用镇静剂后的不良反应。

(二)病情观察

观察患者是否出现上腹痛、上腹部烧灼感、餐后饱胀感及早饱。

(三)健康指导

1.一般护理

功能性消化不良患者在饮食中应避免油腻及刺激性食物,戒烟、戒酒、养成良好的生活习惯,避免暴饮暴食及睡前进食过量;可采取少食多餐的方法;加强体育锻炼;要特别注意保持愉快的心情和良好的心境。

2.预防护理

①进餐时应保持轻松的心情,不要匆促进食,也不要囫囵吞食,更不要站着或边走边吃;②不要泡饭或和水进食,饭前或饭后不要立即大量饮用液体;③进餐时不要讨论问题或争吵,讨论应在饭后 1 h 以后进行;④不要在进餐时饮酒,进餐后不要立即吸烟;⑤不要穿着束紧腰部的衣裤就餐;⑥进餐应定时;⑦避免大吃大喝,尤其是辛辣和高脂肪的饮食;⑧有条件可在两餐之间喝 1 杯牛奶,避免胃酸过多;⑨少食过甜、过咸食品,食入过多糖果会刺激胃酸分泌;⑩进食不要过冷或过烫。

(张鹏楷)

第六节　溃疡性结肠炎

溃疡性结肠炎(ulcerative colitis,UC)是一种病因不明的直肠和结肠慢性非特异性炎症性疾病。病变主要限于大肠的黏膜与黏膜下层。临床表现为腹泻、黏液脓血便和腹痛,病情轻重不一,病程漫长,多反复发作。本病多见于 20～40 岁,男女发病率无明显差异。溃疡性结肠炎的病因不明,目前认为可能与环境因素如饮食、吸烟、应激事件、重大精神创伤、劳累等以及遗传因素、感染、免疫机制异常等有关,上述因素相互作用导致本病发生。

一、病因

病因尚未完全阐明,目前认为可能是免疫、遗传等因素与外源性刺激相互作用的结果。

1. 自身免疫

现多认为是一种自身免疫性疾病。①自身免疫反应:患者多并发结节性红斑、关节炎、眼色素层炎、虹膜炎等自身免疫性肠外表现,在部分患者血清中可检测到抗结肠上皮细胞抗体,肾上腺皮质激素治疗能使病情获得缓解。②细胞免疫异常:发现部分患者血清中存在抗大肠杆菌抗体,该抗体和人的结肠上皮细胞抗原起交叉免疫反应,当抗大肠杆菌抗体的耐受性降低时,可引起结肠黏膜损伤;病变的结肠组织中有淋巴细胞浸润,经组织培养显示患者的淋巴细胞对胎儿结肠上皮细胞有细胞毒作用。

2. 变态反应

溃疡性结肠炎活动期,肠壁的肥大细胞增多,该细胞受到刺激后释放出大量组胺,导致肠壁充血、水肿、平滑肌痉挛,黏膜糜烂与溃疡。属速发型超敏反应,使溃疡性结肠炎急性起病或骤然复发。

3. 遗传因素

在血缘家族的发病率较高,5%～15%患者的亲属中有本病。

4. 感染因素

病理变化及临床表现和结肠感染性疾病如细菌性痢疾等相似;发病可能与病毒感染的可能性较大,在溃疡性结肠炎的肠段中分离出一种物质,其大小近似于病毒颗粒,当其注入动物肠段时可引起类似类病变;可能与难辨梭状芽孢杆菌的毒素有关。细菌和毒素的存在是一种继发性感染,故感染可能是继发或诱发因素。

5. 神经精神因素

部分患者有精神异常或精神创伤史,可能与精神抑郁与焦虑有关,但其并不比一般人群多见。

二、临床表现

1. 症状

(1)消化系统表现:主要表现为腹泻、黏液脓血便与腹痛。①腹泻和黏液脓血便:大多数患者有腹泻症状。黏液脓血便是本病活动期的重要表现。排便次数和便血程度可反映病情程度,轻者每日排便 2～4 次,粪便呈糊状,混有黏液、脓血,便血轻或无;重者腹泻次数每日可达 10 次以上,大量脓血,粪便甚至呈血水样。②腹痛:轻者或缓解期患者多无腹痛或仅有腹部不适,活动期有轻或中度腹痛,为左下腹或下腹的阵痛,也可涉及全腹,有疼痛-便意-便后缓解的规律,常伴有里急后重。若并发中毒性巨结肠或腹膜炎,则腹痛持续且剧烈。③其他症状:可有恶心、呕吐、食欲缺乏、腹胀等。

(2)全身表现:中、重型患者活动期可有低热或中等度发热,高热多提示有并发症或急性暴发型。重症患者可出现衰弱、消瘦、贫血、低清蛋白血症、水与电解质平衡紊乱等表现。

2. 体征

患者呈慢性病容,精神差,消瘦、贫血貌。轻者可有左下腹轻度压痛;重者常有明显腹部压痛和鼓肠。若出现反跳痛、腹肌紧张、肠鸣音减弱等,应注意中毒性巨结肠和肠穿孔等并发症。

三、辅助检查

1. 血液检查

红细胞和血红蛋白减少。血清蛋白下降。活动期白细胞计数增高。红细胞沉降率增快和

C 反应蛋白增高是活动期的标志。

2.粪便检查

粪便肉眼检查常有黏液、脓血,显微镜检查可见红细胞和脓细胞,急性发作期可见巨噬细胞。

3.结肠镜检查

结肠镜检查是本病诊断的最重要手段之一,可直接观察病变肠黏膜并进行活检。

4.X线钡剂灌肠检查

可见黏膜粗乱或有细颗粒改变,也可呈多发性小龛影或小的充盈缺损,有时病变肠管缩短,结肠袋消失,肠壁变硬,可呈铅管状。重型和暴发型一般不宜做此检查,以免加重病情或诱发中毒性巨结肠。

四、治疗要点

治疗目的在于控制急性发作,缓解病情,减少复发,防治并发症。具体治疗措施以药物治疗为主。治疗药物主要有氨基水杨酸制剂、糖皮质激素、免疫抑制剂。并发大出血、肠穿孔、中毒性巨结肠、结肠癌或经积极内科治疗无效且伴有严重毒血症状者可选择手术治疗。

五、常见护理诊断/问题

(1)腹泻与炎症导致肠黏膜对水钠吸收障碍以及炎症导致结肠蠕动增加有关。

(2)疼痛:腹痛与肠道炎症、溃疡有关。

(3)营养失调:低于机体需要量与长期腹泻及吸收障碍有关。

(4)潜在并发症:中毒性巨结肠、大出血、肠梗阻、肠穿孔。

六、护理措施

(一)一般护理

1.休息与活动

轻症者注意休息,减少活动量,防止劳累。重症者应卧床休息,以减少患者的胃肠蠕动及体力消耗。

2.饮食护理

指导患者食用质软、易消化、少纤维素又富含营养、有足够热量的食物,以利于吸收、减轻对肠黏膜的刺激并供给足够的热量,以维持机体代谢的需要。避免食用生、冷食物及水果、多纤维素的蔬菜和其他刺激性食物,忌食牛乳和乳制品。急性发作期患者,应进流质或半流质饮食,病情重者应禁食,遵医嘱给予静脉高营养,以改善患者的营养状况。

(二)病情观察

观察患者腹泻的次数、性质,粪便的量、性状及患者皮肤的弹性、有无脱水表现等,监测粪便检查结果、血清电解质及血清蛋白的变化。观察腹痛的部位、性质以及生命体征的变化,以了解病情的进展情况。如腹痛性质突然改变,应注意是否发生中毒性巨结肠、大出血、肠梗阻、肠穿孔等并发症,应及时报告医生,采取积极抢救措施。

(三)对症护理

1.腹泻的护理

由于患者腹泻次数较多,里急后重症状严重,应将患者安排至离卫生间较近的房间,或室内留置便器。协助患者做好肛门及周围皮肤的护理。

2.腹痛的护理

除注意观察腹痛的部位、性质等有无变化外,应指导患者采取缓解腹痛的方法。

(四)用药护理

遵医嘱用药,注意观察疗效及药物不良反应。

1.氨基水杨酸制剂

柳氮磺吡啶(sulfasalazine,SASP)是治疗本病的首选药物,适用于轻型、中型或重型经糖皮质激素治疗已有缓解者。主要不良反应为恶心、呕吐、皮疹、粒细胞减少及再生障碍性贫血等,应嘱患者餐后服药,服药期间定期复查血常规。

2.糖皮质激素

对急性发作期有较好的疗效。适用于对氨基水杨酸制剂疗效不佳的轻、中型患者,特别是重型活动期患者及急性暴发型患者。用药期间应注意激素不良反应,病情好转后逐渐减量至停药,不可随意停药,防止反跳现象。

3.免疫抑制剂

硫唑嘌呤或硫嘌呤可用于对糖皮质激素治疗效果不佳或对糖皮质激素依赖的慢性持续性患者。主要不良反应为骨髓抑制,用药期间应注意监测白细胞、血小板计数。

(五)心理护理

多与患者交流,了解其心理状态。鼓励患者树立信心,以平和的心态对待疾病,自觉地配合治疗。同时,告知患者和家属,精神因素可诱发或加重本病,不利于疾病的修复,从而树立起战胜疾病的信心和勇气。

(六)健康指导

1.疾病知识指导

向患者介绍本病发生的相关因素,说明良好的心态和认真的自我护理对缓解症状、控制病情有极其重要的意义。指导患者合理安排休息与活动,合理饮食,以提高机体抗病能力。

2.用药指导

嘱患者出院后仍坚持治疗,定期门诊复查,遵医嘱用药,不要随意更换药物或停药。教会患者识别药物不良反应,出现异常情况如疲乏、头痛、发热、手脚发麻、排尿不畅等应及时就诊。

(张鹏楷)

第七节　克罗恩病

克罗恩病(Crohn 病,CD)是一种病因尚不十分清楚的胃肠道慢性炎性肉芽肿性疾病。病变多见于末段回肠和邻近结肠,但从口腔至肛门各段消化道均可受累,呈节段性或跳跃式分布。临床上以腹痛、腹泻、体重下降、腹块、瘘管形成和肠梗阻为特点,可伴有发热等全身表现以及关节、皮肤、眼、口腔黏膜等肠外损害。本病有终生复发倾向,重症患者迁延不愈,预后不良。本病在欧美多见且有增多趋势。我国本病发病率不高,但并非罕见。

一、病因

目前,CD的病因尚不清楚,普遍认为是基因易感性和环境因素相互作用所致。高危环境因素作用于基因易感人群,诱导消化道免疫系统以及机体免疫系统产生过激免疫应答,导致消化道损伤及肠外病变。其中,环境因素在CD的发生中可能起更重要的作用。关于CD发病机制,大量的研究发现,无论何种诱因,CD发生的共同通道是机体免疫过激,损伤肠道黏膜屏障。肠道黏膜屏障的破坏使肠道免疫系统长期暴露在大量抗原中,导致肠道免疫系统的过度反应,进一步激活机体产生过激的免疫应答,最终导致肠道损伤的进一步加重,出现CD的病理生理变化和临床表现。其中,Th1淋巴细胞在CD患者产生过激免疫应答中起重要作用。

二、临床表现

CD好发于青少年,常起病隐匿、进展缓慢、病情复杂,可累及消化道多个部位,从发病至确诊往往需数月至数年。此外,在50岁左右也有一个较小的高发期。本病病程漫长,有长短不等的活动期与缓解期交替以及终生复发倾向。少数急性起病,可表现为急腹症,酷似急性阑尾炎,或以肠穿孔或肠梗阻为首发。

消化系统表现主要有腹痛、腹泻、腹部包块、瘘管形成、肛门周围病变等。本病全身表现较多且较明显,其中发热及营养不良最常见。

三、辅助检查

(一)实验室检查

虽然CD的实验室检查手段较以往明显增多,但是尚未找到一个同时拥有高敏感性及特异性的实验室诊断方法。

1. 血常规

大部分的患者有不同程度的贫血、血小板升高和白细胞异常。贫血与营养不良、失血、骨髓抑制以及铁、叶酸和维生素 B_{12} 等吸收减少有关。白细胞异常则与病变活动性、药物治疗及继发感染相关。血小板升高则原因不明。

2. 粪便常规

粪便常规可见红、白细胞,潜血试验常阳性。

3. 血生化

黏蛋白增加,清蛋白降低,血清钾、钠、钙、镁等可下降。

4. 炎症指标

降钙素原、C-反应蛋白(C-reactive protein,CRP)及红细胞沉降率(erythrocyte sedimentation Rate,ESR)等炎症活动性指标可有不同程度升高,并与炎症活动性呈正相关。

(二)影像学检查

胃肠钡餐造影、钡灌肠造影检查是诊断本病的重要手段,气钡双重对比造影有助于发现早期病变。小肠病变宜行胃肠钡剂造影,结肠病变可行钡剂灌肠检查。X线表现上,可见黏膜皱襞粗乱、纵行性溃疡或裂沟、鹅卵石征、假息肉、多发性狭窄或肠壁僵硬、瘘管形成等X线征象,病变呈节段性分布。由于肠壁增厚,可见填充钡剂的肠襻分离。腹部超声、CT、MRI可显示肠壁增厚、腹腔或盆腔脓肿、包块等。同位素炎症定位显像有助于早期诊断UC与CD,特别是能够判断疾病的活动度,评价其对治疗的反应。

(三)内镜检查

任何疑诊 CD 的患者,都必须在全消化道内镜检查的基础上完成诊断与鉴别诊断。主要包括结肠镜检查、小肠胶囊内镜检查、小肠镜检查、胃镜检查等。

(四)活组织检查

临床上无论 CD 内镜表现是否具有特征性,均应行黏膜活检及病理学检查,活检对诊断与鉴别诊断有重要价值。本病的典型病理组织学改变是非干酪性肉芽肿,大多表现为淋巴细胞聚集,极少数可见纵行溃疡及非干酪样坏死性肉芽肿。还可见裂隙状溃疡、固有膜底部和黏膜下层淋巴细胞聚集、黏膜下层增宽、淋巴管扩张及神经节炎等。

(五)其他检查

吸收功能试验因小肠病变而作广泛肠切除或伴有吸收不良者,可做肠吸收功能试验。

四、主要护理诊断及医护合作性问题

(1)腹泻与病变肠段炎症渗出、蠕动增加及继发性吸收不良有关。

(2)疼痛、腹痛与肠内容物通过炎症狭窄肠段而引起局部肠痉挛有关。

(3)营养失调,低于机体需要量与长期腹泻、吸收障碍有关。

(4)潜在并发症:肠梗阻最常见,其次是腹腔内脓肿,偶可并发急性穿孔或大量便血。直肠或结肠黏膜受累者可发生癌变。

五、护理措施

(一)一般护理

1.休息与活动

在急性发作期或病情严重时均应卧床休息,缓解期适当休息,注意劳逸结合。必须戒烟。

2.合理饮食

一般给高营养低渣饮食,适当给予叶酸,维生素 B_{12} 等多种维生素。重症患者酌用要素饮食或全胃肠外营养,除营养支持外还有助诱导缓解。

(二)病情观察

观察患者腹泻的次数、性质,腹泻伴随症状,如发热、腹痛等,监测粪便检查结果。严密观察腹痛的性质、部位以及生命体征的变化,测量患者的体重,监测血红蛋白、血清电解质和清蛋白的变化,了解营养状况的变化。

(三)用药护理

遵医嘱腹痛、腹泻可使用抗胆碱能药物或止泻药,合并感染者静脉途径给予广谱抗生素。给予柳氮磺吡啶(SASP)、糖皮质激素、免疫抑制剂等治疗,以控制病情,使腹痛缓解。避免药物的不良反应,如应嘱患者餐后服药,服药期间定期复查血常规,不可随意停药,防止反跳现象等。

(四)心理护理

向患者解释病情,使患者树立战胜疾病信心,自觉地配合治疗。

(五)健康指导

1.疾病知识指导

指导患者合理休息与活动,戒烟,食用质软、易消化、少纤维素又富含营养、有足够热量的食物,避免食用冷饮、水果、多纤维的蔬菜及其他刺激性食物,忌食牛乳和乳制品。

2.安慰鼓励患者

使患者树立信心,积极地配合治疗。

3.用药指导

嘱患者坚持服药并了解药物的不良反应,病情有异常变化要及时就诊。

（张鹏楷）

第八节　非酒精性脂肪性肝病

非酒精性脂肪性肝病(non-alcoholic fatty liver disease,NAFLD)是除外酒精和其他明确的肝损害因素所致的,以弥漫性肝细胞大疱性脂肪变性为主要特征的临床病理综合征,包括单纯性脂肪性肝病及由其演变的脂肪性肝炎和肝硬化。我国近年该病发病率呈上升趋势,成为最常见的慢性肝病之一。

一、病因

NAFLD 最常见的易感因素是肥胖、2 型糖尿病和高脂血症。本病的发病机制复杂,因其病因不同而存在差异,目前被广泛接受的是"两次打击"学说:初次打击是胰岛素抵抗引起良性的肝细胞内脂质沉积;肝细胞内脂质尤其是三酰甘油沉积是形成 NAFLD 的先决条件。

二、临床表现

起病隐匿,发病缓慢。

1.症状

NAFLD 常无症状。少数患者可有乏力、右上腹轻度不适、肝区隐痛或上腹胀痛等非特异性症状。

严重脂肪性肝炎可有食欲缺乏、恶心、呕吐等。发展至肝硬化失代偿期则其临床表现与其他原因所致的肝硬化相似。

2.体征

严重脂肪性肝炎可出现黄疸,部分患者可有肝大。

三、辅助检查

1.血清学检查

血清转氨酶和 γ-谷氨酰转肽酶水平正常或轻、中度升高,通常以丙氨酸氨基转移酶(alanine aminotransferase,ALT)升高为主。

2.病理学检查

肝穿刺活组织检查是确诊 NAFLD 的主要方法。

四、护理诊断/护理问题

1.超重/肥胖

超重/肥胖与饮食失当、缺少运动有关。

2.焦虑

焦虑与病情进展、饮食受限有关。

3.活动无耐力

活动无耐力与肥胖有关。

五、护理措施

1.饮食护理

调整饮食结构，以低糖低脂为饮食原则。在满足基础营养需求的基础上，减少热量的摄入，维持营养平衡，维持正常血脂、血糖水平，降低体重至标准水平。指导患者避免高脂肪食物如动物内脏、甜食(包括含糖饮料)，尽量食用含有不饱和脂肪酸的油脂(如橄榄油、菜籽油、茶油等)。多吃绿叶蔬菜、水果和富含纤维素的食物，以及瘦肉、河鱼、豆制品等，不吃零食，睡前不加餐。避免辛辣刺激性食物;多吃有助于降低血脂的食物，如燕麦、绿豆、海带、茄子、芦笋、核桃、枸杞、豆制品、黑木耳、山楂、苹果、葡萄、猕猴桃等。

2.运动

适当增加运动可以有效地促进体内脂肪消耗。合理安排工作，做到劳逸结合，选择合适的锻炼方式，避免过度劳累。每天安排进行体力活动的量和时间应按减体重目标计算，对于需要亏空的能量，一般多考虑采用增加体力活动量和控制饮食相结合的方法，其中50%应由增加体力活动的能量消耗来解决，其他50%可由减少饮食总能量和减少脂肪摄入量以达到需要亏空的总能量。运动不宜在饭后立即进行，也应避开凌晨和深夜，以免扰乱身体节奏;对合并有糖尿病者锻炼应于饭后1 h进行。

3.控制体重

合理设置减肥目标，用体重指数(BMI)和腹围等作为监测指标，以每年减轻原体重的5%~10%或肥胖度控制在0~10%。肥胖度=(实际体重-标准体重)/标准体重×100%为度。

4.改变不良的生活习惯

吸烟、饮酒均可致血清胆固醇升高，应督促患者戒烟酒。改变长时间看电视、用电脑、上网等久坐的不良生活方式，增加有氧运动时间。

5.病情监测

每半年测量体重、腰围、血压、肝功能、血脂和血糖，每年做肝、脾和胆囊的超声检查。

六、健康指导

1.疾病预防

指导让健康人群了解NAFLD的病因，建立健康的生活方式，改变各种不良的生活习惯、行为习惯。

2.疾病知识指导

教育患者保持良好的心理状态，注意情绪的调节和稳定，鼓励患者随时就相关问题咨询医护人员。让患者了解本病治疗的长期性和艰巨性，增强治疗信心，持之以恒，提高治疗的依从性。

3.饮食指导

指导患者建立合理的饮食结构及习惯，改掉不良的饮食习惯，戒除烟酒。实行有规律的一日三餐。无规律的饮食方式,如不吃早餐,或三餐饥饱不均,会扰乱机体的营养代谢。避免过量摄食,吃零食、夜食,以免引发体内脂肪过度蓄积。此外,进食过快不易发生饱腹感,常使能量摄入过度。适宜的饮食可改善胰岛素抵抗,促进脂质代谢和转运,对脂肪肝的防治尤为重要。

4. 运动指导

运动应以自身耐力为基础、循序渐进、保持安全心率(中等强度体力活动时心率为 100～120 次/分钟,低强度活动时则为 80～100 次/分钟)及持之以恒的个体化运动方案,采用中、低强度的有氧运动,如慢跑、游泳、快速步行等。睡前进行床上伸展、抬腿运动,可改善睡眠质量。每天运动 1～2 h 优于每周 2～3 次剧烈运动。

(张鹏楷)

第九节 酒精性肝病

酒精性肝病(alcoholic liver disease,ALD)是由于长期大量饮酒导致的中毒性肝损伤,初期表现为肝脂肪变性,进而可发展为酒精性肝炎、肝纤维化,最终导致酒精性肝硬化。短期严重酗酒也可诱发广泛肝细胞损害甚或肝衰竭。

一、病因

1. 饮酒量、饮酒持续时间、酒的种类和饮酒方式

酒精摄入量和酒精性肝病发病之间的关系并非是清晰的线性关系。然而,按人口计算的酒精消耗量和肝硬化发生之间显著相关。在一项对意大利北部地区人群的队列研究发现,如果每天酒精摄入量超过 30 g,发生肝硬化的风险相应增加;如果每天酒精摄入量超过 120 g,风险最高。有长期饮酒史,一般超过 5 年,折合乙醇量男性≥40 g/d,女性≥20 g/d,或 2 周内有大量饮酒史,折合乙醇量＞80 g/d 可发生酒精性肝病。酒精的种类也可能影响发展为 ALD 的风险。

2. 性别

女性较男性对酒精的肝毒性更敏感,摄入酒精更少,时间更短,却比男性发生更严重的酒精性肝病。其原因尚不明确,可能与下列因素有关。女性胃的乙醇脱氢酶活性较男性低,经胃代谢的酒精较少,因而饮同量酒后,女性血中乙醇浓度较男性更高,更易导致肝脏损害。另一个可能的解释是雌激素可能增加肝脏对酒精相关损伤的易感性。雌激素可上调内毒素受体 CD14、炎症相关转录因子核因子(NF-κB)和 TNF-α 的表达,这些因子在 ALD 的发病机制中起重要作用,雌激素还可增强 Kupffer 细胞对内毒素的敏感性,同时给予雌激素可以显著增加肝脏 LPS 蛋白复合物的合成,引发炎症反应和细胞损伤。

3. 遗传因素

在一些人群,尽管酒精摄入量非常大(＞50/d),然而只有相对少的一部分人发展为 ALD,进展为肝硬化。家族、双生、领养研究有说服力地证实,遗传性状在发生酒精成瘾和酒精相关疾病发展中起到了重要的作用。对基因多态性的研究提示,编码代谢乙醇和乙醛的酶的基因

影响酒精成瘾、对酒精的敏感性和发生酒精性肝硬化的易患体质。包括编码乙醇脱氢酶（ADH）、乙醛脱氢酶（ALDH）的基因和细胞色素 P4502E1（CYP2E1）C2 启动子等位基因。近年，有研究发现 CD14 受体 T 等位基因的携带者发展为肝硬化的风险较高。

4.饮食/营养失调

营养不良在嗜酒者中非常常见。许多嗜酒者将酒精作为他们的单纯能量来源。可导致营养不良的其他原因包括消化异常、蛋白质分解代谢增加和脂类代谢异常。酒精性肝病病死率的上升与营养不良的程度相关。维生素缺少如维生素 A 的缺少或者维生素 E 水平的下降，也可能潜在加重肝脏疾病。富含多不饱和脂肪酸的饮食可促使酒精性肝病的进展，而饱和脂肪酸对酒精性肝病起保护作用。

5.病毒性肝炎

肝炎病毒感染与酒精性肝损害有协同作用。一方面，嗜酒者肝炎病毒感染的机会增加，且病毒感染易于慢性化、重症化；另一方面，病毒感染又可增加机体对酒精的敏感性，容易发生酒精性肝损伤。而且，酒精与 HBV、HCV 在致肝细胞癌方面也有协同作用。

6.肥胖

研究发现，肥胖者中 ALD 的发病率较高。肥胖可能与乙醇协同作用，加重、加速了肝脏损害，增加了 ALD 各阶段发病的危险性。肥胖的嗜酒者更易发生肝损伤的原因可能有：①肥胖者脂肪组织表达 TNF-amRNA 增加，其表达量与肥胖成正比；②脂肪可促进外周单核细胞分泌 IL-β1 等淋巴因子，造成肝损伤；③脂肪组织可通过稳定微粒体系统增加 CYP2E1 水平，后者通过诱导过氧化作用，产生自由基，进一步造成肝脏损伤。因此肥胖者应尽量减少酒精的摄入量。

二、临床表现

1.症状

一情况良好，常无症状或症状轻微，可有乏力、食欲减退、右上腹胀痛或不适；酒精性肝炎常在大量饮酒后，出现全身不适、食欲减退，恶心、呕吐、乏力、腹泻、肝区疼痛等症状，严重者可并发急性肝衰竭表现；酒精性肝硬化临床表现与其他原因引起的肝硬化相似，以门静脉高压为主，可伴有其他慢性酒精中毒的表现如精神神经症状、慢性胰腺炎等。

2.体征

肝脏有不同程度的肿大。酒精性肝炎可有低热、黄疸、肝大并有触痛。

三、辅助检查

1.血常规

患者可有轻度贫血，常见为巨幼红细胞性贫血。白细胞计数可升高。脾功能亢进时可有白细胞、血小板减少。

2.生化和免疫学检查

生化检查可见高胆红素血症、低清蛋白血症、低前清蛋白血症、凝血酶原减少、高球蛋白血症和靛青绿潴留增加。胆红素水平和凝血酶原时间（prothrombin time，PT）反映了酒精性肝病的严重程度和预后。血 IgA、IgG、IgM 常增高，此与乙醛-蛋白质化合物诱生的多种自身抗体有关。酒精性肝病患者血清 γ-谷氨酰转移酶（ gamma glutamyltransferase，GGT）、丙氨酸氨基转移酶（ALT）、门冬氨酸氨基转移酶（aspartate aminotransferase，AST）和碱性磷酸酶

(alkaline phosphatase,ALP)可轻度增高,但与疾病严重程度无明显相关性,不能确切预测组织学分期的诊断。AST 和 ALT 水平一般<300 U/L,但 AST 和 ALT 比值倒置,一般 AST/ALT>2,这两点有助于鉴别酒精性肝病和病毒性肝炎及其他肝脏疾病。AST/ALT>3 强烈提示酒精性肝病。

缺糖转铁蛋白(Glucose-deficient transferrin,CDT)增高,是反映慢性乙醇中毒的敏感和特异的指标。肝炎病毒标志物检查有助于鉴别诊断及判断患者是否在酒精性肝病的同时合并肝炎病毒感染。

3.影像学检查

B超、电子计算机 X 线断层扫描和磁共振成像检查可显示肝脏大小,粗略判断弥散性脂肪肝的程度,脾大以及门静脉高压时门静脉、脾静脉直径的增宽。腹部超声表现中具备以下3 项中的 2 项者为弥散性脂肪肝:①肝脏近场回声弥散性增强("明亮肝"),回声强于肾脏;②肝内管道结构显示不清;③肝脏远场回声逐渐衰减。放射性核素检查可见肝脏摄取核素减少,而脾脏核素浓集。

4.内镜检查

内镜检查不仅可明确有无肝硬化所致的食管和胃底静脉曲张以及静脉曲张程度,还可以发现食管、胃和十二指肠黏膜病变,有助于上消化道出血的鉴别诊断。

5.组织学检查

尽管肝活组织检查并非处理酒精性肝病所必需,但肝活检对确立诊断仍是非常有帮助的。通过肝活组织检查可以:①鉴别酒精性肝病和非酒精性肝病;②明确酒精性肝病的不同时期;③评估肝病的可能发展趋势。

四、护理诊断/护理问题

1.健康管理无效

健康管理无效与长期大量饮酒有关。

2.营养失调低于机体需要量

营养失调低于机体需要量与食欲缺乏有关。

3.焦虑

焦虑与病情进展、戒酒有关。

五、护理措施

1.严格戒酒

积极引导患者戒酒,要坚持逐渐减量的原则,每天饮酒量以减少前一天的 1/3 为妥,在1~2 周完全戒断,以免发生酒精戒断综合征。出现严重的酒精戒断综合征时,光凭意志力或家人强行戒酒很容易发生危险,应及时治疗。有重度酒瘾的人戒酒,应寻求患者家属的支持和帮助。

2.心理护理

戒酒过程中,由于血液中乙醇浓度迅速下降,可能出现情绪不安、暴躁、易怒、出汗、恶心等反应,要适时对患者进行心理护理,鼓励患者在戒酒中保持积极、乐观的心态,配合医护人员,接受各项治疗。戒酒同时要配合进行心理行为治疗。鼓励家属对患者多加关心和照顾,帮助患者克服忧郁、疑虑、悲伤等不良情绪,让患者体会到社会的温暖、人生的价值和健康的重要。

3.饮食护理

酒依赖者,多以酒代饭,进食较少,导致营养不良,维生素缺乏。应以低脂肪、清淡、富有营养、易消化饮食为原则,少食多餐,禁忌生冷、辛辣刺激性食物。注意营养均衡,多吃瘦肉、鱼肉、牛奶及富含维生素的蔬菜和水果等。

4.营养监测

观察患者进食情况,定期测量患者的体重,了解营养状况的变化。

5.健康指导

选取宣传饮酒危害性的教育片或书刊,供患者观看或阅读,宣传科学饮酒的知识,认识大量饮酒对身体健康的危害性,协助患者建立戒酒的信心,培养健康的生活习惯,积极戒酒和配合治疗。

(张鹏楷)

第十节 病毒性肝炎

一、甲型病毒性肝炎

甲型病毒性肝炎旧称流行性黄疸或传染性肝炎,早在 8 世纪就有记载。目前全世界有 40 亿人口受到该病的威胁。近年来对其病原学和诊断技术等方面的研究进展较大,并已成功研制出甲型肝炎病毒减毒活疫苗和灭活疫苗,可有效控制甲型肝炎的流行。

(一)病因

甲型肝炎传染源是患者和亚临床感染者。潜伏期后期及黄疸出现前数日传染性最强,黄疸出现后 2 周粪便仍可能排出病毒,但传染性已明显减弱。本病无慢性甲肝病毒携带者。

(二)诊断要点

甲型病毒性肝炎主要依据流行病学资料、临床特点、常规实验室检查和特异性血清学诊断。流行病学资料应参考当地甲型肝炎流行疫情,病前有无肝炎患者密切接触史及个人、集体饮食卫生状况。急性黄疸型病例黄疸期诊断不难。在黄疸前期获得诊断称为早期诊断,此期表现似"感冒"或"急性胃肠炎",如尿色变为深黄色应疑及本病。急性无黄疸型及亚临床型病例不易早期发现,诊断主要依赖肝功能检查。根据特异性血清学检查可做出病因学诊断。凡慢性肝炎和重型肝炎,一般不考虑甲型肝炎的诊断。

1.分型

甲型肝炎潜伏期为 2～6 周,平均为 4 周,临床分为急性黄疸型、急性无黄疸型和亚临床型。

(1)急性黄疸型。①黄疸前期:急性起病,多有畏寒发热,体温 38℃左右,全身乏力,食欲缺乏,厌油、恶心、呕吐,上腹部饱胀不适或腹泻。少数病例以上呼吸道感染症状为主要表现,偶见荨麻疹,继之尿色加深。本期一般持续 5～7 d。②黄疸期:热退后出现黄疸,可见皮肤巩膜不同程度黄染。肝区隐痛,肝大,触之有充实感,伴有叩痛和压痛,尿色进一步加深。黄疸出现后全身及消化道症状减轻,否则可能发生重症化,但重症化者罕见。本期持续 2～6 周。

③恢复期：黄疸逐渐消退，症状逐渐消失，肝脏逐渐回缩至正常，肝功能逐渐恢复。本期持续2～4周。

（2）急性无黄疸型：起病较缓慢，除无黄疸外，其他临床表现与黄疸型相似，症状一般较轻。多在3个月内恢复。

（3）亚临床型：部分患者无明显临床症状，但肝功能有轻度异常。

（4）急性淤胆型：本型实为黄疸型肝炎的一种特殊形式，特点是肝内胆汁淤积性黄疸持续较久，消化道症状轻，肝实质损害不明显。而黄疸很深，多有皮肤瘙痒及粪色变浅，预后良好。

2.实验室检查

（1）常规检查：外周血白细胞总数正常或偏低，淋巴细胞相对增多，偶见异型淋巴细胞，一般不超过10％，这可能是淋巴细胞受病毒抗原刺激后发生的母细胞转化现象。黄疸前期末尿胆原及尿胆红素开始呈阳性反应，是早期诊断的重要依据。血清丙氨酸氨基转移酶（ALT）于黄疸前期早期开始升高，血清胆红素在黄疸前期末开始升高。血清 ALT 高峰在血清胆红素高峰之前，一般在黄疸消退后数周恢复正常。急性黄疸型血浆球蛋白常见轻度升高，但随病情恢复而逐渐恢复。急性无黄疸型和亚临床型病例肝功能改变以单项 ALT 轻中度升高为特点。急性淤胆型病例血清胆红素显著升高而 ALT 仅轻度升高，两者形成明显反差，同时伴有血清 ALP 及 GGT 明显升高。

（2）特异性血清学检查：特异性血清学检查是确诊甲型肝炎的主要指标。血清 IgM 型甲型肝炎病毒抗体（抗-HAV-IgM）于发病数日即可检出，黄疸期达到高峰，一般持续 2～4 个月，以后逐渐下降乃至消失。目前临床上主要用酶联免疫吸附法（ELISA）检查血清抗-HAV-IgM，以作为早期诊断甲型肝炎的特异性指标。血清抗-HAV-IgM 出现于病程恢复期，较持久，甚至终生阳性，是获得免疫力的标志，一般用于流行病学调查。新近报道应用线性多抗原肽包被进行 ELISA 检测 HAV 感染，其敏感性和特异性分别高于 90％和 95％。

（三）鉴别要点

本病需与药物性肝炎、传染性单核细胞增多症、钩端螺旋体病、急性结石性胆管炎、原发性胆汁性肝硬化、妊娠期肝内胆汁淤积症、胆总管梗阻、妊娠急性脂肪肝等鉴别。其他如血吸虫病、肝吸虫病、肝结核、脂肪肝、肝淤血及原发性肝癌等均可有肝大或 ALT 升高，鉴别诊断时应加以考虑。与乙型、丙型、丁型及戊型病毒型肝炎急性期鉴别除参考流行病学特点及输血史等资料外，主要依据血清抗-HAV-IgM 的检测。

（四）规范化治疗

急性期应强调卧床休息，给予清淡而营养丰富的饮食，外加充足的 B 族维生素及维生素C。进食过少及呕吐者，应每天静脉滴注 10％的葡萄糖液 1 000～1 500 mL，酌情加入能量合剂及 10％氯化钾。热重者可服用茵陈蒿汤、栀子柏皮汤加减；湿重者可服用茵陈胃苓汤加减；湿热并重者宜用茵陈蒿汤和胃苓汤合方加减；肝气郁结者可用逍遥散；脾虚湿困者可用平胃散。

二、乙型病毒性肝炎

慢性乙型病毒性肝炎是由乙型肝炎病毒感染致肝脏发生炎症及肝细胞坏死，持续 6 个月以上而病毒仍未被清除的疾病。我国是慢性乙型病毒性肝炎的高发区，人群中约有 9.09％为乙型肝炎病毒携带者。该疾病呈慢性进行性发展，间有反复急性发作，可演变为肝硬化、肝癌或肝功能衰竭等,严重危害人民健康,故对该疾病的早发现、早诊断、早治疗很重要。

(一)病因

1.传染源

传染源主要是有 HBV DNA 复制的急、慢性患者和无症状慢性 HBV 携带者。

2.传播途径

主要通过血清及日常密切接触而传播。血液传播途径除输血及血制品外,可通过注射,刺伤,共用牙刷、剃刀及外科器械等方式传播,经微量血液也可传播。由于患者唾液、精液、初乳、汗液、血性分泌物均可检出 HBsAg,故密切的生活接触可能是重要传播途径。所谓"密切生活接触"可能是由于微小创伤所致的一种特殊经血传播形式,而非消化道或呼吸道传播。另一种重要的传播方式是母-婴传播(垂直传播)。生于 HBsAg/HBeAg 阳性母亲的婴儿,HBV 感染率高达 95%,大部分在分娩过程中感染,低于 10%~20% 可能为宫内感染。因此,医源性或非医源性经血液传播,是本病的传播途径。

3.易感人群

感染后患者对同一 HBsAg 亚型 HBV 可获得持久免疫力。但对其他亚型免疫力不完全,偶可再感染其他亚型,故极少数患者血清抗 HBs(某一亚型感染后)和 HBsAg(另一亚型再感染)可同时阳性。

(二)诊断要点

急性肝炎病程超过半年,或原有乙型病毒性肝炎或 HBsAg 携带史,本次又因同一病原再次出现肝炎症状、体征及肝功能异常者可以诊断为慢性乙型病毒性肝炎。发病日期不明或虽无肝炎病史,但肝组织病理学检查符合慢性乙型病毒性肝炎,或根据症状、体征、化验及 B 超检查综合分析,亦可做出相应诊断。

1.分型

据 HBeAg 可分为 2 型。

(1)HBeAg 阳性慢性乙型病毒性肝炎:血清 HBsAg、HBV DNA 和 HBeAg 阳性,抗-HBe 阴性,血清 ALT 持续或反复升高,或肝组织学检查有肝炎病变。

(2)HBeAg 阴性慢性乙型病毒性肝炎:血清 HBsAg 和 HBV DNA 阳性,HBeAg 持续阴性,抗-HBe 阳性或阴性,血清 ALT 持续或反复异常,或肝组织学检查有肝炎病变。

2.分度

根据生化学试验及其他临床和辅助检查结果,可进一步分 3 度。

(1)轻度:临床症状、体征轻微或缺如,肝功能指标仅 1 或 2 项轻度异常。

(2)中度:症状、体征、实验室检查居于轻度和重度之间。

(3)重度:有明显或持续的肝炎症状,如乏力、食欲缺乏、尿黄、便溏等,伴有肝病面容、肝掌、蜘蛛痣、脾大,并排除其他原因,且无门静脉高压症者。实验室检查血清 ALT 和(或)AST 反复或持续升高,清蛋白降低或 A/G 比值异常,球蛋白明显升高。除前述条件外,凡清蛋白不超过 32 g/L,胆红素大于 5 倍正常值上限,凝血酶原活动度为 40%~60%,胆碱酯酶低于 2 500 U/L,4 项检测中有 1 项达上述程度者即可诊断为重度慢性肝炎。

3.B 超检查结果可供慢性乙型病毒性肝炎诊断参考

(1)轻度:B 超检查肝脾无明显异常改变。

(2)中度:B 超检查可见肝内回声增粗,肝脏和(或)脾脏轻度肿大,肝内管道(主要指肝静脉)走行多清晰,门静脉和脾静脉内径无增宽。

(3)重度:B超检查可见肝内回声明显增粗,分布不均匀;肝表面欠光滑,边缘变钝;肝内管道走行欠清晰或轻度狭窄、扭曲;门静脉和脾静脉内径增宽;脾大;胆囊有时可见"双层征"。

4.组织病理学诊断

组织病理学诊断包括病因(根据血清或肝组织的肝炎病毒学检测结果确定病因)、病变程度及分级分期结果。

(三)鉴别要点

本病应与慢性丙型病毒性肝炎、嗜肝病毒感染所致肝损害、酒精性及非酒精性肝炎、药物性肝炎、自身免疫性肝炎、肝硬化、肝癌等鉴别。

(四)规范化治疗

1.治疗的总体目标

最大限度地长期抑制或消除乙肝病毒,减轻肝细胞炎症坏死及肝纤维化,延缓和阻止疾病进展,减少和防止肝脏失代偿、肝硬化、肝癌及其并发症的发生,从而提高生活质量和延长存活时间。主要包括抗病毒、免疫调节、抗炎保肝、抗纤维化和对症治疗,其中抗病毒治疗是关键,只要有适应证且条件允许。就应进行规范的抗病毒治疗。

2.抗病毒治疗的一般适应证

适应证包括以下 3 种。①HBVDNA$\geqslant 2\times 10^3$ U/mL(HBeAg 阴性者为不低于 2×10^3 U/mL)。②ALT$\geqslant$2 XULN;如用干扰素治疗,ALT 应不高于 10XULN,血总胆红素水平应低于 2 XULN。③如 ALT$<$2 XULN,但肝组织学显示 Knodell HAI$\geqslant$4,或$\geqslant$G2。具有①并有②或③的患者应进行抗病毒治疗;对达不到上述治疗标准者,应监测病情变化,如持续 HBVDNA 阳性,且 ALT 异常,也应考虑抗病毒治疗。ULN 为正常参考值上限。

3.HBeAg 阳性慢性乙型肝炎患者

对于 HBVDNA 定量不低于 2×10^8 U/mL,ALT 水平不低于 2XULN 者,或 ALT$<$2 XULN,但肝组织学显示 KnodellHAI$\geqslant$4,或$\geqslant$G2 炎症坏死者,应进行抗病毒治疗。可根据具体情况和患者的意愿,选用 IFN-α,ALT 水平应低于 10$\times$ULN,或核苷(酸)类似物治疗。对 HBVDNA 阳性但低于 2×10^8 U/mL 者,经监测病情 3 个月,HBVDNA 仍未转阴,且 ALT 异常,则应抗病毒治疗。

(1)普通 IFN-α:5 MU(可根据患者的耐受情况适当调整剂量),每周 3 次或隔日 1 次,皮下或肌内注射,一般疗程为 6 个月。如有应答,为提高疗效亦可延长疗程至 1 年或更长。应注意剂量及疗程的个体化。如治疗 6 个月无应答者,可改用其他抗病毒药物。

(2)聚乙二醇干扰素 α-2α:180 μg,每周 1 次,皮下注射,疗程 1 年。剂量应根据患者耐受性等因素决定。

(3)拉米夫定:100 mg,每天 1 次,口服。治疗 1 年时,如 HBV DNA 检测不到(PCR 法)或低于检测下限、ALT 复常、HBeAg 转阴但未出现抗-HBe 者,建议继续用药直至 HBeAg 血清学转归,经监测 2 次(每次至少间隔 6 个月)仍保持不变者可以停药,但停药后需密切监测肝脏生化学和病毒学指标。

(4)阿德福韦酯:10 mg,每天 1 次,口服。疗程可参照拉米夫定。

(5)恩替卡韦:0.5 mg(对拉米夫定耐药患者 1 mg),每天 1 次,口服。疗程可参照拉米夫定。

4. HBeAg 阴性慢性乙型肝炎患者

HBV DNA 定量不低于 $2×10^3$ U/mL,ALT 水平不低于 2XULN 者,或 ALT<2 ULN,但肝组织学检查显示 KnodellHAI≥4,或 G2 炎症坏死者,应进行抗病毒治疗。由于难以确定治疗终点,因此,应治疗至检测不出 HBV DNA(PCR 法),ALT 复常。此类患者复发率高,疗程宜长,至少为 1 年。因需要较长期治疗,最好选用 IFN-α(ALT 水平应低于 10XULN)或阿德福韦酯或恩替卡韦等耐药发生率低的核苷(酸)类似物治疗。对达不到上述推荐治疗标准者,则应监测病情变化,如持续 HBV DNA 阳性,且 ALT 异常,也应考虑抗病毒治疗。

(1)普通 IFN-α:5MU,每周 3 次或隔日 1 次,皮下或肌内注射,疗程至少 1 年。

(2)聚乙二醇干扰素 α-2α:180 μg,每周 1 次,皮下注射,疗程至少 1 年。

(3)阿德福韦酯:10 mg,每天 1 次,口服,疗程至少 1 年。当监测 3 次(每次至少间隔 6 个月)HBVDNA 检测不到(PCR 法)或低于检测下限和 ALT 正常时可以停药。

(4)拉米夫定:100 mg,每天 1 次,口服,疗程至少 1 年。治疗终点同阿德福韦酯。

(5)恩替卡韦:0.5 mg(对拉米夫定耐药患者 1 mg),每天 1 次,口服。疗程可参照阿德福韦酯。

三、丙型病毒性肝炎

慢性丙型病毒性肝炎是一种主要经血液传播的疾病,是由丙型肝炎病毒(HCV)感染导致的慢性传染病。慢性 HCV 感染可导致肝脏慢性炎症坏死,部分患者可发展为肝硬化甚至肝细胞癌(HCC),严重危害人民健康,已成为严重的社会和公共卫生问题。

(一)病因

1. 传染源

主要为急慢性患者和慢性 HCV 携带者。

2. 传播途径

与乙型肝炎相同,主要有以下 3 种。

(1)通过输血或血制品传播:由于 HCV 感染者病毒血症水平低,所以输血和血制品(输 HCV 数量较多)是最主要的传播途径。经初步调查,输血后非甲非乙型肝炎患者血清丙型肝炎抗体(抗-HCV)阳性率高达 80% 以上,已成为大多数(80%~90%)输血后肝炎的原因。但供血员血清抗-HCV 阳性率较低,欧美各国为 0.35%~1.4%,故目前公认,反复输入多个供血员血液或血制品者更易发生丙型肝炎,输血 3 次以,上者感染 HCV 的危险性增高 2~6 倍。国内曾因单采血浆回输血细胞时污染,造成丙型肝炎暴发流行,经 2 年以上随访,血清抗-HCV 阳性率达到 100%。

(2)通过非输血途径传播:丙型肝炎亦多见于非输血人群,主要通过反复注射、针刺、含 HCV 血液反复污染皮肤黏膜隐性伤口及性接触等其他密切接触方式而传播。这是世界各国广泛存在的散发性丙型肝炎的传播途径。

(3)母婴传播:要准确评估 HCV 垂直传播很困难,因为在新生儿中所检测到的抗-HCV 实际可能来源于母体(被动传递)。检测 HCV RNA 提示,HGV 有可能由母体传播给新生儿。

3. 易感人群

对 HCV 无免疫力者普遍易感。在西方国家,除反复输血者外,静脉药瘾者、同性恋等混乱性接触者及血液透析患者丙型肝炎发病率较高。本病可发生于任何年龄,一般儿童和青少年 HCV 感染率较低,中青年次之。男性 HCV 感染率大于女性。HCV 多见于 16 岁以上人群。HCV 感染恢复后血清抗体水平低,免疫保护能力弱,有再次感染 HCV 的可能性。

(二)诊断要点

1. 诊断依据

HCV 感染超过 6 个月,或发病日期不明、无肝炎史,但肝脏组织病理学检查符合慢性肝炎,或根据症状、体征、实验室及影像学检查结果综合分析,做出诊断。

2. 病变程度判定

慢性肝炎按炎症活动度(G)可分为轻、中、重 3 度,并应标明分期(S)。

(1)轻度慢性肝炎(包括原慢性迁延性肝炎及轻型慢性活动性肝炎):$G_{1\sim2}$,$S_{0\sim2}$。①肝细胞变性,点、灶状坏死或凋亡小体。②汇管区有(无)炎症细胞浸润、扩大,有或无局限性碎屑坏死(界面肝炎)。③小叶结构完整。

(2)中度慢性肝炎(相当于原中型慢性活动性肝炎):G_3,$S_{1\sim3}$。①汇管区炎症明显,伴中度碎屑坏死。②小叶内炎症严重,融合坏死或伴少数桥接坏死。③纤维间隔形成,小叶结构大部分保存。

(3)重度慢性肝炎(相当于原重型慢性活动性肝炎):G_4,$S_{2\sim3}$。①汇管区炎症严重或伴重度碎屑坏死。②桥接坏死累及多数小叶。③大量纤维间隔,小叶结构紊乱,或形成早期肝硬化。

3. 组织病理学诊断

组织病理学诊断包括病因(根据血清或肝组织的肝炎病毒学检测结果确定病因)、病变程度及分级分期结果,如病毒性肝炎、丙、慢性、中度,G_3/S_4

(三)鉴别要点

本病应与慢性乙型病毒性肝炎、药物性肝炎、酒精性肝炎、非酒精性肝炎、自身免疫性肝炎、病毒感染所致肝损害、肝硬化、肝癌等鉴别。

(四)规范化治疗

1. 抗病毒治疗的目的

清除或持续抑制体内的 HCV,以改善或减轻肝损害,阻止进展为肝硬化、肝衰竭或 HCC,并提高患者的生活质量。治疗前应进行 HCV RNA 基因分型(1 型和非 1 型)和血中 HCV RNA 定量,以决定抗病毒治疗的疗程和利巴韦林的剂量。

2. HCV

RNA 基因为 1 型或(和)HCV RNA 定量不低于 4×10^6 U/mL 者可选用下列方案之一。

(1)聚乙二醇干扰素 a 联合利巴韦林治疗方案:聚乙二醇干扰素 α-2α 180 μg,每周 1 次,皮下注射,联合口服利巴韦林 1 000 mg/d,至 12 周时检测 HCV RNA。①如 HCV RNA 下降幅度少于 2 个对数级,则考虑停药。②若 HCV RNA 定性检测为阴转或低于定量法的最低检测限,则继续治疗至 48 周。③若 HCV RNA 未转阴,但下降超过 2 个对数级,则继续治疗到 24 周。若 24 周时 HCV RNA 转阴,可继续治疗到 48 周;如果 24 周时仍未转阴,则停药观察。

(2)普通 IFN-α 联合利巴韦林治疗方案:IFN-α 3~5 MU,隔日 1 次,肌内或皮下注射,联合口服利巴韦林 1 000 mg/d,建议治疗 48 周。

(3)不能耐受利巴韦林不良反应者的治疗方案:可单用普通 IFN-α 复合 IFN 或 PEG-IFN,方法同上。

3. HCV

RNA 基因为非 1 型或(和)HCV RNA 定量小于 4×10^5 U/mL 者可采用以下治疗方案之一。

(1)聚乙二醇干扰素 α 联合利巴韦林治疗方案:聚乙二醇干扰素 α-2α 180 μg,每周 1 次,皮下注射,联合应用利巴韦林 800 mg/d,治疗 24 周。

(2)普通 IFN-α 联合利巴韦林治疗方案:IFN-α 3 mU,每周 3 次,肌内或皮下注射,联合应用利巴韦林 800~1 000 mg/d,治疗 24~48 周。

(3)不能耐受利巴韦林不良反应者的治疗方案:可单用普通 IFN-α 或聚乙二醇干扰素 a。

四、丁型病毒性肝炎

丁型病毒型肝炎是由于丁型肝炎病毒(HDV)与 HBV 共同感染引起的以肝细胞损害为主的传染病,呈世界性分布,易使肝炎慢性化和重型化。

(一)病因

HDV 感染呈全球性分布。意大利是 HDV 感染的发现地。地中海沿岸、中东地区、非洲和南美洲亚马孙河流域是 HDV 感染的高流行区。HDV 感染在地方性高发区的持久流行,是由 HDV 在 HBsAg 携带者之间不断传播所致。除南欧为地方性高流行区之外,其他发达国家 HDV 感染率一般只占 HBsAg 携带者的 5% 以下。发展中国家 HBsAg 携带者较高,有引起 HDV 感染传播的基础。我国各地 HBsAg 阳性者中 HDV 感染率为 0~32%,北方偏低,南方较高。活动性乙型慢性肝炎和重型肝炎患者 HDV 感染率明显高于无症状慢性 HBsAg 携带者。

1. 传染源

主要是急、慢性丁型肝炎患者和 HDV 携带者。

2. 传播途径

输血或血制品是传播 HDV 的最重要途径之一。其他包括经注射和针刺传播,日常生活密切接触传播,以及围生期传播等。我国 HDV 传播方式以生活密切接触为主。

3. 易感人群

HDV 感染分两种类型:①HDV/HBV 同时感染,感染对象是正常人群或未接受 HBV 感染的人群。②HDV/HBV 重叠感染,感染对象是已受 HBV 感染的人群,包括无症状慢性 HBsAg 携带者和乙型肝炎患者,他们体内含有 HBV 及 HBsAg,一旦感染 HDV,极有利于 HDV 的复制,所以这一类人群对 HDV 的易感性更强。

(二)诊断要点

我国是 HBV 感染高发区,应随时警惕 HDV 感染。HDV 与 HBV 同时感染所致急性丁型肝炎,仅凭临床资料不能确定病因。凡无症状慢性 HBsAg 携带者突然出现急性肝炎样症状、重型肝炎样表现或迅速向慢性肝炎发展者,以及慢性乙型肝炎病情突然恶化而陷入肝衰竭者,均应想到 HDV 重叠感染,及时进行特异性检查,以明确病因。

1. 临床表现

HDV 感染一般只与 HBV 感染同时发生或继发于 HBV 感染者中,故其临床表现部分取决于 HBV 感染状态。

(1)HDV 与 HBV 同时感染(急性丁型肝炎):潜伏期为 6~12 周,其临床表现与急性自限性乙型肝炎类似,多数为急性黄疸型肝炎。在病程中可先后发生两次肝功能损害,即血清胆红素和转氨酶出现两个高峰。整个病程较短,HDV 感染常随 HBV 感染终止而终止,预后良好,很少向重型肝炎、慢性肝炎或无症状慢性 HDV 携带者发展。

(2)HDV 与 HBV 重叠感染:潜伏期为 3~4 周。其临床表现轻重悬殊,复杂多样。①急性肝炎样丁型肝炎:在无症状慢性 HBsAg 携带者基础上重叠感染 HDV 后,最常见的临床表现形式是急性肝炎样发作,有时病情较重,血清转氨酶持续升高达数月之久,或血清胆红素及转氨酶升高呈双峰曲线。在 HDV 感染期间,血清 HBsAg 水平常下降,甚至转阴,有时可使 HBsAg 携带状态结束。②慢性丁型肝炎:无症状慢性 HBsAg 携带者重叠感染 HDV 后,更容易发展成慢性肝炎。慢性化后发展为肝硬化的进程较快。早期认为丁型肝炎不易转化为肝癌,近年来在病理诊断为原发性肝癌的患者中,HDV 标志阳性者可达 11%~22%,故丁型肝炎与原发性肝癌的关系不容忽视。

(3)重型丁型肝炎:在无症状慢性 HBsAg 携带者基础上重叠感染 HDV 时,颇易发展成急性或亚急性重型肝炎。在"暴发性肝炎"中,HDV 感染标志阳性率高达 21%~60%,认为 HDV 感染是促成大块肝坏死的一个重要因素。按国内诊断标准,这些"暴发性肝炎"应包括急性和亚急性重型肝炎。HDV 重叠感染易使原有慢性乙型肝炎病情加重。如有些慢性乙型肝炎患者,病情本来相对稳定或进展缓慢,血清 HDV 标志转阳,临床状况可突然恶化,继而发生肝衰竭,甚至死亡,颇似慢性重型肝炎,这种情况国内相当多见。

2.实验室检查

近年丁型肝炎的特异诊断方法日臻完善,从受检者血清中检测到 HDA 或 HDV RNA,或从血清中检测抗 HDV,均为确诊依据。

(三)鉴别要点

应注意与慢性重型乙型病毒型肝炎相鉴别。

(四)规范化治疗

丁型病毒性肝炎以护肝对症治疗为主。近年研究表明,IFN-α 可能抑制 HDV RNA 复制,经治疗后,可使部分病例血清 DHV RNA 转阴,所用剂量宜大,疗程宜长。目前 IFN-α 是唯一可供选择的治疗慢性丁型肝炎的药物,但其疗效有限。IFN-α 900 万 U。每周 3 次,或者每天 $50×10^5$ U,疗程 1 年,能使 40%~70% 的患者血清中 HDVRNA 消失,但是抑制 HDV 复制的作用很短暂,停止治疗后 60%~97% 的患者复发。

五、戊型病毒性肝炎

戊型病毒型肝炎原称肠道传播的非甲非乙型肝炎或流行性非甲非乙型肝炎,其流行病学特点及临床表现颇像甲型肝炎,但两者的病因完全不同。

(一)病因

戊型肝炎流行最早发现于印度,开始疑为甲型肝炎,但回顾性血清学分析,证明既非甲型肝炎,也非乙型肝炎。本病流行地域广泛,在发展中国家以流行为主,发达国家以散发为主。其流行特点与甲型肝炎相似,传染源是戊型肝炎患者和阴性感染患者,经粪-口传播。潜伏期末和急性期初传染性最强。流行规律大体分两种:一种为长期流行,常持续数月,可长达 20 个月,多由水源不断污染所致;另一种为短期流行,约 1 周即止,多为水源一次性污染引起。与甲型肝炎相比,本病发病年龄偏大,16~35 岁者占 75%,平均为 27 岁。孕妇易感性较高。

(二)诊断要点

流行病学资料、临床特点和常规实验室检查仅作临床诊断参考,特异血清病原学检查是确诊依据,同时排除 HAV、HBV、HCV 感染。

1. 临床表现

本病潜伏期为 15～75 d,平均为 6 周。绝大多数为急性病例,包括急性黄疸型和急性无黄疸型肝炎,两者比例为 1:13。临床表现与甲型肝炎相似,但其黄疸前期较长,症状较重。除淤胆型病例外,黄疸常于 1 周内消退。戊型肝炎胆汁淤积症状(如灰浅色大便、全身瘙痒等)较甲型肝炎为重,大约 20% 的急性戊型肝炎患者会发展成淤胆型肝炎。部分患者有关节疼痛。

2. 实验室检查

用戊型肝炎患者急性期血清 IgM 型抗体建立 ELISA 法,可用于检测拟诊患者粪便内的 HEAg,此抗原在黄疸出现第 14～18 d 的粪便中较易检出,但阳性率不高。用荧光素标记戊型肝炎恢复期血清 IgG,以实验动物 HEAg 阳性肝组织作抗原片,进行荧光抗体阻断实验,可用于检测血清戊型肝炎抗体(抗-HEV),阳性率为 50%～100%。但本法不适用于临床常规检查。用重组抗原或合成肽原建立 ELISA 法检测血清抗-HEV,已在国内普遍开展,敏感性和特异性均较满意。用本法检测血清抗-HEV-IgM,对诊断现症戊型肝炎更有价值。

(三)鉴别要点

应注意与 HAV、HBV、HCV 相鉴别。

(四)规范化治疗

急性期应强调卧床休息,给予清淡而营养丰富的饮食,外加充足的 B 族维生素及维生素 C。HEV ORF2 结构蛋白可用于研制有效疫苗,并能对 HEV 株提供交叉保护。HEV ORF2 蛋白具有较好的免疫原性,用其免疫猕猴能避免动物发生戊型肝炎和 HEV 感染。该疫苗正在研制,安全性和有效性正在评估。

六、护理措施

(1)甲、戊型肝炎进行消化道隔离;急性乙型肝炎进行血液(体液)隔离至 HBsAg 转阴;慢性乙型和丙型肝炎患者应分别按病毒携带者管理。

(2)向患者及家属说明休息是肝炎治疗的重要措施。重型肝炎、急性肝炎、慢性活动期应卧床休息;慢性肝炎病情好转后,体力活动以不感疲劳为度。

(3)急性期患者宜进食清淡、易消化的饮食,蛋白质以营养价值高的动物蛋白为主 1.0～1.5 g/(kg·d);慢性肝炎患者宜高蛋白、高热量、高维生素易消化饮食,蛋白质 1.5～2.0 g/(kg·d);重症肝炎患者宜低脂、低盐、易消化饮食,有肝性脑病先兆者应限制蛋白质摄入,蛋白质摄入小于 0.5 g/(kg·d);合并腹腔积液、少尿者,钠摄入限制在 0.5 g/d。

(4)皮肤瘙痒者及时修剪指甲,避免搔抓,防止皮肤破损。

(5)应向患者解释注射干扰素后可出现发热、头痛、全身酸痛等"流感样综合征",体温常随药物剂量增大而增高,不良反应随治疗次数增加而逐渐减轻。发热时多饮水、休息,必要时按医嘱对症处理。

(6)密切观察有无皮肤瘀点、瘀斑、牙龈出血、便血等出血倾向;观察有无性格改变、计算力减退、嗜睡、烦躁等肝性脑病的早期表现。如有异常及时报告医师。

(7)让患者家属了解肝病患者易生气、易急躁的特点,对患者要多加宽容理解;护理人员多与患者热情、友好交谈沟通,缓解患者焦虑、悲观、抑郁等心理问题;向患者说明保持豁达、乐观的心情对于肝脏疾病的重要性。

七、应急措施

(一)消化道出血

(1)立即取平卧位,头偏向一侧,保持呼吸道通畅,防止窒息。

(2)通知医师,建立静脉液路。

(3)合血、吸氧、备好急救药品及器械,准确记录出血量。

(4)监测生命体征的变化,观察有无四肢湿冷、面色苍白等休克体征的出现,如有异常,及时报告医师并配合抢救。

(二)肝性脑病

(1)如有烦躁,做好保护性措施,必要时给予约束,防止患者自伤或伤及他人。

(2)昏迷者,平卧位,头偏向一侧,保持呼吸道通畅。

(3)吸氧,密切观察神志和生命体征的变化,定时翻身。

(4)遵医嘱给予准确及时的治疗。

八、健康教育

(1)宣传各类型病毒性肝炎的发病及传播知识,重视预防接种的重要性。

(2)对于急性肝炎患者要强调彻底治疗的重要性及早期隔离的必要性。

(3)慢性患者病毒携带者及其家属采取适当的家庭隔离措施,对家中密切接触者鼓励尽早进行预防接种。

(4)应用抗病毒药物者必须在医师的指导、监督下进行,不得擅自加量或停药,并定期检查肝功能和血常规。

(5)慢性肝炎患者出院后避免过度劳累、酗酒、不合理用药等,避免反复发作,并定期监测肝功能。

(张鹏楷)

第十一节　重型肝炎

重型肝炎是以大量肝细胞坏死为主要病理特点的一种严重肝脏疾病,可引起肝衰竭,甚至危及生命。引起重型肝炎的原因很多,包括乙型肝炎病毒、甲型肝炎病毒、戊型肝炎病毒,以及其他泛嗜性病毒如 EBV 病毒、CMV 病毒的感染,药物中毒,慢性酒精性肝损害等。其临床分型常用急性、亚急性及慢性来划分。

一、护理评估

1.病史

评估既往肝炎病史及现病史。既往肝炎病史患者应了解患病后的检查和治疗经过,目前用药情况和病情控制情况等。

2.身体评估

患者精神、意识状态、生命体征,是否恶心呕吐,尿量有无减少,血压波动情况,有无其他基础疾病。皮肤巩膜有无黄染及瘙痒,皮下有无瘀斑、牙龈有无出血。腹部体征,如腹围、腹壁静脉有无曲张,有无移动性浊音、肠鸣音等,了解有无腹腔积液及腹膜炎等临床体征。

3.心理-社会状况

有无焦虑、恐惧等心理状态;评估患者及家属对疾病的了解、认知程度,患者对治疗的信心以及家属对患者的关心程度。

4.辅助检查

评估患者肝功能检查结果。

二、护理诊断

1.营养失调

营养失调低于机体需要量与发热、摄入减少、呕吐、消化和吸收功能障碍有关。

2.有感染的危险

有感染的危险与胆盐沉积刺激皮肤引起瘙痒,凝血因子缺乏导致出血倾向,病重、长期卧床有关。

3.活动无耐力

活动无耐力与肝脏功能受损、能量代谢障碍有关。

4.潜在并发症

出血、肝性脑病。

三、护理目标

(1)食欲好转或恢复,体重增加并维持在标准或略高水平。

(2)未发生感染或有感染发生时能及时发现并有效处理。

(3)在治疗过程中无肝性脑病的发生,或发生时能被及时发现和处理。

(4)患者遵医依从性增强,能够描述自己的焦虑并采用有效的应对措施,提高舒适感,能叙述有关的危险因素,减少和避免损伤的发生。

四、护理措施

(一)一般护理

1.活动与休息

患者绝对卧床休息,保持安定情绪。

2.饮食护理

暂禁食,患者清醒时可鼓励饮水。病情稳定后给予低脂肪、低盐、高糖、富含维生素、易消化流食或半流食,限制蛋白质摄入,每日蛋白质应少于 0.5 g/kg。鼓励患者进食,采取少量多餐;进食不足者应输入 10%～15% 葡萄糖溶液,加适量胰岛素,总液量以 1 500 mL/d 为宜,不宜过多;禁烟酒。

(二)病情观察

1.一般观察

观察患者的意识及精神状态,血压、心率、用氧效果等。

2.重点观察

重点观察生命体征、神志状态、黄疸、出血表现、出血程度等。及早发现并发症,如发现患者情绪异常、性格改变、定向力障碍、烦躁或淡漠等肝性脑病早期表现,立即报告医生并协助抢救,做好安全防护。记录 24 h 液体出入量,监测尿常规、血尿素氮、血清钾等变化及早发现肾功能不全的表现,积极配合医生进行处理。

3.用药观察

按医嘱给予护肝药物,如 B 族维生素、维生素 C 等。严格按医嘱使用抗病毒药物,注意观察疗效和不良反应,发现异常及时报告医生并配合处理。

4.症状的观察

患者恶心、呕吐情况有无缓解,皮肤及巩膜黄染有无改善,尿量是否增加。观察有无感染征象,如体温脉搏的变化情况。

5.实验室观察

观察肝功能检查结果、电解质、血糖、凝血酶原活动度等检查结果。

(三)心理护理

(1)指导患者及家属正确认识重型肝炎及其并发症,树立战胜疾病的信心。

(2)鼓励患者说出或写出引起焦虑的因素,教会患者缓解焦虑的方法。

(3)做好健康宣教,使患者了解仪器,认识到治疗、护理的目的及意义,以缓解焦虑。

(四)健康指导

1.疾病知识

介绍讲解重型肝炎疾病及肝性脑病的症状及处理原则。

2.用药指导

按医嘱正确用药,讲解药物注意事项及不良反应。

3.饮食指导

在病情允许的情况下,尽量为患者提供适当的食物,以糖类为主,提供充足的水溶性维生素,适当补充膳食纤维、谷氨酰胺、支链氨基酸等制剂。限制蛋白质、脂肪类食物的摄入,以免加重或导致肝性脑病。对于存在腹腔积液和水肿的患者应限制盐和水的供给。饮食要少量多餐,以容易消化的软食、半流食为主。夜间应加餐 2~3 次,防止低血糖发生。

4.生活指导

戒烟酒,注意个人卫生,每日做好皮肤、足、口腔的护理,预防感染。

5.自我病情监测

教会患者及家属识别病情变化,进行家庭护理和自我保健,如实施适当的家庭隔离,防止交叉感染,防止血液、唾液、分泌物及排泄物等污染环境;定时复查,如有病情加重,应及时就诊。

(张鹏楷)

第十二节 自身免疫性肝炎

自身免疫性肝炎(AIH)是因机体对肝细胞产生自身抗体及 T 细胞介导的自身免疫应答所致。

一、病因和发病机制

本病为遗传倾向疾病,具备易患基因的人群可在环境、药物、感染等因素激发下起病。患者由于免疫调控功能缺陷,导致机体对自身肝细胞抗原产生反应,表现为以细胞介导的细胞毒性作用和肝细胞表面特异性抗原与自身抗体结合而产生的免疫反应,并以后者为主。自身免疫性肝炎反映了诱发因素、自身抗原、基因易感性和免疫调节网络之间的综合作用结果。AIH 的病因和发病机制至今尚未完全清楚,可能涉及遗传、病毒感染、药物和毒素、免疫等多种因素。

(一)病毒感染

所有主要的嗜肝病毒都可能引起 AIH,包括麻疹病毒、甲型肝炎病毒(HAV)、乙型肝炎病毒(HBV)、丙型肝炎病毒(HCV)、丁型肝炎病毒(HDV)、单纯疱疹病毒 1 型和 EB 病毒。一些观察提示,甲型肝炎后可能发展为 AIH,也有报道乙型肝炎有类似现象。HCV 感染不引起 AIH,但常伴有 AIH 时可见的自身免疫标记阳性。HDV 感染也可伴有大量的自身免疫反应,特别是出现一些自身抗体,然而,尚无证据说明 HDV 感染可以引起 AIH。AIH 患者中有 9%～15% 的根据血清学检查可见庚型肝炎病毒 RNA(HGVRNA),但此比例也见于隐源性慢性肝炎,并低于其他肝脏疾病,如慢性病毒性肝炎。

(二)遗传学机制

抗原必须由抗原呈递细胞(APC)呈递给 T 细胞。在此过程中,抗原首先与表达在 APC 表面的 MHC II 类分子的抗原结合区结合,形成抗原复合物,APC 再将此复合物呈递给 CD_4^+ T 辅助细胞。MHC II 类分子的抗原结合区由 DRβ 链构成,该区域内的氨基酸种类、空间结构影响 APC 呈递抗原的能力。β 链的序列有多态性,这种多态性影响了抗原的结合、影响了 CD+T 细胞的激活。

人类的 MHC 分子(即 HLA),目前已基本明确 HLA-DRB130301,DRB130401 是北欧白人 I 型 AIH 的易感基因。上述等位基因 β 链的 67272 短肽氨基酸组成相同,均为 LLEQKR,其中 DRβ71 位的赖氨酸(K)是影响抗原结合和呈递的关键氨基酸残基。赖氨酸位于 HLA II 类分子抗原结合区边缘上,能够影响 HLA II 类分子-抗原复合物的空间构型,从而影响免疫细胞的激活。日本、阿根廷、比利时及墨西哥人 I 型 AIH 的易感基因与北欧白人不同(-DRB130404,-DRB130405),原因是不同人种 HLA II 类分子结合区内的氨基酸序列略有差异。日本和墨西哥人的 HLA-DRβ71 位赖氨酸由精氨酸(R)替代。由于赖氨酸与精氨酸均为极性氨基酸,因而这种多态性对 APC 的抗原结合和呈递功能影响不大。但是如果 DRβ71 位被一个中性氨基酸取代,将大大降低其抗原结合和呈递能力,因而北欧白种人 HLA-DRB131501 等位基因是抗 I 型 AIH 的基因。HLA-DRB130301 及 30401 位点还与疾病的严重程度相关。其影响机制尚未阐明,推测可能在 HLA-DR3 或 DR4 区内还存在另一个影响病情的相关基因和(或)在 HLA2DR 分子中存在其他的决定免疫反应的关键氨基酸。

(三)免疫学机制

目前有关机体对自身抗原免疫耐受丧失的机制尚未阐明,相关的假设、理论较多,其中最令人感兴趣的机制是分子模拟机制,即病原体感染机体后,由于病原体上的某些抗原表位与人体组织蛋白的抗原表位相同或相似,导致病原体刺激机体产生的激活淋巴细胞或抗体与组织抗原发生交叉反应,导致组织器官的损伤。如病毒(HCV、麻疹病毒等)和药物(酚酊、呋喃妥因、苯妥英钠、肼苯达嗪等)等通过分子模拟机制导致肝脏自身免疫性损伤。其他辅助因素女性激素和环境因子,它们可以上调或下调免疫系统的介质或成分,甚或自身抗原。环境因素,例如尼古丁、酒精和营养,可以上调或下调药物代谢酶而后变成自身抗原。

二、临床表现

AIH 约有 30% 的患者的表现是急性的。AIH 也可以表现为暴发性肝衰竭。其余的患者发病隐匿,直到疾病进展到肝脏严重受损时才被确诊。相当比例的患者会出现黄疸、食欲缺乏、乏力,女性患者月经紊乱常见。有 10%～40% 的患者由于肝脏胀痛而引起腹痛,超过 20% 的患者有发热。大多数患者有肝大,约半数患者可触及脾脏,患者常出现蜘蛛痣。30%～80% 的患者在发病时已出现肝硬化,10%～20% 的患者已经出现失代偿性肝硬化,伴有腹腔积液甚至肝性脑病。约 20% 的患者出现食管静脉曲张。

AIH 的肝外表现很常见,约 63% 的患者至少有肝脏以外的一个脏器疾病证据。6%～36% 的患者有关节病变和关节肿胀,影响到双侧的大、小关节,这些通常是短暂的,但可反映病变活动,偶尔也会发生侵蚀性关节炎。约 20% 的患者出现皮疹,表现为多形性、丘疹样或痤疮样皮疹,常见过敏性毛细血管炎、扁平苔藓和下肢溃疡。

AIH 还可伴有其他疾病,特别是溃疡性结肠炎,甚至严重的原发性硬化性胆管炎。特别是儿童,原发性硬化性胆管炎最初可表现为慢性肝炎。AIH 患者也有其他自身免疫性疾病和其他疾病发病率的增高,包括自身免疫性甲状腺炎、干燥综合征、肾小管性酸中毒、纤维化性齿槽炎、周围神经炎和肾小球肾炎。

自身免疫性肝炎大多数隐匿或缓慢起病,起先可有关节酸痛、低热、乏力、皮疹、闭经等。易被误诊为关节炎、结缔组织病或月经不调,直到出现黄疸时才被诊断是自身免疫性肝炎。20%～25% 患者的起病类似急性病毒性肝炎,常表现为乏力、恶心、食欲缺乏、腹胀、黄疸、肝脾大、皮肤瘙痒和体重下降不明显等症状,体格检查时常发现患者肝脏呈进行性肿大,有肝掌、黄疸、脾大、面、颈、前胸可见蜘蛛痣。病情发展至肝硬化后,可出现腹腔积液、肝性脑病、食管静脉曲张出血。血清 ALT 和 AST 增高,伴 AKP 和 γ-GT 正常或轻度增高。有些患者表现为轻度的肝功异常,有些表现为严重的肝功异常。自身免疫性肝炎的肝外表现如下。

(1)对称性、游走性关节炎,多侵犯大关节,可反复发作,伴疼痛及僵直,无关节畸形。

(2)低热、皮疹、皮肤血管炎和皮下出血。

(3)内分泌失调,有类柯氏面容,紫纹,痤疮,多毛,女性闭经;男性乳房发育,桥本甲状腺炎,甲状腺功能亢进,糖尿病等。

(4)肾小管酸性中毒,肾小球肾炎(常为轻型),肾活检示肾小管有结节状免疫球蛋白淤积。

(5)胸膜炎,间质性肺炎、肺不张、纤维性肺泡炎和肺间质纤维化。偶有肺动-静脉瘘形成、肺动脉高压症。

(6)血液学改变有轻度贫血,白细胞和血小板减少,后两者由于脾功能亢进或免疫性自身抗白细胞或抗血小板抗体所致。

(7)偶见溃疡性结肠炎,干燥综合征可见于半数病例。

三、辅助检查

1.肝功能试验

转氨酶持续或反复增高,常为正常的 3~5 倍以上,一般为 ALT>AST,有时 AST>ALT,γ-GT和腺苷脱氨酶常增高,清蛋白多正常,γ-球蛋白增高更为突出,以 IgG 增高最明显,其次为 IgM 和 IgA,血清胆红素常明显升高。

2.免疫血清学检查

多种自身抗体阳性为本病特征。

(1)抗核抗体阳性,见 60%~80%患者,滴度一般低于 1.160。

(2)平滑肌抗体,约 30%病例阳性且为高滴度。

(3)线粒体抗体,约 30%病例阳性,一般为低或中等滴度。

(4)肝细胞膜抗体(LSP 抗体和 LMA),对诊断本病有相对特异性,但亦可见于其他肝病。

四、常见护理诊断/护理问题

1.活动无耐力

活动无耐力与食欲缺乏、乏力有关。

2.营养失调

低于机体需要量与长期黑便、吸收障碍有关。

3.有感染的危险

有感染的危险与自身免疫导致皮肤破损有关。

五、护理措施

1.指导患者合理选择饮食

一般给予高营养、低盐、低脂、半流质饮食,适当给予叶酸、维生素 B_2 等多种维生素及微量元素,避免食用刺激性食物。

2.遵医嘱

予静脉补充氨基酸、白蛋白,观察用药效果。

3.做好皮肤护理

保持床单元整洁、干燥;沐浴时避免水温过高,不可使用刺激性肥皂及沐浴液;指导患者修剪指甲,告知不要搔抓皮肤。

4.协助患者做好口腔护理

使用软毛牙刷,动作轻柔,避免出血;协助患者于晨起、餐后、睡前漱口。

5.关注患者血常规复查结果

及时发现感染,配合医生治疗。严格执行无菌原则,预防感染。

六、健康指导

1.疾病知识指导

向患者及其家属介绍自身免疫性肝炎的诱因及保健知识,帮助患者养成良好的生活习惯。

帮助患者及家属正确认识疾病易复发的特点,强调预防复发的重要性。应注意预防感染,对防止复发或病情进一步发展有一定作用。平时注意自己的粪便性状,观察有无腹痛、便血、体温升高,病情较前加重应及时就医。

2.饮食指导

指导患者合理选择饮食,予低盐、低脂、高蛋白饮食,禁酒,避免粗纤维、多渣及刺激性饮食。

3.用药指导

讲解用药的注意事项及不良反应,教会患者自我观察。遵医嘱按时服药,如有病情变化及不适,及时就医。

坚持服药,不可擅自停药或减量。

4.休息与活动

嘱患者劳逸结合,放松心情,避免情绪激动。长期治疗的过程中,需嘱患者保持心情舒畅,避免不良的精神刺激,减少紧张情绪。嘱之宜生活有规律,劳逸结合,不可经常熬夜、长期疲劳。注意气候变化,随时增添衣物,预防感冒。

(张鹏楷)

第十三节　肝脓肿

一、细菌性肝脓肿

细菌性肝脓肿是指化脓性细菌引起的肝内化脓性感染,病原菌常经胆道系统、门脉系统、肝动脉、淋巴系统及临近脏器组织直接蔓延、穿透、外伤等途径进入肝脏,引起本病。目前仍以胆道感染为主要原因,常见的细菌为金黄色葡萄球菌和大肠埃希菌,有些可为混合感染,其中细菌感染并发厌氧菌感染并不少见。

(一)病因

细菌性肝脓肿是由化脓性细菌引起的肝内化脓性感染,亦称化脓性肝脓肿。肝脏由于接受肝动脉和门静脉的双重血液供应,并通过胆道丰富的血供和单核-巨噬细胞系统强大的吞噬作用,可以杀灭入侵的细菌并阻止其生长,因而细菌性肝脓肿并不经常发生。当人体抵抗力弱时,入侵的化脓性细菌会引起肝脏感染而形成脓肿。引起细菌性肝脓肿最常见的致病菌在成人为大肠埃希菌、变形杆菌、铜绿假单胞菌,在儿童为金黄色葡萄球菌和链球菌,而FriedIander肺炎杆菌等则次之。病原菌进入肝脏,可经由下列途径感染。

1.胆道系统

此为我国患者目前最重要的感染途径。在有胆道阻塞和继发感染的病例,如胆总管结石、胆道蛔虫或华支睾吸虫病等并发急性化脓性胆总管炎者,细菌可沿胆道上行,感染肝脏而形成肝脓肿。

2.门静脉系统

腹腔感染(如坏疽性阑尾炎、化脓性盆腔炎等)、肠道感染(如溃疡性肠炎、菌痢等)、痔核感染等可引起门静脉属支的血栓性静脉炎,其脓毒性的栓子脱落后可沿门静脉系统进入肝脏,引起肝脓肿。由于抗生素的广泛应用,此途径的感染已少见。

3.淋巴系统

肝脏的邻接部位如有化脓性病灶如胆囊炎、膈下脓肿及胃、十二指肠穿孔等,细菌可经淋巴系统侵入肝脏。

4.血液感染

体内任何部位的化脓性感染,如上呼吸道感染、急性骨髓炎、亚急性心内膜炎、疖和痈等并发菌血症时,病原菌可由肝动脉入肝。

5.直接侵入

当肝脏有开放性损伤时,细菌可经由创口直接侵入。有时肝脏的闭合性损伤形成肝脏的被膜下血肿后,肝脏内原有的细菌可使血肿转化为脓肿。

6.其他原因不明的方式

不少肝脓肿并无明显原因,如隐匿性肝脓肿。可能体内存在某种感染性病灶,当机体抵抗力减弱时,偶然的菌血症引起了肝脏的炎症和脓肿。有报道指出,隐匿性肝脓肿中25%伴有糖尿病。由于近年来抗生素广泛而有效的应用及手术治疗的进步,使原属于其他腹腔感染引起的细菌性肝脓肿的病例已少见,细菌培养阴性的病例有所增加(52.1%)。目前胆源性肝脓肿约占半数或更多,合并结石或癌性胆道梗阻者更易发生,胆道蛔虫引起者在一些基层单位仍有报道。

至于所谓的不明原因的肝脓肿,推测最可能是由原发病灶不明显的菌血症所致;轻度的肝损伤或缺血亦有可能为其直接的诱因,糖尿病也是产生细菌性肝脓肿的诱因。有时肝脓肿的细菌培养结果为阴性,不排除由于对厌氧菌的培养技术不适当所致。

(二)临床表现

1.症状

肝脓肿一般起病较急,由于血运丰富,一旦发生化脓性感染,大量毒素进入血液循环引起全身毒性反应,临床上常先有原发病的表现(如胆管感染、腹腔感染等),之后出现寒战、高热,热型多为弛张热,发热时多伴有大汗;右上腹或肝区疼痛。右肝脓肿向膈下间隙破溃形成膈下脓肿,疼痛可放射到右肩及右腰背部。穿破膈肌引起脓胸,甚至形成肝、支气管胸膜瘘者则可咳嗽、咳大量脓痰;向下破溃引起腹膜炎。左肝脓肿向心包破溃引起心包炎甚至心脏梗死等。少数患者可有黄疸,除非继发于胆管感染,否则一般出现较迟,且较轻微。近年来由于抗生素的广泛应用,部分肝脓肿临床表现不典型,先有疲乏无力、全身酸痛、头痛、食欲减退,继之呈低热、肝区钝痛等。

2.体征

体格检查发现肝大、压痛、肝区叩击痛;肝脓肿近体表者则可见到皮肤红肿,且有凹陷性水肿。并发胸膜炎者可闻及胸膜摩擦音,胸腔积液多时可有呼吸困难,并发肺部脓肿者可有肺部叩诊实音,呼吸音低,可闻及啰音等。

(三)辅助检查

1.血常规

外周血白细胞计数及中性粒细胞数明显升高($>10\times10^9/L$),中性粒细胞超过90%,见有核左移或有中毒颗粒。血沉增快。

2.肝功能检查

血清转氨酶、碱性磷酸酶、γ-谷氨酰转移酶升高。

3.特殊检查

(1)腹部B超:是本病的主要诊断方法,可见边缘模糊的液性暗区或蜂窝状改变,可单发或多发。

(2)腹部CT:脓肿呈圆形或类圆形低密度区,增强扫描检查可显示脓肿壁环形影。

(3)胸部X线片:右侧膈肌升高,活动受限,肋膈角变钝或消失。

(4)诊断性穿刺:可在腹部B超、CT引导下进行,抽出黄绿色、有恶臭的脓液则可确诊本病。抽出脓液常规做细菌培养及厌氧菌培养,可确定感染的病原菌。

(5)磁共振成像(MRI):CT及B超等检查方法只能诊断2 cm以上的病灶,而MRI可对<2 cm小脓肿作出早期诊断。

(3)选择性肝动脉造影:对直径<2 cm的多发性小脓肿有诊断价值,有助于确定手术途径。

(四)治疗要点

早期诊断,早期治疗;积极治疗急性胆道和腹部感染、充分引流腹腔内感染性积液;足量、足疗程且有效的抗生素应用;超声或CT引导下的脓液穿刺及引流;积极的支持治疗。

1.一般治疗

患者注意休息,给予充分的营养支持,如输血、补充白蛋白等。维持水、电解质平衡。必要时多次小量输血和血浆以增强机体抵抗力。

2.抗感染治疗

应常规使用抗生素,抗生素选择主要依据肝脓肿的病因、脓液细菌培养和药敏试验等结果,一般宜联合应用两种抗生素;如未证实病原菌,可选用针对革兰阳性球菌和革兰阴性杆菌的治疗,多选用第2代或第3代头孢菌素与氨基糖苷类配伍,亦可加用甲硝唑治疗厌氧菌感染。

(1)头孢菌素类

1)头孢他啶为半合成的第3代头孢菌素,对葡萄球菌、链球菌、大肠埃希菌以及铜绿假单胞菌感染均有效,每次0.5~2.0 g,每天2~3次肌内注射或静脉滴注。

2)头孢哌酮为半合成的第3代头孢菌素,对革兰阴性菌尤其铜绿假单胞菌作用较强,对革兰阳性菌有中等抗菌作用,常用量每天2~4 g,静脉滴注。

3)头孢曲松为半合成的第3代头孢菌素,对革兰阴性菌作用较强,对革兰阳性菌有一般杀菌作用,常用量每天2~4 g,静脉滴注。

4)头孢替安为半合成的第2代头孢菌素,对革兰阴性菌,如大肠埃希菌、克雷伯杆菌等作用较强,常用量每天2~4 g,分2次静脉滴注。

(2)喹诺酮类抗生素

1)氧氟沙星为第3代喹诺酮类抗生素,常用量每天为0.4~0.6 g,分2次静脉滴注。

2)左氧氟沙星为氧氟沙星的左旋异构体,其抗菌活性比氧氟沙星强2倍,常用量每天0.4~0.6 g,分2次静脉滴注。

3)加替沙星对革兰阳性菌和革兰阴性菌均有抗菌活性,用法为每次0.4 g,每天1次。注意本药禁用于肌内、鞘内、腹腔内和皮下给药。严禁快速静脉滴注,滴注时间不应少于

60 min。

(3)其他:对于在肝脏代谢或对肝脏有明显毒性的抗生素如红霉素、林可霉素、氯霉素及四环素类应避免使用、慎用或减量使用。厌氧菌感染所致肝脓肿宜加用甲硝唑,每次 0.5 g,每天 1～2 次,静脉滴注。

3.脓液引流

一般在腹部 B 超或 CT 引导下进行肝穿刺引流脓液,脓液黏稠的,可以用 0.9%氯化钠注射液反复冲洗。这是目前治疗细菌性肝脓肿的首选治疗方法。

4.外科治疗

一般情况下,经上述治疗后脓肿多能治愈,但有以下情况的,应予外科切开引流。

(1)腹腔内有原发病灶,或脓肿已穿破进入胸腔或腹腔。

(2)肝左叶或肝右叶前下方脓肿,估计穿刺或置管有困难者。

(3)巨大肝脓肿,且脓液黏稠、穿刺引流不畅,结合药物治疗后脓肿不见减少,特别是毒血症症状明显者。

(五)观察要点

(1)诊断明确者,主要观察治疗后临床症状和体征的改善情况,尤其是患者的体温变化,注意观察患者的生命体征变化,防止感染性休克的发生。注意监测患者的外周血常规,复查腹部 B 超或 CT 观察病灶的变化情况;如使用抗生素时间较长,应注意观察患者的口腔、咽喉部以及大小便性状,排除继发霉菌感染。

(2)诊断暂不明确者,应告知患者或其亲属有关本病的特点及常用的诊断方法,建议患者尽早行诊断性穿刺以确诊。诊断困难的,可予试验性抗感染治疗,动态观察患者的临床症状和体征的变化,复查腹部 B 超、CT、了解病灶的变化情况。

(六)护理措施

(1)观察、记录疼痛的性质、程度、伴随症状,评估诱发因素,并告之患者。

(2)加强心理护理,给予精神安慰。

(3)咳嗽、深呼吸时用手按压伤口。

(4)妥善固定引流管,防止引流管来回移动所引起的疼痛。

(5)严重时注意生命体征的改变及疼痛的演变。

(6)指导患者分散注意力的方法,如听音乐、相声或默默数数,以减轻患者对疼痛的感受性,减少止痛药物的用量。

(7)在疼痛加重前,遵医嘱给予镇痛药,并观察、记录用药后的效果。

(8)教给患者用药知识,如药物的主要作用、用法、用药间隔时间,疼痛时及时用止痛药。

(9)重点评价:①患者的疼痛程度是否缓解;②止痛药的作用效果及不良反应;③患者能否掌握控制和减轻疼痛的方法。

二、阿米巴肝脓肿

阿米巴肝脓肿是由于溶组织阿米巴滋养体从肠道病变处经血流进入肝脏,使肝发生坏死而形成的脓肿。阿米巴肝脓肿为侵袭性阿米巴病的常见并发症,主要发生在热带和亚热带地区。半数患者有阿米巴痢疾的病史,是阿米巴肠病最常见的并发症,以长期发热、右上腹或右下胸痛、全身消耗及肝大压痛、血白细胞增多等为主要临床表现,且易导致胸部并发症。脓肿多见于肝右叶，常为单发，可穿破横膈进入胸腔而形成脓胸。穿破肺及支气管而形成支气管胸膜瘘，也可累及心包致阿米巴性心包炎。

(一)病因

溶组织内阿米巴有滋养体及包囊两期。滋养体以往将其分为小滋养体与大滋养体，前者寄生于肠腔中，称为肠腔共栖型滋养体，在某种因素影响下，可使其侵入肠壁，吞噬红细胞转变为后者，称为组织型滋养体。近年来分子分类学研究证实，两类虫株的基因型和表现型各具有明显的特异性。1993 年世界卫生组织根据其同工酶谱、膜抗原与毒力蛋白及编码基因存在的明显差异，正式将非致病性虫株命名为迪斯帕内阿米巴，而将致病性虫株仍称为溶组织内阿米巴。因此，认为存在肠腔的大部分滋养体为迪斯帕内阿米巴滋养体，为肠腔共栖生物，并不侵入肠壁。而溶组织内阿米巴的滋养体不论其大小，均具有侵袭性，随时可吞噬红细胞，故将这种吞噬红细胞或不吞噬红细胞的溶组织内阿米巴滋养体均称为滋养体。滋养体在患者新鲜黏液血便或肝脓肿穿刺液中，均活动活泼，5 $\mu m/s$，以二分裂法增生，形态变化较大。当其在有症状患者组织中，常含有摄入的红细胞，大小常为 20～40 μm，甚至 50 μm，但在肠腔非腹泻粪便中或有菌培养基中，则大小为 10～30 μm，不含红细胞。滋养体内、外质分界极为明显，借助单一定向的伪足运动。内质内有一个泡状核，呈球形，直径为 4～7 μm，核膜边缘有单层均匀分布、大小一致的核周染色质粒。核仁小(仅 0.5 μm)，常居中，周围为纤细丝状结构。包囊是滋养体在肠腔内形成，但在肠腔以外的脏器或外界不能成囊。在肠腔内滋养体逐渐缩小，停止活动，变成近似球形的包囊前期，以后变成一核包囊，并进行二分裂增生，发育成为四个核的成熟包囊，直径为 10～16 μm，壁厚为 125～150 nm。溶组织内阿米巴滋养体的形态，通过扫描电镜或透视电镜的观察，发现其细胞膜厚约为 10 nm，外皮为一层绒毛状的糖萼，胞质内含有无数糖原颗粒和螺旋状排列的核糖体，无典型的线粒体、粗面内质网和高尔基复合体。滋养体表膜上分布有许多丝状突起，有直径为 0.2～0.4 μm 圆形的孔，与微胞饮作用有关，在伪足和微饮管口则无这类小孔，此为溶组织内阿米巴滋养体的特征之一。溶组织内阿米巴的体外培养已从单种培养进入单栖培养，现已发展到纯性培养及近在软琼脂培养基中的克隆化培养。无生物培养的成功，提供了对阿米巴深入研究的条件，解决了纯抗原的制备问题。阿米巴肝脓肿发展缓慢，距肠阿米巴病或阿米巴感染后有较长的隐匿期。暴饮暴食足以引起肠道炎症，易于使阿米巴感染变为活动；酗酒以及其他足以使人体抵抗力降低等情况，都可为肝脓肿发生的诱因。阿米巴原虫的再感染可以激发已存在的感染而引起肝脓肿；肾上腺皮质激素的应用，也能诱发肝脓肿的发生。

(二)临床表现

1.症状

阿米巴性肝脓肿起病相对较缓慢，表现为发热，通常为 38 ℃～39 ℃，呈弛张热或间歇热。如并发其他细菌感染则可高热，体温达 40 ℃以上，伴寒战、多汗等脓毒血症的表现。肝区疼痛呈持续性钝痛，疼痛可以因咳嗽，深呼吸及右侧卧位而加剧；位于右肝顶叶者，疼痛可放射到右肩背部。患者可有食欲缺乏、腹胀、恶心、呕吐；少数患者可有黄疸，但一般较轻。病程较长者可有体重减轻、衰弱无力、贫血等。

2.体征

(1)肝大，肝上界上移，肝区压痛及肝区叩击痛。

(2)如病灶位于左叶，剑突下可及肿块。

(3)部分患者皮肤、巩膜黄染。

(4)患者如并发反应性胸腔积液,肺部听诊可闻及右侧呼吸音减弱或消失。

(三)辅助检查

1.实验室检查

(1)血常规:多有轻中度贫血,白细胞计数增高,可达$(10\sim20)\times10^9/L$,中性粒细胞增高,如$>20\times10^9/L$,往往提示并发感染。部分患者血沉增快。

(2)粪常规:部分患者粪便中可找到阿米巴滋养体或包囊。

(3)肝功能检查:血清碱性磷酸酶、γ-谷氨酰转移酶可升高,少数患者转氨酶、胆红素亦升高。

2.特殊检查

(1)腹部B超:可见肝右叶靠近横膈区域边界清晰、圆形或椭圆形的无回声液性暗区,内有不规则的回声提示细胞碎屑,诊断符合率为$75\%\sim95\%$,是诊断本病常用的方法。

(2)腹部CT:可显示病变为边缘光滑的低密度区,脓肿周壁对照增强,有助于确定有无肝外蔓延。影像学特点与细菌性肝脓肿相似,一般为单发,亦为本病的主要诊断方法。

(3)诊断性穿刺:可在B超、CT引导下进行此项检查,抽出巧克力脓肿、无臭味则可确诊。

(四)治疗

早期诊断,早期治疗;积极治疗急性胆道和腹部感染、充分引流腹腔内感染性积液;足量、足疗程且有效的抗生素应用;超声或CT引导下的脓液穿刺及引流;积极的支持治疗。应嘱患者注意休息,加强营养,病情重者,应注意加强支持,纠正水、电解质紊乱。

1.抗阿米巴治疗

(1)甲硝唑:目前大多首选。对疑有并发症者可静脉滴注,剂量为成人每天1 g,疗程为5~10 d;无并发症者可口服给药,剂量为成人每天3次,每次0.4~0.8 g(大剂量宜慎用),疗程为5~10 d。如临床需要可重复疗程,治愈率90%以上。大多患者治疗后48 h临床症状明显改善,体温于6~9 d消退,肝大、压痛、白细胞增多等在治疗后2周左右恢复,脓腔吸收则迟至4个月左右。少数甲硝唑疗效不佳者可换用氯喹或依米丁。用药期间偶有食欲缺乏、恶心、呕吐、上腹不适、头昏等。哺乳期妇女、妊娠3个月内孕妇及中枢神经系统疾病者禁用。

(2)替硝唑:对肠道及肝阿米巴病、厌氧菌感染等亦有良效,口服吸收良好,药物能进入各种体液。口服用法为每次0.5 g,每天4次,口服,疗程一般为10 d,重者可用每天0.4~0.8 g,静脉滴注。治疗剂量内少有毒副反应,偶有一时性白细胞减少和头昏、眩晕、共济失调等神经系统障碍。妊娠期前3个月、哺乳期以及有血液病史和神经系统疾病者禁用。

(3)氯喹:在肠内吸收后,在肝、肺、肾等组织内浓度高于血液200~700倍,适用于肝脓肿等肠道外阿米巴病。成人每次0.5 g,每天2次,连服2 d,继以0.25 g,每天2次,连用2~3周。有人主张用药10周以免复发。单用氯喹治愈率达60%~90%。氯喹的不良反应主要有胃肠道反应、瘙痒、皮疹、耳鸣、视力调节障碍等,偶有心肌损害,有慢性肝病、心脏病者慎用或不用。

(4)依米丁和去氢依米丁:能直接杀灭大滋养体,疗效肯定、迅速。剂量按每天1 mg/kg计,成人每天不超过60 mg,常用30 mg,每天2次,深皮下注射,连续6 d,重症者再继以每天30 mg,连续6 d,共12 d。药物有蓄积作用,其剂量和中毒量相近,易引起心肌炎、周围神经炎、严重吐泻等毒副反应。治疗中应卧床休息,注意观察血压、脉搏、心电图等,如有明显改变,应减量或停药。孕妇及心、肾功能不全患者忌用。手术一般在停药后 6 周方可进行。去氢依米丁是合成依米丁衍生物,其生物半衰期较依米丁短,用法为每天 60～80 mg,皮下注射,疗程 10 d。其用药指征及注意事项同依米丁,常见不良反应为血压降低。

2.抗生素治疗

脓液细菌培养阳性率为 14.1%～19.8%,致病菌以金黄色葡萄球菌和大肠埃希菌为多见。细菌培养阴性不能排除并发细菌感染,其时患者大多有高热、白细胞计数增加等毒血症表现,单用抗阿米巴药物临床症状无改善,脓液多数转为黄绿色,此时应给以广谱抗生素,以全身性给药为主。甲硝唑有抗厌氧菌作用,可配合其他抗生素使用。根据疗效及细菌药敏试验结果及时调整用药。穿刺抽脓后,向脓腔内注入适量抗生素,如卡那霉素或庆大霉素,可增加治疗效果。

3.肝穿刺引流

早期选用有效药物治疗,不少肝脓肿已无穿刺的必要。对恰当的药物治疗 5～7 d 临床情况无明显改善或肝局部隆起显著、压痛明显、有穿破危险者采用穿刺引流。穿刺最好于抗阿米巴药物治疗经 2～4 d 进行。穿刺部位多选右腋前线第 8 或第 9 肋间,或肝区隆起、压痛最明显处,最好在超声波探查定位下进行。穿刺次数视病情需要而定,每次穿刺应尽量将脓液抽净,脓液量在 200 mL 以上者常需经 3～5 d 重复抽吸。脓腔大者经抽吸可加速愈合。近年出现的介入性治疗,经导针引导做持续闭合引流,可免去反复穿刺、继发性感染的缺点,有条件者可采用。

4.外科治疗

阿米巴肝脓肿需手术引流者一般<5%。其适应证为:抗阿米巴药物治疗及穿刺引流失败者;脓肿位置特殊,贴近肝门、大血管或位置过深(>8 cm),穿刺易伤及邻近器官者;脓肿穿破入腹腔或邻近内脏而引流不畅者;脓肿中有继发细菌感染,药物治疗不能控制者;多发性脓肿,使穿刺引流困难或失败者;左叶肝脓肿易向心包穿破,穿刺易污染腹腔,也应考虑手术。

三、观察要点

(1)诊断明确者,主要观察治疗后临床症状和体征的变化情况,尤其是患者的体温变化,注意观察有无合并细菌感染,尤其是注意有无脓肿溃破的迹象;对于合并细菌感染而使用抗生素治疗的,应注意观察患者的口腔、咽喉部以及大小便性状,排除继发霉菌感染。

(2)诊断不明确者,应告知患者或其亲属有关本病的特点及常用的诊断方法。建议患者尽早行 B 超、诊断性穿刺以明确诊断;高度怀疑本病的,可予试验性抗阿米巴治疗,动态观察患者临床症状和体征的变化,注意复查腹部 B 超,了解脓肿吸收、消退的改变情况。

四、护理措施

1.高热的护理

患者高热,为保持其不过度消耗,应以物理降温为主。可用 50% 酒精反复擦拭,头部冷敷,头枕冰水袋,大血管走行处放置冰袋。物理降温不理想时,适当配以药物降温,但要密切观察患者是否有大量出汗、虚脱等现象,同时鼓励患者多饮水。

2.心理护理

患者心理活动很复杂,紧张、疑虑、悲观和孤独,很想了解自己的病情是否能治愈。因此,我们应根据患者的不同性格特点,掌握其心理活动,向患者详细交代病情,鼓励其战胜疾病的勇气和信心,积极配合治疗。巨大阿米巴肝脓肿患者,时刻都有脓肿穿破的可能,因此,嘱患者要绝对卧床休息,咳嗽或翻身时用手轻轻护住肝脏,还应积极配合医生做肝脏穿刺排脓。

3.饮食护理

患者持续发热,食欲缺乏,体质消耗严重,应给予高蛋白、高糖、丰富维生素、低脂肪、易消化饮食,高热患者给予流食或半流食。

4.肝穿的护理

肝穿前 3 d 停用抗凝血药治疗,肝穿时要摆好体位,皮肤常规消毒,穿入脓腔时要轻吸,缓慢减压。穿刺过程中注意观察患者的反应和呼吸、脉搏、血压的变化、脓液的颜色和性质,并及时送检。术后应适当加压包扎,以免针道溢脓。

(张鹏楷)

第十四节 肝硬化

肝硬化是临床常见的慢性进行性肝病,由一种或多种病因长期或反复作用形成的弥漫性肝损害。在我国大多数为肝炎后肝硬化,少部分为酒精性肝硬化和血吸虫性肝硬化。病理组织学上有广泛的肝细胞坏死、残存肝细胞结节性再生、结缔组织增生与纤维隔形成,导致肝小叶结构破坏和假小叶形成,肝脏逐渐变形、变硬而发展为肝硬化。早期由于肝脏代偿功能较强可无明显症状,后期则以肝功能损害和门静脉高压为主要表现,并有多系统受累,晚期常出现上消化道出血、肝性脑病、继发感染、脾功能亢进、腹腔积液、癌变等并发症。

一、病因

1.病毒性肝炎

病毒性肝炎是我国肝硬化的主要原因,尤其是乙型和丙型肝炎。肝硬化患者肝细胞 HBsAg 阳性率可高达 76.7%。

2.慢性酒精中毒

长期酗酒是引起肝硬化的另一个重要因素,欧美国家有 60%~70% 的肝硬化是由酒精性肝病引起。

3.胆汁淤积

因结石等引起胆管持续阻塞,高浓度胆酸及胆红素导致肝细胞损害而形成肝硬化。

4.毒物中毒

某些化学毒物如砷、四氯化碳、黄磷等中毒引起肝硬化。

5.血吸虫病

虫卵主要沉积在汇管区,虫卵及其毒性产物引起大量结缔组织增生,但再生结节不明显,称之为血吸虫病性肝纤维化。

6.非酒精性脂肪性肝病(NAFLD)

非酒精性脂肪性肝病也是常见的肝硬化前期病变。NAFLD 是一种与胰岛素抵抗(insulin resistance,IR)和遗传易感密切相关的代谢应激性肝脏损伤。危险因素包括肥胖、糖尿病、高脂血症等。

7.其他

自身免疫性肝病、肝脏血液循环障碍、遗传与代谢性肝病、营养不良等均可导致肝细胞炎症坏死,继而发展为肝硬化。

二、临床表现

(一)症状

肝硬化往往起病缓慢,症状隐匿,可能隐伏数年至数十年之久(一般为 3～5 年),我国以 20～50 岁男性为主,青壮年患者的发病多与病毒性肝炎有关。随着病情的发展,到后期可出现黄疸、腹腔积液及消化道和肝性脑病等并发症。根据肝功能储备情况,临床将肝硬化分为代偿性肝硬化和失代偿性肝硬化两类,两类肝硬化的临床症状各不相同。

1.代偿性肝硬化

代偿性肝硬化指早期肝硬化无症状者,占 30%～40%,可有轻度乏力、食欲缺乏或腹胀症状。常在体格检查或因其他疾病行剖腹术时才发现。部分慢性肝炎患者行活检时诊断此病。

2.失代偿性肝硬化

失代偿性肝硬化指中晚期肝硬化,有明显肝功能异常及失代偿征象。

(1)一般症状:包括食欲减退、体重减轻、乏力、腹泻、腹痛、皮肤瘙痒等。

(2)腹腔积液:患者主诉腹胀,少量腹腔积液常用超声或 CT 诊断,中等以上腹腔积液在临床检查时可发现,后者常伴下肢水肿。

(3)黄疸:常表现为巩膜皮肤黄染、尿色深、胆红素尿。这是由于肝细胞排泌胆红素功能衰竭,是严重肝功能不全的表现。

(4)发热:常为持续性低热,体温为 38 ℃～38.5 ℃,除酒精性肝硬化患者要考虑酒精性肝炎外,其余均应鉴别发热是由肝硬化本身还是细菌感染引起。

(5)贫血与出血倾向:由于上述原因,患者可有不同程度的贫血,黏膜、指甲苍白或指甲呈匙状。

(二)体征

除上述症状外,有患者可表现为男性乳房发育,蜘蛛痣、肝掌和体毛分布改变,腹部检查除腹腔积液外可见静脉和胸腔静脉显露及怒张,血流以脐为中心向四周流向。

(三)并发症

肝硬化往往因并发症死亡,主要并发症有肝性脑病、上消化道大量出血、感染、原发性肝癌、肝肾综合征、肝肺综合征、门静脉血栓的形成等。

三、辅助检查

应详细询问肝炎史、饮酒史、药物史、输血史及家族遗传性病史。根据症状做相关检查以排除及确定病因诊断。

(一)实验室检查

1.血常规检查

在肝功能代偿期,血常规多在正常范围内。在失代偿期,由于出血、营养失调和脾功能亢进等因素发生轻重不等的贫血。在脾功能亢进时,血白细胞及血小板均降低,其中以血小板降低尤为明显。

2.尿液检查

尿常规检查时,乙型肝炎肝硬化合并乙肝相关性肾炎时尿蛋白阳性。由于肝功能减退,肝不能将来自肠道的尿胆原变为直接胆红素,故尿中尿胆原增加,腹腔积液患者尿钠排出降低,肝肾综合征时,尿钠<10 mmol/L,尿钠/尿钾<1。

3.肝功能试验

肝硬化初期肝功能检查多无特殊改变或仅有慢性肝炎的表现,如转氨酶升高等。随着肝硬化发展、肝功能储备减少,则可有肝硬化相关的变化,如 AST>ALT,白蛋白降低、胆碱酯酶活力降低、胆红素升高等。

(二)影像学检查

1.B 超检查

B 超检查见肝脏缩小,肝表面明显凸凹不平,锯齿状或波浪状,肝边缘变钝,肝实质回声不均、增强,呈结节状,门静脉和脾门静脉内径增宽,肝静脉变细、扭曲,腹腔内可见液性暗区。

2.CT 扫描

CT 扫描诊断肝硬化的敏感性与 B 超所见相似,但对早期发现肝细胞癌更有价值。

3.MRI 扫描

对肝硬化的诊断价值与 CT 扫描相似,但在肝硬化合并囊肿、血管瘤或肝细胞癌时,MRI具有较大的鉴别诊断价值。

(三)上消化道内镜或钡餐 X 线食管造影检查

上消化道内镜或钡餐 X 线食管造影检查可发现食管胃底静脉曲张的有无及严重程度。

(四)病理学检查

肝穿病理学检查仍为诊断肝硬化的金标准,特别是肝硬化前期。早期肝硬化如不做肝穿病理检查,临床上往往不易确定。肝组织学检查对肝硬化的病因诊断亦有较大帮助。

四、治疗要点

肝硬化的治疗应该是综合性的,首先应去除各种导致肝硬化的病因,如酒精性肝硬化者必须戒酒,乙型肝硬化者可抗病毒治疗,肝豆状核变性可行排铜治疗。

(一)一般治疗

肝硬化患者一般全身营养状况差,支持疗法目的在于恢复全身情况,供给肝脏足够的营养以有利于肝细胞的修复再生。

1.休息

代偿期的肝硬化患者可适当工作或劳动,应注意劳逸结合,以不感疲劳为度。肝硬化失代偿期应停止工作,休息乃至卧床休息。

2.饮食

肝硬化患者的饮食原则上应是高热量、高蛋白、维生素丰富而易消化的食物。严禁饮酒,动物脂肪不宜摄入过多。如肝功能严重减退或有肝性脑病先兆时,应严格限制蛋白食物。

(二)药物治疗

1.乙肝肝硬化患者抗病毒治疗

HBeAg 阳性者 HBV DVA≥10/mL,HBeAg 阴性者 HBV DVA≥10/mL,ALT 正常或

升高,需用核苷类似物抗病毒治疗。目前,可供使用的药物有拉米夫定、阿德福韦酯、替比夫定和恩替卡韦。

2.抗纤维化药物

目前尚无有效地逆转肝纤维化的方法,活血化瘀的中药,如丹参、桃仁提取物、虫草菌丝及丹参黄芪的复方制剂或干扰素 γ 和 α 用于早期肝硬化治疗,有一定的抗纤维化作用。

3.保护肝细胞的药物

保护肝细胞的药物用于转氨酶及胆红素升高的肝硬化患者。常用药物有下面两种。

(1)甘草酸:有免疫调节、抗感染、抗纤维化、保护肝细胞作用。宜用于早期肝硬化患者。

(2)谷胱甘肽:是由谷氨酸、胱氨酸、甘氨酸组成的含巯基胱肽物质。能提供巯基、半胱氨酸维护细胞正常代谢,与毒性物质结合,起解毒作用。

4.维生素类

B 族维生素有防止脂肪肝和保护肝细胞的作用。维生素 C 有促进代谢和解毒作用。慢性营养不良者可补充维生素 B_{12} 和叶酸。维生素 E 有抗氧化和保护肝细胞的作用,已用于酒精性肝硬化患者的治疗。有凝血障碍者可注射维生素 K_3。

(三)腹腔积液的处理

治疗腹腔积液不但可以减轻症状,还可防止腹腔积液所引发的一系列并发症,如 SBP、肝肾综合征等。主要治疗措施及药物有以下几方面。

1.限制纳和水的摄入

这是腹腔积液的基础治疗,部分中重度腹腔积液患者可发生自发性利尿,腹腔积液消退。钠摄入量每日为 $60\sim90$ mg,有稀释性低钠血症者应同时限制水摄入。

2.利尿剂

对腹腔积液较大或基础治疗无效者应使用利尿剂。临床常用的利尿剂有螺内酯和呋塞米。利尿剂的使用应从小剂量开始。

3.提高胶体血浆渗透压

每周定期输注白蛋白或血浆,可通过提高胶体渗透压促进腹腔积液消退。

4.放腹腔积液

对于一些时间长的顽固性腹腔积液可通过该法进行,同时补充蛋白以增加有效血容量。

五、护理诊断

(一)活动无耐力

活动无耐力与肝功能减退、大量腹腔积液有关。

(二)营养失调

低于机体需要量与肝功能减退、门静脉高压引起食欲减退、消化和吸收障碍有关。

(三)体液过多

体液过多与肝功能减退、门静脉高压引起钠水潴留有关。

(四)焦虑

焦虑与担心疾病预后、经济负担等有关。

(五)有皮肤完整性受损的危险

有皮肤完整性受损的危险与营养不良、水肿、皮肤瘙痒、长期卧床有关。

（六）潜在并发症

上消化道出血、肝性脑病、感染、肝肾综合征。

六、护理措施

（一）一般护理

1.休息与活动

肝功能代偿期患者可参加轻体力工作，减少活动量；肝功能失代偿期或有并发症者，须卧床休息，病室环境要安静、舒适；大量腹腔积液患者可采取半卧位、坐位或取其自觉舒适的体位，使膈肌下降，以利于减轻呼吸困难；肢体水肿者，可抬高下肢，以利于静脉回流，减轻水肿。并告知患者休息有利于保证肝、肾血流量，避免加重肝脏负担，促进肝功能的恢复；卧床休息时使用床栏，防止坠床。

2.饮食护理

既保证饮食中的营养供给又必须遵守必要的饮食限制，是改善肝功能、延缓肝硬化病情进展的基本措施。

以高热量、高蛋白质、高维生素、易消化的食物为原则，少食多餐，并根据病情变化及时调整。严禁饮酒，避免进食刺激性强，粗纤维多和较硬的食物。

3.皮肤护理

（1）选择宽松合适、柔软舒适的衣裤，以免衣物过紧影响肢体血液循环。

（2）协助患者勤修剪指甲，告知勿搔抓皮肤以免破损感染。

（3）每日温水擦身，动作宜轻柔，避免用力擦拭致破损或皮下出血，尤其是水肿部位。指导患者避免使用碱性香皂与沐浴液，并使用性质温和的护肤乳液，以减轻皮肤干燥及瘙痒症状。

（4）长期卧床患者协助床上翻身，预防压疮的发生。

（5）阴囊水肿明显时，可使用软垫或托带托起阴囊，以利于水肿消退和防止摩擦破损。

（二）病情观察

观察腹腔积液和皮下水肿的消长情况，准确记录出入液量，测量腹围及体重，在患者有进食量不足、呕吐、腹泻时，或遵医嘱使用利尿剂及放腹腔积液后更应加强观察。监测血常规、大便隐血、肝功能、电解质及血氨等的变化，尤其是在使用利尿剂、抽腹腔积液后和出现吐泻时应密切观察电解质的改变，防止肝性脑病、功能性肾衰竭的发生。

（三）对症护理

上消化道出血护理。

（四）药物护理

使用利尿剂时应注意监测神志、体重、尿量及电解质，利尿治疗以每天减轻体重不超过0.5 kg为宜，以免诱发肝性脑病、肝肾综合征；使用排钾利尿剂者应注意补钾；观察腹腔积液，渐消退者可将利尿剂逐渐减量。

（五）心理护理

护士应加强与患者的沟通，鼓励患者说出其内心的感受和忧虑，与患者一起讨论可能面对的问题，在精神上给予患者安慰和支持。

指导患者家属在情感上关心支持患者，减轻患者精神压力；对表现出严重焦虑和抑郁的患者，应加强巡视并及时干预，以免发生意外。

(六)健康教育

1.疾病知识指导

向患者讲解与肝硬化预后的相关知识,使之掌握自我护理的方法,学会自我观察病情变化,要求患者及其家属掌握各种并发症的诱因及其主要表现,出现异常及时就诊。

2.生活指导

指导患者合理安排生活起居,注意休息,生活规律,保证充足的休息与睡眠,保持平和心情,防止郁怒伤肝。失代偿期更应多卧床休息,避免疲劳;指导患者学会自我观察大小便的色、质、量,学会自测并动态地观察体重、腹围、尿量;保持大便通畅,切忌怒责;便秘时可按医嘱服用乳果糖等调节排便;指导患者学会自我调摄,防止上呼吸道、胃肠道、皮肤等各类感染。

3.用药指导

指导患者了解常用的、对肝脏有毒的药物,用药应遵医嘱,不能随意服用或更改剂量,以免加重肝脏损害,避免使用镇静安眠药。

(张鹏楷)

第十五节　原发性胆汁性肝硬化

原发性胆汁性肝硬化(primary biliary cirrhosis,PBO)是一种慢性胆汁淤积性疾病。其病因及发病机制尚不完全清楚,可能与遗传及免疫机制有关。PBO 的病变范围可累及肝内和肝外胆管,部分患者具备典型的胆汁淤积表现和 PBC 的组织学特征,但胆管造影正常,目前认为其为 PBC 的变异型,称为小胆管 PBC。部分患者同时具备 PBC 和其他免疫介导的肝脏疾病的特征表现,如自身免疫性肝炎,称为重叠综合征。PBC 的病程多呈慢性进行性,大部分患者逐渐出现胆汁淤积、胆管炎,并最终变为终末期肝病。有 60%~80% 的 PBC 患者叫并发炎症性肠病(inflammatory bowel disease ,IBD),约有 20% 的患者还可并发胆管癌。

一、病因

病因迄今未明,研究发现本病患者既无胆系结石、外伤、手术史,也无胆道肿瘤存在,而与自身免疫、遗传、门静脉与胆道的慢性非特异性感染等因素有关。

二、临床表现

PBC 患者临床表现多样,常见症状包括发热、皮肤瘙痒、黄疸、腹部不适、腹痛消瘦等,其中间歇性皮肤瘙痒、黄疸伴右上腹痛及发热是最典型的表现,与微结石或胆泥排出过程引起的一过性胆管梗阻有关。部分患者诊断时无症状,仅在体检时因发现血清 ALP 升高而诊断,或因 IBD 进行肝功能筛查时诊断。PBC 患者无特异性体征,黄疸和肝、脾大是最常见体征。

三、辅助检查

1.实验室检查

PBO 患者最常见亦是最典型的生化异常是血清 ALP 升高,通常为正常水平的 3~5 倍。大部分患者可伴有血清转氨酶 2~3 倍升高。胆红素水平通常呈波动性,大部分患者诊断时胆红素正常。约 60％的患者血清 IgG 水平呈中度升高。PBC 患者血清中可检测出多种自身抗体，包括 ANCA、ANA、SMA、抗内皮细胞抗体、抗心磷脂抗体等，但一般为低滴度阳性，对 PBO 均无诊断价值。

2.影像学检查

首选 MRCP 检查，部分患者需 ERCP 确认。ERCP 的优势在于可同时做胆管癌筛查，如胆管细胞刷检或活检，还可同时进行胆管扩张或支架置入治疗；缺点在于有可能导致严重并发症的发生，如注射性胰腺炎、细菌性胆管炎等，反复多次操作还可能导致细菌在胆管系统内的定植，从而使疾病进行性恶化。

PBC 典型的影像学表现为胆管"串珠样"改变，即胆管多发性、短节段性、环管狭窄伴其间胆管正常或轻度扩张表现。进展期患者可显示长段狭窄和胆管囊状或憩室样扩张。当肝内胆管广泛受累时可表现为"枯树枝样"改变，此时与任何原因肝硬化所导致的弥漫性肝内胆管减少不易鉴别。腹部 CT 对 PBC 的诊断缺乏特异性，但其可显示胆管壁增厚强化、肝内胆管囊性扩张、脾大、腹腔积液、淋巴结肿大、静脉曲张、肝内及胆管占位性病变等表现，有助于疾病的分期和鉴别诊断。

3.组织病理学检查

PBC 患者典型的肝脏病理学表现为洋葱皮样胆管纤维化，但经皮肝穿刺活检的获取率仅10％左右，且这些表现亦可见于继发性感化性胆管炎。因此，对于胆管影像学检查有异常发现的患者，并不需要进一步行肝穿刺活检。但当临床特点高度疑诊为小胆管 PBC 或重叠综合征时，肝活检有助于诊断和鉴别诊断。

四、治疗要点

除肝移植外，目前仍无针对 PBC 的特效治疗方法，现有的治疗主要针对 PBC 的并发症，如反复发作的细菌性胆管炎、黄疸、胆管癌、肝功能衰竭等，治疗方法包括药物治疗、内镜介入治疗、外科手术治疗和对症支持治疗等。

1.药物治疗

最常用的药物是熊去氧胆酸(ursodeoxycholicacid,UDCA)，其可改善肝脏酶学水平，并能缓解乏力、瘙痒等症状，但尚缺乏证据表明其可逆转 PBC 病程。UDCA 治疗 PBC 的剂量尚无定论。糖皮质激素和免疫抑制药，目前无任何证据显示其对 PBC 有明确的治疗作用。但当 PBO-AIH 重叠或 PBO 合并自身免疫性胰腺炎时，可考虑使用。

2.内镜介入治疗

主要目的是缓解 PBC 患者的胆管梗阻症状。常用方法包括 Oddi 括约肌切开、探条或球囊扩张、支架置入等。适用于位于胆总管或肝管的严重狭窄，对位于肝内胆管的弥漫性狭窄性病变，内镜介入治疗不但无法获益，还可能导致 ERCP 相关性胆管炎等严重并发症。

3.肝移植

肝移植是目前治疗 PBC 最有效的方法，也是 PBO 终末阶段唯一可行的治疗方法。其适应证除慢性肝病终末期外，还包括顽固性皮肤瘙痒、复发性细菌性胆管炎和胆管癌。

五、护理问题

1.健康史

(1)评估患者的肝功能状况。

(2)是否伴有其他疾病,如 SLE、SS、UC 等。

2.症状

(1)有无乏力、关节痛症状。

(2)营养状态:有无消瘦、骨质疏松及营养不良。

(3)皮肤、黏膜:有无黄疸、瘙痒、皮疹。

(4)腹部体征:有无肝大、腹部不适或疼痛。

六、护理措施

(一)常规护理

1.环境准备

保持室内安静整洁,空气新鲜,定时通风,维持适宜的温湿度,床铺整齐舒适,使患者身心放松,改善忧郁和恐惧心理。

2.饮食护理

高维生素、易消化饮食;蛋白质以豆制品、牛奶、鸡肉为主;多饮水以增强血液循环,促进新陈代谢及腺体分泌,以利于消化、吸收和废物的排除,减少代谢产物和毒素对肝脏的损害。

3.休息及锻炼

急性发作期肝功能异常应卧床休息,保证睡眠充足。有规律地、持续地、适量地进行锻炼。锻炼可以减少骨质疏松的发生率,如果已有骨质疏松,不必停止锻炼,只需加倍小心,防止骨折。

4.用药护理

甲泼尼松(龙)是一种免疫抑制药,可使机体免疫力下降。应预防感染,尽量减少家属探视,以避免交叉感染。保持口腔及皮肤清洁。监测血压、肝功能、电解质、肾功能等指标。嘱患者控制盐的摄入,正确记录 24 h 出入量。注意有无骨质疏松,关注患者安全。

5.心理护理

多数患者因病情反复,诊断不明确,表现出紧张、焦虑、恐惧、烦恼等心理问题,护理人员应主动与患者沟通,解释该病经过及治疗方案,指导患者放松心情,减轻心理压力。良好的精神状态可提高免疫功能,增强抵抗外来疾病的能力。

(二)健康指导

(1)指导患者自我监测病情,如血压、血糖等的变化,学会识别病情变化的征象,若症状加重立即就诊。

(2)指导患者饮食要保持均衡,食物中的蛋白质、碳水化合物、脂肪、维生素、矿物质等要保持相应的比例;尽量少食辛辣食品,多食新鲜蔬菜、水果等。

(3)告知患者长期激素治疗的重要性和必要性,不得擅自减量和停药,要在医生的指导下服药,定期复查。

(张鹏楷)

第十六节　肝损伤

在腹部创伤中,肝损伤较为常见,占 15%～20%。肝脏是腹腔最大的实质性器官,质地脆而缺乏弹性,周围韧带的固定限制了它的退让余地,尽管位于右侧膈下和季肋深面,受到胸廓和膈肌保护,仍可在肋骨无损伤的情况下发生肝创伤。人自高处坠落,暴力虽未直接伤及肝脏,但仍可因惯性的反冲及应力作用,使肝脏发生严重的撕裂伤。肝脏因病变而肿大或变性时,受外力作用更易受损伤。肝损伤后常伴有严重的出血性休克,因胆汁漏入腹腔引起胆汁性腹膜炎和继发感染,如处理不及时或不当,后果严重。

一、病因

肝损伤时,根据腹壁有无穿透,可将其分为开放性损伤和闭合性损伤两种。

1. 开放性损伤

开放性损伤是指因锐性外力如利刃、枪弹或弹片贯穿腹壁而导致的肝脏损伤。

2. 闭合性损伤

闭合性损伤多是指因钝性外力如打击、挤压、车祸、爆震或高处跌伤等原因,使肝脏受到间接冲力作用而造成的损伤。

二、临床表现

肝损伤的临床表现取决于肝损伤的病理类型及范围。主要表现是腹腔内出血或休克和腹膜刺激症状。

1. 肝表浅裂伤

肝表浅裂伤的出血和胆汁外渗不多,甚至无胆汁明显外渗,在短期内多能自行停止,临床上一般仅有上腹部疼痛,可随时间推移症状减轻或消失。

2. 中心型肝挫裂伤或贯通伤

中心型肝挫裂伤或贯通伤多有广泛的肝组织碎裂和肝内较大的胆管及血管断裂,腹腔内较多的出血和胆汁,患者可有不同程度的休克、腹部剧痛、腹肌紧张、腹部压痛,常伴有恶心、呕吐、脉速、面色苍白等。严重肝脏裂伤或合并有大血管损伤时,伤后短期内即出现严重休克及意识不清,腹部逐渐膨隆、脉细速、呼吸困难等,如处理不及时,常因失血过多而死亡。

3. 肝包膜下血肿和中心型破裂

因血液和胆汁局限在肝包膜下或肝实质内,无腹肌紧张,有时可触及右上腹局限性压痛包块,肝大变形。叩诊肝浊音界扩大,伤员呈进行性贫血。如血肿与胆管相通,可表现为胆管出血;如因肝包膜张力过大而突然破裂,可出现急性腹痛和内出血等症状;如血肿出现继发性感染,则出现肝脓肿的临床表现。除有失血性休克外,腹部有不同程度的肌紧张、压痛和反跳痛、肝区叩击痛以及肠鸣音减弱或消失等腹膜刺激综合征。如腹腔内有大量出血和胆汁,可有明显的移动性浊音。血液、胆汁刺激膈肌可引起呃逆和右肩牵涉痛。腹腔内大量积血时,直肠指检直肠膀胱陷窝饱满和触痛。肝损伤的同时可伴有右下胸皮肤擦伤和皮下淤血,也可能因肋骨骨折产生皮下气肿,故应注意检查有无其他合并伤,以免延误治疗。

三、辅助检查

肝损伤的诊断应及时,特别当闭合性肝损伤合并有胸、腹部严重复合伤时,伤势重,病情复杂,应结合受伤的情况、临床表现和各种必要的诊断辅助方法迅速做出判断。

1.超声检查

超声检查是检查肝脏破裂的首选方法。

2.腹腔穿刺

腹腔穿刺是一种安全、有效和操作简便的诊断方法,阳性率可达 90% 左右。当肝包膜下出血量少时,腹腔穿刺诊断可能有困难。

3.腹腔穿刺灌洗术

腹腔穿刺灌洗术对诊断少量腹腔内出血者很有帮助,但临床应用少。

4.实验室检查

定时检查红细胞计数、血红蛋白、血细胞比容、白细胞计数及血清 GPT、GOT 值等,因为 GPT 选择性地在肝内浓缩,损伤后大量释放,所以 GPT 较 GOT 更具有特殊诊断意义。

5.X 线检查

如 X 线检查发现右下胸肋骨骨折、右侧膈肌抬高、肝脏阴影增大变形、升结肠阴影向内侧移位,均提示有肝损伤内出血的可能。

6.其他

其他检查包括 CT、选择性肝动脉造影、放射性核素肝扫描、MRI 等。对肝内血肿、肝组织缺血性坏死、胆管出血、肝脓肿等,常需要借助这些方法做进一步的检查及病灶定位。

四、术前护理

(一)护理评估

1.健康史

一般资料:年龄、生活饮食习惯、营养状况等。发病史:患者伤情及受伤后病情发展经过,包括受伤时间、地点、暴力的性质、大小、速度和作用部位以及就诊前的急救措施等。

2.生理状态

(1)局部疼痛部位、性质,有无腹膜刺激征、其程度和范围;有无肝浊音界变化或移动性浊音;有无肠鸣音减弱或消失,直肠指诊有无阳性发现。

(2)全身受伤后意识状态、生命体征的变化,有无面色苍白、出冷汗、脉搏细速、血压不稳定等休克征象;有无合并伤等。

(3)辅助检查:血生化检查和 B 超、CT、X 线检查和诊断性腹腔穿刺检查等。

(4)心理状态:①心理反应:肝损伤大多在意外情况下突然发生,伤口、出血等对视觉的刺激,造成伤者的恐惧和焦虑,有濒死感。伤者及其家属对损伤后治疗和可能发生的并发症的知晓程度和心理、经济承受能力。②认知情况:伤者及其家属对伤情的发展、治疗、护理方法了解情况。

(二)护理诊断

1.体液不足

体液不足与损伤后出血导致有效循环血量减少有关。表现为心悸、面色苍白、血压下降等症状。

2.疼痛

疼痛与肝外伤有关。主要表现为腹部剧痛、腹肌紧张、腹部压痛。

3.焦虑和恐惧

焦虑和恐惧与意外创伤的刺激、担心伤情预后和剧烈疼痛有关。表现为情绪紧张、表情淡漠、烦躁不安等。

（三）护理目标

(1)患者生命体征平稳,出血被控制。

(2)患者能配合完成应对疼痛的办法,自诉疼痛缓解或可以忍受。

(3)患者自诉恐惧或焦虑程度减轻或消失,情绪稳定。

（四）护理措施

1.急救

肝损伤特别是合并其他脏器损伤时,情况急、病情重,应迅速处理危及患者生命的情况,如心搏骤停、窒息、大出血、张力性气胸等。及时补液、输血是抢救严重肝外伤的重要措施,对已发生休克者应迅速建立静脉通道。给予林格乳酸盐溶液,经中心静脉或大的肢体静脉输入,必要时建立两条静脉通道。因肝外伤可合并下腔静脉损伤,故输液通道应选择上肢静脉。由于低温不利于凝血,可使用加温器使液体升温至40℃输入,血型确定后再输入全血。对开放性损伤者,应妥善处理伤口、及时止血和包扎固定。

2.病情观察及护理

(1)密观察生命体征的变化,每 15～30 min 观察记录脉搏、呼吸、血压 1 次;及时判断有无意识障碍;注意有无脉压缩小、脉搏减弱,呼吸运动是否受限,有无发热、寒战、四肢湿冷等。

(2)每 30 min 检查记录腹部的症状和体征,注意腹膜刺激征的程度和范围变化,有无恶心、呕吐等消化道症状及呕吐物的性状、数量、气味,肝浊音界有无缩小或消失,有无移动性浊音,有无排气、排便、肠鸣音变化等。

(3)注意观察患者排尿情况,记录尿的颜色、量及性质等。

(4)观察期间患者应绝对卧床休息,不随便搬动,待病情稳定后改为半卧位。同时禁用吗啡类镇痛药物,禁止灌肠,以免掩盖病情。

(5)配合医师动态观察红细胞计数、白细胞计数、血红蛋白和血细胞比容的变化,以判断腹腔有无活动性出血。

(6)观察期间如出现生命体征不稳定;持续剧烈腹痛,并进行性加重,同时伴恶心、呕吐等消化道症状;明显的腹膜刺激征;肝浊音界缩小或消失;腹胀、肠蠕动减弱或消失;腹部出现移动性浊音等情况,应通知医师,并做好紧急手术的准备。

(7)肝损伤初期应禁食,行胃肠减压,待病情稳定、肠蠕动恢复后可拔除胃管,进食流质饮食。禁食期间需及时补充液体,防止水、电解质和酸碱失衡。

(8)做好心理护理,解释手术的必要性,肝损伤后可能出现的并发症、相关的医疗和护理,以取得配合,稳定情绪,消除恐惧心理。

（五）护理评价

(1)患者的血容量是否充足,生命体征是否稳定。

(2)患者对疼痛的处理是否满意,有无疼痛加剧。

(3)患者情绪是否稳定，是否配合治疗和护理。

五、术后护理

（一）护理评估

(1)手术情况：手术名称、麻醉方式、术中情况、引流情况。

(2)生理情况：生命体征、伤口情况、引流是否通畅、引流液的情况、有无并发症。

(3)心理情况：患者对术后康复知识的掌握情况、对术后不适的承受能力。

（二）护理诊断

(1)舒适的改变：主诉疼痛，全身不适，与手术创伤、术后置管及体位不适有关。主要表现为痛苦面容、呼吸加快、血压升高等。

(2)体液不足：与创伤所致大量出血和手术时体液丢失等因素有关。主要表现为引流管有多量血液流出、血压低、心率快等。

(3)体温过高：与术后感染有关。

(4)知识缺乏：与缺乏肝损伤后相关知识有关。表现为反复询问和不能配合治疗、护理。

(5)潜在并发症：出血、感染、胆瘘、肝昏迷等。

（三）护理目标

(1)患者自诉疼痛缓解，感觉舒适，能掌握引流管的自护方法。

(2)患者体液保持平衡，生命体征稳定。

(3)患者能了解术后康复知识，如活动计划、术后饮食，配合治疗护理。

(4)患者术后未发生并发症或并发症得到及时发现和处理。

（四）护理措施

(1)术后给予平卧位，保持呼吸道通畅。行心电监护、给氧，肝动脉结扎及肝叶切除术后的患者要持续给氧 $24\sim72$ h。每 30 min 观察记录脉搏、血压、呼吸的变化，平稳后 $1\sim2$ h 测量记录 1 次。及时准确记录尿量，保持输液通畅，维持体液平衡。对危重患者尤应注意循坏、呼吸、肾功能的监测和维护。

(2)加强巡视，倾听患者主诉，观察有无高热、肋缘下疼痛、呃逆等膈下脓肿的表现。循环稳定后给予半卧位，以利引流。

(3)根据病情给予舒适卧位，协助定时翻身拍背，指导有效咳嗽，预防肺部并发症。鼓励并协助患者多翻身、多活动，预防肠粘连和压疮，促进肠蠕动恢复。

(4)有效引流可以减少渗出血液及胆汁在腹腔内聚积所致的感染，可以减少无效腔的形成。各种引流管标记应清楚，妥善固定，保持通畅，避免扭曲、滑脱。引流管一般术后 $3\sim4$ d 无渗出物时拔出，应密切观察引流液中有无血液、胆汁，并准确记录其颜色、数量、性质的变化。如引流管内引流液为大量鲜血或引流出胆汁，应及时通知医师处理。

(5)肝叶切除术后的患者，可能有不同程度的代谢紊乱、肝功能损害和凝血功能障碍，这与创伤程度、肝切除范围、失血量多少、休克时间长短和术后并发症有直接关系。因而术后 $5\sim7$ d 间应积极进行护肝治疗，防止出血、休克、感染、肠麻痹和肝衰竭。注意观察患者有无出血、水肿、意识改变等情况，补充维生素 K_1 和止血药物，必要时补充清蛋白、血浆或鲜血，有利于肝功能恢复。及时发现肝昏迷早期症状，给予谷氨酸钠或精氨酸，并控制蛋白的摄入。术后禁饮食期间，补充水、电解质，加强营养支持，维持酸碱平衡。肠功能恢复后，可给予高热量、高蛋白和易消化的饮食。

(五)护理评价

(1)患者的舒适程度,术后疼痛是否缓解。

(2)患者体液平衡情况,有无水、电解质、酸碱失衡或休克表现。

(3)患者掌握术后康复知识的程度。

(4)术后并发症得到及时发现和处理。

(六)出院指导

(1)宜进富含蛋白质、维生素及高热量、易消化的饮食,遵循循序渐进、少量多餐的原则,促进创伤愈合。应避免刺激性食物,禁止饮酒、吸烟。

(2)注意休息,鼓励患者适当活动,术后早期不可剧烈运动。

(3)交代复诊时间,如有不适应,及时就诊。

(张鹏楷)

第十七节　肝衰竭

　　肝衰竭多是由药物、肝毒性物质、病毒、酒精等因素诱发的一组临床综合征,患者肝功能急剧恶化,表现为意识障碍和凝血功能紊乱等。本病多见于中青年人,病死率高。

一、病因

　　在我国,引起肝衰竭的首要因素是乙型肝炎病毒,其引起的亚急性肝衰竭最为常见,其他常见病因包括药物性肝损伤、病毒性肝炎、自身免疫性肝病及休克或低血压引起的缺血性肝损伤。其发病机制涉及内毒素及细胞因子介导的免疫炎症损伤,肝微循环障碍、细胞凋亡,肝脏能量代谢及解毒功能丧失所导致的多器官功能衰竭进而加速肝衰竭患者死亡。

二、临床表现

　　(1)极度乏力,有明显厌食、腹胀、恶心、呕吐等严重消化道症状。

　　(2)短期内黄疸进行性加深,血清总胆红素(total bilirubin,TB)常≥171 μmol/L,出现"酶胆分离"现象。

　　(3)出血倾向明显,血浆凝血酶原活动度(prothrombin activation,PTA)≤40%(或 INR≥1.5)且排除其他原因。

三、辅助检查

1.体格检查

检查患者精神状态,评估是否存在肝性脑病并确定程度分级。注意是否存在慢性肝病的体征。

2.实验室检查

(1)一般检查:血常规、动脉血气分析、动脉血乳酸。

(2)凝血功能:凝血酶原时间、INR。

(3)血生化：肝肾功能、血糖、血电解质。

(4)病毒性肝炎血清学。

四、常见护理诊断/护理问题

(1)体温过高与长期卧床、营养失调、抵抗力下降有关。

(2)体液过多与肝功能下降、门静脉高压引起水钠潴留有关。

(3)营养失调与肝功能下降引起的食欲缺乏、消化吸收障碍有关。

(4)潜在并发症，上消化道出血、感性脑病、肝肾综合征。

五、护理措施

(1)严密观察生命体征及意识的变化，定期复查血常规、肝功能、电解质等，准确记录患者出入量，如有异常及时通知医生。

(2)做好生活护理和皮肤护理，加强床栏，保持床单元的整洁。黄疸患者一旦出现皮肤瘙痒、干燥，告知患者使用柔和的润肤品，切勿抓挠，以免皮肤破损感染。

(3)指导患者卧床休息。晚期患者采取被动体位时，注意观察患者皮肤有无压红、破损等，预防压疮的发生。

(4)忌食坚硬、辛辣、热烫、快餐等食物；食物应清淡、新鲜、易消化，以流质和半流质饮食为主；忌食牛奶、糖类等产气产酸食物；严格限制烟、酒的摄入；保持大便通畅，必要时给予药物通便。

(5)指导用药方法，观察用药后的效果及不良反应，给予退热药和利尿药后，注意观察有无低钾血症，以免加重肝损害。

(6)给予患者心理支持，帮助树立治病信心，保持愉悦心情。

六、健康指导

1.疾病知识指导

对于存在慢性肝炎病毒感染的患者，应做到每年定期检查肝功能和乙肝病毒复制状态，发现肝功能异常，在专科医生指导下及时采取有效治疗措施。慢性肝炎患者一旦出现黄疸要及时住院，警惕肝衰竭。已经口服抗病毒药物治疗的患者，不可擅自停用药物；要定期复查肝功能、乙肝病毒定量等，了解是否出现病毒变异，一旦出现，及时调整治疗方案。

2.饮食健康指导

规律饮食，必须戒酒戒烟，戒熬夜，保持良好心态，药物使用应慎重，如有不适，及时就医。

（张鹏楷）

第十八节　原发性肝癌

原发性肝癌是指肝细胞或肝内胆管上皮细胞发生的肿瘤，我国以肝细胞癌为多见，病死率在消化系统恶性肿瘤中列第 3 位，在恶性肿瘤死亡顺位中占第 2 位。

一、病因

1.病毒性肝炎

在我国，特别是东南沿海的肝癌高发区，肝癌患者中，有乙型肝炎感染背景者占90%以上。

2.肝硬化

原发性肝癌合并肝硬化者占50%～90%，多数为乙型或丙型病毒性肝炎发展成大结节性肝硬化。

3.黄曲霉毒素

黄曲霉毒素的代谢产物黄曲霉毒素B1(aflatoxin B1，AFB1)有强烈的致癌作用。有研究表明，AFB1的摄入量与肝癌的死亡率呈正相关。

4.饮用水污染

有研究表明，饮用水污染和肝癌的发生有密切关系。饮用池塘水发生肝癌的相对危险度较高。

5.其他因素

长期饮酒和吸烟可增加患肝癌的危险性。此外，遗传、有机氯类农药、亚硝胺类化学物质、寄生虫等，可能与肝癌发生有关。

二、临床表现

1.肝区疼痛

最常见，间歇或持续性，钝痛或胀痛，由癌肿迅速生长使包膜绷紧所致。肿瘤侵犯膈肌，疼痛可放射至右肩或右背。向右后下方生长的肿瘤可致右腰疼痛。

2.消化道症状

食欲缺乏、腹胀、恶心、呕吐，因缺乏特异性而易被忽视。腹腔积液或门静脉癌栓可导致腹胀、腹泻等症状。

3.全身症状

有发热、乏力、消瘦，衰竭晚期出现恶病质。

可有出血倾向，如鼻出血、牙龈出血和皮下瘀斑等，部分患者可因门静脉高压而致食管-胃底静脉曲张而出现呕血和黑便。

4.肝大

进行性肝大为最常见的特征性体征之一。肝脏质地坚硬，表面及边缘不规则，常呈结节状，少数肿瘤深埋于肝实质内者则肝表面光滑，伴或不伴明显的压痛。

5.黄疸

一般是在晚期出现，多为阻塞性黄疸，少数为肝细胞性黄疸。前者因癌肿侵犯或压迫胆管或肝门转移性淋巴结肿大压迫胆管引起，后者由于癌组织肝内广泛浸润或合并肝硬化、慢性肝炎引起。

6.肝硬化征象肝癌

伴肝硬化门静脉高压者可有脾大、静脉侧支循环形成及腹腔积液等表现。腹腔积液一般为漏出液，也可出现血性腹腔积液。

三、辅助检查

（一）肿瘤标志物检测

1.甲胎蛋白（alpha-fetoprotein，AFP）

现已广泛用于肝癌的普查、诊断、判断治疗效果和预测复发。

2.其他标志物

γ-谷氨酰转移酶同工酶 I（GGT）、血清 α-L-岩藻糖苷酶（AFU）、异常凝血酶原（APT）等有助于 AFP 阴性肝癌的诊断和鉴别诊断，联合多种标志物可提高诊断率。

（二）影像学检查

1.超声

B 超检查是目前肝癌筛查的首选检查方法。彩色多普勒超声有助于了解占位性病变的血供情况。

2.CT

CT 是肝癌诊断的重要手段，为临床疑诊肝癌者和确诊为肝癌拟行手术治疗者的常规检查。

3.MRI

MRI 能清楚显示肝细胞癌内部结构特征，应用于临床怀疑肝癌而 CT 未能发现病灶，或病灶性质不能确定时。

4.肝血管造影

选择性肝动脉造影是肝癌诊断的重要补充手段，通常用于临床怀疑肝癌存在，而普通的影像学检查不能发现肝癌病灶的情况下。

（三）肝活组织检查

在 B 超或 CT 引导下行细针穿刺癌结节组织学检查，是确诊肝癌的最可靠方法。

四、常见护理诊断/护理问题

1.疼痛

肝区痛与肿瘤生长迅速、肝包膜被牵拉或肝动脉栓塞术后产生栓塞后综合征有关。

2.悲伤

悲伤与患者对疾病预后不佳有关。

3.营养失调

低于机体需要量与恶性肿瘤对机体的慢性消耗、化疗所致胃肠道反应有关。

4.潜在并发症

上消化道出血、肝性脑病、癌结节破裂出血。

5.有感染的危险

有感染的危险与长期消耗及化疗、放疗而致白细胞计数减少、抵抗力减弱有关。

五、护理措施

1.病情观察

注意经常观察患者疼痛的部位、性质、程度、持续时间及伴随症状，及时发现和处理异常情况。指导并协助患者减轻疼痛。遵医嘱采取镇静、镇痛药物，并配以辅助用药，注意观察药物疗效和不良反应。

2.病房定时紫外线消毒

减少探视人员,保持环境整洁干净。嘱患者尽量卧床休息,可适当活动,但要避免疲劳。

3.饮食

应高蛋白、适当热量、高维生素、易消化,以少粗纤维的饮食为主,忌浓茶、咖啡、辛辣等刺激性食物,以免诱发出血。不能进食者可鼻饲或静脉补充营养。

4.建立良好的护患关系

深入了解患者内心活动,维护患者的独立与尊严,了解患者对治疗、护理的需求,尽可能给予满足。给家属以心理支持和具体指导,使家属保持镇静,并配合诊疗;根据患者情况,必要时采取保护性医疗措施。鼓励患者,使患者树立信心,延长其存活期,提高生命质量。

5.积极抗感染治疗

指导或协助患者做好皮肤、口腔护理;注意会阴部及肛门部的清洁,减少感染机会;出现呼吸道、肠道、泌尿道等部位感染时应遵医嘱及时用药控制;各项护理工作应严格遵循无菌原则进行操作,防止交叉感染。

六、健康指导

1.疾病预防指导

积极宣传和普及肝癌的预防知识。注意饮食和饮水卫生,做好粮食保管,防霉去毒,改进饮用水质,减少与各种有害物质的接触,是预防肿瘤的关键。应用病毒性肝炎疫苗,预防肝炎。对肝癌高发区定期进行普查,以预防肝癌发生和早期诊治肝癌。

2.疾病知识指导

指导患者生活规律,注意劳逸结合,避免情绪剧烈波动和劳累。指导患者保持乐观情绪,建立健康的生活方式。指导患者合理进食,饮食以高蛋白、适当热量、多种维生素为宜。避免摄入高脂、高热量和刺激性食物,戒烟、酒,避免加重肝脏负担,减轻对肝的损害。如有肝性脑病倾向,应减少蛋白质摄入。

3.用药指导

指导患者按医嘱服药,了解药物的主要不良反应,忌服有肝损害的药物。定期随访。

4.复诊指导

每3~6个月复查1次,若出现进行性消瘦、贫血、乏力、发热等症状及时就医。

(张鹏楷)

第十九节 非硬化性门静脉高压

非硬化性门静脉高压是指当门静脉血流受阻、血流淤滞引起门静脉系统压力增高,临床出现脾大和脾功能亢进、食管胃底静脉曲张和呕血、腹腔积液等症状的疾病。

一、病因

(1)门静脉分叉之前血流受阻,常见原因有肝外门静脉血栓形成(阑尾炎、胆囊炎和胰腺炎所致感染、创伤等),先天性畸形(闭锁、狭窄等)和外在压迫(上腹部肿瘤、转移癌等)。

(2)多由血吸虫病引起。某些非硬化性肝病如先天性肝纤维化、脂肪肝、肝炎也可引起窦型门静脉高压症。

(3)常因为巴德-吉亚利综合征、缩窄性心包炎、严重右心衰竭等,使肝静脉流出道(包括肝静脉、下腔静脉甚至右心静脉)被阻塞而致。

二、临床表现

1.症状

主要为脾大、脾功能亢进或黑便、腹腔积液,以及非特异性全身症状,如乏力、嗜睡、厌食。曲张的食管、胃底静脉一旦破裂,即可发生急性大出血,呕吐鲜红色血液。因肝功能损害引起凝血功能障碍,脾功能亢进引起血小板计数减少,出血不易自止。

2.征象

可有慢性肝病的其他征象,如蜘蛛痣、肝掌等。

三、辅助检查

(一)实验室检查

1.血常规

脾功能亢进时,血白细胞、血,小板或红细胞计数减少,血红蛋白下降。

2.肝功能

表现为血清胆红素增高,低蛋白血症,凝血酶原时间延长。

(二)影像学检查

1.食管 X 线钡餐检查

食管充盈时,曲张静脉使食管的轮廓呈虫蚀状改变;食管排空时,曲张的静脉表现为蚯蚓样或串珠状负影。

2.胃镜检查

能确定静脉曲张程度,是否有胃黏膜病变或溃疡等。

3.腹部超声

可以显示腹腔积液、肝密度及质地异常、门静脉扩张。

4.CT、MRI

CT 可测定肝体积,肝硬化时肝体积明显缩小,如肝体积小于 750 mL,分流术后肝性脑病发生率显著提高。

5.门静脉造影

可准确了解门静脉受阻及侧支回流情况,特别是胃冠状静脉的形态学变化,并可直接测定门静脉压力。

四、常见护理诊断/护理问题

1.恐惧

恐惧与突然大量呕血、便血、肝性脑病、病情危重有关。

2.体液不足

体液不足与食管胃底曲张静脉破裂出血有关。

3.体液过多

腹腔积液与肝功能损害致低蛋白血症、门静脉压增高、血浆胶体渗透压降低及醛固酮分泌增加有关。

4.营养失调

低于机体需要量与肝功能损害、营养素摄入不足和消化吸收障碍等有关。

5.潜在并发症

出血、肝性脑病、感染、门静脉血栓形成、肝肾综合征。

五、护理措施

1.心理护理

门静脉高压症患者长期患有肝病,合并上消化道出血时,来势凶猛、出血量大,患者紧张、恐惧,对治疗失去信心。避免在床边讨论病情,安抚患者稳定情绪,树立信心,配合抢救。

2.病情观察

监测生命体征、中心静脉压和尿量;观察出血的特点,呕血前有无恶心、上腹部不适等症状,记录呕血、黑便的颜色、性状、量。

3.维持体液平衡

迅速建立静脉通路,按出血量补充液体,及时备血、输血,补充血容量。注意补钾,控制钠的摄入,纠正水、电解质紊乱。

4.预防和处理食管胃底静脉出血

(1)预防:补充 B 族维生素、维生素 C、维生素 K 及凝血因子;留置胃管时应选择细软管,置管插管时动作轻柔,涂大量润滑油;③避免腹内压增高的因素。

(2)处理:①用冰盐水或冰盐水加血管收缩药行胃内灌洗至回抽液清澈,低温灌洗液可使胃黏膜血管收缩,减少血流,降低胃分泌及运动,起止血作用;②遵医嘱应用止血药,注意药物不良反应。

5.预防肝性脑病

(1)休息与活动:肝功能较差者以卧床休息为主,安排少量活动。

(2)改善营养状况:给予高能量、高维生素、适量蛋白饮食,可输全血及白蛋白纠正贫血和低蛋白血症。

(3)常规吸氧,保护肝功能。

(4)药物应用:遵医嘱给予多烯磷脂酰胆碱、谷胱甘肽等保肝药物,避免使用对肝脏有损害的药物。

(5)纠正水、电解质和酸碱失衡:积极预防和控制上消化道出血;及时处理严重的呕吐和腹泻;避免快速利尿和大量放腹腔积液。

(6)保持肠道通畅:及时清除肠道内积血;防止便秘,口服硫酸镁溶液导泻或酸性液,灌肠忌用肥皂水等碱性液。

六、健康指导

1.饮食指导

进食高热量、高维生素的无渣软食,避免粗糙、干硬及刺激性食物,以免诱发大出血;少量多餐,规律进食,补充足够能量。①肝功能损害较轻者,摄取优质蛋白饮食(50~70 g/d);②肝功能严重受损及分流术后患者应限制蛋白质摄入;③有腹腔积液患者限制水和钠摄入。

2.生活指导

(1)避免劳累和过度活动,保证充分休息;若出现头晕、心慌、出汗等症状,应卧床休息,逐渐增加运动量。

(2)避免引起腹内压增高的因素,如咳嗽、打喷嚏、用力排便、提举重物等,以免诱发曲张静脉破裂出血。

(3)保持乐观、稳定的心理状态,避免精神紧张、抑郁等不良情绪。

(4)用软毛牙刷刷牙,避免牙龈出血,防止外伤。

(5)指导患者戒烟、酒,少喝咖啡和浓茶。

3.复诊指导

指导患者及家属掌握出血的观察和简单急救方法,熟悉紧急就诊途径。

(张鹏楷)

第二十节　胆囊炎

胆囊炎是指发生在胆囊的化学性和(或)细菌性炎症。根据发病的急缓和病程的长短分为急性胆囊炎和慢性胆囊炎。约有95%的急性胆囊炎患者合并胆囊结石,称急性结石性胆囊炎。

一、病因

(一)急性胆囊炎的病因

1.胆囊管梗阻

80%由胆囊结石引起,其他如蛔虫或胆囊管扭曲等。

2.致病菌入侵

可经胆道逆行或血液循环入侵。

3.创伤、化学性刺激

如手术、创伤、胰液反流入胆囊等。

(二)慢性胆囊炎

大多继发于急性胆囊炎,是急性胆囊炎反复发作的结果。

二、临床表现

(一)急性胆囊炎

1.症状

(1)腹痛:典型表现为右上腹持续性疼痛并阵发性加重,常在饱餐、进食油腻食物后或在夜间发作,疼痛常放射至右肩部、肩胛部和背部,伴恶心、呕吐、厌食等。

(2)全身中毒症状:患者可出现体温升高、乏力、食欲缺乏等。若出现明显寒战、高热,表示病情严重或已发生胆囊积脓、穿孔或合并急性胆管炎。

2.腹部体征

查体可有不同程度的右上腹压痛、反跳痛和肌紧张,墨菲征阳性。有时可触及肿大的胆囊。若合并胆囊坏死、穿孔可出现弥散性腹膜炎表现。

(二)慢性胆囊炎

多数患者有典型胆绞痛病史,主要表现为厌油腻食物、腹胀、嗳气等消化道症状,查体可有右上腹胆囊区轻压痛。

三、辅助检查

(一)实验室检查

急性胆囊炎时,血白细胞计数及中性粒细胞比例增高,有的伴血清转氨酶及胆红素的异常。

(二)B 超检查

急性胆囊炎显示胆囊增大、壁厚,大部分可见到胆囊结石影像。慢性胆囊炎显示胆囊壁增厚,胆囊腔缩小或萎缩,排空功能减退或消失,常伴有胆囊结石影像。

四、治疗要点

手术治疗为主,急性胆囊炎多需急诊手术。

(一)手术治疗

1.手术适应证

①发病在 48～72 h 者。②经非手术治疗无效者。③伴急性并发症如胆囊坏疽或穿孔、弥散性腹膜炎、急性化脓性胆管炎或急性坏死性胰腺炎者。

2.手术方式

胆囊切除术或胆囊造口术。根据病情可行腹腔镜或开腹胆囊切除术,若患者存在下列情况,应在胆囊切除术同时行胆总管探查加 T 形引流管引流术:①有黄疸史。②胆总管内触及结石或术前 B 超显示胆总管、肝总管结石。③胆总管扩张,直径大于 1 cm。④胆总管内抽出脓性胆汁或有胆红素沉淀。⑤合并慢性复发性胰腺炎。胆囊造口术的目的是胆道减压和引流胆汁,适用于不能耐受手术或局部炎症水肿、粘连严重者,待胆囊造口后 3 个月病情稳定时,再行胆囊切除术。

(二)非手术治疗

非手术治疗适用于诊断明确、症状较轻的急性单纯性胆囊炎患者。常用措施包括禁饮食、胃肠减压、补充液体、解痉止痛、消炎利胆等。

五、护理诊断

(一)疼痛

疼痛与结石引起的平滑肌痉挛、胆囊炎症刺激等有关。

(二)体温过高

体温过高与胆囊感染有关。

(三)有体液不足的危险

有体液不足的危险与不能进食、呕吐、手术前后禁饮食等有关。

(四)潜在并发症

胆囊穿孔。

六、护理措施

(一)非手术患者的护理及手术患者的术前护理

1. 生活护理

(1)适当休息:安置患者卧床休息,指导其进行有节律的深呼吸,以缓解患者紧张情绪、减轻疼痛。

(2)合理饮食:因患者对脂肪的消化吸收能力降低,应指导其选择高蛋白、高糖类、丰富维生素、低脂肪的饮食。若病情严重,应遵医嘱通知患者暂禁饮食,并行胃肠减压。

2. 对症护理

疼痛严重者给予镇静、解痉药物,若诊断明确而疼痛剧烈,可遵医嘱给予哌替啶加阿托品镇痛。高热患者遵医嘱给予物理降温或药物降温。

3. 用药护理

(1)补充液体:遵医嘱补充水、电解质、维生素等,防治水、电解质及酸碱平衡失调。

(2)控制感染:遵医嘱给予抗生素,用药期间注意观察药物的疗效及不良反应。

4. 心理护理

耐心地解释各种治疗措施消除或减轻患者心理上的恐惧感;争取家属的理解和支持,引导家属多关爱、多鼓励患者,增强患者战胜疾病的信心。

5. 观察病情

观察患者的意识、生命体征、面色、尿量,注意腹部症状、体征及实验室检查结果的变化,以了解有无并发脓毒症。

(二)术后护理

1. 饮食与营养

胆囊切除术后,应提供清淡、易消化饮食,忌油腻食物;若摄入不足,应遵医嘱给予肠内或肠外营养,必要时输注入血清蛋白、血浆等。

2. 引流管护理

按常规做好腹腔引流管护理。若同时探查胆总管,还应做好 T 形引流管的护理。胆囊造口术后,应做好造口引流管的护理,并告知患者可以带引流管出院,术后 3 个月可再来院行胆囊切除术。

(张鹏楷)

第三章 内分泌科疾病护理

第一节 糖尿病

糖尿病(diabetes mellitus,DM)是由于遗传和环境因素相互作用而引起的、一组以慢性高血糖为共同特征的代谢异常综合征。因胰岛素分泌或作用的缺陷,或者两者同时存在而引起的糖类、蛋白质、脂肪、水和电解质等代谢紊乱的慢性疾病。随着病程延长,可出现多系统损害,导致眼、肾、神经、心脏、血管等组织的慢性进行性病变,最终引起功能缺陷及衰竭。重症或应激时可发生酮症酸中毒、高渗性昏迷等急性代谢紊乱。根据国际糖尿病联盟(IDF)统计,中国成人糖尿病患病率已上升至11.6%,其中男性糖尿病患病率为 12.1%,女性患病率为 11%,新检测到的糖尿病发病率估计为8.1%。城市居民与农村居民患病率均在上升,分别为 14.3%与10.3%。我国患者群中,以 2 型糖尿病为主,2 型糖尿病占90%以上,1 型糖尿病约占 5%,其他类型糖尿病仅占 0.7%;城市妊娠糖尿病的患病率接近 5%。

一、病因

不同类型的糖尿病其病因不同。概括而言,引起糖尿病的病因可归纳为遗传因素及环境因素两大类。发病机制可归纳为不同病因导致胰岛 B 细胞分泌胰岛素缺陷和(或)外周组织胰岛素利用不足,而引起糖、脂肪及蛋白质等物质代谢紊乱。

1.1 型糖尿病

研究发现 1 型糖尿病与某些特殊 HLA 类型有关。遗传决定了 1 型糖尿病患者的遗传易感性,但其发病常依赖于多个易感基因的共同参与及环境因素的影响。目前认为某些环境因素可启动胰岛 B 细胞的自身免疫反应,而病毒感染是最重要的环境因素之一。1 型糖尿病在发病前常经过一段糖尿病前期,这时患者循环中会出现一组自身抗体,主要包括胰岛细胞自身抗体、胰岛素自身抗体和谷氨酸脱羧酶自身抗体。继而进行性胰岛 B 细胞功能丧失,通常先有胰岛素分泌第 1 相降低,以后随着 B 细胞数量减少,胰岛分泌功能下降,血糖逐渐升高,最终发展为临床糖尿病。主要特点为自身免疫致胰岛素 B 细胞毁坏,胰岛素分泌绝对不足。

2.2 型糖尿病

2 型糖尿病有更明显的遗传基础,其发病也与环境因素有关,包括体力活动不足、人口老龄化、都市化生活、营养因素、中心性肥胖(又称腹内型或内脏型肥胖)、子宫内环境以及应激、化学毒物等。胰岛素抵抗(insulin resistance,IR)是指机体对一定量的胰岛素的生物学反应低于预计正常水平的一种现象。IR 和胰岛素分泌缺陷(包括两者的相互作用)是 2 型糖尿病发病机制的两个要素,并与动脉粥样硬化性心血管疾病、高血压、血脂异常、中心型肥胖等有关,是代谢综合征(Metabolic syndrome,MS)的重要表现之一。IR 时由于胰岛素对其靶组织的生理效应降低,导致 B 细胞分泌更多胰岛素以维持代谢正常,最终导致高血糖。2 型糖尿病患者胰岛素分泌反应缺陷,第 1 分泌相减弱或缺失,第 2 相胰岛素高峰延迟,导致部分患者出现餐后低血糖。随着病情进展,血糖可持续升高,最终出现空腹高血糖。2 型糖尿病可无任何症状,或逐渐出现代谢紊乱症状或糖尿病症状。

二、临床表现

1 型糖尿病多在 30 岁以前的青少年期起病,少数可在 30 岁以后的任何年龄起病。起病急,症状明显,如不给予胰岛素治疗,有自发酮症倾向,以至出现糖尿病酮症酸中毒。2 型糖尿病多发生在 40 岁以上成年人和老年人,但近年来发病趋向低龄化,尤其是在发展中国家,在儿童中发病率上升,患者多肥胖,体质指数(body mass index,BMI)常高于正常,起病缓慢,部分患者可长期无代谢紊乱症状,通过体检而发现随着病程延长,可出现各种慢性并发症。

1.健康史

糖尿病多为慢性病,病程长,注意询问患者进食、体征改变、用药情况、药物疗效、血糖监测。较肥胖者注意询问患者是否定期做健康检查,特别是血糖检查。

2.症状和体征

(1)代谢紊乱症候群:多尿、多饮、多食和体重减轻。血糖升高引起渗透性利尿导致尿量增多,而多尿导致失水,使患者口渴而多饮水;为补充损失的糖分,患者常善饥多食;由于机体不能利用葡萄糖且蛋白质和脂肪消耗增加,引起消瘦、疲乏、体重减轻。

(2)皮肤瘙痒:由于高血糖及末梢神经病变导致皮肤干燥和感觉异常,患者常有皮肤瘙痒。女性患者可因尿糖刺激局部皮肤,出现外阴瘙痒。

(3)其他症状:有四肢酸痛、麻木、腰痛、性欲减退、阳痿、不育、月经失调、便秘等。

三、辅助检查

1.尿糖测定

尿糖阳性是发现和诊断糖尿病的重要线索,在检测血糖条件不足的情况下,每天 4 次尿糖定性试验,以及 24 h 尿糖定量,可作为判断疗效的指标和调整降血糖药剂量的参考。

2.血糖测定

血糖升高是诊断糖尿病的主要依据,也是监测糖尿病病情变化和治疗效果的主要指标。有静脉血和毛细血管血葡萄糖测定两种方法。糖尿病诊断需依据静脉血浆葡萄糖测定,毛细血管血葡萄糖测定仅用于糖尿病的监测。空腹血糖值正常范围为 $3.9 \sim 6.0$ mmol/L;$\geqslant 7.0$ mmol/L 为糖尿病;DKA 时血糖多为 $16.7 \sim 33.3$ mmol/L,有时可达 55.5 mmol/L 以上;糖尿病高渗性昏迷血糖常高至 33.3 mmol/L 以上,一般为 $33.3 \sim 66.6$ mmol/L。

3.葡萄糖耐量试验

当血糖值高于正常范围而又未达到诊断糖尿病标准或疑有糖尿病倾向者,需进行葡萄糖耐量试验。有口服葡萄糖耐量试验(oral glucose tolerance test,OGTT)和静脉注射葡萄糖耐量试验(intravenous glucose tolerance test,IVGTT)两种。OGTT:WHO 推荐成人口服无水葡萄糖 75 g,儿童为 1.75 g/kg,总量不超过 75 g。应在清晨进行,禁食至少 10 h。试验前 3 d 每天进食糖类量不可少于 150 g。试验当天晨空腹取血后将葡萄糖溶于 $250 \sim 300$ mL 水中,于 $3 \sim 5$ min 间服下,服后 60 min、120 min 取静脉血测葡萄糖。葡萄糖负荷后 2 h 血糖 $\geqslant 11.1$ mmol/L,可诊断为糖尿病。

4.糖化血红蛋白 A1(GHbA1)测定

GHbA1 可反映取血前 $8 \sim 12$ 周血糖的总水平。

5.血浆胰岛素和 C-肽测定

主要用于胰岛 B 细胞功能的评价。

四、护理诊断和合作性问题

(1)营养失调(低于机体需要量或高于机体需要量),与胰岛素分泌或作用缺陷引起糖、蛋白质、脂肪代谢紊乱有关。

(2)潜在并发症:糖尿病足、糖尿病肾病、低血糖、酮症酸中毒、高渗性昏迷。

五、护理措施

(一)一般护理

1.饮食护理

饮食控制是重要的基础治疗措施,应严格并长期坚持执行。饮食控制有利于 2 型糖尿病患者减轻体重,改善高血糖、脂肪代谢紊乱和高血压,以及减少降糖药物的用量;有利于 1 型糖尿病患者控制高血糖和防止低血糖的发生。

(1)制订总热量:根据患者性别、身高、年龄调查表,或用简易公式计算出理想体重[理想体重(kg)=身高(cm)-105],继而根据理想体重计算每天所需总热量。成年人休息状态下每天每千克理想体重给予热量 105~125.5 kJ(25~30 kcal),轻体力劳动者 125.5~146 kJ(30~35 kcal),中度体力劳动者 146~167 kJ(35~40 kcal),重体力劳动者 167 kJ(40 kcal)以上。儿童、乳母、孕妇及营养不良、消瘦和伴有消耗性疾病者应酌情增加热量,肥胖者酌减少热量,使体重逐渐恢复至理想体重的±5%。

(2)糖类、蛋白质和脂肪的分配:糖类占饮食总热量的 50%~60%,建议多食用粗质米、面和一定量的杂粮。蛋白质不超过总热量的 15%,成人每天每千克理想体重 0.8~1.2 g,儿童、孕妇、乳母、营养不良或伴有消耗性疾病者宜增至 1.5~2.0 g,脂肪约占总热量的 30%。

(3)每餐热量合理分配:若按每天三餐分配为 1/5、2/5、2/5 或 1/3、1/3、1/3;也可按 4 餐分配为 1/7、2/7、2/7、2/7,治疗过程中,要按患者的生活习惯、病情和配合药物治疗的需要进行适当的调整。

(4)食用膳食纤维:每天饮食中食用膳食纤维的量以不少于 40g 为宜,膳食纤维可延缓食物吸收,降低餐后血糖高峰。提倡食用绿叶蔬菜、豆类、粗粮和含糖量低的水果等。

(5)注意事项:①按时进食,对于服用降糖药物和使用胰岛素的患者尤其重要。②在保持总热量不变的情况下,增加一种食物时应减去另一种相应量的食物。当患者因控制饮食出现饥饿的感觉时,可增加糖类含量小于 5%的蔬菜,如小白菜、油菜、菠菜、大白菜、芹菜、韭菜、番茄、黄瓜、茄子、茭白、丝瓜、冬瓜等。③严格限制各种甜食,包括各种糖果、甜点心、饼干、冷饮及各种含糖饮料等。体重超重者要忌吃油炸、油煎食物。炒菜宜用植物油,忌用动物油。尽量少食动物内脏、蟹黄、虾子、鱼子等含胆固醇高的食物。限制饮酒。食盐<6 g/d。④患者不宜在空腹时进行体育锻炼,防止低血糖。⑤每周测量体重一次,衣服重量要相同,且用同一磅秤。如果体重改变大于 2 kg,应报告医生。

2.运动疗法的护理

有规律的适当运动,根据年龄、性别、体力、病情等不同条件循序渐进和长期坚持。适当运动有利于减轻体重,提高胰岛素敏感性,改善血糖和脂肪代谢紊乱。

(1)运动量的选择:合适的运动强度为活动时患者的心率应达到个体60%的最大耗氧量。个体60%最大耗氧量时心率简易计算法:心率＝170－年龄。活动时间为20～30 min,可根据患者的情况延长,每天一次,用胰岛素和口服降糖药物者最好每天定时活动,肥胖症患者可适当增加活动次数。若有心、脑疾病或严重微血管病变者,应按具体情况选择运动方式。

(2)运动方式:提倡做有氧运动,如散步、慢跑、骑自行车、做广播体操、打太极拳、球类运动等,其中步行活动安全,容易坚持,可作为首选的锻炼方式。

(3)运动的注意事项:①尽量避免在恶劣天气运动;随身携带糖果,出现饥饿感、心慌、出汗、头晕、四肢无力或颤抖等低血糖反应时及时食用;身体状况不好时,应暂停运动;②告知患者逐渐增加运动量及活动时间,以不感到疲劳为宜;过度疲劳会使血糖升高,病情恶化;③未注射胰岛素或口服降糖药物的2型糖尿病患者,在运动前不需补充食物;若使用胰岛素且剂量不变而运动量增加时,应在运动前适量进食;④运动时心脏负担加重、血压升高,有诱发心绞痛、心肌梗死、心律失常的危险,增加玻璃体和视网膜出血的可能性,因此,若出现胸闷、胸痛、视力模糊等应立即停止运动并及时处理。当血糖＞14.0 mmol/L 时,应减少活动,增加休息;⑤运动时随身携带糖尿病卡,卡上写本人的姓名、年龄家庭住址、电话号码和病情以备急用;运动后应做好运动日记,以便观察疗效和不良反应。

(二)病情观察

1.观察患者糖尿病是否控制在理想的状态

定期检查血糖、血脂、血压、糖化血红蛋白、眼底、体重等判断病情。临床上常用血糖值判断2型糖尿病的病情。

2.低血糖的观察

患者出现饥饿感、心慌、出汗、面色苍白、头晕、四肢无力或颤抖,或睡眠中突然惊醒、皮肤潮湿、多汗等表现时,提示发生低血糖,应立即采取措施。也有少数患者低血糖症状是烦躁不安、狂躁,应在监测血糖后给予对症处理。

3.急性并发症的观察

患者出现显著软弱无力、极度口渴、尿量增多伴食欲缺乏、恶心、呕吐等症状时,应警惕酮症酸中毒的发生;若原来的糖尿病较轻,因嗜睡或摄糖过多等原因使患者出现嗜睡、幻觉、定向力障碍、偏盲、偏瘫甚至昏迷时,应考虑高渗性昏迷;观察体温及相关症状,及时发现感染情况。

4.糖尿病足的观察

每天检查双足一次,观察足部皮肤的颜色、温度、感觉,注意监测趾甲、趾间、足底皮肤有无鸡眼、甲沟炎、甲癣、红肿、水疱、溃疡、坏死等,及时发现糖尿病足,及时做好处理。

(三)用药护理

1.口服降糖药

了解各种降糖药的作用、剂量、用法,熟悉药物的不良反应和注意事项,指导患者正确服用,及时纠正不良反应。①磺脲类药物:甲苯磺丁脲一般于三餐前服用,而第二代药物常于早餐前半小时1次口服,或早、晚餐前2次服用;主要不良反应是低血糖反应,同时还有不同程度的胃肠道反应、皮肤瘙痒、肝功能损害、血液系统损害等。②双胍类:主要不良反应是胃肠道反应,如口中金属味、厌食、腹泻、恶心等,餐中和餐后服用或从小剂量开始服用可减轻不良反应;严重的不良反应是乳酸性酸中毒。应注意:对正常血糖无降糖作用,单独用药不引起低血糖。③α-葡萄糖苷酶抑制剂:在进食第一口食物后服用,不良反应为腹胀、排气增多或腹泻,一般无全身不良反应。④胰岛素增敏剂:主要不良反应是水肿,有心力衰竭者或肝病者慎用或禁用。

2.使用胰岛素的注意事项

(1)准确用药:①剂量准确,按时注射。普通胰岛素、预混胰岛素于饭前 30 min 皮下注射,低精蛋白锌胰岛素在早饭前 1 h 皮下注射。②抽吸时应轻轻摇匀药物,但避免剧烈晃动。长、短效胰岛素混合使用时应先抽取短效胰岛素,再抽取长效胰岛素,然后混匀,切不可逆行操作,以免将长效胰岛素混入短效胰岛素中,影响其速效性。③注射部位的选择与更换:宜选择皮肤疏松部位,如上臂三角肌、臀大肌、大腿前侧、腹部等,注射部位应经常交替使用,如在同一区域注射必须与上一次注射部位相距 2 cm 以上,以免形成局部硬结和脂肪萎缩,影响药物的吸收。④胰岛素的保存:未开封的胰岛素需放于冰箱冷藏(2 ℃～8 ℃)保存,正在使用的胰岛素在常温下(不超过 28 ℃)可使用 4 周,无须冰箱冷藏保存,避免受热、光照和冻结,否则可因蛋白凝固变性而失效。若超过有效期或药液出现颗粒时不能使用。

(2)不良反应的观察和处理:①低血糖反应是最主要的不良反应,与剂量过大或饮食失调、运动量过大等有关。应及时检测血糖,根据病情进食糖果、含糖饮料或静脉注射 50% 葡萄糖溶液 20～30 mL。②胰岛素过敏为注射部位瘙痒、荨麻疹样皮疹,全身性荨麻疹少见,严重过敏反应罕见。需更换胰岛素制剂种类,使用抗组胺药、糖皮质激素及脱敏疗法等,严重者需停止或暂时中断胰岛素治疗。③注射部位皮下脂肪萎缩或增生:采用注射部位的大轮换和小轮换可预防其发生。若已发生则停止该部位注射后可缓慢自然恢复。

(四)对症护理

1.感染的预防和护理

糖尿病患者抵抗力差,易并发各种感染,且一旦发生感染不易控制,并使病情加重。应指导患者注意个人卫生,保持全身和局部清洁,注意口腔、皮肤和会阴部的清洁,勤洗澡,勤换衣。注射胰岛素时皮肤应严格消毒,以防感染。一旦发生皮肤感染,伤口应做细菌培养及药物敏感试验,以选用敏感的抗生素,局部不可任意用药,尤其是刺激性药物。

2.足部护理

(1)促进足部血液循环:经常按摩足部,按摩方向是由足端向上,避免直接按摩静脉曲张处;进行适当的运动,以促进血液循环,避免久站,两足交叉;冬季注意足部保暖,使用热水袋时避免烫伤皮肤引起感染。

(2)避免足部受伤:选择宽大、轻巧的鞋子和弹性好、透气性好、散热性好的棉毛质地的袜子;不要赤脚走路,防止刺伤,不要外出时穿拖鞋,防止踢伤;冬季使用电热毯或烤灯时防止烫伤。有鸡眼、脚癣等及时治疗。

(3)保持足部清洁:勤换鞋袜,温水清洁足部,保持清洁干燥;趾甲不能过长,修剪时注意剪平,不要过短以免伤及甲沟;局部出现红、肿、热、痛等感染表现时,应立即治疗。

(4)积极戒烟:防止因吸烟导致局部血管收缩而进一步促进足溃疡的发生。

3.酮症酸中毒、高渗性昏迷的护理

患者绝对卧床休息,注意保暖,给予吸氧,寻找和去除可能存在的诱因。

(1)迅速建立静脉通道:立即开放两条静脉通道,应用较大的针头时选用较粗直的静脉,先以生理盐水开通静脉,另一通道为滴注胰岛素备用。准备执行医嘱,确保液体和胰岛素的顺利输入。

(2)病情监测:严格观察和记录患者神志、生命体征、呼吸气味、皮肤弹性、四肢温度和24 h

出入液量等变化。监测并记录血糖、尿糖、血酮水平以及动脉血气分析和电解质的变化,注意有无水、电解质紊乱及酸碱平衡失调。

(五)心理护理

告知患者及家属糖尿病的基本知识和预后,让他们了解糖尿病虽不能根治,但可通过各种治疗和措施避免并发症的发生,可以和正常人一样生活和长寿;鼓励患者说出心里的感受,耐心倾听患者的主诉,消除不良情绪;与患者及家属共同商讨制订饮食、运动计划,鼓励亲友多给予亲情和温暖,使患者获得感情上的支持;鼓励患者多参加糖尿病病友团体,增强患者战胜疾病的信心。

(六)健康教育

糖尿病教育是糖尿病护理重要措施之一。良好的健康教育和充分调动患者的主观能动性,使患者积极配合治疗,有利于疾病控制达标,防止各种并发症的发生和发展,提高患者的生活质量。

1.增加对疾病的认识

采取多种方法(如讲解、放录像、发放宣传资料等),指导患者及家属增加对疾病的认识,让患者和家属了解糖尿病的病因、临床表现、诊断与治疗方法,提高患者对治疗、护理的依从性,使之以乐观积极的态度配合治疗。

2.掌握自我监测的方法

①指导患者学习和掌握监测血糖、血压、体质指数的方法,如微量血糖仪的使用、血压的测量方法、体质指数的计算等;②了解糖尿病的控制目标。

中国 2 型糖尿病的控制目标:空腹血糖 3.9~7.2 mmol/L;HbA1c(%)<7.0;血压<130/80 mmHg;HDL-C 男性>1.0 mmol/L,女性>1.3 mmol/L,TG<1.7 mmol/L,LDL-C<2.6 mmol/L(未合并冠心病)或<1.8 mmol/L(合并冠心病);体质指数(BMI)<24 kg/m²。

3.提高自我护理能力

①需向患者详细讲解口服降糖药及胰岛素的名称、剂量、给药时间和方法,教会其观察药物疗效和不良反应,使用胰岛素的患者,应教会患者或其家属掌握正确的注射方法;②强调饮食治疗与运动疗法的重要性,并指导患者掌握具体实施及调整的原则和方法,生活规律,戒烟酒,注意个人卫生;③心理调适,说明情绪、精神压力对疾病的影响,并指导患者正确处理疾病所致的生活压力,树立起与糖尿病做长期斗争及战胜疾病的信心;④患者及家属应熟悉糖尿病常见急性并发症发生时的主要临床表现、观察方法及处理措施;⑤指导患者掌握糖尿病足的预防和护理知识。

4.指导患者定期复诊

一般每 2~3 个月复检 GHbA1,如原无异常每 6~12 个月监测 1 次即可。体重每 1~3 个月测 1 次,以了解病情控制情况,及时调整用药剂量。每 3~6 个月门诊定期复查,每年全身检查 1 次,以便尽早防治慢性并发症。

(杨成萍)

第二节 老年糖尿病

由于老年人胰岛细胞功能相应下降以及活动减少、基础代谢率低、胰岛素敏感性降低等原因,成为糖尿病的高发人群,我国有些地区老年糖尿病的患病率甚至高达 20%。老年糖尿病即凡年龄＞60 岁的糖尿病患者(西方＞65 岁),包括 60 岁以前诊断和 60 岁以后诊断为糖尿病者。就诊断标准而言,老年糖尿病与其他年龄的糖尿病都是一样的。

一、老年糖尿病的生理健康问题及其特点

(1)患病率高,绝大多数为 2 型糖尿病。国内 1996 年调查显示,≥60 岁的人群中 2 型糖尿病患病率为 10.1%。糖耐量异常(IGT)患病率为 12.1%。

(2)老年糖尿病多数起病隐匿、缓慢,无明显"三多一少"症状,甚至部分老年糖尿病以并发症为首发表现。

(3)并发症多。老年人机体老化,本身容易发生动脉硬化、高血压、高血脂、冠心病、脑梗死等,而高血糖可以促使以上情况的发生、发展。

(4)并发症严重。非酮症性高渗综合征多见于老年糖尿病患者,病死率高达 15%～20%。为老年糖尿病患者最严重的急性并发症;慢性并发症中,80%老年糖尿病患者死于心血管并发症,且周围神经病变和自主神经病变均随年龄增加,白内障、视网膜病变和青光眼明显多于年轻患者。

(5)容易发生低血糖。老年人代谢率低,用药容易发生低血糖,尤其是服用一些长效磺脲类,易发生夜间低血糖。而且老年人由于感觉迟钝,常常发生无症状性低血糖,因而不易及时发现,往往会导致低血糖昏迷及心脑血管意外等严重后果,甚至死亡。另外,老年糖尿病患者易并发动脉硬化及心血管病变,一旦发生低血糖,可诱发脑血管意外和心肌梗死。

二、老年糖尿病的治疗特点

(1)治疗同一般糖尿病患者,但有老年人的特点,应根据年龄和实际健康状况、并发症、预期寿命等制订治疗方案。

(2)多属 2 型糖尿病,因此在选择口服降糖药时,避免首选作用强的降糖药,如格列本脲等,以避免低血糖。

(3)用药时要特别注意老年人的肝、肾功能,早期联合用药,慎用 β 受体阻滞剂。

(4)对疗程长、对口服降糖药疗效减低或已有明显的并发症者,宜尽早改用胰岛素。

(5)应注意避免低血糖反应,血糖控制标准略宽于一般人。空腹血糖＜140 mg/dL(7.8 mmol/L),餐后 2 h 血糖＜200 mg/dL(11.1 mmol/L)即可。在不出现低血糖事件的情况下,使糖化血红蛋白＜7%,或尽可能接近正常。

(6)如预期寿命＜5 年,或极度虚弱有严重并发症的患者,或有发生严重低血糖危险等患者,不必严格控制血糖和糖化血红蛋白。

(7)同时注意降压和调脂综合治疗。

三、老年糖尿病患者的心理特点

(1)老年糖尿病患者患病时间长,治疗时间长,对家人拖累大,常易发生焦虑、消极、孤独、

恐惧、价值感丧失、衰老感、行为退化等不良情绪,此类不良情绪有可能导致老年患者不良行为的发生甚至放弃治疗。

(2)老年糖尿病患者患有抑郁症等心理疾病导致的生活质量下降,是脑血管疾病的独立预测因子。

四、老年糖尿病患者的饮食原则及护理

(1)老年糖尿病患者饮食营养指南同普通成年人一样,但制订计划前应考虑老年患者的一些身体特性,如活动量减少、味觉减弱、合并多种疾病、牙齿等口腔问题、胃肠功能的改变、认知和情绪等。

(2)老年人群的饮食个体差异很大,营养不足与营养过剩等两种极端现象同时存在,此类人群不主张减肥食谱。

(3)护士应对患者营养需求进行评估,固定糖类的摄入量和进餐时间,避免血糖大幅度波动。但应限制脂肪的摄入,保证富含维生素、蛋白质和纤维素的食物的摄入。

(4)除向其讲解饮食治疗的目的、重要性之外,饮食治疗计划尽量简单,同时鼓励配偶和家庭成员的加入。

(5)合并多种疾病者还需照顾其他疾病的治疗需要,如下肢坏疽,需增加含优质蛋白质的食物比例。

(6)因老年人口渴中枢敏感性降低,应适当补充微量元素,补充适量的水分。

五、老年糖尿病患者的运动原则及护理

(1)在运动前护士应指导患者做必要的医学检查,以全面了解其病情,根据患者具体情况决定运动方式、时间以及所采用的运动量。

(2)适合老年人的运动形式有散步、太极、瑜伽、平地慢跑、交谊舞、庭院维护、做家务等舒缓运动形式,运动时应注意循序渐进、量力而行、持之以恒。

(3)在血脂、血压、血糖稳定或身体情况允许的条件下适度运动,目标运动心率=(170-年龄)次/分钟。

(4)运动时需注意的问题包括健康状况、交通问题、跌倒的危险、对运动产生的恐惧、运动环境的安全舒适度、低血糖或其他疾病的发生可能等。

(5)出现下列情况时应指导患者暂不运动:①血压高、收缩压≥180 mmHg;②血糖不稳定;③有严重心脏病;④大量蛋白尿;⑤下肢有坏疽;⑥急性感染、发热等。

(6)学会预防和处理运动中出现的不良反应,运动中最好有家属及同伴陪同。

六、老年糖尿病患者的心理护理和健康教育

(1)老年患者突出的要求是被重视、受尊敬,因此,对老年患者一定要用尊敬的语言及称呼。

(2)多用肯定、赞扬和鼓励的语气,既解释患者的疑难问题,消除其思想顾虑,又激励、指导患者、增强其战胜疾病的信心。

(3)帮助患者学会自我情绪的调节,鼓励倾诉和面对情绪问题,遇到不良刺激时要通过自我安慰的方式转移注意力,达到一个新的心理平衡。

(4)老年患者理解及接受能力差、记忆力下降,应注意放慢语速、不断重复,运用记忆辅助

措施,必要时安排护理者或家访护士。

(5)强调血糖自我监测(SMBC)的重要性,强调预防无症状性低血糖的发生,教会患者如何预防和处理低血糖。

(6)建立良好的护患关系,得到患者的信任,此方法对教育效果的影响甚至大于成年人。

(7)鼓励家属或陪同接受教育及相关培训,协助患者建立良好的社会支持系统。

(8)强调患者治疗的依从性。

七、老年糖尿病的筛查和预防

(1)加强老年人的自我保健意识、定期体检。要从中年开始预防,对40岁以上人群应每年例行空腹及餐后血糖检查。

(2)对体胖及超重者,定期查血糖、尿糖,尤其是餐后2 h的血糖及尿糖。

(3)对老年人的慢性病、常见病,如高血压、冠心病、脑梗死及老年感染性疾病,要常规检查血糖、尿糖、可将血糖监测作为常规检查。

(4)生活起居要有规律,进餐要定时定量,少食多餐,多进食高纤维食物(如粗粮、蔬菜等),少吃甜食及脂肪含量高的食物。

(杨成萍)

第三节 围手术期糖尿病

糖尿病患者的围手术期不仅是患者面临的巨大挑战,也是医护人员面临的巨大挑战。糖尿病患者手术所造成的主要并发症为感染和心血管事件,而有些手术也与糖尿病的并发症相关,如肾移植、截肢和溃疡的清创等。据调查显示,有25%~50%的糖尿病患者一生中会经历各种手术,而在接受外科手术的中老年患者中,其中10%~15%为糖尿病患者。因此,术前应对糖尿病患者的健康状况和血糖控制做全面评估,并在围手术期通过高质量的护理保持良好的血糖控制,使患者平安度过围手术期。

一、手术与糖尿病

(1)糖尿病患者接受外科手术,住院时间延长,费用高,并发症的发生率和病死率比普通患者增加50%,突出表现于年龄大、病程长、血糖控制不佳者。

(2)糖尿病本身潜在的大、小血管并发症可显著增加手术风险,如麻醉意外增加等,而低血糖的发生更增加了手术风险。

(3)手术应激可使血糖急剧升高,患者又处于禁食状态,胰岛素需要量相对增加,诸多因素均易造成糖尿病急性并发症(如酮症酸中毒等)发生率的增加,这也是术后病死率增加的主要原因之一。

(4)高血糖易导致机体白细胞等吞噬能力下降,可造成感染发生率增加。另外,糖尿病患者机体组织修复能力减弱,更易导致伤口愈合的延迟。

二、术前评估与护理

1. 做好病史回顾

病史回顾具体包括糖尿病确诊的日期、目前的症状、治疗方案、血糖自我监测情况、住院史、过敏史、糖尿病并发症情况等。

2. 协助医师选择手术时机

术前尽量使血糖达到良好控制；HbA1c＞9%，或空腹血糖＞10.0 mmol/L，或餐后 2 h 血糖＞13.0 mmol/L 者的非急诊手术应予推迟。

3. 对于择期手术者

护士应进行全面评估，包括心血管疾病、自主神经病变及肾病。术前空腹血糖水平应控制在 8 mmol/L 以下。对于口服降糖药血糖控制不佳的患者，应及时调整为胰岛治疗。口服降糖药控制良好的患者手术前一晚或手术当天停用口服降糖药，大、中手术应在术前 3 d 停用口服降糖药，改为胰岛素治疗。

4. 对于急诊手术

护士应协助医师评估血糖水平以及有无酸碱、水和电解质平衡紊乱，如有应及时纠正。

5. 对患者进行访视

开展"亲情护理"，此法已在临床护理方面取得较好的成效。稳定患者情绪能改善其应激状态。大量文献表明，糖尿病患者手术前产生焦虑、恐惧、悲观、烦躁等不良心理比一般手术患者更明显。术前"亲情护理"可明显缓解患者术前紧张、恐惧和焦虑的心情。护士应对所有患者耐心、细致地做好术前心理护理，具体介绍手术的治疗效果及成功病例，消除焦虑和恐惧心理，保持良好的身心状态，以积极配合手术。

6. 讲解术中、术后的注意与配合事项

护士可向患者介绍手术的目的和大致过程，消除患者及家属的顾虑。

7. 术前饮食原则

糖尿病饮食有限制，总热量不能过多，但由于手术和其他并发症的影响，饮食应根据实际情况而定，如适量增加食物中蛋白质的比例、进食软流质饮食等。

三、手术日的护理

(1)血糖监测：术中应激反应会导致血糖增高，同时患者术中由于不进食，还可发生低血糖，两者都会对人体造成危害，甚至诱发和加重术后并发症的发生、发展(如感染、水和电解质失调、伤口愈合障碍等)，因此血糖监测十分重要。血糖控制的目标为 5.0～11.0 mmol/L。

(2)及时、准确地执行医嘱：对于既往仅需单纯饮食治疗或小剂量口服降糖药物即可使血糖控制达标的 2 型糖尿病患者，在接受小手术时，术中不需要使用胰岛素；如口服药物控制血糖良好的患者，在手术日可暂停药物治疗，术后监测血糖，恢复进食后再恢复原药物治疗；如果服用二甲双胍类药物应复查肾功能，以防乳酸酸中毒等情况发生；在大、中型手术术中均需静脉应用胰岛素者，术中宜输注 5% 葡萄糖液(100～125 mL/h)，以防止低血糖；葡萄糖-胰岛素-钾联合输入是代替分别输入胰岛素和葡萄糖的简单方法，并根据血糖变化及时调整葡萄糖与胰岛素的比例。

(3)保持静脉通道通畅，加强病情监测和生活护理。

(4)保持手术室适宜的温度和舒适的环境。

四、术后的护理

1. 亲情护理

大多数患者对手术都有本能的恐惧和焦虑，"亲情护理"应贯穿于整个围手术期。

2. 及时、准确执行医嘱

在患者恢复正常饮食以前仍予胰岛素静脉输注，恢复正常饮食后可予胰岛素皮下注射。

3. 严密监测血糖变化

中、小手术术后血糖应控制在 5.0～11.0 mmol/L。对于术后需要重症监护或机械通气的患者，血糖控制在 4.5～6.0 mmol/L 范围内可改善预后。在控制血糖的同时，应注意严格防止低血糖。

4. 术后饮食原则

术后患者机体处于饥饿状态下，容易分解体内的脂肪和蛋白质，使酮体产生增多，易合并酮症酸中毒，因此应争取早期进食，避免由于长时间禁食所造成的饥饿性酮症酸中毒（具体饮食方案可视不同手术而定）。

5. 术后伤口管理

术后血糖大于 11.1 mmol/L 时，手术切口愈合会受到影响，此时护士应仔细评估患者伤口愈合能力，观察伤口有无感染、渗出、红肿的异常情况，懂得如何处理异常情况。

6. 术后并发症的护理及出院宣教

糖尿病患者白细胞吞噬能力下降，感染灶及创口肉芽组织再生迟缓，创口愈合时间长，而手术本身也会引起应激反应，导致许多并发症。护士应密切观察病情，按不同的手术护理原则指导患者的生活、饮食与运动，帮助患者恢复健康并适应和回归社会。

尽管糖尿病患者手术风险相对较大，并发症多，但若能做好围手术期处理，可最大限度减少并发症及病死率，使患者平稳度过围手术期。

（杨成萍）

第四节　糖尿病非酮症高渗性昏迷

糖尿病非酮症高渗性昏迷是糖尿病急性代谢紊乱的另一种临床类型，简称高渗性昏迷。临床表现为严重的高渗透压血症、高血糖、脱水，病情严重的有神经系统症状，多处于昏迷状态，病死率可高达 40%。一般多见于轻型糖尿病或糖耐量减低（IGT）的患者及 50～70 岁的老年人。

一、病因

1. 常见诱因

（1）急性应激状态。

（2）各种急性感染：最常见，约占 60%。

（3）全身性疾病：如大面积烧伤、急性心肌梗死、尿毒症、头颅手术、急性胰腺炎等。

（4）脱水：失水过多或饮水不足，如有严重呕吐、腹泻等胃肠道疾病时。

2.治疗因素

(1)运用了相关的诱发剂,如腹膜透析、甘露醇、相关的利尿药物及高渗葡萄糖。

(2)胰岛素相关抵抗药物,如西咪替丁、苯妥英钠、β受体阻滞剂、糖皮质激素等。

二、临床表现

(1)脱水患者出现明显的口渴、尿量增多、皮肤干燥等脱水症状,严重时甚至出现外周循环衰竭的表现。

(2)神经精神症状患者表现为木僵、嗜睡、幻觉、反应迟钝,甚至昏迷等。

三、辅助检查

1.血清电解质

(1)早期血钾偏低或正常,随着脱水加重,病情加重,血钾可升高。

(2)血钠与血氯的变化相同。血钠大于 150 mmol/L,升高明显。

2.血糖

多数血糖大于 33.3 mmol/L。

3.血酮、尿酮、尿糖

多弱阳性或正常。

4.血常规

伴有感染的患者其白细胞、血红蛋白升高明显。

四、治疗要点

(1)胰岛素降血糖。

(2)纠正电解质紊乱,恢复患者循环血容量。

(3)治疗诱发因素及防止并发症的发生。

五、主要护理问题

(1)体液不足与此病所引起的脱水相关。

(2)舒适的改变与疾病所致的临床症状相关。

(3)营养低于机体需要量,与此病所引起的机体代谢紊乱相关。

(4)自理能力下降与此病所引起的活动无耐力相关。

(5)焦虑与此病为终身疾病而担心疾病预后相关。

六、护理措施

1.充足补液

(1)根据患者脱水的程度进行补液。对于重度脱水患者,补液量为总体液量的 24%。

(2)补充生理盐水。根据血清钠及血浆渗透压的情况,患者无休克等情况时,可静脉输入 0.45%的低渗盐水。注意监测患者血压及电解质情况,以防输入过多低渗盐水而引起脑水肿、低血压、溶血等。

(3)在最初的 1~2 h 间先输入 2 000~3 000 mL,循序渐进,失水量一般在 12 h 内补入,剩下的部分分别在 24 h 内补足。

(4)对于昏迷者,可每小时胃管喂温开水 200 mL;清醒患者可口服温开水。

2. 补钾的护理

口服或者静脉补钾。患者补钾时随时监测尿量、血钾、补钾的浓度及速度等。

3. 病情观察

(1)严密监测并记录患者的神志、生命体征、呼吸气味及 24 h 液体出入量等变化。

(2)监测并记录血酮、尿酮、血糖、尿糖水平以及电解质和动脉血气分析变化,注意有无酸碱失衡和水与电解质的紊乱。

(3)及时做好各种基础护理,预防并发症的发生。

4. 吸氧

做好面罩吸氧或鼻导管吸氧。

5. 生活护理和管道护理

对于昏迷患者,做好基础护理,包括口腔、会阴、皮肤护理及生活护理等。对有气管插管、呼吸机管道、输液管道、尿管、胃管、氧气管、引流管等,应做好管路护理。

6. 心理护理

此病花费高、病程长、预后差,需要患者配合医生通过饮食控制,规律生活、适当锻炼、终身治疗来避免并发症的发生。鼓励患者亲属给予亲情和温暖,使其获得感情上的支持。鼓励患者积极参加团体活动,使之增加战胜疾病的信心。

7. 健康教育

患者应掌握糖尿病的饮食、运动、药物治疗的重要性,以及各种常见并发症的相关病因及临床表现。教会患者掌握监测血糖的方法、药物和胰岛素的使用。指导患者出院后定期复查与糖尿病控制有关的各项生化指标,早期发现并发症,及时治疗。

（杨成萍）

第五节 糖尿病乳酸性酸中毒

当体内无氧酵解的糖代谢产物乳酸大量堆积,血中乳酸高于 2.0 mmol/L 时,即可导致高乳酸血症,当体内的乳酸浓度超过 5.0 mmol/L 时,患者出现酸中毒的临床表现,即为乳酸性酸中毒。此为糖尿病急性并发症之一,但发生率较低,病死率可达 50% 以上。糖尿病酮症酸中毒与糖尿病乳酸性酸中毒可并存。

一、病因

(1)双胍类药物导致乳酸性酸中毒的发生,多见于苯乙双胍。

(2)大量饮酒,饮食控制不佳。

(3)慢性肾功能不全、肺水肿、糖尿病酮症酸中毒、心血管疾病等各种慢性并发症导致血容量不足。

二、临床表现

临床表现与糖尿病酮症酸中毒相似。

(1)外周循环衰竭:眼球凹陷、血压下降、皮肤潮红、尿量减少、脱水。

(2)胃肠道的反应:恶心、呕吐、食欲下降、腹痛等。

(3)其他:可呈 Kussmaul 型呼吸,呼吸深大,呼吸时可闻及烂苹果味。

三、辅助检查

(1)血浆渗透压:在正常范围。

(2)血乳酸升高,多超过 5 mmol/L,血中乳酸值与丙酮酸值常大于 30 mmol/L。

(3)血酮体轻度增高或不增高。

(4)二氧化碳结合力下降,血液 pH 值下降,阴离子间隙扩大达 2040 mmol/L。

(5)辅助检查:约 80% 患者白细胞偏高,与感染有关。

四、治疗要点

(1)首先开放静脉通道给予补液,纠正失水及休克状态,避免酸性药物的使用,监测患者的心功能及生命体征。必要时根据监测中心静脉压来调节补液的速度。避免补液过快,引起肺水肿。

(2)及时监测血气结果:对乳酸中毒的患者应立即使用碱性药物。当 pH 值<7.2,HCO_3^-<10 mmol/L 时,用生理盐水将 5% 碳酸氢钠稀释成 1.25% 的浓度后静脉滴注,1 h 内输完,量为 100~200 mL,速度不宜过快。血气分析显示 pH<7.0,HCO_3^-<5 mmol/L 时,可持续静脉滴注 1.25% 碳酸氢钠,直至监测 pH 值升至 7.25 左右时停止补碱治疗,以防止补碱过量导致碱中毒的发生。重度乳酸中毒的患者补碱量 24 h 可达 800~3 400 mL(5% 碳酸氢钠)。

(3)对于肺部功能疾病所致的患者,必要时给予气管切开术。积极治疗原发病因及诱因。缺氧患者立即予以鼻导管吸氧,必要时予以面罩吸氧。

(4)患者由于胰岛素相对或绝对不足,可诱发乳酸性酸中毒,应予胰岛素。当血糖在正常范围时,可以促使周围组织对乳酸的利用及排出。

(5)水钠潴留、重度心力衰竭的患者,可采用腹膜透析或血液透析等方法消除乳酸,但预后差。密切观察患者电解质的变化,防止低钾血症的发生。

五、主要护理问题

(1)气体交换受损与疾病所引起的呼吸困难相关。

(2)体液不足与疾病所引起的脱水症状相关。

(3)舒适的改变与疾病所致的临床症状相关。

(4)营养失调:高于机体需要量或低于机体需要量,与疾病所引起的代谢紊乱相关。

(5)生活自理能力下降:与此病所引起的临床症状相关。

(6)预感性悲哀焦虑:与此疾病并发症多且重相关。

(7)缺乏相关专业知识。

六、护理措施

做好后期的预防,以防此病的再次发生,让患者了解此病的发生、发展。纠正患者糖尿病乳酸性酸中毒的病情。

1.病情观察

(1)入院后立即监测患者的生命体征。密切观察病情,如有异常,及时告知医师。

（2）观察患者的微循环情况、血糖情况、脱水的状态、皮肤温度及弹性、口唇黏膜色泽变化。

（3）完善各项生化指标：血气分析、血糖、电解质、血常规等，观察患者病情的动态变化。

（4）根据患者的临床症状判断酸中毒及脱水的情况，做好出入量的记录，尤其是尿量。

2.静脉补液纠酸及胰岛素的护理

（1）遵医嘱使用胰岛素，密切监测血糖变化，防止低血糖的发生。

（2）为医生的临床治疗提供依据，密切观察血乳酸和血气分析的变化。

（3）补液不宜过快，应循序渐进，防止碱中毒、肺水肿的发生。

3.吸氧

保持呼吸道通畅，防止痰液堵塞。必要时予以面罩吸氧。

4.做好患者基础的护理及生活护理

如口腔护理、会阴护理、皮肤护理及生活护理。

5.落实管道的护理

如呼吸机管道、气管插管、氧气管、胃管、尿管及输液管等的护理。

6.心理护理

临床症状明显，易使患者感到恐惧、紧张，应给予心理安慰。必要时遵医嘱给予镇静治疗，如予地西泮肌内注射。

7.健康教育

（1）告知患者控制饮食，可在餐后选择适量有氧运动，如散步、快走等。

（2）指导患者避免活动量过大，产生乳酸过多，使其在组织中堆积，加重乳酸性酸中毒。

（3）向患者及家属讲解各种降糖药的作用及不良反应，告知患者在医生的指导下用药，对缺氧、肝肾功能不全和心力衰竭患者禁用双胍类药物。

（4）指导患者及家属认识低血糖及糖尿病乳酸性酸中毒的诱因及表现。

（5）告知患者需定期监测血糖、复查肝肾功能和电解质，发现问题及时处理。

（杨成萍）

第六节　糖尿病酮症酸中毒

糖尿病酮症酸中毒（DKA）是由于胰岛素缺乏，胰岛素拮抗激素增加，引起糖和脂肪代谢紊乱，以高血糖、高酮血症和代谢性酸中毒为主要改变的临床综合征，是最常见的糖尿病急症。

一、病因

胰岛素依赖型糖尿病（1 型糖尿病）大多由于胰岛素中断、不足或胰岛素失效而发生。非胰岛素依赖型糖尿病（2 型糖尿病）多在下列应激情况下发生，如各种感染，是最常见的诱因，包括全身性感染、败血症、肺部感染、化脓性皮肤感染、胃肠道急性感染、急性胰腺炎、胆囊胆管炎、腹膜炎、肾盂肾炎、盆腔炎等；急性心肌梗死、心力衰竭、外伤、灼伤、手术、麻醉、严重精神刺激等；饮食失调、胃肠疾患、高热等，尤其伴严重呕吐、腹泻、厌食、大汗等导致严重失水而进食水分或补液不足也可诱发本病。妊娠期糖尿病或原有糖尿病妊娠和分娩时。胰岛素耐药性，由于受体不敏感,或受体抗体或胰岛素抗体产生。继发性糖尿病伴应激性增强时,或采用糖皮质激素治疗时。

二、临床表现

多数患者在发生意识障碍前有糖尿病加重的表现。早期表现为疲乏软弱、四肢无力、极度口渴、多饮多尿。当出现酸中毒时,则表现为食欲减退、恶心、呕吐,常伴有头痛、嗜睡、烦躁,呼吸深快有烂苹果味(丙酮味)。病情进一步发展出现严重失水、尿量减少、皮肤干燥、弹性差、眼球下陷、脉细速、血压下降。晚期各种反射迟钝,甚至消失,昏迷。也有少数患者出现腹痛等急腹症的表现。部分糖尿病患者以糖尿病酮症酸中毒为首发表现。

三、辅助检查

1. 血糖与尿糖检查

血糖增高,一般为 16.7～33.3 mmol/L(300～600 mg/dL),有时可达 55.5 mmol/L(1 000 mg/dL)以上。如超过 33.3 mmol/L,应考虑同时伴有高血糖性高渗性综合征(HHS)或有肾功能障碍,尿糖强阳性,当肾糖阈升高时,尿糖减少甚至阴性,可有蛋白尿和管型。

2. 血酮检查

血酮升高,>1.0 mmol/L 为高血酮,>3.0 mmol/L 提示可有酸中毒。

3. 尿酮检查

当肾功能正常时,尿酮呈强阳性。肾功能严重损伤时,酮尿减少甚至消失,因此诊断必须依靠血液检查。

4. 酸碱平衡失调

糖尿病酮症酸中毒时酸中毒严重程度判断:血 pH<7.3 或血碳酸氢根<15 mmol/L 时为轻度酸中毒,血 pH<7.2 或血碳酸氢根<10 mmol/L 时为中度酸中毒,血 pH<7.1 或血碳酸氢根<5 mmol/L 时为重度酸中毒。

5. 电解质紊乱

血钠一般<135 mmol/L,少数正常,偶可升高达 145 mmol/L,血氯降低,血钾初期可正常或偏低,少尿而脱水和酸中毒严重期可升高至 5 mmol/L 以上,血镁、血磷亦可降低。

6. 血常规

血白细胞计数增多,尤以中性粒细胞增高较显著。血红蛋白、血细胞比容增高,反映脱水和血液浓缩情况。

四、治疗要点

尽快补液以恢复血容量,纠正失水状态,降低血糖,纠正电解质紊乱及酸碱平衡失调,同时积极寻找和消除诱因,尽量防治并发症,降低病死率。

1. 补液

补液为重症糖尿病酮症酸中毒首要治疗措施,既有利于脱水的纠正,也有助于酮体的消除和血糖的下降;①补液总量:一般按患者体重(kg)的 10% 估算,成人糖尿病酮症酸中毒一般失水 4～6 L;②补液种类:开始应以 0.9% 氯化钠溶液为主,起始输液时若血糖未严重升高或经治疗血糖下降至 13.9 mmol/L 后,应输入 5% 葡萄糖或糖盐水、糖胰岛素溶液以消除酮体;③补液速度:遵守先快后慢的原则。前 4 h 输入总失水量的 1/3～1/2,在前 12 h 内输入量为

4 000 mL左右,达输液总量的 2/3,其余部分在 24～28 h 间补足。

2.胰岛素治疗

小剂量胰岛素疗法,输注胰岛素每小时 0.1 U/kg,血中浓度可达 120 μ/mL,该浓度可有效地降低血糖,也能对酮体生成产生最大的抑制效应,用药过程中要严密监测血糖和患者的生命体征,尤其是对合并感染或原有胰岛素抵抗的患者。

3.纠正电解质紊乱及酸碱平衡失调

通常在经过输液和胰岛素治疗后,酮体水平下降,酸中毒可自行纠正,一般不必补碱。若需要补碱,也不宜过多过快,一般采用等渗碳酸氢钠溶液。

根据血钾和尿量情况补钾:治疗前血钾低于正常,每小时尿量>40 mL,应立即补钾,临床上习惯在前 2～4 h 通过静脉输液每小时补钾 13～20 mmol/L;在酸中毒纠正后,血钾值仍有继续降低的可能,所以即使血钾正常,也应立即开始补钾;血钾正常,尿量每小时小于 30 mL 时,暂缓补钾,待尿量增加后再开始补钾;若血钾高于正常,暂缓补钾。治疗过程中密切监测血钾值和尿量,以调整补钾的量及速度,病情恢复后仍应继续口服钾盐数日。

五、主要护理问题

(1)感染与血糖增高、脂代谢紊乱、营养不良、微循环障碍等因素有关。

(2)活动无耐力与严重代谢紊乱、蛋白质分解增加有关。

(3)水、电解质紊乱及酸碱平衡失调与患者食欲减退、恶心、呕吐有关。

(4)昏迷与脑细胞脱水及缺氧有关。

(5)潜在并发症:脑水肿。

六、护理措施

(一)常规护理

1.应绝对卧床休息

配合抢救治疗,通过补液改善循环血容量和组织灌注,纠正脱水状态是抢救糖尿病酮症酸中毒成功的关键,建立两条静脉通道,纠正水、电解质紊乱及酸碱平衡失调,纠正酮症症状。

2.口腔护理

尤其是昏迷患者,要防治口腔炎症的发生,及时清除口、鼻腔分泌物,以免协助患者翻身时,分泌物逆流入气道或肺内,造成患者呛咳或促进坠积性肺炎。

3.皮肤的护理

保持皮肤清洁,及时更换汗湿的衣服,保持床单位平整、干燥,定时翻身,避免拖拉动作,预防发生压疮。有效的皮肤护理能减少感染的机会,减轻患者的痛苦。

4.饮食护理

糖尿病酮症酸中毒患者应鼓励其多喝水,每日所需的总热量应根据患者的标准体重和劳动强度来计算,按脂肪、蛋白质、糖类的适当比例及患者的口味制订不同食谱,早餐 1/5、中餐 2/5、晚餐 2/5 的热量提供,若昏迷患者不能自主进食,可留置胃管,鼻饲流质饮食。

5.心理护理

患者血糖波动受情绪的影响很大,所以保持患者心情愉快,有助于控制血糖。护理工作中要多安慰患者,鼓励其树立信心,经常对患者及家属进行教育,使患者尽量多掌握关于糖尿病的知识,从而避免并发症的发生,提高生活质量。

(二)专科护理

1.遵医嘱补液

先用等渗盐水溶液迅速补液。当血糖下降接近 15 mmol/L 时,输液可改为 0.25% 葡萄糖液及 0.45% 低张氯化钠溶液。

2.及时、准确应用胰岛素

密切观察胰岛素的进入量,遵循每小时每千克体重 0.1 U 的原则,临床上已普遍使用注射泵较精确地输入胰岛素。在配制的过程中必须用胰岛素注射器抽取,以确保剂量准确;并且应注意胰岛素的类型,用人胰岛素如优泌林或诺和灵时,只有短效常规型能够用于静脉注射,而中效、混合型只能用于皮下注射,这是在临床上容易被忽略的地方。

3.防治并发症

①感染:感染是本病的诱因及并发症,应积极地寻找感染源,防治感染。密切观察患者的体温、白细胞计数、静脉穿刺部位和尿及痰的色、质、量等,如有感染应立即报告医生并遵医嘱给予抗生素;②心力衰竭:心律失常合并冠状动脉病变的患者,应注意预防因补液过多导致心力衰竭和肺水肿;③脑水肿:初期快速、大量的输液能导致水从细胞外转移到细胞内而形成脑水肿,故临床上通常用输液泵来精确输液的速率。护士应密切评估患者是否出现神经或知觉功能下降的症状,如意识状态改变、疼痛不敏感、抽搐等,应立即报告并协助医生进行抢救。

(三)病情观察

1.临床观察

①严密观察体温、脉搏、呼吸、血压,注意呼出气有无酮臭味,低血钾患者应做心电图监测;②及时采集血标本、尿标本,送检尿糖、尿酮、血糖、血酮、血电解质及血气等;③准确记录 24 h 出入量。

2.预见性观察

①严密观察瞳孔大小和对光反射,注意意识状态,若治疗后酸中毒纠正、血糖下降,但昏迷反而加重或清醒后再度陷入昏迷要警惕脑水肿的发生,应及时报告医生采取措施;②按医嘱及时补液,纠正脱水及电解质紊乱,输液不宜过多、过快,以免发生肺水肿;③做好基础护理,定时清洁口腔及皮肤,预防感染和压疮的发生。

(四)健康指导

(1)教会患者及其家属自测血糖、尿糖及注射胰岛素的方法,讲解胰岛素的使用注意事项及低血糖的救治措施。

(2)出院时,患者及其家属能复述糖尿病的一般知识,按时打针、进食,懂得保持清洁卫生、防止上呼吸道感染、控制饮食的重要性和方法。

(3)血糖偏高或偏低时,应及时就诊,不可随意加减胰岛素剂量,并要定期门诊随访。

(4)随身携带疾病卡,并带糖果,以备低血糖时迅速食入。

(杨成萍)

第七节 血糖的监测

一、血糖监测的时间和频度

许多糖尿病患者都知道要监测空腹或餐前、餐后2h血糖。具体做法如下。

1.空腹

血糖指隔夜空腹8h以上、早餐前采血测定的血糖值。中、晚餐前测定的血糖不能叫空腹血糖。

2.餐前

血糖指早、中、晚餐前测定的血糖。

3.餐后

2h血糖指早、中、晚餐后2h测定的血糖。

4.随机血糖

一天中任意时间测定的血糖,如睡前、午夜等。

当近期血糖常常偏高时,应监测空腹及餐后2h血糖,它们能较准确地反映出血糖升高的水平。而当近期经常出现低血糖时,最好注意监测餐前血糖和夜间血糖。可以尝试间隔一段时间,在某日的不同时间测4~6次血糖,了解一天24h中血糖的变化规律。对于血糖控制较稳定的患者,血糖监测的间隔可以较长。但对近期血糖波动较大的人,以及使用胰岛素治疗,新被确诊糖尿病,近期血糖控制不稳定,近期有低血糖发生,换药或调整剂量,妊娠,出现生病、手术、运动、外出、饮酒等各种生活应激情况的患者,应增加监测频率。另外,驾车时发生低血糖是非常危险的,因此驾车前监测血糖十分必要。

二、自我监测血糖的操作方法和注意事项

1.操作方法

(1)调整血糖仪的代码,使其与你现在使用的试纸的代码相同,注意不同时间购买的试纸有不同的代码,所以必须先调整血糖仪的代码。

(2)洗手,用酒精消毒采血的手指。

(3)手臂下垂30s,以便使血液充分流到手指。

(4)将采血针头装入刺指笔中,根据手指皮肤厚度选择穿刺深度,刺破手指取适量血。

(5)待血糖仪指示取血后,将血滴在血糖试纸指示孔上。

(6)把血糖试纸插入血糖仪中。注意有的血糖仪需先将试纸插入血糖仪中,再将血滴在试纸上。

(7)几秒或十几秒后,从血糖仪上读出血糖值。

(8)在记录本上记录血糖值和监测时间。

2.注意事项

(1)血量不够、血糖试纸超过有效期、手指消毒酒精未干、未将血糖仪代码调到与试纸一样时,都会影响检测的准确性。

(2)手指消毒后,一定要等酒精挥发干燥后再采血。

(3)采血部位要交替轮换,不要长期刺扎一个部位,以免形成瘢痕。在手指侧边采血疼痛

较轻,而且血量足。

(4)妥善处理用过的酒精棉球、针头等,最好集中送到社区卫生站处理。

(5)血糖仪要放置在干燥清洁处,不要让小孩、宠物触及、玩耍。

(6)血糖仪都应该有售后服务,要定期到购买的商店或厂家指定处校正血糖仪是否准确,到医院与抽血检查结果对比也可知道其准确性。

三、血糖值保持多少为宜

由于糖尿病患者血糖波动大,在治疗过程中一般不可能要求其血糖水平达到正常人的水平,因此只要达到空腹血糖为 4.0~7.8 mmol/L（70~140 mg/dL）,餐后 2 h 血糖为 6.0~10.0 mmol/L（108~180 mg/dL）,任何随机时;间血糖为 10.0 mmol/L（180 mg/dL）以下,同时又不发生低血糖,就可以认为血糖控制良好了。由于个体的差异,血糖控制目标也因人而异,患者有必要随时向医生进行咨询,根据自身情况确定血糖的适当范围。由于老年人容易发生低血糖,制订的血糖标准可略高一点儿。糖尿病孕妇为了胎儿的健康发育,血糖要严格控制在标准范围内。

四、什么是糖耐量试验

葡萄糖耐量即为人体对葡萄糖的耐受能力。正常人每餐的饭量多少不一,而饭后最高血糖总是稳定在 10.0 mmol/L（180 mg/dL）以下,2 h 后则恢复到 7.8 mmol/L（140 mg/dL）以下。人体全天血糖含量随进食、活动等情况时有波动,一般空腹时的血糖水平较为恒定。体内胰岛素的分泌与血糖多少有密切关系血糖增高,胰岛素分泌增多;血糖下降,胰岛素分泌减少。胰岛素分泌多少,随着机体的生理需要而进行自动调节,使体内葡萄糖水平维持在正常范围。可见,人体对葡萄糖有着很强的耐受能力,称为人体正常糖耐量。临床采用口服或静脉注射的方法,给予一定量的葡萄糖,以检查患者的糖耐量情况,称其为葡萄糖耐量试验。但糖耐量降低并非一定是糖尿病。

当口服或静脉注射一定量葡萄糖,糖尿病患者（或有关疾病）的胰岛 B 细胞分泌的胰岛素对处理葡萄糖的能力已不如正常人那样迅速有效,表现在服葡萄糖 75 g 后 2 h,血糖超过了 7.8 mmol/L（140 mg/dL）,血中葡萄糖升高,糖耐量曲线异常,这种状态叫作糖耐量减低。糖耐量的减低是有其一定范围的,并非意味着患有糖尿病,但糖耐量异常者要比正常人易发生糖尿病,应引起高度重视。

五、有些患者餐后血糖为何比餐前还低

糖尿病患者血糖升高,特别是进食后往往出现明显血糖增高。但有些患者在监测血糖时发现,有时餐后 2 h 血糖比餐前血糖还低,这是为什么呢? 造成这种现象的原因可能有以下三个方面。

1.胰岛素分泌过多和高峰延迟

在正常情况时,人进食后血糖会升高,经 30~60 min 血糖达到高峰后下降,血液胰岛素水平也在经 30~60 min 上升至高峰,为基础值的 5~10 倍,随后下降,3~4 h 恢复到基础水平。因此,正常人进餐后血糖虽然有升高,但波动于一定范围内。2 型糖尿病患者可出现胰岛素分泌过多（高胰岛素血症）和高峰延迟,胰岛素维持在较高浓度而不能回复到基线水平,因而在餐后出现血糖较低,甚至出现低血糖症状。

2.饮食不足和餐后运动强度过大

饮食和运动是糖尿病治疗的两项重要的基础措施,严格饮食控制和适当运动有利于减轻体重,改善高血糖和减少降糖药物。但是饮食方案应严格和长期执行,运动应适量和有规律。如饮食不足或餐后运动强度过大,患者也可能出现餐后血糖较低,甚至低血糖反应。

3.降糖药物影响

降糖药物剂量过大,与饮食不匹配,或同时应用增强降血糖作用的其他药物,也可能导致餐后血糖明显降低。

（杨成萍）

第八节　血糖的控制

一、"六驾马车"的治疗法则

目前,国际上推崇"六驾马车"治疗糖尿病。

(1)第一驾:糖尿病知识的健康教育及心理治疗。学习、了解糖尿病知识,懂得如何把治疗列入日常生活中,学习观察血糖、尿糖,控制饮食,寻找医生帮助。

(2)第二驾:饮食治疗。

主要是控制总热能,要求进食低脂肪、低糖类、适量蛋白质、高纤维饮食。

(3)第三驾:运动疗法。

(4)第四驾:药物疗法。

药物疗法包括口服降糖药物如磺酰脲类、双胍类、α-葡萄糖苷酶抑制药、胰岛素增敏药、胰岛素及中药等。

(5)第五驾:糖尿病自我监测。

(6)第六驾:防治并发症,用各种方法有效地防止并发症的发生发展。各器官功能的康复,内分泌的逐步正常是有效控制血糖的必备条件。

"六驾马车"标准是怎样制订的。随着医学界对糖尿病病因和发病机制研究的深入,学者们开始关注糖尿病患者服用药物对身体的毒副伤害。在2005年欧洲糖尿病协会年会上,国际糖尿病联合会(IDF)呼吁采取更为积极的态度预防和治疗2型糖尿病,并制订了治疗糖尿病的新标准以减少威胁生命的并发症。建议对2型糖尿病患者,在坚持生活方式干预、服用降糖药物的同时,要全面注意药物对人体的毒副伤害。2008年6月16日,在糖尿病安全治疗专家共识会上,来自全球17个国家的100多名糖尿病专家一致提出:"药毒严重阻碍糖尿病康复进程"的观念,呼吁各界专家、医生在糖尿病安全治疗的同时注意药毒对患者的伤害,最终达成"将清除药毒列入糖尿病安全治疗标准"的共识。

从2008年开始,糖尿病安全治疗标准由原来的"五驾马车",改为"六驾马车",向广大糖尿病患者推广普及。

专家提醒:"六驾马车"是目前糖尿病全面治疗最科学,最安全的标准。通过清除糖尿病的药毒伤害,能极大地避免患者依赖药物,并发症增多的现状。糖尿病患病率虽高,糖尿病的危害虽大,但糖尿病是一种可防治之病。对糖尿病没有警惕,缺乏认知,不正确对待,患者将会为它付出惨痛的代价。但只要我们共同努力,就能使我们不得糖尿病,得了糖尿病而不得并发症,即使得了糖尿病的并发症,也能避免由于糖尿病并发症而引起的残疾或者过早死亡。我们完全能够使老年糖尿病患者维持正常的精力和工作能力,使患者享受和非糖尿病患者一样的高质量生活和同等寿命。

二、糖尿病家庭服药注意事项

糖尿病的治疗,除了少数胰岛素依赖型患者必须注射胰岛素治疗外,大多数患者只需在控制饮食的基础上,口服降糖药即可使病情得到控制。糖尿病是个终身性疾病,要坚持一辈子的治疗。为保持良好疗效,安全用药,必须合理使用口服降糖药。家庭用药须注意以下事项。

第一,口服降糖药,只适用于非胰岛素依赖型糖尿病。胰岛素依赖型糖尿病,即使在单纯饮食控制后血糖水平仍较高时,也不能用,以免因无效而贻误病情。

第二,应定时、定量遵医嘱服用,且须做服药记录。记录内容包括药名、剂量及增减情况、服法、服药后反应、血糖及尿糖检查结果、饮食情况。

第三,各种制剂均宜从较小剂量开始,每晨服 1 次,然后按病情及疗效逐渐酌增剂量较为稳妥。

第四,如有胃肠不适、皮肤过敏、白细胞减少、肝功能受损或低血糖反应时,应及时找医生处理。

第五,长期服用某一制剂时,可渐见无效,则须及时换用另一制剂。

第六,注意药物配伍,以合理使用剂量或慎用、禁用某些药物,如磺酰脲类与双胍类同时使用可增强降血糖作用。磺酰脲类与下列药物同时使用时,降血糖作用增强:水杨酸及其盐类、氨基比林、保泰松、磺胺药、胍乙啶、利舍平、可乐定、普萘洛尔、四环素、氯霉素、吲哚美辛等;与下列药物同时使用,其降血糖作用将减弱:维拉帕米、硝苯地平、利尿药、糖皮质激素、甲状腺激素、雌激素、利福平、巴比妥、氯丙嗪、口服避孕药等。

第七,患者定期检查肝、肾功能。口服降糖药(糖适平除外)在肝脏内代谢,由肾脏排泄,在伴有肝、肾功能不全的糖尿病患者中不宜使用。

第八,中草药制剂疗效不肯定,宜作为辅助治疗,或用于轻型、稳定型患者的治疗。

第九,口服降糖药以足够剂量治疗一段时间后,血糖若始终很高,疗效不明显,可改用胰岛素治疗。

三、糖尿病心理调节的常用方法

1. 认知疗法

通过健康教育,让患者了解糖尿病的临床特点、诱发原因、病程转归和治疗要点,同时学习如何自我管理和防治疾病的方法,树立战胜疾病的信心,积极配合治疗。

2. 支持性心理疗法

听取患者倾诉,耐心启发患者,在取得患者信任与合作基础上通过解释、说理、安慰、鼓励和疏导的方法,减轻其不良情绪对疾病的影响。

3. 非指导性疗法

营造真诚和接纳的环境,不断加深患者对自身的认识,使之能正确对待生活中遇到的各种问题,不钻牛角尖,不患得患失,对待疾病有"既来之,则安之"的良好心理状态。

4.精神宣泄法

通过向亲人或朋友倾诉、赋诗作文、歌唱、哭泣、心理疏导、放声大喊等各种方式释放心中的大喜大悲,尽快恢复心理平衡。

5.兴趣怡情法

糖尿病患者可根据自己的爱好,或奋笔挥毫,或泼墨丹青,或弈棋对垒,或结伴旅游,或饲养宠物,或栽花养鸟,通过各种兴趣爱好调节生活,陶冶性情,是保持心理健康的有效措施。

6.音乐疗法

研究发现,音乐具有明显改善患者情绪,消除外界应激所导致的精神紧张,调节内分泌和降低血糖的作用。因此,根据患者年龄、病情和心情选择不同的音乐,可以起到很好的心理保健作用。比如,当糖尿病患者精神不振或情绪低落时,听听贝多芬充满英雄气概的第九交响曲,可以从中找到心理认同与升华,获得健康生活的信心和勇气。

四、怎样做好糖尿病的自我保健

1.坚持药物治疗,不要随意增减

(1)分清 1 型、2 型糖尿病,以便区别用药。

正常血糖:空腹 3.9～6.1 mmol/L。

餐后 2 h 血糖,糖耐量试验≤7.8 mmol/L。

糖尿病诊断:空腹血糖≥7.0 mmol/L 或餐后 2 h 血糖,糖耐量试验≥11.1 mmol/L。

1 型糖尿病属于胰岛素绝对不足,必须依靠外源性胰岛素替代治疗。

2 型糖尿病在下列情况下,应用胰岛素治疗。

①空腹血糖＞7.8 mmol/L、餐后血糖＞13.9 mmol/L、糖化血红蛋白＞7.0％;②口服降糖药无效,以及口服降糖药有禁忌的;③合并糖尿病并发症,如视网膜病变、神经病变、肾病变、心脏病、皮肤病等;④处于应激状态,如大中型手术、重度感染、严重创伤、高热、心肌梗死、脑血管意外等。糖尿病妇女妊娠期间必须用胰岛素治疗,因为胰岛素属于大分子蛋白质,不能通过胎盘,故对胎儿无影响。

(2)口服降糖药的分类。

A.磺酰脲类,如格列齐特(达美康)、格列喹酮(糖适平)、格列本脲(优降糖)等。主要作用是刺激胰腺分泌胰岛素,使身体有足够的胰岛素以利于血糖下降。适用对象是血糖比较高,但还有潜在胰岛分泌功能的 2 型糖尿病患者。

B.苯甲酸衍生物类:如瑞列格奈(诺和龙)、那列格奈(唐力)等。为非磺脲类胰岛素促泌药,适用于不胖的、有潜在胰岛素分泌能力但使用磺脲类降糖药效果不佳的患者。

C.双胍类,如盐酸二甲双胍(格华止、美迪康)等。

这类药不刺激胰岛素分泌,只是抑制食欲及加强机体对葡萄糖的吸收,减弱肝输出葡萄糖的能力,1 型、2 型糖尿病患者都适用。因此药可使食欲下降,体重减轻,所以肥胖者可作为首选 D. α-葡萄糖苷酶抑制药,如阿卡波糖(拜糖平、卡博平)、伏格列波糖(倍新)等。与葡萄糖竞争 α-葡萄糖苷酶受体,延缓葡萄糖的吸收而降低餐后血糖,适用于各型糖尿病,特别是餐后血糖较高者 E.噻唑烷二酮类,如罗格列酮(文迪雅)、吡格列酮(卡司平、艾汀)等。虽不刺激胰岛素分泌,但能从多个角度增强胰岛素敏感性,故又称为"胰岛素增敏剂"。主要适用于 2 型糖尿病患者。

2.自备血糖仪,随时监测血糖

自备血糖仪是糖尿病患者自我保健的重要措施之一。糖化血红蛋白反映过去连续 2～3个月的平均血糖水平,也要定期(半年)检查。

3.管住嘴,做好饮食治疗

饮食治疗是糖尿病患者自我保健的重要一环。食物应多样化,适当增加膳食纤维、微量元素和维生素,限制食盐摄入量($<$6 g/d)。每天应规律进餐,少食多餐,与运动、药物治疗密切配合。总热能的限定:成年标准体重轻体力劳动者每日总热能$<$30 kcal/kg 标准体重。标准体 (身高－100)×0.9,根据胖瘦可上下浮动 5 kcal。

4.迈开腿,运动疗法不可少

运动可以增强组织对胰岛素的敏感性,促进组织对糖的利用,而使血糖下降;运动还可降低血脂、血黏度和血压。运动方式:选择有氧耐力运动,简单易坚持,不受条件限制的运动。运动量:由运动强度、运动时间、运动频度三者决定。运动量的大小,以患者运动后的反应为标准,即运动后精力充沛,不易疲劳,运动后心率在 10 min 内恢复至安静时心率为合适运动量。

5.多学习,做疾病的主宰者

糖尿病患者应学习什么是低血糖反应,因为人在低血糖状态时,如不迅速补充糖分,会损害神经系统,引起严重后果。血糖降低,一般 2.8 mmol/L(50 mg/dL)以下,应马上进食糖果或点心,纠正低血糖,重者应送医院急救。

6.提倡健康生活方式,保持良好心态

糖尿病患者要改变不良生活习惯,建立健康生活习惯,即三不四要:不吸烟,不酗酒,不吃零食;要运动,要保持适合自己的体重,要充足睡眠,要吃早餐少量饮酒:糖尿病患者可以饮少量低度酒,但不要空腹饮酒,并要随食物慢慢饮之。一餐的酒精量应控制在 15～20 g 间,葡萄酒可饮 120～150 mL,啤酒 300～400 mL。

不吸烟:烟碱会刺激肾上腺分泌肾上腺素,而肾上腺素可使血糖、血压升高,心率加快,对身体不利,故应戒烟。

坚持运动:要持之以恒,注意保持合适的体重,避免肥胖,肥胖是百病之源。

心情舒畅:要保持良好心态,乐观开朗,不为疾病背包袱,劳逸结合,避免紧张劳累。精神紧张会使交感神经兴奋,使血糖及血压上升。

五、糖尿病口服降糖药有哪些种类

(1)磺酰脲类:主要通过促进胰岛素分泌而发挥作用,抑制三磷腺苷(ATP)依赖性钾通道,使钾离子(K^+)外流,B 细胞去极化,钙离子(Ca^{2+})内流,诱发胰岛素分泌。此外,还可加强胰岛素与受体结合,解除受体后胰岛素抵抗的作用,使胰岛素作用加强。常用的药物有:格列吡嗪、格列齐特、格列本脲、格列波脲、格列苯脲等。

①格列吡嗪(美吡达、瑞罗宁、迪沙、依吡达)。第二代磺酰脲类药,起效快,药效持续6～8 h,对降低餐后高血糖特别有效;由于代谢物无活性,且排泄较快,因此比格列本脲较少引起低血糖反应;作用持续 24 h。用于非胰岛素依赖型成年型糖尿病。②格列齐特(达美康、孚来迪)。第二代磺酰脲类药,比第一代甲苯磺丁脲强 10 倍以上,还有抑制血小板黏附、聚集作用,可有效防止微血栓形成,从而预防糖尿病的微血管病变。适用于成年型糖尿病、糖尿病伴肥胖症或伴血管病变者。老年人及肾功能减退者慎用。③格列本脲(优降糖)。第二代磺酰脲

类药,在所有磺酰脲类中降糖作用最强,为甲苯磺丁脲的 200~500 倍,作用可持续 24 h。用于轻、中度非胰岛素依赖型糖尿病,易发生低血糖反应,老年人和肾功能不全者慎用。④格列波脲(克糖利)。比第一代甲苯磺丁脲强 20 倍,与格列本脲相比更易吸收,较少发生低血糖;作用可持续 24 h。用于非胰岛素依赖型糖尿病。⑤格列美脲(亚莫利)。第三代新的口服磺酰脲类药,作用机制同其他磺酰脲类药,但能通过与胰岛素无关的途径,增加心脏葡萄糖的摄取,比其他口服降糖药更少影响心血管系统;体内半衰期长达 9 h,只需每日口服 1 次。

(2)双胍类:本类药物不刺激胰岛 B 细胞,对正常人几乎无作用,而对糖尿病患者降血糖作用明显。不影响胰岛素分泌,通过促进外周组织摄取葡萄糖,抑制糖异生,降低肝糖原输出,延迟葡萄糖在肠道吸收,由此达到降低血糖的作用。

常用药物有二甲双胍。二甲双胍(格华止,美迪康)。降糖作用较苯乙双胍弱,但毒性较小,对正常人无降糖作用;与磺酰脲类比较,本品不刺激胰岛素分泌,因而很少引起低血糖。此外,本品具有增加胰岛素受体、减低胰岛素抵抗的作用,还有改善脂肪代谢及纤维蛋白溶解、减轻血小板聚集作用,有利于缓解心血管并发症的发生和发展,是肥胖型非胰岛素依赖型糖尿病的首选药。主要用于肥胖或超重的 2 型糖尿病,也可用于 1 型糖尿病,可减少胰岛素用量;也可用于胰岛素抵抗综合征的治疗。由于胃肠道反应大,应于进餐中和餐后服用。肾功能损害患者禁用。

(3)α-葡萄糖苷酶抑制药:竞争性抑制麦芽糖酶、葡萄糖淀粉酶及蔗糖酶,阻断 1,4-糖苷键水解,延缓淀粉、蔗糖及麦芽糖在小肠分解为葡萄糖,降低餐后血糖。常用药物有阿卡波糖、伏格列波糖。①阿卡波糖(拜糖平)。单独使用不引起低血糖,也不影响体重;可与其他类口服降糖药及胰岛素合用。用于各型糖尿病,改善糖尿病患者餐后血糖,可用于对其他口服降糖药药效不明显的患者;②伏格列波糖(倍欣)。为新一代 α-糖苷酶抑制药,该药对小肠黏膜的 α-葡萄糖苷酶(麦芽糖酶、异麦芽糖酶、苷糖酶)的抑制作用比阿卡波糖强,对来源于胰腺的 α-淀粉酶的抑制作用弱。可作为 2 型糖尿病的首选药,可与其他口服降糖药及胰岛素合用。

(杨成萍)

第九节　糖尿病饮食护理

糖尿病饮食治疗是糖尿病综合治疗管理的基石,也是糖尿病疾病发展各阶段预防与控制必不可少的措施。中华医学会糖尿病学分会颁布的《中国糖尿病医学营养治疗指南》中指出:糖尿病医学营养治疗的意义在于有效降低血糖、降低血脂及低密度脂蛋白(low density lipoprotein,LDL)等风险因素;减轻体重和降低血压、预防糖尿病的发生、治疗糖尿病、预防或延缓糖尿病并发症的发生。

一、饮食治疗的原则及意义

(一)饮食治疗的原则

1.合理控制总能量

它是糖尿病饮食治疗的首要原则。总能量的多少根据年龄、性别、身高、体重、活动量大小、病情、血糖、尿糖以及有无并发症确定。每周测量体重一次,并根据体重的变化及时调整能量供给量。能量摄入的标准,在成人以能够达到或维持理想体重为标准;儿童青少年则保持正常生长发育为标准;妊娠期糖尿病则需要同时保证胎儿与母体的营养需求。

2.保证碳水化合物的摄入

碳水化合物是能量的主要来源。在其充足的状态下,可减少体内脂肪和蛋白质的分解,预防酮症发生。碳水化合物供给量占总能量的50%～60%为宜。碳水化合物过多会使血糖升高,增加胰岛负担。食物血糖指数(glycemic index,GI)可用于比较不同碳水化合物对人体餐后血糖反应的影响。

血糖指数＝食物餐后2 h血浆葡萄糖曲线下总面积/等量葡萄糖餐后2 h血浆葡萄糖曲线下总面积×100%。

欧洲糖尿病营养研究专家组以及WHO均推荐低GI食物。低GI食物包括燕麦、大麦、谷麦、大豆、小扁豆、豆类、裸麦粗(粗黑麦)面包、苹果、柑橘、牛奶、酸奶等。低GI饮食可降低糖尿病患者的血糖。另外,碳水化合物中红薯、土豆、山药、芋头、藕等根茎类蔬菜的淀粉含量很高,不能随意进食,需与粮食交换。糖尿病患者应严格限制白糖、红糖、蜂蜜、果酱、巧克力、各种糖果、含糖饮料、冰激凌以及各种甜点心的摄入。

3.限制脂肪和胆固醇

有研究表明,过高的脂肪摄入量可导致远期的心血管病发病风险增加,并导致不良临床结局。因此,膳食脂肪摄入量应适当限制,占总能量的20%～30%,饱和脂肪酸和反式脂肪酸占每天总能量比不超过10%。对于超重或肥胖的患者,脂肪摄入占总能量比还可进一步降低。富含饱和脂肪酸的食物主要是动物油脂,如猪油、牛油、奶油,但鱼油除外;富含单不饱和脂肪酸的油脂有橄榄油、茶籽油、花生油、各种坚果油等;而植物油一般富含多不饱和脂肪酸,如豆油、玉米油、葵花子油等,但椰子油和棕榈油除外。胆固醇摄入量应少于每天300 mg,合并高脂血症者,应低于每天200 mg。因此,糖尿病患者应避免进食富含胆固醇的食物,如动物内脏,鱼籽、虾籽、蛋黄等食物。

4.适量的蛋白质

糖尿病患者蛋白质供给量与正常人接近,为0.8～1.2 g/(kg·d),占总能量的15%～20%。膳食中的蛋白质分为植物蛋白质和动物蛋白质,应有1/3以上的蛋白质为优质动物蛋白质,如瘦肉、鱼、乳、蛋、豆制品等。对于有肾功能损害者,蛋白质的摄入为0.6～0.8 g/(kg·d),并以优质动物蛋白为主,限制主食、豆类及豆制品中植物蛋白。有研究表明大豆蛋白质对于血脂的控制较动物蛋白质更有优势。乳清蛋白具有降低超重者餐后糖负荷的作用,可有效减少肥胖相关性疾病发生的风险。

5.充足的维生素

流行病学研究显示,接受饮食治疗的糖尿病患者常存在多种维生素的缺乏。1型糖尿病患者常存在维生素A、维生素B_1、维生素B_2、维生素B_6、维生素C、维生素D、维生素E等缺乏;2型糖尿病患者则以B族维生素、β-胡萝卜素及维生素C缺乏最为常见。因此,供给足够的维生素也是糖尿病营养治疗的原则之一。补充B族维生素(包括维生素B_1、维生素B_2、维生素PP、维生素B_{12}等)可改善患者的神经系统并发症;补充维生素C可防止微血管病变,供给足够的维生素A可以弥补患者难以将胡萝卜素转化为维生素A的缺陷;充足的维生素E、维生素C和β-胡萝卜素能加强患者体内已减弱的抗氧化能力。

6.合适的矿物质

调查研究发现,锌、铬、硒、镁、钙、磷、钠与糖尿病的发生、并发症的发展之间有密切关联。比如血镁低的糖尿病患者容易并发视网膜病变;钙不足易并发骨质疏松症;锌与胰岛素的分泌和活性有关,并帮助人体利用维生素 A;三价铬是葡萄糖耐量因子的成分;锰可改善机体对葡萄糖的耐受性;锂能促进胰岛素的合成和分泌。因此,糖尿病患者应均衡饮食,在日常生活中可适当补充含多种微量元素的营养制剂,保证矿物质的供给量满足机体的需要。但应限制钠盐摄入,以防止和减轻高血压、高脂血症、动脉硬化和肾功能不全等并发症。

7.丰富的膳食纤维

膳食纤维能有效地改善糖代谢、降血压、降血脂和防止便秘等。膳食纤维又可根据其水溶性分为不溶性膳食纤维和可溶性膳食纤维。前者包括纤维素、木质素和半纤维素等,存在于谷类和豆类的外皮及植物的茎叶部,可在肠道吸附水分,形成网络状,使食物与消化液不能充分接触,减慢淀粉类的消化吸收,可降低餐后血糖、血脂,增加饱腹感并软化粪便;后者包括果胶、豆胶、藻胶、树胶等,在豆类、水果、海带等食品中较多,在胃肠道遇水后与葡萄糖形成黏胶,从而减慢糖的吸收,使餐后血糖和胰岛素的水平降低,并具有降低胆固醇的作用。膳食纤维不宜摄入过多,否则影响矿物质的吸收,建议膳食纤维供给量每天 20～30 g。

(二)饮食治疗的意义

1.纠正代谢紊乱

糖尿病患者由于体内葡萄糖难以进入组织细胞被利用,使机体分解自身的蛋白质、脂肪来提供人体所需的能量;同时胰岛素不足使体内蛋白质和脂肪合成减少,机体出现负氮平衡、血脂增高。通过合理的平衡膳食,可以纠正糖、脂代谢紊乱,补充优质蛋白质及预防其他必需的营养素缺乏。

2.减轻胰岛 β 细胞的负荷

糖尿病患者长期稳定的高血糖状态导致胰岛 β 细胞不可逆受损,通过合理的饮食可减少胰岛 β 细胞的负担并帮助恢复部分功能。

3.防治并发症

个体化的糖尿病饮食治疗,并在疾病各阶段提供适当、充足的营养素,能有效防治糖尿病并发症的发生与发展。

二、制订饮食计划

有研究提示,短期坚持糖尿病饮食治疗,可使 2 型糖尿病患者 HbA1c 在治疗经 3～6 个月出现显著下降(0.25％～2.90％)。1 型糖尿病患者的 HbA1c 可降低约 1％。

由于患者的饮食受年龄、性别、病程、文化风俗、地域差异等因素的影响,制订个体化、符合病情及风俗、尊重个人喜好的饮食计划尤为重要。制订饮食计划步骤包括营养评估、计算总热量、营养分配。

(一)营养评估

通过对糖尿病患者进行营养状况评估,初步判断营养状况,从而为确定营养治疗方案提供依据。营养状况评估一般包括膳食调查、体格检查、临床检查和实验室检查四个部分。

1.膳食调查

膳食调查是基础的营养评估方法,其内容包括调查期间被调查者每天摄入食物的品种、数量;分析其摄入营养素的数量、来源,比例是否合理,能量是否充足,供能营养素比例是否合理;分析饮食结构和餐次分配是否合理等。膳食调查的方法有定量和定性两大类。定量调查包括询问法、记录法、化学分析法等,其中询问法主要包括 24 h 膳食回顾法和饮食史法,记录法包括称重法、记账法等,另外还有食物频率法。

2. 体格检查

体格检查可以反映患者的营养状况,发现营养不良,尤其是蛋白质-能量营养不良,并评价营养治疗的效果。身高、体重是临床常用的营养状况评估指标,而体质指数(body mass index,BMI)是目前最常用的方法,是评价肥胖和消瘦的良好指标。BMI 的计算公式为:$BMI=$体重(kg)÷身高(m)^2。

BMI 正常或处于边缘值的患者,这种情况下可以用腰/臀比(waist-hipratio,WHR),即腰围与臀围的比值。与 BMI 等指标结合,判断患者营养状况和疾病风险。我国的 WHR 参考值是男性<0.9,女性<0.8。超过此值者称为中央性(内脏型、腹内型)肥胖。

3. 临床检查

临床检查包括询问病史、主诉、症状及寻找与营养状况改变有关的体征。检查时通常要注意头发、面色、眼、唇、舌、齿、龈、面(水肿)、皮肤、指甲、心血管、消化、神经等系统。

4. 实验室检查

实验室检查是借助生理、生化实验手段评价营养状况的临床常用方法。通过对血液、尿液中营养素、营养素代谢产物、其标志物含量、与营养素有关的血液成分或酶活性的测定可及时发现患者的生理、生化改变,并制订合理的治疗方案,预防营养不良的发生。

(二)计算总热量

1. 理想体重的计算

目前常用的公式:理想体重(kg)=身高(cm)-105。在理想体重±10%以内均属正常范围,小于-20%为消瘦,大于 20%为肥胖。国际上多采用 BMI 来评估患者的体型,以鉴别患者属于肥胖、消瘦或正常。中国成年人 BMI:18.5~24 为正常;少于 18.5 为体重过轻;超过 28 为肥胖。

2. 根据理想体重和劳动强度热量级别,计算出每天摄入总热量

每天所需要的总热量=理想体重×每千克体重需要的热量。

(三)营养分配

1. 营养分配原则

糖尿病患者至少一日 3 餐,将主食、蛋白质等均匀分配,并定时定量。可按早、午、晚各占 1/3、1/3、1/3 或 1/5、2/5、2/5 的能量比例分配。注射胰岛素或口服降糖药易出现低血糖的患者,可在三顿正餐之间加餐。加餐时间可选择为上午 9~10 点,下午 3~4 点和睡前 1 h。加餐食物的选择方法:①可从正餐中匀出 25g 主食作为加餐或选用 100 g 苹果等水果,但上一餐要扣除主食 25 g;②选择一些低糖蔬菜,如 150~200 g 黄瓜或西红柿;③睡前加餐除扣除主食外,还可选择 125 mL 牛奶或 50 g 鸡蛋、100 mL 豆浆等蛋白质食物,以延缓葡萄糖的吸收,有效预防夜间低血糖。

2. 食物交换份法

为达到均衡合理膳食,方便糖尿病患者进行日常食品的替换,目前多采用食物交换份法。食品交换份法是将食物按照来源、性质分成四大类(谷薯类、菜果类、肉蛋类及油脂类),八小类

（谷薯、蔬菜、水果、肉蛋、豆类、奶制品、坚果及油脂类）。同类食物在一定重量内所含的蛋白质、脂肪、碳水化合物和热量相似，不同类食物间所提供的热量也是相同的，即每份食物供能90 kcal。但需注意，同类食物之间可以互换，非同类食物之间不得交换。部分蔬菜、水果可与谷薯类互换。

（杨成萍）

第十节　糖尿病运动护理

一、运动治疗的意义

（一）改善糖、脂代谢

（1）运动可减轻胰岛素抵抗，提高胰岛素的敏感性，可通过改善胰岛素受体前、胰岛素受体、胰岛素受体后作用机制改善胰岛素抵抗。

（2）单次运动能够降低运动时和运动后的血糖，长期规律的运动则能改善糖尿病患者的葡萄糖耐量、降低 HbA1c 的水平。

（3）长期规律运动使肾上腺激素诱导的脂解作用降低，提高卵磷脂-胆固醇转酰基酶的活性，减少胆固醇在动脉内膜的沉积，还可降低 TG、LDL 并增加高密度脂蛋白（high-density lipoprotein，HDL）的水平，从而减少心血管疾病的发生。

（二）改善糖尿病机体内分泌紊乱状态、炎症状态及氧化应激状态

（1）糖尿病患者胰岛素及脂肪细胞因子都处于内分泌紊乱状态，造成机体高胰岛素血症或胰岛素分泌功能障碍，规律的运动可以改善其紊乱状态。

（2）2 型糖尿病表现为慢性低度炎症，规律运动能有效改善炎症状态。

（3）氧化应激在糖尿病并发症发生中的作用十分重要，而规律的运动是重要的防治方法之一。

（三）改善治疗效果

（1）病情较轻 2 型糖尿病患者在饮食控制的基础进行运动治疗可使血糖控制在正常水平。

（2）运动治疗同样也能减少需要胰岛素和口服降糖药治疗的糖尿病患者用药的剂量。

（四）改善心理健康

（1）患者因"糖尿病治疗疲竭"，使心理负担沉重，抑郁、焦虑发病率明显高于普通人群。

（2）参加运动能增加人与人之间交流的机会，使其减轻对疾病的焦虑和担心，保持心情愉快，从而增强战胜疾病的信心。

（五）预防骨质疏松、增强心肺功能

（1）糖尿病患者骨质疏松发生风险较高，规律的运动可以增加骨密度，外出日照可增加维生素 D_3 的合成，促进钙吸收。

（2）有氧耐力锻炼可以增强患者的心肺负荷能力，加强心肌收缩力，促进血液循环，改善心肌代谢状况，增加呼吸肌的力度及肺活量，改善肺的通气功能。

二、运动治疗的原则及目标

(一)运动治疗的原则

1.安全性

安全性指合理运动治疗,改善代谢紊乱的同时应避免发生运动不当导致的心血管事件、代谢紊乱以及外伤等。

2.科学性、有效性

运动治疗切忌急功近利,应循序渐进、量力而行、持之以恒。高强度的运动有可能使血糖进一步升高,并加重原有脏器的损伤,提倡进行中等强度以下的运动,以有氧耐力训练为主,适当辅以轻度的抗阻力运动。运动方式应在患者病情、治疗方案以及自身实际情况的基础上,尽量选择喜好的运动方式,并维持终身。

3.个体化

在指导患者运动治疗前,应了解患者年龄、体重指数 BMI、腰臀比、病程、足背动脉搏动及骨关节运动器官情况、有无并发症,以及患者工作生活特点、文化背景、喜好、以往运动能力和习惯、社会支持系统、目前对运动的积极性及主要障碍等,根据他们的情况进行个体化的运动指导。

4.专业人员指导

患者运动治疗应在专业人员指导下进行,包括内分泌医师、糖尿病教育护士、运动康复师等,并定期接受其他专业人员指导,如心血管医师、眼科医师、营养师等,建立糖尿病团队治疗。

(二)运动治疗目标

(1)改善糖尿病状态,降低糖尿病发病率。

(2)改善身心状态,消除应激紧张状态,扩大患者的日常生活和社交网络。

(3)改善对代谢指标,如胰岛素水平、血糖、血脂、HbA1c 等。

(4)阻止和减轻并发症,提高生活质量。

三、运动治疗的适应证和禁忌证

(一)运动治疗的适应证

(1)2 型糖尿病患者,特别是肥胖型患者。

(2)处于稳定期的 1 型糖尿病患者。

(3)无早产、先兆流产等异常情况的妊娠糖尿病患者。

(4)IGT 及糖尿病高危人群。

(二)运动治疗的禁忌证

(1)血糖明显升高,超过 14～16 mmol/L,尤其有明显酮症倾向的患者。

(2)血糖波动大或频发低血糖患者。

(3)各种急性感染。

(4)合并严重心、肾功能不全。

(5)合并新近发生的血栓。

(6)合并未控制高血压,血压＞180/120 mmHg。

(7)合并糖尿病肾病、糖尿病血管病变、糖尿病眼病等并发症,应咨询医师,在专业人士指导下进行运动治疗。

四、运动治疗的方法

(一)运动方式的选择

运动方式要选择能改善和维持心肺功能、增进心血管健康的运动,应以等张、持续时间长、有节律、并有大肌肉群参与的有氧运动为主,辅以轻度抗阻力运动,并且运动间隔时间不宜超过3 d。

1. 散步

运动强度小,适合于体质较差的老年糖尿病患者和消瘦且体力不足的1型糖尿病患者。行走时应全身放松,眼观前方,自然而有节律地摆动上肢,每次10～30 min。

2. 医疗步行

医疗步行是在平地或适当的坡上做定距离、定速的步行,中途做必要的休息。按计划逐渐延长步行距离(如从1 500 m至4 000 m)提高步行速度(由50 m/ min至100 m/ min),以后可加入一定距离的爬坡或登阶梯运动。例如,每次来回各步行400～800 m,每3～5 min走200 m,中间休息3 min;或来回各步行1 000 m,用18 min走完1 000 m,中间休息3～5 min;或来回各步行1 000 m,其中要走一段斜坡,用25 min走完1 000 m,中间休息8～10 min。

3. 慢跑

慢跑属中等偏高的运动强度,适合于身体条件较好、无心血管疾病的2型糖尿病患者,慢跑时要求全身放松。此外,还可选择骑自行车、游泳、登山、打太极拳、跳健身操、跳交谊舞等运动方式。对糖尿病患者来说,应选择适量的、全身性的、有节奏的锻炼项目为宜,也可结合自己的兴趣爱好,因地制宜地选择适合自己的运动方式。

(二)运动强度

1. 运动量

一般人运动量的计算公式为:运动量＝运动强度×运动时间。但对于肥胖的2型糖尿病患者,为了减轻体重,每天消耗的热量应大于摄入的热量,计算公式为:$X=(Q+S)-R$。X:所需施加的运动量;Q:摄入的热量;S:需要增加机体消耗的热量;R:日常生活活动所消耗的热量(如吃饭、工作、梳洗、睡觉等)。

2. 运动量计算的具体方法

(1)记录1 d日常生活的活动量,可连续记录几天然后算平均值。

(2)计算1 d日常生活活动所消耗的总热量。

(3)根据性别、年龄计算出每天实际消耗的热量。

3. 其他

(1)根据自身情况选择运动方式。

(2)按所选择的运动方式每分钟的热量消耗计算运动所需持续的时间。适当的运动强度为运动时患者的心率(heart rate,HR)达到个体60%的最大耗氧量。个体60%最大耗氧时心率的简易计算公式为:HR＝170或180－年龄(岁)。其中:常数170适用于病后恢复时间较短者或病情复发、体质较弱者;180适用于已有一定锻炼基础、体质较好的康复患者和老年人。

(三)运动时间

(1)中国的糖尿病患者多为餐后血糖增高,故运动的最佳时间应该在餐后1～3 h进行。

(2)运动前首先做5～10 min的准备活动或热身运动,活动一下肌肉、关节,同时可使心跳、呼吸的频率逐渐加快,以适应下一步将要进行的运动。达到运动强度后持续时间为 20～30 min,可根据患者的具体情况逐渐延长,每天 1 次,运动应缓慢活动 5～10 min,不宜立即停止运动。

(3)口服降糖药或使用胰岛素的患者最好每天定时运动,注意不要在胰岛素或口服降糖药作用最强的时候运动,否则有可能导致低血糖。

(4)肥胖患者可适当增加运动次数。

(5)合理运动频率通常为每周 3～4 次,并平均分配在 1 周中(对体力不佳的患者每周 1～2 次的运动亦可)。

(四)运动治疗计划调整原则

运动效果与运动强度、运动量密切相关,个体疾病状况及运动能力的差异不同,运动治疗的计划应循序渐进、量力而行、因人而异,并根据患者的病情及运动能力的变化等情况调整治疗计划。

1.由少至多

运动治疗起始期,时间可控制在 10～15 min,待机体适应后,将时间提高至每次至少 30 min。抗阻力运动训练每周 2～3 次。

2.由轻到重

在运动治疗起始阶段,运动强度可从最大耗氧量的 50％开始,慢慢增加,至 6 周后逐渐增加到最大耗氧量的 70％～80％。

3.由稀至繁

运动的频率,需要结合患者的身体情况,参考运动的强度和持续时间,如果达到了中到较大强度的运动量持续时间至少 30 min,推荐刚开始每周至少 3 次,逐步增加到每周 5 次或每天 1 次。

4.适度恢复

如患者经过强度较大,时间过长的耐力训练后产生疲劳、肌肉酸痛,不建议大大运动,应给予适当休息。如为抗阻力训练推荐间隔 1～2 d。

5.周期性原则

运动治疗后,患者会对同样的运动强度产生适应,需重新调整运动方案,逐渐增加患者负荷。

(杨成萍)

第十一节　糖尿病用药护理

高血糖的药物治疗多基于导致人类血糖升高的两个主要病理生理改变:胰岛素抵抗和胰岛素分泌受损,适用于饮食治疗和运动治疗不能很好控制血糖的 2 型糖尿病患者,也可与胰岛素合用于 1 型糖尿病患者。由于糖尿病为进展性疾病,临床上常常需要口服药间的联合用药。口服降糖药根据作用效果的不同,可以分为促胰岛素分泌剂,包括磺脲类、格列奈类、二肽基肽酶-4(dipeptidyl peptidase4,DPP-4)抑制剂;非促胰岛素分泌剂,包括双胍类、噻唑烷二酮类

(thiazolidinediones,TZDs)、α-糖苷酶抑制剂。

治疗方案的选择：2 型糖尿病药物治疗的首选药物是二甲双胍。如果没有禁忌证，二甲双胍应一直保留在糖尿病的治疗方案中。中国 2 型糖尿病防治指南(2010 年版)提出 2 型糖尿病高血糖控制的策略和治疗路径。绿色路径是根据药物卫生经济学、疗效和安全性等方面的临床证据以及我国国情等因素权衡考虑后推荐的主要药物治疗路径，与国际上大部分糖尿病指南中建议的药物治疗路径相似。

一、磺脲类降糖药

中国 2 型糖尿病防治指南(以下简称指南)明确指出磺脲类药物可以使 HbA1c 降低1％～2％，是目前许多国家和国际组织制订的糖尿病指南中推荐的控制 2 型糖尿病患者高血糖的主要用药。

1. 作用机制

(1)胰腺内作用机制：促进胰岛 β 细胞释放胰岛素，有功能的胰腺是发挥这种作用的前提。这种作用通过两条途径实现，包括依赖 ATP 敏感的钾离子通道(K^+-ATP)以及不依赖 K^+-ATP 通道的途径。

(2)胰外作用机制：加强胰岛素介导的肌肉、脂肪组织对葡萄糖的摄取和利用，其主要形式是糖原和脂肪的合成。

(3)磺脲类降糖药的其他作用：第三代格列美脲具有抗动脉粥样硬化斑块形成的作用，可能对大血管病变有一定的保护作用。

格列美脲和格列齐特影响血栓素诱导的活化和聚集作用对糖尿病微血管慢性并发症有一定的作用。

2. 作用特点

(1)此药与血浆蛋白结合率高，血浆蛋白降低或同时使用非甾体抗感染药可使血药浓度增高，引起低血糖反应。

(2)常致高胰岛素血症，导致胰岛 β 细胞出现疲劳，甚至衰竭。

(3)20％～30％糖尿病患者出现对磺脲类产生耐受性，并且每年有 5％～10％的糖尿病患者继发失效。

3. 适应人群

①中年以上的 2 型糖尿病患者，经饮食、运动等治疗血糖未能控制者；②未用过胰岛素或每天应用胰岛素剂量在 20～30 IU 以下者；③体重正常或轻度肥胖的患者。

4. 不适应人群

①1 型糖尿病或胰岛功能衰竭的 2 型糖尿病；②妊娠及哺乳期；③严重肝、肾功能不全；④糖尿病患者发生急性代谢紊乱、严重感染、急性心肌梗死、严重创伤及手术等应激状态；⑤严重的慢性并发症或并发症进展迅速时；⑥磺脲类、磺胺类药物过敏者；⑦白细胞减少的患者；⑧高胰岛素血症者。

5. 护理要点

(1)服用方法和时间：饭前口服。

(2)常见不良反应的观察及护理：①低血糖反应：是磺脲类降糖药最重要、最危险的不良反应。各种磺脲类降糖药引起低血糖反应的危险性区别很大，与药物的降糖强度、剂量和患者本身有关;②体重增加:磺脲类降糖药使用后,胰岛素分泌量增加,糖分得到较充分利用,如不注意饮食调节和适当的运动,可能使患者体重增加;③其他:如消化道反应、皮肤过敏反应、骨髓抑制、神经系统反应,个别有转氨酶升高,但均不常见。

(3)药物间相互作用:此药物与磺胺类、水杨酸制剂、β受体阻滞剂、利血平等药物合用时会产生协同作用,可增加其降糖效应,注意观察血糖变化。而噻嗪类利尿剂、糖皮质激素和口服避孕药则减弱其效果。

(4)其他注意事项:①在高血糖得到纠正后,胰岛β细胞的分泌功能可能会部分地恢复,要及时调整磺脲类药物的剂量,尽量避免发生低血糖反应;②教会患者掌握低血糖的症状及处理原则;③磺脲类药物普遍存在继发性失效的问题,一定要定期复查血糖,及时调整治疗方案。

二、格列奈类

非磺脲类胰岛素促泌剂,主要通过刺激胰岛素的早期分泌而降低餐后血糖,模仿胰岛素生理性分泌。指南指出,此类药物可使 HbA1c 降低 $0.3\% \sim 1.5\%$,发生低血糖风险相对较低。

1.作用机制

作用机制与磺脲类药物相似,但其结合位点与磺脲类不同,故结合和解离迅速。该药不进入 β 细胞内,不抑制细胞内蛋白质合成,不影响胰岛素的直接胞泌作用,因此不会导致 β 细胞功能衰竭。

2.作用特点

(1)具有吸收快、起效快和作用时间短的特点,故又名餐时血糖调节剂。

(2)能模拟胰岛素的生理分泌,主要抑制餐后高血糖,可单独使用或与其他降糖药物联合应用。

(3)瑞格列奈主要在肝脏中降解,代谢产物经胆道排出,只有 8% 的剂量经泌尿系统排出,因此非常适合合并肾脏病变的 2 型糖尿病患者。该药对功能受损的胰岛细胞能起到保护作用,且其作用强弱取决于投药剂量和体内血糖浓度,过高的血糖及低血糖均不利于药效发挥,然而这对饮食不规律或漏餐的患者却起到了保护作用。

(4)能延缓糖尿病患者血管及微血管并发症的进程,可降低餐后血浆游离脂肪酸以及血小板黏附等。

3.适应人群

①饮食控制、降低体重及运动锻炼不能有效控制高血糖的 2 型糖尿病患者,尤其是基础血糖正常,餐后血糖高;②肾功能不全的患者。

4.不适应人群

与磺脲类药物类似:①糖尿病急性并发症,如酮症酸中毒、高渗昏迷等;②1 型糖尿病,C-肽阴性糖尿病患者;③肝肾功能严重受损的糖尿病患者;④妊娠或哺乳妇女;⑤12 岁以下儿童;⑥已知对瑞格列奈或那格列奈过敏的患者。

5.护理要点

(1)服用方法和时间:此类药物需在餐前即刻服用,不进餐不服药,可单独使用或与其他降糖药联合应用。

(2)常见不良反应的观察及护理:①低血糖:发生率较磺脲类药物相对较少,也较轻微;②视觉异常:极少见,多见于治疗开始时,血糖水平改变可导致暂时性视觉异常;③胃肠道反应：如腹痛、腹泻、恶心、呕吐和便秘；④转氨酶指标升高：治疗期间发生，多为轻度和暂时性；⑤过敏反应：皮肤瘙痒、发红、荨麻疹。

（3）药物间相互反应：①单胺氧化酶抑制剂、非选择性 β 受体阻滞剂、血管紧张素转换酶抑制剂（angiotensin converting enzyme inhibitor，ACEI）抑制剂、非甾体抗感染药、水杨酸盐、奥曲肽、乙醇以及促合成代谢的激素类可增强该类药物疗效，应注意观察血糖变化；②口服避孕药、噻嗪类药、皮质激素、甲状腺激素和拟交感神经药可拮抗该类药物作用；③瑞格列奈片禁忌与酮康唑、伊曲康唑、红霉素、氟康唑、米比法地尔、利福平或苯妥英合用。

（4）其他注意事项：①衰弱和营养不良的患者，应谨慎调整剂量；②预防和及时纠正低血糖。

三、双胍类

目前临床上使用的双胍类药物主要是盐酸二甲双胍，苯乙双胍因其乳酸酸中毒发生率高，在欧美国家已停止使用，在我国也已趋淘汰。许多国家和国际组织制订的糖尿病指南中推荐二甲双胍作为 2 型糖尿病患者控制高血糖的一线用药和联合用药中的基础用药。二甲双胍可以使患者 HbA1c 下降 $1\% \sim 2\%$，并可使体重下降，减少肥胖 2 型糖尿病患者心血管事件和死亡。

1. 作用机制

①增加胰岛素敏感性；②抑制肠道葡萄糖吸收，抑制食欲；③抑制肝糖生成，减少肝糖输出；④增加周围组织对葡萄糖转运利用及氧化；⑤抑制糖原分解；⑥降低极低密度脂蛋白（very low density lipoprotein，V-LDL）、TG 水平，抑制肠道胆固醇生物合成和储存；⑦抑制血小板聚集、增加纤溶活性，降低血管通透性，延缓血管并发症发生。

2. 作用特点

①不刺激胰岛 β 细胞分泌胰岛素，主要是胰外作用降血糖，单用不会导致低血糖，正常人服用无降糖作用；②不会加重胰岛 β 细胞的负担，不会导致高胰岛素血症，可有效控制体重；③可以改善血脂，减少血小板凝聚力，改善纤溶酶活性，因而对心脑血管具有保护作用，是目前唯一有证据表明可以降低 2 型糖尿病患者心血管并发症的降糖药物；④无致癌、致突变作用，对生育能力无影响，是目前唯一被美国食品与药品管理局（food and drug ad ministration，FDA）批准可用于儿童 2 型糖尿病的口服降糖药物；⑤美国糖尿病预防计划（DDP 研究）证明，二甲双胍可减少糖耐量减低者发展成糖尿病的概率，对青少年及肥胖 IGT 人群最明显。

3. 适应人群

①肥胖 2 型糖尿病患者经饮食、运动治疗后，血糖控制不佳者，可作为首选药物；②非肥胖 2 型糖尿病患者与磺脲类或 α-葡萄糖苷酶抑制剂合用可增强降糖效果；③接受胰岛素治疗者（包括 1 型糖尿病、2 型糖尿病和一些特殊类型的糖尿病），血糖波动大或胰岛素用量大，有胰岛素抵抗者可合用双胍类药物；④可用于治疗肥胖的非糖尿病患者及多囊卵巢综合征患者；⑤糖耐量受损或空腹葡萄糖受损者，使用双胍类药物可防止和延缓其发展为糖尿病；⑥青少年 2 型糖尿病，尤其是肥胖和超重者；⑦代谢综合征患者。

4. 不适应人群

①糖尿病代谢急性紊乱期，如酮症酸中毒等；②糖尿病患者应激状况下，如重度感染、高热、创伤、手术、妊娠、分娩等；③糖尿病合并严重慢性并发症，肝肾功能不全等；④慢性营养不

良、消瘦;⑤低氧血症,如慢性心功能不全、心力衰竭、慢性阻塞性肺气肿、肺源性心脏病、贫血等;⑥既往有乳酸性酸中毒史者;⑦对双胍类药物过敏者;⑧1型糖尿病不能单独使用;⑨线粒体糖尿病患者;⑩近期有上消化道出血或消化道反应剧烈及原有慢性消化道疾病者。

5.护理要点

(1)服用方法和时间:可饭后服用,若无胃肠道反应亦可饭前服用。

(2)常见不良反应的观察及护理:①常见胃肠道反应,与剂量有关,减量后可减轻或消失。服药时从小剂量开始,逐渐加量是减少不良反应的有效方法;②肝、肾功能损害;③乳酸性酸中毒,老年人或者合并心血管、肺、肝、肾并发症等低氧状态的糖尿病患者容易发生;④加重酮症酸中毒,有酮症酸中毒或酮症酸中毒倾向的糖尿病患者不宜使用。

(3)药物间相互反应:与磺脲类降糖药或胰岛素合用时可能引起低血糖。

(4)其他注意事项:①造影检查前、后48 h内暂停二甲双胍,造影检查48 h后,检查肾功能正常后恢复二甲双胍;②血肌酐:男性≥1.5 mg/dL,女性≥1.4 mg/dL时停用二甲双胍;③长期服用二甲双胍可能干扰维生素B_{12}的吸收导致贫血,应至少每年检查一次血象;④计划怀孕、妊娠期间或哺乳妇女避免服用双胍类药物;⑤各种原因导致脱水、尿量减少时应停用二甲双胍;⑥服用二甲双胍时饮酒易致乳酸性酸中毒,尽量避免饮酒。

四、α-糖苷酶抑制剂

该药适用于以碳水化合物为主要食物成分和餐后血糖升高的患者,可使 HbA1c 下降0.5%～1%,不增加体重,并且有使体重下降的趋势,可与磺脲类、双胍类、TZDs 或胰岛素合用。

1.作用机制

抑制小肠壁细胞和寡糖竞争,与 α-葡萄糖苷酶可逆性结合,抑制酶的活性,使淀粉类分解为葡萄糖的速度减慢,从而延缓碳水化合物的降解,造成肠道葡萄糖吸收缓慢,降低餐后高血糖。

2.作用特点

(1)不抑制蛋白质和脂肪的吸收,一般不引起营养吸收障碍。

(2)本药可使 HbA1c 下降 0.5%～1%,与磺酰脲类或双胍类药物合用可使 HbA1c 下降1.5%～2%。

(3)低剂量时几乎完全不吸收,安全性高。

(4)能降低餐后血糖、安全和不增加胰岛素分泌,但其降糖作用较弱,单用不会导致低血糖。

3.适应人群

①2型糖尿病患者、肥胖超重者、高胰岛素血症者;②磺脲类或双胍类口服降糖药疗效不满意,尤其是餐后血糖控制不佳者;③1型糖尿病患者作为胰岛素的辅助治疗用药,可减少餐后血糖波动;④预防和延缓 IGT 转化为显性糖尿病。

4.不适应人群

①糖尿病急性并发症,如酮症酸中毒等;②炎症性肠道疾病、肠梗阻、消化道溃疡、腹腔积液明显的患者;③部分性小肠梗阻或有小肠梗阻倾向的患者;④妊娠或哺乳妇女及小于 18 岁的儿童;⑤肝肾功能受损的患者;⑥酗酒者。

5.护理要点

(1)服用方法和时间：服药时应与前几口碳水化合物类食物一起嚼服,且服药期间保证一定量糖水化合物的摄入。

(2)常见不良反应的观察及护理：①常见胃肠道反应,常有胃肠胀气和肠鸣音,肛门排气增多,偶有腹泻,极少见腹痛。使用该药若出现较明显的胃肠道反应,可继续使用或减量后消失；②偶见红斑、皮疹和荨麻疹等皮肤过敏反应；③个别患者在使用大剂量时会发生无症状的转氨酶升高,故应在用药前 6～12 个月监测转氨酶的变化。停药后转氨酶值会恢复正常。

(3)药物间相互反应：服用抗酸剂、消胆胺、肠道吸附剂和消化酶类制剂,会影响疗效。

(4)其他注意事项：①服药期间患者如果出现低血糖,不能食用淀粉类食物纠正低血糖,需使用葡萄糖或蜂蜜等单糖；②如果饮食中淀粉类比例太低,而单糖或啤酒过多则该药治疗疗效不佳,应加强对患者饮食健康宣教。

五、噻唑烷二酮类

噻唑烷二酮类(TZDs)降糖药为高选择性过氧化物酶体增生激活的 γ 受体(peroxisome proliferator activated receptor γ, PPAR γ)的激动药,明显降低空腹血糖及胰岛素和 C-肽水平,对餐后血糖和胰岛素亦有明显的降低作用。指南指出 TZDs 可以使 HbA1c 下降 1.0%～1.5%。目前在我国上市的主要有马来酸罗格列酮和盐酸吡格列酮。

1.作用机制

激活脂肪、骨骼肌和肝脏等胰岛素所作用组织的 PPARγ 核受体,增加肝脏、肌肉和脂肪组织对胰岛素作用的敏感性。

2.作用特点

①单独使用不引起低血糖,无继发性失效；②不刺激胰岛素分泌,明显降低空腹及餐后血清胰岛素及前胰岛素水平；③不增加体重；④该药 95% 经肝代谢,故也可适用于糖尿病肾病患者；⑤本品需内源性胰岛素作为发挥作用的基础,故对 1 型糖尿病患者及胰岛功能衰竭的 2 型糖尿病患者无效；⑥有降血压、调节脂质代谢、抑制炎症反应、抗动脉粥样硬化以及保护肾脏的作用。

3.适应人群

①单独用于经饮食和运动控制不佳的 2 型糖尿病患者；②与双胍类、磺脲类药物或胰岛素合用于 2 型糖尿病患者；③伴有胰岛素抵抗的患者,代谢综合征及多囊卵巢综合征。

4.不适应人群

①已知对药物过敏者；②伴糖尿病急性并发症如酮症酸中毒者；③1 型糖尿病患者；④有心力衰竭(纽约心脏学会心功能分级 Ⅱ 级以上)、活动性肝病或转氨酶升高超过正常上限2.5 倍以及严重骨质疏松和骨折病史的患者应禁用本类药物；⑤妊娠和哺乳妇女以及 18 岁以下儿童；⑥水肿患者慎用。

5.护理要点

(1)服用方法和时间：应在空腹或进餐时服用,食物不影响药物吸收。

(2)常见不良反应的观察及护理：①体重增加和水肿是 TZDs 的常见不良反应,与胰岛素联合使用时表现更加明显；②TZDs 的使用还与骨折和心力衰竭风险增加相关；③转氨酶增高,其发生率为 0.54%～1.9%,用药前常规监测肝功,用药期间定期监测肝功,最初一年每 2

个月复查,以后定期检查。

(3)其他注意事项:①此药起效时间较其他降糖药慢,一般需数周至数月才能达到最大作用;②单用不发生低血糖,但与其他口服降糖药或胰岛素合用时可能发生低血糖,应密切监测血糖;③加强健康宣教,药物治疗必须与饮食控制和运动锻炼相结合,监测血糖,按时就医。

六、DDP-4 抑制剂

目前在国内上市的 DPP-4 抑制剂为西格列汀、沙格列汀和维格列汀。包括我国 2 型糖尿病患者在内的临床试验显示西格列汀可使 HbA1c 降低 1.0%。

1. 作用机制

该药通过抑制 DPP-4 而减少胰高血糖素样肽-1(glucagon-like peptide-1,GLP-1)在体内的失活,增加 GLP-1 在体内的水平。GLP-1 以葡萄糖浓度依赖的方式增强胰岛素分泌,抑制胰高血糖素分泌。

2. 作用特点

①不增加低血糖发生的风险,不增加体重;②GLP-1 主要的优点之一是具有血糖依赖性的肠促胰岛素分泌作用,从而明显减少了糖尿病药物治疗中常存在的低血糖的危险;③阻止胰岛 β 细胞退化,刺激 β 细胞的增生和分化,从根本上改善糖尿病病程的发展;④延缓胃排空,抑制食欲。

3. 护理要点

①常见不良反应的观察及护理:沙格列汀最常见不良反应为上呼吸道感染、尿路感染和头痛;②在有肾功能不全的患者中使用时,应注意按照药物说明书来减少药物剂量;③加强健康宣教,药物治疗必须与饮食控制和运动锻炼相结合,监测血糖,按时就医。

(杨成萍)

第十二节　胰岛素皮下注射

一、胰岛素治疗适应证

(1)1 型糖尿病。

(2)糖尿病合并严重急性并发症,如酮症酸中毒、高渗性非酮症性昏迷、乳酸性酸中毒、各种急性感染等。

(3)糖尿病合并心、脑、肾、视网膜、神经等病变。

(4)手术前后的糖尿病患者。

(5)2 型糖尿病经饮食、运动及口服降糖药治疗血糖控制不满意者。

(6)妊娠合并糖尿病经饮食治疗血糖控制不满意者。

(7)全胰腺切除后继发性糖尿病患者。

二、胰岛素制剂类型

(1)按来源可分为动物胰岛素(猪和牛)和人胰岛素两种。

(2)按药效时间长短分类：①超短效：注射后 15 min 起作用，高峰浓度 1～2 h。②短（速）效：主要是普通胰岛素（regularinsulin，RI），注射后 30 min 起作用，高峰浓度 1～3 h，持续 6～8 h。③中效：主要有低精蛋白胰岛素（neutral prota mine hagedorn，NPH）和慢胰岛素锌混悬液，注射后 1～2 h 起效，高峰浓度 6～12 h，持续 16～24 h。④长效：主要有精蛋白锌胰岛素（prota minezinc insulin，PZI）和特慢胰岛素锌混悬液，注射后 3～4 h 起效，高峰浓度 14～20 h，持续 24～36 h。⑤预混胰岛素：即将短效与中效胰岛素预先混合，可一次注射。短、中效预混制剂有 30%短效和 70%中效及各占 50%的预混制剂两种。⑥超长效人胰岛素类似物：药效能持续 24 h，无明显的波峰和波谷，是真正意义上的基础胰岛素。

三、胰岛素的存放方法

正在使用的胰岛素应放在冰箱中 4 ℃～8 ℃冷藏保存，不能放入冷冻室，否则会破坏胰岛素的蛋白质成分。未使用中的胰岛素，放在室内阴凉处（不超过 28 ℃）保存，避免阳光直射，以防失效。

四、常用注射部位

常用注射部位有上臂三角肌下缘、腹部、大腿前侧与外侧、臀部及后背等。注射部位要经常更换。不同部位胰岛素吸收由快至慢，依次为腹部、上臂、大腿、臀部。

五、胰岛素不良反应的观察及处理

1.低血糖反应

胰岛素过量可导致血糖过低，出现饥饿感、头晕、出汗、心悸、焦虑、烦躁不安等表现，甚至发生昏迷，须及时给予含糖食物。

2.过敏反应

少数患者有荨麻疹等过敏反应，遵医嘱给予抗过敏药。偶有过敏性休克，可用肾上腺素抢救。

3.局部反应

注射部位可有皮肤发红、皮下结节、皮下脂肪萎缩或增生等反应，故需经常更换注射部位。

六、常用注射部位

常用注射部位有上臂三角肌下缘、腹部、大腿前侧与外侧、臀部及后背等。注射部位要经常更换。不同部位胰岛素吸收由快至慢，依次为腹部、上臂、大腿、臀部。

七、护理评估

(1)患者病史、病情、糖尿病诊断时间、血糖控制情况、有无合并症、饮食及运动情况等。

(2)注射部位的皮肤及皮下组织情况、注射胰岛素的种类与剂量。

(3)患者对用药计划的了解及合作程度。

(4)患者的心理反应、情绪变化。

八、护理计划

(1)护士准备：洗手，戴口罩，核对医嘱。向患者解释胰岛素皮下注射的目的、方法、注意事项、药物作用及如何配合。

（2）患者准备：了解使用胰岛素治疗目的、方法、注意事项。了解胰岛素种类与进食要求。

（3）用物准备：治疗盘、无菌带盖方盘、无菌镊子及容器、0.5％碘伏、无菌棉签及容器、胰岛素专用注射器、弯盘、胰岛素（遵医嘱）、污物桶。

（4）环境准备：清洁、安静、光线适宜，必要时遮挡屏风。

九、实施

（1）核对医嘱。

（2）遵医嘱用注射器抽取胰岛素（40 U＝1 mL），初步排气，针帽套于针头上，放入无菌带盖方盘中。

（3）携用物至患者床旁，核对患者姓名、床号。

（4）取舒适体位并暴露注射部位。

（5）注射部位常规消毒，待干。

（6）取出注射器，取下针帽，排出注射器内气体（垂直排气至注射器乳头后再将液体排至弯盘内）。

（7）一手在消毒区外绷紧注射部位局部皮肤，另一手持注射器，示指固定针栓，针头斜面向上，与皮肤呈 30°～40°，快速刺入皮下，深度为针梗的 1/2～2/3。

（8）抽动活塞查看有无回血，若无回血，以均匀的速度缓慢推注胰岛素。

（9）注药完毕，快速拔针，并用无菌棉签继续按压局部片刻。

（10）再次核对。

（11）协助患者整理衣物，取舒适体位。

（杨成萍）

第十三节　腺垂体功能减退症

腺垂体功能减退症是由于各种原因导致的腺垂体及周围组织、器官缺血性坏死，从而导致激素分泌减少或缺乏所致的临床综合征。

一、病因

（一）先天遗传

腺垂体激素合成障碍可有基因遗传缺陷，如垂体先天发育缺陷、胼胝体及前联合发生异常、漏斗部缺失，转录因子突变等。

（二）垂体瘤

成人最常见的病因，腺瘤可分为功能性和无功能性。腺瘤增大可压迫正常垂体组织，使其功能减退或功能亢进与腺垂体功能减退症合并存在。颅咽管瘤可压迫邻近神经血管组织，导致生长迟缓、视力减退、视野缺损、尿崩症等。垂体也可为其他癌的转移部位。

（三）下丘脑病变

肿瘤、炎症、浸润性病变（如淋巴瘤、白血病）、肉芽肿（如结节病）等，可直接破坏下丘脑神经内分泌细胞,使释放激素分泌减少。

(四)垂体缺血性坏死

妊娠期腺垂体增生肥大,血供丰富,围生期因某种原因引起大出血、休克、血栓形成,使腺垂体大部分缺血性坏死和纤维化,临床称为希恩(Sheehan)综合征。糖尿病血管病变使垂体供血障碍也可导致垂体缺血性坏死。

(五)蝶鞍区手术、放疗和创伤

垂体瘤切除可能损伤正常垂体组织,术后放疗更加重了垂体损伤。严重头部损伤可引起颅底骨折、损毁垂体柄和垂体门静脉血液供应。鼻咽癌放疗也可损坏下丘脑和垂体,引起腺垂体功能减退。

二、临床表现

据估计,50%以上患者腺垂体组织被破坏后才有症状。促性腺激素、GH 和 PRL 缺乏为最早表现,接着出现 TSH 缺乏,然后可伴有 ACTH 缺乏。

希恩综合征患者往往因围生期大出血休克而有全垂体功能减退症,即所有垂体激素均缺乏;垂体及鞍旁肿瘤引起者则除有垂体功能减退外,还伴占位性病变的体征。GH 缺乏在成人表现为对胰岛素敏感和低血糖,而在儿童可引起侏儒症。腺垂体功能减退主要表现为各靶腺(性腺、甲状腺、肾上腺)功能减退。

(一)性腺(卵巢、睾丸)功能减退

女性有产后大出血、休克、昏迷病史,产后无乳、月经不再来潮、性欲减退、不育、阴道分泌物减少、外阴子宫和阴道萎缩、阴道炎、性交痛、毛发脱落,尤以阴毛、腋毛为甚。成年男子性欲减退、阳痿、睾丸松软缩小,胡须稀少,无男性气质、肌力减弱、皮脂分泌减少,骨质疏松。

(二)甲状腺功能减退

患者怕冷、易疲劳、记忆力减退、反应迟钝、嗜睡、精神抑郁、便秘、心率变慢、心电图低电压。严重者出现精神失常,有幻觉、妄想、木僵。不同于原发性甲状腺功能减退症的皮肤粗糙、黏液水肿少见。

(三)肾上腺功能减退

由于 ACTH 缺乏,皮质醇减少,患者常出现疲乏无力、体重减轻、食欲减退、恶心、呕吐、血压偏低。对胰岛素敏感,可出现低血糖,伴有生长激素缺乏时,出现严重的低血糖发作。与原发性肾上腺功能减退症相比,不同的是本病由于缺乏黑素细胞刺激素,故有皮肤色素减退,面色苍白,乳晕色素浅淡,而原发性慢肾上腺功能减退症则皮肤色素加深。

(四)腺垂体功能减退性危象(简称垂体危象)

在全垂体功能减退症基础上,各种应激因素如感染、败血症、腹泻、呕吐、失水、饥饿、寒冷、急性心肌梗死、脑血管意外、手术、外伤、麻醉,以及使用镇静药、安眠药、降糖药等均可诱发垂体危象。

临床有六种类型:①高热型(体温可达 40 ℃以上);②低温型(体温低至 30 ℃以下);③低血糖型;④低血压、循环虚脱型;⑤水中毒型;⑥混合型。各种类型可伴有相应的症状,突出表现为消化系统、循环系统和神经精神方面的症状,诸如高热、循环衰竭、休克、恶心、呕吐、头痛、神志不清、谵妄、抽搐、昏迷等严重垂危状态。

三、辅助检查

（一）一般检查

空腹血糖下降；血钠、血氯可偏低，血钾大多正常。

（二）腺垂体功能检查

尿促卵泡素（FSH）、黄体生成素（LH）、TSH、ACTH、PRL 及 GH 血浆低于正常，因垂体激素呈脉冲式分泌，故宜相隔 $15\sim20$ min 连续抽取等量抗凝血液 3 次，等量相混后送检测。如需了解垂体功能或鉴别下丘脑者，可做兴奋试验，如 TRH 兴奋试验。

（三）靶腺功能检测

1. 性腺功能测定

女性有血雌二醇水平降低，没有排卵及基础体温改变，阴道涂片未见雌激素作用的周期性改变；男性见血睾酮水平降低或正常低值，精液检查精子数量减少，形态改变，活动度差，精液量少。

2. 肾上腺皮质功能

24 h 尿 17-羟皮质类固醇及游离皮质醇排量减少，血浆皮质醇浓度降低，但节律正常，葡萄糖耐量试验示血糖低平曲线。

3. 甲状腺功能测定

血清总 T_4、游离 T_3 均降低，而总 T_4、游离 T_3 可正常或降低。

四、主要护理问题

1. 活动无耐力

活动无耐力与肾上腺皮质、甲状腺功能减退有关。

2. 受伤的危险

受伤的危险与乏力、低血压有关。

3. 体温过低

体温过低与继发性甲状腺功能减退有关。

4. 有感染的危险

有感染的危险与患者进食差、肾上腺皮质功能减退有关。

5. 体液过多

体液过多与甲减导致组织间隙水肿有关。

6. 便秘

便秘与甲状腺功能减退有关。

7. 性功能障碍

性功能障碍与促性腺激素分泌不足有关。

8. 自我形象紊乱

自我形象紊乱与疾病导致身体外貌发生改变有关。

9. 潜在并发症

垂体危象、低血糖、垂体卒中。

五、护理措施

1. 基础护理

(1)腺垂体功能减退的患者往往体温较低,免疫力差,因此应为其提供温湿度适宜的病室环境,温度 18 ℃～24 ℃,湿度 50%～60% 为宜。

(2)每日开窗通风以保证室内空气清新,同时应减少家属探视,避免交叉感染。

(3)室内光线不宜太强,同时避免病室及周围声音嘈杂,治疗检查安排合理,开关门动作轻,说话时降低音量、语气轻柔,尽量为患者提供安静舒适的睡眠环境和充足的睡眠时间。

(4)活动不便或卧床的患者应协助患者进食、洗漱、如厕,呼叫器和生活必需品放在伸手可及处。护士加强巡视,随时观察患者情况,必要时安排家属陪伴。

2. 饮食护理

(1)腺垂体功能减退的患者常表现软弱乏力、畏食、恶心、呕吐、体重减轻、食欲缺乏。护士应首先向患者及家属解释出现以上症状的原因和危害,取得理解后进一步指导患者正确合理的饮食。

(2)食物应以高热量、高蛋白、高维生素、清淡、易消化为主。进食优质蛋白如鱼肉、鸡肉等,烹饪时应避免煎炸,以蒸、煮为宜,比如加入蔬菜、肉类的粥、面条等。适当进食新鲜蔬菜和水果,保证膳食纤维的摄入,以促进肠蠕动,预防便秘发生。

(3)进餐时不宜过饱,可少食多餐,但应定时进餐,必要时监测血糖,预防低血糖发生。

(4)家属应尊重患者平日的饮食喜好和习惯,为其提供色香味俱全的食物。低钠患者应限制水的摄入,必要时遵医嘱给予盐胶囊口服。低钾患者可多进食橘子、香蕉、绿叶蔬菜等富含钾的食物。

3. 运动指导

(1)垂体功能减退的患者往往精神淡漠,血压偏低,反应迟钝,记忆力和注意力减退,动作缓慢,对周围环境的感知能力下降,不能及时感知环境中的危险因素或因发生直立性低血压而造成患者意外。

(2)护理中要注意为患者提供安全的环境,保证室内、楼道地面没有水渍和过多的杂物;病号服长短适宜,活动时不穿拖鞋、凉鞋。

(3)当患者病情好转、可以适当活动时,护士可以和患者交流,共同制订合理的运动计划。运动量、时间和方式以适宜患者为前提,患者活动后应无心慌、气短等不适主诉,活动范围可由病室内开始,循序渐进。活动时间由 5 min、10 min 到 30 min 逐渐增加,以走路为主。

(4)患者单独活动时,最好先借助工具或沿墙壁行走,防止患者体力下降时发生跌倒等意外。有低血糖病史的患者应随身携带糖块,避免低血糖发生。

4. 心理护理

(1)垂体前叶功能低减患者会由于病程长,不适感强烈,体力差,影响日常生活等原因产生焦虑、不愿与人交流、对外界事物缺乏兴趣等心理变化,对之前的工作和社会角色适应力下降,会感到力不从心,对前途丧失信心,护士要正确评估患者的心理状态,接受其表现的焦虑、恐惧或抑郁,关心、体贴、尊重、支持患者。

(2)性腺功能减退患者,会不同程度出现第二性征消退,生理周期改变和性欲减退、性交痛,女性出现阴道分泌物减少,男性存在勃起障碍等影响夫妻生活。尤其是男性青少年患者由于第二性征发育迟缓,导致容貌、声音、外部特征异于同龄人,往往会产生自卑、自闭、抑郁等不良情绪。

(3)患者心理上的变化会影响其对医疗护理工作的配合程度,因此护士在日常护理、治疗过程中应注意患者的心理情绪变化,在取得患者同意的情况下,选择隐蔽舒适的环境与患者一起分析、讨论压力的来源,通过对疾病的病因、治疗、预后的宣教,使患者对疾病有一定的了解,向患者讲解不良情绪对疾病的影响,指导患者采取合适的应对方法。真诚、耐心地与其沟通交流,不能歧视患者。取得患者信任,鼓励患者说出内心真实感受,以达到减轻心理压力的目的。

(4)男性患者可引导其多与男性医生、患者交流,请治疗效果好的患者现身说法,协助患者营造良好的病室氛围。探讨自己感兴趣的话题,提升自我认同感。

(5)动员患者的社会支持系统,如丈夫(妻子)和儿女的支持。

5.病情观察和症状护理

(1)病情观察

1)观察患者神志、体重、睡眠、排便及活动状况。

2)观察患者有无头痛、视野变化、视力变化。

3)准确记录每日出入量。

4)监测患者生命体征、血电解质、血糖变化。

(2)注意保暖:甲状腺功能减退的患者常表现怕冷,要注意保暖。维持室内温度为 20 ℃～28 ℃,湿度为 50%～60%,定时通风换气,使患者感觉舒适。要注意监测患者的生命体征变化,如体温偏低,可加盖棉被或用热水袋,但要注意防止烫伤。

(3)皮肤护理:肾上腺皮质功能减退的患者皮肤粗糙干燥、色素减退、苍白、少汗、弹性差。因此应使用温水清洗以保持患者皮肤清洁卫生,同时避免使用碱性香皂等。干燥粗糙的皮肤涂抹润肤品保护,贴身衣物应选择棉质透气的材料,避免化纤类及穿紧身衣。日常活动中注意安全,防止受伤。

(4)低血糖护理:腺垂体功能减退患者因疾病会导致神志淡漠、懒言、嗜睡等症状,发生低血糖时不易被觉察,因此有低血糖病史的患者应遵医嘱密切监测患者血糖水平,血糖低于 2.8 mmol/L时给予静脉推注 50%葡萄糖 20～40 mL,之后可协助患者进食或 10%葡萄糖静脉输液。

腺垂体功能减退患者由于肾上腺皮质功能受损,因此需要输注氢化可的松 50～100 mg 帮助升高血糖。向患者及家属介绍其他低血糖症状,如心慌、手抖、出汗、饥饿感等。

6.激素替代治疗的护理

垂体功能减退的患者多采用相应靶腺激素替代治疗,包括糖皮质激素、甲状腺素、性激素等。需长期甚至终生服药。护理中要注意以下几点。

(1)治疗过程中应先补充糖皮质激素,然后再补充甲状腺素,以免诱发肾上腺危象。

(2)遵医嘱正确服用激素类药物,服用方法模仿生理分泌节律,剂量随病情变化而调节,应激状态下需适当增加剂量。

(3)老年人、冠心病、骨密度低的患者需服用甲状腺素时,宜从小剂量开始,缓慢递增剂量,以免增加代谢率而加重肾上腺皮质负担,诱发危象。同时要监测有无心绞痛等不良反应。

(4)正确留取标本,及时复查激素水平,指导临床治疗。

(5)注意观察药物的不良反应。在应用皮质激素时要观察患者的情绪变化,注意有无兴奋、烦躁以及夜间失眠症状,以便帮助医生随时调节药物剂量;同时观察患者有无反酸、胃痛及有无黑便等消化道出血征象;在应用优甲乐时应观察患者有无心悸、心前区疼痛的症状,指导患者及家属自己监测脉率的变化,如脉率、心率超过100次/分钟时,应立即报告医生,以便及早发现心力衰竭、心绞痛的发生。

7.手术治疗的护理

对于垂体瘤压迫导致垂体功能低下的患者,除催乳素瘤一般先采用药物(如溴隐亭)治疗外均宜首先考虑手术、化疗或放疗。

(1)术前护理

1)术前指导和心理疏导。

2)协助患者维持良好的饮食、休息、睡眠等。

3)术前禁食8~10 h,禁饮6~8 h。

4)根据术式不同做好术前准备:①经蝶切除微腺瘤手术:剃胡须、剪鼻毛,做好口腔、鼻腔的护理;②开颅手术:安置胃管,剃发。

(2)术后护理

1)卧位:

①幕上开颅术患者:卧向健侧,避免切口受压;②幕下开颅术:早期取无枕卧位或侧俯卧位;③经口鼻蝶窦入颅术:半卧位,以利伤口引流。

2)饮食:有吞咽困难、饮水呛咳者严格禁饮禁食,可采用鼻饲法供给营养,待吞咽功能恢复后逐渐练习进食。

3)引流管的护理:①术后早期:创腔引流瓶高度与头部创腔保持一致,以保证创腔内有一定压力而避免脑组织移位;②48 h后:可略放低引流瓶以利于较快引出液体,减少局部残腔;③3~4天:一旦血性脑脊液转清,即可拔管。

4)并发症的护理:密切观察患者的生命体征和症状,倾听患者的主诉,观察引流液的性质、颜色和量,及时发现颅内压增高、脑脊液漏、尿崩症等并发症并予以处理。

5)基础护理:做好患者的生活护理,保持口腔、鼻腔的清洁卫生。

8.出院指导

(1)加强检查和教育,预防垂体功能减退症。

1)加强产前检查,积极防治产后大出血及产褥感染。

2)严密观察垂体瘤手术、放疗的患者,及时复查激素水平。

3)指导患者保持情绪稳定,注意生活规律,避免过度劳累。

(2)饮食指导:指导患者进食高热量、高蛋白、高维生素、易消化的饮食,少量多餐,以增强机体抵抗力。

(3)用药指导

1)教会患者认识所服用药物的名称、剂量、用法及不良反应,如肾上腺糖皮质激素过量易致欣快感、失眠;服用甲状腺素应注意心率、心律、体温、体重变化等。

2)指导患者认识到随意停药的危险性,必须严格遵医嘱服用药物,不得随意停药和增减药量。当生活或身体发生大的变化时及时就诊,在医生指导下调整治疗方案。

(4)观察与随访指导患者:定期随访,如果出现垂体危象的征兆,如感染、发热、外伤、腹泻、呕吐、头痛等情况时,应立即就医。外出时随身携带识别卡,以防意外发生。

六、垂体危象的处理和护理

（一）概述

垂体功能减退性危象是腺垂体功能减退症严重的并发症，简称垂体危象。

（二）诱因

严重感染、腹泻、呕吐、失水、饥饿、寒冷、急性心肌梗死、脑卒中、严重低血糖、手术、外伤、麻醉及使用镇静剂或催眠药等。

（三）临床表现

1. 高热型

体温＞40 ℃。因缺乏多种激素，以皮质醇为主，机体抵抗力降低，易并发感染而发生高热，患者较易发生意识不清而致昏迷。

2. 低温型

体温＜30 ℃。此型多因甲状腺功能减退引起，甲状腺激素缺乏时，细胞内氧化速度减慢，基础代谢率降低，同时存在体温调节中枢功能紊乱而致体温下降。

此病多发生在冬季，患者皮肤干冷、面色苍白，如遇寒冷可诱发昏迷、休克、心力衰竭、心律失常，也可伴有低钠、低血糖。

3. 低血糖型

此型最为常见，且病情较严重，血糖可低于 2.8 mmol/L。表现为头晕、饥饿感、出汗、心悸、面色苍白，也可有头痛、恶心、呕吐、烦躁不安或神志迟钝。当血糖降至 2 mmol/L 时，可影响大脑而出现神经系统症状，严重时可发生昏迷。

4. 失钠型

胃肠道功能紊乱、手术、感染等所导致的钠丢失，加上皮质醇分泌不足，肾远曲小管重吸收减少，而促发继发性肾上腺皮质功能减退症危象，此型危象昏迷伴周围循环衰竭。

5. 水中毒型

由于皮质醇缺乏，利尿功能减退，水分不能及时排出，可发生水潴留，细胞外液因稀释而呈低渗状态，水进入细胞内，造成水分过多，从而影响细胞正常代谢及其功能。

6. 混合型

各种类型有相应的症状，突出表现为循环系统、消化系统和神经精神方面的症状，如高热、循环衰竭、休克、恶心、呕吐、头痛、神志不清、谵妄、抽搐、昏迷等严重危险状态。

（四）急救和护理

1. 备齐急救物品

积极配合抢救。

2. 一旦发生垂体危象

立即报告医生并协助抢救。

（1）迅速建立静脉通道，遵医嘱给予静脉注射 50％的葡萄糖 40～60 mL 以抢救低血糖，然后静脉滴注 5％葡萄糖盐水 500～1 000 mL＋氢化可的松 50～100 mg，解除肾上腺功能减退危象。

（2）循环衰竭者快速补液，按抗休克原则治疗。

（3）感染败血症者及时抽取血培养，进行药敏试验和静脉使用抗生素抗感染。

（4）水中毒者加强利尿，可给予泼尼松或氢化可的松，同时限制饮水。

（5）低体温与甲状腺功能减退有关，可给予小剂量甲状腺素，并采取保暖措施使患者体温回升。高温者给予降温治疗。

（6）慎用麻醉剂、镇静剂、催眠药和降糖药等，以防止诱发昏迷。

3. 保持呼吸道通畅

给予氧气吸入。

4. 严密监测病情

（1）监测患者意识状态、生命体征的变化，注意有无低血糖、低血压、低体温等情况。

（2）评估患者神经系统体征及瞳孔大小、对光反射的变化。

（3）准确记录 24 h 出入量。

5. 做好基础护理

（1）低体温者：注意保暖，使用暖水袋时热水温度不宜过高，以不超过 50 ℃为宜，可用毛巾包裹后使用，同时观察热敷部位皮肤，注意防止烫伤。

（2）高温者：给予温水擦浴或冰袋等物理降温，操作过程中防止着凉，冰袋可放在腋下、腹股沟等处，放置时间不宜过长，防止冻伤发生。体温高于 38.5 ℃时遵医嘱使用退热药，不能口服者可使用栓剂，及时帮助患者更换病号服。

（3）口腔护理：神志清醒的患者可协助其刷牙或漱口。昏迷的患者给予口腔护理时应注意患者头偏向一侧，纱球要拧干，避免发生呛咳。口腔护理过程中仔细观察患者口腔内皮肤、黏膜情况，发现有溃疡等应及时告知医生，给予相应的处理。

（4）皮肤护理

1）预防压疮：昏迷患者应每两小时更换体位，注意观察骨突处皮肤情况，耳郭、后脚跟处也不可忽略，可局部按摩或同时使用泡沫敷料予以保护，必要时可使用气垫预防压疮发生，如出现压红则不建议继续按摩。注意患者皮肤的清洁，尤其是褶皱处，如腋下、腹股沟等，要每天清水擦洗。发热患者使用退烧药也应及时擦洗。保证床单位的清洁、平整。协助患者翻身时避免拖、拉、拽等动作，以减少摩擦力和剪力。消瘦的患者注意补充营养；水肿的患者遵医嘱给予利尿剂缓解，卧位时应保持头高脚低位，鞋袜不宜过紧。

2）皮肤干燥的患者避免使用碱性强的肥皂等清洁用品，并及时使用润肤乳，防止发生皲裂。大小便失禁的患者及时清理，做好会阴部及肛周皮肤的清洁工作，保证局部皮肤的干燥，观察有无皮肤淹红、破溃等，必要时使用爽身粉或油剂保护皮肤。

（5）保持排尿通畅，防止尿路感染。使用尿管和行动不便的患者应每天会阴冲洗两次，同时观察会阴处皮肤有无异常，分泌物量和颜色、尿液有无混浊等。留置尿管患者应夹闭尿管定时开放，以保持膀胱括约肌功能。

（6）生活部分自理的患者可协助其床上进食；昏迷使用鼻饲管的患者应每天测量暴露管路的长度，妥善固定，防止脱出。鼻饲前抽吸胃液或听气过水声，确保管路位置正常、通畅。鼻饲液体温度适宜，速度不宜过快，可少食多餐。鼻饲结束后温水冲洗，妥善放置，并做好标记，防止与其他管路发生混淆。

（7）心理护理：做好患者及家属的安抚工作，消除紧张情绪，主动配合治疗和护理工作。

（8）其他：保证机体营养需求，保持水、电解质平衡，待患者清醒后鼓励进食。帮助患者尽早活动，并逐渐使患者恢复排便功能。

(五)出院指导

护士应做好出院指导工作,预防并发症和再次发生危象。

(1)坚持正规的激素治疗,不能随意减量或停药,发生感染或其他应急状态时及时就诊,在医生指导下调整用药。

(2)适当锻炼,增强体质,冬天注意保暖,避免发生感染。

(3)注意饮食和卫生,避免腹泻、呕吐、失水、饥饿。

(4)患者发生急性心肌梗死、脑卒中、严重低血糖、手术、外伤时要及时调整治疗方案。

(5)禁用或慎用麻醉剂、镇静剂、催眠药和降糖药等,以防诱发昏迷。

(6)患者出现高热、循环衰竭、休克、恶心、呕吐、头痛、神志不清、谵妄、抽搐、昏迷症状时要及时就诊和处理。

(杨成萍)

第十四节　单纯性甲状腺肿

单纯性甲状腺肿是因缺碘、先天性甲状腺激素合成障碍或致甲状腺肿物质等多种原因引起的非炎症性、非肿瘤性甲状腺肿大,不伴甲状腺功能减退或亢进表现。也称非毒性甲状腺肿。散发的单纯性甲状腺肿患者约占人群的 5%,女性发病率为男性的 3～5 倍。当一个地区儿童中单纯甲状腺肿的患病率超过 10% 时,称为地方性甲状腺肿。

一、病因

1.地方性甲状腺肿

(1)碘缺乏:为最常见原因(碘缺乏性甲状腺肿)。多见于山区和远离海洋的地区,如云贵高原和陕西、山西、宁夏等地,由于山区中土壤碘盐被冲洗流失,以致食物及饮水中含碘不足,故得病者较多。碘是甲状腺合成甲状腺激素(TH)的重要原料之一,碘缺乏时合成 TH 不足,反馈引起垂体分泌过量的 TSH,刺激甲状腺增生肥大。甲状腺在长期 TSH 刺激下出现增生或萎缩的区域、出血、纤维化和钙化,也可出现自主性功能亢进。长期的非毒性甲状腺肿可以发展为毒性甲状腺肿。

(2)摄碘过多:过多的碘盐使甲状腺中碘的有机化障碍,竞争过氧化物酶上的活性基团,酪氨酸碘化障碍而抑制 TH 的合成和释放,并可导致甲状腺肿,称高碘性甲状腺肿。

2.散发性甲状腺肿

(1)外源性因素:食物中致甲状腺肿物质过量如含硫氰酸盐的食物,阻碍 TH 合成。致甲状腺肿物质如硫脲类药物、保泰松、碳酸锂等可阻碍 TH 合成引起甲状腺肿。

(2)内源性因素:儿童先天性甲状腺激素合成障碍,这种障碍包括甲状腺内的碘转运障碍、过氧化物酶活性缺乏、碘化酪氨酸偶联障碍、异常甲状腺球蛋白形成、甲状腺球蛋白水解障碍、脱碘酶缺乏等,上述的障碍导致 TH 合成减少,TSH 分泌反馈性增加,导致甲状腺肿。

二、临床表现

(1)临床上一般无明显症状。

(2)甲状腺常呈现轻、中度肿大，表面平滑，质地较软。若进一步增大，可出现颈部增粗和颈前肿块。

(3)扪及甲状腺，即重度肿大的甲状腺可引起压迫症状，出现咳嗽、气促、吞咽困难或声音嘶哑等。

(4)胸骨后甲状腺肿可使头部、颈部和上肢静脉回流受阻。临床出现面部青紫、肿胀，颈部和胸前表浅静脉明显扩张。

(5)在地方性甲状腺肿流行地区，如自幼碘缺乏严重，可出现地方性呆小病；患者摄入过多的碘时，可诱发甲状腺功能亢进症。

三、辅助检查

1.甲状腺功能检查

血清 TT_3、TT_4 正常，TT_4/TT_3 常增高，血清 TSH 水平一般正常。

2.甲状腺摄碘率及 T_3 抑制试验

摄 ^{131}I 率增高但无高峰前移，可被 T_3 所抑制。当甲状腺结节有自主功能时，可不被 T_3 抑制。

3.甲状腺扫描

甲状腺扫描可见弥散性甲状腺肿，常呈均匀分布。

4.血清甲状腺球蛋白(Tg)测定

Tg 水平增高，增高的程度与甲状腺肿体积呈正相关。

四、治疗原则

1.碘剂治疗

由碘缺乏所致者，可使用碘剂、甲状腺制剂。成年人，特别是结节性甲状腺肿患者，应避免大剂量碘治疗，以免诱发碘甲亢。

2.甲状腺制剂治疗

无明显原因的单纯甲状腺肿患者，可采用甲状腺制剂治疗。

3.手术治疗

单纯性甲状腺肿一般不直接手术治疗。当出现压迫症状、药物治疗无好转者，或疑有甲状腺结节癌变时应手术治疗，术后需长期用 TH 替代治疗。

五、护理诊断/问题

(1)自我形象紊乱与甲状腺肿大致颈部增粗有关。

(2)知识缺乏：缺乏单纯性甲状腺肿的相关防治知识。

(3)焦虑或恐惧与甲状腺激素分泌过多，对术前准备、手术治疗和预后等缺乏了解有关。

(4)营养失调：低于机体需要量与高代谢状态有关。

(5)潜在并发症：甲亢、呼吸困难、窒息。

六、护理措施

1.休息与活动

指导患者正常休息与活动，避免劳累。

2.病情观察

观察患者甲状腺肿大的程度、质地、有无结节和压痛以及颈部增粗的进展情况、有无伴随压迫症状如声音嘶哑、呼吸困难、吞咽困难、面部肿胀等,如患者出现肿胀压迫症状要立即通知医生,以便及时手术。观察患者的情绪变化。

3.饮食护理

指导患者摄入碘盐和含碘丰富的食物如海带、紫菜等,避免摄入大量阻碍甲状腺激素合成的食物。

4.用药护理

指导患者遵医嘱准确服药,不可随意更改剂量;服用碘剂时用吸管,用凉开水冲服,避免水温过高。碘剂要避光保存。观察甲状腺药物治疗的效果和不良反应。如患者出现心动过速、呼吸急促、食欲亢进、怕热多汗、腹泻等甲状腺功能亢进症表现,应及时向医生汇报。结节性甲状腺肿患者避免大剂量使用碘治疗,以免诱发甲亢。

5.甲状腺肿大的护理

指导患者利用服饰进行外表修饰,完善自我形象。

6.心理护理

消除患者因形体改变而引起的自卑与挫折感,正确认识疾病所致的形体外观改变。

七、健康教育

1.防治宣教

在地方性甲状腺肿流行地区,开展防治的宣传教育工作,指导患者补充碘盐,这是预防缺碘性地方性甲状腺肿最有效的措施。

2.饮食指导

指导碘缺乏患者和妊娠期妇女多进食含碘丰富的食物如海带、紫菜等海产类食品,并避免摄入大量阻碍甲状腺激素合成的食物。

3.用药指导

嘱患者按医嘱准确服药和坚持长期服药,以免停药后复发。教会患者观察药物疗效及不良反应。

(杨成萍)

第十五节　甲状腺功能亢进症

甲状腺毒症是指血循环中 TH 过多,引起以神经、循环、消化等系统兴奋性增高和代谢亢进为主要表现的一组临床综合征。根据甲状腺的功能状态,甲状腺毒症可分为甲状腺功能亢进类型和非甲状腺功能亢进类型。非甲状腺功能亢进类型包括破坏性甲状腺毒症和服用外源性甲状腺激素。甲状腺功能亢进症(hyperthyroidism,甲亢)是指由多种病因导致甲状腺腺体本身产生甲状腺激素(TH)过多而引起的甲状腺毒症。临床上以高代谢综合征及甲状腺肿大为主要表现。各种原因所致的甲亢中,以弥散性毒性甲状腺肿即 Graves 病最多见,以下仅介绍 Graves 病。

Graves 病(GD)属于 TH 分泌增多的自身免疫性甲状腺病,是甲状腺功能亢进症最常见的病因,约占全部甲亢的 80%～85%。多见于成年女性,男、女比例约为 1：(4～6),以 20～50 岁多见。西方患病率为 1.1%～1.6%,我国是 1.2%。典型表现为甲状腺毒症、弥散性甲状腺肿和眼征。

一、病因

本病病因及发病机制尚未完全阐明,但公认本病的发生与自身免疫有关,属于器官特异性自身免疫病。它与自身免疫甲状腺炎同属于自身免疫性甲状腺病。

1. 自身免疫

GD 患者的血清中存在针对甲状腺细胞 TSH 受体的特异性自身抗体(TSH 受体的特异性自身抗体),称为 TSH 受体抗体(TRAb)。TRAb 有两种类型,即 TSH 受体刺激抗体(TSAb)和 TSH 受体阻断性抗体(TSBAb)。TSAb 与 TSH 受体结合,激活腺苷酸环化酶信号系统,导致甲状腺细胞增生和甲状腺激素合成、分泌增加,所以,TSAb 是 GD 的致病性抗体。95%未经治疗的 GD 患者 TSAb 阳性,母体的 TSAb 也可以通过胎盘,导致胎儿或新生儿发生甲亢。TSBAb 与 TSH 结合,使 TSH 无法与 TSH 受体结合,产生抑制效应,甲状腺细胞萎缩,TH 产生减少。

2. 遗传因素

该病有家族遗传倾向,患者家族中发生自身免疫性疾病者常多见。

3. 环境因素

感染、创伤、精神刺激、劳累等因素破坏机体免疫稳定性,使有遗传性免疫监护和调节功能缺陷者发病。

二、临床表现

1. 甲状腺毒症表现

(1)高代谢综合征:由于 T_3、T_4 分泌过多促进营养物质代谢,患者产热与散热明显增多,以致出现怕热、多汗,皮肤温暖湿润,低热等。蛋白质分解增强致负氮平衡,体重下降。

(2)精神神经系统:神经过敏,好言多动,易激动、紧张焦虑、注意力不集中、记忆力减退,失眠。腱反射亢进,伸舌和双手向前平伸时有细震颤。

(3)心血管系统:心悸、胸闷、气短;心率增快、心肌收缩力增强,收缩压增高、舒张压降低致脉压增大,由于心肌收缩力增强可有收缩期杂音,心律失常以房性期前收缩最常见;重则出现严重心律失常、心脏扩大、心力衰竭,称甲亢性心脏病。

(4)肌肉与骨骼系统:部分患者有肌无力、肌萎缩、行动困难,临床上呈慢性甲亢性肌病。周期性瘫痪多见于青年男性,可伴有重症肌无力。

(5)消化系统:患者食欲亢进、消瘦,严重者呈现恶病质,大便频繁甚至慢性腹泻。重者有肝大及肝功能异常,偶见显性黄疸。

(6)血液系统:白细胞计数偏低,血小板寿命短,可出现紫癜,部分患者有轻度贫血。

(7)生殖系统:女性常有月经稀少、闭经;男性多阳痿、乳房发育;男、女生育能力均下降。

(8)皮肤、毛发及肢端表现:皮肤光滑细腻,缺少皱纹,触之温暖湿润,颜面潮红,部分患者出现白癜风。毛发表现为脱落或斑秃。少数尚可见到指端软组织肿胀,呈杵状指,掌指骨骨膜下新骨形成，以及指或趾甲的邻近游离缘和甲床分离，称为指端粗厚症，亦为 GD 的特征性表现之一。

2.甲状腺肿大

呈弥散性对称性肿大，随吞咽上下移动；质地较软，无压痛；甲状腺上下极可触及震颤，闻及血管杂音，为本病重要体征。甲状腺肿大程度与甲亢轻重无明显关系。

3.眼征

(1)单纯性突眼(良性突眼)：由于交感神经兴奋性增加，眼外肌群及上睑肌张力增高所致，随着治疗可恢复。单纯性突眼包括下述表现。①轻度突眼：突眼度 19～20 mm。②Stellwag 征：瞬目减少和凝视。③上睑挛缩，睑裂增宽。④Von Graefe 征：上眼睑移动滞缓，眼睛向下看时，上眼睑不能及时随眼球向下移动，可在角膜上缘看到白色巩膜。⑤Joffroy 征：眼球向上看时，前额皮肤不能皱起。⑥Mobius 征：两眼看近物时，眼球辐辏不良。

(2)浸润性突眼(恶性突眼)：GD 患者的眼征达到 ATA 分级的 4 级及以上者，称为 Graves 眼病(GO)，又称甲状腺相关性眼病(TAO)。与自身免疫有关。眼球后水肿、淋巴细胞浸润，突眼度超过正常值上限 4 mm，一般在 23 mm 以上；患者主诉怕光、复视、视力减退，可合并眼肌麻痹；由于眼球高度突出致角膜外露，易受外界刺激，引起充血、水肿、感染，重则失明。

三、辅助检查

1.血清总 T_4(TT_4)、总三碘甲状腺原氨酸 T_3(TT_3)

TT_4、TT_3 为甲状腺功能基本筛选试验，不受外来碘干扰，甲亢时增高。TT_3、TT_4 受血清甲状腺结合球蛋白(TBG)的影响，妊娠等因素使 TBG 变化时不应依靠此项检查诊断。

2.血清游离 T_4(FT_4)、游离三碘甲状腺原氨酸 T_3(FT_3)

FT_4、FT_3 是具有生理活性的甲状腺激素，不受 TBG 影响，是诊断甲亢的首选指标。

3.促甲状腺激素(TSH)

血 TSH 浓度变化是反映甲状腺功能最敏感指标。甲亢时 TSH 降低。

4.基础代谢率(BMR)

正常 BMR 为-10%～+15%，本病约有 95% 的患者增高。测定应在禁食 12 h、睡眠 8 h 以上、静卧空腹状态下进行。常用 BMR 简易计算公式：BMR%＝脉压＋脉率－111。

5.甲状腺摄^{131}I率

正常 2 h 为 5%～25%，24 h 为 20%～45%；甲亢患者摄碘率增高且高峰前移。不能反映病情严重程度与治疗中的病情变化，但可鉴别不同病因的甲亢。

6.T_3 抑制试验

口服一定剂量 T_3 后再做摄^{131}I率，甲亢时不受抑制，而单纯性甲状腺肿者受抑制，故此试验可作为甲亢与单纯性甲状腺肿的鉴别。

7.促甲状腺激素释放激素(TRH)兴奋试验

甲亢时 T_3、T_4 增高，反馈抑制 TSH，故 TSH 不受 TRH 兴奋，TRH 给药后 TSH 增高可排除甲亢。

8.TRAb 测定

TRAb 是鉴别甲亢病因，诊断 GD 的重要指标。新诊断的 GD 患者 75%～96% TRAb (＋)。

9. CT 或 MRI

眼部 CT 或 MRI 可排除其他原因所致的突眼,有助于 TAO 的早期诊断。

四、治疗原则

目前尚缺乏病因治疗。甲亢的治疗包括抗甲状腺药物治疗、放射性碘治疗及手术治疗三种。

1. 一般治疗

保证休息及营养,避免情绪波动,可适当使用镇静催眠剂,还可给予 β 受体阻滞剂等。

2. 抗甲状腺药物(ATD)

目前常用药物分为两类:硫脲类和咪唑类。硫脲类包括甲硫氧嘧啶(MTU)、丙硫氧嘧啶(PTU)等;咪唑类包括甲巯咪唑(MMI,他巴唑,赛治)、卡比马唑(CMZ,甲亢平)。作用机制为抑制甲状腺过氧化物酶,阻断甲状腺激素合成,具有一定的免疫抑制作用。

(1)适应证:适用于所有甲亢患者的初始治疗。

(2)禁忌证:青少年患者、症状较轻者、老年患者或有严重器质性疾病不能耐受手术者。

(3)剂量与疗程:长程治疗包括初治期、减量期及维持期。

1)初治期:PTU 300~450 mg/d 或 MMI 30~40 mg/d,分 3 次口服,持续 6~8 周,每 4 周复查 TH 一次,至症状缓解或血 TH 恢复正常时即可减量。

2)减量期:每 2~4 周减量一次,PTU 每次减 50~100 mg/d,MMI 每次减 5~10 mg,待症状完全消除,体征明显好转后再减量至最小维持量。

3)维持期:PTU 50~100 mg/d,MMI 5~10 mg/d,如此维持 1~1.5 年,甚至更长。

3. 放射性 ^{131}I 治疗

利用 ^{131}I 释放的 β 射线破坏甲状腺腺泡上皮,减少甲状腺素的合成与释放。放射性碘治疗具有迅速、简便、安全、费用低廉、疗效明显等优点。

(1)适应证:①中度甲亢(甲亢伴甲状腺肿大Ⅱ度以上)。②年龄在 25 岁以上者。③对 ATD 有过敏等反应或治疗无效者。④手术后复发。⑤甲状腺毒症心脏病或甲亢伴其他病因的心脏病。⑥甲亢合并白细胞或血小板减少或全血细胞减少。⑦老年甲亢。⑧甲亢合并糖尿病。⑨毒性多结节性甲状腺肿。⑩自主功能性甲状腺结节合并甲亢。

(2)禁忌证:妊娠、哺乳期妇女禁用。

(3)剂量:根据估计的甲状腺重量及最高摄 ^{131}I 率推算剂量。利用超声测量甲状腺的体积比较安全和精确。

(4)并发症:①甲状腺功能减退。②放射性甲状腺炎。③个别可诱发危象。④可能导致浸润性突眼恶化。

4. 手术治疗

甲状腺次全切除术的治愈率可达 95% 左右,复发率为 0.6%~9.8%,但可引起多种并发症,有的病例于术后多年仍可复发或出现甲状腺功能减退症。

(1)适应证:①中、重度甲亢,长期服药无效,停药后复发,或不能长期服药者。②甲状腺巨大,有压迫症状者。③胸骨后甲状腺肿。④结节性甲状腺肿伴甲亢者。

(2)禁忌证:①伴严重浸润性突眼者。②合并较重心、肝、肾、肺疾病,全身状况差不能耐受手术者。③妊娠早期(第 3 个月前)及晚期(6 个月后)。

(3)并发症:主要是甲状旁腺功能减退、喉返神经损伤。

5.甲状腺危象的治疗

(1)将患者安置在安静、低温的环境中,密切观察神志变化,定时测量生命体征并做详细记录;昏迷者注意口腔及皮肤护理,预防压疮及肺部感染。

(2)对症及处理并发症:①高热可给予药物或物理降温,必要时进行人工冬眠。②补充足量液体。③持续低流量给氧。④积极治疗感染、肺水肿等并发症。

(3)抑制甲状腺激素合成及 T_4 转变 T_3:首选丙硫氧嘧啶,口服或胃管灌入。

(4)抑制已合成的甲状腺激素释放入血:可选用碘化钠或卢格氏碘液。

(5)降低和清除血浆中甲状腺素:当上述常规治疗疗效不满意时,可选用腹膜透析、血液透析或血浆置换等迅速降低血浆中甲状腺激素浓度。

五、护理诊断/问题

(1)营养失调:低于机体需要量与机体高代谢致代谢需求超过能量摄入有关。

(2)活动无耐力与蛋白质分解增加、甲亢性心脏病、肌无力等有关。

(3)应对无效与性格及情绪改变有关。

(4)有组织完整性受损危险与浸润性突眼有关。

(5)自我形象紊乱与突眼和甲状腺肿大引起的身体外观改变有关。

(6)潜在并发症:甲状腺危象。

六、护理措施

1.休息与活动

避免各种刺激,保持病室安静、清爽,室温保持在 20 ℃左右,避免强光和噪声刺激。避免有精神刺激的言行,使其安静休养。轻者可适当活动,但不宜紧张和劳累,重者则应卧床休息。

2.病情观察

(1)监测生命体征变化,如脉搏增快、血压增高提示出现甲亢性心脏病的可能。

(2)监测饮食摄入量、基础代谢率、消化道功能、体重、神志、精神状态、睡眠、活动能力、大小便及出入量等。如出现摄入量多,基础代谢率高而体重明显减少提示 TH 分泌过多。

(3)监测甲状腺肿大程度,有无压迫症状。

(4)突眼的程度和症状,是否存在视力下降等安全隐患。

3.饮食护理

给予高热量、高蛋白、高脂肪、高维生素饮食,限制含纤维素高的食物,注意补充水分。避免进食含碘丰富的食物,忌食海带、紫菜等海产品,应食用无碘盐,慎食卷心菜、甘蓝等易致甲状腺肿的食物。禁止摄入刺激性的食物和饮料,忌饮酒、咖啡、浓茶等,以免引起患者精神兴奋。腹泻者,应限制含纤维高的饮食,并给予充足的水分,每天饮水 2 000～3 000 mL,补充出汗、腹泻、呼吸加快等所丢失的水分,但并发心脏病者应避免大量饮水,以防因血容量增加而加重水肿和心力衰竭。

4.用药护理

遵医嘱正确按疗程足量用药。抗甲状腺药物治疗分为初始期、减量期和维持期 3 个阶段。药效显露往往需要 2 周左右,随时需要根据甲状腺功能调节药物用量,且维持时间长至 1.5～2 年,所以护士应熟知药物的作用,要向患者讲清疗程和用法,不可自行减量或停药,并密切观察药物的疗效和不良反应,及时处理。尤其监测粒细胞减少症状。抗甲状腺药物不良反应及处理措施。

(1)粒细胞减少:主要发生治疗开始后的 2~3 个月。白细胞降低时,试用升白细胞药物,如维生素 B_4、鲨肝醇、利血生、脱氧核糖核酸、碳酸锂等,必要时给予泼尼松 30 mg/d 口服。如外周血白细胞低于 $3×10^9/L$,或中性粒细胞低于 $1.5×10^9/L$,应考虑停药,并应严密观察。

(2)皮疹:发生率 2%~3%。可用抗组胺药物,不必停药,但应严密观察;如皮疹加重,应立即停药,以免发生剥脱性皮炎。

(3)其他:如中毒性肝病、胆汁淤积性黄疸、血管神经性水肿、中毒性肝炎、急性关节痛等,如发生应立即停药。

5.对症护理

患者易出汗,应勤洗澡更衣,保持清洁舒适。腹泻较重者,注意保护肛周皮肤。有突眼者,应加强眼部护理,如经常点眼药水,外出时戴茶色眼镜,以避免强光与灰尘的刺激;当患者眼睛有异物、刺痛或流泪时,不要用手揉搓眼睛;可用 0.5%甲基纤维素或 0.5%氢化可的松滴眼,以减轻症状;经常用眼药水湿润眼睛,避免过度干燥;睡前涂眼药膏、戴眼罩,并抬高头部,低盐饮食,以减轻眼球后软组织水肿。眼睛勿向上凝视,以免加剧眼球突出和诱发斜视。

6.甲状腺危象的抢救与护理

(1)避免诱因:感染、精神刺激、创伤等。

(2)警惕甲状腺危象:若原有甲亢症状加重,并出现发热(T>39 ℃),严重乏力、烦躁、多汗、心悸、心率达 140 次/分钟以上,食欲减退,恶心、呕吐、腹泻、脱水等应警惕甲状腺危象发生,立即报告医师并协助处理。

(3)紧急处理配合:①绝对卧床休息,呼吸困难者取半卧位,吸氧,迅速建立静脉通路。②遵医嘱给予 PTU、复方碘溶液、β-肾上腺素能受体阻滞剂、氢化可的松等药物。使用丙硫氧嘧啶及碘剂时注意观察病情变化,严格掌握碘剂的剂量,并观察中毒或过敏反应。准备抢救物品,如镇静剂、血管活性药物、强心剂等。③体温过高者给予物理降温如冰敷或酒精擦浴降温,如采用人工冬眠者,应观察并记录降温效果。④烦躁不安者注意加强安全护理,给予床栏保护。⑤昏迷患者应加强皮肤护理、口腔护理、预防压疮及肺炎发生。

7.健康教育

(1)教育患者保持身心愉快.避免过度劳累和精神刺激。

(2)提供有关甲亢的疾病知识。

(3)坚持长期服药,并按时按量服用,不随意减量和停药。

(4)每隔 1~2 个月做甲状腺功能测定,每日清晨起床前自测脉搏,定期测量体重,脉搏减慢、体重增加是治疗有效的标志。若出现高热、恶心、呕吐、腹泻、突眼加重等,应警惕甲状腺危象的可能,及时就诊。

(5)对妊娠期甲亢患者,禁用[131]I治疗,慎用普萘洛尔,产后如需继续服药,则不宜哺乳。

(杨成萍)

第十六节　甲状腺功能减退症

甲状腺功能减退症简称甲减,是由各种原因导致低甲状腺激素血症或甲状腺激素抵抗而引起的全身性低代谢综合征,其病理特征是黏多糖在组织和皮肤堆积,表现为黏液性水肿。起病于胎儿或新生儿的甲减称为呆小病(cretinism),又称克汀病,常伴有智力障碍和发育迟缓。起病于成人者称成年型甲减。国外报告临床甲减患病率为 0.8% ~ 1.0%,发病率为3.5/1 000;我国学者报告的临床甲减患病率1.0%,发病率为2.9/1 000。本节主要介绍成年型甲减。

一、病因

1.自身免疫损伤

最常见原因是自身免疫性甲状腺炎引起 TH 合成和分泌减少,包括桥本甲状腺炎、萎缩性甲状腺炎、亚急性淋巴细胞性甲状腺炎和产后甲状腺炎等。

2.甲状腺破坏

甲状腺破坏包括手术、^{131}I 治疗等。

3.下丘脑和垂体病变

垂体外照射、垂体大腺瘤、颅咽管瘤及产后大出血引起的 TRH 或 TSH 产生和分泌减少所致。

4.碘过量

可引起具有潜在性甲状腺疾病者发生甲减,也可诱发和加重自身免疫性甲状腺炎。

5.抗甲状腺药物

如锂盐、硫脲类、咪唑类等抑制 TH 合成。

二、临床表现

1.一般表现

有畏寒、少汗、乏力、少言、体温偏低、动作缓慢、食欲减退而体重无明显减轻。典型黏液性水肿患者呈现表情淡漠、眼睑水肿、面色苍白,唇厚舌大,皮肤干燥、发凉、粗糙、脱屑,毛发稀疏,眉毛外 1/3 脱落。由于高胡萝卜素血症,手足皮肤呈姜黄色。

2.各系统表现

(1)精神神经表现:记忆力减退、智力低下、反应迟钝、嗜睡、精神抑郁、有神经质表现。

(2)心血管系统表现:心肌黏液性水肿导致心肌收缩力减弱、心动过缓、心排出量下降。由于心肌间质水肿、非特异性心肌纤维肿胀、左心室扩张和心包积液导致心脏增大,称之为甲减性心脏病。久病者由于血胆固醇增高,易并发冠心病,10%患者伴有高血压。

(3)消化系统表现:有畏食、腹胀、便秘等,严重者可出现麻痹性肠梗阻或黏液水肿性巨结肠。由于胃酸缺乏或维生素 B_{12} 吸收不良,可导致缺铁性贫血或恶性贫血。

(4)呼吸系统表现:呈缺氧状态。

(5)内分泌系统表现:有性欲减退,女性常月经过多、经期延长和不育;男性出现阳痿。

(6)肌肉与关节表现:肌肉软弱乏力,寒冷时可有暂时性肌强直、痉挛、疼痛、咀嚼肌、胸锁乳突肌、股四头肌及手部肌肉可有进行性肌萎缩。部分患者可伴有关节病变,偶有关节腔积液。

（7）血液系统表现：主要表现为贫血。导致贫血的原因：①TH 缺乏引起血红蛋白合成障碍。②肠道吸收铁障碍引起铁缺乏。③肠道吸收叶酸障碍引起叶酸缺乏。④恶性贫血是与自身免疫性甲状腺炎伴发的器官特异性自身免疫病。

3.黏液性水肿昏迷

见于病情严重者。诱发因素有寒冷、感染、手术、严重躯体疾病、中断 TH 替代治疗和使用麻醉、镇静剂等。表现为嗜睡，低体温（体温<35 ℃），呼吸减慢，心动过缓，血压下降，四肢肌肉松弛，反射减弱或消失，甚至昏迷、休克。

三、辅助检查

1.一般检查

①多为轻、中度正细胞正色素性贫血。②血糖正常或偏低。③血胆固醇、三酰甘油常增高。

2.甲状腺功能检查

①血清 TSH 升高。②血 TT_4（或 FT_4）降低是诊断本病的必备指标，它早于 TT_3（或 FT_3）。③TT_3（或 FT_3）仅见于后期或病重者。④甲状腺摄^{131}I 率降低。

四、治疗原则

甲减的治疗主要是对症处理和 TH 替代治疗。

1.替代治疗

各种类型的甲减，均需用 TH 替代，永久性甲减者需终身服用。首选左甲状腺素（L-T_4）口服。治疗目标为用最小剂量纠正甲减而不产生明显不良反应，将血清 TSH 和 TH 水平恢复到正常范围内，需要终身服药。剂量取决于患者病情、年龄、体重和个体差异。

2.对症治疗

贫血者补充铁剂、维生素 B_{12}、叶酸等；胃酸低者补充稀盐酸，与 TH 合用疗效好。

3.亚临床甲减的处理

亚临床甲减引起的血脂异常可促使动脉粥样硬化，部分可发展为临床甲减。目前认为只要患者有高胆固醇血症、血清 TSH>10 mU/L，就需要给予 L-T_4 治疗。

4.黏液性水肿昏迷的治疗

（1）补充 TH：立即静脉注射 T_3（首选），清醒后改口服维持治疗。

（2）保温、给氧，保持呼吸道通畅，必要时行气管切开、机械通气等。

（3）氢化可的松 200～300 mg/d 持续静脉滴注，患者清醒后逐渐减量。

（4）根据需要补液，但补液量不宜过多。

（5）控制感染，治疗原发病。

五、护理诊断/问题

（1）便秘与代谢率降低及体力活动减少引起肠蠕动减慢有关。

（2）体温过低与机体基础代谢率降低有关。

（3）营养失调：高于机体需要量与代谢率降低致摄入大于需求有关。

（4）活动无耐力与甲状腺激素合成分泌不足所致肌肉乏力、心功能减退、贫血有关。

(5)社交障碍与甲状腺功能低下致精神情绪改变有关。

(6)皮肤完整性受损的危险与皮肤组织营养障碍有关。

(7)潜在并发症：黏液性水肿昏迷。

六、护理措施

1.休息与活动

调节室温在 22 ℃～23 ℃，加强保暖。冬天外出时，戴手套、穿棉鞋，避免受凉。护士要指导和鼓励患者适当活动，对于活动能力和反应能力低下者，应注意保护，保证其活动范围内无障碍物，地面清洁、干燥，以防发生意外。

2.病情观察

(1)密切观察生命体征变化：观察患者有无颤抖、发冷、皮肤苍白等低体温现象，以及心律不齐、心动过缓。若体温低于 35 ℃，考虑黏液性水肿昏迷，应及时报告医师。

(2)观察神志和精神状态：注意监测患者身体与精神、智力的变化，发现精神异常如痴呆、幻想、木僵、昏睡等，及时报告医生，及时干预，确保患者安全。

3.饮食护理

给予高蛋白、高维生素、低钠、低脂肪、清淡易消化饮食，鼓励患者摄取足够水分以防止脱水。多进食粗纤维食物，促进胃肠蠕动。

4.用药护理

遵医嘱给药，注意药物的疗效及不良反应。①指导患者按时服用 L-T$_4$，注意观察有无发生药物服用过量的症状。②甲状腺制剂需长期或终身服用，不能随意间断或变更剂量，否则可能导致心血管疾病。对有心脏病、高血压、肾炎的患者，应特别注意剂量的调整。③观察患者的体重和水肿情况，服用利尿剂时，需记录 24 h 液体出入量。④替代治疗效果最佳的指标为血 TSH 恒定在正常范围内，应告知长期替代者每 6～12 个月检测 1 次。

5.对症护理

(1)皮肤护理：每日观察皮肤弹性与水肿情况，观察皮肤有无发红、发绀、起水疱或破损等。洗澡时避免使用肥皂。协助患者按摩受压部位，预防压疮。

(2)便秘护理：①为卧床患者创造良好的排便环境，教育患者每日定时排便，养成规律排便的习惯。②指导患者每日进行适度的运动。③教育患者应多食粗纤维食物，如蔬菜、水果或全麦制品，促进胃肠蠕动，以保证大便通畅。④必要时根据医嘱给予轻泻剂，并观察大便的次数、性质改变。

6.黏液性水肿昏迷的护理

(1)避免诱因：避免寒冷、感染、手术、使用麻醉剂等。

(2)病情监测：观察神志、生命体征的变化及全身黏液性水肿情况，每天记录患者体重。患者若出现体温低于 35 ℃、呼吸浅慢、心动过缓、血压降低、嗜睡等表现，或出现口唇发绀、呼吸深长、喉头水肿等症状，立即通知医师，备齐抢救用物，积极配合抢救。

(3)抢救配合：①迅速建立静脉通道，按医嘱给予急救药物。②注意保暖，保持呼吸道通畅，及时吸氧，必要时配合医生行气管插管或气管切开术。③监测生命体征、尿量及水、电解质、酸碱平衡、动脉血气分析的变化，记录液体出入量。④按医嘱控制感染，配合休克、昏迷的抢救。⑤注意保暖，避免局部热敷，以免烫伤和加重循环不良。

7.心理护理

多与患者交谈,让患者倾诉自己的思想,鼓励患者家属及亲友探视,与患者多沟通,理解其行为,提供心理支持。鼓励患者多参加社交活动,结交朋友。

8.健康教育

(1)告知患者发病原因及自我护理的注意事项。

(2)做好个人卫生,冬季要注意保暖,避免出入公共场所,预防感染和创伤,慎用安眠、镇静、止痛、麻醉等药物,以免加重病情。

(3)对需终身替代治疗者,向其解释终身服药的重要性和必要性。

(4)指导患者自我监测甲状腺素服用过量的症状,讲解黏液性水肿昏迷发生的原因及表现,使患者学会自我观察。若出现相应表现时,应及时就医。

(杨成萍)

第十七节　库欣综合征

库欣综合征又称 Cushing 综合征,是由各种原因造成肾上腺皮质分泌过量糖皮质激素所致病症的总称。其中以垂体促肾上腺皮质激素分泌亢进所引起者最为多见,称为库欣病。本病可发生于任何年龄,成人多于儿童,女性多见,男、女之比约为 1:(2～3),以 20～40 岁居多,约占 2/3。

一、病因

Cushing 综合征根据病因不同可分为 ACTH 依赖性和非 ACTH 依赖性两类。

1.依赖 ACTH 的库欣综合征

依赖 ACTH 的库欣综合征是指下丘脑-垂体病变(包括肿瘤)或垂体以外的某些肿瘤组织分泌过量的 ACTH 和(或)促肾上腺皮质激素释放激素(CRH),导致双侧肾上腺皮质增生并分泌过量的皮质醇。

(1)库欣病:最常见,指垂体 ACTH 分泌过多,伴肾上腺皮质增生,分泌大量皮质醇,伴肾上腺皮质增生。垂体多有微腺瘤,少数为大腺瘤,也有未能发现肿瘤者。包括垂体 ACTH 腺瘤、垂体 ACTH 细胞瘤、垂体 ACTH 细胞增生、鞍内神经节细胞瘤、异位垂体瘤等。

(2)异位 ACTH 综合征:系垂体以外肿瘤分泌大量 ACTH 或 ACTH 类似物,刺激肾上腺皮质增生,分泌过量的皮质醇。最常见为肺癌(50%)。

2.不依赖 ACTH 的库欣综合征

不依赖 ACTH 的库欣综合征主要指原发性肾上腺皮质肿瘤分泌大量皮质醇,抑制垂体ACTH 的释放。

二、临床表现

Cushing 综合征有多种类型。①典型病例:表现为向心性肥胖、满月脸、多血质、紫纹等,多为垂体性库欣病,肾上腺腺瘤、异位 ACTH 综合征中的缓进型。②早期病例:以高血压为主,肥胖,向心性不够显著。全身情况较好,尿游离皮质醇明显增高。③重型:主要特征为体重减轻、高血压、水肿、低血钾性碱中毒,由于癌肿所致重症,病情严重,进展迅速,摄食减少。④以并发症为主就诊者,如心力衰竭、脑卒中、病理性骨折、精神症状或肺部感染等,年龄较大,Cushing 综合征易被忽略。典型病例的表现如下。

1.向心性肥胖、满月脸、多血质

患者面圆而呈暗红色,胸、腹、颈、背部脂肪甚厚。至疾病后期,因肌肉消耗,四肢显得相对瘦小。多血质与皮肤菲薄,微血管易透见,可能与皮质醇刺激骨髓使红细胞数、血红蛋白增多有关。

2.皮肤表现

皮肤薄,微血管脆性增加,轻微损伤即可引起瘀斑。下腹两侧、大腿外侧等处出现紫纹;手、脚、指(趾)甲、肛周常出现真菌感染。异位 ACTH 综合征及较重 Cushing 病患者皮肤色素沉着加深。

3.代谢障碍

(1)类固醇性糖尿病:大量皮质醇促进肝糖原异生,并拮抗胰岛素的作用,减少外周组织对葡萄糖的利用,由于葡萄糖输出量增加,引起糖耐量减低,部分患者出现继发性糖尿病,称为类固醇性糖尿病。

(2)明显的低血钾性碱中毒:大量皮质醇有潴钠、排钾作用,主要见于肾上腺皮质癌和异位 ACTH 综合征。

(3)轻度水肿:低血钾使患者乏力加重,引起肾浓缩功能障碍,部分患者因潴钠而有轻度水肿。

(4)骨质疏松:因皮质醇有排钙作用,病程较久者出现骨质疏松,脊椎可发生压缩畸形,身材变矮,有时呈佝偻、骨折。

(5)生长发育受抑制:见于儿童患者。

4.心血管表现

高血压最常见,与肾素-血管紧张素系统激活,对血管活性物质加压反应增强,血管舒张系统受抑制及皮质醇可做用于盐皮质激素受体等因素有关。常伴有动脉硬化和肾小动脉硬化。长期高血压可并发左心室肥大、心力衰竭和脑血管意外。

5.对感染抵抗力减弱

长期皮质醇分泌增多使免疫功能减弱,患者容易发生各种感染,其中以肺部感染多见。

6.性功能障碍

由于肾上腺雄激素产生过多以及皮质醇对垂体促性腺激素的抑制作用。女性患者大多出现月经减少、不规则或停经(多伴不孕),痤疮常见。男性患者性欲可减退,阴茎缩小,睾丸变软等。如出现明显男性化,要警惕肾上腺癌。

7.全身及神经系统

表现肌无力,下蹲后起立困难;常有不同程度的精神、情绪变化,如情绪不稳定、烦躁、失眠,严重者精神变态,个别可发生偏执狂。

三、辅助检查

1.皮质醇测定

血浆皮质醇水平增高且昼夜节律消失;24 h 尿 17-羟皮质类固醇升高。

2.地塞米松抑制试验

(1)小剂量地塞米松抑制试验:尿 17-羟皮质类固醇不能降至对照值的 50％以下。

(2)大剂量地塞米松抑制试验:尿 17-羟皮质类固醇能降至对照值的 50％以下者,病变大多为垂体性;不能被抑制者,可能为原发性肾上腺皮质肿瘤或异位 ACTH 综合征。

3.ACTH 兴奋试验

垂体性库欣病和异位 ACTH 综合征者常有反应,高于正常;原发性肾上腺皮质肿瘤者大多数无反应。

四、治疗原则

本病治疗有手术、放疗、药物 3 种治疗方法。

1.手术治疗

①垂体瘤切除术:经蝶窦切除垂体微腺瘤为治疗本病的首选方法,可治愈,仅少数患者术后复发。②如经蝶窦手术未发现或未摘除垂体微腺瘤,或某种原因不宜做垂体手术,且病情严重者,宜做一侧肾上腺全切,另侧肾上腺大部分或全切除术,术后行激素替代治疗(氢化可的松或可的松)和垂体放疗。

2.放射治疗

为避免手术后复发,可在术后辅以放射治疗。

3.药物治疗

在放疗奏效前使用药物治疗,以控制肾上腺皮质激素分泌过度。①肾上腺皮质激素合成阻滞药:米托坦(双氯苯二氯乙烷)、美替拉酮、氨鲁米特、酮康唑。②影响神经递质和神经调质作用的药物:利舍平、赛庚啶、甲麦角林、丙戊酸钠、溴隐亭、奥曲肽等。

五、护理诊断/问题

(1)身体意象紊乱与库欣综合征引起身体外观改变有关。

(2)体液过多与皮质醇增多引起水钠潴留有关。

(3)有感染的危险与皮质醇增多导致机体免疫力下降有关。

(4)活动无耐力与蛋白质代谢障碍引起肌肉萎缩有关。

(5)有皮肤完整性受损的危险与皮肤干燥、菲薄、水肿有关。

(6)潜在并发症:骨折、心力衰竭、脑卒中、类固醇性糖尿病。

六、护理措施

1.休息与活动

提供安全、舒适的环境,保证患者的睡眠,尽量取平卧位,抬高双下肢,以利于静脉回流,合理的休息可避免加重水肿。

2.病情观察

①注意观察血压、心率、心律的变化,以早期发现高血压对心脏的影响。②观察有无低钾血症的表现,如恶心、呕吐、腹胀、乏力、心律失常等。③注意观察患者进食量和有无糖尿病表现,必要时及早做糖耐量试验或测空腹血糖,以明确诊断。④评估患者水肿情况,每天测量体重变化,记录 24 h 液体出入量,监测电解质浓度和心电图变化。⑤密切观察生命体征变化,定期监测血常规,注意有无感染征象。

3.饮食护理

给予高蛋白、高钾、高钙、低钠、低热量、低糖类饮食,预防和控制水肿。鼓励患者多食含钾高的食物。避免刺激性食物,忌烟酒。

4.用药护理

①利尿剂:根据医嘱给予利尿剂,观察疗效及不良反应。如出现心律失常、恶心、呕吐、腹胀等低钾症状和体征时,及时处理。②糖皮质激素替代治疗的护理:在激素治疗过程中,应观察血压、电解质。永久性替代治疗的患者应坚持服药,不宜中断药物,防止肾上腺危象发生。③应用肾上腺皮质激素合成阻滞药治疗时,应注意观察疗效和不良反应。如低血压、头昏、口干、头痛、食欲减退、恶心、呕吐、腹泻、嗜睡等,偶有皮疹和发热反应,定期复查肝功能等。

5.对症护理

(1)预防感染:①本病存在感染易感性,保持病室环境清洁,避免患者暴露在污染的环境中,减少感染机会。②严格执行无菌操作,尽量减少侵入性治疗措施以降低感染及交叉感染的危险。③对患者及家属进行日常卫生指导,如保持皮肤、会阴部、衣着、用具等清洁卫生,减少感染机会;注意保暖,减少或避免到公共场所,以防上呼吸道感染。④观察体温变化,注意早期发现感染灶。常见有咽部扁桃体感染、皮肤疖痈、口腔念珠菌及泌尿道真菌感染等。一旦发生感染应按医嘱及早治疗,以免扩散。

(2)避免外伤:①减少安全隐患,对有广泛骨质疏松和骨痛的患者,应嘱注意休息,避免过度劳累。②移除环境中不必要的家具和摆设,浴室应铺上防滑脚垫,防止跌倒引起外伤和骨折。③避免剧烈运动,严防摔伤,变换体位时动作轻柔,防止发生病理性骨折。④给患者进行药物注射和护理操作时,动作应轻稳,避免碰击或擦伤皮肤,引起皮下出血。⑤观察患者有无关节痛或腰背痛等情况,及时报告医师,必要时使用助行器辅助行动。

(3)皮肤、口腔护理:协助患者做好个人卫生,避免皮肤擦伤和感染。长期卧床者宜定期翻身,注意保护骨突处,预防压疮发生。病重者做好口腔护理。

6.心理护理

患者因体态、外貌改变有悲观情绪,应给予耐心解释和疏导,对有明显精神症状者应尽量减少情绪波动,如发现患者情绪由兴奋转为抑郁,应加强保护设施。

7.健康教育

(1)指导患者在日常生活中注意预防感染,保持皮肤清洁,防止外伤、骨折,定期复查。

(2)指导患者正确用药并掌握药物疗效和不良反应,如发生虚弱、头晕、发热、恶心、呕吐等肾上腺危象表现时应立即就诊。

(杨成萍)

第十八节　肾上腺皮质功能减退症

肾上腺皮质功能减退症是双侧肾上腺皮质由自身免疫、感染、肿瘤等被破坏,皮质分泌的激素不同程度缺乏或减少所引起的,也可继发于下丘脑分泌人促肾上腺皮质激素释放激素(CRH)及垂体分泌促肾上腺皮质激素(ACHT)不足。肾上腺皮质主要分泌类固醇类激素,其中最重要的是皮质醇、醛固酮(ALD)和雄性类固醇激素。

一、病因

(一)原发性肾上腺皮质功能减退症病因

原发性肾上腺皮质功能减退症病因主要是自身免疫性肾上腺炎和肾上腺结核,获得性免疫缺陷综合征(AIDS)、深部真菌感染、脱髓鞘疾病、部分转移癌、家族性类固醇 21-羟化酶缺乏症或单纯糖皮质激素缺乏、肾上腺放疗和手术、药物等也可引起肾上腺皮质功能减退。

自身免疫性肾上腺炎患者两侧肾上腺皮质萎缩,呈广泛透明样变性,血中可检出抗肾上腺抗体,常伴其他自身免疫疾病。肾上腺结核在结核发病率高的国家或地区仍是该病的首要发病原因,肾上腺破坏常>90%,皮质大片干酪样坏死。

(二)继发性肾上腺皮质功能减退症病因

主要是由于下丘脑 CRH 或腺垂体 ACTH 分泌不足。长期大量摄入外源糖皮质激素是最常见的病因,下丘脑—垂体—肾上腺轴处于抑制状态,常常在停药 48 h 内出现。下丘脑病变,如炎症、创伤、血管病变、肿瘤等可引起下丘脑 CRH 分泌下降。肿瘤、产后大出血及产褥感染等引起的垂体病变。

二、临床表现

慢性肾上腺皮质减退症一般发病隐匿,病情逐渐加重,临床症状明显时一般疾病已经较严重。皮肤表现:皮肤黏膜色素沉着是原发性皮质功能减退的早期症状之一,色素为棕褐色,不高出皮面,全身性分布,以暴露部位和易摩擦部位显著;继发性慢性肾上腺皮质功能减退症无色素沉着现象,肤色苍白。消化系统常有食欲缺乏表现,重者恶心、呕吐、腹胀、腹痛等。循环系统表现:心脏缩小,血压低(低于 80/50 mmHg),常表现为直立性低血压(晕厥)。神经系统表现:记忆力减退、反应迟钝、嗜睡,甚至精神失常。

生殖系统表现:女性月经紊乱、闭经、阴毛腋毛脱落、性欲减退;男性阳痿,毛发减少。其他:抵抗力减弱;应激、抵抗力下降,感染、劳累、手术等易诱发肾上腺危象。代谢障碍:可有空腹低血糖症,脂肪减少,原发性可有高钾血症,继发性功能减退者水和电解质代谢紊乱不严重。

三、辅助检查

(一)血常规及生化检查

常有正色素正常细胞性贫血,少数患者可合并恶性贫血,白细胞分类示中性粒细胞减少,淋巴细胞相对增多,嗜酸性粒细胞偏高。部分患者低血钠,高血钾,空腹血糖降低,葡萄糖耐量试验呈低平曲线,有轻度或中度高血钙。

(二)肾上腺皮质激素测定

血浆总皮质醇:一般认为血浆总皮质醇(F)基础值≤3 μg/dL(83 nmol/L)可确诊为肾上腺皮质减退症,≥20 μg/dL(550 nmol/L)可排除本症。急性危重患者,即使血浆 F 基础值在正常范围也不能排除肾上腺皮质功能减退的可能。尿 17-羟类固醇(17-OHCS)和 17-酮类固醇(17-KS):24 h 尿 17-OHCS、17-KS 排出量一般低于正常,降低程度与肾上腺皮质功能减退程度平行。对于肾上腺皮质功能的诊断,一般 17-OHCS 比 17-KS 的价值大。

24 h 尿游离皮质醇:尿游离皮质醇水平能较好地反映下丘脑—垂体—肾上腺轴的功能,

一般低于正常值。血浆 ACTH 测定:血 ACTH 升高主要见于原发性肾上腺皮质功能减退等,ACTH 正常可排除慢性原发性肾上腺皮质功能减退,但不能排除轻度继发性功能减退。

(三)ACTH 兴奋试验

ACTH 兴奋试验可以有效地诊断本症且不受饮食或药物干扰。一般血浆皮质醇基础值≥200 μg/L 为正常,<200 μg/L 提示垂体—肾上腺轴存在功能障碍。

(四)胰岛素低血糖兴奋试验

胰岛素低血糖兴奋试验可了解 ACTH 的贮备功能,冠心病和癫痫患者若进行本试验须慎重。正常者血糖<40 mg/dL,血浆 F≥20 μg/dL;继发性功能减退者血 ACTH 和 F 不上升。

四、主要护理问题

1.体液不足

体液不足与醛固酮分泌不足引起的水钠排泄增加,胃肠功能紊乱引起恶心、呕吐、腹泻有关。

2.潜在并发症

肾上腺危象。

3.营养失调

低于机体需要量与糖皮质激素缺乏导致食欲下降、消化功能不良有关。

4.活动无耐力

活动无耐力与皮质醇激素缺乏导致的肌无力、疲乏有关。

5.知识缺乏

知识缺乏与缺乏服药方法、预防肾上腺危象的知识有关。

6.潜在并发症

水、电解质紊乱。

五、护理措施

1.饮食护理

患者由于肾上腺皮质激素分泌不足,患者常有食欲减退、嗜咸食、体重减轻、恶心、呕吐、胃酸过多、消化不良、腹泻、腹胀及腹痛等症状,影响患者进食,护理上应注意以下几个方面。

(1)进食高糖、高蛋白、高钠饮食。在病情许可的情况下,鼓励患者多摄取水分,一般摄入3 000 mL/d 以上;注意避免进食含钾丰富的食物,防止高血钾的发生,以免诱发心律失常。

(2)摄入足够的食盐(8~10 g/d)以补充失钠量。如出现大量出汗、呕吐、腹泻等应增加食盐的摄入量。

2.活动指导

患者常感乏力、易疲劳、反应减弱,常因血压低而出现头晕、眼花或直立性低血压。因此应保证患者充分休息,病情许可的情况下适当活动,但在活动指导时应选择适当的活动方式和量,给予安全的环境,避免碰撞或跌倒,以不感疲倦为宜。同时指导患者在起床下床活动或改变体位时动作宜慢,防止发生直立性低血压。

3.用药指导

(1)教会患者认识所服用药物的名称、剂量、用法及不良反应。

(2)指导患者必须严格按医嘱服用药物,不得随意减量或停药。告诉患者随意停药的危险性。

(3)在应用生理剂量替代治疗时患者无明显不良反应,但对于长期使用者,应指导患者注意可能会发生一些不良反应,如精神症状、骨质疏松、易感染、胃肠道刺激、消化道溃疡和糖尿病等。因此应定期做好血电解质、血糖、血压和骨质疏松等指标的检查。

4.病情观察

(1)记录每天出入量,观察患者皮肤颜色、湿度和弹性,注意有无脱水表现。

(2)监测血糖、电解质及血钙;监测心脏变化,注意有无心律失常。

(3)观察患者有无恶心、呕吐、腹泻情况并记录。

(4)观察血压及肢体有无水肿。

5.出院指导

(1)加强营养及体育锻炼,增强机体抵抗力,避免结核、感染等。

(2)若患者皮肤色素沉着、全身虚弱、乏力、消瘦、头晕眼花、直立性昏厥、应及早检查。确诊本病后,立即给予高盐饮食及激素替代治疗。

(3)积极预防应激(如感染、外伤),避免危象发生。

(4)饮食指导

1)指导患者进食高糖类、高蛋白、高钠饮食。

2)在病情许可的情况下,鼓励患者多摄取水分,一般每天摄入3 000 mL以上。

3)注意避免进食含钾丰富的食物,防止高血钾的发生,以免诱发心律失常。

4)摄入足够的食盐(8~10 g/d)以补充失钠量。如出现大量出汗、呕吐、腹泻等,应增加食盐的摄入量。

(5)出院指导

1)指导患者定期随访。

2)如果出现肾上腺危象征象时立即就医。

3)外出时携带识别卡片,以防止发生意外时及时得到救助。

(杨成萍)

第十九节　肥胖症

一、疾病概述

(一)概念和特点

肥胖是体内脂肪,尤其是甘油三酯(三酰甘油)积聚过多和(或)分布异常、体重增加,是包括遗传和环境因素在内的多种因素相互作用所引起的慢性代谢性疾病。通常由于食物摄入过多或机体代谢的改变而导致体内脂肪积聚过多,造成体重过度增长,并引起人体病理生理的改变。体重指数(body mass index,BMI)为体重(kg)除以身高(m)的平方,是评估肥胖程度的指标。

（二）相关病理生理

引起单纯性肥胖病理改变的主要体现在脂肪细胞的数量增多、体积增大，这种体积增大是细胞内的脂滴堆积的结果。按照病理改变把单纯性肥胖分为两类：增生性肥胖和肥大性肥胖。增生性的脂肪细胞不仅仅体积变大，而且脂肪细胞的数目也有所增多；肥大性肥胖的脂肪细胞则只有体积变大，而数目变化不大。

（三）病因及诱因

1.遗传因素

人类的流行病学研究表明单纯性肥胖呈一定的家族倾向，往往父母肥胖，子女亦自幼较胖。

2.中枢神经系统

下丘脑中存在着两对与摄食行为有关的神经核，从而调节食欲、营养物的消化和吸收，如该区域发生病变或手术，可引起肥胖。

3.内分泌系统

肥胖症患者均可见血中胰岛素升高，提示高胰岛素血症与肥胖症关系密切。女性在产后、绝经期后或长期口服避孕药者肥胖症增多，也提示脂肪合成代谢与雌激素有关。

4.代谢因素

肥胖症的发生可能并非完全取决于能量摄入的多少，而与能量代谢的个体差异有关。

5.其他因素

其他因素如营养、生长因素等。

（四）疾病分类

1.根据肥胖病因的不同分类

肥胖可以分为单纯性肥胖和继发性肥胖两大类。单纯性肥胖无明确病因，可能与遗传、饮食和运动习惯等因素有关。医学上也可把它称为原发性肥胖，在所有的肥胖中，99％以上是单纯性肥胖。继发性肥胖是指由于其他疾病所导致的肥胖，仅占肥胖的比例仅为1％。

2.根据脂肪在身体不同部位的分布分类

肥胖可以分为腹部型肥胖和臀部型肥胖两种。腹部型肥胖又称为向心性肥胖，这种人脂肪主要沉积在腹部的皮下以及腹腔内，四肢则相对较细。臀部型肥胖者的脂肪主要沉积在臀部以及腿部，又称为非向心性肥胖多。

3.按照发病年龄的不同分类

肥胖分为幼年起病型、青春期起病型及成人起病型肥胖。

（五）临床表现

1.肥胖者的早期表现

患者仅仅是体重增加、外形改变，不同类型的肥胖，脂肪分布也有所不同。随着肥胖严重程度的加重，可能渐渐出现各种临床异常的表现。一般而言可以分为三类。

（1）心理表现：肥胖者往往对自己的肥胖自惭形秽，甚至产生自我厌弃的感觉，因而可以导致焦虑、抑郁、负疚感等不良心态，甚至产生对他人的敌意。

（2）躯体表现：如活动不便、气喘吁吁、肌肉疲乏、关节疼痛及水肿等表现。

（3）并发症表现：不同的并发症有各自相应的临床表现。如合并糖尿病出现血糖升高，会有三多一少的症状,即多尿、多饮、多食及体力和体重的下降。合并高血压时则自觉头痛、眩晕、心慌等。情绪激动或劳累时,感到胸前区疼痛,左肩放射性麻木或疼痛;合并睡眠呼吸暂停低通气综合征肥胖患者出现睡眠时响亮而不均匀的呼噜声,睡眠过程出现呼吸暂停或反复夜间憋醒等症状。

2.对于继发性肥胖患者,还可能出现引起肥胖的原发疾病的表现

(1)皮质醇增多症:又叫库欣综合征,是由于皮质醇分泌过多引起的。主要表现是向心性肥胖,也就是肥胖主要集中在躯干部位,而四肢的脂肪相对变少。除了满月脸、水牛背、锁骨上脂肪垫等向心性肥胖的表现外,皮质醇增多症的其他症状还有皮肤紫纹、多毛等。严重的还会有胰岛素抵抗、糖尿病、高血压和骨质疏松。这种疾病大多是由于下丘脑、垂体或肾上腺肿瘤引起的。

(2)下丘脑性肥胖:由于下丘脑存在调节食欲的中枢,包括饿感中枢和饱感中枢,所以下丘脑的疾病可能影响这些中枢,从而导致多食性肥胖。引起下丘脑性肥胖的疾病可能有外伤、肿瘤、炎症或是颅内压增高对下丘脑的压迫等。下丘脑性肥胖往往伴有其他症状,如头痛、视力下降、发育迟缓、性功能减退、尿崩症、嗜睡以及行为改变等。

(3)多囊卵巢综合征:患有这种疾病的多为青年妇女,主要临床表现除了肥胖之外,还有多毛、月经稀发或闭经。患者的卵巢有许多闭锁卵泡,不能排卵。多囊卵巢综合征引起肥胖的机制还不清楚。

(4)甲状腺功能减退:也可引起体重明显增加,而大部分患者体重增加的原因是由于水肿导致的组织间积水,只有少数是真正的脂肪增多。

(5)其他:肢端肥大症、假性甲状旁腺功能减低、性腺功能减低、胰岛素瘤等。然而必须强调的是,只有不到1%的肥胖是由内分泌疾病引起的。

(六)实验室及其他检查

1.体重指数(BMI)

BMI=体重(kg)/身高(m^2),是较常用的指标。2000年国际肥胖特别工作组提出亚洲成年人BMI正常范围为18.5～22.9。<18.5为体重过低;≥23为超重;23～24.9为肥胖前期;25～29.9为Ⅰ度肥胖;≥30为Ⅱ度肥胖。

2.腰臀比(WHR)

分别测量肋弓下缘至髂前上棘之间的中点的径线(腰围)与股骨粗隆水平的径线(臀围),再算出比值。

3.理想体重

理想体重(kg)=身高(cm)-105;或身高(cm)减100后乘以0.9(男性)或0.85(女性)。

(七)治疗原则

1.营养治疗

(1)控制饮食将摄入的能量总量限制在4 185.85～6 278.78kJ(1 000～1 500 kcal)/d,减少脂肪摄入,脂肪摄入量应为总能量的25%～35%,饮食中富含水果和蔬菜、膳食纤维;以瘦肉和植物蛋白作为蛋白源。

(2)膳食中含有充足的优质蛋白质、必要的维生素、矿物质及充足的水分。

(3)进食时细嚼慢咽,以减慢营养物质吸收,控制能量摄入。

(4)饮食控制目标是每月体重下降0.5～1 kg,6个月体重下降7%～8%。

2.运动治疗

运动治疗联合控制饮食,减肥效果更好。运动时,肌肉组织对脂肪酸和葡萄糖利用大大增加,使得多余的糖只能用来供能,而无法转变为脂肪而贮存。

3.行为治疗

通过宣传教育使患者及其家属对肥胖症及其危害性有正确的认识,从而配合治疗、采取健康的生活方式、改变饮食和运动习惯,自觉地长期坚持是肥胖症治疗首位及最重要的措施。

(八)药物治疗

目前常用的治疗肥胖症的药物主要有两类。

1.作用于中枢的食欲抑制剂

此类药物又称厌食性药物,它是通过影响神经递质的活性,减少 5-羟色胺和去甲肾上腺素再摄取,从而抑制食欲来减重。

2.作用于外周的脂肪酶抑制剂

作用于外周的脂肪酶抑制剂通过阻断饮食中部分脂肪的吸收达到减肥目的,在胃肠道抑制胃脂肪酶和胰液分泌,从而减少脂肪的吸收。

二、护理评估

(一)一般评估

1.患者主诉

单位时间内体重增加的情况、饮食习惯,每天进餐的次数和量,食后感觉和消化吸收情况等。

2.生命体征(T、P、R、BP)

生命体征基本正常。

3.相关记录

体重、饮食、排便习惯等记录结果。

(二)身体评估

注意患者有无伴随症状,如气急、行动困难、腰痛、便秘、怕热、多汗、头晕、心悸等及其程度。

(三)心理—社会

患者在疾病治疗过程中的心理反应与需求,家庭及社会支持情况,引导患者正确配合疾病的治疗与护理。

(四)辅助检查结果评估

1.体重指数(BMI)

<18.5 为体重过低;≥23 为超重;23～24.9 为肥胖前期;25～29.9 为Ⅰ度肥胖;≥30 为Ⅱ度肥胖。

2.腰臀比(WHR)

正常成人 WHR 男性≥0.90,女性≥0.85 为中央型肥胖。

3.理想体重

实际体重超过理想体重的 20% 者为肥胖;超过理想体重 10% 又不到 20% 者为超重。

三、主要护理诊断/问题

1. 营养失调:高于机体需要量

营养失调与能量摄入和消耗失衡有关。

2. 自我形象紊乱

自我形象紊乱与肥胖对身体外形影响有关。

3. 活动无耐力

活动无耐力与肥胖导致体力下降有关。

4. 自尊紊乱

自尊紊乱与感到自卑及他人对肥胖的看法有关。

四、护理措施

(一)饮食护理

采用合理饮食方法,每日三餐定时定量,科学安排每日饮食,如饮食不过油腻,不过甜和不过多,宜适当增食蔬菜和粗粮,少食肥腻、多素食、少零食。

(二)休息与活动

1. 保持良好而规律的生活习惯

根据年龄不同合理安排自己的睡眠时间,既要满足生理需要,又不能睡眠太多。

2. 加强运动锻炼

长期坚持体育锻炼,经常参加慢跑、爬山、打球等户外活动,既能增强体质,使形体健美,又能预防肥胖的发生。

(三)心理护理

保持心情舒畅,良好的情绪能使体内各系统的生理功能保持正常运行,对预防肥胖能起一定作用。

(四)病情观察

(1)定期评估患者的营养状况及实验室检查有关指标的变化。

(2)体重的控制。注意减肥速度:轻度肥胖者可每月减重 0.5～1.0 kg,中度以上肥胖可每周减重 0.5～1.0 kg。

(五)用药护理

(1)芬特明、安非拉酮应早、晚餐前服用。

(2)服用西布曲明注意观察有无恶心、口干、食欲缺乏、心率快、紧张、便秘等不良反应。

(3)服用奥利司他肛门常有脂滴溢出,指导及时更换内裤,注意肛周清洁。

(六)健康教育

(1)向患者说明体重超重对健康的危害性,鼓励家属共同参与计划的制订。

(2)向患者讲解基本营养知识、饮食卫生,避免不良的饮食习惯。

(3)指导患者坚持运动,告知只有坚持每天运动方能有效减轻体重。

五、护理效果评估

(1)患者体重减轻,体重指数趋向正常范围。

(2)患者伴随症状改善,如气急、行动困难症状有所缓解等。

(谢 琦)

第二十节 低血糖

血糖指血液中的葡萄糖,人体组织主要靠葡萄糖供应能量。中枢神经系统不能合成葡萄糖且贮存的糖原极少,故短暂的低血糖就能引起明显的脑功能紊乱。如长期、严重的低血糖未及时纠正,会导致永久性神经系统损伤甚至致死。

在正常情况下,葡萄糖的来源和去路保持动态平衡,维持在较窄的范围内,该平衡被破坏时可致高血糖或低血糖。临床上以前者常见,后者除了在糖尿病的治疗过程中常见外,其他情况均少见。低血糖症不是一种独立的疾病,而是多种原因引起的血浆葡萄糖浓度过低综合征。

一、病因

低血糖的病因多种多样,糖的摄入不足、生成不足、消耗过多、转化过多等均可导致血糖下降。

二、临床表现

正常人在血糖下降至 $2.8\sim3.0$ mmol/L($50\sim55$ mg/dL)时,胰岛素分泌受抑制,升糖激素的分泌被激活。当血糖继续降至 $2.5\sim2.8$ mmol/L($45\sim50$ mg/dL)时,脑功能障碍已很明显。

低血糖临床表现复杂,可分为神经性症状和脑功能紊乱性症状两类。一般是按顺序出现大脑皮质、皮质下中枢(包括基底核)、下丘脑及自主神经中枢、延髓等受抑制的表现。其顺序与脑的发育进化过程有关,细胞愈进化对缺氧愈敏感;低血糖纠正则按上述的逆顺序恢复。低血糖症状随血糖恢复正常而很快消失。脑功能障碍症状则在数小时内逐渐消失,较重低血糖时,需要数天或更长时间才能恢复,而严重持久的低血糖症可导致永久性功能障碍或死亡。常见症状如下。

(1)意识蒙眬,定向力与识别能力丧失,嗜睡,多汗,肌张力低下,震颤,精神失常等。

(2)躁动不安,痛觉过敏,阵挛性或舞蹈样动作或幼稚动作,如吮吸、紧抓物体、做鬼脸、瞳孔散大,锥体束征阳性,强直性惊厥等。

(3)阵发性及张力性痉挛,扭转性痉挛,阵发性惊厥,眼轴歪斜,巴宾斯基征阳性等。

(4)昏迷,去大脑强直,反射消失,瞳孔缩小,肌张力降低,呼吸减弱,血压下降。

(5)儿童和老年人的低血糖表现可极不典型,易被误诊或漏诊。例如,婴儿低血糖发作时可表现为多睡、多汗,甚至急性呼吸衰竭;老年人发生低血糖时,常以性格改变、失眠、多梦或窦性心动过缓为主诉。

三、辅助检查

(1)血糖与血胰岛素的测定:当血糖低于 2.8 mmol/L 时,血浆胰岛素应降至 $10\ \mu$U/mL以下。血浆葡萄糖水平低于 2.2 mmol/L,胰岛素值将低于 $5\ \mu$U/mL。胰岛素与血糖比值

I：G一般也降低。如I：G值增加或>0.3,应怀疑有高胰岛素血症,I：G>0.4提示胰岛素瘤可能。

(2)口服葡萄糖耐量试验(OGTT)：欲确定是否存在空腹低血糖,OGTT没有意义。如糖耐量试验延长至4~5 h,对于诊断餐后低血糖有一定价值。

(3)血浆胰岛素原和C肽测定：正常血浆含有少量的胰岛素原,大部分胰岛素瘤患者血循环中胰岛素原水平增高。C肽水平高提示内源性高胰岛素血症;反之,低C肽水平提示血浆胰岛素水平增高是外源性胰岛素所致。

(4)胰岛素抗体、胰岛素受体抗体测定：血浆中存在胰岛素抗体提示既往使用过胰岛素或胰岛素自身免疫综合征。一种少见的情况是机体产生的自身抗胰岛素抗体可兴奋胰岛素受体而引起严重的低血糖症。

(5)血浆磺脲类药物及其尿中代谢产物测定：测定血浆磺脲类药物或其尿中代谢产物,可协助确定磺脲类药物诱发的高胰岛素血症的诊断。氯磺丙脲因半衰期长,诱发的低血糖危险性较大。

(6)胰岛素抑制试验：用外源性胰岛素不能完全抑制胰岛素瘤C肽和胰岛素原的释放,但胰岛素瘤患者在血糖正常时,血浆胰岛素和C肽不被抑制,而在低血糖时,可抑制内源性胰岛素和C肽的分泌。

四、治疗要点

(1)长时间低血糖会严重影响大脑的功能,出现低血糖时应尽快纠正,并预防低血糖的再次发生。大多数无症状或轻至中度症状的低血糖仅通过进食葡萄糖或含碳水化合物的食物,如果汁、软饮料、糖果或进餐等自我治疗即可。推荐进食葡萄糖的量为20 g(儿童0.3 g/kg)。

口服葡萄糖升高血糖的作用很短暂,对胰岛素诱发的低血糖症维持正常血糖的时间不足2 h。因此,血糖上升后还需进食足够的含淀粉类主食。

(2)严重低血糖时,应迅速皮下、肌内或静脉注射1 mg高血糖素(儿童15 μg/kg),可迅速升高血糖,但维持时间短(高血糖素鼻内给药效果和注射用药类似)。然后静脉注射25 g葡萄糖,再滴注葡萄糖维持,如患者能口服则应及时鼓励进食。

(3)应用精氨酸(刺激胰高血糖素的分泌)和β_2-肾上腺素能激动剂(如特布他林,有拟肾上腺素作用)也能使血糖升高,并且维持时间要比高血糖素和葡萄糖持久。另外,预防夜间低血糖时,精氨酸或特布他林比常规睡前加餐的效果要好。

(4)加餐是防治1型糖尿病患者低血糖的有效治疗手段之一,但对于慢性低血糖的长期治疗,频繁进食不是可取的办法,因为可引起体重增加。找不到其他更好的治疗措施时,有时仍然需要少量多次进食,个别严重患者甚至需要整晚鼻饲。

(5)药源性低血糖在终止服药(至少是暂时的)后可迅速缓解,但在药物作用未完全消除时需注意维持血糖水平。如果确定是正在服用的药物导致的低血糖,应立即停用,待低血糖恢复后改用其他类型的降血糖药。

(6)胰岛素瘤所致的空腹低血糖经手术切除肿瘤后多可治愈。如肿瘤为多发性、转移性或无法明确定位,不能施行手术时,二氮嗪治疗有时能奏效。

(7)非B细胞肿瘤所致低血糖的治疗包括内科治疗、手术治疗或放疗。糖皮质激素和生长激素治疗有时也有效。糖皮质激素等免疫抑制治疗可用于治疗自身免疫性低血糖症。营养不良、肝肾疾病、心力衰竭或脓毒血症所致低血糖的治疗除对症处理外,要尽可能治疗原发病。

五、常见护理诊断/问题

1.有受伤的危险

受伤与低血糖导致乏力、意识丧失有关。

2.急性意识障碍

急性意识障碍与低血糖导致大脑功能受抑制有关。

3.焦虑

焦虑与低血糖反复发作有关。

六、护理措施

1.一般护理

保证病室内环境干净整洁,安静无闲杂人员。室内温湿度适宜,每日开窗通风,保持空气流通。地面无水渍杂物。保证床单位干净整洁,衣裤长短适宜,及时更换。常用物品及呼叫器置于患者触手可及处。协助患者做好头发、口腔等部位的清洁工作。护士加强巡视,注意观察有无低血糖反应。

2.皮肤护理

(1)由于长期大量测量指尖血糖,手指皮肤破坏严重,皮肤易出现瘀青、疼痛,且易发生感染。因此在使用采血针测量时,尽量选择针眼较少、疼痛感较轻的地方,测量时捏紧皮肤,按压采血针时要快按快弹,棉签按压时间充分。

(2)患者发生低血糖时往往出汗较多,护士应及时更换患者衣物,帮助患者擦洗皮肤,必要时涂抹爽身粉,保证皮肤的干燥、清洁。

(3)当患者出现皮肤淹红时应在清洁皮肤后给以润肤油外涂,嘱患者尽量减少皮肤衣物间摩擦。

3.低血糖护理

(1)遵医嘱监测患者血糖变化,做好记录,及时通知医生。

(2)随时观察患者病情变化,警惕出现低血糖症状:乏力、嗜睡、心慌、出汗、手抖,甚至昏迷。当患者出现轻微低血糖反应时,可嘱患者适量进食,如水果、牛奶、饼干;如患者血糖偏低,意识清醒,可嘱患者立即进食糖块、喝含糖饮料;如患者已经发生低血糖昏迷,应立即静脉推注50%葡萄糖 20~40 mL,直至患者意识恢复。

4.饮食护理

(1)对于使用胰岛素的 1 型或 2 型糖尿病患者可嘱其根据血糖情况按时加餐,少食多餐。加餐食物可选择苏打饼干、牛奶、含糖较低的水果等。

(2)对于胰岛素瘤患者应根据血糖规律定时加餐,加餐食物以碳水化合物为主,也可准备高蛋白、高糖分食物以保证血糖较长时间维持稳定水平,如鸡蛋、肉类等。除此以外还应准备葡萄糖水、果汁、糖块、巧克力等快速升糖的食物。

5.心理护理

(1)糖尿病患者发生低血糖,常常说明血糖波动较大,控制欠佳,因此会对治疗产生怀疑。尤其是 1 型糖尿病患者,反复发生低血糖和低血糖后反弹的高血糖情况,往往会产生抵触情绪。护士应在日常护理工作中多与患者进行沟通,了解患者内心情绪变化,鼓励患者配合治疗。

（2）胰岛素瘤患者由于频繁发生低血糖以及不断进食，会产生焦虑抑郁情绪。护士应向患者讲解症状发生的原因、治疗及预后，帮助患者树立信心，积极配合治疗，尽早完成手术，恢复健康。

（3）与患者家属进行沟通，取得家庭支持。

（谢 琦）

第二十一节　垂体危象

垂体危象是指垂体功能减退症的应激危象，又称为垂体卒中。遇到应激状态（感染、创伤、手术等）而未经正规治疗或治疗不当，则可能诱发代谢紊乱和器官功能障碍。临床表现多样。垂体分为腺垂体、神经垂体或前叶后叶，分泌多种激素，调节神经内分泌网络，故影响是全身性的，因受损部位和程度不同而产生多种类型。腺垂体分泌多种促激素，如促甲状腺素（TSH）、促肾上腺皮质激素（ACTH）、促性腺激素（GnH），及生长激素（GH）。神经垂体贮存和释放神经内分泌激素如抗利尿激素（ADH）、催产素（OXT）。以上激素的减少则影响应激反应、生长生殖、身心发育、物质与能量代谢。

一、病因

主要病因依次为垂体肿瘤、希恩综合征、颅咽管肿瘤、松果体瘤，以及脑瘤手术或放疗以后。

（一）垂体肿瘤

垂体肿瘤占颅内肿瘤的 10% 以上，多为良性，但瘤体生长、浸润损伤正常脑组织。垂体瘤多位于腺垂体部分，可分为功能性、非功能性两大类，功能性者如嗜酸细胞瘤，因生长激素增多而引起巨人症、肢端肥大症，催乳素腺瘤引起闭经泌乳症或男性阳痿，促肾上腺皮质激素腺瘤引起库欣综合征，促甲状腺激素腺瘤引起垂体性甲亢。当垂体腺瘤破坏、挤压正常垂体腺或手术、出血、坏死时则致垂体危象或垂体卒中。无功能垂体瘤压迫正常脑组织产生多种功能低下症，如生长激素缺乏性侏儒症、尿崩症、视交叉损害的偏盲、癫痫、脑积水等。

（二）颅咽管瘤

颅咽管瘤为较常见的先天性肿瘤，好发于蝶鞍之上，囊性，压迫视神经交叉而发生偏盲，压迫下丘脑或第三脑室引起脑积水、尿崩症或其他垂体功能障碍，是儿童期垂体危象的常见原因。

（三）希恩综合征

希恩综合征见于产科大出血、DIC。产科大出血常因胎盘前置、胎盘残留、羊水栓塞、产后宫缩无力、产褥感染所致，此时继发垂体门脉系统缺血、血管痉挛，从而使得孕期增大的垂体梗死，功能减退，表现为乏力、怕冷、低血压、性器官和乳房萎缩等。若遇诱因，则可能出现急性垂体卒中（垂体危象）或典型希恩综合征。本症常有基础病或伴发病如糖尿病、系统性红斑狼疮、高凝状态、下丘脑-垂体发育异常，也见于甲状腺炎，萎缩性胃炎等自身免疫疾病。

(四)其他病因

如中枢神经系统感染,颅脑外伤、脑卒中等疾病引起垂体功能减退或衰竭。

二、临床表现

1.高热型

体温＞40 ℃。因缺乏多种激素,以皮质醇为主,机体抵抗力降低,易并发感染而发生高热,患者较易发生意识不清而致昏迷。

2.低温型

体温＜30 ℃。此型多因甲状腺功能减退引起,甲状腺激素缺乏时,细胞内氧化速度减慢,基础代谢率降低,同时存在体温调节中枢功能紊乱而致体温下降。此病多发生在冬季,患者皮肤干冷、面色苍白,如遇寒冷可诱发昏迷、休克、心力衰竭、心律失常,也可伴有低钠、低血糖。

3.低血糖型

此型最为常见,且病情较严重,血糖可低于 2.8 mmol/L。表现为头晕、饥饿感、出汗、心悸、面色苍白,也可有头痛、恶心、呕吐、烦躁不安或神志迟钝。当血糖降至 2 mmol/L 时,可影响大脑而出现神经系统症状,严重时可发生昏迷。

4.失钠型

胃肠道功能紊乱、手术、感染等所导致的钠丢失,加上皮质醇分泌不足,肾远曲小管重吸收减少,而促发继发性肾上腺皮质功能减退症危象,此型危象昏迷伴周围循环衰竭。

5.水中毒型

由于皮质醇缺乏,利尿功能减退,水分不能及时排出,可发生水潴留,细胞外液因稀释而呈低渗状态,水进入细胞内,造成水分过多,从而影响细胞正常代谢及其功能。

6.混合型

各种类型有相应的症状,突出表现为循环系统、消化系统和神经精神方面的症状,如高热、循环衰竭、休克、恶心、呕吐、头痛、神志不清、谵妄、抽搐、昏迷等严重危险状态。

三、辅助检查

本病涉及多种内分泌功能改变,个体临床表现不同,故实验室检查也因人因病而异,但总以血液检验和影像检查为主。颅脑 CT、MRI 可见垂直肿瘤或其他占位性病变,希恩综合征者可见垂体坏死、萎缩,以蝶鞍部明显。

四、治疗要点

(一)一般治疗

防治感染、创伤,心理调节,劳逸适度,饮食平衡、二便通畅,防治并发症,处理相关疾病。

(二)垂体功能不足的替代疗法

酌情补充靶组织激素,尤其应注意防止肾上腺皮质功能减退或肾上腺危象。

1.肾上腺皮质激素替代

常用氢化可的松:5 mg/d,一般于早晨 8 时口服,并注意昼夜曲线,应激状态时加量,严重低血压者可加用醋酸去氧皮质酮(desoxycorticosterone acetate,DOCA)1 mg/d。

2.甲状腺激素替代

选用干甲状腺片,小量开始,首日 4～10 mg,逐渐增至最佳量 60～120 mg/d。

3.性激素替代

育龄妇女可用雌激素-孕激素人工周期疗法,男性用丙睾酮 25 mg 每周 1～2 次,或 11 酸睾酮(长效)250 mg,每月肌内注射一次,促性腺释放激素戈那瑞林(黄体生成素释放激素,LRH),每次 0.1～0.2 mg,静脉滴注或喷鼻。

4.其他激素替代

儿童生长激素缺乏,可用基因重组生长素 0.10 U/kg 皮下注射,治疗持续 1 年左右。尿崩症则要补充抗利尿激素,长效尿崩停 0.2～0.5 mL,每周肌内注射一次。

(三)垂体危象的抢救

常用肾上腺皮质激素和甲状腺素,经 1 周病情稳定,继续激素维持治疗,同时治疗原发病(如脑瘤)、诱因(如感染)、相关病(贫血、风湿性疾病、甲状腺炎、糖尿病、下丘脑-垂体发育异常)。垂体危象一般勿用加重病情的药物如中枢神经抑制药、胰岛素、降糖药。因感染诱发者,于抗感染同时加大肾上腺皮质激素用量。具体措施如下。

(1)静脉注射高渗葡萄糖,以纠正低血糖。50%葡萄糖溶液 40～60mL 静脉注射,继以 10%葡萄糖盐水静脉滴注维持,并依病情调整滴速。

(2)静脉滴注氢化可的松或其他肾上腺皮质激素,氢化可的松用量可达 300 mg 以上,适用于肾上腺皮质功能不足、水中毒、体温过低等多种类型。

(3)甲状腺素口服、鼻饲或保留灌肠,尤适于水中毒型、低温型、低钠型或混合型。常用甲状腺干片每日 3～5 片。左甲状腺素($L-T_2$)为人工合成品,可供口服或静脉滴注,首剂200～500 mg。

(4)维持水与电解质平衡。①失钠型常用生理盐水纠正脱水、补充钠盐;②水中毒型补充甲状腺素、利尿、脱水,同时酌情补充糖和多种激素;③高热型,常有感染、创伤等诱因,或在激素替代时发生,应紧急处理,包括物理降温,正确补充多种激素等综合措施。

四、护理措施

1.低体温者

注意保暖,使用暖水袋时热水温度不宜过高,以不超过 50 ℃为宜,可用毛巾包裹后使用,同时观察热敷部位皮肤,注意防止烫伤。

2.高温者

给予温水擦浴或冰袋等物理降温,操作过程中防止着凉,冰袋可放在腋下、腹股沟等处,放置时间不宜过长,防止冻伤发生。体温高于 38.5 ℃时遵医嘱使用退热药,不能口服者可使用栓剂,及时帮助患者更换病号服。

3.口腔护理

神志清醒的患者可协助其刷牙或漱口。昏迷的患者给予口腔护理时应注意患者头偏向一侧,纱球要拧干,避免发生呛咳。口腔护理过程中仔细观察患者口腔内皮肤、黏膜情况,发现有溃疡等应及时告知医生,给予相应的处理。

4.皮肤护理

①预防压疮,昏迷患者应每两小时更换体位,注意观察骨突处皮肤情况,耳郭后、脚跟处也不可忽略,可局部按摩或同时使用泡沫敷料予以保护,必要时可使用气垫预防压疮发生,如出现压红则不建议继续按摩。注意患者皮肤的清洁,尤其是褶皱处,如腋下、腹股沟等,要每天清

水擦洗。发热患者使用退烧药也应及时擦洗。保证床单位的清洁、平整。协助患者翻身时避免拖、拉、拽等动作,以减少摩擦力和剪力。消瘦的患者注意补充营养;水肿的患者遵医嘱给予利尿剂缓解,卧位时应保持头高脚低位,鞋袜不宜过紧。②皮肤干燥的患者避免使用碱性强的肥皂等清洁用品,并及时使用润肤乳,防止发生皲裂。大小便失禁的患者及时清理,做好会阴部及肛周皮肤的清洁工作,保证局部皮肤的干燥,观察有无皮肤淹红、破溃等,必要时使用爽身粉或油剂保护皮肤。

5.保持排尿通畅

防止尿路感染。使用尿管和行动不便的患者应每天会阴冲洗两次,同时观察会阴处皮肤有无异常,分泌物量和颜色、尿液有无混浊等。留置尿管患者应夹闭尿管定时开放,以保持膀胱括约肌功能。

6.心理护理

做好患者及家属的安抚工作,消除紧张情绪,主动配合治疗和护理工作。

7.出院指导

护士应做好出院指导工作,预防并发症和再次发生危象。

(1)坚持正规的激素治疗,不能随意减量或停药,发生感染或其他应急状态时及时就诊,在医生指导下调整用药。

(2)适当锻炼,增强体质,冬天注意保暖,避免发生感染。

(3)注意饮食和卫生,避免腹泻、呕吐、失水、饥饿。

(4)患者发生急性心肌梗死、脑卒中、严重低血糖、手术、外伤时要及时调整治疗方案。

(5)禁用或慎用麻醉剂、镇静剂、催眠药和降糖药等,以防诱发昏迷。

(6)患者出现高热、循环衰竭、休克、恶心、呕吐、头痛、神志不清、谵妄、抽搐、昏迷症状时要及时就诊和处理。

(谢 琦)

第二十二节　嗜铬细胞瘤

嗜铬细胞瘤起源于肾上腺髓质、交感神经节或其他部位的嗜铬组织,瘤组织持续或间断地释放大量儿茶酚胺(catechola mine,CA)入血,引起持续性或阵发性高血压和多个器官功能及代谢紊乱。

一、病因

嗜铬细胞瘤产生的原因仍不清楚。有 80%～90% 的肿瘤位于肾上腺髓质,多为一侧性,少数为双侧性或一侧肾上腺瘤与另一侧肾上腺外瘤并存,这种多发性嗜铬细胞瘤多见于儿童和有家族史的患者,肾上腺外嗜铬细胞瘤又称为副神经节瘤,主要位于腹部,腹外者较少见。嗜铬细胞瘤大多为良性,恶性嗜铬细胞瘤约占 10%。

二、临床表现

(1)阵发性或持续性高血压的患者常伴头痛、心悸、多汗、面色苍白及胸、腹部疼痛、紧张、焦虑及高代谢症状。头痛、心悸、多汗三联征对诊断有重要意义。

（2）急进型或恶性高血压以青少年多见，患者血压急剧升高，常有剧烈头痛。

（3）原因不明的休克，高、低血压反复交替发作，阵发性心律失常，体位改变或排大、小便时诱发血压明显增高。

（4）在手术、麻醉、妊娠、分娩过程中出现血压骤升或休克，甚至心搏骤停者；按摩或挤压双侧肾区或腹部而导致血压骤升者。

（5）服用常规抗高血压药物治疗血压下降不满意，或仅用 β 肾上腺素能阻滞剂治疗反而使病情加重者。

（6）有嗜铬细胞瘤、多发性内分泌腺瘤的家族史者；或伴有甲状腺髓样癌、神经纤维瘤、黏膜神经瘤或其他内分泌腺瘤的高血压患者。

三、实验室及其他检查

（1）若有上述情况之一者，收集 24 h 尿液测定尿 CA 及代谢产物、抽血测血浆 CA，如尿 CA 及代谢产物和血浆 CA 超过正常上限 3 倍考虑为嗜铬细胞瘤。

（2）若有上述临床表现，尿 CA 及代谢产物、血浆 CA 处于临界水平时，可考虑做药理试验。

（3）若生化测定支持嗜铬细胞瘤的诊断，则进行定位诊断，首选 CT 扫描。

四、治疗要点

1.手术治疗

确诊并定位后手术是首选的治疗方法。

2.药物治疗

常用的口服制剂有 α 受体阻滞剂酚苄明（氧苯苄胺）和哌唑嗪（脉宁平）。不必常规应用 β 受体阻滞剂，可以在 α 受体阻滞剂应用后有心律失常和心动过速时采用。

五、主要护理问题

1.组织灌注不足

组织灌注不足与去甲肾上腺素分泌过量致持续性高血压有关。

2.舒适的改变：疼痛、头痛

疼痛、头痛与 CA 分泌增多引起的血压升高有关。

3.有跌倒/坠床的危险

跌倒/坠床与血压升高引起的头痛、头昏有关。

4.潜在并发症：高血压危象

高血压危象与大量 CA 持续或间断释放导致的血压急剧升高有关。

5.排便形态紊乱

排便形态紊乱与 CA 分泌增多引起肠蠕动减弱有关。

六、护理措施

1.饮食护理

（1）给予高热量、高蛋白质、高维生素、易消化的低盐饮食。

（2）避免饮用含咖啡因的饮料。

2.休息和运动

（1）急性发作时应绝对卧床休息，保持环境安静，避免刺激。

（2）室内光线宜偏暗，减少探视。

（3）护理操作应集中进行以免过多打扰患者。

（4）高血压发作间歇期患者可适当活动，但不能剧烈活动。

3.病情观察

高血压是本病患者的特征性表现，可表现为阵发性高血压或持续性高血压伴阵发性加剧。护士要注意以下几个方面。

（1）密切观察血压变化，注意阵发性或持续性高血压或高血压和低血压交替出现，或阵发性低血压、休克等病情变化，定时测量血压并做好记录，测量时应固定使用同一血压计，嘱患者采用同一体位，并尽可能做到同一人进行测量。

（2）观察有无头痛及头痛的程度、持续时间，是否有其他伴随症状。

（3）观察患者发病是否与诱发因素有关。

（4）记录出入量，监测患者水、电解质变化。

4.用药护理

（1）α受体阻滞剂：在降低血压的同时易引起直立性低血压，增加患者发生意外的危险性。护士要严密观察患者的血压变化及药物不良反应，指导患者服药后平卧 30 min，缓慢更换体位，防止跌伤等意外。另外，患者还可能出现鼻黏膜充血、心动过速等，要及时发现和处理。

（2）头痛剧烈者按医嘱给予镇静剂。

5.心理护理

（1）因本病发作突然，症状严重，患者常有恐惧感，渴望早诊断、早治疗。

（2）护士要主动关心患者，向其介绍有关疾病知识、治疗方法及注意事项。

（3）患者发作时，护士要守护在患者身边，便其具有安全感，消除恐惧心理和紧张情绪。

6.出院指导

（1）保持身心愉快：指导患者充分休息，生活有规律，避免劳累，保持情绪稳定、心情舒畅。

（2）术后的配合治疗：告知患者当双侧肾上腺切除后，需终生应用激素替代治疗，并说明药物的作用、服药时间、剂量、过量或不足的征象，常见的不良反应。指导患者定期复诊，以便及时调整药物剂量。

（3）携带疾病识别卡：嘱患者随身携带识别卡，以便发生紧急情况时能得到及时处理。

（谢　琦）

第二十三节　胰岛 B 细胞瘤

胰岛 B 细胞瘤又称胰岛素瘤，是由于胰岛 B 细胞形成的具有分泌功能的腺瘤或癌，是最常见的胰腺内分泌肿瘤，占胰岛细胞肿瘤的 70%～80%。由于胰岛 B 细胞瘤可导致胰岛素的异常分泌，其临床特征为自发性的反复空腹低血糖，典型临床表现为 Whipple 三联征。

一、病因

胰岛素瘤的病因尚不明确,可能与基因突变、细胞凋亡、神经递质、生长因子、胃肠激素等因素有关。其临床发病率较低,在一般人群中发病率为 4/100 万,女性发病率略高于男性,发病年龄以 30~50 岁最为常见。

二、典型临床表现-Whipple 三联征

(1)自发性周期性发作低血糖症状、昏迷及其精神神经症状。低血糖发作的表现大体可分为两大综合征。①交感神经兴奋的表现:患者感饥饿、心悸、多汗、疲乏无力、手足颤抖、血压升高,严重者可发生昏厥或昏倒。②中枢神经系统的表现:由于脑组织主要靠葡萄糖供能,当发生血糖过低时,脑功能易发生障碍,主要表现为注意力不集中、反应迟钝、头晕、嗜睡、视物不清、定向障碍;有的患者还出现幻觉、躁动、易怒,行为怪异,经进食或经 1~2 h 自行缓解;有的患者可表现为头昏、头痛、呕吐、抽搐及癫痫样发作,如低血糖发作频繁,脑组织受损严重,可出现幼稚动作。

(2)发作时的血糖<2.8 mmol/L。

(3)口服或静脉注射葡萄糖后,症状迅速缓解。

三、辅助检查

(1)空腹血糖<2.8 mmol/L,胰岛素水平>10 μU/ mL。

(2)饥饿试验:试验阳性有助于诊断。让患者禁食 48 h,以诱发低血糖,试验过程中必须严密监测患者血糖、神志、意识、饥饿感等,以免发生危险。

(3)口服葡萄糖耐量试验(OGTT):典型者呈低平曲线,部分可呈糖耐量降低,少数呈早期低血糖或正常糖耐量曲线。

(4)胰高血糖素试验:有助于诊断胰岛素瘤,但不常用。

(5)影像学检查:随着诊断技术的发展,胰岛素瘤的定位诊断方法也越来越多,包括螺旋CT 和磁共振(magnetic resonance,MRI)扫描、超声内镜(endoscopic ultrasonography,EUS)、选择性腹腔动脉血管造影(selectiveceliac angiography,SAG)、腹腔镜超声等。螺旋 CT 联合EUS 或联合超声内镜引导下的细针穿刺被认为是胰岛素瘤最有效的检查手段,可作为胰岛素瘤的首选定位诊断方法。本病诊断重点包括三部分:低血糖症是否存在、高胰岛素分泌的证据和定位诊断,诊断时应将三者结合起来综合考虑。

四、治疗要点

1.手术治疗

手术切除肿瘤是本病的首选和根本治疗方法。胰岛素瘤的诊断一经明确均应及早手术,切除肿瘤,以获得治愈。

2.非手术治疗

对手术前、后疗效不佳或少数不能手术的患者,口服美克洛嗪以抑制胰岛素的分泌,增加进餐次数和量,增加糖类的摄入,以预防低血糖的发生。

3.低血糖发作的治疗

低血糖发作时尤其是伴有神志改变者应迅速处理,予以口服或静脉滴注葡萄糖,避免造成

不可逆的脑损害。

五、主要护理问题

1. 应对能力低下

应对能力低下与经常反复发作低血糖引起的脑细胞损害有关。

2. 舒适的改变

舒适的改变与低血糖发作引起的症状有关。

3. 焦虑、抑郁

焦虑、抑郁与反复低血糖发作导致的心理负担过重有关。

4. 相关知识缺乏

与缺乏低血糖发作时的自我护理知识有关。

六、护理措施

1. 饮食护理

由于患者频发低血糖,应予以高热量、高蛋白、高维生素饮食。主食最好选择吸收缓慢的含糖食品,如玉米、荞麦、土豆等制作的食物。由于脑组织主要靠葡萄糖供能,当发生血糖过低时,脑功能易发生障碍,所以要按时提醒患者适当加餐,避免低血糖发作,尤其是在夜间加餐尤为重要。

2. 休息与活动

指导患者适当增加休息时间,减少活动量及能量消耗,保证充足的休息和睡眠,防止低血糖的发生以及病情加重。

3. 血糖的监测和护理

(1)空腹血糖的测定与护理:①空腹血糖低于 2.8 mmol/L 对胰岛素瘤患者具有重要的诊断价值,空腹状态采取血标本是准确测定空腹血糖的基础。②胰岛素瘤患者由于低血糖症状反复发作,在长期患病过程中已摸索出通过增加饮食次数来预防低血糖发作的规律,因此有些患者会在夜间预防性进食。若不了解此情况,仅常规清晨采血送检,则会导致血糖测定值的误差。因此,测定空腹血糖时,应告知患者在采血的前一天晚上 10:00 以后勿再进食。③有时患者空腹血糖可在正常范围,需要反复多次测定空腹血糖才能发现低血糖。

(2)低血糖发作时血糖的测定与护理:①低血糖发作时血糖的测定更具有诊断价值,尤其对瘤体较小、临床症状轻微或不十分典型的患者更是如此。②对可疑胰岛素瘤患者应做好低血糖发作时立即抽取血标本的准备。③低血糖发作时切忌匆忙进食或静脉推注葡萄糖,应首先保护患者避免外伤、坠床,必要时放置口咽通气导管,避免误吸引起窒息和舌咬伤;立即取静脉血测定血糖及胰岛素,并同时测定毛细血管末梢血糖值;根据患者情况,进食或静脉推注50%葡萄糖 20~60 mL;15 min 后观察患者症状有无缓解并监测血糖是否达到正常,如症状未缓解、血糖未恢复正常,重复上一步骤直至症状缓解及血糖达到正常范围。

(3)饥饿试验时的血糖监测与护理:①饥饿试验结果可作为确诊的依据。②饥饿试验时要求患者禁食 24~72 h,多数患者在 24 h 内症状发作,期间每 1~2 h 测一次血糖,在血糖<2.8 mmol/L时,抽血测定血糖及胰岛素。③在试验前积极做好患者心理护理,说明血糖监测的意义,同时做好低血糖症状发作时的抢救工作。④告知患者在持续禁食时,严禁外出散步,派专人守护,对有抽搐病史者床旁备床挡,预防坠床。

5.心理护理

由于低血糖反复发作患者往往出现悲观失望、恐惧害怕等心理。此外,由于为预防低血糖而长期每日多次加餐,导致体型肥胖,外观的改变又引发他们自卑的心理。因此要向患者耐心细致地解释病情,提高患者对疾病的认知,并及时进行疏导,关心、体贴、尊重、支持患者,调动患者自身的积极因素。同时要调动家属的力量,指导家属进行积极的心理安慰,使患者恢复正常的心理状态,保持乐观情绪。

6.出院指导

(1)知识宣教:告知患者及家属此病的发病机制及低血糖发作时的临床表现(轻者表现为心慌、出冷汗、头晕、面色苍白、软弱无力等,重者可出现意识不清、昏迷、抽搐);指导患者低血糖发作时的应对措施,随身携带含糖食品,如糖果、饼干等。

(2)避免发生低血糖的诱因:告知患者劳累、激烈运动、进食量减少等各种可能导致低血糖发作或病情加重的因素。

(3)指导患者出院后继续监测血糖变化:有异常时及时复诊;指导患者注意休息,劳逸结合,合理饮食,戒烟酒;如果是手术后的患者,术后1~3个月复查腹部超声或CT,了解胰腺周围有无积液或者残留肿瘤。

七、并发症的处理及护理

1.低血糖和高血糖

加强血糖监测及夜间巡视,正确识别出低血糖的各种不同表现,及时做出相应处理。血糖升高时遵医嘱应用胰岛素,维持血糖在正常范围。

2.术后常见并发症

(1)胰瘘:表现为剧烈腹痛、腹胀、腹腔引流管或伤口流出清亮液体,引流液测得淀粉酶,术后应保持引流管固定、通畅,保证有效引流,观察引流液的颜色、量、性质,定期检测血、尿淀粉酶。如发生胰瘘遵医嘱予以胰酶抑制剂,加强全身支持,加强引流和伤口换药等对症治疗。

(2)感染:保持环境清洁及适宜的温度和湿度,严格执行无菌操作技术,避免交叉感染,术后严密监测患者体温变化、腹部体征、伤口情况、引流液的性质和量,定期监测血常规,注意有无感染征象。同时加强基础护理,保持皮肤清洁干燥。若有异常及时通知医生并协助处理,包括采集血标本和合理应用抗菌药等。

(3)出血:加强生命体征监测、伤口渗血和引流液观察,准确记录出入水量。若患者脉搏增快、皮肤湿冷、血压进行性下降、伤口敷料有渗血、引流管引流出血性液体等,提示有出血,应立即通知医生,根据医嘱输液,补充血容量和应用止血药物,并协助查明出血原因,对症处理。

(谢 琦)

第二十四节 单纯性肥胖

肥胖症是由遗传和环境等多种因素相互作用而引起的体内脂肪堆积过多、分布异常、体重增加的一组慢性代谢性疾病。通常认为体内贮积的脂肪量超过理想体重的20%,而不是指实际体重大于理想体重的20%。肥胖并非一种疾病,而是一种临床症候群。肥胖症根据病因可分为单纯性肥胖症与继发性肥胖症两大类。单纯性肥胖症是指非病理性因素引起的肥胖症,患者无明显的内分泌紊乱和代谢性疾病,肥胖症发生与年龄、遗传、生活习惯及脂肪组织特征有关。大多数肥胖者属于该种肥胖症。

单纯性肥胖症的分类方法有很多种。①按照病理改变分为增殖性肥胖症和肥大性肥胖症;②按照发病年龄不同分为幼年起病型肥胖症和成年起病型肥胖症;③按照脂肪的分布特点分为腹型(苹果型)肥胖症、臀型(梨型)肥胖症、均匀性肥胖症、向心性肥胖症、上身肥胖症或下身肥胖症等。该种分类方法对某些疾病的诊断和肥胖的预后判断有一定的帮助。如皮质醇增多症常为向心性肥胖;腹型肥胖者比均匀性肥胖者的预后差,容易引发许多疾病特别是心脑血管疾病及糖尿病。

一、病因

单纯性肥胖症的病因和发病机制目前尚未完全阐明,一般是遗传因素和环境因素共同作用的结果。总的来说,热量摄入多于热量消耗使脂肪合成增加是肥胖的物质基础。

二、诊断要点

1.病史

(1)可伴有低出生体重。

(2)可有家族肥胖病史。

(3)可伴有 2 型糖尿病、高血压、血脂异常、冠心病等代谢综合征病史。

(4)排除多囊卵巢综合征、Cushing 综合征、胰岛素瘤、下丘脑性肥胖、糖原贮积症、甲状腺功能减退症、药物性肥胖等继发性肥胖。

2.诊断标准

(1)临床表现:不耐热、活动能力减低、轻度气促、睡眠打鼾等。

(2)体重指数(BMI):BMI 值$\geqslant$24 kg/m^2 为超重,$\geqslant$28 kg/m^2 为肥胖。

(3)腰围(WC):WHO 建议男性 WC>94 cm、女性 WC>80 cm 为肥胖。中国肥胖问题工作组建议我国成年男性 WC$\geqslant$85 cm 和女性 WC$\geqslant$80 cm 为腹型肥胖。

三、治疗要点

对于肥胖的管理和治疗不应局限于减轻体重,还需兼顾减少有关健康风险、促进健康状况。单纯性肥胖症防治的两个关键环节是减少热能摄取及增加热能消耗。治疗方法强调以行为为主,包括饮食及运动的综合疗法,必要时辅以药物或手术治疗。

1.行为治疗

通过健康宣教使患者及其家属对肥胖症及其危害性有正确的认识,避免暴饮暴食,采取健康的生活方式、饮食习惯及运动习惯并自觉坚持。

(1)饮食治疗:控制每日总热量的摄入,采用低热量、低脂肪饮食。制订患者能接受、且长期能坚持下去的个体化饮食方案,使其体重逐渐减轻到适当水平,再继续维持。

(2)体力活动或运动:进行健康教育,并给予指导,制订适合患者的运动方式和运动量,循序渐进。有心血管并发症和肺功能不全的患者须慎重。

2.药物治疗

抑制食欲以减少能量的摄入和增加能量消耗而减肥。

（1）儿茶酚胺刺激剂：如苯特明、组胺异吲哚、苯丙醇胺。

（2）血清素能协同剂：芬氟拉明、抗抑郁药（如氟西汀、氟伏沙明、舍曲林）。

（3）血清素和去甲肾上腺素再摄取抑制剂，代表药物为西布曲明。

（4）脂肪吸收抑制剂：奥利司他和西布曲明。

（5）增加胰岛素敏感性的药物：噻唑烷二酮类（如罗格列酮）、双胍类（如二甲双胍）。

3.手术治疗

手术治疗可选择使用吸脂术、切脂术和各种减少食物吸收的手术等。

四、主要护理问题

1.营养失调：高于机体需要量

营养失调与摄食增加和消耗减少有关。

2.有感染的危险

感染与机体抵抗力下降有关。

3.焦虑

焦虑与疾病预后和担心治疗效果有关。

4.活动无耐力

活动无耐力与身体活动能力减弱有关。

5.自我形象紊乱

自我形象紊乱与疾病引起的身体外形改变有关。

6.气体交换受阻

气体交换受阻与肥胖所致气道阻力增加有关。

五、护理措施

（一）饮食护理

1.评估

单纯性肥胖症可发生于任何年龄，但女性发病多在分娩后和绝经期后，男性多在 35 岁以后。患者喜欢进食肥肉、甜食、油腻食物或啤酒等容易导致发胖的食物，有的患者还喜欢睡前进食和多吃少动。护士要评估患者发病的原因，仔细询问患者单位时间内体重增加的情况、饮食习惯、体力活动量、肥胖病程及肥胖家族史等，了解患者每日进餐量及次数、进餐后的感觉和消化吸收情况、排便习惯。观察是否存在影响摄食行为的精神心理因素。

2.制订饮食计划和目标

与患者商讨，制订合适的饮食计划和减轻体重的具体目标，饮食计划应为患者能接受并长期坚持的个体化方案，使体重逐渐减轻（每周体重降低 0.5～1 kg）到理想水平并继续维持，护士要监督和检查计划执行情况。

（1）总热量的摄入：采用低热量、低脂肪饮食，控制每日总热量的摄入。

（2）饮食种类：减肥的饮食有两种，低热量饮食每日 800～1 200 kcal[每日 62～83 kJ/kg（理想体重）]和极低热量饮食每日＜800 kcal①[每日＜62 kJ/kg（理想体重）]，要交替选择极

---

① 　临床上仍习惯用千卡（kcal）表示热量单位。1 kcal＝4.185851 kJ。全书同。

低热量饮食与低热量饮食。每日摄取 1 200 kcal 以下饮食可能导致微量营养素的缺乏,一个较为简单的方法是在习惯饮食的基础上减少 15%～30% 的能量摄入,这对于稳定的患者是合适的,或是每天减少能量摄入 600 kcal,这样有可能达到每周减轻体重 0.5 kg。

(3)采用混合的平衡饮食:合理分配营养比例,进食平衡饮食,饮食中糖类、蛋白质、脂肪所提供能量的比例,分别占总热量的 55%～65%、15%～20% 和 20%～25%。

(4)合理搭配饮食:饮食包含适量优质蛋白质、复合糖类(如谷类)、足够的新鲜蔬菜(400～500 g/d)、水果(100～200 g/d)、豆类、谷物及坚果的摄入,适量补充维生素及微量营养素,同时减少单糖类的摄入。

(5)禁饮高酒精度酒。

(6)避免进食油煎食品、方便面、零食、快餐、巧克力、甜食等,可增加胡萝卜、芹菜、黄瓜、西红柿、苹果等低热量食物来满足"饱腹感"。

(7)提倡少食多餐:每日 4～5 餐,每餐 7～8 分饱,因为有资料表明若每日 2 餐,可增加皮脂厚度和血清胆固醇水平。

(8)鼓励患者多饮水。

3.采用饮食日记

饮食日记有助于对食物进行定量的评估。

4.饮食行为教育

(1)指导患者的食物行为(选购、贮存、烹饪)和摄食行为(应定时定量进餐)。

(2)指导患者建立良好的进食习惯:教导患者改变不良饮食行为的技巧,如增加咀嚼次数、减慢进食速度;进餐时集中注意力,避免边看电视、边听广播或边读书边吃饭。避免在社交场合因为非饥饿原因进食。

(3)对因焦虑、抑郁等不良情绪导致进食量增加的患者,应该针对其精神心理因素给予相应的辅导,使其克服疲乏、厌烦、抑郁期间的进食冲动。对于有严重情绪问题的患者建议转心理专科治疗。

(二)运动护理

运动促进物质的利用和消耗,有助于降低体重和强健身体。

(1)评估患者的运动能力和喜好。

(2)与患者一起制订个体化运动方案并鼓励在实施制订运动方案前,应做全面的身体检查,包括心血管系统检查和呼吸系统检查等,并随时根据患者的感受和运动效果调整方案。①有氧运动;②根据患者的年龄、性别、体力、病情及有无并发症等情况确定运动方式及运动量,同时要尊重患者的喜好和方便。运动方式包括散步、快走、慢跑、游泳、跳舞、做广播体操、打太极拳及各种球类活动等;每次运动 30～60 min 中等强度体力活动,必要时为了控制体重需要增加运动强度。

(3)运动指导:①运动要循序渐进并持之以恒,避免运动过度或过猛,避免单独运动;②患者运动期间,不要过于严格控制饮食;③运动时要注意安全,运动时有家属陪伴。

(三)用药护理

1.口服药物治疗

不是肥胖症患者的首选或单独治疗方法,而是饮食、运动、生活方式干预的辅助或补充。但长期的生活方式干预对肥胖症患者来说感到难于坚持而疗效又缓慢,相比较而言,患者更愿意选择药物治疗。护士应耐心向患者讲解药物治疗的适应证、禁忌证和作用。

(1)适应证:①在饮食控制过程中,有难以忍受的饥饿感或难以克制的食欲;②合并有高血糖、高胰岛素血症、高血压、血脂异常和脂肪肝;③合并有严重的骨关节炎;④合并有反流性食管炎;⑤肥胖引起的呼吸困难或合并有睡眠呼吸暂停综合征;⑥BMI≥24 kg/m² 有上述情况,或 BMI≥28 kg/m² 不论是否有以上合并症,经过 3～6 个月单独采用饮食和增加运动量治疗仍不能减低体重 5%,甚至体重仍有上升趋势者,可考虑应用药物辅助治疗。

(2)禁忌证:①儿童;②孕妇、哺乳期妇女;③对减肥药物有不良反应者;④正在服用其他选择性血清素再摄取抑制剂者。

2.向患者讲解药物可能出现的不良反应,观察和及时处理药物的不良反应

(1)服用西布曲明患者可出现头痛、厌食、口干、失眠、心率加快、血压轻度升高等,禁用于患有冠心病、充血性心力衰竭、心律失常和脑卒中的患者。

(2)奥利司他主要的不良反应是胃肠积气、大便次数增多和脂肪泻、恶臭、肛门周围常有脂滴溢出而容易污染内裤,应指导患者及时更换,并注意肛门周围皮肤护理。

(四)心理护理

单纯性肥胖症患者常因身体改变和体力减弱及内分泌紊乱而出现自卑、抑郁、自闭等心理,不愿与人交流、交往。护士应注意以下几点。(1)鼓励患者表达自己的感受。

(2)与患者讨论疾病的治疗及愈后,增加患者战胜疾病的信心。

(3)鼓励患者进行自身修饰。

(4)加强自身修养,提高自身的内在气质。

(5)提供心理支持:建立良好的家庭互动关系,鼓励家属主动与患者沟通,互相表达内心的感受,促进家人之间的联系,改善互动关系,鼓励家属主动参与对患者的护理,以减轻患者内心的抑郁感,及时发现患者严重情绪问题,建议心理专科治疗。

六、并发症的处理及护理

一般单纯性肥胖症患者无自觉症状,但严重肥胖者和中心性脂肪沉积者可发生高血压、心脏病、下肢静脉曲张、静脉血栓形成,严重肥胖者甚至可出现缺氧、发绀、高碳酸血症、肺动脉高压和心力衰竭,还可出现睡眠呼吸暂停综合征(sleep apnea syndrome,SAS)及睡眠窒息。同时并发高胰岛素血症、血脂异常症、高尿酸血症、糖尿病等代谢紊乱疾病。身体长期负重也容易引起腰背及关节疼痛。皮肤皱褶处容易发生擦烂、皮炎,并发化脓性或真菌感染。因此,护士要注意观察以下几个方面。

(1)患者的体重、生命体征、睡眠、皮肤状况、血气分析、血脂系列等变化。

(2)评估患者的营养状况,是否对日常生活产生影响或引起并发症。注意有无热量摄入过低及由此引起的衰弱、脱发、抑郁,甚至心律失常,如有异常及时按医嘱处理。

(3)对于活动无耐力的患者,应观察活动耐力是否逐渐增加,能否耐受日常活动和一般性运动。

(谢　琦)

第二十五节　血脂异常

一、概述

血脂异常指血浆中脂质的量和质的异常。由于脂质不溶或微溶于水,在血浆中必须与蛋白质结合以脂蛋白的形式存在,因此,血脂异常实际上表现为血脂蛋白异常。长期血脂异常可导致动脉粥样硬化,增加心脑血管病的发病率和病死率。

(一)血脂和脂蛋白

1. 血脂、脂蛋白和载脂蛋白

血脂是血浆中的中性脂肪(三酰甘油和胆固醇)和类脂(磷脂、糖脂、固醇类固醇)的总称。血浆脂蛋白可分为高密度脂蛋白(high density lipoprotein,HDL)、中间密度脂蛋白(intermediate density lipoprotein,IDL)、低密度脂蛋白(low density lipoprotein,LDL)、极低密度脂蛋白(very low density lipoprotein,VLDL)和乳糜微粒(chylomicron,CM)。

此外,还有一种脂蛋白是后来发现的,称作脂蛋白(a)[Lp(a)],它不仅密度比 LDL 大,颗粒也较 LDL 大。Lp(a)的化学结构仅多含 1 个载脂蛋白(a)。研究表明,Lp(a)升高是冠心病的独立危险因素。各类脂蛋白的组成及其比例不同,因而其理化性质、代谢途径和生理功能也各有差异。

2. 脂蛋白及其代谢

(1)乳糜微粒:CM 颗粒最大,密度最小,富含三酰甘油,但载脂蛋白(Apo)比例最小。其主要功能是把外源性三酰甘油运送到体内肝外组织。由于含 CM 颗粒大,不能进入动脉壁内,一般不致引起动脉粥样硬化,但易诱发急性胰腺炎;但 CM 残粒可被巨噬细胞表面受体所识别而摄取,这可能与动脉粥样硬化有关。

(2)极低密度脂蛋白:VLDL 颗粒比 CM 小,也富含三酰甘油,但所含胆固醇、磷脂和 Apo 比例增大。它的主要功能是把内源性三酰甘油运送到体内肝外组织,也向外周组织间接或直接提供胆固醇。VLDL 水平升高是冠心病的危险因素。

(3)低密度脂蛋白:LDL 颗粒比 VLDL 小,密度比 VLDL 高,胆固醇所占比例特别大。其主要功能是将胆固醇转运到肝外组织,为导致动脉粥样硬化的重要脂蛋白。

(4)高密度脂蛋白:HDL 颗粒最小,密度最高,蛋白质和脂肪含量约各占一半,载脂蛋白以 ApoAⅠ和 ApoAⅡ为主。

它的生理功能是将外周组织包括动脉壁在内的胆固醇转运到肝脏进行代谢,这一过程称为胆固醇的逆转运,它的水平下降是动脉粥样硬化和早发心血管疾病(CVD)风险的一个强烈、独立且呈负相关的预测因子。

3. 血脂及其代谢

(1)胆固醇:食物中的胆固醇主要为游离胆固醇,在小肠腔内与磷脂、胆酸结合成微粒,在肠黏膜吸收后与长链脂肪酸结合形成胆固醇酯。大部分胆固醇酯形成 CM,少量组成 VLDL,经过淋巴系统进入体循环。

(2)三酰甘油:外源性三酰甘油来自食物,消化、吸收后成为乳糜微粒的主要成分。内源性三酰甘油主要由小肠和肝合成,构成脂蛋白后进入血浆。

(二)血脂异常分型

1.根据异常血脂的成分分类

根据异常血脂的成分分为高胆固醇血症、高三酰甘油血症、混合性高脂血症和低高密度脂蛋白胆固醇血症。该种分类法临床最常用。

2.按是否继发于全身系统性疾病分类

按是否继发于全身系统性疾病分为原发性和继发性血脂异常两大类。继发性血脂异常可由于全身系统性疾病所引起,也可由于应用某些药物所引起。在排除了继发性血脂异常后,就可以诊断为原发性血脂异常。原发性和继发性血脂异常可同时存在。

二、病因

脂蛋白代谢过程极其复杂,不论何种病因,若引起脂质来源、脂蛋白合成、代谢过程关键酶异常或降解过程受体通路障碍等,均可能引起血脂异常。

1.原发性血脂异常

大多数原发性血脂异常原因不明、呈散发性,被认为是由多个基因与环境因素综合作用的结果。临床上血脂异常常与肥胖症、高血压、冠心病、糖耐量异常或糖尿病等疾病同时发生,患者往往同时伴有高胰岛素血症,合称代谢综合征。

2.继发性血脂异常

(1)全身系统性疾病:糖尿病、甲状腺功能减退症、库欣综合征、肝肾疾病、系统性红斑狼疮、骨髓瘤等均可引起继发性血脂异常。

(2)药物:如噻嗪类利尿剂、β受体阻滞剂等。长期大量使用糖皮质激素可促进脂肪分解、血浆三酰甘油(triglyceride,TG)和总胆固醇(total cholesterol,TC)水平升高。

三、诊断要点

1.诊断标准

目前我国仍沿用《中国成人血脂异常防治指南(2007)》血脂水平分层标准。

2.分类诊断

临床上也简单地将血脂异常分为高胆固醇血症、高三酰甘油血症、混合性高脂血病和低高密度脂蛋白胆固醇血症。

四、治疗要点

1.治疗原则

继发性血脂异常应以治疗原发病为主;治疗措施应是综合性的;采用防治目标水平治疗。

2.治疗方法

(1)治疗性生活方式改变,包括营养治疗和规律的体力活动等。

(2)药物治疗。

(3)其他治疗措施:血浆净化治疗、手术治疗、基因治疗。

五、主要护理问题

1.感知改变:头晕

头晕与脑动脉硬化及血液黏稠度增高导致脑缺血、缺氧有关。

2.营养失调:高于机体需要量

营养失调与体内脂肪组织、血液中脂质增加有关。

3.自我形象紊乱:眼袋显著

眼袋显著与脂肪代谢障碍有关。

4.自我形象紊乱

自我形象紊乱与脂肪代谢紊乱有关。

5.有受伤的危险

受伤与脂质异位沉积导致肌腱损害有关。

六、护理措施

(一)饮食护理

为治疗血脂异常的基础疗法,需长期坚持。根据患者血脂异常的程度、分型以及性别、年龄和劳动强度等制订食谱。

1.合理膳食结构

合理的膳食结构是维持脂质代谢平衡的重要措施。其一般原则是"四低一高",即低热量、低脂肪、低胆固醇、低糖、高膳食纤维。

2.限制总热量的摄入

总热量尤其肥胖者应逐渐降低体重,限制总热量的摄入是减肥的重要措施,以每周降低体重 0.5～1 kg 为宜。60 岁以上老年人、轻体力劳动者每天总热量应限制在 6 699～8 374 kJ 为宜。避免暴饮、暴食,不吃过多甜食,饮食有节。

3.低脂膳食

脂肪占总热量 20% 为宜,并且以含多链不饱和脂肪酸的植物油(豆油、花生油、玉米油)为主,动物脂肪不应超过总脂肪的 1/3。若三酰甘油超过 11.3 mmol/L(436 mg/dL),脂肪摄入应严格限制在每日不超过 30 g 或占总热量的 15% 以下。胆固醇摄入量每日控制在 200～300 mg 以下为宜。避免食用高胆固醇食品。

4.高纤维膳食

膳食中纤维可与胆汁酸结合,增加粪便中胆盐的排泄,有降低血清胆固醇浓度的作用。膳食纤维含量丰富的食物主要是粗杂粮、米糠、麦麸、干豆类、海带、蔬菜、水果等,每日摄入纤维量 35～45 g 为宜。每日食用含纤维丰富的燕麦麸 50 g 即可起到良好的降脂作用。

5.戒烟,限盐,限制饮酒

禁烈性酒,长期吸烟、酗酒可干扰血脂代谢,使胆固醇、三酰甘油上升,高密度脂蛋白下降。

(二)运动指导

规律的体力活动可以控制体重,保持患者合适的体重指数(BMI)。指导患者每天坚持运动 1 h,活动量达到最大耗氧量 60% 为宜,活动时心率以不超过 170 次/分钟即可,或以身体微汗、不感到疲劳、运动后自感身体轻松为准,每周坚持活动不少于 5 d,持之以恒。

(三)用药护理

(1)服用降脂药的同时需要低脂饮食,遵医嘱正确服用降脂药,复查血液(血脂、肝肾功能)各项指标以观察疗效和为调整治疗方案提供依据。

(2)观察药物不良反应,及时报告医生进行干预。①他汀类:不良反应较轻,少数患者出现胃肠道反应、转氨酶升高、肝功能受损，用药需监测肝功，还可出现血清肌酸激酶升高，极少严重者有横纹肌溶解，患者出现肌痛、乏力、发热等症状，可致急性肾衰竭。严重肝肾功能损害的禁忌用药。代表药物有阿托伐他汀、辛伐他汀、普伐他汀、氟伐他汀、瑞舒伐他汀。除瑞舒伐他汀可在任何时间服药外，其余制剂均为每晚顿服。②贝特类：主要不良反应为胃肠道反应；少数出现一过性肝转氨酶和肌酸激酶升高，可见皮疹、血白细胞减少。代表药物有非诺贝特，服用方法是与餐同服。③烟酸类：烟酸属 B 族维生素，其用量超过作为维生素作用的剂量时有调脂作用。用量为 0.2 g，每天 3 次口服，渐增至 1～2 g/d。主要不良反应为胃肠道，面部潮红、瘙痒，偶见肝功能损害，有可能使消化性溃疡恶化。有胃部不适的宜与牛奶或进餐时服。④树脂类：在肠道内与胆酸不可逆结合，阻碍胆酸的肠肝循环，促进胆酸随粪便排出，阻断其胆固醇的重吸收，主要不良反应为恶心、呕吐、腹胀、腹痛、便秘。⑤肠道胆固醇吸收抑制剂：依折麦布作为饮食控制的辅助治疗，或与他汀类联合应用，可作为其他降脂治疗的辅助治疗。不良反应为胃肠道反应，腹痛、腹泻、胃肠胀气等，还可出现头痛和恶心，肌肉疼痛，有可能引起转氨酶升高。可一天之内任何时间服用。⑥普罗布考：用量 0.5 g 早晚餐时服用。不良反应为恶心，Q-T 间期延长，严重的室性心律失常。禁忌用于血钾和血镁过低，新发心肌梗死，严重的室性心律失常，心动过缓，心源性昏厥等。

（3）告知患者饮食治疗、加强运动、改善生活方式是药物治疗的基础，必须终身坚持，药物治疗要谨遵医嘱，不得中途停药，否则易复发或反跳。

（4）避免使用干扰脂代谢的药物：β受体阻滞剂，如普萘洛尔；利尿剂，如氢氯噻嗪、呋塞米，利舍平，避孕药，类固醇激素等，它们均可使胆固醇、三酰甘油上升，高密度脂蛋白降低。

(四)出院指导

（1）告知患者高脂血症对人体的危害性及采取不同干预方式的时机，血脂异常最主要的危害在于增加患者缺血性心血管疾病的危险性。

（2）治疗性生活方式改变（therapeutic lifestyle changes，TLC）是降脂治疗的基本措施，包括饮食治疗，运动治疗和避免精神紧张、情绪激动、失眠、过度劳累、生活无规律、焦虑、抑郁等可以导致血脂代谢紊乱的因素。护士要向患者和家属讲解相关知识，指导其制订相应计划，并监督落实，监测效果。

（3）指导患者积极治疗影响血脂代谢的有关疾病，如糖尿病、甲状腺功能减退、肾病综合征、酒精中毒、胰腺炎、红斑狼疮等。

（4）定期体检：45 岁以上中年人、肥胖者、有高脂血症家族史者、经常参加吃喝应酬者、高度精神紧张工作者，都属高脂血症的高危对象，应定期（至少每年 1 次）检查血脂。

（谢　琦）

第二十六节　代谢综合征

代谢综合征（metabolic syndrome，MS）是指人体的蛋白质、脂肪、碳水化合物等物质发生代谢紊乱的病理状态，是一组复杂的代谢紊乱综合征，是一组在代谢上相互关联的危险因素的组合。其主要危险因素有腹型肥胖、糖调节受损或 2 型糖尿病、高血压和血脂代谢紊乱、胰岛素抵抗或高胰岛素血症,尚有学者提出将高尿酸血症、痛风、过早出现的动脉粥样硬化、冠心病、骨质疏松、脂肪肝、多囊卵巢综合征、高凝状态、纤维蛋白原增高和纤溶酶原抑制物-1(简称PAI-1)升高、瘦素增高也纳入其中。代谢综合征患者是发生心脑血管疾病的高危人群,与非代谢综合征相比,其罹患心血管病和 2 型糖尿病的风险均显著增加。

一、病因

代谢综合征的基本病因尚未完全阐明。MS 的发生是复杂的遗传与环境因素相互作用的结果。目前一般认为胰岛素抵抗是 MS 的中心环节,而肥胖特别是中心性肥胖与胰岛素抵抗的发生关系密切相关。亚洲心血管病国际合作研究中国部分的结果显示:MS 在 20 岁以上成人中的患病率为 $9.8\%\sim17.8\%$,已成为威胁我国居民健康的重大公共卫生问题。

二、诊断要点

1. 中华医学会糖尿病学分会(CDS)标准(2004)

具备以下 4 项组成成分中的 3 项或全部者。

(1)超重:和(或)肥胖 BMI$\geqslant$25 kg/m²。

(2)高血糖:FPG$\geqslant$6.1 mmol/L(110 mg/dL)和(或)餐后 2 h 血糖(2 hPG)$\geqslant$7.8 mmol/L(140 mg/dL),和(或)已确诊糖尿病并治疗者。

(3)高血压:收缩压/舒张压$\geqslant$140/90 mmHg,和(或)已确诊高血压并治疗者。

(4)血脂紊乱:空腹血 TG$\geqslant$1.7 mmol/L(110 mg/dL),和(或)空腹血 HDL-C$<$0.9 mmol/L(35 mg/dL)(男),$<$1.0 mmol/L(39 mg/dL)(女)。

2.《中国成人血脂异常防治指南》(2007)诊断建议

(1)腹部肥胖:腰围男性$>$90 cm,女性$>$85 cm。

(2)血 TG$\geqslant$1.7 mmol/L(110 mg/dL)。

(3)血 HDL-C$<$1.04 mmol/L(40 mg/dL)。

(4)血压$\geqslant$130/85 mmHg。

(5)FPG$\geqslant$6.1 mmol/L(110 mg/dL)或糖负荷后 2 h 血糖(2 h PG)$\geqslant$7.8 mmol/L(140 mg/dL)或有糖尿病病史。

具有以上 3 项或 3 项以上者可诊断 MS。

三、治疗要点

代谢综合征是对一组高度相关疾病的概括性和经济的诊断与治疗的整体概念,要求进行包括生活方式的干预(如减轻体重、增加体育锻炼和精神协调)、降血糖、调脂和抗高血压治疗都同等重要的综合治疗。所有的治疗都应围绕降低各种危险因素。包括有效减轻体重,减轻胰岛素抵抗,良好控制血糖,改善脂代谢紊乱,控制血压等。

四、主要护理问题

1. 营养失调:高于机体需要量

营养失调与代谢紊乱有关。

2. 呼吸形态改变

呼吸形态改变与肥胖导致气道周围脂肪沉积引起呼吸道狭窄有关。

3.有受伤的危险

受伤与血压高有关。

4.自我形象紊乱

自我形象紊乱与肥胖有关。

5.知识缺乏

与饮食、活动、疾病相关知识缺乏有关。

6.潜在并发症

潜在并发症包括糖尿病、冠心病、脑卒中、高血压、痛风等。

五、护理措施

(一)饮食护理

控制总热量,减低脂肪摄入,使体重控制在合适范围。

(1)控制总热量:对于 25 kg/m² ≤BMI≤30 kg/m² 者,给予每日 1 200 kcal(5 021 kJ)的低热量饮食。

(2)低脂饮食,限制饱和脂肪酸的摄入。

(3)保证饮食营养均衡,做到粗细搭配、荤素搭配。多食蔬菜和水果,选择全谷物、高纤维的食物。

(4)高血压者控制盐的摄入,每日<6 g。

(二)运动指导

(1)目的:减轻体重,增加胰岛素敏感性;纠正代谢紊乱;强健体魄,增加机体抵抗力。

(2)强度:轻至中等强度体力活动。从较低强度开始,循序渐进,逐渐增加。

(3)频率:提倡每日进行,20 min 开始,逐渐增加到每日 1～2 h。

(4)方式:有氧运动,如骑自行车、擦地板、散步、跳舞、行走、跑步、骑车、爬楼梯等。

(三)用药护理

(1)减肥药物:目的是减轻体重。常用药物有西布曲明(抑制去甲肾上腺素和 5-羟色胺再摄取,减少摄食)和奥利司他(抑制胃肠道胰脂肪酶,减少脂肪吸收)。

(2)二甲双胍和胰岛素增敏剂,通过增加外周组织对胰岛素的敏感性而减轻胰岛素抵抗,二甲双胍还有降低血糖的作用。

(3)降脂药:常用药物有贝特类和他汀类。

(4)降压药:降压目标收缩压≤130 mmHg,舒张压≤80 mmHg。①ACEI 和 ARB:ACEI 的代表药有卡托普利、依那普利、培哚普利、福辛普利等。ARB 的代表药物有氯沙坦钾(科素亚)、厄贝沙坦和缬沙坦等,它们不仅有较好的降压作用,还可增加胰岛素敏感性。②β 受体阻滞剂和噻嗪类利尿剂:如普萘洛尔,剂量偏大时可影响糖耐量及增加胰岛素抵抗,升高 TC 和 TG。使用中注意监测患者心率和尿量。③钙通道阻滞剂:常用其长效制剂,如氨氯地平、非洛地平和硝苯地平控释片等。

(四)病情观察

(1)根据病情严密监测患者的脉搏、心率、血压等生命体征,及血糖、血脂、体重、体型的变化,及时发现各种危险因素,提供诊疗依据。

(2)嘱咐患者坚持按时、按量服药,观察疗效和不良反应。

(3)评估患者饮食、睡眠、排便及活动状况,及时给予干预和协助。

(4)定期进行心电图、凝血系列、血黏度、血管 B 超检查,及时发现异常,去除潜在(存在)的各种危险因素。

(五)心理护理

评估和分析患者的心理状况,进行有效的干预,鼓励患者保持良好的心态,培养健康向上的人生观,以积极的心态面对疾病。

(六)健康指导

1.向患者讲解代谢综合征的危害

代谢综合征是多种危险因素的聚集且其效应不是简单相加,而是协同叠加。代谢综合征的危害使发生糖尿病和冠心病与其他心血管病的危险性明显增加。由于代谢综合征中的每一种组分都是心血管病的危险因素,它们的联合作用更强,所以有人将代谢综合征称为"死亡四重奏"(向心性肥胖、高血糖、高三酰甘油血症和高血压)。

2.预防代谢综合征归纳为"一、二、三、四、五、六、七、八"

(1)规律:一日生活规律化,勿过度劳累,劳逸结合。

(2)二个戒除:戒烟、戒酗酒。

(3)三搭配和三平衡:三搭配即粗细粮搭配,荤素食搭配,主副食搭配;三平衡即酸性、碱性饮食平衡,营养平衡,热量平衡。

(4)饮食要近"四黑"、远"四白":近"四黑"即常吃黑米、黑豆、黑芝麻、黑木耳;远"四白"即少吃白糖、白盐、白肥肉、白味精。

(5)"五大疗法"结合进行:防治代谢综合征要进行文娱疗法、体育疗法、药物疗法、精神(心理)疗法、新知识疗法,不要依靠单一预防治疗。

(6)防"六淫":即按中医的观点,生活中预防急骤的气候变化,防过度的风、寒、暑、湿、燥、火气候对人体的侵袭而造成损害。

(7)避"七情":生活中应尽量避免强烈的喜、怒、忧、思、悲、恐、惊的精神刺激(心理)所导致的疾病。

(8)八项检查:贯彻"早防、早查、早治",每半年至一年在临床全面体检的基础上查体重、血压、血脂、血糖、血尿酸、心功能、肾功能、肝功能。

3.建立科学的生活方式

(1)控制体重在理想范围。

(2)合理饮食:①限制总热量,限制饱和脂肪酸和食盐的摄入;②多食蔬菜和水果,选择全谷物、高纤维的食物;③合理分配营养:总热量的 40%～50% 由糖类饮食提供,减少简单糖类(如水果、果汁、麦芽糖等)摄入,增加复合糖类(如谷物、薯类、大豆、麦片)摄入。每千克体质量每天摄入蛋白质 0.8～1.0 g,脂肪及饱和脂肪酸供能分别小于总热量的 30% 及 10%,增加膳食纤维含量(20～35 g/d),通过选择瘦肉、蔬菜、脱脂或低脂(含脂量为 1%)奶制品等保证每天摄入的胆固醇<300 mg,尽量少食用添加糖的饮料及食物,少摄取食盐,并注意补充可溶性纤维及富含异黄酮、木质素的植物雌激素食物,如大豆、葛根。

(3)运动指导:提倡每日进行轻至中等强度体力活动 30 min,如骑自行车、擦地板、散步、跳舞等。

(4)适量饮酒:适量饮酒通过减少胰岛素抵抗,提高高密度脂蛋白胆固醇(HDL-C)水平,改善高凝和炎症前状态,有利于代谢综合征(MS)的防治,而过量饮酒则可增加肥胖、糖尿病、高三酰甘油血症、高血压的发病率,从而促进代谢综合征(MS)的发生,要提高过量饮酒对健康危害性的认识,倡导健康的生活方式。

4.用药指导

(1)指导患者遵医嘱服药,不可随意停药或减量,尤其是降压、降糖、降脂药。

(2)教会患者认识所服用药物的名称、剂量、用法及不良反应,如双胍类药物可引起胃肠道反应,使用噻唑烷二酮类药物部分患者可能出现体重增加、水肿甚至心功能不全等,用药期间需严密观察。

(王旭娇)

第二十七节 痛 风

痛风是单钠尿酸盐沉积于骨关节、肾脏和皮下等部位所引发的急、慢性炎症和组织损伤,与嘌呤代谢紊乱和(或)尿酸排泄减少所致的高尿酸血症直接相关。其临床特点为高尿酸血症、反复发作的痛风性急性关节炎、间质性肾炎和痛风石的形成,严重者可导致关节畸形及功能障碍,并常伴有尿酸性尿路结石。

一、病因

痛风根据病因在临床上分为原发性和继发性两类,其中原发性痛风占绝大多数。由于先天性嘌呤代谢紊乱或尿酸排泄减少所致的痛风称为原发性痛风。有家族病史发生痛风的风险更高,属多基因遗传缺陷,除极少数是先天性嘌呤代谢酶缺陷外,绝大多数病因未明。常与肥胖、糖脂代谢紊乱、高血压动脉硬化和冠心病等聚集发生。继发性痛风主要由于肾脏疾病致尿酸排泄减少,骨髓增生性疾病及放疗致尿酸生成增多,某些药物抑制尿酸的排泄或高嘌呤饮食等多种原因所致。

二、诊断要点

(一)临床表现

高尿酸血症、痛风性关节炎、痛风石、痛风性肾脏改变。

(二)实验室检查

1.尿酸排出增多

5 d限嘌呤饮食后,24 h尿尿酸>3.57 mmol(600 mg),尿中出现尿酸盐结晶和红细胞。

2.血尿酸水平增高

正常成年男性正常血尿酸值为208～416 mmol/L(3.5～7.0 mg/dL),女性为149～358 mmol/L(2.5～6.0 mg/dL),绝经后接近男性。血尿酸存在较大波动,应反复监测。

3.关节液或痛风石内容物检查

在偏振光显微镜下可见双折光的针形尿酸盐结晶。

4.电子计算机X线显像体层(CT)与磁共振成像(MRI)检查

CT 扫描受累部位可见不均匀的斑点状高密度痛风石影像；MRI 的 T_1 和 T_2 加权图像呈斑点状低信号。

5. X 线检查

急性关节炎期可见非特征性软组织肿胀；慢性期或反复发作后可见软骨缘破坏，关节面不规则，特征性改变为穿凿样、虫蚀样圆形或弧形的骨质透亮缺损。

三、治疗要点

（一）原发性痛风的治疗

1. 一般治疗

调整生活方式，限制高嘌呤食物，鼓励患者多饮水，控制总热量摄入，保持理想体重等。

2. 急性关节炎期治疗

急性期休息，避免外伤、受凉、劳累。药物选择：秋水仙碱、非甾体消炎药（如吲哚美辛、布洛芬、萘普生、保泰松等）、糖皮质激素，关节疼痛剧烈时可口服可待因或肌内注射哌替啶。

3. 间歇期及慢性关节炎期治疗

生活方式调整，维持血尿酸正常水平，减少或清除体内沉积的单钠尿酸盐晶体。目前临床应用的降尿酸药物主要有抑制尿酸生成药（别嘌醇）和促进尿酸排泄药（苯溴马隆、丙磺舒）两类，均应在急性发作缓解 2 周后小剂量开始，逐渐加量，根据血尿酸的目标水平调整至最小有效剂量并长期甚至终身维持。

（二）继发性痛风的治疗

治疗原发病，余同原发性痛风的治疗。

四、主要护理问题

1. 舒适的改变：疼痛

疼痛与尿酸盐结晶沉积在关节引起炎症反应有关。

2. 生活自理能力下降

生活自理能力下降与痛风发作和关节畸形导致患者活动能力下降有关。

3. 躯体活动障碍

躯体活动障碍与关节受累、关节畸形有关。

五、护理措施

（一）饮食护理

1. 限制嘌呤摄入量

（1）急性期：严格限制嘌呤摄入，食物中的嘌呤量控制在 $100\sim150$ mg/d；蛋白摄入控制在 1 g/(kg·d)；脂肪摄入控制在 50 g/d，提高糖类的含量（60% 左右），如各种精制大米、玉米面、面粉等主食，糖类可以促进尿酸的排出。

（2）慢性期：减少嘌呤摄入，选用嘌呤含量低的食物，如白菜、青椒、洋葱、青菜、苏打水、梨、蜂蜜、核桃等。避免食用动物内脏、沙丁鱼等嘌呤含量高的食物。

2. 限制每日总热能

（1）痛风患者应该控制体重，每日总热量比正常人减少 $10\%\sim15\%$，应限制在 $1\,200\sim1\,500$ kcal($5\,023\sim6\,278$ kJ)/d，不可每餐吃得过多、过饱。减肥以每月 $1\sim2$ kg 为宜，

但不要采取饥饿疗法,因饥饿疗法会影响肾脏排酸量而导致高尿酸血症或诱发痛风发作。

(2)热能应该逐渐减少,减少过度会引起酮症酸中毒,从而诱发痛风的急性发作。病情较重时应以植物蛋白为主,糖类应是能量的主要来源。

3. 饮水

(1)鼓励患者多饮水,日饮水量应达 1 500 mL 以上,保证每日排尿量达 2 000 mL 以上,以增加尿酸的排出。

(2)均匀饮水,每小时一杯;不要在餐前半小时或餐后马上饮水,应在餐后 1 h 左右,或选择在三餐之间,以免餐后大量饮水引起胃胀,也可指导患者睡前或半夜饮水,以免引起尿液浓缩,而增加尿酸性尿路结石的可能。

(3)不宜大量喝浓茶或咖啡等饮料,不宜饮用纯净水,宜选用普通饮用水或淡茶水、碱性饮料;注意合并严重心功能不全、严重肾功能不全和有显著水肿者饮水不宜过多。

4. 以碱性食物为主

(1)尿酸在碱性环境中容易溶解,使尿液 pH 维持在 6.5 左右可以减少尿酸盐结晶的沉积,所以应多食用蔬菜、水果、坚果、牛奶等碱性食物。

(2)采用周期性植物性饮食,如黄瓜日、西瓜日、苹果日等,每周 2 次,间隔 3 d。

5. 禁酒

(1)大量饮酒,可使血清尿酸含量明显升高,诱使痛风急性发作。慢性少量饮酒,会刺激嘌呤合成增加,使血清和尿液的尿酸水平升高。

(2)痛风患者尤其应该禁饮啤酒,因为啤酒比白酒和葡萄酒含有更多的嘌呤。

6. 限脂、限盐、限果糖

高脂高盐饮食会抑制尿酸的排泄,所以应该选择每天脂肪含量小于 50 g、食盐含量在 2～5 g 的低盐低脂饮食。果糖可促进嘌呤向尿酸降解通路的活化,从而增加血清胰岛素水平及胰岛素抵抗,减少肾尿酸排泄,升高血尿酸水平。而蔗糖代谢分解后一半成为果糖,所以尽量少食蔗糖。

7. 注意食品的烹调方法

合理的烹调方法可减少食物中含有的嘌呤量,如将肉食先煮,弃汤后再行烹调。此外,辣椒及芥末、生姜等辛辣调味品均能使神经系统兴奋,诱使痛风急性发作,应尽量避免。

(二)休息与活动

1. 环境

痛风容易在受凉的情况下发作。温度过低时,尿酸盐更容易沉积在组织内形成痛风结石,引起关节肿痛。因此,要避免受累关节受到寒冷刺激,并保持房间合适的湿度,避免潮湿刺激。

2. 休息与卧位

痛风急性发作时,除关节红、肿、热、痛和功能障碍外,患者常会伴有发热,应绝对卧床休息。

3. 协助生活自理

(1)正确评估患者生活自理能力,必要时给予协助。卧床期间协助患者使用便盆,外出时有专人护送(用轮椅)。

(2)指导患者使用减轻负重的方法,如拐杖等。尽可能帮助患者恢复生活自理能力,预防跌倒、坠床等意外发生,确保患者安全。

(三)对症护理

(1)正确评估疼痛的部位、性质和程度,观察用药效果,按医嘱正确使用止痛剂,实施治疗措施。

(2)患者由于疼痛,易产生焦虑,可建议患者看书、听音乐等,以分散患者注意力,缓解患者疼痛。

(3)通过让患者参加集体娱乐活动来充实生活,调动积极性,从而增强战胜疾病的信心,以利于康复。

(4)帮助患者通过对疾病有关知识学习及患者之间相互启发和鼓励,保持心情舒畅,树立战胜疾病的信心和勇气。

(四)出院指导

1.疾病知识指导

(1)向患者及家属讲解痛风的有关知识,说明本病是需要终生干预治疗的疾病,但经过积极有效的治疗,患者可以维持正常的生活和工作。

(2)嘱其一定要保持心情舒畅,避免情绪低落或紧张;生活规律;肥胖的患者要减轻体重。

(3)指导患者严格控制饮食,限制进食高嘌呤、高蛋白食物,忌饮酒,多饮水尤其是碱性水,多食碱性食物,有助于尿酸的排出。

2.适度活动与保护关节

(1)急性期避免运动,运动后疼痛超过1 h,则暂时停止此项运动;运动方式应以有氧运动为主,如散步、打太极、慢跑等,不能进行剧烈运动。

(2)尽量使用大肌群,如能用肩部负重者不用手提,能用手臂者不用手指。

(3)不要长时间持续进行重体力劳动或工作,可选择交替完成轻、重不同的工作。

3.自我观察病情

经常用手触摸耳轮及手足关节,检查是否有痛风石形成。定期于门诊复查血尿酸,随访。

(谢 琦)

第二十八节 骨质疏松症

一、概述

骨质疏松症(osteoporosis,OP)是以骨组织显微结构受损,骨矿成分和骨基质等比例地不断减少,骨质变薄,骨小梁数量减少,骨脆性增加和骨折危险度升高的一种全身骨代谢障碍性疾病。骨质疏松分为原发性和继发性两大类。

(一)原发性骨质疏松

1.绝经后骨质疏松(Ⅰ型)

绝经后骨质疏松(Ⅰ型)是由于雌激素缺乏所致,女性的发病率为男性的6倍以上,此型主要由破骨细胞介导,多数患者的骨转换率增高,也称为高转换性OP,一般发生在妇女绝经后5~10年。

2.老年性骨质疏松(Ⅱ型)

多见 60 岁以上的老年人,男性一般发生在 65 岁左右,女性的发病率是男性的 2 倍以上,超过 70 岁以后的老年妇女骨质疏松,就列为老年人骨质疏松,主要累及的部位是脊柱和髋骨。

3.特发性骨质疏松

多见于 8～14 岁青少年或成年人,多伴有遗传家族史,女性多于男性。另外,值得注意的是妇女妊娠及哺乳期,由于维生素 D 和钙生理性需要量增加,如补充不足,也会引起骨质疏松,可列为特发性骨质疏松。

(二)继发性骨质疏松

由其他疾病或药物造成的骨质疏松,可由多种疾病引起,如库欣综合征、甲状旁腺功能亢进、胃切除、多发性骨髓瘤、骨肿瘤、类风湿关节炎、性腺功能减退症、1 型糖尿病、尿毒症、长期大剂量使用糖皮质激素等。因此,在患有这些疾病时,要注意观察有没有并发骨质疏松。

二、病因

1.饮食因素

(1)钙的摄入不足、吸收不良和排泄增加。

(2)维生素 D 摄入不足和吸收不良。

(3)食物的营养性:蛋白质缺乏,骨有机基质生成不良;维生素 C 缺乏,影响基质形成,并使胶原组织的成熟发生障碍,影响骨形成。

2.环境因素

不同地区的饮食结构不同,受环境影响,以蔬菜、米饭为主食的地区,维生素 D 和钙摄入易出现不足。北方地区冬季长,日照短,气候寒冷,户外活动少,会直接影响皮肤中维生素 D 的合成,影响钙的吸收。

3.内分泌因素

骨的代谢受许多激素的调节,包括雌激素、降钙素(calcitonin,CT)、甲状旁腺素(parathyroid hormone,PTH)、雄激素等,这些激素过多或不足,都会造成骨质疏松。

4.疾病因素

甲状旁腺功能亢进、甲状腺功能亢进、甲状腺功能减退、肾上腺皮质功能亢进、慢性肾病、某些消化道疾病、肝脏疾病、卵巢功能早衰或卵巢切除、糖尿病、类风湿病等疾病会影响骨的形成或吸收,而发生骨质疏松。

5.药物因素

超生理剂量的皮质激素和甲状腺素,会造成骨质疏松;抗癫痫药物,如苯妥英钠、苯巴比妥等也能引起骨质疏松。另外,降血脂药、减肥药、抗肿瘤药以及雷公藤总苷等会影响钙的吸收,易致骨质疏松的发生。

6.不良生活习惯

活动减少、高蛋白饮食、吸烟和过量饮酒与骨质疏松也有密切关系。

三、诊断要点

(一)临床表现

早期许多的骨质疏松患者无明显的症状,往往在骨折发生后经 X 线或骨密度检查时才发现已有骨质疏松。

1.疼痛

患者可有腰背疼痛或全身骨骼疼痛,负荷增加时疼痛加重或活动受限,严重时翻身、起坐及行走有困难。

2.脊柱变形

骨骼畸形表现身高缩短和驼背、脊柱侧弯、胸椎压缩性骨折,严重者影响呼吸运动,可出现胸闷、气紧、呼吸困难等,腰椎骨折可能会改变腹部解剖结构,导致便秘、腹胀、食欲下降等。

3.骨折

脆性骨折是指低能量或非暴力骨折,发生脆性骨折的常见部位为胸、腰椎、髋部、桡、尺骨远端和肱骨近端。发生过一次脆性骨折后,再次发生骨折的风险明显增加。

(二)辅助检查

骨质疏松症的确诊有赖于骨量测定、X线片及骨转换生物化学的指标等综合分析判断。因骨质疏松症有部分患者无明显症状,因此,骨量测量就显得格外重要。

1.骨量的测定

骨矿含量(bone mineral content,BMC)和骨矿密度(bone mineral density,BMD)测量是一种无痛苦和无创伤的检查方法。常用的骨密度测量方法有单光子吸收法(single photon absorptiometry,SPA)、双能X线吸收法(dual energy X ray absorptionmetry,DXA)、定量CT(QCT)、定量超声波测量等。

2.基本检查项目

(1)骨骼X线片:关注骨骼任何影像学的改变与疾病的关系。

(2)实验室检查:血、尿常规,肝、肾功能,钙、磷、碱性磷酸酶、血清蛋白电泳等。

3.酌情检查项目

血沉、性腺激素、25-OHD、甲状旁腺激素、尿钙磷、甲状腺功能、皮质醇、血气分析、肿瘤标志物等甚至放射性核素骨扫描、骨髓穿刺或骨活检等检查。

(三)鉴别诊断

原发性OP中Ⅰ型(绝经后骨质疏松症)和Ⅱ型(老年性骨质疏松症)的鉴别主要通过年龄、性别、主要原因、骨丢失速率和雌激素治疗的反应等来鉴别。同时原发性OP需要与继发性OP的原发性甲旁亢、原发性甲旁减、骨软化症、维生素D缺乏症相鉴别。

四、治疗要点

(一)调整生活方式

均衡膳食,吃富含钙、低盐和适量蛋白质的饮食;适当户外活动和日照;避免不良的生活方式和慎用影响骨代谢的药物等;采取防止跌倒的各种措施。

(二)对症治疗

有疼痛可给予适量的非甾体类镇痛药,畸形者局部固定或其他矫形措施防止畸形加剧,有骨折时应给予牵引、固定、复位或手术治疗,同时应尽早辅以物理治疗和康复治疗。

(三)药物治疗

1.钙剂

我国营养学会制定成人每日钙摄入量800 mg,绝经后妇女和老年人每日钙摄入量

1 000 mg,目前每日饮食中钙含量约 400 mg,如果饮食中钙供给不足,每日应补充的元素钙为 500～600 mg,服用钙剂时也应避免超大剂量,以免增加肾结石和心血管疾病的风险。

2.维生素 D

成年人推荐剂量为每日 200 IU(5 μg),老年人因缺乏日照和饮食摄入,故推荐剂量每日 400～800 IU(10～20 μg),天然食物中含维生素 D 很少(鱼肝油、深海鱼类含量较丰富),所以维生素 D 主要来源于晒太阳和外源性补充,对于维生素 D 重度缺乏的患者可维生素 D_3 注射液 7.5 mg 每月肌内注射一次,连续 3 个月。

3.性激素补充疗法

雌激素是女性绝经后骨质疏松症的首选药物。雄激素则可用于男性老年患者。

4.抑制骨吸收药物

双膦酸盐,常用制剂有依替膦酸钠、帕米膦酸钠、阿仑膦酸盐、伊班膦酸钠、利噻膦酸钠和唑来膦酸注射液。

5.降钙素

鲑鱼降钙素和鳗鱼降钙素。

(四)手术治疗

1.分类

(1)经皮椎体成形术(percutaneous vertebro plasty,PVP):借助双向 X 线机、C 形臂、CT 或 MRI 的监视引导,在局麻(或全麻)下,经椎体前方(颈椎)、侧方(胸椎)及椎弓根(腰椎)将一定内径的套管针刺入椎体,注入混有造影剂的骨水泥(polymethylacrylate,PMMA)2～5 mL,使其沿骨小梁分布至整个椎体,达到增强椎体强度的目的。

(2)经皮球囊椎体后凸成形术:置入特制球囊,通过球囊内加压注射造影剂液体,利用球囊扩张来恢复椎体高度,然后在所形成的空腔内注入PMMA。

2.适应证

(1)有疼痛症状的新鲜或陈旧性骨质疏松性椎体压缩性骨折。

(2)椎体肿瘤:椎体血管瘤。

(3)骨髓瘤。

(4)溶骨性转移瘤。

(5)椎体原发性恶性肿瘤。

3.禁忌证

(1)严重心肺疾病不能耐受手术。

(2)出血性疾病。

(3)椎体严重压缩无法放置导针。

(4)椎体中柱破坏、脊髓受压。

五、常用护理诊断

1.有受伤的危险

受伤与骨质疏松导致骨骼脆性增加有关。

2.舒适度的改变:疼痛

疼痛与骨质疏松有关。

3.躯体活动障碍

躯体活动障碍与骨骼变化引起活动范围受限有关。

4.保持健康无效

保持健康无效与日常体力活动不足有关。

六、护理措施

(一)生活护理

1.预防跌倒

保证住院环境安全;加强日常生活护理;指导患者维持良好姿势且在改变体位时动作应缓慢,必要时可建议患者使用手杖或助行器,以增加其活动时的稳定性;衣服穿着要合适,鞋大小应适中且有利于活动;加强巡视,以防意外发生;对于使用利尿剂或镇静剂的患者,要密切注意因药物作用而导致的意外跌倒。

2.饮食护理

增加富含钙质和维生素 D 的食物,补充足够维生素 A、维生素 C 及含铁的食物,以利于钙的吸收。减少长期高蛋白饮食,避免吸烟、酗酒、饮用过多的咖啡及吃太咸的食物。注意从饮食中补充钙,食品里含钙最多的是牛奶、小鱼和海带,牛奶不仅含有丰富的钙,也含有相应比例的磷,对骨骼生长十分有益。可采取一些负重的运动方式,如快走、太极拳、哑铃操等,每周 4～5 次,时间为 30～50 min,强度以每次运动后肌肉有酸胀感和疲乏感,休息后次日感觉消失为宜。

(二)用药护理

(1)服用钙剂时要增加饮水量,以增加尿量,减少发生泌尿系统结石的机会,服用时最好在用餐时间外服用,空腹时服用效果最好。服用维生素 D 时,不可同时食用绿叶蔬菜,以避免形成钙螯合物而减少钙的吸收。

(2)向患者说明性激素必须在医师的指导下使用,剂量要准确,并要与钙剂、维生素 D 同时服用,效果更好。服用雌激素应定期进行妇科和乳腺检查,如出现反复阴道出血或乳腺包块,应减少用量或停药,服用雄激素应定期检测肝功能。

(3)服用二磷酸盐时,护士应指导患者空腹服用,服药期间不加钙剂,停药期间可给钙剂或维生素 D 制剂。

阿仑磷酸盐 70 mg,每周一次,同时饮清水 200～300 mL,至少在半小时内不能进食或喝饮料,也不能平卧,应采取立位或坐位,以减轻对食管的刺激,如果出现咽下困难、吞咽痛或胸骨后疼痛,警惕可能发生食管炎、食管溃疡和食管糜烂情况,应立即停止用药。同时,应嘱患者不要咀嚼或吮吸药片,以防发生口咽部溃疡。唑来膦酸注射液为静脉注射剂,5 mg,每年一次,输注后可引起一过性发热、骨痛和肌痛等类流感样不良反应,多在用药 3 d 后明显缓解,症状明显者可用非甾体抗炎药或普通解热止痛药物对症治疗。输注时间不宜过快,患者肌酐清除率＜35 mL/ min 的患者不用此类药物。

(4)使用降钙素应观察其不良反应,如食欲减退、恶心、颜面潮红等。

(三)疼痛护理

1.休息

针对有疼痛的患者,为减轻疼痛,可睡硬床板,取仰卧位或侧卧位,卧床休息数天到 1 周。

2.对症护理

①使用骨科辅助物：必要时使用背架、紧身衣等，以限制脊柱的活动度和给予脊柱支持，从而减轻疼痛；②物理疗法：对疼痛部位给予湿热敷，可促进血液循环，减轻肌肉痉挛，缓解疼痛。对局部肌肉进行按摩，以减少因肌肉僵直所引起的疼痛。

3.善用止痛剂

正确评估疼痛的程度，按医嘱用药，药物的使用包括止痛剂、肌肉松弛剂或抗炎药物等，观察药物的作用和不良反应。

4.心理护理

骨质疏松症患者由于疼痛及害怕骨折，常不敢运动而影响日常生活，当发生骨折时，需限制活动，患者及家属容易出现角色适应不良。因此，护士要帮助患者及家属改善不良情绪，尽快适应其角色与责任，尽量减少对患者康复治疗的不利因素。

(四)出院指导

1.合理膳食

摄入充足的富钙食物，如乳制品、海产品等。蛋白质、维生素的摄入也应保证。避免酗酒、长期高蛋白、高盐饮食。

2.适当运动

机械负荷可以提高骨转换率，刺激成骨细胞的活性，有利于骨质疏松症的防治。体育运动主要通过两种方式增加骨的负荷，一种是负荷直接作用，另一种是通过肌肉间接作用。一般而言，高强度的体育运动将产生相对高的负荷。负荷作用于骨使其产生应变，而应变的大小决定于骨的适应变化，适应变化是有一定阈值范围的。有许多研究表明，应变低于下限时，骨量将减小，应变在上、下限之间时，骨量将稳定在一定水平；应变超过上限时，骨量将增加。运动要循序渐进，持之以恒。指导患者进行步行、游泳、慢跑、骑自行车等运动，每周 $4 \sim 5$ 次，时间为 $30 \sim 50$ min，强度以每次运动后肌肉有酸胀感和疲乏感，休息后次日感觉消失为宜。但应避免进行剧烈的、有危险的运动。老年人规律的户外活动有助于锻炼全身肌肉和关节运动的协调性和平衡性，对预防跌倒、减少骨折的发生很有好处。

3.用药指导

嘱患者按时服用各种药物，学会自我监测药物不良反应。应用激素治疗的患者应定期检查，以早期发现可能出现的不良反应。

4.预防跌倒

加强预防跌倒的宣传教育和保护措施，如家庭、公共场所防滑、防绊、防碰撞措施。

（谢　琦）

第二十九节　原发性醛固酮增多症

原发性醛固酮增多症(primary aldosteronism，PA)，简称原醛症，是由于肾上腺皮质球状带分泌过量的醛固酮而导致肾素-血管紧张素系统活性受抑制，出现高醛固酮和低肾素血症，患者的主要临床特征为高血压伴或不伴低血钾、肌无力、碱血症。1953 年由 Conn 首次描述本病,故亦称 Conn 综合征。

一、病因

(一)特发性醛固醇增多症(IHA)

肾上腺球状带为弥散或局灶性增生,若伴有结节则多为微小结节,直径不一,典型的细胞来自束状带的透明样细胞。IHA 病因不明,有研究表明可能是由于球状带细胞对血管紧张素反应过高所致,也有学者认为它是低肾素性高血压发展阶段中的一种类型。

(二)醛固醇瘤(APA)

醛固醇瘤多为单侧,左侧较右侧多见,直径多为 2 cm 以下,包膜完整,切面呈金黄色。仅 1% 为双侧或一侧有 2 个以上腺瘤。70% 的腺瘤见于女性,腺瘤形成的原因至今不明,但有研究报道钾通道基因(KCNJ5)突变可导致醛固酮瘤发生。

二、临床表现

原醛症的发展可分为以下阶段。

(1)早期,仅有高血压,无低血钾症状,醛固酮分泌增多及肾素系统受抑制,导致血醛固酮/肾素活性比值上升。

(2)高血压、轻度钾缺乏期,血钾轻度下降或呈间歇性低血钾或在某种诱因下(如用利尿药)出现低血钾。

三、辅助检查

(一)筛查试验

血醛固酮/肾素活性比值(ARR)已被作为原醛症最常用的筛查指标。清晨起床后保持非卧位状态(可以座位,站立或者行走)至少 2 h,静坐经 5~15 min 采血。当醛固酮单位为 ng/dL,血浆肾素活性单位为 ng/(mL·h),最常用切点是 30,若 ARR 大于 30,可判定筛查结果阳性,进一步行确诊试验。ARR 受年龄、饮食、体位、血钾水平等诸多因素的影响,所以需在纠正血钾、排除药物干扰因素后进行测定。

试验前需停用对 RASS 影响较大的药物:螺内酯、阿米洛利、氨苯蝶啶、氢氯噻嗪、吲达帕胺等利尿剂,停用 4 周;β 受体阻滞剂、中枢 α2 受体阻滞剂(可乐定)、非甾体消炎药、血管紧张素转化酶抑制剂、ARB、二氢吡啶类 CCB 须停用 2 周;如血压控制不佳,建议使用 α 受体阻滞剂及非二氢吡啶类 CCB 控制血压。

(二)确诊实验

所有 ARR 阳性患者须选择口服高钠负荷试验、生理盐水试验、氟氢可的松抑制试验或卡托普利试验中任何一项确诊或排除原醛症。这 4 项试验各有其优缺点,临床医生可根据患者基本情况进行选择。

1.口服钠负荷试验

3 d 内将每日钠盐摄入量提高至大于 200 mmol(相当于氯化钠 6 g),同时口服氯化钾缓释片使血钾维持在正常范围,收集第 3 d 至第 4 d 24 h 尿标本测定尿醛固酮含量。尿醛固酮小于 10 μg/24 h 不支持原醛症诊断,大于 12μg/ 24 h 或 14μg/24 h 支持原醛症诊断。该试验不可用于严重心力衰竭、严重且未控制的高血压、肾衰竭、低血钾等患者。

2.生理盐水试验

生理盐水试验前必须卧床休息 1 h,之后 4 h 静脉滴注 2 L0.9%生理盐水,试验在早上
8 时开始进行,整个过程中需监测血压和心率变化,在输注前及输注后分别采血检测血浆肾素
活性、醛固酮、皮质醇及血钾。若试验后血醛固酮>10 ng/dL 支持原醛症诊断,<5 ng/dL 不
支持原醛症,如结果介于两者之间,必须结合患者的临床表现,实验室检查及影像学表现等综
合评价。该试验不可用于难以控制的高血压、严重低钾血症、心功能不全。

四、主要护理问题

1.焦虑

焦虑与早期诊断不明确、不了解治疗计划以及预感对机体功能的影响和死亡威胁有关。

2.舒适度改变

舒适度改变与血压升高引起的头痛有关。

3.活动无耐力

活动无耐力与血钾降低引起的四肢肌肉收缩无力有关。

4.有受伤的危险

有受伤的危险与血钾降低引起的四肢肌肉收缩无力有关。

5.知识缺乏

知识缺乏与缺少原发性醛固酮增多症治疗的相关知识有关。

五、护理措施

1.饮食护理

过量醛固酮引起体内高钠低钾,血容量增多,血压增高,心脏负荷增加。

(1)减少钠盐摄入,对血压特别高、血钠高者宜用低盐饮食,每日钠摄入量限制在 80 mmol
左右。

(2)多吃新鲜蔬菜、多饮牛奶,补充钙和钾盐。

(3)减少脂肪摄入。

(4)限制饮酒。

2.运动指导

由于血压升高,患者常诉头昏、头痛,病程长者可出现脑、心、肾并发症。肌无力及周期性
瘫痪与血钾降低程度平行,血钾越低肌肉受累愈重,尤其是在劳累,或服用氢氯噻嗪、呋塞米等
促进排钾的利尿药后。

麻痹以远端肢体多见,严重时累及上肢膈肌和肋间肌。低钾严重时,由于神经肌肉应激性
降低,手足搐搦可较轻或不出现,而在补钾后,手足搐搦往往变得明显。护理上应注意以下
几点。

(1)评估患者病情和活动能力,根据病情适当休息,保持病室安静。

(2)保证充足的睡眠。

(3)根据年龄和身体状况选择合适的运动方式,低血钾发作时绝对卧床休息,避免剧烈运
动和情绪激动。

3.病情观察

患者典型的临床表现为高血压和低血钾,护士要注意观察相关症状和体征。

(1)定期监测血压,观察血压是否存在昼夜节律。

(2)观察患者有无头昏、头痛,肌无力,呼吸、吞咽困难等。

(3)体位试验、静脉盐水负荷试验、口服钠负荷试验、卡托普利试验、氟氢可的松试验等检查及时留取各种标本,了解电解质情况。

4.口服药物的护理

(1)正确服用螺内酯。螺内酯可以纠正患者的低血钾,减轻高血压,是治疗原醛症的一线药物。但长期应用可出现男子乳腺发育、阳痿,女性月经不调等不良反应。在服药的过程中要注意监测患者的高血压和低血钾是否得到改善,及时留取患者的血、尿标本复查电解质。不良反应明显者可改为氨苯蝶啶或阿米洛利,以助排钠、潴钾。

(2)部分患者需同时使用钙通道阻滞剂、血管紧张素转化酶抑制剂或糖皮质激素治疗,要严格遵医嘱用药,监测血压和不良反应。

5.心理护理

(1)医护人员充分理解和尊重患者。

(2)引导患者面对现实,指导患者进行自我心理调节,使患者树立战胜疾病的信心,以最佳的心理状态接受治疗。

(3)告知家属和亲友,要关心爱护患者,给予患者精神和经济上的支持,减轻患者的心理压力。

(4)根据家属的意见和患者的心理承受能力,以适当的方式和语言与患者讨论病情,向患者介绍原发性醛固酮增多症的有关知识,使患者配合治疗。

(刘　聪)

第四章 妇产科疾病与生殖医学护理

第一节 流 产

妊娠不足 28 周、胎儿体重不足 1 000 g 而终止者称流产。流产发生于妊娠 12 周前者称早期流产,发生在妊娠 12 周不足 28 周者称晚期流产。流产又分为自然流产和人工流产。本节内容仅限于自然流产。自然流产的发生率占全部妊娠的 15% 左右,多数为早期流产。

一、病因和发病机制

导致流产的原因很多,可归纳为以下几类。

(一)遗传因素

孕卵及胚胎的发育异常为流产的主要原因。孕卵异常者,在流产中的染色体异常者较多,这些异常包括染色体数目异常,如单体、X 三体及多倍体;染色体结构异常,如断裂、缺失或易位。染色体异常的胚胎绝大多数都以流产、死胎为结局,仅有少数存活。另外,胚胎的滋养细胞发育不良,发生绒毛水肿、绒毛中血管减少,以致绒毛膜促性激素(HCG)减少而导致流产。

(二)外界因素

影响生殖功能的外界因素很多,可以直接或间接对胚胎或胎儿造成损害。可能发生流产的有害物质有镉、铅,有机汞、酒精及吸烟、其他放射性物质等。

(三)母体因素

(1)内分泌功能失调,如黄体功能不全,甲状腺功能亢进或低下、糖尿病等影响蜕膜,胎盘,甚至胎儿的发育而导致流产。

(2)子宫病变或发育畸形,黏膜下肌瘤可因子宫蜕膜供血不足,影响胎儿发育而流产;子宫颈内口松弛可使胎膜早破,发生晚期流产。

(3)全身性疾病,急性感染性疾病可因高热毒素影响而流产;严重贫血、心力衰竭,慢性肾炎、高血压等,均可致胎儿缺氧、胎盘梗死,致胎儿死亡而流产。其他如汞、铅、烟碱等中毒,亦可致流产。

(4)创伤,因腹部手术或外伤,引起子宫收缩而导致流产。

(四)母子血型不合

父母血型不合常引起晚期流产,如 ABO 血型不合及 Rh 型血型不合者。

(五)免疫因素

由于母子双方免疫不适应而导致母体排斥胎儿,以致发生流产。流产时的病理变化多数是胚胎及胎儿先死亡,然后底蜕膜出血,或胎盘后出血,刺激子宫收缩、宫颈扩张,出现阴道流血及妊娠产物排出。妊娠 8 周以前,绒毛未紧密种植在子宫蜕膜,故流产时妊娠物易从子宫壁剥离完整排出;妊娠 8~12 周时,绒毛已密切接于蜕膜,流产时妊娠物不易从子宫壁剥离,排出常不完全;妊娠 12 周后胎盘已完全形成,流产时先有腹痛,然后排出胎儿、胎盘。

二、实验室及其他检查

1.妊娠试验

测定尿 HCG 定性，多采用酶联免疫法测定；为了进一步了解流产的预后，可以进行 HCG 的定量测定，多选用放射免疫法。

2.B 型超声显像

目前应用较广，对鉴别诊断中确定流产类型有实际价值。疑为先兆流产者，可根据有无妊娠囊，有无胎心发射及胎动，确定胎儿或胚胎是否存活，可协助选择适当治疗方法。不全流产，稽留流产等均可借助 B 超检查加以确定。

3.其他激素测定

主要有人胎盘催乳素（HPL）、雌二醇（E_2）及孕二醇等的测定，可辅助判断妊娠是否尚能继续或须终止。

三、护理评估

（一）病史

停经、阴道流血和腹痛是流产孕妇的主要症状。应详细询问患者停经史、早孕反应情况；阴道流血与阴道流血量及其持续时间；有无腹痛，腹痛的部位，性质及程度。此外，还应了解阴道有无水样排液，阴道排液的色、量及有无臭味，以及有无妊娠产物排出等。对于既往病史，应全面了解孕妇在妊娠期间有无全身性疾病等，以识别发生流产的诱因。

（二）身体状况

1.先兆流产

有停经史，妊娠 28 周前出现阴道少量流血，下腹微痛，下坠，腰酸痛。妇科检查子宫大小与闭经月份相符，宫口未开。早孕反应仍然存在，妊娠试验阳性，经过治疗，可继续妊娠，但也可能进一步发展为难免流产。

2.难免流产

流产不可避免。一般由先兆流产发展而来。此时阴道流血增多，阵发性腹痛加重或出现阴道流水。妇科检查宫颈口已扩张，有时可见胚胎组织或胎囊堵塞于宫颈口内，子宫大小与停经月份相符或略小。

3.不全流产

妊娠产物已部分排出体外，尚有部分残留于宫腔内，由难免流产发展而来。此时子宫不能很好收缩，致流血持续不止，甚至发生失血性休克。

妇科检查，宫颈口扩张，多量血流从宫颈口流出，有时可见胎盘组织堵塞于宫颈口或部分妊娠产物排出于阴道内，部分组织仍留于宫腔。

4.完全流产

妊娠产物已全部排出，阴道流血逐渐停止，腹痛消失。妇科检查宫颈口关闭，子宫大小接近正常。

5.过期流产

过期流产是指胚胎或胎儿在宫内已死亡达 2 个月以上尚未自然排出者。多有先兆流产史，及（或）少量不规则阴道流血。宫颈口未开，子宫较停经月份小，质地不软，未闻及胎心。

6.习惯性流产

自然流产连续发生 3 次或 3 次以上者。每次流产多发生于同一妊娠月份,其临床经过与一般流产相同。

7.感染性流产

流产并发感染,患者发热、腹痛、阴道分泌物呈脓血性,味臭。子宫及附件压痛,严重者可形成炎性肿块或脓肿,甚至出现盆腔或弥散性腹膜炎及(或)感染性休克。

四、护理目标

(1)孕妇出血得到控制,维持正常生命体征。

(2)孕妇无感染发生。

(3)孕妇悲哀反应减轻,积极配合治疗,维持较高的自尊。

五、护理措施

(一)先兆流产患者的护理

(1)除要了解患者的主诉外,还要注意她的生活环境、工作性质和家庭关系等,作为制定护理计划的参考资料。

(2)为患者提供精神上的支持和心理治疗是非常重要的措施,让别人和家属保持镇静,恰如其分得宣传优生的重要性,说明当确实不能保胎时,应顺其自然,解除不必要的紧张气氛,给孕妇一个心情舒畅且安静的休息环境。

(3)对曾有流产史者,更应给予较多的精神支持和关怀,使其对未来抱有希望,充满信心。卧床休息,提供足够的营养,按医嘱给予适量对胎儿无害的镇静剂、孕激素等,对治疗先兆流产均有良好的效果。

(二)习惯性流产的护理

(1)患者应卧床休息,禁止性生活和不必要的妇科检查;禁止灌肠;勿食辛辣刺激性食物。

(2)加强心理护理,解除患者思想顾虑,避免过度紧张。

(3)对于习惯性流产者,应做好宫颈缝合术的护理。

(三)难免流产和不全流产的护理

(1)做好心理护理,安慰患者,准备外阴皮肤,及时送手术室清理宫腔。对于流血多者,要防止休克的发生。

(2)刮宫后注意外阴清洁,禁坐浴两周。

(3)出院时嘱患者 1 月内禁止性生活,采取避孕措施最好 1～2 年,寻找原因,以防止再次流产。

(四)稽留性流产(过期流产)的护理

(1)确诊后不能自动排出胚胎,应行手术清除,并做好术前各项实验室检查,做好输液、输血准备。尽早施行刮宫或引产术。

(2)术后注意子宫收缩、阴道流血和体温变化,发现异常及时报告医师处理。

(五)感染性流产的护理

(1)注意做好床边隔离,防止交叉感染。

(2)注意外阴清洁,半卧位以利于恶露流出。

（3）每日用 1:1 000 苯扎溴铵棒球擦洗 2 次，控制感染后，按医嘱进行刮宫准备，如各项化验检查及术前各项准备工作。

（六）完全流产的护理

嘱患者适当休息，注意观察病情，排出物送病理检查。

六、健康教育

搞好出院卫生宣教。

（1）持续怀孕者。

1）回家后仍须卧床休息。

2）避免从事粗重工作或剧烈活动。

3）教导孕妇自我观察流产征兆：①阴道出血现象；②基础体温下降。

4）按时接受产前检查。

（2）接受流产手术者。

1）手术后 1 周内，不可从事粗重工作。

2）出血期间或手术后，两周内不宜行房事、阴道灌注及阴道塞剂。

3）教导流产手术后，并发症的自我观察。①发烧：体温 37.5 ℃以上及寒战现象。②阴道分泌物有恶臭现象。③严重腹痛、恶心、呕吐现象。④大量阴道出血或出血现象持续一周以上。

（3）注意饮食的均衡。

（4）按时返院追踪检查。

（5）提供避孕知识，宜于流产 6 个月后再怀孕。

（马莎莎）

第二节　多囊卵巢综合征

多囊卵巢综合征（polystic ovary syndrome，PCOS）又称为 Stein-Leventhal 综合征，是妇科内分泌常见疾病。其临床上主要表现为月经稀发或闭经、不排卵性不孕、肥胖、高雄激素血症。

其病理生理特征为长期慢性无排卵、高雄激素血症、胰岛素抵抗和高胰岛素血症，严重影响女性的生殖健康。一般认为，多囊卵巢综合征在青春期及育龄女性中发生率较高，为 5%～10%，无排卵性不孕女性中占 75%，多毛女性可高达 85% 以上。

一、临床表现

PCOS 好发于青春期及生育期女性，常见以下临床症状。

1.月经失调

常在初潮后即出现月经失调，主要表现为月经稀发、经量少，后出现继发性闭经。少数患者表现为月经过多或不规则出血。

2.不孕

因月经失调及持续无排卵状态可导致不孕。由于异常的激素环境影响卵子质量、子宫内膜容受性及胚胎的早期发育,即使妊娠也容易发生流产。

3.男性化表现

高雄激素影响下,PCOS女性呈现不同程度多毛,表现为阴毛浓密且呈男性分布。过多的雄激素转化为活性更强的双氢睾酮后,刺激皮脂腺分泌过盛,可出现痤疮。另外,还有阴蒂肥大、乳腺萎缩等。极少数病例有男性化征象如声音低沉、喉结明显。

4.肥胖

40%~60%PCOS患者体质指数(body mass index,BMI)≥25。这可能与长期雌激素或雄激素过多刺激,或其他内分泌、代谢紊乱和遗传特征,引起脂肪堆积有关,不仅腹壁,甚至内脏器官间也出现脂肪堆积,从而导致代谢异常、心血管疾病等远期综合征。

5.黑棘皮病

外阴、腋下、颈背部、乳房下和腹股沟等皮肤皱褶处出现或大或小天鹅绒样、片状、角化过度、呈灰棕色的病变,称黑棘皮病,与高雄激素和胰岛素抵抗及高胰岛素血症有关。

6.卵巢增大

可触及一侧或两侧增大的卵巢。B超检查可见一侧或两侧卵巢内直径为2~9 mm的卵泡≥12 个,和(或)卵巢体积≥10 cm³。

7.远期并发症

(1)肿瘤:持续、无周期性的高雌激素水平和升高的雌酮与雌酮/雌二醇比值对子宫内膜的刺激,又无孕激素拮抗,可增加子宫内膜癌和乳腺癌的发病率。

(2)心血管疾病:血脂代谢紊乱引起动脉粥样硬化,从而导致冠心病、高血压等。

(3)糖尿病:胰岛素抵抗和高胰岛素血症、肥胖,容易发展为隐性糖尿病或糖尿病。

PCOS是一种临床表现和生化检查均具有异质性的疾病,多年来一直没有国际统一诊断标准。目前,中华医学会妇产科分会推荐采用2003年欧洲人类生殖和胚胎与美国生殖医学学会(ESHRE/ASRM)的鹿特丹专家会议推荐的诊断标准,以下三点必须具备两点。

1.稀发排卵或无排卵

临床表现为闭经、月经稀发、初潮2~3年不能建立规律月经及基础体温呈单相。有时月经规律者却并非有排卵性月经。

2.临床或生化高雄激素表现

临床表现有痤疮、多毛。高雄激素血症者血清总睾酮、游离睾酮指数或游离睾酮高于检测单位实验室参考正常值。

3.卵巢多囊性表现

B型超声检查可见一侧或两侧卵巢内直径为2~9 mm的卵泡>12 个,和(或)卵巢体积>10 cm³。诊断时需除外高雄激素血症的其他与PCOS相似的原因(如先天性肾上腺皮质增生、Cushing综合征、雄激素性肿瘤等)。

二、治疗要点

1.调整月经周期

可采用口服避孕药和孕激素后半周期疗法,有利于调整月经周期,纠正高雄激素血症并改善高雄激素血症临床表现。其周期性撤退性出血可改善子宫内膜状态,预防子宫内膜癌发生。

(1)口服避孕药:开始即用孕激素限制雌激素的促内膜生长作用,使撤退性出血逐渐减少,其中雌激素可预防治疗过程中孕激素的突破性出血。口服避孕药可很好地控制周期,尤其适用于有避孕需求的生育期患者。

(2)孕激素后半期疗法:于月经周期后半期(月经第 16~25 d)口服地屈孕酮片 10 mg/d,每日 2 次,共 10 d。或醋酸甲羟孕酮 10 mg/d,连用 10 d,或肌内注射孕酮 20 mg/d,共 5 d。

2.多毛、痤疮及高雄激素治疗

可采用短效口服避孕药,首选复方醋酸环丙孕酮。该药可减少雄激素合成,阻断雄激素外周作用;通过抑制下丘脑-垂体 LH 分泌而抑制卵泡膜细胞高雄激素生成。痤疮治疗需用药 3 个月,多毛治疗需用药 6 个月,但停药后高雄激素症状将恢复。

3.胰岛素抵抗治疗

适用于肥胖或伴有胰岛素抵抗者,可采用二甲双胍治疗。二甲双胍可增强周围组织对葡萄糖的摄入、抑制肝糖原产生并在受体后水平增强胰岛素敏感性、减少餐后胰岛素分泌、改善胰岛素抵抗。

用法:500 mg,每日 2~3 次,3~6 个月后复诊,了解月经及排卵恢复情况,有无不良反应,复查血胰岛素。若无月经,须加用孕激素调整月经。

4.促排卵治疗适用于有生育要求患者

(1)氯米芬:与下丘脑和垂体的内源性雌激素受体相竞争,解除对垂体分泌促性腺激素的抑制,促进 FSH 和 LH 的分泌,从而诱发排卵,排卵多发生在停药 7 d 左右。用法:自然或人工诱发月经周期的第 5 d 开始 50~100 mg/d,共 5 d。用药期间应作基础体温测定,如能应用 B 超监测卵泡发育,则更能确定是否排卵及卵泡发育情况。当卵泡直径达 18~20 mm 时,可肌内注射 hCG 5 000~10 000 IU,以诱发排卵。治疗后排卵率为 60%~80%,妊娠率为 30%~40%,有 20%~25%患者治疗无效。

(2)尿促性腺激素(HMG):每支含 FSH、LH 各 75IU。常规用法是:自然月经来潮或孕酮撤退出血第 5 d,每日肌内注射 HMG 1/2~1 支,根据 B 超监测卵泡发育情况增减用量,当优势卵泡直径达 18 mm 时,肌内注射 hCG 5 000~10 000 IU 以诱发排卵,当有 3 个卵泡发育时应停用 hCG,预防 OHSS 发生。

5.手术治疗

(1)卵巢楔形切除术:1956 年报道应用卵巢楔形切除术治疗 PCOS 患者,取得良好效果,很多患者恢复了月经并获得妊娠。但术后可发生盆腔粘连,影响妊娠,加之氯米芬诱发排卵药的问世,目前已基本不采用。

(2)腹腔镜下卵巢打孔术:主要适用于 BMI≤34,LH>10 mIU/mL,游离睾酮高者以及氯米芬和常规促排卵治疗无效的患者。现多采用激光将看到的卵泡全部给予气化和引流,许多妊娠发生在腹腔镜术后 1~6 个月。其主要并发症仍是盆腔粘连,偶然会发生卵巢功能早衰,适用于对氯米芬无效的患者。

三、护理评估

1.病史

详细询问患者月经史、婚育史;了解患者有无高血压、肥胖、多毛、痤疮或黑棘皮病;了解既往 B 超、性激素水平、子宫内膜病理检查结果等；了解患者诊治经过，所用药物种类、剂量、疗效及不良反应等。

2.身体状况

询问患者有无月经稀发、月经量过少、闭经或不规则阴道出血等症状；测量血压，了解有无高血压史；测量腰围，计算体重指数，评估肥胖程度。观察有无多毛、痤疮，并记录分布情况；阴唇、颈背部、腋下、乳房及腹股沟处皮肤有无灰褐色色素沉着。妇科检查了解双侧卵巢是否增大变硬。

3.辅助检查

(1)B 型超声检查：阴道超声检查较为准确，可见卵巢多囊性改变，体积>10 cm³，一侧或双侧卵巢内见直径为 2~9 mm 的卵泡多 12 个。超声检查宜选在卵泡早期(月经规律者)或无优势卵泡状态下进行。无性生活史的患者应经直肠超声检查。

(2)基础体温测定：基础体温曲线呈现单相型。

(3)腹腔镜检查：可见卵巢增大，包膜增厚，表面光滑，灰白色。包膜下见多个卵泡，但无排卵征象，镜下取卵巢组织送病理检查可明确诊断。

(4)诊断性刮宫：年龄>35 岁者应常规行诊断性刮宫，以早期发现子宫内膜不典型增生和子宫内膜癌，刮宫时间应选在月经前数日或月经来潮 6 h 以内。PCOS 患者表现为子宫内膜呈不同程度增生改变。

(5)内分泌测定：激素水平测定示血清 FSH 值偏低，LH 值偏高，LH/FSH≥2~3；血清睾酮水平升高；雌二醇正常或稍增高，缺乏周期性变化，$E_1/E_2>1$，高于正常周期；部分患者血清 PRL 轻度增高。此外，PCOS 的肥胖患者，应测定空腹血糖及口服葡萄糖耐量试验，了解是否存在胰岛素拮抗。

4.心理社会评估

PCOS 患者常存在不孕、肥胖、多毛及月经失调等，对自身形象改变难以接受，忧虑今后不能成婚或不能生育，从而产生自卑、精神压抑、焦虑、情绪低落等心理问题；大多数患者因病程较长或反复治疗效果不佳，甚至得不到亲人的理解而感到悲哀、沮丧，因而对治疗失去信心。

四、护理诊断/问题

1.焦虑

焦虑与担心能否恢复正常月经周期及生育能力有关。

2.功能障碍性

悲哀与治疗效果反复，亲人不理解有关。

3.知识缺乏

缺少 PCOS 的相关知识。

4.营养失调高于机体需要量。

五、预期目标

(1)患者能了解疾病的相关知识，逐渐克服自卑感，最终能战胜自我，重塑自我。

(2)患者能接受各项检查，积极配合治疗，情绪较乐观。

(3)患者理解 PCOS 引起的身体变化，增强治愈的信心。

(4)患者家属理解疾病治疗的复杂性和患者心情变化，学会更体贴关心患者。

六、护理措施

1. 心理护理

多囊卵巢综合征患者受痤疮、多毛、肥胖和闭经等症状影响,对自身形象感到自卑,同时还要承受因不孕来自家庭、社会和传统风俗等方面的压力,普遍存在负性情绪。患者因长期精神压抑、紧张、焦虑可引起神经内分泌障碍及排卵功能紊乱,从而导致月经失调和不孕等问题加重。因此,对 PCOS 患者进行必要的心理护理,有利于缓解患者精神压力及下丘脑功能恢复,改善患者内分泌和排卵功能紊乱。

(1)热情接待患者,给予同情与关心,建立良好的护患关系。鼓励患者表达自己的想法和感受并予以疏导,必要时请心理医生给予专业指导和治疗。

(2)鼓励患者及其家属讨论有关疾病及治疗的疑虑,向患者介绍有关 PCOS 的诊断、治疗及护理常识,使他们既有成功的信心,又有受挫的心理准备。

(3)指导患者加强与丈夫及家人沟通,充分得到丈夫与家人的理解。家人的关心和体贴可以给患者一个调整心态的宽松环境,从而消除心理障碍,使其心理需求得到满足,身心得以充分放松,增加受孕机会。

2. 饮食及运动指导

通过饮食调节和运动降低体重是改善 PCOS 高雄激素的基本方法。良好的饮食习惯和适当的运动可以促进体重减轻,提高妊娠率、降低治疗费用。鼓励患者采用饮食疗法减轻体重,每日根据总热量限制进食量,限制脂肪和糖的摄入,保证蛋白质、维生素和电解质的摄入。指导患者加强运动消耗体内脂肪,为患者制订科学的运动锻炼计划,运动方式可以是慢跑、健身操、游泳等。

3. 用药指导

指导患者合理用药,向其说明药物的作用、服用方法及可能出现的不良反应等。

(1)口服避孕药不宜用于有血栓性疾病、心脑血管疾病高危因素及 40 岁以上吸烟女性。PCOS 患者常有糖、脂代谢紊乱,用药期间还应监测血脂变化。青春期女孩服用口服避孕药前,应做好充分的知情同意。

(2)服用二甲双胍治疗胰岛素拮抗的患者,要动态监测血糖及血清胰岛素水平的变化。二甲双胍最常见的是胃肠道反应,指导患者餐中用药可减轻反应。严重的不良反应可能会引起肾功能损害和乳酸性酸中毒,必须定期复查肾功能。

(3)应用促排卵药物的患者,要注意观察有无卵巢过度刺激征的发生。

4. 腹腔镜下卵巢打孔术护理

(1)术前准备:完善术前各项检查;做好患者心理护理,缓解其紧张、恐惧情绪。术前 1 d 遵医嘱配血,做好患者皮肤、阴道、肠道准备;测体温 3 次,观察患者有无异常变化。若有发热、上呼吸道感染、月经来潮等,及时通知医生。

(2)术后护理:①密切监测患者生命体征,注意有无内出血、腹壁切口渗血及阴道出血情况,遵医嘱给予止血药。②保持尿管通畅,注意尿液的颜色、性质、量,发现异常及时与医生联系。术后第 1 d 晨拔除尿管,嘱患者多饮水以利于及早排尿。③腹腔镜术后伤口疼痛一般较轻,CO_2 气腹引起的双肋部及肩部疼痛多可自行缓解,必要时使用镇痛剂。④预防感染:遵医嘱给予预防性抗生素;保持外阴清洁,每日用 1:40 碘伏溶液冲洗外阴 1 次,嘱患者勤换卫生护垫及内裤。⑤术后鼓励患者早下床活动,避免腹胀、静脉血栓的形成及盆腔粘连。

5.健康教育

(1)宣教 PCOS 相关知识,告知患者若体重增加、月经稀少及闭经、生长胡须或多毛、痤疮、黑棘皮病且合并不孕,应警惕 PCOS 的存在。

(2)指导患者调整生活方式,控制饮食、锻炼以及戒烟、戒酒。同时,要预防 PCOS 远期并发症的发生:2 型糖尿病、心血管病变等。

(3)嘱患者定期监测子宫内膜厚度,必要时行子宫内膜病理检查,警惕子宫内膜不典型增生及子宫内膜癌的发生。

七、护理评价

(1)患者了解诊治全过程,认真配合治疗,并树立起长期坚持治疗的信念。

(2)患者树立正确自我形象,并正常与他人交往。

(3)患者能得到家人的理解和关心,其压抑、自卑感逐渐有所改善。

(董　玮)

第三节　不孕不育症

一、不孕不育症的治疗

不孕不育症的治疗方法很多,主要取决不孕的原因,应咨询医师采取什么方法治疗。人工助孕技术并不是治疗不孕不育的首要选择,可先尝试一下其他治疗措施,如中西药物治疗(备受关注)、心理咨询、外科修复(更加精细)等,如果人工助孕技术(强大保障)被认为是适宜的话即可选择。在不孕不育的人群中需要借助辅助生殖技术的夫妇约占 5%。

(一)女性不孕不育症的治疗及护理

1.PCOS

(1)一般治疗加强锻炼,限制高糖、高脂饮食以减轻体重。因脂肪堆积过多会加剧高胰岛素和高雄激素的程度,也是导致无排卵的重要因素。

(2)药物治疗口服避孕药:抗雄激素,调整月经周期,抑制子宫内膜增生过长。可以应用达英-35 和妈富隆等。GnRH-α:D2 开始肌内注射曲谱瑞林 3.75 mg,每 28 d 一次,共 6 个月,现已很少应用。

(3)诱发排卵治疗 CC,HMG,FSH,或 CC+HMG。预防 OHSS:促性腺激素不作为 P-COS 患者的首选方案,多个卵泡达到成熟期或卵巢直径大于 6 cm 时,应放弃本周期,以预防 OHSS 及备胎妊娠的发生。

(4)手术治疗腹腔镜:下电凝或激光打孔治疗,能获得 90% 的排卵率和 70% 的妊娠率。卵巢楔形切除术,切除卵巢 1/3 组织。

(5)临床治疗 PCOS 的新进展胰岛素增敏药的应用:二甲双胍。单独使用或辅助应用,能使自然排卵率和 CC 诱导的排卵率提高,降低妊娠糖尿病的发生,降低早期流产率。在促排卵方面主要的药物仍首选 CC,对于 CC 抵抗的患者可选用下列方法:①延长 CC 用药时间;②达英-35 预治疗,使 LH、T 水平下降,再给予促排卵药物;③结合或单用 HMG、FSH;④结合或使用胰岛素增敏药;⑤手术或 IVF-ET;⑥未成熟卵体外培养(IVM)。

2.POF

(1)心理护理治疗:POF 的诊断可以影响患者精神、心理及社会生活交往。以往人们更多地关注不孕不育及雌激素缺乏所引起的临床表象症状。然而,随着社会发展、生活质量的提高,越来越多的学者开始关注 POF 所引起的心理影响和生活质量问题。有学者等报道,患者被诊断 POF 后,大多会感到无助、无奈、悲伤和内疚。尤其对于那些有生育要求的女性来说,丧失生育能力的精神情感打击更大,悲痛和羞耻甚至会导致其丧失生活信心。给予患者心理上的支持,使其身心处于轻松、满意、没有焦虑的状态,使患者感到被关心、被尊重、被理解,保持积极乐观的生活态度,控制不良情绪,提高生活质量。根据患者的不同病情变化,采取个性化的心理干预,心理疏导,以助药力。

(2)卵巢功能早衰的预防卵巢轴功能是脆弱的,多种病因均可能损伤卵巢功能,卵巢功能早衰不一定都是不可逆的,不但要早发现、早治疗,延缓卵巢功能减退的速度,更主要的是预防 POF 的发生。①尽量远离如下环境污染之地:现已经证实接触橡胶制品、杀虫剂、塑料制品、难燃物、4-乙烯环己烯都可能引起 POF。②远离吸烟环境:近年来,被动吸烟对月经、生殖健康的危害引起国内外学者越来越多的重视。烟草通过损害卵巢内的原始卵母细胞和增加 2-羟雌激素在肝内的代谢,造成卵巢和下丘脑垂体系统紊乱,加重卵巢功能早衰。③主动预防和积极治疗病毒性腮腺炎:儿童期、青春期患卵巢炎可导致卵巢功能部分或全部丧失,造成卵巢功能早衰。有报道,POF 组有腮腺炎病史高达 54%,与对照组(2%)比较,差异有统计学意义。④月经不规律、原发闭经者给予积极检查和治疗:84% 的 POF 最初的表现是月经紊乱,故对有这些症状的患者要建议检查内分泌,以早期识别卵巢功能早衰。因有资料显示,积极治疗对延缓月经紊乱的发生是有积极作用的。⑤提倡母乳喂养:女性一生中仅有 400~500 个卵泡发育成熟并排卵,绝经时间与卵泡初始数目和卵泡衰竭率相关。有研究显示,卵巢功能早衰患者月经初潮时间比对照组早,故提倡母乳喂养,推迟排卵,预防卵巢功能早衰。⑥养成良好的生活习惯:调查显示 23 点后入睡、长期睡眠不足,质量不佳影响免疫力,导致月经失调致卵巢功能早衰。主张运动减肥,避免节食和药物减肥致使营养不良,缺乏蛋白质,致使下丘脑促性腺激素分泌异常,引起卵巢功能早衰。多食富含蛋白质的豆制品和大豆,富含木质素(植物源性雌激素)新鲜绿叶蔬菜具有抗卵巢功能早衰作用。经常体育锻炼,增强体质可保护卵巢功能。⑦既往有卵巢手术史:有盆腔手术史易致 POF,故手术时应尽量保护卵巢血供及卵巢组织以免引起卵巢功能早衰。⑧文化程度较高、生活节奏快,工作压力过大及有家族史的女性患者应更关注自己的健康,更注重卵巢的情况,要较早妊娠。

(二)男性不育症的治疗及护理

病因不同,治疗各异。男性不育的主要治疗手段包括一般治疗、药物治疗、外科手术治疗和辅助生殖技术,其中药物治疗是基础和使用频度最高的治疗方法。

1.药物治疗

(1)增强精子活力,延长其生存时间的药物如下。

1)精氨酸:是精子代谢过程中所需要的物质,每天口服 4 g。

2)三磷酸腺苷:能提供精子细胞代谢过程的能量,增加精子的活力,每日一次,肌内注射

20 mg。

3)激肽释放酶:激肽在人体的代谢过程中能参与精子的生成,并增强精子的活力。每日1次,口服600 IU,或每次40 IU肌内注射,每周3次。

(2)调整和刺激人体生精过程的药物如下。

1)枸橼酸氯米芬:属抗雌激素类药物,适应于血清FSH、LH含量较低或正常的少精子症患者。对血清FSH、LH较高及无精子症患者不适用。

2)十一酸睾酮胶丸(安特尔):目前最佳的口服雄激素类药物。

3)促性腺激素释放激素(luteinizing hormone releasing hormone,LHRH):适用于特发性少精子症患者。

4)hCG、HMG:垂体促性腺激素。

(3)治疗生殖道感染的药物多为抗生素类药物,可依据生殖道感染的病原体类型和部位选择有效的药物。

2.外科治疗

(1)精索静脉曲张手术:可以采用精索内静脉高位结扎治疗,可使部分患者恢复生育能力。

(2)显微精道再通术。

3.不孕不育症治疗的护理

(1)要治好男性不育症,需遵守以下几个原则:①改掉不良的生活习惯。②夫妇配合。③遵从医师的指导合理治疗。④治疗男性不育症以3个月为一疗程。⑤治疗免疫性不育的目的,是使体内抗精子抗体的滴度降低,甚至使抗精子抗体消失,从而精卵可正常结合,受孕生子。⑥虽然男性不育症原因复杂,种类繁多,但有一些男性不育症是可以预防和避免的。

(2)男性不育预防四字诀:遗传咨询,产前诊断;早期诊断,早期治疗;疫苗接种,预防传染;洁身自好,远离性病;忌烟忌酒,避免损伤。

二、治疗不孕不育过程中需要注意的问题

(1)应重视患者年龄问题,清醒认识女性患者年龄在不孕不育症治疗中的重要性。一般生育期的界定是18岁开始历时30年,在30岁以后开始下降,35岁后明显下降;所以不孕不育症的治疗应该在35岁之前为宜。母亲的年龄越大,卵子老化、致畸、致癌、致病基因或染色体突变等因素越高。

(2)对不孕不育夫妇必须接受系统检查。

(3)流产患者治疗重点应该放在预防再次流产上。

(4)避免盲目应用中医中药治疗。

(5)注意不孕患者心理因素对治疗结果的影响。

(6)输卵管因素导致不孕不育症患者,保守治疗一段时间未妊娠,重点治疗应该放在ART上。

(7)月经不调,同时肥胖的患者,要鼓励减肥。

三、治疗过程中可能会出现的问题

(一)医疗机构的选择

患者选择在哪个医疗机构实施ART技术的一个重要因素就是看试管婴儿的成功率。评

价 ART 技术的成功率指标主要是临床妊娠率和活婴出生率,成功率的高低与以下几个因素有关。

1.不育夫妇本身的特征

如女方的年龄,卵巢的储备功能,不育的年限和原因,其中女方的年龄和卵巢的储备功能是很重要的因素。

2.机构的特征

如机构的规模,治疗小组的技术水平和经验,选择治疗夫妇的标准。

3.辅助生殖技术方案

如控制性卵巢刺激(controled ovarian stimulation,COS)方案,体外培养的方式。

4.移植胚胎的数目

但仅以成功率高低作为选择依据是不全面的,患者在进行咨询时对机构的背景也应全面了解。

(二)需要提供的信息

政府要求实施 ART 技术机构提供患者的有关信息,包括患者夫妇的基本情况和治疗后的有关情况。收集这些是为了真实全面地分析各机构实施的质量和成功率。并将有关结果公布,便于患者选择。

(三)咨询

患者在实施 ART 技术前后都应接受有关咨询。在实施前,医师应同患者一起探讨是否需要实施辅助生殖技术、成功的可能性和对以后生活的影响。同时给予患者一定的心理支持、介绍治疗的过程和可能的并发症。治疗结束后,对于成功的患者要给予一定的建议和指导;对于失败的患者要给予一定的感情上的支持,并一起分析失败的原因以及商讨下一步的治疗计划。

(四)知情同意书的签署

患者在接受 ART 治疗前院方会与之签署知情同意书,知情同意书中会介绍下列情况。

(1)同意实施某种辅助生殖技术的协议如果在对某机构的背景、辅助生殖技术潜在的风险等充分了解后,决定在该机构接受辅助生殖技术治疗,则患者夫妇双方需分别同实施机构签订有关协议,同意实施辅助生殖技术并接受辅助生殖技术可能的风险。协议书需明确实施辅助生殖技术的类型和步骤。

(2)与机构签订如何处置剩余的精子、卵子和胚胎的协议患者接受辅助生殖技术后可能有剩余的精子、卵子和胚胎。夫妇双方需分别同机构签订有关如何处置的协议。处置的方式有:销毁、冷冻、赠送和供科学研究。在剩余的精子、卵子和胚胎被销毁或用于科学研究之前患者可以更改。

(3)机构须对患者的情况保密为了保障患者的隐私权,实施机构须与患者夫妇双方分别签订协议,保证对患者医疗情况保密,协议中明确内容和范围。

(4)供精协议供精协议明确机构对供精者的情况有保密的义务,供精者须放弃父亲的权利和义务。

(五)接受随访

治疗周期结束后医师通过测量血中的 hCG 水平情况诊断是否有生化妊娠,一个月后再通过 B 超检查是否有胚囊的形成及胎芽、胎心、反射来明确临床的妊娠。出生情况须患者反馈。患者有义务接受机构的随访。

(六)冷冻胚胎

在移植结束后可能会有剩余胚胎，这时可以将胚胎冷冻保存，如果本次移植失败，患者可以不需要再次促排卵及取卵，可实施冷冻胚胎复苏移植。因此患者在接受辅助生殖技术前要询问该机构是否能提供冷冻胚胎技术。

(七)试管婴儿的成功率

试管婴儿的成功率是指接受一次体外受精-胚胎移植后的临床妊娠比例。目前世界上一般成功率为 40%～50%，做 10 个人只有 4～5 个能怀孕，一次没有成功还可以做第二次、第三次，对每个人来说都有成功的概率，所以不应以一次失败而放弃治疗，事实上，试管婴儿的治疗过程每一个步骤都可以导致失败。常见原因如下。

(1)女方对控制性卵巢刺激药物不反应或反应很差，以致卵巢不能产生或产生很少数量的成熟卵子，造成临床取不到卵子。

(2)由于女方盆腔解剖上的特殊原因等而造成取卵困难甚至取不到卵子。

(3)有 20%的卵子由于本身原因而不受精。

(4)有 20%的受精卵子不能正常发育或退行性变，以致不能移植回子宫腔内。

(5)尽管胚胎已移入子宫腔内，但不能种植，不能妊娠，这种情况占 55%。

（董　玮）

第四节　卵巢过度刺激综合征

卵巢过度刺激综合征(OHSS)是一种人体对促排卵药物产生过度反应，由双侧卵巢增大、卵巢多卵泡发育、体内雌激素过高、毛细血管通透性增加、体液和蛋白急性外渗进入第三间隙引起的一系列临床症状的并发症；是不孕症患者在药物超促排卵治疗中出现的一种医源性疾病，严重者甚至可引起血液浓缩、胸腔积液、腹腔积液、肝肾功能损害、血栓形成、成人呼吸窘迫综合征等，严重者甚至危及生命。OHSS 可能使患者在寻求医疗帮助时却以严重的医疗并发症而告终。

OHSS 的发生与患者所用促排卵药物的剂量、种类、治疗方案、患者的体质及内分泌状况有关。在接受超促排卵治疗的患者中，OHSS 发生率为 5%～10%，重度 OHSS 发生率为0.1%～2.0%。近年来，由于超促排卵药物的广泛应用，致使 OHSS 的发生率明显升高。

一、发病机制与临床表现

OHSS 的发病机制尚不清楚。目前认为，超促排卵后的卵巢多卵泡发育，导致血管内皮生长因子(vascular endothelial growth factor，VEGF)等因子增多，使血管通透性增加，从而引起一系列临床综合症状。主要病理变化包括卵巢多发功能性囊肿及黄体囊肿伴间质水肿而致卵巢增大；全身毛细血管渗透性增加致血管内液体移入第三腔隙，形成胸腹腔积液，甚至心包积液；血液浓缩、电解质紊乱，有效血容量减少。患者首先出现腹胀，继之胃食欲缺乏、恶心、呕吐、腹泻或胸闷,进一步发展为咳嗽、嗜睡、乏力、全身水肿、呼吸困难及尿量减少,伴有体重增加、腹围增大、行走困难不能平卧。部分严重患者出现血栓形成症状,如伴随有下肢深静脉血栓形成者出现下肢肿胀、疼痛。如伴脑栓塞者出现头痛、言语不清、肢体乏力等。甚至发展为肺栓塞、成人呼吸窘迫综合征等可能危及生命的并发症。

促排卵治疗中 OHSS 有两种表现形式,分别称之为早发型 OHSS 和迟发型 OHSS。早发型 OHSS 一般出现在 hCG 注射后 3～7 d,与卵巢对促性腺激素的反应性有关,而迟发型 OHSS 出现在 hCG 注射后 12～17 d,主要与妊娠后产生内源性 hCG 有关,迟发型 OHSS 的程度往往比早发型严重。如未妊娠,症状多在 10 d 左右缓解,月经来潮后自行痊愈。如果妊娠,症状继续加重,将持续 4～6 周;多胎患者持续时间更长。

二、治疗要点

OHSS 发病机制目前尚未完全阐明,治疗缺乏明确有效的方法,仅限于对症支持治疗,最大程度改善症状,避免严重并发症的发生。

轻度 OHSS 一般门诊随访,给予指导,如建议取消新鲜周期胚胎移植,全胚冷冻;注意休息,避免体位剧烈改变,以防止发生卵巢破裂或扭转;高蛋白饮食;避免过长时间卧床,注意四肢适度活动,防止血栓形成;监测尿量,如出现尿量明显减少,或出现心悸、气促需返院治疗。

若病情加重需入院治疗。严密监测生命体征、腹围、体重,每日记录液体出入量;密切监测血常规、C 反应蛋白、水和电解质平衡、肝肾功能、凝血功能,必要时行血气分析;B 超了解卵巢大小及胸、腹腔积液变化,并注意预防卵巢扭转的发生。根据病情可使用清蛋白、低分子右旋糖酐、羟乙基淀粉、血浆等胶体液扩容;控制补液总量,慎用利尿剂。有肺部感染的患者可加用抗生素。血液持续高凝状态患者可适当使用肝素或小剂量阿司匹林预防血栓形成。如内科治疗症状仍有加重或不能有效缓解,可考虑腹腔积液引流、胸腔闭式引流等。病情稳定后,停止静脉补液,鼓励患者进食,适当补充水电解质等。在治疗 OHSS 的过程中,应考虑患者有妊娠的可能,防止药物对胎儿的影响。虽然 OHSS 为自限性疾病,但由于妊娠期内源性 hCG 的刺激,导致症状加重,高峰期延长。在治疗无效的情况下,严重者应果断终止妊娠以挽救生命。

三、预见性护理及轻度 OHSS 护理

(一)护理评估

1.病史

从家庭、社会、性生殖等方面评估既往史和现病史。

2.高危因素

评估对于具有以下高危因素的患者,在促排卵过程中,严密观察症状和体征,加强预防性监测。

(1)敏感体质及耐受性较差的患者。

(2)对促排卵药物敏感的卵巢如多囊卵巢或卵巢多囊样改变。

(3)年轻(年龄<35 岁)、体型瘦(低体重)、BMI 低于 18 的患者。

(4)注射 hCG 日 E_2>3 500 pg/mL,单侧卵巢卵泡>20 个(尤以中等大小卵泡为主)。

(5)应用 hCG 诱导排卵及黄体支持,以及妊娠后内源性 hCG 的产生等均是 OHSS 发生的高危因素。

3.社会及心理因素

评估不孕症患者"不孕危机"的情绪状态,了解婚龄、婚育史、是否两地分居、性生活情况以及患者对治疗的态度,对不确定治疗结局的认识,明确患者目前最关注、担心、影响心理状况的主要因素。

(二)护理诊断/问题

(1)知识缺乏:对疾病相关知识了解不足。

(2)焦虑、恐惧与不确定的治疗结局及诊疗时间有关。

(3)社交孤立,社会支持薄弱与疾病涉及个人隐私,无法向他人倾诉或取得帮助有关。

(4)潜在并发症:卵巢扭转、电解质紊乱。

(三)预期目标

(1)减轻患者不适,提高舒适度。

(2)避免发生中、重度 OHSS。

(四)护理措施

1.心理护理

患者的心理状况和疾病的发生、发展和愈后有着密切的关系,解决患者负性情绪,给予患者精神鼓励,使之产生良性的心理应对,以健康积极的态度参与治疗护理。

(1)治疗前主动讲解,提供正确全面的信息,使患者对疾病建立正确的认识。

(2)加强与患者的沟通与交流,及时掌握患者心理变化,给予支持帮助,缓解心理压力。

(3)发生轻度 OHSS 时,告知患者这些症状是自限性的并告知可能会出现的症状、体征,目前的治疗方法和疾病的转归,以得到患者的理解和支持,消除患者的紧张和恐惧心理,积极配合医生治疗。

2.护理指导

(1)轻度的 OHSS 患者,不需要特殊处理,但若注射 hCG 作为黄体支持,则遵医嘱停用,改用其他药物。

(2)注意休息,避免剧烈运动或重体力劳动,防止发生卵巢扭转或破裂。

(3)饮食指导:清淡易消化饮食,避免生冷、辛辣等饮食,防止腹胀、腹泻。

(4)自我监护的指导:教会患者每日测量并记录体重、腹围和尿量,当恶心呕吐、腹胀、腹痛加重、尿少时,须回院就诊,以便及时采取措施,防止重度 OHSS 的发生。

(5)OHSS 是一种自限性疾病,如没有妊娠,病程约持续 2 周。妊娠的患者,病程延长,病情加重,如发展至中、重度 OHSS,须入院治疗。

(五)护理评价

(1)预防或减轻了 OHSS 的症状,促进了疾病转归,避免了中、重度 OHSS 的发生。

(2)患者积极主动参与护理过程,对处理结果满意。

四、中、重度 OHSS 患者的护理

(一)护理评估

1.身心状况

OHSS 的发生,给患者带来了身体上的不适,扰乱了患者的时间安排,带来新的经济压力,尤其治疗过程中出现腹腔积液、胸腔积液、水肿等症状,担心生命安全、不能妊娠或妊娠后流

产、胎儿发育异常等;表现出恐惧、焦虑、悲观、情绪不稳定。

2.诊断检查

定期查血常规、肝肾功能、凝血功能;B超检查双侧卵巢大小和腹腔积液情况;每天测量体重、腹围、尿量。

(二)护理诊断/问题

(1)知识缺乏:与对疾病的认识不足或获取错误信息有关。

(2)焦虑、恐惧、无助感与可能的治疗失败,不确定的诊疗时间、增加的治疗费用、身体不适、活动受限、创伤性检查、治疗、住院等有关。

(3)睡眠形态紊乱与腹痛、腹腔积液、胸腔积液、外阴部重度水肿,不能平卧有关。

(4)有皮肤完整性受损的危险与液体渗透至组织间隙有关。

(5)活动无耐力与腹腔积液、胸腔积液、组织水肿、能量供给不足,缺氧或氧供给相对不足等有关。

(6)胸腔积液、腹腔积液、腹泻与毛细血管通透性增加,液体渗透到第三腔隙以及肠黏膜水肿有关。

(7)有感染的危险与液体外渗、组织水肿、血容量不足、低蛋白血症、机体免疫力下降等有关。

(8)潜在并发症:深静脉血栓形成、肝功能异常、肾灌流不足、电解质紊乱、酸中毒等。

(三)预期目标

(1)减轻不适症状,提高患者舒适度,增强患者治疗依从性。

(2)缩短诊疗护理疗程,降低治疗成本,减轻患者压力。

(3)预防重度并发症发生。

(四)护理措施

1.心理护理

中、重度的OHSS患者,由于不适症状严重,恶心、呕吐、进食困难;腹胀、腹痛、不能平卧;咳嗽、气促、呼吸困难;极度疲倦,甚至濒死感。患者极度恐惧,担心生命受到威胁,怀疑疾病能否治愈。如果妊娠试验阳性,担心胎儿会否受到影响。此时心理护理极为重要。

(1)稳定患者情绪,用通俗的语言,针对性地向患者及家属讲解OHSS发病机制和特点,OHSS患者中妊娠率显著增高,较非OHSS患者高2~3倍,给予精神鼓励,树立战胜疾病的信心和勇气,配合治疗护理。

(2)生活上给予照顾,主动关心,耐心答疑,同时介绍治疗成功的病例,让患者及家属体会到医护人员的关心与重视,逐步消除紧张、恐惧心理。

2.密切观察病情变化,及时准确采集信息为临床治疗提供依据

(1)每天测量体重、腹围及尿量,准确记录24 h出入量。①每日清晨排空大小便,空腹测量;②测量腹围时平卧,暴露测量部位,双手放于体侧,量尺以脐部为起止点,切面与躯干长轴垂直,并在测量部位进行标记以减少误差;③注意观察尿量,并保持尿量>30 mL/h。

(2)遵医嘱严密观察生命体征,必要时监测血氧饱和度;气促、呼吸困难者可遵医嘱给予吸氧,以提高血氧饱和度,改善缺氧状态。

(3)遵医嘱及时检查血常规、C反应蛋白、电解质、肝功能、肌酐、尿素氮、凝血功能。必要时行妊娠试验和腹部B超检查,以了解患者的病情。

3.纠正血容量和电解质的失调

维持体液外渗期的血容量,及早纠正低血容量是预防各种循环障碍并发症的关键。

(1)遵医嘱执行清蛋白治疗:静脉滴注20％清蛋白100～200 mL,注意观察过敏反应。

(2)遵医嘱给予利尿剂:红细胞比容<38％,少尿时,在扩容的基础上给予利尿剂,观察尿量变化。

(3)遵医嘱补充水、电解质,维持液体平衡:每日液体总摄入量应<1 500 mL,以免使血管内液体又漏入腹腔,加重腹腔积液。

4.血栓预防和护理

OHSS的病理过程可导致血液的高凝状态,过高的激素水平又可损伤血管内皮细胞,若不及时纠正液体外渗所致低血容量及血液浓缩,多种因素的综合作用可导致并发严重的血栓形成;下肢深静脉血栓形成者表现为下肢肿胀、皮温下降、疼痛。脑血管栓塞者表现为头痛、言语不清,肢体乏力、偏瘫,甚至出现肺等重要器官大面积栓塞而死亡。这是辅助生殖技术最严重的并发症,故应高度警惕,采取有效措施加以预防。

(1)鼓励患者保持轻微活动,减少持续卧床时间,如翻身、四肢伸缩活动等,避免久坐或长期卧床。必要时可用弹力袜或定时进行足部及下肢热敷、按摩,促进下肢静脉回流,尤其肥胖患者更要预防深部静脉血栓形成。

(2)血液持续浓缩的患者要注意观察有无头晕、头痛、头颈部肿胀;足背动脉搏动、皮温改变;下肢肿胀、疼痛、沉重感,站立时加重等急性血栓形成的征象和症状,以利于及早发现和治疗。

(3)疑似下肢血栓形成者抬高患肢,促进静脉回流,减轻疼痛和肿胀;不得按摩和剧烈活动,以免造成栓子脱落。

(4)遵医嘱行扩容、抗凝治疗,如使用清蛋白、低分子右旋糖酐、阿司匹林、低分子量肝素等。

5.预防卵巢扭转或破裂的护理

OHSS患者因双侧卵巢体积增大伴有腹腔积液,容易发生卵巢扭转或破裂,应密切观察,并采取相应措施预防。

(1)嘱患者日常生活中变换体位时行动平稳、动作轻柔缓慢,避免动作幅度过大、过急,避免剧烈活动。

(2)避免一切使腹压增高的因素:如保持大便通畅,防止便秘;勿憋尿,避免腹压增高压迫卵巢导致卵巢破裂或大量排尿后腹压骤降导致卵巢扭转。

(3)腹痛是OHSS主要的临床表现。严密观察腹痛部位、性质,如患者腹痛突然加剧、出现腹膜刺激征,应高度怀疑卵巢蒂扭转或卵巢破裂;及时报告医生并做好急诊手术准备。

6.妊娠试验阳性的患者

如有阴道出血等先兆流产的症状时,应密切观察出血量、有无组织物排出,及时报告医生处理。使用无菌卫生垫,每日会阴擦洗2次,保持清洁干燥,预防感染;如OHSS症状继续发展,出现肝肾衰竭、危及生命,需终止妊娠者,应予以安抚,做好心理护理。

7.B超引导下经阴道穿刺腹腔积液引流术的护理

OHSS患者出现严重的腹腔积液,腹部膨胀、张力大,导致严重不适或疼痛,持续少尿,可在B超引导下经阴道穿刺,行腹腔积液引流术,从而改善患者的症状。

（1）术前评估：①患者的精神状况；②患者促排卵方案和取卵情况及获卵数；③患者血常规、血生化和血雌激素水平；④患者体重、腹围和尿量。

（2）术前物品准备：取卵包、17 G 取卵针、灭菌穿刺架、灭菌胶管、无菌外用盐水 1 瓶、灭菌无粉手套、灭菌探头套、负压吸引器（负压调至 120～150 mmHg）。

（3）术中配合：①协助患者取膀胱截石位，床头摇高至患者舒适，安抚患者，向患者解释手术过程；②术前测生命体征；③用 5% 聚维酮碘冲洗外阴和阴道；④连接负压装置：取卵针连接管连接无菌外用盐水瓶及负压吸引器；⑤术中配合医生抽吸腹腔积液，及时更换引流瓶，记录抽出腹腔积液的总量性质，每次引流腹腔积液量不宜超过 3 000 mL，避免腹腔负压突然减低致虚脱或卵巢扭转；⑥腹腔积液引流过程中严密观察患者面色、心率、脉搏、血压等情况，注意有无咳嗽、呼吸困难、胸痛、腹痛，必要时给氧。

（4）术后护理：①观察患者生命体征；②遵医嘱静脉滴注血清蛋白；③健康宣教；④根据病情留院观察。

8. 体位护理

患者腹胀明显不能平卧时，协助患者取半卧位，使膈肌下降，减轻胸、腹腔积液对心肺的压迫，改善呼吸困难。

9. 饮食指导

患者胃肠蠕动减慢，胃部不适、腹胀、腹痛明显，食欲较差；中、重度患者多在进食后加重，个别患者对进食产生恐惧心理。故应耐心向患者解释进食的重要性，可少量多餐，进食高蛋白、高热量、高维生素、低脂肪、低糖、易消化的温热流质或半流质饮食，多食牛奶、肉汤、果汁及蔬菜；避免生冷、辛辣刺激性食物，防止腹泻。

10. 睡眠护理

患者因呼吸困难，局部或全身水肿自觉身体沉重不适及皮肤瘙痒、疼痛等因素致使夜间入睡困难；为患者睡前温水擦身、局部按摩、采取半卧位、必要时给予间断吸氧等，以促进睡眠。

11. 皮肤护理

注意观察皮肤颜色、湿度、弹性及有无破损、出血点等情况。

（1）水肿的患者皮肤弹性较差，应保持床铺清洁干燥、柔软，减少局部摩擦，避免皮肤局部破损引起感染。

（2）伴有外阴水肿的患者，给予 50% 硫酸镁湿热敷或红外线灯物理治疗，保持清洁干燥，穿棉质宽松内裤，避免局部摩擦、损伤；大量腹腔积液时应尽量卧床休息，以利于下肢静脉回流，减轻外阴水肿症状。

（3）注射部位发生水肿的患者，孕酮注射时用 8 号长注射针头深部注射，针眼处用棉球按压，防止药液外渗；水肿较重的患者改用口服或阴道用孕酮进行黄体支持，避免肌内注射后针眼愈合困难，发生体液外渗或注射部位感染。

12. 出院指导

（1）保持良好的情绪，保证休息，避免劳累。

（2）按时用药，继续黄体支持。孕酮属油剂，不易吸收，加上用药时间长，易在注射部位形成硬结，注意臀部两侧交替深部肌内注射，避开硬结。

（3）加强营养，增强机体抵抗力，注意饮食调理，合理膳食，进高蛋白、高维生素、低脂、低盐饮食。

（4）出现不适及时与生殖中心联系,回院就诊。

（5）助孕妊娠者定期进行孕期检查。

（五）护理评价

（1）患者能正确面对机体不适,配合治疗护理,对 OHSS 的处理感到满意。

（2）患者不适症状逐渐缓解,未发生严重并发症。

（董　玮）

第五节　异位妊娠

受精卵在子宫腔以外着床并生长发育则称为异位妊娠(ectopic pregnancy,EP),俗称宫外孕。异位妊娠最常见的发生部位是输卵管,约占 95%。此外,异位妊娠还包括宫角妊娠、卵巢妊娠、腹腔妊娠、宫颈妊娠、子宫瘢痕妊娠、残角子宫妊娠、复合妊娠等。

辅助生殖技术治疗后异位妊娠风险可能较自然周期增加,尤其是一些罕见的异位妊娠类型,如异位多胎妊娠和多胚胎不同部位妊娠(heterotopic pregnancy,HP)更是显著增加。

1975 年,首例 IVF-ET 获得的妊娠即为异位妊娠。但最近也有报道,辅助生殖技术治疗后异位妊娠发生率接近自然受孕。

一、异位妊娠护理

对疑诊异位妊娠的患者,需入院密切观察。按照临床表现决定异位妊娠进行期待观察、药物治疗或者手术治疗。

（一）护理评估

1.病史

重视高危因素,盆腔输卵管因素不孕如盆腔粘连、输卵管通而不畅、输卵管结扎等;有宫外孕病史;助孕后妊娠试验 hCG 水平偏低。

2.临床表现和体征

患者有无腹痛、面色苍白、血压偏低、脉搏细速甚至休克表现。常规助孕妊娠试验阳性后3 周复查 B 超发现宫外孕,患者可无任何症状。

3.心理因素

经历了漫长的不孕症治疗,终于等到了妊娠试验阳性,兴奋之余有更多的期盼和担心,处处小心翼翼,唯恐发生意外。有宫外孕病史的患者更担心会再次宫外孕。因此,助孕成功后的患者仍有不同程度的心理压力。当出现有任何不适,患者都会出现惊慌、恐惧和焦虑。

被告知宫外孕时常难以接受,出现悲痛、失望甚至绝望的心理。尤其是没有任何症状的患者。

4.相关辅助检查

定期行血 hCG 监测及阴道超声检查。

（二）护理诊断/ 问题

（1）疼痛与异位妊娠有关。

(2)潜在并发症失血性休克、感染等。

(三)预期目标

(1)患者消除了恐惧焦虑心理。

(2)积极配合治疗,预后良好。

(四)护理措施

1.心理护理

异位妊娠是严重影响女性健康的妇产科急症疾病,尤其是在接受 IVF-ET 的患者,经历了对怀孕的期盼,怀孕后的惊喜,若 B 超提示宫外妊娠,心理上将经受巨大的打击,产生痛苦和失望心理,甚至感到绝望;同时患者及其家属又担心手术后能否再怀孕,是否危及生命安全而产生忧虑、不安、恐惧等情绪。医护人员应安慰、鼓励患者,讲解有关异位妊娠的知识,帮助其树立战胜疾病的信心。

2.一般护理

①休息与活动:患者应卧床休息,避免腹部压力增大,勿用力按压腹部,妇科检查时动作轻柔,以减少异位妊娠破裂的机会;②加强基础护理:保持外阴清洁,防止逆行感染;③指导患者摄取高蛋白、易消化、富含维生素饮食,保持大便通畅,防止便秘;④密切观察病情变化:密切观察患者的生命体征、阴道出血情况,尤其应重视患者的主诉,如腹痛、腹胀加剧、肛门坠胀感明显,及时给予相应处理。警惕有孕囊突发破裂致失血性休克的可能。如患者出现面色苍白、大汗淋漓、血压下降、脉搏加快等休克症状时,立即遵医嘱开放静脉通路,采集血标本做好输血输液的准备,以便配合医生积极纠正休克补充血容量,并按急诊手术要求迅速做好术前准备,同时做好心理护理。

3.期待疗法的护理

对于 B 超提示宫外孕,但孕囊小,没有或胎心搏动微弱者,遵医嘱定期采血监测 hCG 的变化;定期 B 超监测包块吸收缩小情况。血 hCG 水平下降提示病情好转,可以此安慰和鼓励患者。

4.药物治疗的护理

对于 B 超提示宫外孕,孕囊大小正常、胎心搏动明显的患者,可用孕囊局部穿刺抽吸后注射 10%氯化钾或甲氨蝶呤(Methotrexate,MTX)以终止胚胎发育。治疗前向患者做好解释,消除疑虑。治疗时注意观察病情,做好大出血应急抢救的准备。术后观察生命体征及药物不良反应,并遵医嘱定期采血监测 hCG 的水平以观察治疗效果。

5.手术治疗的护理

腹腔镜是首选的手术方法。①严密观察患者生命体征的同时,积极做好术前准备;②对于严重内出血并发休克的患者,应立即开放静脉通道,交叉配血,做好输血输液准备,以配合医生积极纠正休克、补充血容量,并按急诊手术迅速做好术前准备;③提供心理支持,并向患者及家属解释手术的必要性,以正常的心态接受此次妊娠失败的现实,接受和配合治疗;④做好术后监测与护理。

6.健康指导

注意休息,补充营养,增强体质,半年后可继续不孕治疗。

(五)护理评价

(1)患者能正确面对现状,积极配合治疗,并确定了下一步辅助生殖技术治疗方案。

(2)无严重并发症发生。

二、宫内宫外同时妊娠护理

宫内宫外同时妊娠(heterotopic pregnancy,HP)在正常情况下非常罕见,但随着促排卵药物和 IVF-ET 在临床上的广泛应用,其发生率明显增加,为 1‰～3‰。在 IVF-ET 中,尽管胚胎直接被放入宫腔内,但并不能完全避免异位妊娠,包括宫内宫外同时妊娠这一并发症的发生。有关研究发现,输卵管及盆腔的病理改变和移植胚胎数目是 IVF-ET 后发生宫内宫外同时妊娠的两个重要因素。HP 的治疗目前尚无大样本的研究,发生宫内妊娠合并输卵管妊娠者首选腹腔镜手术治疗,合并宫颈、宫角妊娠者,病情稳定情况下可采用超声指导下抽吸或注射药物等治疗,但后者发生宫内流产风险更高。

(一)护理评估

参考异位妊娠的护理评估。

(二)护理诊断/问题

(1)知识缺乏:与对疾病相关知识了解不足有关。

(2)焦虑、恐惧与不确定的治疗结局及担心生命安危有关。

(三)预期目标

(1)患者消除了恐惧、焦虑心理。

(2)积极配合治疗,预后良好。

(四)护理措施

(1)心理护理:患者对宫内外同时妊娠缺乏了解,既担心手术安全问题,又害怕手术可能影响宫内胎儿导致流产,因此心理压力较大。护士应关心患者,耐心解释,并介绍宫内外同时妊娠经手术治疗后足月分娩的成功案例,使其消除顾虑,增强信心,积极配合治疗。

(2)急诊入院,密切观察腹痛及阴道出血情况,防范宫外孕囊破裂大出血的发生,并做好术前准备。

(3)对于子宫内仍有正常孕囊及胎心的患者,遵医嘱继续行保胎治疗。

(4)术后仍需密切观察患者腹痛及阴道出血情况。如出血量增加,有血块及肉眼所见胎膜、绒毛等情况,应警惕宫内胚胎流产,立即通知医生,并留取患者出血所用卫生纸或卫生垫供医生参考,给予及时正确地处理,同时安慰患者,减轻紧张、恐惧心理。

(5)饮食:视患者的具体情况,在肠道功能恢复后即可给予半流质饮食或普食。

(6)出院指导:①嘱患者保持轻松愉快的心情,注意休息,避免剧烈运动及劳累,谨防感冒;②饮食以高蛋白、高维生素、清淡易消化的食物为宜,鼓励患者多吃蔬菜、水果,保持大便通畅,遵医嘱继续使用保胎药物;③对于已发生流产的患者,调理好身体,半年后再行助孕治疗。

(五)护理评价

(1)患者能心境平和,积极配合检查治疗。

(2)患者无严重并发症发生。

(董　玮)

第六节　多胎妊娠

多胎妊娠是指一次妊娠子宫腔内同时有 2 个或 2 个以上的胎儿,是超促排卵和体外受精-胚胎移植等辅助生殖技术常见的医源性并发症之一。多胎妊娠孕产妇妊娠期、分娩期并发症多,围生儿病残率及病死率高,属于高危妊娠。辅助生殖技术中多胎妊娠的发生仍是目前难以避免的问题,因此,发展多胎妊娠减胎术成为重要的补救方法。减胎的手术方法主要有经阴道减胎术和经腹部减胎术。

一、适应证

(1)经 B 超证实宫内妊娠≥2 个胚囊者且均见胎心搏动,为改善母儿围产期预后,行选择性减胎术。

(2)多胎妊娠其中一个胚胎异常,需要减胎者。

(3)先兆流产者、单绒毛膜双胎妊娠应慎行减胎术。

二、禁忌证

存在各个器官系统特别是泌尿生殖系统的急性感染。

三、经阴道穿刺减胎术

经 B 超证实宫内妊娠≥2 个孕囊并见胎芽和胎心搏动,7～10 周为其最佳时机,术前排空膀胱,在阴道 B 超引导下,采用取卵针,由阴道后穹隆部缓慢进针,针尖对准胚体的心脏搏动位置,刺入胚体的心脏搏动点,转动针尖可见胚体联动以证实已刺入胚体,加负压,导管内无吸出物,证实针尖仍在胚体内,进一步加负压,通过瞬时高负压吸出胚体,可见胚胎突然消失,立即停止负压,检查取卵针导管内有白色组织样物混于其中,表明胚胎已解体,部分或全部被吸出。

四、经腹穿刺减胎术

经腹减胎一般适用于孕 9～10 周及以上者,术前排空膀胱,患者取仰卧位,常规下腹部手术术野消毒、铺巾。消毒 B 超腹部穿刺探头置于下腹部,探测子宫及各孕囊位置及其相互关系,选择拟穿刺的孕囊,待胎儿处于静息状态时,将取卵针在穿刺探头指引下快速刺入胎儿心脏或近心脏的胸腔部位,回抽无液体或少许血液,注入 10％KCl 1～2 mL,以胎心停搏为穿刺成功。5～10 min 未见胎心搏动恢复,手术结束。如需再次穿刺则在原位改变穿刺方向,切忌穿刺针经过要保留的孕囊。

五、护理评估

(1)心理因素:由于不孕,盼子心切,经过艰辛治疗终于怀孕,通常患者和家属都不愿接受减胎术,担心流产,且恐惧疼痛。怀有侥幸心理,认为有可能不会出现问题。

(2)个体情况:患者年龄、身高、体重、孕周和孕囊个数。

(3)相关辅助检查:超声检查的情况、阴道分泌物常规检查;抽血查血常规、凝血功能。

(4)评估患者机体对手术的耐受性。

六、护理诊断/问题

(1)知识缺乏:与对多胎妊娠相关风险了解不足有关。

(2)焦虑、恐惧与不确定的治疗结局有关。

(3)潜在并发症:胚胎停育、流产、早产。

七、预期目标

(1)了解减胎术的目的和过程,自愿接受减胎手术。

(2)主动配合治疗护理。

八、护理措施

(一)术前护理

1.心理护理

向患者夫妇详细解释多胎妊娠的潜在风险;多胎妊娠减胎术的必要性和可能的风险;使患者和家属自愿接受减胎术。同时介绍成功的病例,消除其恐惧心理。

2.术前准备

(1)患者准备。①遵医嘱执行术前检查:查白带常规、血常规、出凝血时间、甲胎蛋白、血hCG 等,并及时追踪检查结果,以便医生尽快决定减胎术时间;②术前遵医嘱使用抗菌药物预防感染;③术日需进食早餐,避免空腹引起低血糖综合征;④术前半小时皮下注射苯巴比妥0.2 mg(或地西泮 10 mg)、孕酮 40 mg,以镇静及预防子宫平滑肌收缩。

(2)物品准备。①经阴道减胎:灭菌手术包(内有治疗巾 1 个、洞巾 1 条、腿套 1 对、弯盘1 个、小量杯 2 个、弯头卵圆钳 1 个、棉球若干、妇科棉签若干)、16G 取卵针、灭菌胶管、灭菌穿刺架、无菌生理盐水、5%聚维酮碘、无菌试管、灭菌无粉手套、灭菌探头套、负压吸引器;②经腹部减胎:灭菌手术包(洞巾、弯盘、小量杯、弯头卵圆钳、棉球若干、大方纱若干)、20~22 G 脐带穿刺针、灭菌腹部探头穿刺架、无菌生理盐水、10%KCl 10 mL、5 mL 注射器 2 个、灭菌液状石蜡、5%聚维酮碘、灭菌无粉手套、灭菌手术衣、止血贴。

(二)术中护理

①患者排空膀胱,取膀胱截石位(经腹减胎者平卧);②用 5%聚维酮碘消毒外阴和阴道,外用生理盐水擦净消毒液;③协助医生灭菌探头套套阴道探头,安置穿刺架(经腹者用消毒腹部探头,用灭菌液状石蜡作 B 超耦合剂);④记录各孕囊及胚芽大小和位置关系并打印图片;⑤穿刺针连接试管和负压吸引器(经腹者活检针直接连注射器);⑥穿刺针在 B 超指引下经阴道壁、子宫壁刺入胚体,遵医嘱加负压抽吸,证实针尖已在胚体中,加大负压至 600 mmHg(80 kPa),直至把胚体全部或部分吸出,胚胎心搏消失(经腹减胎者,活检针在腹部经腹壁、子宫壁直至胎心搏动处,拔出针芯,用注射器回抽见血,即更换吸有 10%KCl 5 mL 的注射器向心腔注射 1~2 mL,注射时可在荧屏中见被选择的胚胎剧烈挣扎数秒,继而胎心搏动消失);⑦术中密切观察患者生命体征,并经常询问患者有何不适,给予安慰和鼓励,必要时可遵医嘱给予吸氧;⑧术后无菌纱布擦干阴道并检查穿刺点有无渗血(经腹者抹干净腹部液状石蜡,用止血贴覆盖穿刺点)。

(三)术后护理

①术后严密观察患者有无宫缩和阴道出血(经腹减胎者穿刺点有无出血),遵医嘱安排患

者留院观察；②术后 48 h 行 B 超检查存活和被减灭的孕囊，遵医嘱使用抗菌药物，继续安胎治疗；③生活指导：注意休息，避免重体力劳动，进食高蛋白、易消化、富含维生素的饮食，禁性生活至 12 周。

九、护理评价

(1)患者能了解减胎术的目的，自愿接受和配合减胎术。

(2)对治疗护理感到满意，未发生并发症。

（郭静芳）

第七节　妊娠剧吐

孕妇在早孕时出现头晕、倦怠、择食、食欲缺乏、轻度恶心、呕吐等症状，称早孕反应。早孕反应一般对生活与工作影响不大，不须特殊治疗，多在妊娠 12 周前后自然消失。少数孕妇早孕反应严重，恶心呕吐频繁，不能进食，影响身体健康，甚至威胁孕妇生命时，称妊娠剧吐。其临床表现差异很大，绝大多数患者经治疗后痊愈，极个别患者可因剧吐而死于某些并发症，如酸中毒、肝衰竭等。

妊娠剧吐归于中医学"恶阻"范畴。古代医籍中有关该病的记载最早见于汉代，《金匮要略》中即有用桂枝汤治疗该病的记载。隋代巢元方《诸病源候论》中据其临床表现始创"恶阻候"，"恶阻"一名从此沿用至今。若仅见怀孕后恶心、嗜酸、择食或晨间偶有呕吐痰涎等，这是妊娠早期常有的反应，属正常情况，一般 3 个月后可自行消失。

一、临床表现

妊娠剧吐发生于妊娠早期至妊娠 16 周之间，多见于年轻初孕妇。一般停经 40 d 左右出现早孕反应，逐渐加重，直至频繁呕吐，不能进食。呕吐物中有胆汁或咖啡样物质。严重呕吐可引起失水及电解质紊乱，并动用体内脂肪，使其中间产物丙酮聚积，引起代谢性酸中毒。患者体重明显减轻、面色苍白、皮肤干燥、脉搏弱、尿量减少，严重时出现血压下降，引起肾前性急性肾衰竭。

妊娠剧吐可导致两种严重的维生素缺乏症。

1.维生素 B_1 缺乏

可导致 Wernicke 综合征，临床表现为中枢神经系统症状，即眼球震颤、视力障碍、共济失调、急性期言语增多，后逐渐精神迟钝、嗜睡，个别发生木僵或昏迷。若不及时治疗，病死率达 50%。

2.维生素 K 缺乏

可导致凝血功能障碍，常伴血浆蛋白及纤维蛋白原减少，孕妇出血倾向增加，可发生鼻出血，甚至视网膜出血。

妊娠剧吐主要应与葡萄胎、甲亢及可能引起呕吐的疾病，如肝炎、胃肠炎、胰腺炎、胆道疾病等相鉴别。有神经系统症状者应与脑膜炎和脑肿瘤等鉴别。

二、检查

1. 尿液检查

测定尿量、尿比重、酮体,注意有无蛋白尿及管型尿。

2. 血液检查

测定红细胞数、血红蛋白含量、血细胞比容、全血及血浆黏度,以了解有无血液浓缩。动脉血气分析测定血液 pH、二氧化碳结合力等,了解酸碱平衡情况。还应检测血钾、血钠、血氧含量及肝肾功能。

3. 其他

必要时行眼底检查及神经系统检查。

三、评估要点

(1)评估恶心、呕吐的程度、次数及呕吐物的量、性质。

(2)评估患者体温、脉搏、呼吸、血压并记录,是否主诉虚弱、疲劳、呼吸困难、眩晕等。

(3)评估出入量平衡情况、观察尿量、尿色。

(4)实验室检查:尿常规、红细胞比容、二氧化碳结合力、电解质、肝功能、肾功能及眼底检查。

四、护理诊断

(1)舒适改变:恶心、呕吐,与妊娠后血肿绒毛膜促进腺激素水平显著升高及孕妇焦虑紧张有关。

(2)活动无耐力:与严重呕吐和长期摄入量不足有关。

(3)体液不足:与恶心、呕吐有关。

(4)潜在并发症:视网膜出血、意识障碍。

五、护理措施

(一)心理护理

妊娠期孕妇的心理随妊娠的进展而有不同的变化,虽然妊娠反应是自然生理现象,但妊娠剧吐,特别是第一次妊娠及每次妊娠都有妊娠剧吐反复发生的患者,会产生不同的压力恐惧及焦虑情绪,影响妊娠的心理状况,影响母婴的健康。护理人员应全面了解患者的心理状态,充分调动患者的主动性,帮患者分析病情,使患者了解妊娠剧吐是一种常见的生理现象,经过治疗和护理是可以预防和治愈的,消除不必要的思想顾虑,克服妊娠剧吐带来的不适,树立妊娠的信心,提高心理舒适度。

(二)输液护理

静脉护理可以迅速调整脱水及补充各种营养物质,是治疗妊娠剧吐的主要手段,因妊娠剧吐患者普遍输液较多、输液时间长,病情反复给患者带来不适,护士在输液前后应考虑患者的感受,输液前做好解释工作,操作时做到沉着、稳健、熟练、一针见血,尽可能减少穿刺中的疼痛,经常巡视输液情况,观察输液是否通畅,针头是否脱出,输液管有无扭曲、受压,注射部位有无液体外溢、疼痛等。经常询问患者治疗效果,严密观察输液情况,使患者心理上得到满足,减少躯体不适。

(三)饮食护理

妊娠剧吐往往与孕妇自主神经系统稳定性、精神状态、生活环境有密切关系,患者在精神紧张下,呕吐更加频繁,引起水及电解质紊乱,由于呕吐后怕进食,长期饥饿热量摄入不足,故在治疗同时应注意患者心理因素,予以解释安慰,妊娠剧吐患者见到食物往往有种恐惧心理,胃食欲缺乏,因此,呕吐时禁食,使胃肠得到休息。但呕吐停止后应适当进食,饮食以清淡、易消化为主,还应含丰富蛋白质和糖类,可少量多餐,对患者进行营养与胎儿发育指导,把进餐当成轻松愉快的享受而不是负担,使胎儿有足够的营养,顺利度过早孕反应期。

(四)家庭护理

(1)少食多餐,选择能被孕妇接受的食物,以流质为主,避免油腻。异味,吐后应继续再吃,若食后仍吐,多次进食补充,仍可保持身体营养的需要,同时避免过冷过热的食物。必要时饮口服补液盐。

(2)卧床休息,环境安静,通风,减少在视线范围内引起不愉快的情景和异味。

(3)呕吐时做深呼吸和吞咽动作,即大口喘气,呕吐后要及时漱口,注意口腔卫生。另外要保持外阴的清洁,床铺的整洁。

(4)关心、体贴孕妇,解除不必要的顾虑,孕妇保持心情愉快,避免急躁和情绪激动。

(5)若呕吐导致体温上升,脉搏增快,眼眶凹陷,皮肤无弹性,精神异常,要立即送医院。

(董姣姣)

第八节　产褥期护理

产褥期即俗称的坐月子,在医学教科书上称之为产褥期。以往农村中认为产后坐月子的时间为一个月,产后休息满 1 个月就是全部恢复了,女性就要参加体力劳动,有不少的老年女性患有子宫脱垂等疾病者较多,可能就是与产后休养不足时有一定关系。而产褥期护理则是胎儿、胎盘娩出后的产妇其身体、生殖器官和心理方面调适复原的一段时间,需 6～8 周,也就是 42～56 d。在这段坐月子的 6～8 周间,产妇应该以休息为主,尤其是产后 15 d 内应以卧床休息为主,调养好身体,促进全身器官各系统尤其是生殖器官的尽快恢复。

一、临床表现

(一)生命指标的变化

体温、脉搏、呼吸、血压产后的体温多数在正常范围内,最初 24 h 内略升高,一般不超过 38 ℃。产后的脉搏略慢,每分钟 60～70 次,1 周后恢复正常。产后呼吸 14～16 次/分钟。产后血压平稳。

(二)子宫复旧

产后第 1 d 因宫颈外口升至坐骨棘水平,致使宫底稍上升平脐,以后每日下降 1～2 cm,至产后 10 d 子宫降至骨盆腔内。

(三)产后宫缩痛

在产褥早期因宫缩引起下腹的阵发性剧烈疼痛,称为产后宫缩痛。于产后 1～2 d 出现,持续2～3 d自然消失,多见于经产妇。

(四)恶露

产后随子宫蜕膜(特别是胎盘附着处蜕膜)的脱落,含有血液、坏死蜕膜组织经阴道排出,称为恶露。

1.血性恶露

含大量血液,量多,有时有小血块,有少量胎膜及坏死蜕膜组织。

2.浆液恶露

含少量血液,有较多量的坏死蜕膜组织、子宫颈黏液、阴道排液,且有细菌。

3.白色恶露

含大量白细胞、坏死蜕膜组织、表皮细胞及细菌等。

正常恶露持续4～6周,总量为250～500 mL。血性恶露持续3～4 d,逐渐转为浆液恶露,约10 d后变为白色恶露,约持续3周干净。若子宫复旧不全或宫腔内残留胎盘、大量胎膜,或合并感染时,恶露量增多,持续时间长并有臭味。

二、护理原则

1.慎寒温

随着气候与居住环境的温、湿度变化,产妇穿着的服装与室内使用的电器设备,应做好适当的调整,室内温度为25 ℃～26 ℃,湿度为50％～60％,穿着长袖、长裤、袜子,避免着凉、感冒,或者使关节受到风、寒、湿的入侵。

2.适劳逸

适度的劳动与休息,对于恶露的排出、筋骨及身材的恢复很有帮助。产后初始,产妇觉得虚弱、头晕、乏力时,必须多卧床休息,起床的时间不要超过半小时,等体力逐渐恢复就可以将时间稍稍拉长些,时间还是以1～2 h为限,以避免长时间站立或坐姿,导致腰酸、背痛、腿酸、膝踝关节的疼痛。

3.勤清洁

头发、身体要经常清洗,以保持清洁,避免遭受细菌感染而发炎。古代由于环境简陋,生活条件差,又没有电器设备,因此规定较严,而有一个月不能洗头、洗澡的限制。现代人不必如此辛苦,洗头,洗澡要用40 ℃左右的温水,洗完头后要及时用干毛巾擦干头发。

4.调饮食

前面三项每一个人都没有差别,饮食方面就有个人体质的差异性,应该有所不同;再者,产后排恶露,哺乳也许有不顺的情形,或者有感冒、头痛、口破、皮肤痒、胃痛等疾病发生,饮食与药物就必须改变。坐月子的饮食还是以温补为主,最好请医师根据个人体质调配比较妥善。

三、护理与保健

产褥期母体各系统变化很大,虽属生理范畴,但子宫内有较大创面,乳腺分泌功能旺盛,容易发生感染和其他病理情况。需要注意清洁卫生,加强产褥期护理,使身体尽快恢复。

1.保持良好生活习惯

建立良好的休息环境,注意卫生室内温度适宜(18 ℃～20 ℃),空气新鲜,通风良好。即使在冬季也要有一定时间开窗通风,保持空气新鲜,但要注意避免直接吹风。居室内要清洁舒适。在房间内不要吸烟,有慢性病或感冒的亲友最好不要探视产妇及新生儿,尽量减少亲友探望,以免引起交叉感染。产后衣着适当,清洁、舒适、冷暖适宜,不能与正常生活相差太远。夏季注意凉爽,冬季注意保暖。过分"捂"的不良习俗是不科学的。这样使汗液不能蒸发,影响体内散热。产后一定要注意卫生,应该像平时一样洗漱、刷牙、洗脸、洗脚、梳头,饭前便后洗手,喂奶前洗手。出汗多还要勤洗澡、勤换衣服,注意预防感冒,洗澡应采取淋浴,不要盆浴,以免脏水进入阴道引起感染,用具要清洁。产后阴道有恶露排出,要注意保持外阴部清洁,每日用温开水洗外阴,勤换内裤与卫生垫。大小便后避开伤口,用清洁卫生纸从前向后擦净,注意不要反方向,以免肛门周围细菌逆行造成感染。

2.注意情绪变化

经历妊娠及分娩的激动与紧张,产妇精神极度放松;对哺育婴儿的担心;产褥期的不适等均可造成情绪的不稳定,尤其是在产后3～5 d,可表现为轻度抑郁,应帮助产妇减轻身体不适,并给予精神关怀、鼓励、安慰,使其恢复自信。抑郁严重者,须服抗抑郁症药物治疗。

3.饮食

由于分娩时体力消耗大,身体内各器官要恢复,产妇的消化能力减弱,又要分泌乳汁供新生儿生长,所以饮食营养非常重要。产后1 h可让产妇进流食或清淡半流食,以后可进普通饮食。食物应富有营养、足够热量和水分。若哺乳,应多进蛋白质和多吃汤汁食物,并适当补充维生素和铁剂。食品要多样化,富于营养,容易消化,不能多油腻。尤其产后最初几天内,要多吃些高热量、高蛋白、高维生素的食品,多饮水及汤类,促进乳汁分泌。多食水果、蔬菜有利于大便通畅。夏天可吃西瓜,利于防暑降温。但产后不宜喝茶,因为茶叶中含有鞣酸,它可以与食物中的铁相结合,影响肠道对铁的吸收,从而引起贫血,另外,茶叶中还含有咖啡因,饮用茶水后,使人精神振奋,不易入睡,影响产妇的休息和体力的恢复,同时茶内的咖啡因可通过乳汁进入婴儿体内,容易使婴儿发生肠痉挛和忽然无故啼哭现象,所以产妇产后不宜喝茶。忌辛辣食物及酒类。注意饮食卫生,防止胃肠炎的发生。

4.排尿与排便

警惕产后尿潴留:在产后5 d内尿量明显增多,应鼓励产妇尽早自解小便。产后4 h即应让产妇排尿。若排尿困难,应解除怕排尿引起疼痛的顾虑,鼓励产妇坐起排尿,可用热水熏洗外阴,用温开水冲洗尿道外口周围诱导排尿。下腹部正中放置热水袋,按摩膀胱,刺激膀胱肌收缩。必要时可给予导尿或留置导尿管1～2 d,并给予抗生素预防感染。重视便秘:产后因卧床休息、食物中缺乏纤维素以及肠蠕动减弱,产褥早期腹肌、盆底肌张力下降,常发生便秘。应多吃蔬菜及早日下床活动。若发生便秘,应口服缓泻剂、开塞露塞肛或肥皂水灌肠。

5.观察子宫复旧及恶露

每日应在同一时间手测宫底高度,以了解子宫逐日复旧过程。测量前应嘱产妇排尿,并先按摩子宫使其收缩后,再测耻骨联合上缘至宫底的距离。产后宫缩疼痛严重者,可用山楂100 g,水煎加糖服,或定时服用索米痛片。每日应观察恶露数量、颜色及气味。若子宫复旧不全,恶露增多、色红且持续时间延长时,应及早给予子宫收缩剂。若合并感染,恶露有腐臭味且有子宫压痛,应给予抗生素控制感染。

6.乳房护理

推荐母乳喂养,必须正确指导哺乳于产后半小时内开始哺乳,废弃定时哺乳,推荐按需哺乳,生后24 h内,每1～3 h哺乳一次。生后2～7 d是母体泌乳过程,哺乳次数应频繁些,母体下奶后一昼夜应哺乳 8～12 次。最初哺乳时间 3～5 min,以后逐渐延长至 15～20 min。让新生儿吸空一侧乳房后,再吸吮另侧乳房。第一次哺乳前,应将乳房、乳头用温肥皂水及温开水洗净。以后每次哺乳前均用温开水擦洗乳房及乳头。母亲要洗手。哺乳时,母亲及新生儿均应选择最舒适位置,须将乳头和大部分乳晕含在新生儿口中,用一手扶托并挤压乳房,协助乳汁外溢,防止乳房堵住新生儿鼻孔。每次哺乳后,应将新生儿抱起轻拍背部 1～2 min,排出胃内空气以防吐奶。哺乳期以 10 个月～1 年为宜。乳汁确实不足时,应及时补充按比例稀释的牛奶。

(董姣姣)

第九节　剖宫产手术护理

剖宫产术是产科领域中的重要手术。由于麻醉学、输血、输液、水电平衡知识以及手术方式、手术缝合材料的改进和控制感染等措施的进步,剖宫产已成为解决难产和某些产科并发症,挽救产妇和围产儿生命的有效手段。

一、适应证

1.产道异常

(1)头盆不称骨盆显著狭小或畸形;相对性头盆不称者,经过充分试产即有效的子宫收缩 8～10 h,破膜后 4～6 h 胎头仍未入盆者。

(2)软产道异常瘢痕组织或盆腔肿瘤阻碍先露下降者;宫颈水肿坚硬不易扩张者;先天性发育异常。

2.产力异常

原发或继发性宫缩乏力经处理无效者。

3.胎儿异常

(1)胎位异常:横位。颏后位,高直后位;枕后位或枕横位合并头盆不称或产程延长阴道分娩有危险及有困难。臀位合并以下情况放宽剖宫产指征:足先露。骨盆狭窄。胎膜早破。胎头过度仰伸。宫缩乏力。完全臀位而有不良分娩史者。估计胎儿在 3 500 g 以上者。

(2)胎儿窘迫:经吸氧等处理无效,短期内不能阴道分娩。

(3)脐带脱垂:胎儿存活。

(4)胎儿过大:估计大于 4 000 g,可疑头盆不称。

二、护理措施

(1)坚持补液,防止血液浓缩,血栓形成,孕妇在产期内消耗多、进食少,血液浓缩,加之孕期血液呈高凝状,故易形成血栓,诱发肺栓塞,导致猝死。故术后 3 d 常输液,补足水分,纠正脱水状态。此外,术后 6 h 内禁饮禁食,6 h 后可进食些温开水、小米汁、蒸鸡蛋等流质。术后第 2 d 经过床上翻身运动后多可正常排气,在排气前可食用粥、鲫鱼汤、鸡汤、全汤等流质,但忌食奶类、甜食。排气后可食用面条、混沌等半流食。术后第 3 d,拔出尿管后产妇可下床活动,可食用普通饮食。所输液体中有葡萄糖、抗生素,可防止感染、发热,促进伤口愈合,切不可因怕痛、厌烦而拒绝或要求减量。

(2)尽量采用上肢静脉输液,由于所补液体中的葡萄糖和某些药物可刺激静脉壁诱发血栓形成,下肢静脉一旦损伤、发炎更容易促使血栓形成,故产后补液都采用上肢。产妇不能为了方便而要求在下肢输液。

(3)及早活动,麻醉消失后,上下肢肌肉可做些收放动作,手术 6 h 就可起床活动。这可促进血液流动,防止血栓形成;促进肠段活动,可防肠粘连。

(4)注意阴道出血,剖宫产子宫出血较多,家属应不时看一下阴道出血量,如超过月经量,要通知医师,及时采取止血措施。

(5)防腹部伤口裂开,咳嗽、恶心、呕吐时应压住伤口两侧,防止缝线断裂。

(6)及时排尿,留置导尿管一般手术后第 2 d 补液结束后拔除,拔除后 3～4 h 应及时排尿。卧床解不出时,应起床去厕所;再不行,应告知医师,直至能畅通排尿为止。

(7)注意体温,停用抗生素后可能出现低热,这常是生殖系统炎症的早期表现。如超过37.4 ℃,则不宜强行出院;无低热出院者,回家 1 周内,最好每天下午测体温一次,以便及早发现低热,及时处理。

(8)当心晚期产后出血,剖宫产者子宫有伤口,较易造成致死性大出血,产后晚期出血亦较多见,回家后如恶露明显增多,如月经样,应及时就医,特别是家住农村交通不便者更宜早些。最好直接去原分娩医院诊治,因其对产妇情况较了解,处理方便。

(9)及时采取避孕措施,性生活一般于产后 42 d、恶露完全干净后 3 d 开始。初期宜用避孕套,产后 3 个月可去原手术医院放环。做人工流产时,特别危险。

(10)注意经阴伤口疼痛,当伤口部位的子宫内膜异位症时,经期伤口持续胀痛,且一月比一月严重,稍后自可出现硬块。一旦出现此类症状,应及时去原医院就诊。

(马莎莎)

第十节　会阴切开术的护理及配合

会阴切开术(episiotomy)是在分娩第二产程期间,为避免会阴及盆底组织严重损伤或因会阴过紧造成胎儿娩出受阻而实施的一种手术。常用术式有会阴后一侧切开术(posterior-lateral episiotomy)和会阴正中切开术(median episiotomy)2 种。会阴切开术是产科最常见的手术之一。

一、术前护理及配合

(一)产妇的护理及准备

(1)向产妇及其家属解释手术的目的是减少产妇软产道严重裂伤,尽快娩出胎儿,避免发生新生儿窒息。取得产妇的积极配合。询问产妇既往有无麻醉用药或手术史、药物过敏史,向产妇说明手术是在局部麻醉下进行,减轻其对疼痛的担心。

(2)密切观察产妇的宫缩强度、持续时间,间歇时间、胎先露下降程度、会阴膨隆情况及胎心率变化等,随时向产妇告知胎儿宫内状况及产程进展。对于子宫前期或妊娠合并内科疾病的产妇,应加强血压、呼吸、脉搏、心率及阴道流血量的监测,发现异常及时报告医师。

(3)协助产妇排尿后取膀胱截石位,下肢屈曲外展。

(二)物品准备

无菌会阴切开包1个(内有弯盘2个、钝头剪刀1把、20 mL注射器1支、20号长针头1根、巾钳4把、持针器1把、2号圆针1枚、角针1枚、无菌巾4块、纱布10块、1号丝线1团、0号或1号肠线1根、2/0可吸收缝线1根、手套2副、手术衣2件、纱球4个)、2%利多卡因1支、0.5%及0.2%聚维酮碘液、缩宫素注射液、止血药物、氧气及立灯等。

二、术中护理及配合

(一)诊疗配合

(1)协助医师在手术过程中严格执行无菌操作规程。配合医师掌握会阴切开的时机,传递所需物品或药品,密切观察会阴切开后宫缩情况及胎心率变化,及时向医师报告。建立静脉通路,根据医嘱给予缩宫素或止血药物等。

(2)用温和的语言与产妇交流,缓解其紧张情绪。嘱其听从医护人员指导,如有效向下用力屏气动作等,及时给予表扬,并鼓励其坚持配合。告知产妇宫缩间歇时放松肌肉,保存体力。

(3)将照明立灯摆放在合适位置,为医师缝合会阴提供良好的照明条件。缝合过程中注意与产妇交谈,分散其注意力,以减轻疼痛。

2.新生儿护理

胎儿娩出后,迅速清理新生儿呼吸道,确认呼吸道内黏液及羊水已吸净而新生儿仍未啼哭时,可用手轻拍新生儿足底以刺激其啼哭。处理脐带后,与儿科医护人员一起检查并评估新生儿健康状况。向产妇验看新生儿并告知新生儿性别,在病历上印上新生儿足印及母亲的拇指印。将新生儿交给母亲哺乳,提供母婴早期接触机会,并在新生儿的手腕带上注明母亲姓名、床号、住院号、体重和出生时间。

三、术后护理及配合

(一)术后观察

(1)术后产妇应在产房或分娩中心观察2 h,每半小时测量产妇血压、呼吸、脉搏及心率,按摩子宫,观察其收缩及阴道流血情况。产妇回房间休息前,协助其自行排尿。

(2)观察会阴切口有无渗血、红肿、硬结、脓性分泌物。每日测量体温3次,若发现异常,及时通知医师处理。若出现会阴切口水肿,可用50%硫酸镁纱布湿热敷,配合局部理疗。会阴切口疼痛严重者.遵医嘱给予止痛药物。

(二)会阴护理

嘱会阴后一侧切开术的产妇健侧卧位,会阴正中切开术的产妇侧卧位。及时更换会阴护垫,排便后用温水及时清洗肛门周围,每日会阴擦洗2次,保持外阴部清洁、干燥。会阴后一侧切开术切口于术后第4~5 d拆线。会阴正中切口于术后第3 d拆线。

(三)生活护理

(1)告知产妇产后2 h应自行排尿,若发生排尿困难,应询问其主要原因,检查膀胱是否充盈,帮助按摩下腹部或通过流水声音诱导以促进其排尿。术后最初3 d内为产妇提供易消化、富含营养的少渣饮食,以保持排便通畅。若出现便秘,应避免向下屏气用力,可应用开塞露通便。

(2)鼓励产妇尽早下床活动,必要时搀扶其行走,避免产妇摔倒或患侧下肢过度外展导致切口裂开。

(董 玮)

第十一节 胎头吸引术和产钳术的护理及配合

胎头吸引术和产钳术是分别通过胎头吸引器(vacuumextractor)及产钳(forceps)牵引胎头,协助胎儿娩出的阴道助产手术。根据产钳应用时胎头所处位置分为出口、低位、中位、高位产钳4种。目前,临床主要应用出口产钳术及低位产钳术。

一、术前护理及配合

(一)产妇的护理及准备

(1)向产妇及其家属解释应用胎头吸引术或产钳术的必要性和方法,为避免会阴严重损伤,初产妇还应先行会阴切开术,取得其积极配合。

(2)协助产妇取膀胱截石位,需先导尿,注意观察尿液颜色。若发现肉眼血尿,及时报告医师。

(3)观察产程进展及胎心率变化,每次检查评估后,将结果告知产妇,减轻其对分娩及胎儿的担心。产程延长时,产妇下肢易发生麻木和肌肉痉挛,及时为其按摩下肢,减轻不适。

(二)物品准备

会阴切开包1个、胎头吸引器1台或无菌产钳1副、无菌导尿管1根、2%利多卡因1支、0.5%及0.2%聚维酮碘液、吸氧面罩1个、立灯1个、坐凳1个、抢救药品等。

二、术中护理及配合

(一)诊疗配合

(1)观察产妇宫缩及胎心变化,发现异常立即报告医师。

(2)医师内诊检查及放置吸引器或产钳时,指导产妇全身放松、张口呼气。子宫收缩时,告知产妇用力向下屏气。产钳扣合时,立即听胎心,注意有无变化,以免夹住脐带。

(3)医师放置胎头吸引器后,护士用100 mL空针管连接于胎头吸引器的橡皮管上,逐渐抽出空气150~180 mL,使吸引器内形成200~300 mmHg负压,用血管钳夹住连接管,取下空针管。

(4)当胎头娩出阴道口后,拔下橡皮管或放开血管钳,解除负压,以利于医师取下胎头吸引器。当取出产钳时,嘱产妇呼气。

(二)新生儿护理

仔细检查新生儿有无头皮水肿及血肿、颅内出血或头皮损伤等,给予维生素 K 110 mg 肌内注射。发现异常的新生儿,应遵儿科医师医嘱给予监护治疗。

二、术后护理及配合

(一)增进舒适

由于产程较长,产妇体力消耗大,分娩后常大汗淋漓、口渴、疲倦,护理人员应及时为产妇拭去汗水,提供温热的糖水或牛奶等以补充体液。擦洗掉会阴及其周围的血污,为其更换干爽、清洁的床单及会阴垫。会阴切口疼痛明显者,可遵医嘱给予止痛药物。

(二)术后观察

产妇术后应在产房或分娩中心观察 2 h,每半小时测量产妇血压、呼吸、脉搏及心率,按摩子宫,观察其收缩及阴道流血情况,产妇回房间休息前,协助其自行排尿。每日测量 2 次体温、脉搏、血压、呼吸、心率,观察子宫收缩、阴道流血及会阴伤口愈合情况。

(三)母婴同室

指导产妇母乳喂养方式,包裹新生儿方法等,告知产妇 3 d 内禁止给新生儿洗头。

(四)诊疗配合

遵医嘱给予抗生素预防感染。

(五)出院指导

提供产妇社区产后及母乳喂养的支持组织联系方式,告知产后 42 d 携带婴儿来院进行健康检查。

(董　玮)

第十二节　人工剥离胎盘术的护理及配合

人工剥离胎盘术是指胎儿娩出后,术者用手剥离并取出滞留于宫腔内胎盘的手术。

一、术前护理及配合

(一)产妇的护理及准备

(1)向产妇讲解胎盘滞留的原因及危害,使其理解行人工胎盘剥离术的目的、必要性及并发症。产妇取膀胱截石位,给予导尿排空膀胱。对精神紧张的产妇,遵医嘱给予肌内注射阿托品 0.5~1 mg。

(2)建立静脉通路,验血型备血,做好输血准备。密切观察产妇血压、脉搏、心率、子宫收缩及阴道流血量等。

(二)物品准备

手术衣 2 件、治疗巾 4 块、纱布 20 块、纱球 6 个、手套 2 副、胎盘钳 1 个、5 mL 注射器 2 个、棉球若干个、长镊 2 把、0.5% 及 0.2% 聚维酮碘液、阿托品注射液 1 支、哌替啶注射液 1 支。

二、术中护理及配合

(1)协助医师严格执行无菌操作规程。观察产妇的反应,询问其有无剧烈腹痛,测量血压、心率、呼吸、脉搏等,发现异常及时报告医师。

(2)协助医师检查胎盘及胎膜的完整性,清点敷料器械无误后关腹,避免敷料遗留在腹腔内。

(3)遵医嘱静脉给予缩宫素及抗生素,促进子宫收缩及预防感染。

三、术后护理及配合

(1)产妇取半卧位,以利于残留组织排出。协助产妇做 B 型超声检查,若提示仍有组织残留,做好清宫术准备。

(2)注意观察体温、子宫收缩、下腹疼痛及阴道流血等,每日测量 3 次体温,若有体温升高,及时报告医师,应用抗生素预防感染。宫缩不佳时应及时按摩子宫,遵医嘱给予缩宫素。

(董 玮)

第十三节 试管婴儿的适应证及护理

一、试管婴儿技术

试管婴儿技术包括 IVF-ET(In Vitro Fertilization and Embryo Transfer,IVF-ET)及其衍生技术。衍生技术包括显微操作辅助受精(Intracytoplasmic Sperm Injection,ICSI)、配子输卵管内移植术(gamete intrafallopian transfer,GIFT)、合子输卵管内移植术(zygote intrafallopian transfer,ZIFT)、配子宫腔内移植术(gamete intrauterine transfer,GIUT)、合子宫腔内移植术(Intrauterine transplantation of zygotes,ZIUT)、卵母细胞体外成熟(in vitromaturation,IVM)、辅助孵化(assisted hatching,AH)、胚胎冷冻及复苏、精子冷冻及复苏、卵子冷冻及复苏、卵子赠送、胚胎赠送、代孕、植入前胚胎遗传学诊断(preimplantation genetic diagnosis,PGD)等等。

(一)IVF-ET 的定义

就是将不孕不育症患者夫妇的卵子与精子取出体外,在体外培养系统中受精并发育成胚胎后,将胚胎移植入子宫腔内以实现妊娠目的的一种助孕技术。

(二)显微操作辅助受精的定义

1.定义

卵母细胞透明带手术或直接将精子注入卵母细胞浆内,从而使精子和卵母细胞被动结合受精而发育成胚胎,在显微镜下借助显微操作仪完成。

2.显微操作辅助授精的方法

(1)生化方法:在透明带上钻孔让精子易达卵细胞膜使卵细胞受精。

(2)机械法:透明带部分切除(partial zona dissection,PZD)辅助受精,获得首例活产。

(3)激光方法、激光打孔。

(4)透明带下授精(SUZI 或 SZI 透明带下精子注入)。

(5)卵胞浆内单精子显微注射-胚胎移植(ICSI-ET)。

1)ICSI-ET 的定义就是使用显微注射针和显微固定针将单个精子通过显微注射的方法注入卵母细胞浆内,从而使精子和卵母细胞被动结合受精,完成在体外的受精过程,形成受精卵、胚胎,并进行胚胎移植,达到妊娠目的。

2)ICSI 的机制:卵细胞浆内单精子注射时卵细胞浆内 Ca^{2+} 浓度瞬间升高,从而激活卵母细胞继续进行细胞周期,排除第二极体,接着精子细胞核内遗传物质开始解压缩,而与卵核形成双原核,进一步发育形成胚胎。受精率可达 70% 以上。目前已是治疗男性不育的重要手段,但是对于胚胎来说,ICSI 是一种侵入性治疗,所以仅限于有必要者。

3)ICSI 受精的生物学特点:正常受精:产生顶体反应的精子与卵膜的融合,卵子激活以及女性、男性原核形成。ICSI:注射时精子的顶体状态不明,而卵与精子质膜的融合也不存在。

4)ICSI 的禁忌证染色体异常;重先天畸形。

(三)未成熟卵母细胞体外培养成熟(IVM)的定义

IVM 是一种新的辅助生殖技术,是现代生殖医学研究热点,也是当前国际辅助生殖前沿技术。

1.定义

在不经超促排卵或少量应用 GN 后从卵巢中获取未成熟卵,在体外经过适宜的条件进行体外成熟培养,使卵母细胞成熟并具有受精能力,即为卵母细胞的人未成熟卵母细胞体外培养成熟(IVM)技术。

2.临床意义

(1)与 IVF 或 ICSI 结合治疗不孕不育。

(2)避免促排卵致肿瘤的潜在危险。

(3)避免卵巢过度刺激:PCO 患者异常的内分泌状态,对外源性的促性腺激素敏感,促排卵易发生卵泡过熟过多,诱发 OHSS,后果严重,有排卵并有大量小卵泡的不孕患者也同样危险给小量的 GN 获取不成熟卵 IVM 后获得妊娠也是避免 OHSS 危险性的可行方法。由于正常女性月经周期中有 10~50 个卵泡同时发育,如果在早期获得这些不成熟卵进行 IVM 培养,就可以避免上述危险,并可以减少监测血液生化检查及治疗费用。

(4)节省费用和就诊时间。

(5)帮助解决卵巢组织或卵泡冷冻后成熟问题。

(6)为卵巢去势患者保存生育力,提供生殖保险。

(7)为建立卵子库做准备。

(四)辅助"破壳"的定义

利用物理或化学的方法,人为地在胚胎的透明带上制造一处缺损或裂隙,从而有利于胚胎从透明带内"破壳"而出。目的就是为了使胚胎更易从透明带中孵出,提高胚胎的种植率。

(五)胚胎植入前遗传学诊断的定义

其是对体外受精后 4~8 细胞期胚胎显微操作获得的 1~2 个分裂球或从卵母细胞取极体进行的遗传学分析,去除有遗传缺陷的配子或胚胎,将诊断无遗传病的胚胎移植入子宫,从而防止遗传病患儿的出生。可以诊断任何染色体或基因定位的疾病。

(六)细胞(卵)浆及核移植的定义

用显微操作将供体卵胞浆移入较老的卵内,用以治疗人类不孕不育症。该方法可以促进这些预后不佳的合子的活力。该方法可以提高获得活婴的成功率,而这些卵仅仅从供卵处获得 5% 的卵胞浆。

二、试管婴儿的适应证

(一)IVF-ET 适应证

1. 女方各种因素导致的配子运送障碍

如双侧输卵管阻塞、输卵管阙如、严重盆腔粘连或输卵管手术史等输卵管功能丧失者;输卵管造口或整形术后,未避孕、正常性交频度、排除其他原因,12 个月以上仍未妊娠;年龄大于 35 岁,输卵管检查提示"通而不畅"。

2. 排卵障碍

难治性排卵障碍经反复常规治疗,如多囊卵巢综合征患者卵巢打孔术后,反复诱发排卵或结合宫腔内人工授精技术治疗后仍未获得妊娠者。

3. 子宫内膜异位症

造成不孕的原因尚不清楚,一般都是经过药物或手术治疗失败后才采用 IVF-ET 治疗。

4. 男方少、弱、畸形精子症

导致精子稀少的原因有隐睾、精索静脉曲张、染色体异常、毒性药物、内分泌疾病等;精子活动力差的原因有慢性前列腺炎、男性生殖器结核病、淋菌、衣原体、支原体引起的非特异性尿道炎等。经宫腔内人工授精治疗仍未获得妊娠。

5. 免疫性不孕与不明原因不孕

夫妇双方经不孕检查结果均正常而不孕,符合 WHO 对女性不明原因不孕的诊断标准,经至少 4 个周期宫腔内人工授精治疗未怀孕;可考虑行 IVF-ET。免疫性不孕就是精子作为一种独特抗原,与机体免疫系统接触后可引起自身或同种免疫反应,产生抗精子抗体(antisperm antibody,AsAb),体内存在 AsAb 可导致不孕。女方血清抗精子抗体滴度反复大于 1:200,经过至少 4 个周期宫腔内人工授精治疗未怀孕。具有上述任一疾病者,可以行 IVF-ET 治疗。

(二)显微操作辅助受精的适应证

(1)对部分原因不明的不育及严重男性因素不育症的治疗,常规 IVF-ET 技术已不能完全适应临床需要。

(2)以往治疗男性不育,效果不佳。

(3)以往也用 IVF-ET 治疗男性不育症,每周期自然妊娠率为 1%~2%。

(4)提高精子质量,效果甚微或无效。

(5)抗精子抗体,抗透明带抗体的存在及透明带增厚,精子质量正常卵子不能受精,目前常规 IVF-ET 技术难以克服。

(三)ICSI 的适应证

(1)严重的少、弱、畸精子症。

(2)不可逆的梗阻性无精子症。

(3)生精功能障碍(排除遗传缺陷疾病所致)。

(4)免疫性不育。

(5)多次 IVF 受精失败或前次 IVF 完全不受精者或受精率低下(<30%)。

(6)精子无顶体或顶体功能异常。

(7)需行植入前胚胎遗传学检查的(preimplantation genetic diagnosis,PGD)。

(8)VM 的卵母细胞或冷冻的卵母细胞,透明带变厚或变硬,精子不易穿透者具有上述任一情况者可以行 ICSI-ET 治疗。

(9)"死精"(不活动的活精子)。

(10)射精障碍(如截瘫或逆向射精)。

注意:在没有明显益处时应强调避免应用 ICSI,因为 ICSI 对胚胎或胎儿可能产生的危害目前尚不清楚。

(四)胚胎冷冻的适应证

(1)IVF 或 ICSI 治疗中的多余胚胎。

(2)治疗周期发生 OHSS,不适宜妊娠。

(3)胚胎移植发生困难。

(4)胚胎种植前诊断等待结果。

(5)人工赠卵等待受者子宫内膜同步。

(6)建立胚胎库。

(五)未成熟卵母细胞体外培养成熟(IVM)的适应证

(1)PCOS:是 IVM 应用最广泛的适应证。

(2)持续不排卵。

(3)药物治疗不反应。

(4)符合 IVF 适应证的 PCO 患者。

(5)既往有卵巢过度刺激反应。

(六)卵子赠送的适应证

1.丧失产生卵子的能力

(1)符合卵巢功能早衰的诊断,子宫发育正常者。

(2)年龄大于 40 岁,血清 FSH 值反复大于 18 mIU/mL,阴道 B 超提示卵巢内储备卵泡极少(少于 2 枚)。

(3)年龄小于 40 岁,血清 FSH 值反复大于 18 mIU/mL,经雌孕激素序贯疗法治疗 6 个月以上仍无排卵者。

2.女方是严重的遗传性疾病基因携带者或患者

(1)女方为染色体数目和结构异常,不能或拒绝进行胚胎种植前遗传学诊断者。

(2)女方为单基因遗传性疾病基因携带者,不能或拒绝进行胚胎种植前遗传学诊断者。

3.具有明显影响卵子数量和质量的因素

(1)经过较大剂量的促性腺激素(FSH 或 HMG 不多于 6 支/天)促排卵治疗,卵巢反应较差,卵泡数少于 3 枚者。

(2)IVF 治疗 2 个周期以上,均提示卵子质量差,受精后胚胎质量评分较低者。

(七)辅助"破壳"的适应证

常用于妊娠结果不佳的患者。

(1)透明带变硬致胚胎无法自透明带中孵出。

（2）透明带过厚（＞15 μm）。

（3）IVF 后,胚胎质量较好,但移植后反复不着床。

（4）冻胚解冻后。

（八）胚胎植入前遗传学诊断的适应证

（1）不孕不育夫妇中女方年龄较大,＞35 岁。

（2）不孕不育夫妇患 X-伴性遗传病或为 X-伴性遗传病的携带者,有 X-伴性遗传病家族史。

（3）胚胎质量差,反复 IVF 失败。

（4）胚胎分裂过快。

（5）严重男性因素不育。

（6）习惯性流产患者。

（7）不孕不育夫妇中一方或双方患有已明确为基因突变所致疾病（单基因遗传病）,或为携带者,或有家族史者,如染色体显性遗传病。

（8）染色体微缺失综合征。

（9）与精子发生相关的染色体微缺失。

（10）夫妇中任何一方或双方有染色体核型异常（数目及结构异常）。

（九）细胞（卵）浆及核移植

可以用来纠正年龄较大的女性卵的非整倍性,在我国,目前尚未应用于临床。

（十）代孕（暂禁）的适应证

（1）先天性子宫阙如。

（2）因病行子宫切除术。

（3）女方有妊娠或分娩禁忌证。

四、试管婴儿的诊治流程及护理

（一）诊治流程

来诊须知（月经任何时期）→申请试管婴儿夫妇情况初步评价（询问夫妇双方的一般病史及治疗经过）→临床及实验室检查（从医学上判断申请人是否符合试管婴儿的条件）→签署试管婴儿知情同意书（向申请人介绍有关试管婴儿的程序、成功率、风险、接受随访的必要性等相关事宜）→建立试管婴儿夫妇档案（将申请试管婴儿夫妇的自然情况、身份资料、详细通信地址、病历资料等建立档案并实现计算机管理）→预约降调日（月经第 17～23 d）→进入周期的安排和注意事项→COS 日须知（降调后 14～18 d）→在自然周期或控制性卵巢刺激周期通过 B超、性激素、基础体温、宫颈黏液、LH 峰值等方式掌握排卵时间→停用 COS 药时的处置及须知→适时进行取卵→取卵日须知→对丈夫精液或供体精子进行体外优选或精子复苏之后→体外受精和培养→胚胎移植→实施试管婴儿技术的每一步要填写记录→黄体治疗→随访（对接受的患者进行随访并将随访结果予以登记）。

（二）诊治流程及护理

1. 女方检查

（1）第一次检查如确定符合试管婴儿的适应证,则于月经干净 3～7 d 空腹来诊,行常规体格检查、妇科检查、染色体检查、肝炎、梅毒、艾滋病、TORCH、CA125、血常规、血型、尿常规、凝血功能、肝功能、肾功能、血脂、血糖、心电图、胸片、阴式 B 超检查、宫颈液基细胞学检查、白带常规、细菌性阴道病、淋菌、生殖道支原体、衣原体等检查。同时可行生殖内分泌检查,如血清睾酮(Testosterone,T)泌乳素(Prolactin,PRL)水平,探宫腔以了解子宫曲度与深度等。

(2)第二次检查来月经的 2～4 d 测定血清基础内分泌,测定卵泡刺激素(Follicle-Stimu-latingHormone,FSH)、黄体生成素(Luteinizing Hormone,LH)及雌激素(Estrogen,E),打印第一次的检验结果,经医师查看排除禁忌证后,结合患者的年龄、阴式 B 超下窦卵泡数目、体重指数及既往超促排卵史确定用药方案及 GN 起始剂量。

2.男方检查

(1)常规体格检查:主要是检查生殖器官。

(2)精液常规检查:因精液检测指标波动较大,须反复检查,包括精子形态学分析。如出现异常还可行生殖内分泌检查,如血清卵泡刺激素(Follicle-StimulatingHormone,FSH)、黄体生成素(Luteinizing Hormone,LH)、PRL、T、雌激素(E_2)等;染色体核型检查;Y 染色体微缺失,以及少、弱精子症相关遗传性疾病基因的检查。

(3)精子相关检查:对于拟诊不明原因不孕的患者或多次人工授精失败,应进一步检查,如精子形态学分析、透明带穿透试验、精子顶体反应等。

(4)健康检查及病原学检查:血常规、血型、尿常规、甲乙丙肝炎、梅毒、艾滋病等检查。

3.证件资料的准备及签署知情同意书

(1)证件资料的准备:在进入周期治疗之前,夫妇双方需具备身份证、结婚证、计划生育部门开具的无子女证明或二胎指标,审查原件合格后留复印件于病例中。

(2)病情交代及签署知情同意书对治疗的过程、成功率、不良反应及并发症、对子代的可能影响及其他风险、费用、时间安排等均应详细交代,让患者充分知情,并签署知情同意书。

4.控制性卵巢刺激(controled ovarian stimulation,COS)

自然周期一般只有一个卵子,体外受精-胚胎移植需要产生多个卵子来增加选择的机会,从而提高成功率。以药物的手段在可控的范围内诱发多卵泡的发育和成熟,以获得多个卵子及胚胎,增加选择的机会。

5.取卵

在阴道 B 超引导下经阴道侧、后穹隆穿刺进入盆腔-卵巢,通过负压吸引抽吸卵泡液同时吸出卵子,取卵时间一般需要 10～30 min。

6.取精

女方取卵术后或同时,男方手淫法取精,取精后送到实验室等待处理。

7.体外受精

将处理后的精子按一定的密度加入培养后的卵母细胞培养皿中受精。

8.胚胎移植

(1)患者取膀胱截石位,操作人员严格按照无菌原则操作,注意动作轻柔以避免刺激宫颈、子宫等,阴道窥器充分暴露宫颈。

(2)记录胚胎移植情况。

9.黄体支持移植后需黄体支持

(1)COH 方案所产生卵泡期高 E_2 水平将有可能导致黄体期缩短。

(2)取卵时卵泡抽吸使部分颗粒细胞层丧失,亦可影响黄体功能。

(3)采用促性腺激素释放激素激动剂(gonadotropin releasing hormone agonist,GnRH-α)与促性腺激素(gonadotropins,Gn)联合超排时,由于垂体受抑制,在短期内未能恢复 Gn 的分泌。

10.随访

(1)移植后 14 d 检查血和尿 hCG 以确定是否妊娠,如妊娠则继续黄体支持治疗,未妊娠则停药,此时还需随访 OHSS 的有无,如有则及时报告医师按医嘱处理。

(2)移植后 5 周 B 超检查确定临床妊娠情况包括妊娠胎数、有无异位妊娠等,并作详细记录。

(3)临床妊娠后,嘱其定期到当地医院行孕期检查。

(4)妊娠第 3、7、9 个月分别进行随访。

(5)所有试管婴儿助孕后妊娠均视为高危妊娠,加强产前检查,及时相应处理,临产时如合并其他产科指征,可适当放宽剖宫产指征。

(6)随访内容还包括妊娠结局、并发症、新生儿情况及妊娠期母亲并发症等。

11."试管婴儿"治疗过程主要内容及护理告知

(1)来诊须知(月经任何时期)

1)建立病历。

2)夫妇双方签署知情同意书。

3)带身份证、结婚证、无子女证明(按辅助生殖助孕患者须知来办理)。

4)助孕前检查:①女方检查的项目:B 超检测(了解子宫及卵巢情况)、输卵管造影和宫腔镜检查(月经干净 3～7 d)。②男女双方共同检查的项目:血常规、血型(ABO、RH 血型)尿常规、白带常规、淋菌、肝功能、肝炎病毒、肾功能、凝血三项、TORCH、HIV、TPPA、TP/RPR、染色体、性腺六项、抗精子抗体、支原体、衣原体。③男方检查的项目:精液常规分析(禁房事 2～7 d);如果异常必须连续做 3 次精液常规分析检查,且每次检查间隔的时间要大于 7 d 小于21 d。

5)注意事项:①性腺六项于月经来 5 d 内检查。②白带常规、淋菌、支原体、衣原体于月经干净后检查。③其余各项于月经任何期均可。④男女双方染色体检查 15 d 出结果。⑤于外院进行的各项检查结果在生殖中心均被承认(感染性检查结果半年内有效)。

(2)预约降调日(月经第 10～15 d)于生殖中心或当地 B 超监测卵泡大小预约降调日。

(3)进入周期治疗时安排和注意事项

1)具体用药时间等候电话通知或遵医嘱。

2)来院时带医疗费用。

3)不同的方案进入周期治疗的具体时间:①长方案:黄体中期(约月经第 21 d)开始用药降调,下次月经第 3～5 d,来院开始本周期的促排卵治疗。②短方案:月经第 2 d 开始降调,第 3～5 d开始本周期促排卵治疗。③微刺激:月经第 3～5 d 开始促排卵。

(4)促排卵日须知(降调后来月经的 3～5 d)

1)B 超检查。

2)采血化验内分泌检查降调效果。

3)开始每日注射促排药物,促排药最好在每日的固定时间段注射。

4)预约下次 B 超监测及采血化验时间。

5)注射促排卵针期间,遵医嘱男方体外排精一次。

6)促排期间医护人员会随时根据病情调整用药并将治疗情况告知患者。

7)注意事项:①某些药品须放冰箱冷藏。②可在家或附近诊所注射促排药。

(5)停用促排卵药时的处置及须知

1)B超监测卵泡成熟时停用促排卵药。

2)当天护士为患者做阴道冲洗(取卵日及移植日分别再冲洗一次)。

3)当天晚上10点注射hCG针(此时间非常重要,若因故不能准时注射者,请及时与就诊医师联系,以调整取卵时间)。

4)hCG注射36 h后取卵。

5)取卵时有局部麻醉及静脉麻醉2种取卵方式(对于疼痛较敏感者建议选择行静脉麻醉取卵)。

6)送手术通知单到实验室护士站,要有专职护士向患者介绍取卵事宜。

(6)取卵日须知

1)男女双方同时来院,女方取卵,丈夫取精。

2)根据助孕方式带手术费及药费。

3)注射保胎针或口服保胎药。

4)取卵后休息3~6 h,若无恶心、呕吐、腹痛及阴道出血时方可回家。

5)取卵后由实验室专职护士向患者交代取卵后有关事项。

(7)胚胎移植日:①取卵后2~5 d医护人员将根据患者胚胎的质量及数量来决定移植的时间(要有专人通知)。②嘱患者带足够的费用,用于剩余胚胎冷冻。③采血化验内分泌,最好等下午三点半以后看完结果后再回家(医师将结合结果给予开药)。④按时注射保胎针或口服保胎药(孕酮、绒促性素),一直用到验血、尿hCG时。⑤胚胎移植14 d后化验尿及血hCG,结果告知各诊室医师及护士。

(董　玮)

第十四节　夫精人工授精

一、适应证

(1)精液异常:轻度或中度少精子症(精子浓度为 $5\times10^6\sim20\times10^6/mL$)、弱精子症(活动力即前向运动精子<32%)、非严重畸形精子症(正常形态精子比率为2%~4%)、精液液化异常等。

(2)宫颈因素:因精子无法正常通过宫颈或者精子在女性生殖道内失去活性导致的不孕。

(3)性交不能:因心理因素导致的性功能障碍或生殖道畸形造成的性交障碍。

(4)排卵障碍:如多囊卵巢综合征、子宫内膜异位症等经过单纯药物治疗仍然不受孕者。

(5)免疫性不孕:由于免疫性因素导致的不孕。

(6)不明原因不孕:夫妇双方经过常规的不孕不育检查均未发现异常,或者以我们目前所掌握的相关医学知识无法检测或验证病因的不孕。

二、禁忌证

(1)女方双侧输卵管均不通畅。

(2)女方身体现状不宜妊娠或者妊娠后会导致原有疾患加重,甚至妊娠后会对女方严重威胁生命安全。

(3)夫妇双方中一方患有不宜生育的严重的遗传性疾病、躯体现患疾病或精神心理性疾病。

(3)夫妇双方中一方患有急性传染病、生殖泌尿系统的急性感染或性传播疾病。

(4)夫妇双方中一方近期曾接触致畸量的放射线或有毒物质,或者正在服用有致畸作用的药品、毒品等且处于作用期。

三、实施夫精人工授精需要具备的基本条件

1. 女方基本条件

(1)输卵管通畅:通过子宫输卵管碘油造影、妇科内镜下(宫腔镜和腹腔镜)输卵管检查、子宫输卵管通液术、超声介导下的输卵管显影术等检查方法,确诊单侧或双侧输卵管通畅。

(2)子宫形态:子宫发育正常或虽然伴有异常但不影响人工授精术的实施,以及未来女方受孕后胎儿在宫腔内的正常生长发育。

(3)卵巢储备功能正常:女方通过接受自然周期或促排卵药物治疗周期的超声监测显示卵巢内有优势卵泡生长并能够正常排卵。

2. 男方基本条件

能在体外收集到含有一定数量可用精子的精液。一般认为,射精排出的精液量 $\geqslant 0.5$ mL,精子浓度 $\geqslant 5 \times 10^6/$mL,经过实验室标准化处理后活动率 $\geqslant 30\%$,精液的常规检查指标越接近正常,人工授精的成功率越高。

四、人工授精的步骤

(1)实施术前评估:医生需对夫妇双方进行全面的评估,包括双方孕育史、既往史、个人史等,同时还需进行相应的体格检查。通过术前评估明确适应证,排除禁忌证。

(2)告知患者诊疗流程,并同夫妇双方签署人工授精术的相关知情同意书(含夫精人工授精知情同意书、多胎妊娠减胎知情同意书、随访知情同意书等),内容涉及人工授精术指征、术后并发症、妊娠率、子代随访和子代安全以及治疗费用等。

(3)排卵方案的制定、选择与实施。包括自然周期和促排卵周期。自然周期多适用于女方月经规律、排卵正常。促排卵周期可以提高不孕症的治疗效果,适用于有排卵障碍的患者,如多囊卵巢综合征。常用的促排卵方案有:氯米芬或来曲唑加促性腺激素方案。

(4)监测卵泡生长和子宫内膜发育情况。超声检查既可以准确又直观地监测卵泡的大小,也可以判断子宫内膜随卵泡生长而变化的情况。自然周期选择在优势卵泡发育前启动监测,促排卵周期选择月经周期第二到四天启动监测。

(5)预测排卵时间,选择合适的人工授精时机。通常在排卵前 48 h 至排卵后 12 h 内实施人工授精技术可以提高成功率。临床医师根据患者既往月经周期、超声显示卵巢内有优势卵泡(通常卵泡直径发育至 16～18 mm)、LH 升高、人工注射 hCG 等方法预测排卵时间。

（6）人工授精当日男方精液的获取和处理。确认患者身份信息后,发放无菌取精杯,并给予清晰的取精前宣教,指导男方正确留取完整的精液标本。实验室根据当日精液参数选择适当的精液处理方法制备精子悬液。

（7）实施夫精人工授精术。包括宫腔内人工授精术、阴道内人工授精术、宫颈内人工授精术。宫腔内人工授精术:患者采用膀胱截石位,将实验室制备的精子悬液,通过 1 mL 注射器连接人工授精管缓慢注入宫腔内。

（8）夫精人工授精术后黄体支持。黄体支持的方法有口服孕酮胶囊、肌内注射孕酮注射液或经阴道使用孕酮凝胶。

（9）夫精人工授精术后妊娠确认及随访。接受夫精人工授精术后的第 14～16 d 检查尿 hCG 和血 β-hCG,确认是否妊娠。术后 4 周超声确认是否临床妊娠,随访记录患者围妊娠期情况,并进行健康宣教。

五、护理评估

在对不孕不育夫妇进行护理评估时,应将夫妇双方作为一个整体实施综合性、全面性的评估,包括夫妇双方婚姻史、生育史、身体评估、心理社会评估、诊断性检查等。

（一）病史

1. 女方评估

（1）婚姻史:婚龄,健康状况,夫妇是否两地分居,有无性生活困难或性功能障碍等。

（2）生育史:婚后采用何种避孕方法及其持续时间,妊娠史、流产史、分娩史及有无不良孕产史、过往是否有宫腔操作史等。

（3）月经史:包括初潮年龄、月经周期、月经期持续天数、月经血量、有无痛经史等。

（4）既往史:有无性传播疾病史,生殖器官炎症如盆腔炎、宫颈炎、阴道炎、盆腔结核史及肝脏或肾脏疾病史、生殖内分泌疾病史等其他慢性疾病。

（5）个人史:了解患者的职业、不良环境接触史、有无烟酒嗜好及吸毒史、有无多个性伴侣等。

（6）家族史:有无家族遗传性疾病以及相似病史。

（7）用药史:是否使用对生殖功能有影响的精神类药物、免疫抑制剂、抗肿瘤药物等。

2. 男方评估

（1）婚育史:了解婚姻史,与女性生育史,采用的节育方式、不育年限。了解夫妻性生活史,包括对合并有男性性功能障碍的患者采用国际勃起功能指数(IIEF)进行评价。

（2）生育力检查及治疗史:询问已进行的不育相关检查和治疗情况。

（3）既往史:收集与生育相关的疾病史。包括生长发育史(喉结和阴毛出现时间、首次遗精时间、隐睾)、过去疾病史(腮腺炎、泌尿生殖道感染、性传播疾病、糖尿病、结核病病史、新冠病毒感染史)、手术外伤史(睾丸外伤和扭转、输精管结扎术、睾丸下降固定术、疝气修补术、腹膜后手术、结肠手术等)。

（4）用药史:很多药物会影响男性生育力,如降压药、精神类药物、抗癫痫药物、抗肿瘤药物等。

（5）个人史和职业史:不良生活习惯(吸烟、酗酒)、个人爱好(桑拿浴、穿紧身裤)、高温职业(厨师、焊工等)。处于不良环境中,接触化学制剂、放射线、有毒有害物质等。

(6)家族遗传史:了解有无影响生育的家族性遗传疾病。

(二)精神、心理和社会支持状况

生育力对于夫妇双方来说,不仅关系家庭结构稳定,还涉及家庭传承和相应的社会角色。对于大多数不孕症夫妇而言,夫妇同居,性生活正常,未采取避孕措施未孕一年以上,才能确诊不孕不育症,一旦确诊不孕不育症容易造成夫妇双方自信心和自尊心受损,而且不孕不育夫妇在接受辅助生殖技术助孕过程中,治疗周期随女性月经周期开展,治疗过程随着未妊娠结局而不断延长,治疗结局的周期性等待,未妊娠结局的反复存在以及助孕治疗产生的经济负担,均可以给夫妇双方带来精神压力、心理负担,从而导致其产生焦虑、抑郁等负性情绪,这些负面情绪可以直接或间接影响该夫妇的助孕治疗结局,从而形成恶性循环。

不孕不育夫妇是一个特殊群体,拥有健康体魄却不能孕育子代而产生耻辱感、愧疚感,但是复杂的家庭社会角色使其内心又迫切渴望来自家庭和社会的支持。社会支持可以帮助不能生育夫妇从家庭、朋友、同事及社会等多层面获得有效资源,缓解个人心理压力、促进他们利用多途径解决家庭生育难题。享受国家医保政策,在国家批准的辅助生殖助孕机构接受正规助孕治疗是他们能够得到的社会支持系统中的重要组成部分。生殖中心的工作人员应用沟通技巧,鼓励患者准确表达主观情绪体验在患者助孕结局中起到积极的促进作用。

(三)诊断检查

1. 女方检查

(1)**体格检查**:包括测量身高、体重、血压、计算体重指数(BMI),了解毛发分布、乳房发育等第二性征发育状况,妇科检查了解内外生殖器官的发育情况、有无畸形以及病变情况。

(2)**孕前检查**:白带常规、衣原体、支原体、淋球菌、优生八项检查,阴道细胞学检查(TCT)等。

(3)**卵巢功能检查**:包括基础体温测定、宫颈黏液检查、阴道细胞学检查、B超监测卵泡发育、内膜生长及排卵情况、诊断性刮宫或子宫内膜活组织检查、女性激素测定、抗缪勒氏激素(anti-mullerian hormone,AMH)测定等。

(4)**输卵管功能检查**:包括输卵管通液检查、子宫输卵管碘油造影、四维超声输卵管造影等。

(5)**腹腔镜检查**:可直接观察子宫、输卵管、卵巢及盆腔有无病变或粘连;并可结合输卵管通液术,在液体内加亚甲蓝,直视确定输卵管是否通畅;也可用于分离盆腔、输卵管周围粘连、行子宫内膜异位结节电凝术,必要时在病变处取活检。

(6)**宫腔镜检查**:可发现宫腔是否有粘连息肉、畸形、黏膜下肌瘤等,并实施手术处置。

(7)**外周血染色体检查**:对原发性闭经、性发育异常、反复性流产、既往缺陷儿出生史、子宫畸形等患者,可进一步做染色体检查。

(8)**免疫学检查**:进行性交后试验、宫颈黏液抗精子抗体、抗甲状腺抗体、抗心磷脂抗体等测定,以排除免疫因素引起的不孕。

2. 男方检查

(1)**体格检查**:包括测量身高、体重、营养评估、体型体毛分布等,重点检查第二性征的发育情况、外生殖器有无畸形以及病变情况。

(2)**精液检查**:包括精液常规检查、精子形态学检查、精浆生化、精子凝集及抗精子抗体检查等。

（3）精子功能试验：包括精子穿透试验、顶体反应和顶体酶活性测定、精子碎片率检测等。

（4）内分泌检查：主要是血清 FSH、T、LH、PRL 和总睾酮浓度测定，以排除下丘脑-垂体-睾丸轴的内分泌异常导致的不育。

（5）外周血染色体检查：对先天性生殖系统发育异常、阻塞性或非阻塞性无精症、重度少弱畸精子症等因素引起的不育患者，均需进行染色体检查。

六、护理措施

（一）心理护理

不孕不育症夫妇由于持续存在不能生育子女的相关问题，患者承受着巨大的心理和社会压力。曼宁（Menning）曾将不孕症患者的心理反应描述为震惊、否认、愤怒、内疚、孤独、悲伤、解脱。因此在为接受人工授精助孕治疗的不孕不育夫妇进行护理时，应将综合评估上述心理反应，并实施有针对性的护理措施，保证从专业操作、沟通交流、咨询、教育和管理等方面为患者提供专业性、连续性和完整性的护理，提高患者满意度。

（1）首先要尊重患者，对患者的观点给予尊重和接纳，及时识别和满足患者需求，设身处地为患者着想。

（2）给予情感帮助，在患者受到挫折、承受巨大压力时，鼓励患者正确表达不良情绪，协助其树立信心。

（3）提供相对安静的诊疗环境，注重患者隐私的保护。

（4）提供专业的医疗信息支持，尽量使用通俗易懂的语言，解释复杂的治疗过程及步骤，详尽告知诊疗过程中技术的利与弊、风险、费用，保证患者知情，同时减轻患者对治疗手段的畏惧感。

（5）有计划地对患者实施健康宣教，鼓励患者主动提问并动态评估患者知识掌握情况，有针对性地进行答疑解惑。帮助其走出医疗认知误区，树立诊疗信心。

（二）进入人工授精治疗周期前护理

1.女方检查指导

（1）进行人工授精治疗前，耐心指导女方完成系统的人工授精前检查。

（2）告知各种检测项目的注意事项，如基础窦卵泡数应在月经周期第 2～5 d 进行超声计数，尿常规、白带常规、衣原体、支原体、淋球菌等分泌物检查需要注意避开月经期，尿常规检查前应该清洗外阴，留取中段尿并及时送检等。

2.男方检查指导

（1）指导患者进行一般的体格检查、肝肾功能、传染性疾病相关的化验、检查。

（2）告知精液检查的时间、禁欲要求至少为 2～7 d 等，精液检查异常者至少需要检查两次，且两次检查时间应间隔 4～12 周以明确诊断。

3.治疗流程和风险告知

（1）详细告知夫妇双方夫精人工授精技术的流程、手术费用、妊娠率及可能发生的并发症等。

（2）协助医生，在患者充分知情后完成人工授精相关知情同意书的签署。

4.协助医生建立人工授精档案

（1）所有检查结果完善后，指导夫妇双方带齐身份证、结婚证、符合国家计划生育政策的相关证明原件来院建立人工授精档案。

(2)认真核验夫妇双方的身份证和结婚证原件并保留复印件存档。

(3)协助医生核对化验单是否齐全,如有缺漏检查,协助患者及时补充检查;针对异常检验结果,联系医师积极进行相应治疗。

(4)详细记录患者夫妇的家庭住址和手机号码等重要联络信息,以便及时跟进随访和健康宣教。

(5)与患者建立良好的护患关系,认真履行告知程序,耐心回答患者的提问,增强信任感。

(三)人工授精术前卵泡监测的护理

1. 自然周期卵泡监测的护理

采取自然周期人工授精的患者应具备规则的、有排卵的月经周期。对于月经周期规律的患者,排卵一般发生在下次月经来潮前第 14 d 左右,人工授精应选择在此时间段进行。因此,预测排卵时间是人工授精的关键,排卵时间可通过以下几种方法判定。

(1)月经周期:根据女性的平均月经周期为 28~30 d,推算出排卵时间为月经来潮的第 13~15 d。由于只是粗略推算,故应结合其他判定方法来确定人工授精的时机。

(2)宫颈黏液评分:一般常用是 Billings 评分法,根据黏液量、拉丝度、结晶及宫口"瞳孔现象"的情况客观评价。当黏液量增加,变得光滑、透明、有弹性,最利于精子穿透,提示即将排卵。宫颈黏液评分简单有效,是临床常用的监测方法。护士应协助医生取宫颈黏液进行评分。

(3)基础体温监测:正常排卵女性,基础体温呈现双相型曲线,排卵多发生在最低体温日向高温相转变时,体温升高可持续 12~14 d。由于受活动、药物等因素影响,且烦琐,目前较少使用。

指导患者进行基础体温测量时应注意以下事项:①睡前将体温计水银柱甩至 36 ℃以下,放于床边伸手可及的地方,次日清晨醒后,在无任何肢体活动的情况下(包括说话)立即将体温计放于舌下,闭口 5 min,每天尽量保持同一时间测量体温;②疾病及失眠、性生活等会影响体温,应在体温单上注明;③某些药物如激素类药物也会影响基础体温的变化,服用此类药物应及时告知医生;④上夜班的患者无法在清晨测体温时,可改在白天熟睡 4~6 h 后补测,并做好标注;⑤基础体温监测应以 2 个或 2 个以上周期连续监测为宜,以便分析排卵时间。

(4)尿黄体生成素(Luteinizing Hormone,LH)峰的测定:排卵发生在尿 LH 峰出现后 12~24 h,临床上常应用测试板测定尿 LH 峰。教会患者使用 LH 测试板,可自行在家中测尿 LH 峰,此方法简单,并减少来院次数,为患者节省了时间及费用。如测出 LH 峰,提示即将发生排卵,患者应立即来院行 B 超检查及血清性激素测定,以确定人工授精的时机。

(5)超声监测:可动态监测卵泡生长发育和排卵情况,并可观察子宫内膜生长形态变化。遵医嘱指导患者月经周期的第 3~5 d 来院 B 超监测基础卵泡的数目及大小,阴道 B 超检查,嘱患者排空膀胱,以免膀胱过于膨隆影响卵泡的观察。根据医嘱指导患者按时回院行超声检查。

临床上常常几种方法共同使用预测排卵,以选择最佳的人工授精时机。以月经周期为 28 d 为例,自然周期人工授精通常在月经第 10 d 开始定期 B 超监测卵泡发育,监测过程中应协助医生记录卵泡大小和子宫内膜厚度及取宫颈黏液进行评分。在决定人工授精日后,应详细告知患者来院行人工授精的时间、注意事项等,给患者解答疑问时,尽量使用简单、通俗的语言,使患者易懂、易接受,更好地配合治疗。

2.促排卵周期卵泡监测的护理

(1)应帮助患者了解用药目的、药物剂量、适应证、禁忌证及用药时可能出现的不良反应等。

(2)嘱患者严格按照医嘱剂量服用,严禁自行增减药量。

(3)注射促排卵药物应严格无菌操作,保证剂量完全准确,注意更换注射部位,防止注射部位感染、红肿,影响药液吸收,必要时需要先患者示范如何自己注射药物,告知患者药物保存条件。

(4)遵医嘱指导患者按时B超监测卵泡发育。当主导卵泡直径达12 mm时,应叮嘱患者丈夫排精一次;主导卵泡直径达14 mm时,嘱患者每天留尿监测LH水平以判断LH峰预测排卵时间。必要时抽血查 E_2 和LH水平。当主导卵泡直径达18~20 mm时,根据医嘱准时注射hCG 5 000 U~10 000 U,或艾泽250 μg。叮嘱患者经12~36 h回院行人工授精一次或两次。

(四)人工授精术的护理

1.术前准备

(1)环境准备:手术必须在人工授精室进行,环境符合国家卫生健康委员会医疗场所Ⅱ类标准,室内保持清洁干燥。

(2)物品准备:妇科窥阴器、1 mL注射器、人工授精导管、无菌生理盐水、灭菌无粉手套、人工授精包(包内物品:弯盘1个、小量杯1个、卵圆钳2把、纱布4~5块、洞巾1条、腿套1对)。

(3)女方准备:①查对患者身份;②向患者介绍人工授精手术的方法、过程以及可能出现的不适,以减轻患者紧张情绪和心理压力。

(4)男方准备:嘱男方取精当日晨在家清洁外生殖器。①查验核对男方身份信息,确认无误后发放无菌取精杯。②嘱其在取精杯上规范书写夫妇双方姓名以及存档档案标号,并现场确认核对无误;为避免污染,杯盖只能在取精前打开,取精在紧邻精液处理室的取精室进行。③取精前应排空膀胱,清洁双手和外生殖器并擦干,通过手淫方式取精液,将全部精液收集到杯内。④取精后,手应避免触摸杯子的内面,盖好杯盖,经传递窗口交给人工授精实验室工作人员,经再次核对身份证和结婚证后,滴精液采集卡,签字确认后方可离开取精室。⑤取精困难:通过手淫方法不能取出精液者,取精当天通过性交方式将精液收集于取精杯内或专用无毒避孕套内。⑥逆行射精:向患者详细解释精液收集方法和过程,取得积极的配合,嘱男方于人工授精术前一晚将4 g $NaHCO_3$ 放入约2 000 mL水中,混匀后服下;手术日取精前1 h再饮含4 g $NaHCO_3$ 的水1 000~2 000 mL;射精前排尿;射精后将尿液排入含有5%血清的HEPES-HTF液的容器内;逆行射出的精子必须立即进行检查和处理。

2.术中护理

(1)患者排空膀胱,取膀胱截石位,适当调整腿架角度,使者舒适。

(2)四方安全核查:①通知人工授精实验室技术员将已处理好的精液样本放入传递窗,护士与其核对后取出;②与患者核对,让患者确认其姓名与精液样本上的姓名一致;③与医生核对患者姓名及精液样本上的夫妇双方的姓名是否一致。

(3)确认后协助医生将处理后的精液吸入连接1 mL注射器的人工授精管内。

(4)配合医生实施人工授精。用窥阴器暴露宫颈,轻轻拭去阴道分泌物,把人工授精管送入宫腔内,通过1 mL注射器把精液缓慢注入宫腔内,然后将人工授精管缓慢退出。

(5)心理护理:患者在人工授精术中进管时可感觉有轻度不适和疼痛,一般可以耐受。推注精液时避免用力过大、速度过快,防止子宫产生痉挛性收缩而引起腹痛。在术中可向患者解释操作步骤,也可讨论一些轻松话题,转移注意力,缓解紧张情绪,有助于患者配合操作,对于高度紧张的患者可指导做深呼吸,达到放松的目的。

3.术后护理

(1)术后放松休息 30 min,无不适即可离院。

(2)注意观察患者有无出现阴道出血、腹痛等情况。

(3)遵医嘱给予口服或肌内注射黄体支持类药物,详细告知药物名称、用药时间、用法、剂量及用药注意事项等。

(4)叮嘱夫妻双方于次日再次复诊,女方行 B 超监测,根据排卵情况决定是否需要行第二次人工授精。

(5)告知人工授精可能发生的并发症,如卵巢过度刺激综合征、出血、异位妊娠、流产、盆腔感染等,嘱患者一旦出现尿量减少、腹胀、腹痛、发热等症状,则立即来院复诊,做到早预防、早发现、早诊断、早治疗。

(6)术后 14～16 d 检测尿 hCG 和血 hCG;阳性者术后 4～5 周行 B 超检查确认着床孕囊数目及胚胎发育情况。三胎及及以上多胎妊娠者及时行减胎术。阴性者会自然月经来潮,可继续准备第二个周期人工授精。

(7)健康教育:①嘱患者离院后保持良好心境,放松心情,正常起居饮食,活动、工作如常;②注意保持良好的个人卫生习惯,保证充足睡眠;③避免剧烈运动,促排卵患者卵巢增大,剧烈活动易出现卵巢扭转,如有腹痛或阴道出血需及时就诊。

(五)随访

(1)人工授精术后 14 d,通过化验尿 hCG 或血 hCG 确定是否妊娠。

(2)如未妊娠,停用黄体支持类药物,护士应给予同情和理解,帮助夫妇双方接受现实,顺利度过悲伤期,等待月经来潮后再次复诊,决定下一次治疗方案。

(3)妊娠者遵医嘱继续给予黄体支持等保胎治疗;术后 4～5 周来院行 B 超检查,确定孕囊位置及个数,及早发现异位妊娠、宫内宫外同时妊娠和多胎妊娠等情况;妊娠期间出现腹痛、阴道出血者应及时来院复诊。

(4)妊娠 11～13 周,建议进行早期畸形筛查,并嘱患者就诊产科建立围产手册,开始定期产检。对子代发生遗传病高危倾向孕妇,应进行产前遗传病筛查。及时追踪妊娠结局,包括分娩方式,新生儿的性别、体重、健康情况等,并将随访结果记录于病案中。

七、护理评价

(1)患者夫妇主动参与整个治疗周期。

(2)患者夫妇能坦然面对治疗结果。

(3)了解随访的重要性,并能积极配合随访全过程。

(董 玮)

第十五节　供精人工授精

一、适应证

(1)不可逆的无精子症、严重的少精子症、弱精子症和畸形精子症。

(2)输精管复通失败。

(3)射精障碍。

(4)男方和或家族有不宜生育的严重遗传性疾病。

(5)严重母儿血型不合,经治疗后不能得到存活新生儿。

对于以上适应证中的第 1、2、3 条,除不可逆的无精子症外,其他需行供精人工授精(Artificial insemination by donor,AID)技术的患者,医务人员必须向其交代清楚:通过卵胞浆内单精子显微注射(Intracytoplasmic Sperm Injection,ICSI)技术也可能使其有自己血亲关系的后代;如果患者本人仍坚持放弃上述技术助孕的权益,则必须与其签署知情同意书后,方可采用供精人工授精技术助孕。

二、禁忌证

(1)女方患有不宜妊娠的严重的遗传、躯体疾病或精神疾患。

(2)女方患有生殖泌尿系统急性感染或性传播疾病。

(3)女方近期接触致畸量的放射线、有毒物质或服用有致畸作用的药品、毒品等并处于作用期。

三、AID 的管理

(一)AID 精液的来源及管理

在我国 AID 所用精液必须来源于中华人民共和国国家卫生健康委员会(原卫生部)批准的人类精子库;人类精子库的精液来源于社会募集的供精者无偿捐献的精液。

1.精子库的管理

(1)必须遵守我国原卫生部公布的《人类精子库基本标准和技术规范》《人类辅助生殖技术和人类精子库伦理原则》。

(2)必须严格遵守互盲的“三盲”原则:即供者与受者互盲;供者与实施供精人工授精医务人员互盲;供者与后代互盲。

(3)可根据不孕夫妇的要求,按照男方血型与供精者血型相同、体貌相似的原则进行供精。

(4)人类精子库必须建立完善的监控机制,以确保每位供精者的精液最多只能使 5 位女性受孕,以避免 AID 出生的后代近亲结婚的可能。

(5)人类精子库必须建立中央信息库,确保每位供精者只能在一处供精,防止出现一位供精者在多处供精的现象,以最大限度地减少后代近亲结婚的可能。

2.供精者的管理

(1)供精者的筛选条件:①年龄应在 22～45 周岁的中国健康男性;②根据既往史和常规体格检查,供精者的一般健康状况良好,无任何系统性疾病史及遗传病和家族性疾病史;③精液参数符合现行精液执行标准,质量良好;④实验室检查排除传播性疾病和其他传染病和染色体核型异常。

(2)不得采集有下列情况之一的人员的精液:①有遗传病家族史或者患遗传性疾病;②精神病患者;③传染病患者或病源携带者;④长期接触放射线或有害物质者;⑤精液检查不合格者;⑥其他严重器质性疾病患者。

(3)管理措施:①所有供精者在签署知情同意书后,均要进行初步筛查,初筛符合条件后,还须接受进一步的检查,达到健康检查标准后,方可供精;②在我国规定供精者必须是中国公民,并能够提供真实、有效的个人身份信息,保证只在一处精子库供精;③供精者的募集采取社会能够接受、文明的形式和方法;④捐献精液是无偿的,但是捐精者可以获得一定的误工补贴。

(二)供精冷冻精液的管理

(1)精液冻存 6 个月后,需要再次对供精者进行 HIV 检测,检测合格后方可使用该份冷冻精液。

(2)实施 AID 医疗单位向人类精子库提出申请获批后方可取回冷冻精液标本。

(3)专人负责精液标本的运输,运输前与精子库仔细核对精源编号、数量、血型、检验报告等,办理好签收手续。

(三)供精的伦理管理

(1)严格遵守原卫生部下发的《人类辅助生殖技术和人类精子库伦理原则》。

(2)供精者与 AID 夫妇双方都要完全知情,遵从自愿、互盲、保密的原则,特别是实施供精人工授精前夫妇双方必须慎重考虑、充分咨询,知情同意,保证用精夫妇及其后代的权利、义务,从而防止之后可能发生的抚养及赡养纠纷。

(3)禁止以营利为目的的捐献精液行为,捐献精液是自愿无偿的人道主义行为,精子库可向供者给予必要的误工、交通和其所承担的医疗风险补偿;禁止买卖精子,精子库的精子不得作为商品进行市场交易。

(4)为尽可能地避免 AID 出生子代近亲结婚的可能,一名供精者最多只能使 5 名女性妊娠。

(5)必须建立供精使用的管理体系,将供精者的编号、体貌特征、民族、遗传史、兴趣爱好等永久保存,以便为 AID 出生后代提供婚姻咨询。

(四)供精的随访管理

(1)原卫生部下发的《人类辅助生殖技术和人类精子库伦理原则》和《人类精子库技术规范》规定 AID 随访率必须达到 100%。

(2)AID 治疗完成后严格按要求对患者进行随访,并在 2 个月内将随访结果反馈到精子库。

(3)接受 AID 治疗的患者,一旦确定妊娠,应定期随访,直至成功分娩,并及时将分娩结果反馈到精子库。

四、AID 的步骤

(1)做好护理评估,协助医生严格执行供精人工授精的指征。

(2)患者夫妇经慎重考虑、充分咨询,知情同意,自愿签署供精人工授精知情同意书、多胎减胎知情同意书及供精助孕随访知情同意书等。

(3)人类精子库供精冷冻精液的申请。

（4）自然周期或药物诱导排卵。

（5）排卵监测及内膜监测。

（6）选择合适的人工授精时机。

（7）供精精液标本的解冻、复苏和处理。

（8）实施人工授精术。

（9）术后黄体支持。

（10）妊娠确认和随访。

（11）随访结果定期反馈到人类精子库。

五、护理评估

护理评估的内容与夫精人工授精患者的护理评估相同,但由于 AID 的特殊性,更应关注其心理反应。男性患者视不育为自己无能,并为此而自卑,怀疑自己的男子气概,对妻子产生强烈的愧疚感。其配偶为了维护家庭的稳定和夫妻感情,既要劝导和安慰丈夫,又担心被别人讥笑和轻视,因而尽量减少社交活动,自己内心的失望和痛苦不敢向亲戚朋友倾诉,使其在人际关系中处于一种与周围社会相对隔绝的孤立状态。AID 技术出生的子代与男方并无血缘关系,也会引发一系列社会伦理问题,因此在进行 AID 前应评估夫妇双方特别男方心理状态、了解双方的情绪变化、有无充分思想准备等。

六、护理措施

1. 心理护理

接受供精人工授精的夫妇面临特殊的亲子关系,妊娠后出生的孩子在遗传学上具有母亲的特征及供精男子的遗传特征,客观上造成了孩子有两位父亲,一位是养育孩子的社会学父亲,一位是提供一半遗传物质、具有血缘关系的生物学父亲,由此使传统的道德观受到冲击,夫妇双方表现出十分矛盾的心理。治疗过程中护理人员应建立良好的护患关系,及时给予心理疏导,尊重患者,鼓励其表达内心感受、正确宣泄不良情绪,尽可能地释放心理压力,特别是鼓励丈夫参与整个治疗过程,给予妻子情感支持。医护人员应严格遵守保密原则,增加患者信任感、安全感,解除思想顾虑,减轻心理压力。

2. 进入人工授精治疗周期前护理

（1）AID 夫妇的指导:对准备接受 AID 治疗的夫妇,必须与其进行严肃认真的谈话,以便明确夫妇双方是否自愿要求采取 AID 助孕,对夫妇任何一方都不能劝诱勉强。对于男方严重少、弱精症、逆行射精、阻塞性无精症,可通过卵胞浆内单精子显微注射(ICSI)技术能使其有自己血亲后代,男方性功能障碍者也可以通过 AIH 或 IVF 技术拥有自己血亲后代,只有患者本人清晰了解这些信息后仍坚持放弃上述技术助孕的权益,且夫妇双方充分知情自愿的情况下签署知情同意书,才能为其预约进行 AID 治疗。

（2）术前检查指导:除指导完成人工授精术前常规化验、检查外,男方需进行 ABO 血型及 Rh 血型检测。

（3）术前健康教育:①由于患者对人类精子库缺乏了解,所以 AID 夫妇会担心精液的来源和质量。对此,医务人员可介绍我国精子库的管理规范,精子库严格遵循供精者筛查程序及健康标准,对供精者进行严格的医学和遗传学筛查,并建立完整的资料库,以保证捐献精液来源安全、可靠,确保精液的质量,消除夫妇双方顾虑。②告知我国精子库的伦理原则,包括保密原则,互盲原则等,医务人员会严格遵循上述原则,减轻夫妇双方的担忧。③详细告知配合随访的意义及重要性,以便向子代提供婚姻咨询,避免近亲婚配。④夫妇双方必须明确通过供精出生孩子的权利和义务,即享有抚养权、受教育权、继承权同时需要履行对父母的赡养义务,AID夫妇对孩子同样承担伦理、道德和法律上的权利和义务。

3. AID 术前卵泡监测的护理

请参考夫精人工授精术前卵泡监测的护理。

4. 供精人工授精术的护理

(1)术前准备。①女方准备:同夫精人工授精;②男方准备:查对证件及血型后,医务人员指导患者夫妇根据男方血型及体貌特征选择供者精液并签署相关文件;③通知实验室进行供精冷冻精液的复苏解冻,确保冻存管上的信息(血型、编号等)与受者登记表的记录相符。

(2)术中护理:①确认人工授精实验室工作人员已将供精冷冻精液解冻复苏完成且复苏后达到原卫生部辅助生殖技术的相关条例中规定用于供精人工授精的精子复苏后的标准;②女方取膀胱截石位,体位舒适,用无菌生理盐水棉球或纱布清洗外阴及阴道,窥阴器扩开阴道,暴露宫颈,用长棉签擦去宫颈分泌物及阴道内残留生理盐水,注意动作轻柔,避免出血及引起宫缩;③与实验室工作人员核对精液样本,确保信息无误后取出,再次与医生及患者共同确认精液样本的编号、血型等信息后协助医生抽吸精液,缓慢注入宫腔内,注意无菌操作,避免感染。

(3)术后护理。①心理护理:术后 2 周内,患者处于一个等待妊娠的阶段。在此阶段,一方面患者期望自己能成功妊娠,害怕月经来潮,另一方面因供精人工授精使用了"他人"的精子,其所生子女在遗传学上虽是患者母亲,但遗传学上父亲却是供精男子,担心以后夫妻感情一旦出现问题,可能影响男方对子女的抚养,导致心理波动和情绪不稳定;护理人员应耐心对患者进行心理辅导,缓解其紧张、害怕的情绪,并嘱其丈夫给予妻子关心和照顾,以解除妻子的思想顾虑。②参照夫精人工授精。

5. 随访

(1)原卫生部辅助生殖技术管理规范要求供精人工授精随访率必须达到 100%,同一供精者最多只能使 5 名女性受孕,供精人工授精患者的随访工作非常重要。

(2)护理人员应认真履行告知和宣教义务,使患者夫妇充分认识到随访的重要性和必要性,使其主动配合随访工作。①充分告知供精随访的意义在于记录子代出生情况,提供婚姻咨询的排查依据,防止子代近亲婚配;特别要告知已妊娠的患者,如更换联系电话、地址必须及时向生殖中心反馈。②医务人员应严格遵守保密原则,向精子库反馈的随访信息里应只包含受精者编号、人工授精日期及结果,不包含 AID 夫妇以及所生子女的个人身份和社会资料。

(董　玮)

第十六节　体外受精-胚胎移植技术

体外受精-胚胎移植技术(in vitro fertilization and embryo transfer,IVF-ET),俗称试管婴儿,是指从女性卵巢内取出卵子,与精子在体外受精形成胚胎,再移植到子宫腔内,着床发育成胎儿的全过程。随着体外受精胚胎移植技术在世界范围的迅速发展和广泛应用,相继衍生出一系列相关的辅助生殖技术,包括卵胞质内单精子注射(intracytoplasmic sperm injection,IC-SI)、胚胎植入前遗传学诊断(preimplantation genetic diagnosis,PGD)等技术。

IVF-ET 技术发展至今,经历了开腹取卵、腹腔镜下取卵以及 B 超引导下经阴道取卵等阶段。因开腹和腹腔镜下取卵过程中患者需要承受极大痛苦,1986 年有学者在阴道超声引导下经阴道穿刺取卵获得成功。该方法超声探头靠近卵巢,能够清晰地显示卵泡情况,其特点是创伤小、操作简便、可重复性强,目前已成为取卵的首选方法。IVF-ET 过程包括控制性卵巢刺激、取卵、体外受精和胚胎移植四个步骤。熟悉 IVF-ET 治疗流程对于实施优质的护理程序是至关重要的。

一、体外受精-胚胎移植

(一)适应证

(1)女方各种因素导致的配子运输障碍:如双侧输卵管阻塞、输卵管阙如、严重盆腔粘连或输卵管手术史等输卵管功能丧失者。

(2)排卵障碍:顽固性排卵障碍经反复常规治疗,如反复诱发排卵或控制性超排卵,或结合宫腔内人工授精技术治疗后仍未获妊娠者。

(3)子宫内膜异位症导致不孕,经常规药物或手术治疗仍未获妊娠者。

(4)男方少、弱、畸精子症或复合因素的男性不育,经宫腔内人工授精技术治疗仍未获妊娠,或具有严重男方因素不适宜实施宫腔内人工授精者。

(5)免疫性不孕与不明原因不孕,反复经宫腔内人工授精或其他常规治疗仍未获妊娠者。

(二)禁忌证

(1)男女任何一方患有严重的精神疾患、泌尿生殖系统急性感染、性传播疾病。

(2)患有《母婴保护法》规定的不宜生育且目前无法进行产前诊断或胚胎植入前遗传学诊断的遗传性疾病。

(3)任何一方具有吸毒等严重不良嗜好。

(4)任何一方接触致畸量的射线、毒物、药物并处于作用期。

(5)女方子宫不具备妊娠功能或严重躯体疾病不能承受妊娠。

(三)IVF-ET 治疗流程

(1)完善各项术前检查。

(2)告知患者就诊流程、并发症、成功率和随访要求,签署 IVF-ET 相关知情同意书,协助医生完善患者病史记录。

(3)制订临床诊疗方案。

(4)监测卵泡生长和子宫内膜发育情况。

(5)选择合适的取卵时机。

(6)精液标本的收集和处理。

(7)卵子的收集。

(8)体外受精。

(9)胚胎移植。

(10)术后黄体支持。

(11)妊娠确认和随访。

二、体外受精-胚胎移植技术护理

(一)护理评估

1. 健康史

询问健康史应对男女双方从家庭、社会、性生殖等方面全面评估现病史和既往史。

女方健康史询问包括年龄、生长发育史、青春发育史、生育史、同居时间、性生活情况、避孕状况、家族史、手术史、其他病史及既往史。重点是月经史(初潮、经期、周期、经量、有无痛经等)、性生活史、生殖器官炎症史(盆腔炎、宫颈炎、阴道炎)及慢性疾病史。对继发不孕,应了解以往流产或分娩情况等。男方健康史中包括询问既往有无影响生育的疾病史、外伤史、手术史。如有生殖器感染史,包括睾丸炎、腮腺炎、前列腺炎、结核病等,手术史包括疝修补术、输精管切除术等病史。

了解个人生活习惯、嗜好以及工作、生活环境,详细询问婚育史、性生活情况,有无性交困难等。双方的相关资料包括婚龄、婚育史、是否两地分居、性生活情况(性交频率、避孕措施、有无性交困难)、烟酒嗜好以及既往不孕的诊治病史等。

2. 心理社会评估

不孕症患者由于不能生育,常常承受着来自自身、家庭、社会等各方面的压力,易产生负性情绪。不孕症治疗也会令其工作和生活受到影响。在控制性超促排卵、取卵术、胚胎移植术过程中,患者因治疗周期长、注射部位疼痛以及可能出现不可预期的不适时,而导致焦虑、抑郁、丧失自信和希望等表现;有些患者由于对 IVF-ET 治疗相关知识缺乏足够了解,还会出现紧张、恐惧等心理反应,因此医护人员及时有效的心理支持和心理干预在治疗过程中将起到极为重要的作用。同时患者的家庭成员及亲友提供足够的心理社会支持,也会为患者带来较大帮助。

3. 相关检查

夫妇双方应进行全身检查,明确患者行 IVF-ET 治疗的原因,完成相关的常规检查、不孕症专科检查等,排除不孕症患者存在不能耐受控制性超促排卵以及妊娠的疾病等。

(1)常规检查:接受 IVF-ET 前,女方需进行血常规、尿常规、肝肾功能、TORCH(包括弓形虫抗体,风疹病毒抗体,巨细胞病毒抗体,单纯疱疹病毒 Ⅰ、Ⅱ 型抗体)、子宫颈涂片、心电图等检查;男方根据病史及自身情况,行肝肾功能等检查。不孕的夫妻双方还应常规接受 ABO 血型及 Rh 血型抗体的测定以及各种肝炎病毒抗原抗体、梅毒抗体、艾滋病抗体等检查。

(2)专科检查分为以下内容。

女方检查。①妇科检查:妇科检查目的主要是评估女性生殖系统的近况,外阴、阴道是否有急性炎症、肿块、纵横隔等;宫颈是否有糜烂、肿物等异常;双合诊检查子宫及双附件位置、大小及生殖器官周围情况,是否存在畸形、异常增大等。②B超检查:在妇科检查的基础上,对准备进入试管婴儿周期的患者必须进行常规阴道 B 超检查。其目的是了解子宫的位置形态、子宫内膜情况,是否存在子宫畸形、子宫肌瘤,宫腔内是否存在异常积液或回声等;注意双侧卵巢的大小,基础卵泡数目,评估卵巢储备能力。③生殖内分泌检查:通过基础内分泌激素测定,了解卵巢储备功能及内分泌状态,为 IVF-ET 超促排卵中选择方案做准备。通常在月经周期的第 $2\sim5$ 天采血检查 FSH、LH、E_2、T、PRL。血清基础 FSH 水平、FSH/LH 比值及 E_2 水平等升高表明卵巢储备能力降低,血清基础 FSH/LH、T 及 PRL 值对诊断多囊卵巢综合征及闭经泌乳综合征具有一定意义。必要时测定甲状腺、肾上腺皮质功能及其他内分泌水平。④抗米勒管激素检查:AMH 对卵巢低反应、卵巢过度刺激综合征的预测价值与窦卵泡数(AFC)相似,是唯一既能在卵泡期又能在黄体期进行测定的卵巢储备标志物。

男方检查。①精液常规检查:在行 IVF-ET 治疗前男方一般需行两次精液常规检查,以了解精子密度、数量、形态等,通常要求患者禁欲 2~7 d,留取精液标本时务必使其全部收集至取精器皿中;②生殖内分泌检查:多次精液常规检查均提示为少精、弱精或畸形精子比率高,需要进行男性内分泌功能检查,包括血清 FSH、LH、E_2、T、PRL 测定等;③附睾或睾丸活检术:对于已经诊断为无精症和不射精的患者可行附睾或睾丸穿刺活检,如提示有生精功能则可建议行卵细胞浆内单精子注射(ICSI)治疗;④精子功能以及其他检查:包括精子穿透实验、精子顶体反应等,确定是否需行 ICSI 治疗。必要时可进行染色体检查及 Y 染色体微缺失分析。

与不孕症相关的其他检查:如反复流产的患者,还需进行染色体检查、免疫性检查、凝血功能检查等,以寻找流产原因。

(二)护理诊断/问题

(1)知识缺乏:与缺乏对不孕症、IVF-ET 相关知识的了解有关。

(2)焦虑与恐惧:与接受取卵术、胚胎移植术、担心最终能否成功妊娠有关。

(3)潜在并发症:感染、卵巢扭转、卵巢过度刺激综合征。

(三)预期目标

(1)患者能够了解不孕症、IVF-ET 相关知识,掌握促排卵药物的用法及注意事项。

(2)患者情绪平稳、心理状态稳定,能配合阴道 B 超介导下穿刺取卵术、胚胎移植术术前各项检查和治疗,并能说出相关术中配合注意事项。

(3)患者术后无明显不适或出血。

(4)患者未发生卵巢扭转、感染、卵巢过度刺激综合征等并发症,或术后发生并发症时得到及时发现、治疗和护理。

(四)护理措施

1.进入体外受精,胚胎移植周期前的准备

(1)指导患者完成各项常规化验检查,对于化验结果存在问题者,应及时就诊。

(2)证件准备:进行 IVF-ET 治疗的夫妻双方应是合法夫妻,同时必须符合国家计划生育政策。需提供以下证件:①夫妻双方身份证;②结婚证;③符合国家计划生育政策的相关证明。以上证明均需查对原件后留存复印件。

(3)指导知情同意书的签署:协助医生向患者解释知情同意书的内容,充分告知患者 IVF-ET 治疗可能出现的并发症、成功率及相关风险等问题。

(4)协助医生为患者建立完整的 IVF-ET 病历。

2.控制性超促排卵期间护理

控制性超促排卵是指应用药物在可控的范围内诱发超生理状态的多个卵泡的发育成熟,是 IVF-ET 过程中的重要环节。护士应熟悉各种控制性超促排卵药物的作用及不良反应,了解各种控制性超促排卵方案及其应用,顺利完成患者的控制性超促排卵治疗。

(1)告知患者整个控制性超促排卵方案的时间安排,促排卵药物的作用、剂量、用法及药物的保存方法和使用注意事项。

(2)协助医生行阴道超声监测卵泡发育,并记录卵泡数目、大小等。

（3）每次 B 超监测后告知注意事项和下次复诊时间。

（4）卵泡直径为 14～15 mm 时，提醒患者丈夫排精 1 次，避免由于长时间不排精影响取卵日精子的质量。需要检测尿 LH 的患者，教会其正确使用 LH 检测尿板，监测尿 LH 峰的出现。如果患者用药同时监测性激素（FSH、LH、E_2、P）水平，则无需进行尿 LH 检查。

（5）当主导卵泡直径达到 18～20 mm 时，遵医嘱测性激素水平，适时停用促排卵药物，改为晚上按时注射 hCG，嘱患者必须准时准量用药，以免影响取卵效果。

（6）嘱患者注射 hCG 后 34～36 h 行取卵术，并告知相关注意事项。

（7）患者发生卵巢反应不良或反应过度时，及时采取心理护理措施，缓解患者不良情绪。

（8）健康教育：①按时按量正确使用药物，正确方法保存药物，按时回院复诊；②发生药物不良反应需及时告知医护人员；③指导均衡饮食，尽量避免感冒及腹泻等不适；④正常作息，避免熬夜；⑤避免剧烈运动如跑步、打球等；⑥不良情绪会影响人体内分泌系统，保持轻松愉悦心理状态，避免焦虑和恐惧心理；⑦告知患者不能涂抹香水、身体不能贴有异味的膏药等，避免气味在手术间弥散，影响手术室空气质量，取卵术当日请不要佩戴美瞳、涂抹口红和使用美甲，便于取卵术实施中，麻醉医师对患者实施生命体征的监护。

3.阴道 B 超介导下穿刺取卵术的术前护理

（1）物品准备：无菌器械包（弯盘 1 个，治疗碗 1 个，小烧杯 1 个，弯头卵圆钳 1 把，窥阴器 1 个），无菌敷料包（治疗巾 1 条，洞巾 1 条、腿套 2 只、探头布套 1 条、大棉签、棉球若干、胶管 1 条），16G 或 17G 取卵针、灭菌穿刺架、灭菌阴道 B 超探头套、专用无菌试管数个、无菌生理盐水、灭菌无粉手套、恒温试管架（温度调至 37 ℃，并用温度计测量）、负压吸引器（负压调至 120～140 mmHg）。

（2）患者准备。患者身份识别：查对患者身份证、结婚证的证件原件，有条件可核对指纹，佩戴腕带。女方准备：①术前测量生命体征；②心理护理：向患者讲解超声引导下经阴道取卵术的过程和配合，耐心解答患者疑问，消除患者顾虑，取得患者配合；③术前镇痛麻醉，及时建立静脉通道。男方准备：①确认身份后发给无菌取精杯，取精杯上标明夫妇双方姓名并确认无误；②男方取精日晨应在家清洁外生殖器，取精前排空膀胱，清洁双手和外生殖器并擦干，通过手淫方式留取精液，将全部精液标本收集到无菌取精杯内，如果未留取全部精液标本，须向工作人员及时说明，必要时再安排取精一次；③在取精室取精后，盖好杯盖，经传递窗口交给胚胎培养室工作人员，经再次核对，留取精液标本保存卡后签字确认，方可离开取精室。取精过程中应避免触碰取精杯内面，防止污染。

4.阴道 B 超介导下穿刺取卵术的术中护理

（1）指导患者排空膀胱，更换手术衣后协助患者取膀胱截石位。

（2）与患者及培养室人员核对夫妇姓名、年龄、腕带信息、周期数、助孕方式等相关内容。

（3）取卵前测量生命体征，术中行心电监护，密切观察生命体征的变化，定时观察患者静脉通路液体情况。

（4）用无菌生理盐水反复冲洗外阴和阴道，冲洗时注意转动窥阴器且冲洗过程中要退出窥阴器，洗净窥阴器上的分泌物，再置入阴道继续冲洗直至流出的冲洗液清亮、无分泌物为止。也可以取卵术前用消毒液消毒外阴、阴道和宫颈，但必须用生理盐水把消毒液彻底冲洗干净，以免消毒液残留。

（5）把取卵针连接试管和负压吸引器，并检查抽吸系统连接是否紧密不漏气、负压吸引器

$(120\sim140~mmHg)$及恒温试管架 $(37~℃)$是否正常。

(6)术中配合医生抽吸卵泡液,及时更换试管,避免卵泡液过满吸进负压吸引装置,把盛有卵泡液的试管及时传送至培养室。

(7)术中注意观察患者一般情况,非静脉麻醉者可向患者解释取卵进程,以缓解患者紧张情绪。

(8)术毕协助医生检查穿刺点和阴道,如穿刺点有出血,可阴道填塞纱布条按压止血,并嘱咐患者于术后经 $2\sim4~h$ 取出;如仍有渗血,可继续压迫止血 $24~h$ 后取出,并填写相关记录。填塞纱布和取出纱布数目必须一致,避免纱布遗留阴道。

(9)术后测量生命体征,如无异常,护送患者返回病房。

5.阴道B超介导下穿刺取卵术的术后护理

(1)取卵术后监测患者生命体征,注意腹痛、阴道出血、尿液颜色等情况。

(2)遵医嘱给予黄体支持。黄体支持的药物可分为肌内注射、阴道用药和口服用药等,护士应熟悉各种药物常用剂量、用法、不良反应及用药注意事项,做好用药指导。

(3)术后卧床休息 $2\sim4~h$,根据麻醉方式和手术过程及患者一般情况,通知离院时间。

(4)告知患者行胚胎移植术时间及相关注意事项。如无特殊情况,胚胎移植术通常在取卵术后第 $3\sim5~d$ 进行。

(5)患者有卵巢过度刺激综合征(occupational health and safety staff,OHSS)倾向如获卵数多、卵巢增大明显、有腹腔积液征、E_2 水平 $>5~000~mmol/L$,或有不适合移植新鲜胚胎的因素如输卵管或宫腔积液、子宫内膜过薄/过厚、子宫内膜息肉或其他感染性疾病,需要取消新鲜胚胎移植,改为全部胚胎冷冻,应做好解释工作,消除患者顾虑。

(6)健康教育:①如出现头晕、头痛、腹痛且不断加重,应立即回中心就诊或急诊就诊;②按时、正确、足量、规范应用黄体支持药物;③禁止剧烈运动,避免急剧大幅度改变体位,预防卵巢扭转发生,如果发生急性腹痛,需及时联系主管医师急诊入院;④饮食指导:以高蛋白饮食为主,牛奶、豆浆、鸡蛋白、鱼虾(过敏者慎用)、瘦肉等摄入为主,避免过量摄入引起便秘;④术后禁止性生活及性刺激 2 周。

6.男方取精护理

请参考人工授精术的护理中术前准备。

7.胚胎移植术

胚胎移植术是将体外受精后形成的胚胎通过移植管送入子宫腔的技术。胚胎移植可直接经阴道把导管送入宫腔进行,俗称盲移,也可在超声指引下进行。

盲移存在操作过程的不可视性,医生必须具备丰富的临床经验。1985 年 Strickler 首先应用超声引导进行胚胎移植,并获得了成功,目前已普遍应用于临床。在腹部超声引导下进行胚胎移植,可以通过实时超声显像观察子宫位置、内膜形态和厚度、有无宫腔积液以及移植管通过宫颈内口、进入宫腔内的位置,可以避免损伤内膜引起子宫收缩,并有助于确保胚胎的正确放置,是目前常用的胚胎移植方法。精细的胚胎移植对体外受精-胚胎移植的成功至关重要。

8.胚胎移植术的术前护理

(1)心理支持:患者经历了超促排卵治疗、取卵手术,对最后的胚胎移植充满期待。患者在医生确认可以进行胚胎移植后既高兴,又担心即将进行的移植手术有无疼痛及是否顺利。因此,护士应告知患者胚胎移植手术需要的时间很短,操作无痛苦和不适,以消除患者恐惧心理,避免情绪紧张。

(2)胚胎情况的沟通:患者在等待胚胎移植过程中,迫切想知道自己胚胎的情况。临床医生或者胚胎实验室人员应在胚胎移植前与患者沟通,让患者充分了解卵子受精、胚胎发育情况、植入胚胎的数目及冷冻胚胎的数目等。手术室护士也应了解患者的胚胎情况,便于术后进行宣教指导。

(3)宣教指导:超声引导下进行胚胎移植的患者,嘱咐患者饮水充盈膀胱,自觉腹胀即可。非超声引导下移植则需要嘱咐患者在术前排空膀胱。

(4)物品准备:B超仪、耦合剂、灭菌移植手术包、灭菌无粉手套、移植管、与移植管配套的移植内芯、生理盐水、冲洗用培养液(移植前一天下午放入 37 ℃孵箱预热)、Aliss 钳、宫腔探针、宫颈钳、卵圆钳,1 mL 注射器等。

(5)环境准备:开启层流设施及净化装置,调节室内温度及湿度,使其温度保持在 20℃～24 ℃,湿度保持在 50%～60% 为宜。

(6)身份核查:核查患者身份的途径有多种,包括姓名、指纹、身份证、结婚证、腕带信息等。患者进入手术室前需要通过两种以上的方式查对身份。

9.胚胎移植术的术中护理

(1)协助患者取膀胱截石位,通知培养室准备移植。准备移植患者的病历,与医生及胚胎室人员共同查对患者信息,包括患者姓名、年龄、丈夫姓名以及患者得到的关于胚胎情况的信息等与病历记录是否相符。

(2)按无菌操作技术打开无菌移植包,在弯盘中倒入温热生理盐水,小量杯中倒入少许冲洗用培养液。待医生戴好手套后,用生理盐水冲洗双手。

(3)调节灯光,减弱光照强度,便于医生操作。

(4)协助医生进行手术。医生铺好无菌巾,将窥阴器轻柔置入阴道,充分暴露宫颈。用棉签或棉球擦去阴道、宫颈分泌物,如分泌物稠厚,以湿润的生理盐水棉球擦净,宫颈口及宫颈内管的分泌物则以细棉签蘸取生理盐水或冲洗用培养液擦净,避免黏液栓堵塞移植管。

(5)腹部B超引导下进行移植,将 B 超探头轻轻置于下腹部,移动探头调整位置,直至子宫位置、宫体与宫颈管角度、子宫内膜显示清楚,此时,把外导管交给医生进行宫腔置入,把内导管递交培养室装载胚胎,在递交内导管时再次与患者及培养室工作人员确认患者姓名。

医生根据 B 超显示的宫颈内口及宫腔的走向及其弯曲程度调整外导管的弯曲度,向宫腔送入胚胎移植导管的外套管。直至能清晰可见外套管在宫腔内的走向、进入的深度,固定好移植外导管位置后,护士或培养室人员将装载胚胎的内导管插入外导管内。在内导管进入前,需再次核对患者夫妇姓名、移植胚胎个数。确认无误后,把胚胎注入宫腔内。

(6)在 B 超引导下移植,如果患者膀胱尿液少或无尿液,B 超扫描未见子宫时,可以请患者饮水等待膀胱充盈后再进行移植或直接进行盲移;如果膀胱过度充盈将子宫压迫变形,则需指导患者适当排尿。

(7)在移植过程中,如置管不顺利,可加用移植管内芯,使移植导管变硬并可调节弯曲度,使导管容易插入。移植管反复多次不能进入时,医生可能会选择其他不同类型的移植管,特别困难时可能需要使用探针来确定宫颈管的走向及位置后再置管,护士要及时提供。

(8)移植胚胎时患者多会情绪紧张,可以播放轻音乐,使其放松情绪。当移植不顺利,反复置管困难会引起患者焦虑、紧张程度增加,从而引起盆腔肌肉收缩,进一步加重移植管进入的难度。这时候要对患者进行耐心的疏导,态度和蔼、亲切,言语轻柔,鼓励患者尽量放松,同时要注意观察患者反应,可以适时轻握患者的手或触摸患者的肢体,以示安慰和鼓励,转移其注意力,并让她们能感觉到身体的安抚,增加其安全感,松弛紧张情绪,配合医生完成移植手术。

(9)当胚胎移植完成后,需要等待培养室人员检查移植管,无胚胎残留后才能结束移植过程,如有胚胎残留,需再次移植。

10.胚胎移植术的术后护理

(1)移植结束后擦净患者腹部耦合剂,协助患者处于舒适的体位休息,并进行保暖遮盖。

(2)嘱患者有尿意可及时排空膀胱,避免膀胱过度充盈导致排尿困难。

(3)记录胚胎移植管的型号及批号。

(4)整理用物,执行术后医嘱,并进行术后护理指导。

(5)关于胚胎移植术后患者休息时间:在世界上第一例试管婴儿的诞生地 BournHall 诊所,胚胎移植后患者自行走回病房,在舒适的椅子上放松休息经 15~30 min 即可回家。我国早期传统的做法是胚胎移植后臀高位静卧数小时,甚至 24 h 卧床休息,后来卧床时间缩短至 3~4 h。但由于至今尚无证据表明胚胎移植后数小时的卧床休息有助于妊娠成功,相反长时间的卧床会加重患者的心理负担。因此目前大部分中心是胚胎移植后患者适当休息,无不适即可离院。

11.胚胎移植术的术后护理指导

胚胎移植术后就是等待助孕结果过程的开始,对患者而言,这段时间特别漫长,期间有一点点不适都会加重她们的心理负担,生怕自己稍有闪失会导致助孕失败,精神异常紧张。因此,术后的护理指导非常重要,移植后的相关注意事项必须讲解清楚。

护士要让患者明白,精神因素会造成内分泌的紊乱和失调,直接影响正常的生理功能,负性情绪对胚胎着床是不利的。告知患者要学会自我调节,减轻心理压力,一切顺其自然,胚胎移植后 2 周进行妊娠试验。指导患者移植术后药物的正确使用、日常生活、饮食等注意事项、出现特殊情况或有疑虑时及时与生殖中心工作人员联系等。

(1)黄体支持药物的护理指导:在体外受精胚胎移植过程中,由于控制性超排卵,有多个卵泡同时发育,卵泡期的 E_2 水平增高,导致黄体期缩短;取卵时抽吸卵泡,丢失了大量的颗粒细胞,影响了卵巢孕酮的产生;降调节药物的使用,使垂体被抑制,到黄体期抑制作用还未完全消失。上述因素导致了 IVF 患者黄体期黄体功能不足,因此需要常规使用黄体支持的药物。目前补充孕酮有三种给药途径:阴道用药、肌内注射和口服用药。使用孕酮有可能出现恶心、头晕头痛、倦怠感、发热、失眠、过敏等不良反应。因此,护士要遵医嘱给患者做好用药指导,告知使用孕酮的必要性、药物可能发生的一些不良反应、阴道正确给药方法及肌内注射部位硬结的预防与处理方法,强调遵医嘱用药的重要性,切勿自行减量或停用。目前三种给药途径各有其优、缺点:①阴道给药方便简捷,且无肌内注射痛苦,容易为患者接受。由于有不同规格的阴道用孕酮,且剂量和用法也有所不同,应教会患者准时准确使用,使用前注意手卫生及外阴卫生。如阴道有不适感,回院复诊。②肌内注射药物有孕酮注射液和 hCG。孕酮注射液为油剂,且注射剂量较大,存在药物局部吸收困难现象,注射部位容易发生硬结,严重者形成脓肿,因此注射孕酮时应深部肌内注射,两侧臀部轮流注射,如有硬结要避开。注射部位可行局部热敷,生马铃薯片贴敷等以减少硬结形成、促进药物吸收。热敷时温度要适中,以免烫伤。hCC 使用剂量通常是 2 000 IU,每 3 d 注射 1 次,妊娠试验前 7 d 应暂停使用,以免影响验孕结果。使用

hCG 过程中出现腹胀、腹痛等表现时,应停止注射,遵医嘱改其他黄体支持方式。③口服孕酮简单方便,但疗效仍有争议。

(2)饮食及休息的指导:患者移植后饮食方面无特殊要求,但应注意营养均衡,干净、清淡、易消化、忌生冷、辛辣刺激食物,多补充维生素、高蛋白、高热量食物,保持大便通畅,避免腹泻。有恶心、腹胀的患者应少量多餐。胚胎着床一般发生在移植后 3～5 d,因此,移植后前 3～5 d 建议患者要注意休息,避免剧烈运动,目前无确切的证据证明绝对的卧床休息可以提高体外受精-胚胎移植的成功率,长时间卧床反而会引起盆腔充血,致腰酸不适且容易引起便秘。这些因素将加重患者思想顾虑,引起精神紧张,不利于胚胎着床。因此,须告知患者胚胎移植后无须完全卧床,鼓励患者正常生活起居,注意行动轻柔。

(3)出现异常状况时的指导:患者移植前过度充盈膀胱或者移植后继续憋尿,时间过长使膀胱过度充盈,引起下腹疼痛、尿频、尿急,甚至可能造成尿潴留、尿路感染等。排尿困难时,可以让患者听流水声诱导排尿,必要时给予导尿,嘱患者多饮水,避免尿路感染。出现感冒、发热、腹泻等症状时,应及时到院就诊,切勿自行用药。由于患者促排治疗后卵巢体积增大、又经过穿刺取卵,移植后早期可能还有轻微腹痛、腹胀的感觉,正常情况下这些症状应该逐渐减轻,当患者自觉症状加重且出现恶心、呕吐、食欲减退、尿量减少等症状,需及时就诊。移植后,患者的活动大幅度减少,便秘的情况时有发生。此时指导患者要适当活动,以促进胃肠蠕动;注意调整饮食结构,建议多食粗纤维的食物,以刺激肠道蠕动,对解除便秘有一定的作用。也可以适当饮用蜂蜜水,起到软化粪便、缓解便秘的作用。更重要的是保持身心愉快,养成每日定时排便的习惯。

(4)验孕的指导:患者胚胎移植后第 14～16 d,留取晨尿验 hCG 或抽血化验 hCG 以确认妊娠。嘱咐患者不要提前验孕,以免带来情绪的波动。患者移植后便开始期待着助孕结果,心情急迫,个别患者移植后几天就开始自行验尿 hCG,一旦结果为阴性,认为自己已经失败,悲观失望,有的甚至自行停止使用黄体支持的药物。为给予患者正确引导,告知患者所定的验孕时间已经是早孕检测的最恰当时间,如果再将验孕时间提前,胚胎即使着床也可能因早期产生的 hCG 的量还达不到阳性结果的量,此时的阴性结果并不能作为判断助孕失败的依据。应使用黄体支持至 14 d 验孕。

(5)妊娠后随访指导:胚胎移植后第 14～16 d 检测尿或血 hCG 水平,阳性即确定为妊娠,妊娠后患者仍需继续黄体支持治疗。护士应做好妊娠后的随访,指导患者按时回院检查。hCG 阳性患者在验孕后第 2～3 周进行 B 超检查,了解孕囊及胎心情况。如胎心搏动正常,继续黄体支持治疗至 10～12 周;如发现多胎妊娠,应建议患者及时进行多胎妊娠减胎术;如发现异位妊娠,应立即入院治疗;如见孕囊无胎心,提示临床妊娠流产。在随访过程中,嘱患者孕 12 周后到产科门诊建立围产期保健卡,加强围产期检查与随访,以便在产科医生指导下安全度过孕期。

(6)早孕期心理护理:患者因长期受不孕的困扰,在确定妊娠后,常欣喜若狂、百感交集,惊喜过后可能会出现新的心理问题和疑虑,如担心异位妊娠、流产、胎儿畸形等。护士应给予相关的心理疏导,让患者认识到任何结果不是主观意愿能改变的,要保持平静的心态,注意休息,避免剧烈运动。嘱患者在此期间若有腹胀、腹痛、肛门坠胀、阴道出血等不适时及时就诊,以便得到及时的诊治与处理。当 B 超检查确定多胎妊娠时,患者既担心多胎导致流产、早产,又担心减胎术的风险,所以紧张、焦虑、害怕。护士应给予关心和解释,除告知患者多胎妊娠所致母婴的风险,更要从优生优育的角度给患者进行解释,使其明白减胎的必要性,同时讲解减胎术的过程,举出减胎成功的案例,消除患者顾虑,自愿接受多胎妊娠减胎术。

(7)胚胎冷冻保存患者的指导:患者移植后有剩余可用胚胎,行冷冻保存。胚胎冷冻前应与患者沟通,告知患者可冷冻胚胎的数目,冷冻胚胎的意义、费用、冷冻对胚胎可能产生的影响等。患者需签署胚胎冷冻知情同意书。①告知患者胚胎冷冻保存增加了患者胚胎移植的机会,提高了助孕的累积成功率。随着辅助生殖技术的发展,胚胎冷冻技术日趋成熟,据统计,约有 20% 的试管婴儿是由移植冷冻胚胎而出生。有了冻存胚胎,助孕失败的患者再次助孕时就不需要再经促排卵和取卵的过程,只需要将冻存的胚胎复苏后移植即可,省时、省力、省费用。对于发生或有可能发生卵巢过度刺激综合征的 IVF-ET 周期中,可将胚胎冻存,留待以后移植,避免卵巢过渡刺激症状进一步加重。而对于成功妊娠或者孩子已出生的患者,冻存胚胎则起到生殖保险的作用。②胚胎在液氮罐内冷冻保存,每个液氮罐有编号,罐内每个装胚胎的冻存管上也都编号,并注明患者夫妇姓名、胚胎数量、发育阶段、冷冻时间等。因此,患者之间的胚胎是不会混淆的。胚胎冻存在 $-196\ ℃$ 的液氮中,代谢完全停止,从理论上讲,胚胎将处于冷冻时的状态,可以长久保存。但是,从胚胎冷冻技术出现到现在,仅仅只有三十多年的时间。据美国科学家报道,一名女性移植了冷冻保存 20 年的胚胎后生育一正常男婴。也许有些胚胎冷冻保存了更长时间,只是没有解冻移植,因此,它们的存活状况暂且无法得知。③对于冷冻保存的胚胎,患者夫妇如决定放弃保存时,可以选择将胚胎捐献给生殖中心进行医学实验及研究,也可以选择通过医学方法处理后丢弃。少数患者可能会心存疑虑,担心生殖中心是否会将胚胎赠予他人,这时应明确告知患者,我国禁止代孕,因此在正常情况下是没有可能将胚胎捐给任何个人使用的,当他们确定放弃冻存胚胎时,生殖中心将会根据他们选择意见作相应的处理。④在患者同意冷冻的同时,必须实事求是告知患者,由于目前胚胎冷冻技术局限以及胚胎体外培养存在的缺陷,尚不能保证胚胎解冻后 100% 存活,从而可能会减少可移植胚胎的数目,甚至可能出现无胚胎可供移植。通常冷冻胚胎复苏后胚胎的存活率为 $60\%\sim80\%$(玻璃化冷冻胚胎复苏率可达 90% 以上)。

(8)胚胎移植后阴道出血的指导:在胚胎移植后 $7\sim10\ d$ 出现的少许阴道出血,可能是胚胎植入时侵蚀到子宫内膜的毛细血管所致,无需紧张,嘱患者休息,遵医嘱继续黄体支持,不能自行停药,等待验孕。如出血持续或量较多时,接近或超过月经量,可回医院就诊,检测血 hCG,阴性则停用黄体支持药物,视为月经来潮。验孕阳性的患者,如出现不规则阴道出血、腹痛、肛门坠胀等症状时,要警惕异位妊娠的发生,及时 B 超检查协助诊断。此外,正常宫内妊娠的患者也可能出现少量阴道出血,或伴轻度下腹痛、腰骶酸痛,在孕期出现阴道出血,只要 B 超检查确诊孕囊、胚芽、胎心正常即可,减轻患者紧张情绪。同时也要让患者明白阴道出血是先兆流产的表现,要注意卧床休息,按医嘱继续黄体支持治疗,按时复诊,出血量增加随时到院就诊。

(9)助孕失败患者的指导:不孕症患者是一个特殊的社会群体,他们往往在经过多方治疗无效后才选择接受试管婴儿助孕,认为只要能助孕成功,受再多的苦、花再多的钱都心甘情愿。然而,试管婴儿的成功率不可能达到 100%,总有一部分患者将面临失败。尽管患者在助孕前就知道不一定每个人都能获得成功,却还是满怀希望,希望自己是幸运的。助孕失败对患者来说,无疑是一个沉重的打击,之前所受的苦痛、花费的钱、时间和精力,瞬间化为乌有,使其难以接受。

精神上和经济上双重受挫,使患者产生悲观、失望的消极情绪。有研究显示,在 IVF 周期中,评定女方紧张分数,结果显示,当移植胚胎后 2 周夫妇被告知妊娠试验是阴性时,紧张程度显著升高。因此,对助孕失败的患者,应予以更多的关怀与鼓励。在得知助孕失败时,有的患者可能控制不住自己的情绪;有的患者不愿意表露自己的心思,沉默不语;也有个别患者神经质、易激怒,把失败归咎于生殖中心。

无论是哪一类型的失败患者,虽然他们对于失败的情绪反应各异,但希望怀孕的心理是相同的。护士要掌握患者的心理动态,主动与其交流,改善其不良情绪。有条件者安排一个单独的空间,让患者适当发泄,耐心倾听患者的倾诉,待患者情绪恢复平静后,调出患者的助孕病历,安排医生给患者分析此次助孕失败的可能原因,即使找不到任何明确的原因,也要让患者明白只要争取就有机会,并引用失败后继续治疗获得成功妊娠的案例,引导患者以平和的心态正确看待此次失败,使其能面对现实、尽快走出失败的阴影,树立再次助孕的信心。在交谈过程中,医务人员要注意言语亲切、态度和蔼、主动热情,耐心解答患者疑问,协助患者应对压力,使患者感受到医务人员的真心关怀与帮助。

三、体外受精-胚胎移植特殊情况护理

(一)卵巢囊肿穿刺术的护理

在体外受精-胚胎移植过程中,部分患者有输卵管积液、卵巢黄体囊肿、盆腔子宫内膜异位囊肿、其他卵巢非赘生性囊肿、盆腔其他良性囊肿,或者出现主导卵泡时,若影响到治疗,则需要在阴道 B 超引导下进行穿刺,吸出囊肿液。护士要做好解释工作,消除患者的顾虑,并做好护理配合,使手术顺利进行。

1. 心理护理

热情接待患者,手术患者最关注的问题是手术的风险以及对卵巢功能、身体健康有无影响,所以术前务必与患者进行沟通解释,做好心理护理。与患者交谈时,护士要真诚,言语温和,使患者感受到亲切友善,减轻对手术的紧张和恐惧。首先讲解穿刺对于助孕的必要性,告知患者穿刺术损伤小,手术需要的时间短,不需要麻醉及住院。同时介绍手术步骤及在穿刺过程中可能出现的不适,教会患者如何配合,以消除患者的疑虑,使患者情绪稳定,增强对手术治疗的信心,能更好地配合手术。

2. 术前准备

(1)物品准备、环境准备、患者准备、手术安全核查参考取卵术。

(2)阴道准备:打开阴道冲洗包,在小量杯中倒入 5％聚维酮碘约 40 mL。按序进行阴道消毒准备:5％聚维酮碘棉球由内向外消毒外阴→窥阴器打开阴道暴露宫颈→5％聚维酮碘棉球依次消毒宫颈、阴道穹、阴道壁→反复冲洗阴道→干棉球擦干→整理用物。注意冲洗过程中要轻柔旋转窥阴器,以免窥阴器遮挡处有阴道分泌物遗留,致消毒不彻底。

3. 术中配合

①连接试管、取卵针、负压吸引器,调节负压 120～140 mmHg,配合医生手术。医生先行阴道 B 超检查,确定囊肿位置,取卵针避开血管刺入囊泡内,抽出囊内液,B 超屏幕显示囊壁塌陷,直至囊肿消失。将取卵针退至卵巢外,若该侧有多个囊肿,可依次穿刺。若对侧有囊肿,可同法穿刺,直至囊肿全部穿刺抽吸完毕。手术过程中发现抽吸不畅时,要及时检查抽吸系统连接是否紧密。注意及时更换试管,避免液体倒流至吸引器。子宫内膜异位囊肿穿刺,最好选用

双腔取卵针,在囊液黏稠抽吸困难时,可用注射器抽吸生理盐水并通过取卵针旁侧管腔注入囊腔,使囊液稀释,便于抽吸,边注入边抽吸直至回抽的囊液转清吸尽。②术中密切观察患者一般情况,强调穿刺时身体不能移动,否则可能穿刺到邻近器官。患者在穿刺过程中诉胀痛时,应提醒医生减慢操作进程,并嘱患者深呼吸,尽量放松,配合医生顺利穿刺。如患者腹痛加重,出现面色苍白冷汗者,应立即停止手术,立即给予氧气吸入,同时做好生命体征的监测,注意在B超下观察有无内出血。有出血时,要积极配合医生进行止血处理,当出血不止或出血量多甚至发生腹腔内大出血的情况时,应立即建立静脉通道,遵医嘱使用止血及抢救药,迅速做好准备送手术室进行剖腹探查。③穿刺结束后再次阴道B超扫描,注意观察盆腔有无出血。检查阴道穿穿刺点有无活动出血,若有,以纱布条压迫止血。

4.术后护理

①术后测量血压、脉搏,观察患者面色、腹痛情况、有无阴道出血,如有阴道填塞止血者,嘱其离院前需取出棉球,避免纱布条遗漏在阴道内;②将穿刺出的囊肿液遵医嘱病理送检;③2周内避免盆浴、禁止性生活,遵医嘱安排复诊;④患者留院观察无不适症状,监测生命体征正常方可离院,如出现腹痛、腹胀、肛门坠胀、阴道出血、发热等症状时,应及时到医院就诊。

(二)使用促性腺激素释放激素激动剂(GnRH-α)意外妊娠的护理

体外受精-胚胎移植有多种治疗方案,其中长方案是最常用的方案,即患者在黄体中期检查血激素、B超结果正常后开始使用GnRH-α进行垂体降调节治疗,当血激素水平达到降调节标准后再联合应用促性腺激素(Gn)。其优点在于能抑制内源性黄体生成素分泌,有效防止卵泡过早黄素化;促进卵泡发育的同步化,减少卵泡发育的差异;降低卵巢局部的雄激素水平,改善卵细胞质量,提高妊娠率。在临床工作中,有个别患者在应用GnRH-α过程中却意外妊娠。其主要原因有:在应用药物时已处于妊娠早期,只是无法检测;GnRH-α骤发作用诱发排卵,同时升高的黄体生成素刺激颗粒细胞分泌孕酮作用于子宫内膜以利于种植;GnRH-α本身可能有利于卵子和精子在输卵管内受精和早期胚胎发育。Cahill报道使用GnRH-α意外妊娠发生率为0.8%。

不孕症患者均经历过不孕症相关的检查和治疗无果才确定接受助孕,对于在治疗过程中突如其来的妊娠,有着不同的心理反应,对结果的准确性持怀疑态度,不敢相信自己在已经被诊断为不孕的情况下居然还能自然妊娠,确诊后又担心药物对妊娠是否有影响。一旦发现妊娠,必须立即停用GnRH-α,同时予以黄体支持治疗。向患者解释目前的相关文献和研究并未发现GnRH-α有增加胎儿致畸风险的作用,要给患者传递此类病例分娩正常婴儿的相关信息,以消除她们的思想顾虑。嘱患者避免性生活、剧烈活动和重体力劳动。饮食方面,注意营养,搭配合理。保持身心愉快,两周后B超检查确定临床妊娠情况。个别意外妊娠患者在B超未确诊前出现阴道出血和腹痛症状,应及时到院检查,警惕发生异位妊娠,避免异位妊娠破裂大出血等严重并发症的发生。B超检查确定宫内妊娠者继续黄体支持治疗至妊娠12周。B超检查宫内有孕囊,未见胚芽胎心者,继续黄体支持一周再复查,仍然没有胎心则提示临床妊娠流产,需要行清宫术。B超检查宫内未见孕囊者跟踪随访血hCG,血hCG值降低可能是生化妊娠流产,血hCG值升高要警惕异位妊娠的发生。妊娠失败与异位妊娠的结果都会让患者感到特别悲观失望,情绪波动明显,易激动或者沉默不语,非但没有正常妊娠,反而失去了本次治疗周期助孕的机会,更是难以接受。尤其是临床妊娠流产和异位妊娠的患者,因需要手术或保守治疗,不仅延误了助孕计划,而且引发了新的心理压力,加重了经济负担。护士应该给患者提供更多的关爱与帮助,耐心讲解流产及异位妊娠发生的原因,适时予以安慰与鼓励,使她们积极配合医生的治疗。嘱患者尽量保持平和的心态面对现实,调养好身体后准备接受再次助孕,并为她们规划好下次助孕的时间安排。同时要做好患者家属的思想工作,获得家人的理解、照顾与支持对患者身心健康的恢复非常重要。

(三)卵巢反应不良患者的护理

对超促排卵反应不良是体外受精-胚胎移植助孕失败最明确又常见的原因之一,表现为卵巢经过超排卵治疗后不能获得理想的超排卵效果。目前对卵巢反应不良的诊断无统一标准,一般参考以下的指标。①激素水平:患者在常规方案的超排卵治疗下,血清 E_2 峰值水平仍 <500 pg/mL;②AMH 值低于 1.15 ng/mL 预示患者卵巢储备功能低下;②卵泡数目:患者在常规方案的超排卵治疗下,发育至成熟阶段的卵泡数目或直径>14 mm 的卵泡数目<3 个;③在促排卵过程中,若患者注射促排卵药物 7 d 以上,双卵巢无卵泡发育或发育的优势卵泡数目较少,增加 Gn 剂量经 2~3 d 卵巢仍无反应或卵泡数仍少于 3 个,医生通常会与患者沟通目前情况对成功率的影响,对于卵巢无反应的患者,会建议取消本周期。此时,患者往往难以接受,充满失望和自卑,不愿停止治疗。护士要耐心给患者进行解释,告知继续用药产生的费用高,最后可能还会因为没有卵泡发育而取消。劝导患者不要气馁,强调这次卵巢无反应只代表本周期的情况。对于卵泡数少于 3 个的患者,医生会告知在该周期中可能没有足够的卵子或无胚胎移植,因而成功率降低,征求患者的意见是否继续该周期治疗。患者在得知这一情况时,可能有些犹豫不决,护士要及时安慰患者,医生有责任和义务告知,虽然存在上述风险,但也有获得成功的病例,树立患者治疗的信心。

(四)取卵失败患者的护理

卵泡数少的患者,取卵时尽管反复冲洗卵泡腔,仍然得不到卵子。个别卵泡数多的患者,也存在取不到卵的可能,即"空卵泡综合征"(Empty folliclesyndr om e,EFS),其发生率为 2%~7%。大样本的研究表明,卵巢反应不良、hCG 作用时间不足及卵子发育障碍为取卵失败的常见原因。患者经过促排卵治疗,待取卵手术结束,首先想知道的是获卵数。当被告知没有获卵时,则难以置信,随后必然伤心失望,不明白为什么会出现这样的情况,感觉未来无望。护士要理解患者此刻的心情,给予患者真诚的同情与安慰,劝导患者不要气馁,虽然没有获卵很遗憾,但当再次助孕时,医生会就她此次取卵失败的具体情况进行分析,而后采取相应的措施,并举类似情况再次促排卵治疗获得成功的病例,鼓励患者树立再次接受治疗的信心,相信只要坚持就有希望。同时要做好取卵术后宣教。

(五)无胚胎移植患者的护理

体外受精-胚胎移植助孕过程中,可能因未获得成熟卵、卵子未受精、卵子异常受精、未卵裂或胚胎发育差等情况,患者最终没有得到可移植胚胎。在整个助孕过程中,患者最期待的就是胚胎移植。当得知自己没有可移植胚胎的结果时,犹如晴天霹雳,感觉之前的治疗花费,为此所做的努力都白费了,难以接受。此类患者的悲观失望程度甚至比胚胎移植后失败的患者更强烈。因为他们在接受助孕前对妊娠率有充分的了解,明白胚胎移植后可能失败,但对于发生概率较少的无胚胎移植的情况,尽管医生之前有过告知,但发生在自己身上,心理准备不足。胚胎移植的机会都没有,这对患者夫妇来说,的确是一个沉重的打击。护士要理解患者的感受,与患者谈话时注意态度热情和蔼、语气委婉,并适时进行安慰与鼓励。告知这次助孕的情况只是本周期的结果,有不少类似情况再次助孕后获得成功的案例,使患者明白这次助孕的结果不代表以后定然会发生，鼓励患者正确面对，树立接受再次助孕的信心。同时嘱患者停用黄体支持药物，注意营养，避免同房及剧烈运动，等待月经来潮，如有恶心、呕吐、腹痛腹胀等不适，及时到院就诊。

（六）全胚冷冻患者护理

患者在准备胚胎移植日，若出现严重卵巢过度刺激症状或者检查指标提示移植后发生严重 OHSS 的风险较高、B 超见宫腔积液、子宫内膜厚度<0.7 cm、阴道出血等特殊情况，在该周期不宜进行胚胎移植的患者，则建议将所有可用的胚胎冷冻保存，待以后行冷冻胚胎移植。

胚胎移植通常被患者认为是妊娠的开始，经过前期的一系列治疗，患者对胚胎移植充满期待，当得知不能移植时，一时难以接受。患者担心移植冷冻胚胎耽误时间增加经济负担，还担心冷冻过程对胚胎的损伤或复苏后胚胎质量差而影响移植的成功率，因而感到郁闷、沮丧，甚至焦虑、紧张。护士要多鼓励、安慰患者，针对患者的具体情况，解释目前采用全胚冷冻的必要性以及目前冷冻胚胎移植的妊娠率，帮助她们减轻心理负担，增强信心，使患者积极、安心配合治疗。

对于卵巢过度刺激高危患者，取消移植虽然不能阻止卵巢过度刺激的发生，但可以避免症状加重，缩短治疗时间，并随着时间的推移、月经来潮，症状逐渐减轻并自愈。也可举既往类似情况移植后因发生严重并发症治疗所产生的费用比助孕的费用更高，也有患者妊娠后因症状持续加重无法缓解而终止妊娠的病例进行说明，使患者明白取消移植的必要性。对于宫腔积液或者内膜太薄的患者，告知这种情况对胚胎着床的影响，使患者了解改善宫腔、内膜环境后再行冷冻胚胎移植的妊娠几率更大。只要从患者的利益出发，耐心给患者进行讲解，患者理解取消移植对她们的身心健康、今后的助孕成功率有益无害后，自然会消除顾虑，愿意接受全胚冷冻。做好患者宣教指导，嘱患者停用黄体支持药物，等待月经来潮，如果停药后超过 1 周月经未来潮，则需到院检查。注意低盐、高蛋白饮食，多喝水，避免剧烈运动，半月内禁止同房，腹痛腹胀症状加重及时到院就诊检查，尤其是因卵巢过度刺激取消的患者更需加倍注意。与此同时，预约患者冷冻胚胎解冻移植时间。

（董　玮）

第十七节　体外受精-胚胎移植衍生技术

一、卵胞质内单精子注射（ICSI）

1978 年世界上首例试管婴儿的诞生开辟了女性不孕症治疗的新纪元，但仍有 30% 的男性不育患者不能通过常规体外受精-胚胎移植技术生育。

1988 年，Gordongn 和 Talanslv 通过透明带打孔（zona drilling，ZD），让精子进入卵子的透明带间隙，并与卵细胞膜融合实现受精。同年 Cohen 通过透明带切除（Partial zona dissection，PZD），同样达到受精的目的，并获得活胎分娩。随后在 1989 年 Ng 通过将 5～20 个精子直接注入透明带下，开始了透明带下授精（Sub-zonal injection，SUZI）的探讨。1992 年显微授精获得重大突破，比利时布鲁塞尔自由大学 Palermo 将单个精子直接注入卵胞质内（Intracytoplasmic Sperm Injection,ICSI),从而达到卵子正常受精的目的。与早期的 ZD、PZD、SUZD 等技术相比,ICSI 具有以下优点:①受精率高,目前可达 70%以上;②多精受精率显著下降,理论上多精受精率降为零;③精子数量、形态对受精无影响;④精源对受精无影响。目前无论是来自正常射精的精液,还是取自附睾、睾丸、逆行射精膀胱内的精子行 ICSI,甚至是精细胞卵浆内单精子注射,都获得了成功,使许多无精症的患者也有了生育的机会。

(一)定义

卵胞质内单精子注射(ICSI)技术是将单个精子通过显微注射的方法注入卵胞质内,从而使精子和卵细胞被动结合,形成受精卵并进行胚胎移植,达到妊娠的目的。目前已成为治疗男性不育的重要手段。但是对于胚胎来说,ICSI 是一种侵入性治疗,所以仅限于必要者。

(二)适应证

有如下情况之一者可以采用 ICSI。

(1)严重的少、弱、畸精子症。

(2)不可逆的梗阻性无精子症。

(3)生精功能障碍(排除遗传缺陷疾病所致)。

(4)免疫性不育。

(5)体外受精失败。

(6)精子顶体异常。

(7)需行植入前遗传学检查者。

(三)禁忌证

有如下情况之一者,不得实施 ICSI。

(1)男女任何一方患有严重的精神疾病、泌尿生殖系统急性感染、性传播疾病。

(2)患有《母婴保健法》规定的不宜生育的、目前无法进行胚胎植入前遗传学诊断的遗传学疾病。

(3)任何一方具有吸毒等严重不良嗜好。

(4)任何一方接触致畸量的射线、毒物、药品并处于作用期。

(5)女方子宫不具备妊娠功能或严重躯体疾病不能承受妊娠。

(四)护理评估

1.健康史

询问男、女双方有无影响生育的疾病、外伤及手术史;了解双方生活习惯、嗜好及环境情况;询问结婚年龄、婚育史及性生活情况;询问女方年龄、生长发育史、月经史及生育史,既往行 IVF 或 ICSI 的治疗经历。

2.身体评估

双方进行全身体格检查,重点检查生殖器官的发育和病变情况;了解双方进入治疗周期前的检查是否完善;男方精液常规检查异常者至少需复查两次。无精子症患者需了解附睾或睾丸活检史,确定有存活精子方可考虑 ICSI 治疗。必要时行染色体核型分析、Y 染色体微缺失以及少、弱精子症相关遗传性疾病基因的检查。

3.心理和社会支持状况

参考 IVF-ET 护理。

(五)护理措施

(1)同 IVF-ET 护理。

(2)心理护理:接受该项技术的不孕症患者的心态复杂,女方对治疗感到焦虑、害怕、期盼成功,但又担心子代的健康;男方存在自卑、沮丧、愧对家人,并感到家庭、社会对此有不正确的看法等压力。针对这种心理状态,首先要热情接待患者,取得信任并进行良好的沟通,逐步了解患者所受压力程度及来源,针对不同情况做好心理护理。在进行心理疏导时充分给予理解、关心及鼓励,使他们有信心并保持良好心态配合治疗。

(3)指导患者签署知情同意书:告知患者该技术的过程,包括治疗时间安排、相关费用、成功率、可能发生的并发症等。该技术是显微操作技术,避开了自然选择的过程,存在将父亲遗传缺陷传给子代的可能性,如生精障碍、生殖障碍等,必要时进行遗传学诊断和提供遗传学咨询。患者充分知情后签署相应知情同意书。

(4)男方取精护理:参考人工授精术的护理中术前准备,睾丸活检的患者做好相应的护理指导。

(5)ICSI 后护理:少、弱、畸精症或非梗阻性无精症患者妊娠后需行产前诊断,其他同 IVF-ET。

(六)睾丸/附睾取精护理

睾丸/附睾取精是指通过微创手术获取睾丸/附睾精子行 ICSI 或冷冻,是治疗梗阻性无精症的助孕技术。常用的是经皮附睾精子抽吸术(percutaneousep-ididymal sperm aspiration,PESA)和经皮睾丸精子抽吸术(lesticular sperm aspitation)。

1.术前护理

(1)一般护理:指导患者纠正不良生活方式,注意休息、营养。

(2)健康教育:告知手术的过程及风险,指导签署知情同意书。

(3)心理护理:了解患者的心理状态,做好解释工作,以取得患者的配合。

(4)术前准备:必要时皮肤准备及药物过敏试验。

2.术中护理

(1)物品准备:睾丸活检包(内有洞巾1条、弯盘1个、输精管分离钳1把、眼科镊1把、眼科剪1把、大方纱垫数块)、敷贴、5 mL 和 20 mL 注射器、0.1%利多卡因注射液、无菌生理盐水。

(2)排空膀胱,取仰卧位。消毒外阴、阴茎、阴囊,再用生理盐水彻底冲洗,避免消毒液残留。

(3)术中协助医生抽吸精液或抽取组织,并做好与实验室间的配合。

(4)术中观察患者的面色、疼痛程度,指导患者深呼吸,使其心理放松。

(5)术毕用纱块按压穿刺点 5~10 min 止血,必要时加压包扎。无出血后用大方纱垫包裹阴囊,穿紧身内裤。

3.术后护理

(1)病情观察:密切观察穿刺点情况,有无出血、肿胀、疼痛等,发现异常,及时处理。

(2)局部压迫止血 10~20 min,术后适当休息。

(3)术后 3~4 d 禁止过度活动,1 周内禁止性生活,保持外阴清洁、干燥,必要时给予抗菌药物预防感染。

(4)健康教育:对穿刺找到精子的患者,建议将精子冷冻保存准备后续 ICSI 治疗;对未找到精子的患者,做好解释安慰工作,告知有关供精助孕的流程和相关事宜。

二、植入前遗传学诊断

植入前遗传学诊断(preimplantation genetic diagnosis,PGD)是辅助生殖技术与分子遗传学诊断技术的结合。该项技术通过在配子或胚胎阶段对遗传病进行分子遗传学的诊断,选择没有疾病表型的胚胎移植入子宫腔,从而避免遗传病患儿出生。20 世纪 60 年代 Edwards 和 Gardner 两位科学家最先在兔的囊胚进行胚胎的性别诊断。80 年代后 Verlinky、Handyside、Wilso 等相继成功地建立了卵裂期胚胎活检的动物模型。经历了 20 余年的发展后,于 1989 年 Handyside 运用 PCR 扩增 Y 染色体特异性序列检测对 X-连锁遗传病高危夫妇的胚胎的性别,移植女性胚胎后成功妊娠并出生,标志着第一例 PGD 婴儿的诞生。两年后,他们又报道了 PGD 在常染色体隐性遗传病纤维囊性变的成功应用。目前文献报道可进行 PGD 的单基因性疾病多达 80 余种,常见的包括 β-地中海贫血、纤维囊性变、脊肌萎缩症、镰刀型红细胞贫血等常染色体隐性遗传性疾病;亨廷顿病、强直性肌营养不良症和腓骨肌萎缩症等常染色体显性遗传性疾病;脆性 X 染色体综合征、进行性肌营养不良和血友病等性连锁性疾病。

PGD 的发展中最有争议的是对胚胎进行非整倍体筛查(Preimplantation Genetic Screening,PGS)的有效性。理论上,对高龄女性、反复 IVF 种植失败以及反复自然流产的胚胎进行非整倍体筛选,选择正常胚胎移植可以提高妊娠率,降低流产率,1998 年以来曾有小样本的研究报道了 PGS 的有效性和可行性,但 2007 年以来,多个前瞻性随机对照研究的结果对其有效性提出了质疑,目前仍未能有足够证据表明其在实际中的有效性。近年来,运用高通量的微阵列芯片技术在囊胚期活检成为 PGS 新的发展方向。

PGD 存在有 5%~10%的误诊率,故 PGD 成功后仍须做产前诊断,进行 PGD 前须做遗传学咨询。

(一)定义

植入前遗传学诊断(preimplantation genetic diagnosis,PGD)是通过对卵母细胞或植入前胚胎进行活检,利用分子生物学方法进行检测,移植正常或遗传表型正常的胚胎。其过程包括体外受精、胚胎培养及评分、胚胎活检、分子生物学检测胚胎移植等过程。可将遗传病控制在胚胎植入子宫前,具有明显的优生学意义。

(二)适应证

(1)染色体结构或数目异常的患者。

(2)夫妻一方为性连锁遗传病的携带者(如血友病、假肥大性肌营养不良)。

(3)可进行基因诊断的单基因病患者或携带者。

(4)用于解决骨髓移植供体来源困难的 HLA 配型。

(三)禁忌证

(1)患有《母婴保健法》规定的不宜生育的疾病。

(2)目前无法进行 PGD 的遗传性疾病(如多基因病和大多数单基因病);复发率<10%的遗传病。

(3)夫妇中一方为严重遗传性神经、精神疾病患者或有严重智力、心理和精神问题。

(4)有 IVF-ET 其他禁忌证的夫妇。

（四）护理评估

1.健康史

询问男、女双方有无影响生育的疾病外伤及手术史；了解双方的生活习惯、嗜好及环境情况；询问婚育史、月经史及不良生育史；了解夫妇双方家族有无遗传性疾病史；了解男女双方染色体的情况。

2.身体评估

双方进行全身检查，重点检查生殖器官的发育和病变情况；了解双方进入治疗周期前的系列辅助检查是否完善；了解精液常规检查；卵巢、输卵管功能检查及双方进入周期前的系列检查及相应的遗传实验室检查等。

3.心理和社会支持状况

参考 IVF-ET 护理。

（五）护理措施

（1）同 IVF-ET 护理。

（2）同 ICSI 护理。

（3）了解患者遗传学咨询的情况：了解进入周期前提供的遗传学咨询。了解染色体异常的相关知识，了解所携带遗传病基因的类型及可能产生正常胚胎的概率等。实验室准备好相关探针、芯片。

（4）指导患者签署知情同意书：充分告知 PGD 的诊治过程，使患者了解该技术的相关知识包括步骤、风险、费用、成功率等，在充分知情的基础上协助患者签署相关知情同意书：ICSI 和 PGD 知情同意书等。

（5）胚胎移植前的护理：及时告知受精、优质胚胎情况 PGD 结果。由于胚胎移植必须在胚胎活检后有诊断报告方能进行，通常会比常规 IVF-ET 时间晚一天，应跟患者做好解释工作。取卵术后按医嘱使用黄体支持药物。

（6）心理护理：遗传病给个人及家庭带来沉重的负担，行 PGD 治疗的患者是一个特殊的就医群体，对正常妊娠的迫切期望及高额医疗费用，致使患者表现出不同程度的焦虑或抑郁，甚至产生悲伤、绝望的情绪。患者曾有不孕或异常孕育史，最大的心愿就是生育一个健康的孩子，常担忧 PGD 的结果，而 PGD 有相对的局限和风险。因此在诊治过程中，需了解患者的心理状况，及时告知受精、卵裂、胚胎等情况，根据患者的具体情况进行心理疏导。

（7）随访指导：指导围产期保健，孕 12 周后行无创产前基因检测，必要时在孕中期行羊水穿刺染色体检查，及时了解分娩情况。其他同 IVF-ET。

（8）健康教育：①让患者了解 PGD 的可行性，常规体外受精后吸附在透明带内外的精子，在极体、卵裂球或滋养层细胞活检时与活检材料共同吸入可引起父源性基因组的污染。为减少精子对 PGD 诊断准确性的影响，PGD 一般采用 ICSI 完成体外受精。PGD 只有在受精后，有一定数量的 6～8 细胞的优质胚胎，才能进行，因此有可能因优质胚胎数不足而取消。②让患者了解 PGD 检测范围的局限性，PGD 常用的诊断方法有单细胞 PCR 和荧光原位杂交技术，以及全基因组扩增基础上的高通量检测技术，如 array-CGH 和 SNP 芯片等技术。PCR 已成功用于杜氏进行性肌营养不良、脆性 X 染色体、新生儿溶血、β-地中海贫血、囊性纤维病等，用多色、多轮荧光原位杂交实验（FISH）可监测胚胎细胞的非整倍体，特别是 13、18、21、X 和 Y 染色体的数目异常的检测；用断裂点两侧探针或着丝粒、亚端粒探针可检测染色体不平衡易位的胚胎。但 PGD 只能检测探针相应的疾病,其他遗传病和先天异常不能检出;③让患者了解 PGD 的风险,PGD 存在诊断材料的有限性,仅分析 1~2 个细胞,有一定的误诊风险,也难以确定是否存在染色体嵌合型,难以进行染色体标本的制备;诊断结果的时效性,一般需在 24~48 h 左右得到结果,否则将难以在子宫内膜种植窗关闭前完成胚胎移植(注:近年来,随着玻璃化冷冻技术的成功应用,对活检后囊胚进行冷冻保存可以无限延长用于诊断的时间)。由于需进行胚胎活检,存在胚胎损伤及影响以后胎儿生长发育的潜在风险。同时,PGD 后有无胚胎移植的可能,如 PGD 后发现无正常胚胎,则取消移植;此外,PGD 后移植的胚胎与常规妊娠同样有发生流产的可能;④告知 PGD 的费用,PGD 诊断费用昂贵,需在常规 IVF-ET 和 ICSI 的基础上再增加单细胞遗传诊断的费用,应在治疗前充分知情同意。

三、冷冻胚胎移植

自 1948 年利用甘油作为冷冻保护剂冻存牛精子获得成功后,1972 年冷冻小鼠胚胎成功妊娠并获子代出生,引起了学术界的广泛关注,为冷冻人类胚胎奠定了基础。1983 年 Trounson 和 Mohr 首次将人胚胎进行冷冻、复苏并移植获得妊娠,此后胚胎冷冻及冷冻胚胎移植技术广泛应用于生殖临床,具有重要的临床意义。

(1)避免浪费胚胎。

(2)避免移植过多胚胎,减少多胎妊娠的发生。

(3)增加累积妊娠率,减少患者的经济、生理和心理负担。

(4)对于 IVF-ET 周期有重度 OHSS 倾向的患者,放弃移植新鲜胚胎,可以显著降低重度 OHSS 的发生。

(5)避免其他特殊情况下造成的胚胎浪费。例如子宫内膜息肉或促排卵周期内膜条件差,可能会影响胚胎种植,此时可放弃移植新鲜胚胎,先将胚胎冷冻保存。

(6)有利于通过 PGD 对胚胎进行筛选。

(7)对准备接受化学治疗或放射治疗的女性,在接受治疗前先将胚胎冷冻保存以备将来之用。

(一)定义

在人类体外受精与胚胎移植治疗中,一个促排卵周期可获得多个胚胎,将周期中多余的胚胎冻存,在适当的时候将胚胎解冻再移植入宫腔,即冷冻胚胎移植(FET)。

(二)适应证

(1)取卵周期移植新鲜胚胎未获妊娠者。

(2)由于发热、盆腔感染、宫腔积血、子宫内膜息肉、高危 OHSS 倾向等各种原因未能移植新鲜胚胎者。

(3)赠卵 IVF 周期。

(4)接受放射治疗、化学治疗后有冷冻胚胎的患者。

(三)禁忌证

同 IVF-ET 禁忌证(参见 IVF-ET)。

(四)内膜准备和移植时机

子宫内膜是胚胎着床的场所,只有当子宫内膜和胚胎发育同步时才有可能着床和妊娠,故子宫内膜的准备极其重要。

1.自然周期法

用于有排卵者。有规律月经的自然周期最符合胚胎着床的生理要求,是目前采用最多的方法。参考以往月经周期,一般于月经周期第 10～12 d 开始 B 超监测卵泡发育及子宫内膜,当优势卵泡≥15 mm,每天检测血 LH,当血 LH 达到基础值的 2 倍或以上时为 LH 峰的出现。同时 B 超监测卵泡发育和排卵。于血 LH 峰 3～4 d 或排卵后 2～3 d 行 FET,移植后予适当的黄体支持。

2.激素替代法

用于无排卵患者。卵巢功能早衰,接受赠卵者;部分月经周期正常的患者;不规则排卵者。有以下几种方法。

(1)恒量法:月经第 1～3 d 开始补充雌激素,B 超监测内膜厚度≥8 mm 时,给予孕酮支持,孕酮支持经 3～4 d 行 FET,雌激素及孕酮一直使用至胚胎移植后的 14 d。

(2)递增法:月经第 1～3 d 开始补充雌激素,逐步增量,当 B 超监测内膜厚度≥8 mm 时,给予孕酮支持,孕酮支持经 3～4 d 行 FET。

(3)GnRH-α 降调节法:适用于月经周期不规则、无明显排卵和患有子宫内膜异位症、腺肌症患者,或多次尝试自然周期未能行 FET 者。在前一周期的月经第 21 d 起用 GnRH-α,月经第 1～5 d 开始补充雌激素,定期 B 超监测内膜厚度,至内膜适度增厚,E_2、P 相应上升,开始给予孕酮,48 h 后行 FET,以后继续补充雌激素和孕酮。月经稀发的患者在月经第 1 d 应用 GnRH-α,14 d 后测定患者的性腺激素 E_2＜100 pmol/L,说明抑制完全,开始应用 E_2。

3.诱导排卵法

用于排卵障碍者,也可用于有排卵的患者。于月经周期第 3～5 d 口服促排卵药物氯米芬 50～100 mg/d,或者来曲唑 2.5 mg/d 共 5 d,或者肌内注射 HMG 75～150 IU/d,当优势卵泡达18～20 mm,肌内注射 hCG 10 000 IU 或者艾泽 250 μg,经 3～5 d 行 D3 胚胎或 D5 囊胚 FET,术后给予孕酮支持。

(五)护理评估

1.健康史

了解新鲜周期治疗经过、术后恢复情况;了解患者近期家庭生活、环境状况。

2.身体评估

女方全身体格检查;了解卵巢功能、子宫内膜检查结果;了解术前需完成的各项常规检查。

3.心理和社会支持状况

参考 IVF-ET 护理。

(六)护理措施

1.心理护理

实施冷冻胚胎移植的患者,由于已经历了新鲜胚胎移植周期的失败或其他原因未能进行新鲜胚胎移植,常有更大的心理压力,会感到紧张、焦虑,对移植冷冻过的胚胎缺乏信心或期望值过高,尤其是已经移植过冷冻胚胎后再次失败的患者,更加剧了心理紧张和焦虑,甚至对冷冻后复苏的胚胎和冷冻胚胎的移植技术表示怀疑。针对患者出现的各种心理反应,医护人员应给予理解和同情,向患者提供心理支持,耐心向患者介绍影响生育的各个环节、胚胎冷冻及复苏的方法、手术的步骤,安慰、理解患者,使患者对治疗有足够信心的同时,对失败的结果能有良好的心理准备,能以良好的心态配合治疗。

2.查对证件

按要求查验夫妇双方的身份证和结婚证并核对建档留存信息。

3.指导患者签署知情同意书

介绍 FET 术的诊治程序,FET 的费用,患者充分了解后指导签署 FET 相关知情同意书。

4.沟通

与实验室人员沟通胚胎解冻及移植时间。

5.术中及术后护理

同 IVF-ET。

6.健康教育

(1)告知患者监测卵泡及内膜准备的重要性,严格遵医嘱定期诊治。

(2)指导患者掌握尿 LH 测定方法或遵医嘱准确测定血 LH 值,以正确估算排卵期、确定 FET 日期。

(3)人工周期或促排卵周期方案准备子宫内膜者,详细告知用药方法及监测内容、时间。遵医嘱准确及时用药。

(4)告知患者解冻、移植、继续保存的胚胎数日及相关续费事项。

四、未成熟卵母细胞体外成熟

1991 年韩国的 Cha 在手术中取得未成熟卵母细胞经体外培养成熟、受精并发育后,移植到另一位女性的子宫腔内妊娠。同年 Barens 等首次报道 IVM 技术与显微授精技术结合治疗不孕症获得成功。1994 年 Trounson 等报道未经促排卵行 IVM 周期的 PCOS 患者获成功妊娠。与常规控制性超排卵相比较,成功地培养未成熟卵母细胞,可避免目前药物诱导排卵引起的多种弊端。IVM 治疗周期短,费用低,而且在取卵前不需要或较少应用促性腺激素(gonadotropins,Cn),因此可以消除大剂量应用 Cn 带来的不良反应和远期疾患的忧虑。但由于 IVM 技术自身存在的问题,如卵细胞核与卵细胞质成熟不同步等问题,其临床应用进展缓慢,总体仍不成熟,还存在诸多问题如卵母细胞体外成熟率低、受精率不高、胚胎移植后妊娠率低等,其安全性也受到争议。

(一)定义

未成熟卵母细胞体外成熟(in vitro maturation,IVM)是指通过体外培养,使未成熟卵母细胞发育成为成熟的 M1 期卵细胞,最终受精分裂成胚胎并移植获得妊娠的技术。

(二)适应证

(1)PCOS 或者有 PCO 样卵巢的高反应人群。高反应人群是目前进行 IVM 的主要适用人群。非刺激周期的窦卵泡数是预测获得未成熟卵子数的重要指标。

(2)OHSS 高发患者在已经开始的 IVF 周期中,有 OHSS 高风险的患者,减少外源性激素的使用量,采用 IVM 结合 IVF 可以作为一个有效的替补方案。

(3)捐赠卵子。

(4)保存生育力:对于年轻的生殖系统肿瘤患者或接受化学治疗、放射治疗的其他肿瘤患者在治疗前冻存卵巢或卵子,适时行 IVM 以保存生育能力。

(三)禁忌证

同 IVF-ET。

(四)护理要点

(1)同 IVF-ET 护理。

(2)健康教育:①告知 IVM 的流程及相关知识,指导患者配合各项检查治疗,指导签署 IVM 相关知情同意书;②取卵当日嘱男方暂勿取精,及时了解卵子培养情况,等卵子培养成熟后再通知取精,通常是取卵次日取精;③及时告知受精结果及胚胎移植时间。

五、卵子赠送

人类卵子赠送开始于 1983 年,是基于哺乳动物赠卵成功的基础。目前已广泛应用于临床不孕症的治疗,成为缺乏正常卵子女性获得妊娠的首选方法。这项研究的成功不仅给卵巢功能早衰的患者带来了福音,也给遗传病夫妇及高龄不育夫妇带来了希望。由于涉及法律、伦理问题,因此实施卵子赠送必须严格遵守国家卫生健康委员会(原卫生部)颁发的相关条例,包括《人类辅助生殖技术规范》《人类辅助生殖技术和人类精子库伦理原则》等,履行各种手续,严肃对待,以免日后产生纠纷。

(一)定义

有正常生育能力的夫妇将卵子赠与不育夫妇,以助生育,称卵子赠送。一般为赠卵人的卵细胞与不育夫妇一方的丈夫精子体外受精后,再将胚胎移植到后者女方的宫腔内。

(二)赠卵伦理

1.卵子的来源

赠卵只限于人类辅助生殖治疗周期中剩余的卵子。2003 年 8 月卫生部卫科教发〔2003〕176 号修订了《人类辅助生育技术规范》,明确指出从 2003 年 10 月 1 日起只能由实施试管婴儿的不孕患者捐赠多余的卵子。

2.捐赠者资格评估

(1)必须符合 IVF-ET 的适应证,没有禁忌证。

(2)无遗传病史和遗传家族史。

(3)没有任何子代发生多因素来源的严重畸形(如唇裂/腭裂、先天性心脏病等)的可能。

(4)没有任何具有明确遗传倾向的疾病。

3.赠卵的基本条件

①赠卵是一种人道主义行为,禁止任何组织和个人以任何形式募集供卵者进行商业化的供卵行为;②赠卵只限于人类辅助生殖治疗周期中剩余的卵子;③对赠卵者必须进行相关的健康检查(参照供精者健康检查标准);④赠卵者对所赠卵子的用途、权利和义务应完全知情并签定知情同意书;⑤每位赠卵者最多只能使 5 名女性妊娠;⑥赠卵的临床随访率必须达 100%。

(三)适应证

(1)丧失产生卵子能力的患者。

(2)女方是严重的遗传性疾病携带者或患者。

(3)具有明显的影响卵子数量和质量的因素。

(四)禁忌证

(1)男女任何一方患有严重的精神疾病、泌尿生殖系统急性感染、性传播疾病。

(2)男方患有《母婴保健法》规定的不宜生育的、目前无法进行植入前遗传学诊断的遗传性疾病。

(3)任何一方具有吸毒等严重不良嗜好。

(4)任何一方接触致畸量的射线、毒物、药品并处于作用期。

(5)女方子宫不具备妊娠功能或严重躯体疾病不能承受妊娠。

(五)捐赠者护理

1.护理评估

(1)健康史:询问患者有无影响生育的疾病外伤及手术史;了解夫妇双方生活习惯嗜好及环境情况;询问结婚年龄、婚育史及性生活情况;询问女方年龄、生长发育史、月经史及生育史。

(2)身体评估:女方进行全身检查,重点检查生殖器官的发育和病变情况。了解女方进入治疗周期前相关的检查等。

(3)心理社会支持状况:参考 IVF-ET 护理。

2.护理措施

(1)捐赠者的筛查和准备:供者的体貌特征尽可能与受者相近,血型能配合,年龄要求在20~35 岁。目前我国赠卵的来源为正在接受试管婴儿治疗患者自愿捐出多余的卵子,这些患者进入周期前均已经过一系列完善的检查和治疗,为更好地保证捐赠的卵子质量,需对捐赠者进行资格评估和健康评估,包括详细询问捐赠者的家族史、既往疾病史、精神病史、酗酒史和滥用药物史,同时对传染病和遗传病进行严格筛查,以避免受赠者感染传染病和减少出生孩子发生缺陷的风险。

(2)指导患者签署知情同意书:尊重捐赠者知情同意权,自愿签署卵子捐赠知情同意书。对捐赠方强调使用超排卵药物有可能出现 OHSS 及赠卵可能会在一定程度上减少其可移植的胚胎数而影响本次取卵周期的累积妊娠率,同时告知不得追查受卵者的身份资料、妊娠结局以及子代的一切信息,自愿放弃对受卵者出生子代的任何权利和义务。

(3)心理护理:对于捐赠者,表现最突出的疑虑、恐惧心理是:个人信息会否暴露;自身剩余的卵子能否受精;胚胎是否分裂、着床;受卵者是否会怀孕;双方后代是否会近亲结婚等。护理人员应耐心详细地与患者做好解释安慰工作,尊重他们的隐私,讨论相关的法律、伦理问题,消除其心理顾虑。

(4)取卵术和移植术的护理:同 IVF-ET 护理。

(5)费用:卵子捐赠给不孕夫妇,是出于人道主义,而非经济利益驱动,捐赠者可以得到适当的误工、交通和医疗补偿费用。

(二)受卵者护理

1.护理评估

(1)健康史:询问夫妇双方有无影响生育的疾病、外伤及手术史;了解夫妇双方生活习惯嗜好及环境情况;询问结婚年龄、婚育史及性生活情况;询问女方年龄、生长发育史、月经史及生育史。

(2)身体评估:女方进行全身检查,重点检查生殖器官的发育和病变情况。了解女方进入治疗周期前的系列检查;了解其配偶精液常规检查等。

(3)心理社会支持状况:参考 IVF-ET 护理。

2.护理措施

(1)指导患者签署知情同意书:尊重受赠方知情同意权,告知相关法律、伦理信息,承认通过赠卵所生孩子是夫妇的婚生子女,享有且须履行国家法律规定的父母子女间的权利和义务,在充分知情基础上自愿签署接受赠卵行体外受精-胚胎移植知情同意书。

（2）心理护理：接受该项治疗的不孕症患者，心态错综复杂。多数患者不仅在院外做过多种治疗，甚至有多次治疗失败的经历，有的甚至花费多年的积蓄就医，尤其是卵巢功能衰竭、反应低下、高龄女性等患者。接受别人的卵子捐赠与传统理念冲突，心理负担重。针对这种心理状态，我们首先热情接待，详细介绍该项技术的操作流程和每一治疗步骤的重要性使她们既有成功的信心，又有受挫的心理准备。同时还要对其丈夫进行宣教，使其配合治疗。对受卵夫妇进行伦理咨询，让患者及其配偶在作出决定前得到足够的赠卵相关信息，了解相应的法律、伦理问题；帮助受卵者冲破传统的血缘亲属观念，使他们对自己的决定有信心。

（3）风险：向受卵方耐心解释，胚胎移植必须经过 6 个月检疫期，捐赠者复查 HIV 正常后才能进行；冻存的胚胎在解冻复苏过程中有可能会损伤或全部退化而无法移植；同时解释妊娠率及可能流产、异位妊娠、胎儿畸形等风险。

（4）费用：告知受卵方需支付捐赠方适当的误工、交通和医疗费用。

（5）男方取精指导同 IVF-ET 护理。

（6）子宫内膜准备同 FET 护理。

（7）随访：为防止子代近亲结婚，赠受方的临床随访率必须达 100%，出生后继续随访。如受赠方更换联系电话、地址必须及时向生殖中心反馈，医院保证受赠双方保密和互盲，不得向任何人提供双方身份资料，除非法律需要。

（8）及时做好相关的详细记录，为受赠方提供后代婚姻咨询。

（董　玮）

第十八节　取卵术并发症

超声引导下经阴道穿刺取卵是体外受精胚胎移植中的常规步骤之一，为目前临床上普遍采用的取卵方法。该方法一般是安全的，但如果操作不当或遇特殊情况，如患者盆腔内器官解剖位置有变异时，易引起一些并发症，主要包括出血、内脏牵拉反射、组织器官损伤、感染等。

一、穿刺点出血

超声引导下经阴道取卵时，使用阴道探头能清晰显示子宫、卵巢及盆腔大血管等结构，使得操作易行且相对安全。因取卵时穿刺针必须穿过阴道到达卵巢吸取卵子，操作时如果反复穿过阴道穹隆部、不适当地转动阴道探头、挤压阴道壁，可损伤阴道穹隆部或撕裂阴道黏膜。若穿刺针损伤阴道穹隆部血管，则会造成阴道出血量较多；损伤卵巢的小血管网或损伤腹腔内或腹膜后血管时，可引起腹腔内或腹膜后出血。

（一）护理评估

1.身体情况

有无腹痛、进行性贫血症状和体征。

2.辅助检查

超声检查有无出血。

(二)护理诊断/问题

(1)有感染的危险与持续出血有关。

(2)焦虑与知识缺乏有关。

(三)预期目标

(1)能有效止血,未出现进行性出血现象。

(2)患者无感染症状。

(3)患者情绪稳定。

(四)护理措施

1.止血

由于阴道组织的闭合,一般取卵结束后阴道出血会自行停止,无需特殊处理。如出血不止,应及时检查出血部位,并在直视下用纱布压迫止血,观察数分钟,如无继续出血即可取出止血纱布,必要时也可填塞纱布 24 h 后取出或使用宫颈钳钳夹止血。若阴道出血量较多,上述方法无效时,应协助医生暴露出血部位,进行缝合止血。

2.指导患者卧床休息,严密观察生命体征

取卵结束后如发现面色苍白、头晕、心悸、腹痛等症状和体征,及时报告医生,必要时行阴道超声检查。

3.心理护理

出血量较多时,患者一般情绪紧张,护士应耐心与患者及家属进行沟通,做好宣教工作,安抚患者避免过度紧张。

(五)护理评价

(1)止血有效。

(2)患者生命体征正常,无感染征象。

(3)患者紧张情绪明显减轻。

二、盆腹腔内慢性出血

盆腹腔内出血的原因主要为卵巢表面穿刺针眼出血、卵巢内血肿形成、穿刺针针尖划伤卵巢或盆腹腔内其他脏器或腹膜表层。当操作人员的技术不够娴熟或患者盆腔内脏器解剖位置变异或严重粘连时,可能会导致取卵过程中穿刺针误入血管。此外,严重的盆腹腔内出血还与患者自身患有某些血液系统疾病有关。

(一)临床表现

主要为急腹症症状,可出现腹肌紧张、下腹部压痛、反跳痛等征象,大量出血可引起休克危及生命,超声检查可以协助诊断、粗略估计出血量的多少。

(二)处理原则

少量出血,给予止血药、卧床休息,一般很快止血,无需特殊处理,发生大量不可控制的内出血时应立即剖腹探查处理。

(三)护理评估

1.病史

患者是否有盆腔严重粘连病史。

2.临床表现和体征

患者有无急腹症症状，如腹肌紧张、下腹部压痛反跳痛等征象。

3.辅助检查

超声检查有无出血征象。采血查血常规、出凝血时间以观察血红蛋白变化、凝血功能等。

（四）护理诊断/问题

（1）焦虑、恐惧与担心内脏损伤或出血影响胚胎移植有关。

（2）有感染的危险与持续出血机体抵抗力下降有关。

（3）潜在并发症：失血性休克。

（五）预期目标

（1）能有效止血，未出现进行性出血现象。

（2）患者无感染症状。

（3）患者情绪稳定。

（六）护理措施

（1）密切观察生命体征、面色、精神及腹痛情况，发现病情变化及时报告医生予以止血处理。

（2）遵医嘱使用止血药，采血查血常规、出凝血时间等。

（3）指导患者卧床休息，护士协助患者取舒适体位，进行护理操作时动作要轻柔，减少因操作给患者带来的不适。

（4）饮食护理：给予低脂易消化、粗纤维食物，保持大便通畅，防止因用力排便而加重腹腔出血。

（5）心理护理：观察患者有无紧张、恐惧或悲观等心理反应。告知其安静休息有利于止血，护士主动关心、安抚患者及家属，认真听取并解答患者或家属的提问，减轻他们的疑虑。

（七）护理评价

（1）有效止血。

（2）患者生命体征正常，无感染征象。

（3）患者紧张情绪明显缓解。

三、失血性休克

取卵术后内出血较多可出现休克的临床表现，如心慌、气促、面色苍白、血压下降，脉搏细弱、加快等，若术后患者出现头晕、血压偏低时，医护人员应引起重视，密切观察。但由于取卵术前应用静脉麻醉后会出现头晕、恶心、呕吐等，失血性休克的患者容易给医护人员造成麻醉后出现不良反应的假象，因此对于穿刺取卵后的不适更应予以重视。

（一）护理评估

1.病史

了解引起休克的原因，有无取卵后出血的病史。

2.身体情况

评估患者全身和辅助检查结果，了解休克的严重程度，判断重要器官功能。

3.辅助检查

了解各项实验室相关检查结果和血流动力学监测结果，以判断病情。

4.心理和社会支持状况

由于休克发生急剧,病情进展快,容易引起患者和家属产生不同程度的紧张、焦虑、恐惧的心理,同时患者担心可能无法移植新鲜胚胎从而会产生悲观、失望的情绪。护理人员应注意评估患者及家属的情绪变化、心理承受能力。

(二)护理诊断/问题

(1)体液不足与大量失血有关。

(2)体温异常与感染、组织灌注不足有关。

(3)有感染的危险与免疫力降低、抵抗力下降有关。

(4)有皮肤受损和发生意外损伤的危险与微循环障碍、意识不清、烦躁有关。

(三)预期目标

(1)患者体液维持平衡,生命体征平稳,尿量正常,面色红润、肢体温暖。

(2)微循环改善,呼吸平稳。

(3)患者未发生感染或感染发生后被及时发现和处理。

(4)未发生意外损伤。

(四)护理措施

(1)体位:患者采取休克卧位,抬高头胸部10°～20°,有利于保持呼吸道通畅,抬高下肢20°～30°,有利于下肢静脉回流,以保证重要脏器供血。

(2)做好抢救前准备:急查血常规、凝血功能,并进行交叉配血。

(3)补充血容量,维持液体平衡:迅速建立静脉通道,合理补液,准确记录出入量。

(4)给氧:为改善缺氧情况,给予高流量给氧(3～6 L/min),必要时面罩加压给氧,以提高血红蛋白携氧能力,保证重要脏器供氧量,维持有效气体交换。

(5)保暖:休克患者微循环差,不同程度地存在四肢湿冷、畏寒、寒战等症状,保暖有助于改善末梢血供,同时避免过多翻动和暴露,防止受凉。

(6)严密观察病情:在积极抗休克治疗的同时,监测血压、脉搏、呼吸、血氧饱和度等指标;观察神志、情绪、面色、肢温、腹痛、阴道出血量、尿量等变化。

(7)预防并发症:预防感染、皮肤受损和意外受伤。

(8)心理护理:由于休克发生急剧,容易引起患者在治疗过程中紧张、焦虑、恐惧的心理,同时患者担心可能无法移植新鲜胚胎从而会产生悲观、失望的情绪。护理人员应及时与患者及其家属进行交流,帮助患者建立积极的治疗心态,提高依从性,建立良好的护患关系,取得患者的配合。

(五)护理评价

(1)患者生命体征平稳,尿量正常。

(2)未发生感染,或感染发生后被及时发现和控制。

四、内脏牵拉反射

取卵术中患者出现心动过缓、心律不齐、血压下降、面色苍白、头晕、大汗,甚至昏厥和抽搐等。多数人在手术停止后逐渐恢复。其原因可能与患者精神紧张、宫颈和宫体受机械性刺激(尤其是取卵时穿刺针需穿过宫颈或宫体时)导致迷走神经兴奋、冠状动脉痉挛、心脏传导障碍等有关。

(一)护理评估

1.病史

评估患者有无心脏疾病、低血压等病史,有无精神过度紧张等诱因。

2.身体情况

血压、心率、面色情况,有无昏厥、抽搐等表现。

3.辅助检查

心电监护,监测生命体征及血氧饱和度。

4.心理状况

评估患者的心理紧张程度。

(二)护理诊断/问题

(1)潜在并发症:休克。

(2)紧张、焦虑与缺乏取卵知识有关。

(三)预期目标

(1)患者各项生命体征平稳,未出现休克的征象。

(2)紧张情绪明显缓解。

(四)护理措施

(1)心理护理:①术前解释取卵术的过程,帮助其缓解紧张焦虑情绪;②术中可通过手握患者的手传递温暖和支持,及时给患者擦汗以示关怀等措施,安抚患者,给予鼓励。

(2)当患者出现面色苍白、大汗淋漓、血压下降甚至手指抽搐时,及时报告医生,暂停手术操作。可以配合按压人中穴位,让患者歇息片刻,症状缓解后再进行手术,操作时注意轻柔,密切监测脉搏、血压及血氧饱和度。必要时遵医嘱使用阿托品处理。

(五)护理评价

(1)患者生命体征正常。

(2)紧张情绪明显缓解。

五、膀胱损伤

膀胱位于耻骨后盆腔内,在穿刺取卵术中一般不容易损伤,但当患者有盆腔粘连、膀胱充盈或卵巢位于膀胱的后方时则可能造成膀胱损伤。

(一)临床表现

患者可出现腹痛、排尿困难、血尿等临床表现,严重者可致休克。

(二)护理评估

1.病史

评估有无盆腔粘连或膀胱充盈等引起膀胱损伤的诱因,损伤后是否发生腹痛,腹痛的特点、程度和持续时间,有无血尿、尿痛或排尿不畅。

2.身体状况

血压、脉搏变化情况,有无休克的临床表现。

3.辅助检查

血、尿常规检查结果,判断有无其他合并损伤。

4.心理和社会支持状况

评估患者对病情的了解程度,恐惧、焦虑程度,患者和家属的心理承受能力。

(三)护理诊断/问题

(1)恐惧、焦虑与担心血尿、排尿困难造成预后不良有关。

(2)组织灌流量改变与膀胱损伤、出血、尿液外渗有关。

(3)潜在并发症:感染、休克与脏器损伤、出血有关。

(4)排尿异常与膀胱受损影响贮尿有关。

(四)预期目标

(1)患者焦虑与恐惧减轻。

(2)能维持足够的循环血量。

(3)未发生感染或感染已控制。

(4)未出现休克的征象。

(5)患者排尿功能恢复。

(五)护理措施

1.严密观察生命体征

应严密观察血压、脉搏、呼吸,建立静脉通道,记录 24 h 出入量;观察体温变化,定期做血、尿常规检查。遵医嘱补充血容量及维持水、电解质平衡,预防休克。发现有活动性出血征象,应立即报告医生,同时做好各项抢救的准备及术前准备工作。

2.严密观察排尿的情况

观察能否自主排尿,否则给予留置导尿,导尿时严格无菌操作,持续引流,观察尿液量、色、质的变化。鼓励患者多饮水,增加尿量,以达到内冲洗的目的。

3.保持导尿管通畅

一般留置导尿管至尿液清亮,无肉眼血尿。每日擦洗尿道口 2 次,并用无菌纱布包裹,定期更换尿袋。观察引流液性质、颜色,保持导尿管通畅,如发现血凝块堵塞尿管,遵医嘱行膀胱冲洗。

4.休息

卧床休息可防止病情加重,有利于膀胱损伤的修复。留置导尿管患者卧床休息可防止导尿管脱落,保持引流通畅。卧床期间,护士应加强患者口腔、皮肤等生活护理,预防并发症发生。妥善固定引流管,防止引流管移动而引起疼痛。

5.心理护理

取卵术并发膀胱损伤,患者易产生恐惧焦虑,担心无法正常行胚胎移植,护士应耐心向患者做好解释工作,减轻其紧张和恐惧的心理,使患者主动配合治疗和护理。对于留置导尿持续引流的患者,要让其了解留置导尿管的意义,消除患者的顾虑。

6.健康教育

(1)指导患者术前排空膀胱,避免穿刺取卵引起膀胱损伤。

(2)留置尿管患者保持引流袋位置低于膀胱以下,防止尿液逆流;翻身活动时,避免引流管扭曲受压、滑脱;告知患者不可自行拔除尿管。

(3)避免进食刺激性食物,多食水果、蔬菜,防止便秘;多饮水,每日饮水量不少于2 500 mL。

(4)留置尿管时尽量卧床休息,避免剧烈活动。

(六)护理评价

(1)患者焦虑与恐惧是否明显减轻。

(2)患者组织灌流量是否正常,生命体征是否平稳。

(3)是否发生感染或感染已控制。

(4)患者排尿异常状态是否得以纠正,恢复正常排尿。

六、感染

患者生殖器官或盆腔可能存在慢性炎症,取卵引起原有盆腔慢性感染被重新激活导致病原菌的繁殖或将阴道的病原菌带入卵巢或盆腔,可引起术后感染,部分感染可能是由于手术过程未严格执行无菌操作。感染是取卵手术的并发症之一,发生率为 $0.3\%\sim0.6\%$,包括穿刺局部感染、盆腔炎、腹膜炎等。

常见隐匿性、亚临床型的细菌感染,这种感染在一定程度上可能会影响辅助生殖技术的成功率。故在进行辅助生殖技术前应排除感染性疾病,取卵术前生理盐水冲洗阴道至回流液清澈为止,必要时使用消毒剂以预防感染。

(一)临床表现

取卵后发生感染的患者常见有腹痛、发热、血白细胞升高,血沉和 C 反应蛋白升高。

(二)处理原则

对盆腔感染征象明显的患者宜迅速选用广谱抗生素静脉给药,以控制感染预防妊娠失败,若感染发生于胚胎移植前,可考虑将进行全胚冷冻保存。严重感染可形成盆腔脓肿,必要时需要进行脓肿引流。

(三)护理评估

1.病史评估

患者是否有生殖器官或盆腔存在慢性炎症的病史。

2.身体状况

腹痛、发热情况。

3.辅助检查

血常规、C-反应蛋白检查结果,判断感染情况。

4.心理和社会支持状况

评估患者对病情的了解程度,恐惧、焦虑程度,患者和家属的心理承受能力。

(四)护理诊断/问题

(1)体温过高与感染有关。

(2)紧张、焦虑与感染引起的身体不适有关。

(3)知识缺乏:缺乏预防感染的知识。

(五)预期目标

(1)生命体征平稳。

(2)感染及时被控制。

(3)患者知晓预防感染的知识。

(4)患者情绪放松。

(六)护理措施

1.监测感染征象

注意患者有无体温升高、寒战、疲乏无力、血白细胞计数增高等,定时测量体温、脉搏、呼吸、血压并做好记录,有异常及时报告医生并配合处理。体温超过39 ℃需进行物理降温,如头部冷敷,冰袋置于大血管部位,酒精擦拭等。必要时遵医嘱应用药物降温,高热患者做好床边消毒隔离。

2.保持环境清洁

定时开窗通风换气,定期进行空气消毒,严格无菌操作。

3.休息与卧位

嘱患者卧床休息,取半卧位,有助于脓液聚积在直肠子宫陷凹,使炎症局限。

4.饮食护理

给予清淡、营养丰富、易消化的食物。高热患者注意补充水分,并做好口腔护理。

5.减轻躯体不适

评估患者腹痛的部位性质、程度、持续时间以及伴随症状,观察有无腹胀、恶心呕吐、尿频、腹泻等。向患者解释引起不适的原因、临床表现及治疗措施,帮助患者保持舒适的卧位,以利症状缓解。

6.心理护理

护理人员要耐心细致向患者介绍有关感染的知识,缓解患者紧张、焦虑情绪并取得其治疗上的配合。

7.健康教育

告知患者保持规律生活,避免劳累,坚持体育运动,增强机体免疫力,平时注意个人卫生尤其经期卫生。

(七)护理评价

(1)生命体征平稳。

(2)感染被及时控制。

(3)患者知晓预防感染的知识。

(4)患者紧张焦虑的情绪得到缓解。

(董 玮)

第十九节　中医药在辅助生殖技术中的应用

目前 IVF-ET 妊娠率仍为 40%～60%。未能妊娠的原因很多,其中卵巢反应功能低下而致取消促排卵周期,子宫内膜接受能力差而致着床障碍等。另外,如何防止垂体降调节后黄体功能不足(luteal phase defect,LPD),减少流产率;如何在有效地促进多卵泡发育的同时,防止卵巢过度刺激综合征(OHSS)的发生;如何在保证卵泡数量的同时,提高卵细胞的质量;如何使子宫内膜与胚胎发育同步化,改善子宫内膜容受性等生殖医学界研究的热点问题,成为中医药介入辅助生殖技术的切入点。

一、中医药在辅助生殖技术中的应用

辅助生殖技术中机体特殊状态的中医证候认识。经典的辅助生殖过程要经历垂体降调节、控制性超排卵、取卵、体外受精、胚胎培养、胚胎移植、黄体支持的过程,在这个过程中机体在外源性激素的作用下发生了特殊的生理及病理变化。根据胞宫的藏泄规律与肾阴阳消长的协调转化规律,结合现代生殖内分泌理论,许多学者对这些生理及病理变化进行了中医病机诠释。接受 IVF-ET 的不孕患者尽管初始病因各异,症候表现不同,但应用垂体降调节后,中医证候有一定的规律可循,机体表现证候为肾虚证为多。此时机体所处的特殊病理阶段,在临床症状上有其特征性表现,如可见性欲减退、五心烦热等肾阴亏虚症状,尚可见腰膝酸软、眩晕、耳鸣等肾气不足表现。中医临床证候调查,分析各证候之间的相关性,把证候逐步聚类,通过参考临床文献、借鉴有关中医理论征求专家意见,并结合临床实际情况,在适当部位截取,形成证候的分组。总结出垂体降调节后机体特殊生理状态的证候为肾虚证,以肾阴虚证为主,兼有肾阳虚证。因此,在行 IVF、ICSI 治疗前和进入周期垂体降调节的同时,以补肾滋阴助孕为治则,运用中药可改善肾虚症状,有助于卵泡的发育,可减少促性腺激素的使用量,提高卵细胞质量,同时减少早发的黄体生成素峰的出现,使得有足够的成熟卵泡以供受精。超排卵时机体以肾阴虚为主要证候。中医学认为肾藏精、主生殖,卵细胞乃精血所化;肾精不足、气血失调,从而影响冲任、胞宫、胞脉、胞络的功能。超排卵方案是现代辅助生殖技术的产物,常伴发胸闷胁胀、气滞血瘀、疼痛等症。因此,在实施辅助生殖技术前,给予补肾调周中药,以补肾为主,结合行气活血,平衡阴阳,着重补肾益阴养精,而在卵泡成熟时,加用补肾助阳,有助于创造有利的生殖内环境。

反复 IVF 失败涉及的因素多而复杂,主要受配子质量、胚胎质量欠佳、子宫内膜容受性减低以及多重因素的交互影响,同时也与患者心理因素有关。IVF、ICSI 失败后患者继发的月经失调、闭经、体重增加、体质虚弱等现象也很普遍,西医往往采取等待、观察或人工周期等被动处理;而 IVF 手术后并发的腹痛、腰酸、体重增加的心理负担等情况,则往往被忽视。中医从辨证分析,多次 IVF、ICSI 失败患者以肾虚、肝郁较多。肾为生殖之本,也为月经之源,肾气损伤、肾阴亏虚均可引起月经失调。其对肝的影响,主要因为不孕及 IVF-ET 失败给患者较大的精神压力,以致气血失和,肝主疏泄失常,或肝郁化火以致月经失调。另外,肝肾同源,两者可以相互影响,从而使肝肾失调,冲任损伤,月经失调,并出现腹痛、腰酸等临床症状。中医的辨证论治和全身辨证,可迅速调整患者的身心状况,减少等待时间,并为下一个周期做相应的准备。在中医药治疗等待下一周期的过程中,部分患者也有自然怀孕的可能性。

二、中医护理技术临床实践

中医护理技术在临床护理工作中占有很重要的地位,是护理人员为患者提供服务的基本手段之一,是以脏腑学说为基础,经络学说为核心,通过刺激特定部位,以通经脉、调气血、调整阴阳而达到防病治病目的的一系列护理措施。不孕不育症领域开展辨证施护和中医特色专科护理日益受到国内生殖医学专家的重视,穴位贴敷、耳穴贴压、针刺与艾灸、中药封包治疗与中药沐足等技术在临床护理中得到有效应用。

1.穴位贴敷

穴位贴敷疗法是中医外治法之一,该法以中医经络学说为理论依据,将药物研成细末,用生姜、酒等汁调成糊状直接贴敷穴位,该法安全可靠、不良反应小,可通过皮肤、黏膜及腧穴等部位的直接吸收而起效,是中医学治疗疾病常用的一种无创疗法。

目前各家所用的外敷药多为经验方,适用于输卵管因炎症阻塞引发的不孕症,尤其是对年龄小、病程短的患者,有较高的治愈率。

2.耳穴贴压

耳穴贴压也是中医传统外治法之一,中医学认为,耳为宗脉之所聚,耳郭外连躯体、脏腑,脏腑经络与耳穴密切相关。脏腑经络的失调反应于耳,发病时于耳郭相应部位出现压痛点、敏感点,临床上即是通过刺激这些穴位来诊疗疾病。针对黄体功能不全性不孕,耳穴选取:子宫、卵巢、脑垂体、下丘脑、肾、内分泌,配穴脾、肝、交感、促性腺激素点、动情穴。作用机理可能与调节内分泌有关。

3.针刺与艾灸

针灸治疗不孕症历史悠久,在西方国家,针灸疗法是中医治疗不孕症最常用的手段之一。现代研究表明,针灸可以调节月经和诱导排卵,促进子宫和卵巢的血液循环,提高人辅助生殖的成功率。

根据中医经络理论,不孕症重点选择以下穴位:肝经、脾经、肾经、膀胱经、冲脉、任脉、督脉和带脉以及下腹部穴位。在人工辅助生殖的调节阶段,由于自然月经周期被人工激素抑制,女性体内阴阳失衡,此时针刺冲脉、任脉、督脉、带脉穴位能够让体维持一个相对的平衡。在人工辅助生殖的调节阶段之后出现的阴道出血可以选择调理经脉穴位如公孙、内关和气冲穴。在激发卵泡阶段重点加用任脉穴位(如海、中极和关元)和带脉穴位如带脉穴以促进卵泡发育。在黄体阶段重点加用督脉穴位增强黄体功能。因为卵泡的发育需要 10~12 个月的时间,卵泡发育的最后 190 d 是针灸作用的关键时间,排卵前或人工辅助生殖取卵前针刺治疗频次,一周 2~3 次比一周 1 次更好。

灸法是以艾绒为主要燃烧材料,烧灼、熏熨或刺激体表一定部位的一种医疗保健方法,灸、灼、烧的意思,是以温热性刺激为主。施灸的材料多样化,但以艾叶制成的艾绒为主,因其气味芳香,辛温味苦,容易燃烧,火力温和。

4.中药封包治疗与中药沐足

中药封包外敷特定的穴位的方法,可以刺激经络穴位,一方面可以有效改善临床症状,另一方面发挥机体内在的潜能,主动地协调阴阳趋于平衡,增加了治疗的靶向性及患者的依从性。

足部具有人体各脏腑器官相应的穴位及各种反射区,中药沐足对气血的运行具有促进作用,可促进人体对药物的吸收,增强全身血液的循环能力,通过适当地对反射区产生刺激,可以对经络发挥疏通作用,同时可调和气血及平衡脏腑,进而获得疾病治疗及预防的作用。外用足浴疗法促进血液循环,通过透皮促渗的方法,使药物直达病所,补肾益阴、活血化瘀,达到内病外治的效果,增强了疗效。

(董　玮)

第五章 老年科疾病护理

第一节 老年病的护理技术特点

一、老年患者的日常生活护理技术

(一)日常生活概念

日常生活是指身边的事情,具有连续性、习惯性、反复性、恒常性的特点。日常生活功能主要包括三个层次的内容。

1.基本的日常生活活动

基本的日常生活活动是老年患者在日常生活中所必须完成的动作,如穿衣、洗澡、如厕、行走、大小便控制、进食等,丧失这一层次的功能,即失去生活自理能力。

2.工具性日常生活活动

工具性日常生活活动是老年患者在社会活动中所必须具备的功能,如处理金钱、购物、做家务、乘坐交通工具等,丧失这一层次的功能,其活动范围将被限制在家庭内。

3.高级日常生活功能

高级日常生活功能是指与生活质量相关的一些活动,如娱乐、社会活动、职业工作等,丧失这一层次的功能,将失去维持社会活动的基础。高级日常生活功能的缺失一般比基本的日常生活活动和工具性日常生活活动的缺失出现得早。

(二)老年患者主要的日常生活护理技术

1.老年患者居室环境设置

老年患者居室环境设置原则为增加老人接触社会、接触自然的机会,有助于他们身心健康,有助于安全。一般以楼房的1~3层、朝南、天然采光、自然通风、隔音效果好为佳。室内环境及设施一般为:

(1)室温:一般在22 ℃~24 ℃为宜。老年患者在使用空调的时候,使用时间不可过长,室温不可调得过低或过高,室内外温差以7 ℃~8 ℃为宜。不可直接吹空调、电风扇。

(2)门:门净宽不得小于800 mm,不应设门槛。

(3)窗:窗台高度不宜低于600 mm。

(4)地面:地面应消除高度差,采用防滑材料铺地。

(5)照明:照明不可过强、过弱,应设有地灯(夜间睡眠时用)。

(6)家具:老年患者腿脚不便,家具、装饰物品宜少不宜杂,应选择沉稳、不易移动、无棱角家具。床宽度:单人1 100 mm左右,双人1 600 mm左右。床高度:400~450 mm,必要时配床挡。床板宜选用木板。床旁配备床头柜、床头灯、呼叫器,便于老年患者卧床时使用。沙发不宜过软。椅子座面高度应等于人的小腿加上鞋后跟的高度,在350~420 mm。

(7)盥洗间:最好在卧室内,地面有防滑垫。洗脸台面离地距离为780~800 mm。

(8)厕所:宜用坐式便器,高度450 mm左右,便器旁有扶手、呼叫器等,排便环境要隐蔽。

(9)浴室:老年患者适合坐浴或盆浴,浴室通风,室温适当、恒定,浴盆内铺橡胶防滑垫,浴盆旁边有扶手。

(10)楼梯:光线明亮,地面防滑,两侧安装扶手,台阶终止处要涂上颜色标记,必要时可设置适合轮椅行进的坡道。

2.老年患者穿戴及床上用物配置

老年患者内衣、鞋、袜、床单、被罩宜选用透气、吸潮性能良好的棉织品,以轻、软、宽大、舒适、式样简单、穿脱方便为宜。长期卧床的老人上衣领口以圆领为宜,内裤可选择开裆裤,可用尼龙搭扣代替扣子、绳子。裤脚不宜过长。鞋底要防滑,松紧适宜。盖被要轻、松、暖,垫被要厚、软、干。

3.老年患者的清洁卫生护理

(1)空气卫生:居室每天通风,保持空气新鲜,必要时用食醋消毒,即按每立方米3 mL食醋计算,加水1倍,加热烧蒸。

(2)洗浴护理:老年患者洗澡时勿反锁浴室门,水温控制在45 ℃左右。洗浴时间一般在30 min以内。老年患者洗澡前不宜饮酒、饱餐、空腹、过度疲劳或精神紧张。若在洗澡时有头晕、眼花、恶心、心悸、气促等症状时,应马上停浴,到空气流通的地方饮热茶或糖水,必要时吸氧。年纪过大、体弱或有心肺疾病的老人,洗澡时必须有人协助。对长期卧床的老人给予床上擦浴。

(3)口腔清洁:保持老年患者口腔卫生的常用方法是早晚刷牙,饭后漱口。若戴义齿,餐毕应取下义齿,清洗后再戴上。睡前应刷洗义齿,并放入冷水杯中,次日晨再戴,以便让支持义齿的组织得到休息。

4.老年患者生活护理

(1)饮食:老年患者饮食要有规律、有节制,忌食生冷、偏硬、刺激、过烫、不新鲜食物。饮食要全面、多样化,即食物中要有一定量的蛋白质、糖类、维生素、微量元素和脂肪。食物要清淡,尽量多饮水。

(2)排便:老年患者排便宜取坐位。如果情况许可,卧床老年患者排便时要尽量将床头抬高,或取半卧位。根据病情,老年患者排便时可备硝酸甘油、氧气等急救物品。此外,还要特别注意提醒老年患者按时排便,养成良好的排便习惯。

(3)睡眠:通常情况下,60~70岁的老年人每天睡眠时间应当在8 h左右;71~90岁的老年人平均每天睡眠时间在9 h左右;90岁以上的老年人平均每天睡眠时间以10 h左右为宜。老年患者往往入睡困难,睡眠中易醒,连续睡眠时间比年轻人少。为促使老年患者尽早入睡,延长睡眠时间,要注意睡前不饱餐、不吸烟、不饮浓茶、不看刺激性电视、不用脑过度,做到睡前温水泡脚、清洗外阴,保持环境安静。同时提倡养成按时就寝、每天午睡的好习惯。睡中室内留一盏夜灯,必要时床旁备有便器。对于睡眠颠倒的老年患者,白天诱导其兴奋、活动,减少睡眠时间;晚上入睡前可用热水洗澡,热水泡脚,听轻松音乐,给予轻柔按摩,饮热牛奶,但不要喝茶、咖啡等饮料;必要时遵医嘱使用安眠药,使其尽快入睡;晚上入睡后保持环境安静,温度适宜,体位舒适等。

(4)锻炼:锻炼对推迟老年患者组织器官老化,提高健康水平,振奋精神,改善心理状态都有良好的作用。联合国世界卫生组织发布有关老年患者锻炼的五项原则是:①重视有助于心血管健康的运动,如慢跑、散步、骑车等。②重视力量训练,如拉弹簧带等。③高龄老人和体弱者适当运动,如慢走、保健操等。④注意体能运动平衡,如肌肉伸展等。⑤运动锻炼需持之以恒。

二、老年患者的心理护理技术

由于身体衰老、活动和决断能力下降,同时受经济、文化、家庭等社会因素影响,老年人比较容易产生异常心理,并由此导致机体发生疾病。如何加强老年患者的心理护理已成为当今护理研究的热点。

(一)孤独的护理

1. 保持与社会的接触

由于退休或患病,使老年人远离社会,局限于室内,易产生孤独心理。

(1)从事各种活动:鼓励老年人把退休当作"转业"而不是"失业",做些自己喜爱之事,帮助老年人通过各种方式走向社会,如上老年大学学习、写自传、写书、学书法、学绘画、养花、养鱼、听音乐、跳舞、唱歌、练气功、打太极拳、下棋等,条件允许时还可以旅游、参加社会公益活动和各种社交活动等。

(2)保持健康心态:对于身体欠佳的老年人,要让其认识衰老,承认衰老,树立起与衰老做斗争的信心,并建立"独立与依赖平衡"的理念,即日常生活一部分靠自己维持,一部分靠他人帮助。同时提醒周围的人倍加关心、照顾、安慰老年人。

2. 维持家庭关系和谐

家庭是老年人晚年生活的主要场所,因此,妥善处理好夫妻间、与子女间、与亲属间的关系,营造一个和睦的家庭氛围非常重要。要提醒老年夫妻相互关心、体贴、照顾、相互鼓舞、安慰、谦让。帮助再婚老年人的子女理解、支持老年人再婚,并妥善处理双方关系。引导老年人正确对待"代沟"问题,对已有独立能力的子女,可以阐明自己的意见或建议,不必强求子女"服从",遇事多和老伴及子女们协商,避免固执己见,独断专行。

(二)健忘的护理

1. 安排规律的生活

指导老年人有规律地安放日常生活用品,保持固定位置。帮助老年人安排日程表,进行有规律的日常活动。

2. 加强健康教育及护理

老年人健忘是正常的衰老现象,不必过分担心,但要注意采取对策,如随笔记事,请年轻人帮助记忆、回忆等,尽量减少因健忘所带来的麻烦。

3. 加强健脑锻炼

指导和鼓励老年人经常进行记忆、思维活动锻炼,如背诵诗词、背英文单词、讲故事、学电脑、下棋、写作、交谈、进行计算等。

三、老年患者的康复护理技术

(一)老年康复护理的重要性

由于生理衰老及患有多种慢性、退行性疾病,老年患者伴有功能障碍和活动受限的人数随年龄增加而增加。为了减轻老年患者功能障碍和活动受限的程度,使老年患者尽可能地生活自理,保持身心健康,并参与一定的社会活动。老年康复护理必不可少。

(二)老年康复护理措施

1.功能评估

了解老年患者发病前活动水平,配合专业康复人员评估老年患者当前功能障碍程度。

2.尽早康复

年龄越大,身体功能的潜力越差,康复护理功效越小,故对有功能障碍、活动受限趋势的老年患者要尽早给予康复护理。老年患者病情稳定后,即可开始康复护理。

3.常用方法

(1)物理疗法:如冷敷、热敷等。

(2)体育疗法:如体操、气功、太极拳、散步等。

(3)作业疗法:可分为两个部分,第一部分是日常生活活动锻炼,如衣、食、住、行的基本技巧训练。第二部分是家务劳动锻炼,如养花、养鱼、编织、做饭等。

(4)语言矫治:对失语、口吃、听觉障碍的老年患者进行训练。

(5)心理康复:有针对性地对老年患者进行心理护理。

(6)康复器械:指导老年患者佩戴使用康复器械。

(7)文娱治疗:根据老年患者的不同爱好,安排娱乐活动。

(三)老年康复护理注意事项

1.积极、稳妥

由于老年患者往往并发多种器官功能衰退,所以既要积极、热情地劝说老年患者尽早进行康复护理,又要格外注意分阶段、因人而异的实施康复护理措施。

2.耐心、细致

由于康复过程较慢,老年患者容易失去信心,不愿合作,不能完成预定康复程序。因此,对老年患者进行康复护理时要注意耐心解释,操作轻柔,尽量减少老年患者的不适感。

3.慎重估计预后

由于老年患者往往多病共存,多脏器功能减退,在康复护理过程中,护理人员一定要慎重估计预后,以免引起纠纷。

4.安全防护

在进行老年康复护理操作时,要循序渐进,不能操之过急,注意安全防护,以免发生意外或使病情加重。

四、老年患者的护理程序

(一)老年患者更需要护理程序的原因

1.老年患者症状、体征往往不典型

有些老年患者疾病变化是渐进的,易被视为是正常衰老现象。另有些老年患者临床表现与成年人不同,易被误诊。所以,老年人特别需要护理人员仔细观察、评估,根据老年疾病特点早期发现异常。

2.老年患者常患有多种疾病

国外一项研究发现,65岁以上老年人平均每人有3~5种疾病症状,这些疾病症状往往相互掩盖,需要护理人员通过与老年患者耐心交谈、观察,才能及时掌握各方面的异常情况。

3.有些老年患者滥用药物

由于长期患有多种疾病,有些老年患者积存的药物品种及数量比较多,易导致擅自服药。此时特别需要注意评估老年人积存了哪些药品,自服了哪些药品等。

4.老年患者的功能评估尤为重要

很多慢性疾病很难治愈或仅能缓解,故护理人员评估老年患者时要更关注疾病对老年患者功能的影响情况。如对患有关节炎的老年患者,不必过分地注意其关节变形,而应特别重视他的日常生活功能情况等。由此可见,老年患者更需要护理人员从身体、心理、社会等各方面全面地收集资料,找出问题,制订适当的护理计划。

(二)老年患者应用护理程序的步骤

护理程序的五个步骤紧密相连,利用护理程序既可以系统地了解老年患者的身、心、社会全面情况,也可以从中找出主要问题,再根据问题制订护理计划。在实施计划的过程中要鼓励老年患者积极参与,并随时给予健康教育,按预期目标做出评价,以确保老年人达到完整、良好的护理效果。

1.评估

评估是护理程序的第一步,护理人员通过与老年患者很好的交流、细致的观察与适当的体检,收集与健康有关的各种资料,通过整理分析,为第二步找出护理问题打下基础。

2.找出问题

老年患者问题的不同点在于他们不仅有因疾病所致的一系列问题,还有因老化所致的一系列问题,此外,还有性格改变、情绪不稳定、家庭矛盾、经济紧张等一些老年患者常见的问题。

3.制订计划

(1)对健康问题排序:护理人员对老年患者存在的问题既要全面考虑,又要分清主次,主要问题在前,次要问题在后。如严重脱水、缺氧等急迫问题,恐惧、孤独、抑郁等老年患者最关注的问题,营养不良、褥疮等逐步威胁健康的问题,都属于主要问题,在制订计划时要优先考虑解决。

(2)确定预期目标:预期目标分长期目标与短期目标两种。

(3)制订护理措施:在措施中既有护理人员独立地应用知识与技术解决老年患者问题,也有遵循医嘱进行各项治疗的具体安排。对高龄、身体衰弱、自理能力低下、文化程度偏低、易激动的老年患者,制订计划时要细致明确,对每项护理措施都要有时间安排,以确保计划落到实处。

4.实施

实施时需要护理人员具备丰富的老年患者护理知识,熟练的护理技术,敏锐的观察能力。在进行每项护理操作时要注意关怀、尊重老年人,及时做好解释、宣教工作,以取得老年患者的信任与合作。

(李新英)

第二节　老年病护理安全危险因素分析及防范对策

护理安全是指在实施护理的全过程中,患者不发生法律和法定的规章制度允许范围以外的心理、机体结构或功能上的损害、障碍、缺陷或死亡。随着我国人口老龄化,住院患者中老年患者比例逐年上升。由于老年人生理、心理等各方面具有其特殊性,老年患者是医院住院人群中发生安全事故的高危人群之一。针对这一特殊群体,分析住院期间存在的安全隐患,找出影响安全的因素,制订防范对策,降低危险因素的发生率,为老年人提供高品质的、安全有效的护理。帮助患者促进疾病康复,减少医疗纠纷的发生。

一、护理安全中存在的危险因素分析

(一)患者的因素

(1)由于老年人生理机能的退化,各脏器、系统功能下降,机体免疫力、感知、适应能力降低,反应迟钝,平衡功能失调,容易发生跌倒、坠床、呛咳、烫伤、压疮等。

(2)老年患者常多种疾病共存,如高血压、糖尿病、冠心病、心肌梗死、心力衰竭、帕金森、阿尔茨海默病等,这些疾病使其发生危险的可能性增加。

(3)老年人的特殊心理:不肯服老,不愿麻烦他人,过高估计自己的体能,易发生跌倒、坠床等意外。部分患者对治疗抱着消极态度,不配合治疗,如不按时服药等。

(4)药物治疗因素:老年患者病种多,用药较复杂,服药注意事项掌握不慎就会发生严重并发症,如强心利尿、降压、降糖等药物不按规定时间、规定剂量服,易发生危险,加重病情。

(二)医护人员的因素

1.技术因素

老年人血管条件差,护士静脉穿刺技术不过硬或对插胃管、导尿等操作不够熟练,均可增加患者痛苦,甚至操作失误而发生护理缺陷和事故。

2.护理知识欠缺、责任心不强

有些年轻护士仅限于完成日常工作,病情观察能力较差,对病情变化不能做出准确判断,缺乏预见性护理或观察病情不仔细,缺乏责任感,故不能防患于未然,极易引起护理差错或纠纷的发生。

3.健康教育不到位,护理干预滞后

护理人员未向患者及家属提供健康教育,如饮食、运动、疾病、用药指导等,患者及家属对相关知识缺乏,未能掌握自我护理方法,护理干预滞后,可能引发护理隐患。

4.护理人员数量不足

老年病房护理工作烦琐,护理难度大,护理人员心理压力增加,工作忙时常不能及时发现和满足患者需求,均给患者安全带来隐患。

5.护理人员法律意识淡薄

未严格按操作常规执行操作,未充分意识到护理记录的缺陷在医疗纠纷中承担的重要法律责任。

(三)环境因素

医院环境配备不合理,如光线太暗,走廊无安全扶手,病区地面不平、太滑等,或老人对环境不适应,均给患者安全带来隐患。

(四)仪器、设备因素

如果设备缺乏、性能不好、不配套或对新引进设备不了解,特别是急救物品器材不到位或故障,都会影响护理技术的正常发挥,延误抢救及治疗工作。

(五)家属、陪护照顾者因素

家属对一些护理工作的不理解和干涉,给护理工作造成一定的难度。陪护责任心不强,安全意识薄弱,对老年人生活习惯不了解,与患者关系不和谐等,这些都给老年患者安全带来隐患。

二、护理防范对策

1.护理评估

护士要对每位新入院的患者仔细地进行护理评估,收集相关资料,了解患者生理、心理状况,有无发生不安全因素的疾病等,填写护理评估表。对高危人群床尾挂上警示牌,并落实相关护理措施,如对患者及家属做好宣教,要求家属在评估单上签字,走路时着防滑鞋,生活不能自理的患者专人陪护,卧床时予加床栏,起床时有人搀扶等,这样可有效降低护理安全危险的发生率。并定期对入院患者进行复评,有变化者及时更改和采取相应的护理措施。

2.加强并落实健康教育

采用灵活多变的方式开展老年患者的健康教育,护患合作,更好地发挥老年人的积极能动性。根据老年人的文化程度、性格、接受能力、行为习惯等选择合适的教育方法。同时,要向患者家属提供相关的健康教育知识,让患者及家属掌握自我护理方法,对一些不安全因素能有效进行干预。如糖尿病患者注射胰岛素 30 min 后要进食,高血压患者不能随意增减药物,以免出现低血压或心脑血管意外,心力衰竭患者不能用力排便等。

3.加强护理人员综合素质

护士的安全意识是直接影响安全护理工作开展和安全护理质量的主要因素。首先要加强护士的安全教育,增强法律意识。组织学习《医疗事故处理条例》《病历书写规范》《护士条例》《侵权责任法》等,强化护理安全制度,提高护士的责任感,树立良好的职业道德和职业行为,杜绝医疗差错及护理纠纷的发生。定期组织护士进行专科知识培训及考核,不断总结工作中的经验和教训,提高护士的判断性思维和病情观察能力。不断完善和更新知识,提高护理安全质量。定期进行技术操作考核,提高护士的整体技术水平。重视突发事件的应急能力的培训,对各类事件制订简易流程,便于年轻护士学习和掌握,并熟练掌握急救程序等。

4.合理安排人力资源,倡导人性化管理

护士长应合理调配护理人员,根据护士的能力、资历、护理工作强度等做到合理排班。创造宽松、融洽的工作氛围,加强团队协作精神。善于发现并肯定护士的优点,多给予鼓励,调动护士积极性,减轻护士心理压力。

5.改善病房环境设施

对新入院的患者及家属要做好入院环境宣教,病区物品的摆放及建设格局应以方便老年患者,有利于疗养、治疗为原则。如病房应宽敞,减少各种障碍物,室内光线应柔和,夜间打开地灯,走廊有扶手,地面铺防滑地板,地面及卫生间保持干燥,并备有醒目的防滑标识。床两边有护栏,日常用品放置在患者触手可及的地方,呼叫器妥善安置在床头。卫生间有呼叫器和扶

手,并备有小凳,方便不能站立的患者坐着清洗。

6.确保仪器设备、药品的使用安全

指定专人对科室仪器设备、药品进行管理。仪器设备要定期检查维修,定位放置,确保使用安全。药品应合理储存,定期检查、清理,保证无过期、无变质。护理人员要了解药物的作用、不良反应等,做好用药指导,让患者了解不按医嘱服药的危害性。老年人记忆差,容易漏服或多服,所以发药时要做到服药到口,并注意观察药物不良反应,确保用药安全。

7.做好陪护人员的管理

对陪护人员应先进行陪护告知,签署陪护告知书,让其了解陪护者的职责,并对其进行安全知识的宣教,如防跌倒、防坠床等。

8.建立应急预案

医院建立完善的患者安全目标相关管理制度,对发生意外的患者,及时采取相应措施,并做好观察及记录,将对患者的损伤降至最低。定期对存在的问题进行讨论并分析发生原因,积极地制订整改措施,加强安全教育,防微杜渐。

在临床工作中,护理工作的每一个细节都可能影响患者的健康和安全。尤其是老年患者这一特殊群体,因其多集多种疾病于一身,多病程长,在住院期间若发生意外则会加重病情延误治疗。因此,在护理工作中要重视患者的安全管理,防患于未然,应不断加强安全教育,排除隐患,充分认识到预防护理差错的发生是保证护理安全和提高护理质量的重要手段。应用科学的管理手段,运用现代质量管理方法,使护理安全管理制度化、标准化、规范化,切实为老年患者提供安全、放心、满意的优质护理服务。

(李新英)

第三节　老年慢性支气管炎

老年人咳嗽、咳痰或伴喘息反复发作,每年患病至少持续 3 个月,连续两年以上并排除心肺其他疾病者,称为老年慢性支气管炎。该病是一种严重危害人民健康的常见病,患病率随年龄增长而增加,60 岁以上者患病率达 15% 左右。

一、病因病理

(一)外因

1.吸烟

长期吸烟与慢性支气管炎有密切关系。吸烟时间愈长,烟量愈大,患病率也愈高。戒烟后可使症状减轻或消失,病情缓解或痊愈。

2.感染因素

感染为慢支发生、发展的一个重要因素。致病的病原体有病毒、细菌,肺炎支原体也可致病。首次发病前有受凉、感冒史者达 60%～80%。

3.理化因素

刺激性烟雾、粉尘、空气污染等慢性刺激,常为慢支诱因之一。

4.气候

慢支发病及急性加重多见于冬季或寒冷季节。患病率高山区多于平原,北方高于南方,可能与气候寒冷有关。

5.过敏因素

喘息性慢性支气管炎患者,常有过敏史、尘埃、尘螨、细菌、真菌、寄生虫、花粉及化学气体等过敏因素。

(二)内因

1.呼吸道局部防御及免疫功能降低

呼吸道局部防御及免疫功能降低可能为慢性气管炎提供发病的内在条件。老年人常因呼吸道的免疫功能低下、免疫球蛋白减少、组织退行性变、肾上腺皮质激素分泌减少、呼吸道防御功能退化、单核-巨噬细胞系统功能衰退,导致患病率增高。

2.自主神经功能失调

呼吸道的副交感神经反应增高时,对正常人不起作用的微弱刺激,可引起支气管收缩痉挛、分泌物增多,而引起咳嗽、咳痰、气喘等症状。

3.遗传因素

有研究证明患者的家族患病率显著高于对照组。

总之,慢性气管炎的病因是多因素的。一般在机体抵抗力减弱,气道存在不同程度的敏感性的基础上,在一种或多种外因长期反复相互作用下发生发展而成。

(三)病理

慢性支气管炎的主要病理变化如下。

1.腺体增生肥大,分泌功能亢进

慢性支气管炎黏液腺泡明显增多,腺管扩张,浆液腺和混合腺体相应减少,有的腺体几乎全为黏液腺体所占据,腺体越肥大而支气管腔越狭小。增生肥大的腺体分泌功能亢进,黏液分泌量增多,因此患者每日痰量增多。

2.黏膜上皮细胞的变化

由于炎症反复发作,引起上皮局灶性坏死和鳞状上皮化生,纤毛上皮细胞有不等程度损坏,纤毛变短,参差不齐或稀疏脱落。

3.支气管壁的改变

支气管壁有各种炎性细胞浸润、充血、水肿和纤维增生。支气管黏膜发生溃疡,肉芽组织增生,严重者支气管平滑肌和弹性纤维也遭破坏以致机化,引起管腔狭窄。少数可见支气管的软骨萎缩变性,部分被结缔组织所取代。管腔内可发现黏液栓。因黏膜肿胀或黏液潴留而阻塞,局部管壁易塌陷、扭曲变形或扩张。

二、临床表现

(一)症状

慢性支气管炎多缓慢发病,病程较长,反复急性发作逐渐加重,主要症状有慢性咳嗽、咳痰伴喘息。

1.咳嗽

咳嗽严重程度与支气管黏膜炎症及痰量的多少有关。一般早晨起床后咳嗽较多,白天较少,临睡前有阵咳或排痰。

2.咳痰

早晨痰量较多,痰液呈白色黏液性或浆液泡沫性,偶尔带血。当有细菌感染时则变为黏液脓性,咳嗽和痰量亦随之增多。

3.喘息

喘息性慢性支气管痉挛或继发感染,常引起喘息样发作,出现哮鸣音,气急而不能平卧。

(二)体征

慢性支气管炎早期多无异常体征,急性发作期有散在的湿性啰音,多在背部及肺底部,于咳嗽后减少或消失。

喘息型可听到哮鸣音及呼气延长。

(三)辅助检查

1.白细胞分类计数

缓解期,患者白细胞总数及区别计数多正常;急性发作期并发细菌感染时,白细胞总数和中性粒细胞可升高;合并哮喘的患者血嗜酸性粒细胞可增多。

2.痰液检查

急性发作期,痰液外观多呈脓性,涂片检查可见大量中性粒细胞,合并哮喘者可见较多的嗜酸性粒细胞,痰培养可见肺炎链球菌流感嗜血杆菌及卡他摩拉菌等生长。

3.X线检查

早期可无明显改变,反复急性发作者可见两肺纹理增粗紊乱,呈网状或条索状及斑点状阴影,肺野明显由于支气管管壁增厚、细支气管或肺泡间质炎症细胞浸润或纤维化所致。

4.肺功能检查

一秒用力呼气量和一秒用力呼出量/用力肺活量比值早期多无明显变化,当出现气流受阻时第 1 秒用力呼气容积(FEV$_1$)和 FEV$_1$ 与肺活量或用力肺活量的比值则减少(<70%),当小气道阻塞时,最大呼气流速-容量曲线在 75% 和 50% 肺容量时的流量可明显降低,闭合容积可增大。

(四)并发症

老年慢性支气管炎难以根治,病情不断进展、恶化,最后出现严重并发症,常见并发症有支气管肺炎、支气管扩张症、阻塞性肺气肿、慢性肺源性心脏病。

1.支气管肺炎

老年人咳嗽无力,痰不易咳出,细菌在支气管内生长繁殖,沿支气管侵入肺泡,引起支气管肺炎。病情突然加重,患者有呼吸困难、发热、乏力、精神萎靡等全身症状。化验检查白细胞计数及中性粒细胞增高,X线检查两肺下叶有片状阴影。

2.支气管扩张症

由于炎症反复发作,支气管壁支撑组织破坏,管壁变薄,管腔扩大变形。合并感染时有大量黏液性痰或脓痰,亦可咳血或咯血。

3.阻塞性肺气肿

慢性支气管炎,支气管哮喘可形成肺泡间组织衰退或消失,肺泡弹性减退,气道阻力增加,可造成阻塞性肺气肿,严重影响呼吸功能,易发生低氧血症或二氧化碳潴留,进而发展为肺源性心脏病。

4.慢性肺源性心脏病

由肺组织或肺血管的疾病引起肺循环阻力增加,导致肺动脉高压,增加右心室负担,使右心室肥厚和右心力衰竭而形成肺源性心脏病。

三、诊断和鉴别诊断

(一)诊断

诊断主要依靠病史和症状。在排除其他心、肺疾患(如肺结核、尘肺、支气管哮喘、支气管扩张、肺癌、心脏病、心功能不全等)后,临床上凡有慢性或反复的咳嗽,咳痰或伴喘息,每年发病至少持续 3 个月,并连续两年或以上者,诊断即可成立。如每年发病持续不足 3 个月,而有明确的客观检查依据(如 X 线、肺功能等)亦可诊断。

(二)鉴别诊断

1.肺结核

活动性肺结核常伴有低热、乏力、盗汗、咯血等症状;咳嗽和咯痰的程度与肺结核的活动性有关。X 线检查可发现肺部病灶,痰结核菌检查阳性,老年肺结核的症状不明显,常因慢性支气管炎症状的掩盖,长期未被发现,应特别注意。

2.支气管哮喘

起病年龄较轻,常有个人或家族过敏性病史;气管和支气管对各种刺激的反应性增高,表现为广泛的支气管痉挛和管腔狭窄,临床上有阵发性呼吸困难和咳嗽,发作短暂或持续。胸部叩诊有过清音,听诊有呼气延长伴高音调的哮鸣音。晚期常并发慢性支气管炎。

3.心脏病

由于肺瘀血而引起的咳嗽,常为干咳,痰量不多。详细询问病史可发现有心悸、气急、下肢水肿等心脏病征象。体征、X 线和心电图检查均有助于鉴别。

4.肺癌

长期吸烟者,常有痰中带血,刺激性咳嗽。胸部 X 线检查肺部有阴影或阻塞性肺炎体征。痰脱落细胞或纤维支气管镜检查可明确诊断。

四、预防

1.戒烟

慢性支气管炎患者不但要首先戒烟,而且要避免被动吸烟。由于烟中的化学物质如焦油、尼古丁、氰氢酸等,可作用于自主神经,引起支气管的痉挛,从而增加呼吸道阻力;另外,还可损伤支气管黏膜上皮细胞及其纤毛,使支气管黏膜分泌物增多,降低肺的净化功能,易引起病原菌在肺及支气管内的繁殖,致慢性支气管炎的发生。

2.注意保暖

在气候变冷的季节,患者要注意保暖,避免受凉。因为寒冷一方面可降低支气管的防御功能,另一方面可反射地引起支气管平滑肌收缩、黏膜血液循环障碍和分泌物排出受阻,可发生继发性感染。

3.加强锻炼

慢性支气管炎患者在缓解期要做适当的体育锻炼,以提高机体的免疫能力和心、肺的储备能力。

4.预防感冒

注意个人保护,预防感冒发生,有条件者可做耐寒锻炼以预防感冒。

5.做好环境保护

避免烟雾、粉尘和刺激性气体对呼吸道的影响,以免诱发慢性支气管炎。

五、治疗

1.抗感染治疗

急性发作期应用抗生素及时控制感染,防止病情发展和并发症的发生。

(1)全身用药:应针对致病菌和感染程度选用敏感的抗生素。如青霉素 800 万单位,加入液体中静脉滴注,每日 1 次,或用氨苄青霉素等头孢菌素类静脉给药。

(2)局部用药:可选用适当抗生素加入 α 糜蛋白酶,通过超声雾化,以提高呼吸道内药物浓度,有利于局部炎症消除及痰液排出。

2.对症治疗

(1)祛痰止咳:可口服氯化铵、乙酰半胱氨酸(痰易净)等化痰止咳药。

(2)解痉平喘:可用氨茶碱、氯丙那林(氯喘通)等药物。

六、护理

(1)室内保持空气流通、清新,冬季应设有保暖设备,避免患者受凉感染而加重病情。

(2)患者病情较轻,可下床活动,病情严重者应卧床休息。

(3)饮食,一般患者给高蛋白、高热量、高维生素、易消化的饮食,重病食欲欠佳者,给半流质饮食。

(4)喘息型及有明显呼吸困难者应吸氧。有二氧化碳潴留者,采用鼻导管低流量持续给氧,浓度 25%～30%,流量(1.5～2)L/min。

(5)有吸烟嗜好者,劝其戒烟。

(6)呼吸运动锻炼。病情缓解期,鼓励患者进行呼吸运动锻炼。其方法为:取立位(体弱者可取坐位或仰卧位),一手放于腹部,一手放在胸前,吸气时尽力挺腹,胸部不动,呼气时腹部内陷,尽量将气呼出,吸与呼时间比为 1：2 或 1：3。用鼻吸气,用口呼气,要求缓呼深吸,不可用力,呼吸速度保持在每分钟 7～8 次,可减少能量消耗。每天 2 次,每次 10～20 min。

(吴亚娟)

第四节　老年急性肾小球肾炎

一、护理评估

(一)病史

发病前 2 周左右有无上呼吸道和皮肤感染史,起病缓急程度,就诊原因是水肿还是肉眼血尿,水肿的部位、程度,有无头昏、头痛、失眠等症状,能承受的活动量,每日尿量,既往是否经常有上呼吸道感染史。

（二）身体评估

体检要确定水肿的部位（睑部、下肢或全身性水肿），血压增高程度，有无局部感染灶存在。

（三）实验室及其他检查

血尿及蛋白尿的程度，肾功能检查是否正常，B超检查结果，肾病理检查是否符合毛细血管内增生性肾炎。

二、护理要点及措施

（一）护理要点

(1)注意饮食护理（低盐、限水、依肾功能调理蛋白），准确记录出入量并观察体质量；观察水肿情况；防止继发感染和压疮。

(2)注意休息（急性期绝对卧床，水肿消退、肉眼血尿消失、血压恢复正常后逐步开始活动）；加强生活和心理护理（良好环境、各项生活护理）。

(3)给予疾病相关知识的健康教育。预防并发症，发生并发症积极治疗。

（二）护理措施

(1)提供良好、舒适的环境，保持病室空气新鲜。限制探视人员，防止呼吸道感染，避免受凉，注意保暖。

(2)合理的膳食：饮食方面应根据每种疾病的情况对患者进行个体化的饮食指导，低盐饮食钠<2 g/d，适当限制蛋白质的摄入量，提供优质蛋白、清淡易消化的高热量、高蛋白的流质或半流质食物。

(3)遵医嘱给予利尿药、抗高血压药，并观察药物的疗效及不良反应。尽量避免肌内或皮下注射，注射后按压稍长时间，防止继发感染。

(4)下肢水肿严重时，少站立，抬高下肢，会阴部肿胀明显时，应及时用纱布垫托起，防擦伤皮肤或糜烂。水肿明显者给无盐饮食，水肿减轻后，给低盐饮食，钠不超过每日3 g。

(5)限制摄入水及液体入量，一般为前一日尿量再加500 mL。⑥准确记录24 h出入量，监测体质量、血压。尿少时，限制钾的摄入，出现氮质血症少尿症状时，限制蛋白质(20~30 g/d)摄入量。给予富含维生素的低盐饮食。

三、健康教育

(1)指导患者合理用药，并告知药物的作用与不良反应，慎用一些肾毒性药物，如抗生素一些镇痛药物等。

(2)严格禁酒，酒精的中间代谢产物有比较明确的肝毒性，并且加重肾脏的负担。凡是含有酒精的饮料一律不能饮用（包括葡萄酒）。饮酒后酒在胃肠道内很快被吸收，约90%以上的酒精成分（乙醇）在肝脏内代谢，而乙醇有直接刺激、损害肝细胞的毒性作用，可使肝细胞发生变性、坏死，加剧肾脏组织的病变。因此对乙醇性肾炎患者而言，禁酒是自我疗养的基本要求。

(3)肾病患者有消化系统的疾患，消化吸收能力比较差，一定要注意在适当加强营养的同时控制脂肪和糖的摄入，勿服霉变食物，多吃富含蛋白质与提高免疫力的食物。如鱼、肉、蛋、牛奶、豆制品、菌类和新鲜水果蔬菜。

(4)急性肾小球肾炎患者必须保证每天得到充分的休息，在力所能及的情况下，可以适当做一些活动。由于个体差异很大，具体的活动量需要自己灵活掌握，没有量的规定。一般以活动结束后没有明显的疲劳感为宜。老年患者活动项目以散步、太极拳等比较舒缓的运动为宜。需要注意的是绝对不能从事重体力劳动。每天保证 7～8 h 睡眠,最好能午休 0.5 h。

(5)正确对待疾病,保持心情舒畅,树立战胜疾病的信心。避免忧郁、愤怒等不良情绪刺激。过度兴奋、愤怒都会加重病情,特别要防止发怒,处事待人要胸怀宽广、冷静。

(6)急性肾小球肾炎患者在患病时身体处于免疫失衡状态,如果感冒、发热会加重肝肾的损伤。另外,急性肾小球肾炎患者机体免疫力低下,易引起感冒、支气管炎、尿路感染等,这样会使病情复发或加重。

(吴亚娟)

第五节　老年便秘

便秘是指排便次数减少(每周少于 3 次)排便困难且粪便干硬,便后无舒畅感。便秘是老年人常见的症状之一,约占老年人群的 1/3。长期便秘不仅促进衰老,还可引起皮肤粗糙、黑斑等改变,还会导致大肠癌、痔、乳腺癌、高血压,极易诱发心肌梗死、脑血管意外等,严重威胁到老年人的身心健康。

一、护理评估

对老年人进行有效询问。询问老年人:是否患有可能导致便秘的疾病;饮食情况及种类。日常活动和运动情况;最近一次排便的性状、次数、时间及有无伴随的症状;是否在服用容易导致便秘的药物等。

(一)致病因素

1.饮食因素

饮食过精、过少、过细,食物中的纤维素和水分不足,有些老年患者更是饮食简单,缺乏粗纤维致使粪便体积缩小,黏滞度增加,肠蠕动缓慢,使水分过多吸收而粪便干燥;进入直肠后的粪便残渣因为量少,从而不能形成足够的压力去刺激神经感受细胞产生排便反射。

2.肠道疾病

肠管内发生狭窄或肠管外受到压迫时,使粪便通过不畅。肠道的病变有炎症性肠病,疝、直肠脱垂、肿瘤等,此类病变导致功能性出口梗阻引起排便障碍。

3.排便动力不足

年老体弱时可因腹肌、膈肌、肛门括约肌收缩力减弱,使腹压降低从而使得排便动力不足,导致发生便秘。

4.全身性病变

主要有糖尿病、脑血管意外、尿毒症、帕金森病等。

5.药物影响

服用氢氧化铝、阿托品、溴丙胺太林、吗啡、碳酸铋等药物可引起便秘。

6.排便习惯

拖延大便时间,使已到了直肠的粪便返回到结肠;或因患某些肛门疾病,如肛裂和痔疮等疾病,使患者产生恐惧疼痛的思想,不敢排便。

(二)身体状况

便秘老年人可有自体中毒的症状,如恶心、腹胀、口臭、头晕、乏力、食欲缺乏、精神淡漠。便秘老年人可表现为左下腹痛,排便不畅。

排便时肛门有时出血、疼痛,直肠有坠胀感。触诊下腹部可扪及粪块或痉挛的肠壁。直肠指检用以排除直肠和肛门的疾病。

(三)实验室及其他检查

1.粪便检查

(1)观察粪便的性状、大小、坚硬度、有无黏液、脓血等 在直肠便秘时,由于直肠平滑肌弛缓,排出的粪便多呈块状;而痉挛性结肠便秘时粪便呈羊粪状。

(2)进行粪便常规及隐血试验检查 在进行隐血试验检查时前3d应禁食肉类、血制品、含铁剂的药物及绿色蔬菜等。

2.直肠指检

发现直肠癌、坚硬粪块堵塞及外来压迫、痔、肛裂、炎症狭窄、肛门括约肌痉挛或松弛等。

3.其他辅助检查

胃肠X线检查、肠镜或钡剂灌肠,以排除结肠、直肠病变。

二、护理诊断及医护合作问题

(一)便秘

便秘与肠蠕动减少、饮食不合理、药物的不良反应有关。

(二)焦虑

焦虑与长期便秘有关。

(三)有皮肤完整性受损的危险

与排便困难、大便干结、肛周皮肤损伤有关。

三、护理措施与健康指导

(一)治疗要点

1.对症治疗

便秘可由肛周疾病,如痔、瘘、结肠癌等引起。某些铁、铝、钙制剂也可引起便秘。要根据具体引起便秘的原因进行对症治疗。

2.祛除病因

根据引起便秘的原发病因来进行便秘的治疗。

3.药物治疗

根据便秘的严重程度,选用不同效果的药物进行治疗。

(二)护理措施

1.合理饮食

鼓励老年人每日饮水2 000～2 500 mL,晨起可服1杯淡盐水,上午和傍晚喝1杯温热的蜂蜜水。饮食应荤素、粗细搭配合理,多食入富含纤维素的蔬菜、水果,适当摄取油脂和豆类食物。

2.提供合适的排便环境

老年人在排便时,应拉开窗帘或用屏风进行遮挡,避开其老年人查房、治疗和进餐的时间。

3.药物治疗

盐性轻泻药,如硫酸镁;容积性泻药,如甲基纤维素;高渗性泻药,如山梨醇乳果糖溶液。

4.养成良好的生活习惯

老年人要有充足规律的睡眠,经常运动,能增强胃肠道功能。要防止有意识性地抑制便意。即使无便意,亦可稍等,以形成条件反射。

5.腹部按摩

让老年人在清晨和晚间排尿后取平卧位,用双手示指、中指和环指相叠,沿结肠解剖位置进行环形按摩,自右下腹到右上腹,横行至左上腹,再向左下腹,沿耻骨上缘到右下腹做腹部按摩,促进肠道的蠕动。

(吴亚娟)

第六节 老年消化性溃疡

一、概述

消化性溃疡主要是指胃肠道黏膜被胃酸和胃蛋白酶消化而发生的溃疡,好发于胃和十二指肠。胃溃疡多发生在胃小弯,其典型表现为饥饿不适、饱胀嗳气、反酸或餐后定时的慢性中上腹疼痛,严重时可有黑便与呕血。

十二指肠溃疡多发于十二指肠球部,发生在十二指肠球部的溃疡,与胃溃疡合称为消化道溃疡,与胃溃疡可同时发生,也可单独发生。多发于中青年男性,十二指肠溃疡癌变率较胃溃疡低。

二、护理评估

腹部疼痛的时间、部位、性质、与进食的关系,腹部疼痛有无压痛及反跳痛;有无食欲下降、体质量减轻、便血、呕血等。

三、护理要点及措施

(一)休息

溃疡病发作时应卧床休息,保持病房安静,环境适宜。

(二)口腔护理

患者出现呕血时应加强口腔护理,及时清理口腔,保持口腔清洁,预防口腔溃疡发生。每日 2 次口腔护理,饭前、饭后漱口。

(三)饮食护理

出血量少又无呕吐者,可进食少量流质饮食。溃疡大出血时,禁食经 24～48 h 如出血停止,可给予温和流质。饮食规律,定时进食,以易消化、高营养、无刺激性食物为宜。不暴饮暴食,少吃粗糙、油炸、辛辣、过冷、过热的食物及浓茶、咖啡等。增加营养,增进机体抵抗力,纠正贫血,改善一般状况,必要时给予输血、补液。

(四)病情观察

严密观察患者生命体征变化,包括体温、脉搏、呼吸、血压,观察并记录生命体征每小时1次。观察患者腹痛的部位、发作时间、性质、有无节律性。观察大便的颜色、性状、量,如果大便颜色为鲜红色,应警惕发生大出血的可能。

老年人消化性溃疡中以胃溃疡多见,溃疡直径常可超过 2.5 cm,且多发生于高位胃体的后壁或小弯。常表现为无规律的中上腹痛、呕血和(或)黑便、消瘦,很少发生节律性痛、夜间痛及反酸,易并发大出血,甚至危及生命。因其疼痛隐匿,常被误诊为胃炎、胆囊炎、心绞痛、胃癌等。严密观察患者生命体征尤其是血压、心率变化,观察腹痛的性质、疼痛部位、持续时间、节律性、与饮食的关系,观察胃液及大便的颜色、性状、量。如出现剧烈腹痛、短时间内引流出大量血性液体,或引流液呈酸腐味、粪臭味,及时报告医生处理。

(五)用药护理

遵医嘱按时、全疗程使用抑酸药和保护胃黏膜药物。应用抑酸药和保护胃黏膜药物应餐前 30 min 服用,疗程为 4~8 周。根除幽门螺杆菌治疗 7~14 d。胃溃疡患者在根除幽门螺杆菌治疗结束后还要继续服用 PPI 药物常规剂量,总疗程为 4~6 周,或 H_2 受体拮抗药常规剂量,总疗程为 6~8 周。

(六)并发症护理

1.出血

密切观察出血征象,如面色苍白、出冷汗、四肢发凉、脉搏细速、呼吸费力、昏厥、黑便或呕血。

(1)嘱患者立即卧床休息,头偏向一侧,低流量吸氧。随时清理呕吐物,给予口腔护理。

(2)严密观察病情变化,随时监测血压、脉搏、呼吸。

(3)立即抽血,查血型、交叉合血,按医嘱输液、输血。

(4)遵医嘱给予止血药。

(5)观察呕血、便血的次数、颜色、性状、量以及时间,记录出入量。

(6)治疗过程中,安慰患者,疏导家属的情绪,必要时遵医嘱使用镇静药,以减轻患者的恐惧与焦虑。

2.穿孔

上腹突发剧痛,常开始于右上腹或中上腹,持续而较快蔓延至全腹,腹壁僵硬呈板状腹,有压痛和反跳痛,部分患者出现休克状态。

①详细记录患者的症状和体征,并及时报告医生;②急诊查血常规、血生化、备血,以备实施紧急手术。

3.幽门梗阻

典型的表现为胃潴留。其主要临床症状为恶心、呕吐出酸臭味宿食,大量呕吐后上腹胀满不适及疼痛减轻。①患者发生幽门梗阻后应禁食,留置胃管行持续胃肠减压;②遵医嘱给予输液,防止脱水和电解质紊乱;③若症状无缓解,则需手术治疗。

(七)心理护理

对患者给予同情、理解、关心、帮助,告知患者不良的心理状态会降低机体的抵抗力,紧张、焦虑的情绪会加重溃疡病的发展。对患者进行心理疏导,更好地配合治疗和护理。

四、健康教育

(1)向患者及家属讲解引起和加重溃疡病的主要因素。

(2)向患者解释必须坚持长期服药的必要性,指导患者学会观察药效及不良反应,不随便停药,以减少复发。切不可症状稍有好转,便骤然停药,也不可随意调药,服用某种药物刚过几天,见病状未改善,又换另一种药。一般来说,一个疗程要服药 4~6 周,疼痛缓解后还得巩固治疗 1~3 个月,甚至更长时间。

(3)嘱患者避免精神紧张:消化性溃疡是一种典型的心身疾病,心理因素对胃溃疡影响很大。精神紧张、情绪激动,或过分忧虑不利于食物的消化和溃疡的愈合。保持轻松愉快的心境,是治愈胃溃疡的关键。对少数伴有焦虑、紧张、失眠等症状的患者,可短期使用一些镇静药。

(4)告知患者生活规律,注意气候变化。生活起居要有规律,不可过分疲劳,劳累过度不但会影响食物的消化,还会妨碍溃疡的愈合。溃疡病发作与气候变化有一定的关系,根据节气冷暖,及时添减衣被。调整情绪、精神状态,保持乐观积极向上的心境。

(5)指导患者建立合理的饮食习惯和结构,戒除烟酒,避免摄入刺激性食物。

加强营养,应选用易消化、富含热量、蛋白质和维生素的食物,如稀饭、细面条、牛奶、软米饭、豆浆、鸡蛋、瘦肉、豆腐和豆制品;富含维生素 A、维生素 B、维生素 C 的食物,如新鲜蔬菜和水果等。限制多渣食物,避免进食油煎、油炸食物以及含粗纤维较多的芹菜、韭菜、豆芽、火腿、腊肉、鱼干及各种粗粮。这些食物不易消化,引起胃液大量分泌,加重胃的负担。胃酸多的患者应少用牛奶。避免进食刺激性大的食物,禁食刺激胃酸分泌的食物,如肉汤、生葱、生蒜、浓缩果汁、咖啡、酒、浓茶等,以及过甜、过酸、过咸、过热、生、冷、硬等食物。一日三餐定时定量,饥饱适中,细嚼慢咽。进餐过程中少说话、不看书报、不看电视,是促进溃疡愈合的良好习惯。

(6)为避免大便干燥,告知患者还需常进食琼脂、香蕉、蜂蜜等有润肠作用的食物。

(7)嘱患者避免服用对胃黏膜有损害的药物,如阿司匹林、地塞米松、泼尼松、吲哚美辛等,可加重胃溃疡的病情,如病情不允许停药,可换用对黏膜损伤小的 NSAIDs 如特异性的COX-2抑制药(如塞来昔布)饭后服用。

(8)嘱患者定期复诊,如上腹疼痛节律发生变化并加剧或者出现呕血、黑便时,应立即就医。

(陈莎莎)

第七节　老年胃食管反流病

胃食管反流病(gastroesophageal reflux disease,GERD)是指过多的胃、十二指肠内容物反流入食管、口腔、咽喉和(或)呼吸道所致的一种疾病,常有胃灼热、反酸等症状,并可导致食管炎和咽、喉、气道等食管以外的组织损害,影响患者的生活质量。

一、概述

胃食管反流现象（gastroesophageal reflux，GER）是指胃内容物通过松弛的食管下括约肌（lower esophageal sphincter，LES）进入食管下端的一种现象。很多正常人都会出现 GER，但并不引起任何食管黏膜病变与症状。当机体的防御机制削弱或受损，反流的强度、频率和时间超过组织的抵抗力时，就会引起组织损害和症状，即胃食管反流病。GERD 是一种全球性疾病，其发病率随着年龄的增加而增加，老年人由于食管结构和功能的改变，成为 GERD 的高发人群，发病高峰为 60～70 岁，男女发病概率基本相当。GERD 在欧美国家发病率可以高达 20%～44%，亚洲国家发病率为 5%～17%，在我国发病率相对较低。老年人 GERD 经内镜检出率约为 8.9%，但有逐年上升的趋势。西方国家反流性食管炎（reflux esophagitis，RE）的发病率为 10%～20%，我国 RE 的发病率约为 1.9%，其中男性患者多于女性患者（2～3）：1。

GERD 在临床常见，根据内镜下检查食管黏膜所见，可以分为非糜烂性反流病（non-ero-sive esophageal reflux disease，NERD）、RE 和 Barrett 食管（barrett's esophagus，BE）三种类型。NERD 是指通过传统内镜检查未发现食管黏膜糜烂且近期没有酸抑制治疗，但存在反流相关症状的 GERD 亚类，是 GERD 最常见的类型。研究显示临床上约 60% GERD 表现为 NERD。RE 是指由于胃和（或）十二指肠内容物反流入食管，引起食管黏膜的炎症、糜烂、溃疡和纤维化等病变，属于胃食管反流病之一。BE 是指由于胃液等长时间向食管持续反流，食管下段的鳞状上皮被耐酸的胃黏膜肠化生的柱状上皮所取代，有可能发展成为食管腺癌。

二、危险因素

胃食管反流病是由多种因素造成的消化道动力障碍性疾病，主要是由于食管抗反流的防御机制减弱和反流物对食管黏膜的攻击作用增强，保护因子和攻击因子建立的动态平衡被打破所致的结果。GERD 发病的危险因素很多，包括年龄、肥胖（尤其是腹部肥胖者）、吸烟、过度饮酒、精神压力、家族史、社会因素、某些药物（如阿司匹林、非甾体抗感染药、抗胆碱能药物等）、不良饮食习惯、便秘等。

三、病理生理

GERD 的主要病理生理变化包括以下几点。

1. 食管抗反流屏障减弱

抗反流屏障包括 LES、膈肌、膈肌角、膈食管韧带、食管与胃底间的锐角 His 角等，其中最主要的是 LES 的功能状态。LES 是指食管末端 3～4 cm 长的环形束。正常人静息时 LES 压为 10～30 mmHg，为一高压带，可以防止胃内容物反流入食管。吞咽时 LES 松弛，使食物通过进入胃腔。常人餐后可有少量胃食管反流，但由于抗反流防御机制的存在，这种生理性胃食管反流时间短暂，不损害食管黏膜，常无症状。一过性 LES 松弛（transit les relaxation，TLESR）是指非吞咽情况下 LES 自发性松弛，TLESR 是正常人生理性胃食管反流的主要原因。其松弛时间明显长于吞咽时 LES 松弛时间，频繁出现与吞咽无关的一过性 LES 压下降会造成胃食管反流。TLESR 是 LES 静息压正常的胃食管反流病患者的主要发病机制。老年人 LES 肌张力压力较中青年人低，且老年 GERD 患者常常伴有食管裂孔疝；加上不少老年人因患有多种疾病，口服如茶碱类、钙通道阻滞剂、苯安定、抗胆碱能药物、抗抑郁药、利多卡因、前列腺素等使 LES 压力下降的药物，明显促进了胃食管的反流。

2.食管对反流物的清除能力下降

正常情况下,一旦发生胃食管反流,大部分反流物通过食管自发性和继发性蠕动收缩将食管内容物排入胃内,即容量清除,是食管廓清的主要方式。另外,食管廓清能力还和唾液的中和作用、食物的重力作用以及食管黏膜下分泌的碳酸氢盐等因素有关。老年人的食管蠕动功能下降,无推动性的自发收缩增加,而且老年人群唾液量和碳酸氢盐浓度也较年轻人减少,这些都会导致食管对胃酸的清除能力受损。此外,老年人滑动性食管裂孔疝的发病率增加,这也会使食管远端对胃酸的清除能力降低,因而延长了反流的有害物质在食管内的停留时间,增加了对食管黏膜的损伤。

3.反流物对食管黏膜攻击作用的结果

反流物进入食管后,可以凭借食管上皮表面黏液、不移动水层和表面碳酸氢盐、复层鳞状上皮等构成的上皮屏障,以及黏膜下丰富的血液供应构成的后上皮屏障,发挥其抗反流物对食管黏膜损伤的作用。老年人内脏黏膜血管壁增厚、变细,血流量减少,黏膜的屏障功能下降。再加上食管黏膜上皮的增生和修复能力下降,食管黏膜组织防御功能也因此受到影响。因此,任何导致食管黏膜屏障作用下降的因素(长期吸烟、饮酒和浓茶以及抑郁、紧张等),都将使食管黏膜不能抵御反流物的损害。在食管抗反流防御机制下降的基础上,反流物刺激和损害食管黏膜,其受损程度与反流物的质和量有关,也与反流物与黏膜的接触时间、部位有关。胃酸与胃蛋白酶是反流物中损害食管黏膜的主要成分,可引起食管黏膜充血、水肿、糜烂、溃疡。胆汁反流,非结合型胆盐、胰酶也可成为主要的攻击因子,导致食管黏膜的损害,又称为碱性反流性食管炎。

4.其他

其他如胃食管感觉异常、胃排空障碍等。

四、临床特点

(一)症状体征

GERD 的临床表现多样,轻重不一,有些症状较典型,如反酸、反胃和烧灼感,有些症状则无特征性,容易混淆,从而忽略了对本病的诊治。总的来说可以将 GERD 的临床表现分为典型症状、非典型症状和并发症三类。

1.典型症状

GERD 典型症状指反胃、反酸、嗳气、腹胀、胃烧灼感、吞咽时胸痛、反流性食管炎等。其中最常见的症状就是反胃、反酸和烧灼感。胃内容物在无恶心和不用力的情况下涌入口腔统称为反胃,反流物中偶含少量食物,多呈酸性或带苦味,此时称为反酸。反酸有时会伴有胃烧灼感或者反流性胸痛。烧灼感是指自胃或下胸部冲向颈部的火辣辣的感觉,常在餐后 1h 出现,由胸骨下段向上伸延,尤其在饱餐后、平卧、弯腰或用力屏气时加重,严重时可出现剧烈胸痛,可向剑突下、肩胛区、颈部、耳部及臂部放射,酷似心绞痛,应注意鉴别。

2.非典型症状

GERD 非典型症状主要指咳嗽、咳痰、反流性咽喉炎、声音嘶哑、喘息、哮喘、复发性中耳炎、鼻炎、吸入性肺炎、特发性肺纤维化等食管外刺激症状。据报道,约有 10% 的耳鼻喉门诊患者的咽喉炎症状和反流相关。反流性咳嗽综合征是慢性咳嗽的常见原因之一,约占 20%。多数反流性咳嗽患者没有烧灼感、反酸等 GERD 典型症状,临床常用 24 h 食管 pH 值监测诊断该病。

3. 并发症

GERD 的并发症主要包括食管狭窄、Barrett 食管和上消化道出血。有 8%～20% 的严重性食管炎患者可发生食管狭窄,食管狭窄进一步又可能会引起吞咽困难、哽咽、呕吐及胸痛。食管溃疡时可发生较大量出血,表现为呕血或者黑便。BE 是食管腺癌的主要癌前病变,合并食管腺癌的概率比一般人高 30～50 倍。

(二)辅助检查

1. 上消化道内镜检查

我国《中国胃食管反流病共识意见》将其作为 GERD 的常规首选检查。该检查可以直视并可以活检进行病理学诊断及鉴别诊断,还可以进行食管下扩张,对于确定有无食管炎症及炎症程度、有无 Barrett 食管和食管狭窄有重要价值。1994 年洛杉矶分级法将 GERD 分为 5 级,包括:①正常:食管黏膜没有破损;②A 级:一个或一个以上食管黏膜破损,长径小于 5 mm;③B 级:一个或一个以上黏膜破损,长径大于 5 mm,但没有融合性病变;④C 级:黏膜破损有融合,但小于 75% 的食管周径;⑤D 级:黏膜破损有融合,至少达到 75% 的食管周径。

2. 24 h 食管 pH 值监测

食管 pH 值监测是目前诊断有无胃食管反流最好的定性与定量的检查方法。该方法是将 pH 值监测导管从鼻腔插入到食管腔内,并在体外一端连接记录仪记录食管内和胃内的 pH 值变化以证实反流是否存在。该方法对于内镜检查无食管炎但有典型反流症状或可疑症状的患者及是否系反流引起及抗反流疗效差的患者有较高价值。pH<4.0 为确定反流存在的界限点。pH<4.0 的时间称为反流时间,是临床应用最广泛的反流变量。生理性反流是指 24 h 反流<50 次,食管内 pH 值<4.0 的总时间小于 1 h。病理性反流是指 24 h 反流>50 次,食管内 pH<4.0 的总时间大于 1 h。要注意在行该项检查前 3 d 应停用胃动力药物和抑酸药物。

3. 质子泵抑制剂诊断性治疗

质子泵抑制剂(Proton Pump Inhibitors,PPIs)诊断性治疗已被证实不仅有助于诊断 GERD,同时还具有治疗作用。服用标准剂量的 PPI,每日 2 次,疗程 1～2 周。如服药后症状明显改善,则支持诊断为与酸相关的 GERD;如服药后症状改善不明显,可能有酸以外的因素参与或不支持诊断。

4. 食管胆汁反流测定

部分 GERD 患者的发病有非酸性反流物质因素参与,特别是与胆汁反流相关。该方法主要采用胆汁反流监测仪对胆红素的监测来反映胆汁反流存在与否及其程度,缺点是固体食物颗粒易堵塞探头小孔影响检查结果,检查时应避免食用与胆汁吸收光谱相似的食物。

5. 其他方法

其他方法主要包括:①X 线片:可显示黏膜病变、狭窄、食管裂孔疝等,但其无法区分生理性与病理性反流,因此在无并发症的 GERD 患者中不建议使用;②食管放射性核素检测:量显示胃内放射性核素标记的液体反流,但敏感性及阳性率均不高,所以较少使用;③食管测压:食管测压不直接反映胃食管反流,但能帮助评估食管的屏障功能,常用于治疗困难者。

五、治疗

老年人 GERD 治疗的目标是:缓解症状、治愈食管炎、预防和治疗并发症、防止复发、提高生活质量。

1.抑酸药物治疗

近年来的研究发现健康老年人有与中青年人相似的泌酸或胃液酸化能力,而老年人空腹胃液量的减少可能主要与黏液细胞和黏液分泌量减少有关。因此抑制胃酸治疗仍是目前治疗老年 GERD 的基本方法。抑制胃酸的药物包括质子泵抑制剂(PPIs)和 H_2 受体拮抗剂等。

(1)质子泵抑制剂:PPIs 抑制 H^+/K^+-ATP 酶的活性即可阻断由任何刺激引起的胃酸分泌,使反流液对食管黏膜上皮细胞的损害作用减少,从而减轻症状和增加病变愈合的机会,是治疗 GERD 的一线首选药物。目前常用的 PPIs 包括奥美拉唑,兰索拉唑每日 30 mL/(1~2)次,泮托拉唑每日 40 mg/(1~2)次,雷贝拉唑每日 10 mg/(1~2)次,埃索美拉唑每日 40 mg/(1~2)次等,疗程 4~8 周。主张采用递减法,即一开始首先使用质子泵抑制剂加胃肠促动药,以求迅速控制症状,快速治愈食管炎,待症状控制后再减量维持;也可采用递增法,即从作用弱的药物开始。PPIs 能快速经肝脏和肾脏排泄,不会引起药物蓄积,对一般老年患者的使用具有良好的安全性。

(2)H_2 受体拮抗剂:目前常用的 H_2 受体拮抗剂包括西咪替丁、雷尼替丁、法莫替丁和尼扎替丁。标准剂量的 H_2 受体拮抗剂治疗 GERD 的疗效相近,均可抑制 60%~70% 的胃酸分泌,但对病变较重的病例效果较差。H_2 受体拮抗剂仅适用于轻至中度 GERD 的初始治疗和症状短期缓解。老年人应用时要注意监测其潜在的不良反应及药物相互作用,对肾功能不全的患者要根据肾功能情况调节用量。

2.促动力剂

促动力药物包括氯贝胆碱、甲氧氯普胺、多潘立酮、莫沙比利等。研究证明这些药物有增加 LES 压力、促进食管蠕动、改善胃排空、减少食管酸暴露的时间等作用,但这类药物治疗 GERD 需要较大剂量,不良反应较多,单独应用疗效不理想,可与抑酸药物合用。

3.胃黏膜保护剂

胃黏膜保护剂常用的有硫糖铝、铋剂、铝碳酸镁等,其主要作用是在食管糜烂或溃疡病灶表面形成一层保护膜,对胃酸、胃蛋白酶、胆盐等起屏障作用,可缓解症状、促进黏膜破损愈合,对轻症 GERD 的疗效与 H_2 受体拮抗剂相似。铝碳酸镁还有中和胃酸和胆盐作用,更适合于胆汁反流性食管炎。虽然这类药物吸收很少,但对肾功能不全及高龄老年人不宜长期应用,一般以每年 2 个月为限,以避免体内铝和铋蓄积。

4.内镜治疗

可采用胃成形术、LES 部位的黏膜下层或肌层注射治疗、腹腔镜下胃底折叠术及内镜扩张治疗等。

5.外科手术

抗反流手术是指不同术式的胃底折叠术,目的是阻止胃内容物反流入食管。一般适用于对严格内科治疗无效或有严重并发症且内科治疗无效的患者。如同时合并食管裂孔疝,可进行裂孔修补及抗反流术。

六、护理

(一)改进生活方式

改进生活方式的目的是减少膳食后胃食管反流的次数,促进食管对反流物的清除能力,这是治疗 GERD 的基础。

1.日常保健

(1)积极锻炼,控制体重:过度肥胖者会增大腹压而促成反流,可多参加慢跑、散步、健身操、太极拳等运动,增强体质,减轻体重。

(2)合适卧位:睡觉时将床头抬高 20°～30°,以减少夜间平卧时的反流,利用重力来清除食管内的有害物。

(3)生活规律:按时作息,保证充足睡眠时间及质量。重视季节变化对病情的影响,避免受凉。

(4)避免增加腹压的各种动作和姿势:平常不过度弯腰、保持大便通畅、避免穿紧身衣裤、扎紧腰带等,有助于减少胃的压力,防止胃食管反流病的发作。

(5)尽量避免使用降低 LES 压的药物:如硝酸甘油制剂、钙通道阻滞剂、茶碱、多巴胺受体激动剂等。

2.饮食护理

(1)低脂饮食:过多地摄入高脂肪、高蛋白等不易消化的食物是反流的一个重要诱因。脂肪可延缓胃排空,刺激胆囊收缩与分泌,降低食管括约肌压力,因此要尽量以高蛋白、高纤维、低脂肪饮食为主,烹调宜蒸、煮、炖、烩,不用油煎炸。

(2)增加维生素及优质蛋白的摄入:宜吃新鲜蔬菜、水果、瘦肉、鱼、鸡蛋清、牛奶和各种大豆制品等,增加维生素 A、维生素 C 及优质蛋白质的摄入。

(3)避免食用降低 LES 张力和增加胃酸分泌的食物:如辣椒、咖喱、胡椒粉、大蒜、薄荷等,少喝鲜柠檬汁、鲜橘汁、番茄汁等酸性饮料,忌浓茶、烟酒、咖啡,避免吃过冷、过热、过硬、过咸、过甜及延长胃排空的食物。因抽烟减少唾液的生成,也与烧灼感有关。饮酒、摄入巧克力和咖啡等会降低 LES 张力,延缓胃的排空,食管清酸能力下降。

(4)每次反酸过后,宜喝少许温开水,以冲洗被酸烧灼过的食管黏膜(无水时可咽唾液)。每次饮水量不宜超过 200 mL,少量多次。

(5)定时进餐,进食应细嚼慢咽,少食多餐,晚餐不宜过饱,睡前 2～3 h 不予进食,饭后避免立即卧床。

(二)心理护理

心理因素对消化系统的影响十分明显,像焦虑、抑郁都会让消化系统出现不良反应,所以缓解压力、保持情绪稳定也同样重要。

(三)PPIs 药物护理

在 5 种 PPIs 药物中,奥美拉唑、兰索拉唑、雷贝拉唑和埃索美拉唑有胶囊或片剂,其中兰索拉唑还有草莓味的颗粒剂,因此老年患者在服药前可将胶囊内容物、药片或颗粒剂放在温开水、酸奶或流质饮食中服用。兰索拉唑口腔崩解片放在舌头上就会溶解,不需饮水,生物利用率与口服胶囊等制剂相似。这些剂型特别适用于身体虚弱的老年人,既增加了用药的顺性,还可避免产生药丸性食管炎。

(四)监测与随访

(1)理论上讲,持续的胃酸抑制会产生高促胃液素血症,而且有可能掩盖上消化道肿瘤的预警临床表现,因此对长期服用制酸剂的 GERD 患者应加强随访观察。

(2)胃酸减少可能会影响维生素 B_{12} 的吸收,从而导致维生素 B_{12} 缺乏,长期应用 PPIs 的患者要注意监测有无维生素 B_{12} 的缺乏。

(3)随访:无异型性增生的 BE 患者应每 2 年复查 1 次内镜,如 2 次复查都未检出异型增生和癌变,可酌情放宽随访间隔;对伴有轻度异型增生者,第一年应每 6 个月复查 1 次内镜,如异型增生无进展,可每年复查 1 次;对重度异型增生 BE 患者应建议行内镜下黏膜切除或手术治疗,并密切监测随访。

(陈莎莎)

第六章　急危重症护理

第一节　高　热

发热(fever)是指机体在致热原作用下使体温调节中枢的调定点上移而引起的调节性体温升高。一般情况下,当腋下温度超过 37 ℃或口腔温度超过 37.5 ℃,一昼夜体温波动在 1 ℃以上可称为发热。当体温超过 39 ℃为高热,41 ℃以上为超高热。长时间的高热可致机体水、电解质紊乱及酸碱平衡失调,各系统器官功能受损,甚至出现惊厥、昏迷、死亡等。

一、护理评估

1.健康史

了解发热病史,是否有受凉、疲劳、外伤或进食不洁史等诱发因素,或有组织损伤、恶性肿瘤、中暑、药物热等病史。了解发热的时间、程度、急缓及有无其他伴发症状等。同时还应重视流行病学资料,包括发病季节、地区、传染病接触及预防接种史等。

2.临床表现

(1)发热的临床过程:一般包括三个时期。

1)体温上升期:主要表现为畏寒、皮肤苍白、干燥无汗、疲乏不适、肌肉酸痛、有时伴有寒战。体温上升有骤升和缓升两种方式。骤升是指体温突然升高,在数小时内达 39 ℃～40 ℃或 40 ℃以上,常伴有寒战,小儿多伴有惊厥,见于大叶性肺炎、疟疾、急性肾盂肾炎、流行性感冒、输液及某些药物反应等。缓升是指体温在数小时内逐渐上升,数日内达高峰,多不伴寒战,见于伤寒、结核病、布鲁菌病等。

2)高热持续期:是指体温上升达高峰后保持一定的时间。持续时间的长短可因病因不同而有差异,如疟疾可持续数小时,大叶性肺炎、流行性感冒可持续数日,伤寒则可持续数周。主要表现为皮肤潮红、灼热;口唇、皮肤干燥;呼吸加深加快;心率加快;头痛、头晕甚至惊厥、谵妄、昏迷等;食欲缺乏、恶心、呕吐、腹胀、便秘;尿少;全身不适、软弱无力。

3)退热期:由于人体的防御及适当的治疗,疾病得到控制,体温逐渐恢复正常。主要表现为皮肤潮湿、大量出汗等。退热方式有骤降和渐降两种。骤降是指体温在数小时内迅速降至正常,有时可略低于正常,常伴有大汗淋漓,如疟疾、急性肾盂肾炎、大叶性肺炎等。渐降是指体温在数日内逐渐降至正常,如伤寒、风湿热等。

(2)热型:不同病因所致发热的热型常不同,临床常见的热型有以下几种。

1)稽留热:体温持续在 39 ℃～40 ℃,达数日或数周,24 h 波动范围不超过 1 ℃。多见于肺炎球菌肺炎、伤寒等。

2)弛张热:体温持续在 39 ℃以上,但波动幅度大,24 h 内温差达 1 ℃以上,体温最低时仍高于正常水平。多见于败血症、风湿热、化脓性疾病等。

3)间歇热:高热与正常体温交替。发热时体温可骤升至 39 ℃以上,持续数小时或更长,然后很快下降至正常或正常以下,经过一段间歇时间后又再次升高,并反复发作。多见于疟疾、急性肾盂肾炎等。

4)波状热:体温呈中等热或高热,数日后逐渐降至正常,持续数日后又持续上升,如此反复多次。可见于布鲁斯菌病、恶性淋巴瘤等。

5)回归热:体温骤升至 39 ℃以上,持续数日后又骤降至正常水平,高热期与正常体温各持续若干日,即有规律性交替 1 次。可见于回归热、周期热等。

6)不规则热:体温变化无一定规律。多见于流行性感冒、肿瘤性发热等。

(3)伴随症状及体征:主要包括寒战、肝脾大、淋巴结增大、单纯疱疹、皮疹、皮肤黏膜出血、昏迷、心悸、腹痛、腹泻。

3. 辅助检查

(1)常规检查:包括血常规、尿常规和粪常规。必要时根据病情做胸腔、腹腔或心包腔积液检查,脑脊液检查,关节腔液或某些脏器囊肿穿刺液等特殊检查。

(2)血液生化检查:血清电解质、血清酶、红细胞沉降率、免疫学检查等。

(3)微生物学检查:包括来自咽喉部、尿道、肛门、阴道、子宫颈及血液等处标本的细菌或病毒培养。

(4)影像检查:X 线、CT、MRI、超声波、内镜等检查。一般不作为常规检查。

二、治疗与护理

1. 治疗

(1)积极寻找病因:明确有细菌感染者,合理选用抗生素。抗生素使用后,至少观察 2~3 日,疗效不满意时应考虑改用其他药物。明确为输液反应者,须立即停止输液。对高度怀疑的疾病,可做诊断性治疗。诊断性治疗的用药要有目的、有步骤、按计划进行,做到"用药有指征,停药有根据",切忌盲目滥用。对原因不明的发热,应进一步观察检查。若患者情况良好,热度不过高,可暂不做退热处理而给予支持疗法,以便细致观察热型并进一步做其他检查,待明确诊断后积极进行病因治疗。

(2)物理降温:是首选的降温方法,简便安全,疗效较快。主要的方法有:①冰水擦浴:对高热、烦躁、四肢末梢灼热者,可用冰水擦浴降温;②温水擦浴:对寒战、四肢末梢厥冷的患者,用32~35 ℃温水擦浴,以免寒冷刺激而加重血管收缩;③乙醇擦浴:用温水配成 30%~50%乙醇进行擦浴;④冰敷:用冰帽或冰袋装上适量冰块,置于前额、腋窝、腹股沟、腘窝等处,但要保留一侧腋窝用于测量体温。

物理降温时应注意:①擦浴方法是自上而下,由耳后、颈部开始,直至患者皮肤微红,体温降至 38.5 ℃左右;②不宜在短时间内将体温降得过低,以防引起虚脱;③伴皮肤感染或有出血倾向者,不宜皮肤擦浴。降温效果不佳者可适当配合通风或服药等措施;④注意补充体液,维持水电解质平衡;⑤遵循热者冷降,冷者温降的原则。

(3)药物降温:药物可防止肌肉震颤,减少机体分解代谢,扩张周围血管,从而减少产热和利于散热。但必须与物理降温同时使用。常用的药物有阿司匹林、地塞米松等,用药时应防止患者虚脱。若上述措施不能使体温降至 38.5 ℃以下,可加用人工冬眠药物(氯丙嗪 50 mg、异丙嗪 50 mg、哌替啶 100 mg)全量或半量静脉滴注,注意该药物可引起血压下降,使用前补足血容量,纠正休克,使用中监测血压变化。

2.护理措施

(1)一般护理

1)密切观察:测量体温,对高热患者应每 4 h 测一次,待体温恢复正常 3 d 后,改为每日 2 次;同时注意观察发热的临床过程、热型、伴随症状及治疗效果等,注意患者的面色、脉搏、呼吸、血压及出汗等体征。观察物理、药物降温的效果,避免降温速度过快、幅度过大,造成患者虚脱。小儿高热易出现惊厥,应密切观察,如有异常及时报告医生。对未明确诊断的高热患者应隔离,待确诊后按医嘱处理。

2)卧床休息:高热时新陈代谢增快,进食减少,消耗增加,患者又大多体质虚弱,因此应绝对卧床休息,减少能量消耗,以利于机体的康复。护士还应为患者提供温度适宜、安静舒适、通风良好的室内环境。

3)补充营养和水分:给予患者高热量、高蛋白、高维生素、易消化的流质或半流质饮食,鼓励患者少食多餐。鼓励患者多饮水,以补充大量消耗的水分,促进代谢产物的排出。对不能进食的患者,遵医嘱给予静脉输液或鼻饲,以补充水分、电解质和营养物质。

4)基础护理:加强口腔及皮肤护理。晨起、餐后、睡前协助患者漱口,减轻口干、口臭、防止口腔感染等。高热患者出汗后,应及时擦干皮肤,更换衣被和床单。对重症高热患者,要定时翻身、拍背,防止压疮及肺炎发生。

(2)心理护理:观察了解发热各期患者的心理反应,对体温的变化、伴随的症状给予合理的解释,经常关心体贴患者,多与患者沟通,满足患者的需要,以缓解其紧张情绪,消除躯体不适,使其配合治疗,树立战胜疾病的信心,争取早日康复。

3.健康教育

(1)教会患者及其家属正确测量体温的方法,了解发热的诱因、特点和过程,以便及时就医。

(2)教会患者及其家属简易的物理降温方法,并告知休息、营养、饮水、清洁的重要性。

(3)教育患者养成良好的生活习惯,锻炼身体,增强抵抗力,预防感冒,出现不适及时就医。

(马春芳)

第二节　惊　厥

惊厥(infantile convulsion)是指由于神经细胞异常放电引起全身或局部肌群发生不自主的强制性或阵挛性收缩,同时伴有意识障碍的一种神经系统功能暂时性紊乱的状态。常见于婴幼儿,其惊厥发生率是成人的 10~15 倍,是儿科常见的急症。

一、病因

惊厥可分为有热惊厥和无热惊厥两种。婴幼儿大脑皮质发育未臻完善,因而分析鉴别及抑制功能较差;神经髓鞘未完全形成,绝缘和保护作用差,受刺激后,兴奋冲动易于泛化,因此,各种较弱刺激也能在大脑引起强烈的兴奋与扩散,导致神经细胞突然大量异常反复放电。同时免疫功能低下,易感染而致惊厥;血-脑脊液屏障功能差,各种毒素容易透入脑组织;某些特殊疾病如产伤、脑发育缺陷和先天性代谢异常等较常见,这些都易造成婴幼儿期惊厥的发生。

1.有热惊厥

(1)全身感染性疾病:如肺炎、破伤风、败血症、中毒性菌痢等,由急性上呼吸道感染引起的高热惊厥,在婴幼儿期较为常见。

(2)中枢神经系统感染疾病:如流行性脑膜炎、乙型脑炎、中毒性脑病、脑性疟疾、脑脓肿等。

2.无热惊厥

(1)非感染性全身疾病:如缺乏维生素 D 的手足搐搦症、婴儿痉挛症、低血糖、尿毒症、糖尿病酸中毒、急性肾炎所致高血压脑病、有机磷中毒以及一氧化碳中毒等。

(2)非感染性中枢神经系统疾病:如颅内出血、脑缺氧、脑肿瘤、颅脑外伤、脑发育不全、癫痫以及各种脑炎、脑膜炎的后遗症等。

新生儿期以产伤、窒息、颅内出血最多见,其次为败血症、肺炎、核黄疸、低血钙等;2～6 个月常见化脓性脑膜炎、败血症、肺炎、婴儿手足搐搦症、婴儿痉挛等;7 个月至 3 岁以高热惊厥较多,其次为中毒性脑病、脑膜炎、脑炎、先天性代谢疾病等;3 岁以上常见癫痫、脑炎、脑膜炎及药物中毒、毒物中毒等。3 岁以下原发性癫痫少见,多为症状性癫痫;6 岁以上较少发生单纯的高热惊厥。

二、护理评估

1.健康史

了解患者的年龄、发病季节及家族史等,成人需要了解其从事的职业。详细询问惊厥发作的诱发因素、先兆、形式、发作时间、持续时间和发作间隔时间以及发作后的状态等。

2.临床表现

(1)典型表现:为突然发生意识丧失,眼球上翻,凝视或斜视,局部或全身肌群出现强直性或阵挛性抽动,持续数秒至数分钟。新生儿及婴幼儿惊厥表现不典型。若发作持续超过 30 min 或 2 次发作间歇期意识不能恢复,称为惊厥持续状态。

有热惊厥多由上呼吸道感染引起,典型特点为:①主要发生在 6 个月至 3 岁小儿,男孩多于女孩;②大多发生于急骤高热开始后 12 h 之内;③发作时间短,在 10 min 之内,发作后短暂嗜睡;④在一次发热性疾病过程中很少连续发作多次,可在以后的发热性疾病中再次发作;⑤没有神经系统异常体征,热退后 1 周脑电图正常。

(2)伴随症状

1)发热:多见于感染和小儿高热惊厥。

2)高血压:多见于子痫、高血压脑病及肾病综合征等。

3)脑膜刺激征:多见于各种原因引起的脑炎、脑膜炎及蛛网膜下隙出血等。

4)瞳孔散大与舌咬伤:多见于癫痫大发作。

5)头痛、呕吐:多见于颅脑损伤、颅内占位性病变、高血压及蛛网膜下隙出血等。

3.辅助检查

(1)血生化检查:血糖、血钙、血钠、血尿素氮等,鉴别是否为代谢因素致病。

(2)脑脊液检查:主要鉴别有无颅内感染。

(3)眼底检查:若有视网膜下出血提示颅内出血,视盘水肿提示颅内高压。

（4）其他检查：脑电图检查有利于预后推测（主要用于癫痫）；颅脑超声检查主要查脑室内出血及脑积水；颅脑 CT 检查主要查颅内占位性病变和颅脑畸形。

三、治疗与护理

1. 治疗

（1）体位：立即让患者平卧，解开衣领和腰带，头偏向一侧，以防吸入呕吐物引起窒息。

（2）保持呼吸道通畅：持续性强制性抽搐状态的患者，要预防脑水肿，保持呼吸道通畅，防止肺部感染，纠正水、电解质平衡。对呼吸困难、发绀患者，及时给予吸氧。

（3）解痉镇静：迅速采取措施以控制惊厥的发作。常用地西泮 10 mg 静脉注射、苯巴比妥 0.1~0.2 g 肌内注射或水合氯醛灌肠。保持环境安静，温湿度适宜，避免外界刺激。

（4）保护患者，防止受伤：使用带护栏的病床，防止患者坠床。必要时放压舌板或开口器于上、下磨牙之间，以免咬伤舌及颊部。有义齿应取下。专人护理，适当约束和保护抽搐肢体，以防外伤。

（5）严密观察并记录：详细记录惊厥发作的次数、持续时间、症状及体征，以及应用解痉阵痛药物的效果。

（6）积极处理原发病：高热的患者采取降温措施，中毒者给予解毒。

2. 护理措施

（1）休息：任何原因引起的惊厥发作后，都要让患者安静。协助患者充分地休息，安慰患者，消除紧张情绪，使其恢复体力。

（2）做好基础护理：对于高热、呕吐或大小便失禁者，应及时清洗皮肤，保持皮肤清洁、干燥，及时更换衣服、床单。注意保暖，避免受凉。对于意识不清、生活不能自理者，做好皮肤、口腔护理，协助扣背，防止压疮、口腔溃疡以及肺炎的发生。

（3）心理护理：安慰、鼓励患者，给予精神和心理上的支持，缓解紧张情绪，树立战胜疾病的信心。积极配合治疗和护理，减少诱发因素的刺激。

3. 健康教育

（1）对于婴幼儿，应防止高热。

（2）癫痫的患者，避免从事高空、水上作业，不宜开车。遵医嘱按时服药。注意生活规律，忌酒，勿暴饮暴食。

（3）癔症患者，要注意保持良好的人际关系，避免精神刺激。

（4）指导患者要坚持治疗和自我护理，预防惊厥的发生。

（杨仕容）

第三节　昏　迷

意识是指大脑的觉醒程度，是中枢神经系统对内外环境的刺激所做出的应答反应的能力，该能力减退或消失会导致不同程度的意识障碍。根据程度不同临床上将意识障碍分为嗜睡、意识模糊、昏睡和昏迷。昏迷（coma）是意识障碍的最严重程度，其主要特征为随意运动丧失，对外界刺激失去正常反应并出现病理性反射活动的一种临床综合征。

一、病因

1. 颅脑疾病

(1)感染性疾病:各种脑炎、脑膜炎、脑脓肿等。

(2)脑血管疾病:脑循环障碍(缺血、出血、栓塞、血栓形成等)、蛛网膜下隙出血等。

(3)占位性病变:脑肿瘤、脑寄生虫病、脑内肉芽肿等。

(4)颅脑外伤:脑震荡、脑挫伤、颅内血肿(硬膜外血肿、硬膜下血肿、脑内血肿)等。

(5)其他:癫痫、颅内压增高综合征等。

2. 全身性疾病

(1)急性重症感染:败血症、中毒性肺炎、中毒性痢疾、伤寒等。

(2)内分泌与代谢障碍:甲状腺疾病(甲状腺危象、甲状腺功能减退)、肝昏迷、肝性脑病、肺性脑病、糖尿病酮症酸中毒、尿毒症、低血糖昏迷等。

(3)水、电解质平衡紊乱:稀释性低钠血症等。

(4)外因性中毒:工业毒物中毒、农药中毒、药物类中毒、植物类中毒、动物类中毒等。

(5)物理性损害:中暑、淹溺、触电。

二、护理评估

昏迷是意识障碍最严重的表现,也是病情危急的信号。护士应尽快收集病史,判断昏迷程度,观察生命征的变化等,并积极配合医生进行抢救。

1. 病史收集

(1)发病特点:发病的急缓及过程。发病急而持久者,多见于脑血管意外、急性一氧化碳中毒、肝昏迷、肺性脑病及颅内占位性病变等;发病急而短暂者,多见于轻度脑外伤、癫痫、高血压及一过性脑供血不足等。

(2)伴随症状:昏迷伴有脑膜刺激症状,常见于蛛网膜下隙出血、脑膜炎和乙型脑炎等;昏迷伴有头痛、呕吐的偏瘫,多见于急性脑血管疾病、颅脑外伤和颅内占位性病变;昏迷伴有体温过低,可见于药物中毒、休克和周围循环衰竭等;昏迷伴有抽搐常见于癫痫、高血压脑病等。

(3)既往史:了解患者有无高血压、糖尿病、癫痫和心、脑、肝、肾等重要器官疾病。

(4)用药史:患者有无服用安眠镇静药或精神药物的习惯等。

(5)现场环境和特点:了解患者发病场所周围的环境,有无药瓶、未服完的药片或农药等,有无断落的高压电线,有无头部外伤的可能等。

2. 判断昏迷程度

(1)昏迷程度分级

1)浅昏迷:患者的随意运动丧失,对周围事物及声、光等刺激无反应,仅对强烈的疼痛刺激有反应,可有肢体防御性退缩和痛苦表情,吞咽反射、咳嗽反射及瞳孔对光反射等存在或减弱、呼吸、脉搏和血压一般无明显变化。浅昏迷主要为大脑皮质和皮质下中枢功能障碍引起的症状。

2)中度昏迷:患者意识丧失,对外界任何刺激均无反应,对强烈刺激的防御反射及生理反射均减弱,呼吸、脉搏和血压有改变,大小便潴留或失禁。中度昏迷主要是皮质中枢抑制更加明显。

3)深度昏迷:患者全身肌肉放松,对任何外界刺激均无反应,各种反射均消失,呼吸不规则,血压下降,脉搏减弱,大小便失禁。深度昏迷是脑的生命中枢已到衰竭的状态。

(2)格拉斯哥(GCS)昏迷评分法:GCS评分方法为世界许多国家所采用,该方法根据患者的眼睛、语言和运动对刺激的不同反应给予评分,从而对患者的意识状态进行判断。详见第四章第三节神经功能监护。

3. 观察生命征

(1)体温:升高常见于感染性疾病,过高可能为中暑或中枢性高热;体温过低可见于休克、甲状腺功能减退、低血糖、冷伤或镇静安眠药过量。

(2)脉搏:缓慢见于颅内压增高;增快见于感染性疾病;先快后慢伴血压下降,可考虑脑疝压迫生命中枢。

(3)呼吸:呼吸深大见于呼吸性酸中毒、败血症和严重缺氧等;呼吸缓慢见于颅内压增高及碱中毒;呼吸过慢呈叹息样,提示吗啡或巴比妥中毒。

(4)血压:过高提示颅内压增高、高血压脑病或脑出血;过低可能为脱水、休克、心肌梗死、镇静安眠药中毒等。

4. 神经系统检查

(1)瞳孔:正常瞳孔直径为 2.5～4 mm,小于 2 mm 为瞳孔缩小,大于 5 mm 为瞳孔散大。双侧瞳孔缩小见于吗啡中毒、有机磷中毒、巴比妥类药物中毒、中枢神经系统病变等,如瞳孔针尖样缩小(小于 1 mm),常为脑桥病变的特征,1.5～2.0 mm 常为丘脑或其下部病变。双侧瞳孔散大见于阿托品、东莨菪碱(654-2)、多巴胺等药物中毒,中枢神经病变见于脑功能受损;双侧瞳孔散大且对光反射消失表示病情危重。两侧瞳孔大小若相差 0.5 mm 以上,常见于小脑天幕疝及 Horner 综合征。

(2)眼底:颅内肿瘤、血肿、高血压脑病及其他致颅内压增高的疾病,均可出现眼底变化。在颅内出血 12～24 h 后可出现视盘水肿;糖尿病、尿毒症、血液病及高血压脑病可见视网膜广泛渗血或出血。

(3)脑膜刺激征:蛛网膜下隙出血、脑膜炎和脑炎可出现脑膜刺激征阳性。

(4)角膜反射:浅昏迷时角膜反射存在;中度昏迷时角膜反射减弱;深度昏迷时角膜反射消失。

5. 一般病情观察

(1)皮肤黏膜:皮肤黏膜发绀提示缺氧;呈樱桃红色为一氧化碳中毒;皮肤黏膜瘀斑见于细菌性或真菌性败血症、流脑和血小板减少性疾病;皮肤色素沉着见于肾上腺皮质功能减退。

(2)呼吸气味:烂苹果味见于糖尿病酮症酸中毒;氨味见于尿毒症;大蒜味见于有机磷农药中毒;肝臭味见于肝昏迷。

6. 实验室及特殊检查

(1)常规检查:可做血、尿、粪常规及血糖、电解质、血氨、血清酶、血气分析和肝肾功能等实验室检查。

(2)特殊检查:对疑有颅脑病变者,可根据需要进行 CT、磁共振、脑电图、X 线及脑血管造影等检查。其他根据病情的需要,可选择心电图、B 超和 X 线等检查。

7. 鉴别诊断

(1)晕厥:是由于大脑一时性供血不足而引起突然的短暂意识丧失,一般在 1 min 之内可恢复,主要原因有心排出量减少、严重的心律失常、突然剧烈的血压下降或脑血管暂时性闭塞等,表现为面色苍白、出冷汗、恶心及乏力等。

(2)癔症大发作:表现为闭目不语、四肢强直或松弛,不动,针刺肢体无反应,但生命征平稳,腱反射正常,无病理反射,往往在暗示治疗后迅速恢复正常。

(3)闭锁综合征:患者呈失运动状态,眼球不能向两侧转动,不能张口,四肢瘫痪,不能说话,但患者意识尚清,能理解问话,有思维活动,可用眼球的垂直运动和瞬目来表达意愿。

(4)植物状态:患者意识丧失,无任何认知功能和运动行为,但能自发睁眼或在刺激下睁眼,可有无目的的眼球运动,有睡眠觉醒周期,下丘脑和脑干功能基本完整。植物状态常为昏迷患者经过复苏后出现的一种状态,有些患者可逐渐恢复意识和运动。

三、治疗与护理

1.治疗

主要是维持基本生命征,避免脏器功能的进一步损害,积极寻找和治疗病因。

(1)维持呼吸道通畅,保证充足氧供。

(2)维持循环功能,抗休克。

(3)补充葡萄糖,减轻脑水肿,纠正低血糖。

(4)维持水、电解质和酸碱平衡。

(5)对症处理,防治感染,控制高热和抽搐,注意补充营养。

(6)积极寻找和治疗病因。

2.护理措施

(1)密切观察病情:根据患者病情严重程度,定时观察意识、瞳孔、体温、脉搏、呼吸及血压的变化。昏迷初期应每 15~30 min 测量一次,病情稳定后可每 4 h 测量一次,并应及时准确记录测量结果及昏迷和清醒的时间。注意 GCS 评分的变化,如发现分值迅速下降,则提示有中枢神经系统继发性病变,及时报告医生,迅速进行抢救。

(2)呼吸道的护理:昏迷患者取平卧位并头偏向一侧。检查口腔、会厌及气管有无梗阻,及时吸引口、鼻的分泌物,痰液黏稠者给予雾化吸入。注意观察患者的呼吸,是否有呼吸困难和发绀等症状,必要时行气管插管或气管切开,并持续给予氧气吸入。呼吸抑制者应给予中枢兴奋剂,呼吸停止者给予人工呼吸或机械通气。

(3)并发症的预防

1)预防感染:坚持每日进行 2 次口腔护理,常用 3% 过氧化氢或复方硼酸溶液擦拭。注意观察口腔有无感染,黏膜有无溃疡,并及时给予对症处理。定时翻身拍背,每 2~4 h 一次。防止分泌物和呕吐物误吸入呼吸道,及时清除痰液,定时更换吸氧导管,防止肺部感染。注意保持尿管通畅,避免扭曲受压,每日进行尿道口护理两次,定时做好膀胱冲洗,观察并记录尿量和性质,发现感染征象及时处理。

2)预防压疮:定时翻身,每 2 h 一次,必要时 30 min 一次,按摩身体受压部位,保持患者皮肤及床铺的清洁干燥。

3.健康教育

(1)对于长期昏迷的患者,护士应教会家属及陪护人员做好并发症的预防,做好对患者的口腔、呼吸道、皮肤及消化、泌尿系统的护理。

（2）指导患者进行被动肢体功能锻炼，以防止关节僵直和肌肉萎缩，并教会家属及陪护人员，使其积极配合治疗。

（3）指导家属对长期昏迷的患者进行意识刺激，促进其恢复。

（胡媛媛）

第四节 呼吸困难

呼吸困难(dyspnea)是指患者主观感觉空气不足或呼吸费力，客观表现呼吸运动用力，重者鼻翼扇动、张口耸肩，口唇、皮肤、黏膜发绀，辅助呼吸肌参与活动，并出现呼吸节律、频率、幅度的异常改变。按照发病时间可分为急性、慢性和阵发性呼吸困难。从临床表现进行分类，可分为吸气性、呼气性和混合性呼吸困难。

一、病因

引起呼吸困难的原因主要是呼吸系统疾病和心血管系统疾病。

1.心源性呼吸困难

常见于急性左心衰竭、右心衰竭、心包积液等。

2.肺源性呼吸困难

常见于肺炎、气管异物、各类气胸、胸廓畸形等。

3.中毒性呼吸困难

可见于糖尿病酮症酸中毒、急慢性肾衰竭、安眠药中毒、有机磷杀虫药中毒、一氧化碳中毒、吗啡中毒等。

4.血源性呼吸困难

可见于重度贫血、白血病、高铁血红蛋白血症、硫化血红蛋白血症等。

5.神经、精神性呼吸困难

可见于颅脑外伤、脑出血、脑炎、脑脓肿、癫痫、癔症等。

二、护理评估

1.健康史

（1）病史：详细询问呼吸困难发生的缓急、诱发因素，以及发病与季节、活动、职业、情绪的关系。

（2）身体评估：评估呼吸困难是否伴有心悸、头晕、咳嗽、咳粉红色泡沫样痰。呼吸困难加重时，患者是否有精神紧张和焦虑不安。注意观察患者呼吸频率、幅度及节律有无变化，脉搏、血压是否正常，意识是否清晰。有无发绀、水肿、颈静脉怒张，两肺有无哮鸣音及湿啰音，心率、心律、心音有无改变，有无舒张期奔马律等。心源性呼吸困难有下列特点，即劳力性呼吸困难、夜间阵发性呼吸困难、端坐呼吸。

（3）心理状况：轻度呼吸困难患者神志清醒，评估有无精神紧张、焦虑、乏力等。重度呼吸困难常出现紧张和恐惧心理，严重者由于缺氧和二氧化碳潴留出现烦躁不安、意识模糊、嗜睡、昏睡，甚至昏迷。

2.临床表现

(1)心源性呼吸困难:患者出现呼吸急促、心悸、头晕、咳嗽、咳粉红色泡沫样痰,严重者呈端坐呼吸。患者出现明显发绀、颈静脉怒张、身体下垂部位水肿,伴肺水肿时咳粉红色泡沫样痰,两肺布满湿啰音。

(2)肺源性呼吸困难:患者出现咳嗽、咳痰,呼吸急促、费力并伴有呼吸频率、节律及深浅度的异常。严重者出现口唇及四肢末梢发绀、鼻翼翕动、张口耸肩、端坐呼吸。

(3)伴随症状及体征

1)呼吸困难伴高热和肺部干湿啰音,多见于急性肺炎。

2)呼吸困难伴昏迷、惊厥,可见于脑血管疾病、药物中毒。

3)呼吸困难伴咳粉红色泡沫样痰、端坐呼吸,见于急性肺水肿、急性左心衰竭。

4)吸气性呼吸困难伴三凹征,可见于急性喉炎、气道阻塞、气道异物。

5)呼气性困难伴肺部哮鸣音、端坐呼吸,常见于支气管哮喘。

6)混合性呼吸困难,常见于肺炎、胸膜炎、气胸、肋骨骨折。

3.辅助检查

(1)血、尿常规检查:有助于诊断呼吸系统感染性疾病和血液系统、泌尿系统疾病。

(2)血生化检查:对引起呼吸困难的各种疾病提供诊断、治疗和监测的依据。

(3)其他检查:胸部 X 线检查、肺功能、心功能、心电图、纤维支气管镜、CT 等检查有助于疾病的诊断和指导治疗。

三、治疗与护理

1.治疗

(1)体位:协助患者取合理体位,减轻呼吸困难。如急性左心衰竭、严重哮喘、肺气肿等患者取坐位或半坐位;肋骨骨折患者取健侧卧位;胸腔积液的患者取患侧卧位;急性呼吸窘迫综合征(ARDS)患者取平卧位。

(2)保持呼吸道通畅:有效清除气道分泌物,增加肺泡通气量。可采取协助患者咳嗽、咳痰的各种方法,如翻身、拍背、指导患者做深呼吸和有效的咳痰动作;进行雾化吸入,湿润呼吸道及稀释痰液;给予祛痰药以及采取机械吸痰措施;必要时建立人工气道,给予机械通气,辅助呼吸。

(3)给氧:呼吸困难的患者,应针对病情及时吸氧。有效地吸氧可改善机体缺氧状态,增加患者活动的耐受性和自信心,帮助患者保持镇静,消除患者紧张、恐惧情绪。

(4)原发病治疗:积极治疗原发病,如肋骨骨折固定、肺脓肿及肺炎选用抗生素药物治疗等。

2.护理措施

(1)环境要求:保持环境的整洁、舒适、空气新鲜,维持适宜的温度和湿度。避免尘埃和烟雾刺激。

(2)病情观察:除注意患者的神志、呼吸、血压、脉搏、体温的变化外,重点观察呼吸困难及缺氧症状的改善情况,了解呼吸频率、节律、幅度的变化,有无二氧化碳潴留现象。

(3)合适的体位:采取半卧位和端坐位,床上可放置跨床小桌,患者疲劳时可伏桌休息。

(4)合理的营养:补充足够营养,促进体力恢复,给予高蛋白、高营养、高维生素、易消化、无刺激的清淡饮食。

(5)对症护理：气道分泌物多者，应协助患者翻身拍背，有利于痰液排出，以增加肺泡通气量。必要时应机械负压吸痰，以保持呼吸道通畅。注意口腔卫生，张口呼吸者应每日口腔护理2～3次。合理给氧是纠正缺氧、缓解呼吸困难的一种有效的治疗手段，根据病情采取不同的给氧方法、给氧浓度、注意输氧管道通畅，并且随时观察给氧疗效。

(6)心理护理：注意安慰患者，多陪伴患者。当患者出现精神不振、焦虑、自感憋喘时，应设法分散患者注意力，指导患者做慢而深的呼吸，以缓解症状，使身心舒适。

3.健康教育

(1)自我救护：教会患者根据呼吸困难的诱因而采取自我监测的方法。①避免各种诱因导致呼吸困难。②一旦出现呼吸困难，能够先采取自救方法，如吸氧。有慢性病者应常备平喘、镇咳和强心药。对突发事件如气管异物，要学习初步自救、互救方法。对胸部外伤，学会初步填塞包扎的方法，及时就医。

(2)自我保健：慢性患者应掌握常用药物的服用方法、剂量、注意事项和不良反应。注意避免劳累、受凉，不接触过敏原。主动向医护人员描述症状，学会呼吸功能锻炼。对慢性心肺疾病患者，应注意生活规律、合理活动、合理安排饮食、改变不良生活习惯。学会家庭吸氧的方法及注意事项。

（胡媛媛）

第五节　大咯血

咯血(hemoptysis)是指喉及喉以下呼吸道部位的出血经口排出者。咯血不是一个独立的疾病，而是多种疾病的临床症状，大咯血是呼吸系统疾病急症之一，若急救不及时，可发生窒息或出血性休克等并发症而导致死亡。大咯血须与上消化道出血引起的呕血相鉴别。

一、病因

1.呼吸系统疾病

支气管扩张、肺结核、肺脓肿、肺癌等。

2.循环系统疾病

肺动脉高压、风湿性心脏病二尖瓣狭窄、急性肺水肿等。

3.外伤

胸部刺伤、挫伤、贯穿伤、肋骨骨折等。

4.全身性疾病

急性传染病、血液病等。

二、护理评估

1.健康史

(1)病史：详细询问病史，重点了解年龄、职业、诱因、发病过程前后症状、传染病接触史、预防接种史。观察咯血的量、颜色、性状，估计出血量，每日咯血量在 100 mL 内为少量咯血；

100～500 mL 为中等量咯血;超过 500 mL 或一次咯血量在 300 mL 以上为大咯血。

(2)身体评估:询问患者咯血性状、量,判断咯血的程度,注意观察患者呼吸节律、次数、幅度,有无呼吸困难;有无面色、神志、心率、脉搏的变化;咯血前有无先兆,如喉头发痒、口中有腥味或痰中带血丝等情况。

(3)心理状况:患者咯血时可出现焦虑、紧张、烦躁不安,甚至产生恐惧心理。

2.临床表现

(1)一般症状:由于患者出血的量及性质不同其表现不一。轻度咯血时,患者常无明显反应;大量咯血其咯血量在 500 mL 以上时,患者可出现口唇苍白或发绀、四肢冰凉、头晕、无力,甚至出现心悸、脉搏细速、反应冷淡、血压下降等休克表现。

(2)伴随症状

1)咯血伴发热,见于肺结核、肺炎、肺脓肿、流行性出血热等。

2)咯血伴胸痛,见于大叶性肺炎、肺梗死、支气管肺癌等。

3)咯血伴呛咳,见于支气管肺癌、支原体肺炎。

4)咯血伴脓痰,见于支气管扩张症、肺脓肿、肺结核空洞等。

5)咯血伴皮肤黏膜出血,应考虑血液病、流行性出血热、肺出血型钩端螺旋体病、风湿性疾病等。

6)咯血伴黄疸,应考虑钩端螺旋体病、大叶性肺炎、肺梗死等。

3.辅助检查

(1)痰液检查:可进行痰涂片查结核分枝杆菌、癌细胞、寄生虫等。做痰培养和药物敏感试验可确定致病菌及指导治疗。

(2)血液检查:血常规、出凝血时间、凝血酶原时间、血细胞比容等检查可以判断出血原因、贫血程度、是否感染等。

(3)X 线和 CT 检查:一般肺实质病变均可诊断。

(4)纤维支气管镜检查:可确定病变性质、咯血原因、出血部位、清除积血及取活组织检查。

(5)其他检查:支气管造影、心血管造影、心脏彩色多普勒等检查有助于明确诊断。

三、治疗与护理

1.治疗

(1)镇静、休息:对于大量咯血的患者,应绝对卧床休息。取患侧卧位或平卧位,头偏向一侧,避免血液流向健侧或堵塞气管造成窒息。同时安慰患者,保持安静,必要时给予镇静药,避免紧张。嘱患者不可憋气,以免造成大出血。

(2)对症处理

1)畅通气道:鼓励患者咳出滞留于呼吸道的血液、血凝块。对剧烈咳嗽或频繁咳嗽者,应给予镇咳药如可待因。但对于年老体弱或肺功能不全者要慎用强镇咳药,以免抑制呼吸和咳嗽反射,使血液和分泌物不易排出而发生窒息。体位引流可有效防止气道堵塞和窒息。

2)应用药物止血:建立静脉通道。可用垂体后叶素 10～20 U 加入 5% 葡萄糖液 500 mL 中,静脉滴注,高血压、心力衰竭患者及孕妇禁用。也可用维生素 K、氨甲苯酸、云南白药等止血。夏天还可采取胸部冷敷止血。

3)补充血容量:根据病情决定是否需输血。如出血循环血容量不足,应适当输新鲜血,除补充血容量外还有止血作用。

4)预防和控制感染:选择合适的抗菌药物,治疗原发病和预防感染。

5)特殊治疗:配合医生进行纤维支气管镜下止血和行支气管动脉栓塞治疗。必要时进行外科手术治疗。

6)原发病治疗:积极寻找引起咯血的原发病,达到最终止血的目的。

(3)病情监测:定时监测生命征,同时记录患者神志、情绪、瞳孔变化,皮肤、黏膜颜色及温度有无改变,有无呼吸困难、胸闷、三凹征,出血量、尿量及尿比重有无变化。注意有无窒息、呼吸衰竭、循环衰竭的症状及体征。对有窒息先兆征象者(如胸闷、憋气、唇甲发绀、冷汗淋漓、烦躁不安、牙关紧闭等),应立即取头低脚高位,用压舌板和开口器打开口腔,向患侧卧位行体位引流,轻拍背部刺激咳嗽,迅速排出在气道和口咽部的血块,必要时用吸痰管进行机械吸引,并做好气管插管或气管切开的准备与配合工作。

2.护理措施

(1)病情观察:随时观察咯血患者的病情变化,定时测量呼吸、脉搏、血压,准确记录咯血量,了解双肺呼吸音的变化。预防窒息的发生,注意保持呼吸道通畅,咯血时嘱患者勿屏气,以免诱发声门痉挛引起窒息。若大咯血时突然出现咯血减少、情绪紧张、面色灰暗,提示窒息先兆。病情进一步恶化,患者出现表情恐惧、张口瞪眼、意识丧失时,则提示发生窒息,应紧急抢救。

(2)生活护理

1)安静休息:保持室内安静,避免不必要的交谈。少量咯血通过卧床休息能自止。大咯血时应绝对卧床休息,减少翻动,协助患者取患侧卧位,有利于健侧通气。

2)饮食护理:大量咯血者暂禁食,少量咯血者宜进少量凉或温的流质饮食,多饮水,多食含纤维素食物,以保持大便通畅,避免排便时腹压增大而引起再次咯血。

(3)用药护理:主要护理措施是镇静、止血、保持呼吸道通畅。遵医嘱迅速采取有效止血措施。首先应用垂体后叶素;对烦躁不安者应用镇静剂,如地西泮或10%水合氯醛灌肠;禁用吗啡、哌替啶,以免抑制呼吸。大咯血伴剧烈咳嗽时常用可待因口服或皮下注射,年老体弱、肾功能不全者慎用。

(4)对症护理:保持呼吸道通畅,及时清除口腔血块,可用手指套上纱布将咽喉、鼻腔血块清除或用鼻导管将呼吸道分泌物和血液吸出。严重者立即做气管插管或气管切开,以吸尽积血,给予高流量吸氧或按医嘱应用呼吸中枢兴奋剂,促使自主呼吸恢复,必要时进行人工呼吸。

(5)心理护理:大咯血时,患者常伴有烦躁不安、焦虑、紧张使病情加重,护士应守候在床旁安慰患者,解释咯血的有关问题,指导患者轻轻将血咯出,嘱患者勿屏气,劝告患者身心放松,绝对安静休息,使患者有安全感,有利于咯血减轻。

四、健康教育

1.自我护理

(1)发生咯血,特别是咯血量较大时,首先保持镇静,取平卧位,头偏向一侧,将气管内的积血轻轻地咳出,勿吞下,也不可坐起,以免引流不畅,导致血块阻塞气道而窒息。

(2)对于常用的镇咳药、止血药、抗菌药物,要了解用法、注意事项及不良反应。

(3)合理饮食,根据病情,安排营养丰富、易消化的饮食,以利康复。

(4)学会家庭用氧的方法以及用氧的注意事项。

(5)胸部外伤引发的咯血,应设法进行包扎止血、骨折固定,并设法辅助呼吸。

2.自我检测

对可引发咯血的慢性疾病患者,要避免感冒、控制感染、防止剧烈咳嗽,以免诱发咯血。一旦发生咯血,若出现心悸、无力、头晕、烦躁、胸闷及喉痒等伴随症状,应立即向医护人员叙述病情,以引起重视。

3.自我保健

注意生活环境清洁、安静、空气新鲜。平时注意用适当方法排痰、清理气道。根据自我实际情况进行体能锻炼。

(胡媛媛)

第六节　自发性气胸

胸膜腔为脏层胸膜与壁层胸膜之间不含空气的密闭腔隙。气体进入胸膜腔造成胸腔积气和肺萎陷称为气胸。用人工方法将滤过的空气注入胸膜腔所引起的气胸称为人工气胸。由胸外伤等引起的气胸称为外伤性气胸。在没有创伤或人为的因素下,因肺部疾病使肺组织和脏层胸膜自发破裂,空气进入胸腔所致的气胸称为自发性气胸。发生气胸后,胸膜腔内负压变成正压,引起肺萎陷和静脉回流受阻,产生程度不同的心肺功能障碍。气胸属内科急症,男性多于女性。

一、病因

1.原发性自发性气胸

常规 X 线检查肺部未发现明显病变,但脏层胸膜下有肺大疱,一旦破裂形成气胸。多见于瘦高体形的男性、吸烟青壮年。

2.继发性自发性气胸

常继发于肺或胸膜疾病,如慢性阻塞性肺疾病、肺结核、尘肺、肺癌、肺脓肿等疾患形成肺大疱或直接损伤胸膜所致,尤其以继发于慢性阻塞性肺疾病和肺结核最常见。

3.诱因

航空、潜水作业而无适当防护措施,从高压环境忽然进入低压环境,气压骤变、剧烈咳嗽、打喷嚏、屏气、高喊、大笑、抬举重物等用力过度常为气胸的诱因。

二、临床表现

1.症状

(1)胸痛:患者多在持重物、屏气、剧烈运动等诱因下,突然出现尖锐、持续性刺痛或刀割样痛,吸气时加剧,多发生在前胸、腋下等部位。

(2)呼吸困难:为气胸的典型症状,呼吸困难程度与气胸的类型、肺萎陷程度及气胸发生前的基础肺功能密切相关。如基础肺功能良好,肺萎陷 20%,患者可无明显症状;而张力性气胸或原有阻塞性肺气肿的老年人,即使肺萎陷仅 10%,患者亦有明显的呼吸困难。张力性气胸患者因呼吸困难被迫坐起,伴烦躁不安、发绀、四肢厥冷、大汗、脉搏细速、心律不齐、意识不清等呼吸、循环障碍的表现。血气胸患者如失血过多会出现血压下降,甚至休克。

(3)刺激性干咳:由气体刺激胸膜产生,多数不严重。

2.体征

气管向健侧移位,患侧肋间隙饱满,呼吸运动和语颤减弱,叩诊呈鼓音,听诊呼吸音明显减弱或消失,有液气胸时可闻及胸内振水音。左侧气胸可出现心浊音界消失;右侧气胸时,肝浊音界下移。

3.并发症

常并发血气胸、纵隔气肿、脓气胸及呼吸衰竭等。

三、辅助检查

1.X 线检查

X 线检查是诊断气胸的重要方法。气胸侧透亮度增加,无肺纹理,肺脏向肺门收缩,其边缘可见发线状阴影,如并发胸腔积液,可见液平面。根据 X 线检查还可判断肺压缩面积的大小。

2.血气分析

可有不同程度低氧血症。

3.肺功能检查

急性气胸者肺萎缩>20%时,肺容量和肺活量减低,呈限制性通气障碍。

四、治疗要点

治疗原则为排出气体,缓解症状,促使肺复张,防止复发。单纯性气胸少量积气者不必抽气,一般可自行吸收。

肺萎陷>20%,或症状明显者须进行排气治疗。紧急排气可采用无菌针头穿刺胸膜腔,有条件者可采用人工气胸箱抽气或胸腔闭式引流术或连续负压吸引。对反复发作者,可采用胸膜粘连术,即将化学粘连剂、生物刺激剂或 50%葡萄糖溶液等注入或喷散在胸膜腔引起无菌性变应性胸膜炎症,使脏层和壁层胸膜增厚、粘连。对病程长、反复发作、张力性气胸闭式引流失败、双侧气胸、大量血气胸等情况紧急者,可采取手术治疗。积极治疗原发病、避免诱因是避免复发的关键。

五、护理评估

1.健康史

询问患者的年龄,评估其体形,询问有无慢性肺部疾病史,发病前有无剧烈咳嗽、屏气、抬举重物及从高压环境进入低压环境等诱因。询问患者胸痛、呼吸困难、咳嗽等的变化情况。了解患者疾病的诊疗情况。

2.护理体检

测量生命体征,尤其应注意呼吸和血压的变化。检查患者呼吸是否平稳,有无发绀;气管是否向健侧移位;肺脏有无异常体征。判断有无并发症发生。

3.辅助检查

查阅患者 X 线检查、血气分析及肺功能检查结果,判断病情变化。

4.心理-社会状况

评估患者心理反应,有无担心、害怕等不良情绪;患者及其家属对疾病的认识程度,以及家属对患者的态度如何。

六、常见护理诊断及医护合作性问题

1.疼痛:胸痛

胸痛与胸膜摩擦、胸腔闭式引流术有关。

2.低效性呼吸型态

低效性呼吸型态与肺的顺应性下降、疼痛、缺氧、焦虑有关。

3.睡眠型态紊乱

睡眠型态紊乱与疼痛、焦虑、胸腔闭式引流置管有关。

4.潜在并发症

潜在并发症呼吸衰竭。

七、护理措施

1.生活护理

嘱患者绝对卧床休息,少讲话,减少肺活动,有利于破裂口的愈合和气体吸收;保持病房安静,保证患者充足的休息时间,协助采取有利于呼吸的体位,如抬高床头、半坐位或端坐位等,避免一切增加胸腔内压的活动,如屏气、咳嗽等。

2.协助排气

(1)紧急排气:迅速将无菌针头经患侧肋间插入胸膜腔,使胸腔内高压气体得以排出,缓解呼吸困难等症状。亦可在大号针头尾部绑扎一橡皮指套,在指套顶端剪一裂口后将针刺入胸膜腔,高压气体从小裂缝排出,待胸腔内压减至负压时,套囊塌陷,裂缝关闭,外界空气不能进入胸腔。还可用 50 mL 或 100 mL 注射器进行抽气,注射器应以胶管与针头相连,以便抽气后钳夹,防止空气进入。穿刺部位常在患侧锁骨中线外侧第 2 肋间或腋前线第 4～5 肋间。

(2)人工气胸箱排气:此装置可同时测定胸腔内压和进行抽气,一次抽气量不超过 1 L,以使胸膜腔内压力降至 $0～-2\ cmH_2O$ 为宜,必要时可重复一次。

(3)胸腔闭式引流术或连续负压吸引:适用于经反复抽气疗效不佳的气胸或张力性气胸,一般采用单瓶水封瓶引流。胸膜腔积液多时,可采用双瓶引流。肺复张不满意时采用连续负压吸引。

1)正压连续排气法:将胸腔引流管连接于床旁的单瓶水封正压排气装置。插管部位一般多取锁骨中线外侧第 2 肋间或腋前线第 4～5 肋间。插管前,选定部位用气胸箱测压先了解气胸类型,后将套管针穿刺进入胸膜腔,将导管固定。另一端置于水封瓶的水面下 1～2 cm 处,使胸腔内压力保持在 $1～2\ cmH_2O$ 或以下。

2)持续负压排气法:胸腔引流管连接于负压连续排气装置使胸腔内压力保持负压水平(以 $-8～-12\ cmH_2O$ 为宜)。本方法可迅速排气、引流胸腔积脓,促使肺复张,使裂口早日愈合。适用于胸膜腔内压不高而肺仍未复张的气胸,尤其是慢性气胸和多发性气胸。也可选择一次性胸腔闭式引流装置排气引流。

(4)操作配合:按要求准备好穿刺包、消毒物品、各种引流装置。协助医生进行紧急排气或胸腔内抽气,连接引流装置和导管,观察引流效果。对行胸腔闭式引流的患者,应做好以下护理。

1)向患者简要说明手术的目的、意义、过程及注意事项,以取得患者的理解和配合。

2)水封瓶、引流瓶及橡胶管必须无菌。引流瓶内须注入适量无菌蒸馏水或生理盐水500 mL,标记好引流瓶内所需的液面,引流玻璃管的一端置于水面下 $1\sim2$ cm,以确保患者的胸腔和引流装置之间为一密封系统。放置引流瓶时,位置一定要低于胸腔,尽可能靠近地面或贴紧床沿并放置妥当,防止瓶内液体倒流入胸腔。

3)连续观察引流装置是否通畅,若有气体自水封瓶液面逸出或引流管内的水柱随呼吸上下移动,表明引流通畅。若水柱停止移动,应查找原因如管道是否被堵塞或扭曲等。

4)保持引流管通畅,妥善固定引流管,避免扭曲受压。搬动患者时须用 2 把止血钳将引流管交叉双重夹紧,防止在搬动过程中发生管道脱节、漏气或倒吸等意外情况。

5)根据病情定期挤压引流管(先用一手捏住近胸腔端引流管,另一手在其下方,向引流瓶方向挤压),以防止胸腔积液或渗出物堵塞引流管。

6)鼓励患者适当翻身,并进行深呼吸和咳嗽,以促进受压萎陷的肺组织尽早复张。

7)在插管、引流排气和伤口护理时要严格执行无菌操作,每日更换引流瓶。

8)患者采取舒适体位,如在胸腔引流管下方垫一小毛巾以减轻患者的不适,还可防止引流管受压。

9)及时记录引流液的颜色和量。血胸患者引流时,应密切观察生命体征。

10)引流管无气体逸出后 24 h,再夹管 24 h,观察患者无气急、呼吸困难,X 线检查未发现气胸复发,做好拔管的准备。

3.用药护理

遵医嘱根据病情给予适当的止咳药物,但痰液稠多者或慢性呼吸衰竭伴二氧化碳潴留者禁用中枢性镇咳剂,如可待因糖浆。按医嘱给予止痛药,及时观察疗效和可能出现的不良反应,如果疼痛不缓解或疼痛的性质发生改变时,及时与医生联系并有效地处理。

4.心理护理

告诉患者有关气胸的一般知识,如气胸的诱因、治疗的基本方法等,以消除患者的紧张心理,避免过度紧张而加剧疼痛。教会患者自我放松技巧,如缓慢地深呼吸、听音乐、广播或看书看报,以分散注意力,减轻疼痛。

八、健康教育

指导患者积极治疗原发病。嘱患者避免各种诱因,防止气胸复发,如:①保持心情愉快,情绪稳定。②注意劳逸结合,多休息;气胸痊愈后 1 个月内避免剧烈运动,如跑步、打球、骑自行车;避免抬举重物;避免憋气等用力过度增加胸腔内压,使气胸复发。③预防感冒,以免引起剧烈咳嗽而造成肺泡破裂。④养成良好的饮食习惯,戒烟,保持大便通畅,多食蔬菜、水果和粗纤维食物。一旦感到胸闷、突发性胸痛或气急则提示气胸复发的可能,应及时就医。

(胡媛媛)

第七节　肺血栓栓塞症

肺血栓栓塞症(pulmonary thromboembolism,PTE)系来自静脉系统或右心的血栓阻塞肺动脉或其分支所致的疾病。本病是肺栓塞的常见类型,以肺循环和呼吸功能障碍为临床特征。深静脉血栓是引起肺栓塞的血栓主要来源。肺动脉发生栓塞后,若其支配区的肺组织因血流受阻或中断而发生坏死,称为肺梗死。肺栓塞在国外发病率很高,其中 1/10 在 1 h 内死亡,余下的仍有 1/3 死亡,占人口死因第 3 位。西方国家深静脉血栓形成和 PTE 的发病率为 0.1%～0.5%,未经治疗的 PTE 死亡率为 25%～30%。近年来随着诊断意识和检查技术的提高,我国 PTE 的诊断例数已有显著增加,但仍容易误诊或漏诊,大面积栓塞可致猝死。

一、危险因素

深静脉血栓形成和 PTE 具有共同的危险因素,包括任何可以导致静脉血液淤滞、静脉系统内皮损伤和血液高凝状态的因素,分为原发性和继发性两类。

1.原发性危险因素

由遗传变异引起,主要包括 V 因子突变、蛋白 C 缺乏、蛋白 S 缺乏和抗凝血酶缺乏等。常以反复静脉血栓形成和栓塞为主要表现。患者年轻,无原发病和诱因,发病呈家族聚集现象。

2.继发性危险因素

是指后天获得的易患深静脉血栓形成和肺血栓栓塞症的多种病变。各种心脏病、恶性肿瘤、血栓性静脉炎为肺栓塞最常见的基础疾病。临床上将高龄、心脏病、糖尿病、肥胖、肿瘤、妊娠与分娩、长期卧床、口服避孕药及深静脉血栓列为肺栓塞的高危因素。另外,骨折、创伤、手术、静脉曲张、静脉插管等也是主要诱因。各种危险因素可单独存在,也可协同作用。年龄是独立的危险因素,随着年龄的增长,深静脉血栓形成和 PTE 的发病率逐渐增高。

二、临床表现

缺乏特异性,因受累肺血管的大小不同而表现各异。轻者只有短暂的呼吸困难,重者可猝死。

1.症状

(1)呼吸困难及气促:为肺栓塞最重要的临床症状,可伴发绀。栓塞范围较大时,呼吸困难严重且持续时间长;栓塞范围较小时,只有短暂的呼吸困难。部分患者系反复发生的小栓塞,可多次发生突发的呼吸困难。呼吸困难的特征是浅而速,呼吸频率可达 40～50 次/分钟。

(2)胸痛:常为钝痛,包括胸膜炎性胸痛或心绞痛样胸痛。

(3)晕厥:可为 PTE 的唯一或首发症状,往往提示有大面积的肺栓塞存在。

(4)精神症状:烦躁不安、惊恐,甚至有濒死感。

(5)咯血:当有肺梗死或充血性肺不张时,可有咯血,均为小量咯血,大咯血少见。

(6)休克:约有 10% 的患者发生休克,均为巨大栓塞,常伴肺动脉反射性痉挛,可致心排血量急剧下降,血压下降,患者常有大汗淋漓、焦虑等,严重者可猝死。

2.体征

肺部栓塞区可出现干湿性啰音、胸膜摩擦音或胸腔积液征。可有心动过速、奔马律、肺动脉瓣听诊区第二心音亢进、血管杂音。重者可有发绀、休克和急性右心衰竭征象。

肺血栓栓塞后患者可有发热、弥散性血管内凝血（DIC）、急性腹痛、无菌性肺脓肿等并发症。

三、辅助检查

1.心电图检查

心电图检查用以判断右心室扩张和肺动脉高压。显示心电轴显著右偏、极度顺时针转位、不完全或完全性右束支传导阻滞及动态出现 S I Q Ⅲ T Ⅲ 征（Ⅰ 导联 S 波加深、Ⅲ 导联出现 Q 波和 T 波倒置）、肺性 P 波或肺-冠状动脉反射所致的心肌缺血表现。上述变化常于起病后 5～24 h 出现，大部分在数日或 2～3 周恢复。

2.影像学检查

影像学检查用以判断肺梗死。典型 X 线呈楔形阴影，基底部接于胸膜，尖端对向肺门。右下肺动脉干增宽或伴截断征，肺动脉段膨隆及右心室扩大。可有少至中量胸腔积液征。螺旋 CT 血管造影能够发现段以上肺动脉内的栓子，是肺栓塞的确诊手段之一。MRI、电子束 CT 亦有诊断价值。

3.超声心动图检查

超声心动图检查可直接检出栓子或表现有肺动脉高压、右心增大的征象。

4.放射性核素肺通气/灌注扫描

放射性核素肺通气/灌注扫描是 PTE 重要的诊断方法。呈肺段分布的肺血流灌注缺损，并与通气显像不匹配。

5.肺血管造影检查

肺血管造影检查是肺栓塞诊断的"金标准"，是一项有创伤和危险性的检查。

6.血浆 D-二聚体检查

血浆 D-二聚体检查可作为筛查指标，若其含量低于 $500\mu g/L$，可基本除外急性 PTE。

7.血气分析

血气分析可出现低氧血症和低碳酸血症。

8.其他

血白细胞计数及血清乳酸脱氢酶增高，胆红素增加，血沉增快。

四、治疗要点

PTE 一经确诊，应立即收住重症监护病房（intensive care unit，ICU），绝对卧床，并保持大便通畅，加强呼吸、循环支持治疗，严密监护呼吸、心率、血压、心电图及血气的变化。抗凝治疗为 PTE 和深静脉血栓形成的基本治疗方法，可有效地防止血栓再形成和复发。大面积 PTE 病例 14 d 以内给予溶栓治疗。对有溶栓禁忌证者或经溶栓和其他积极的内科治疗无效者可施行肺动脉血栓摘除术，但其死亡率高达 30%～40%。亦可用导管碎解和抽吸肺动脉内巨大血栓或球囊血管成形，同时还可进行局部小剂量溶栓。安装上、下腔静脉滤器可防止深静脉大块血栓再次脱落阻塞肺动脉。有焦虑、胸痛、发热、咳嗽等症状者，可给予对症处理。

五、护理评估

1.健康史

询问患者有无深静脉血栓形成和 PTE 的危险因素，起病的急缓、病程和病情变化，既往身体状况,家族史。

2. 护理体检

测量生命体征,尤其应注意呼吸、血压、体温的变化。判断患者的营养状况,观察其皮肤、黏膜有无出血,胸部体检以了解心、肺情况。

3. 辅助检查

查阅患者心电图、影像学、超声心动图、放射性核素肺通气/灌注扫描、血浆 D-二聚体、血气分析、活化部分凝血活酶时间(activated partial thromboplastin time,APTT)、凝血酶原时间(prothrombin time,PT)、血小板计数(platelet count,PC 或 Plt)等检查结果,以判断病情和治疗效果。

4. 心理-社会状况

询问患者患病后的感受,家属的应对方式,家属对疾病的了解程度及对诊治的要求。评估患者有无焦虑、恐惧及其原因。

六、常见护理诊断及医护合作性问题

1. 气体交换受损

气体交换受损与肺动脉栓塞致气血比例失调有关。

2. 疼痛:胸痛

胸痛与肺动脉栓塞有关。

3. 心排血量减少

心排血量减少与肺循环阻力增大、冠状动脉痉挛心肌缺血缺氧有关。

4. 知识缺乏

缺乏防治深静脉血栓形成和肺动脉栓塞的知识。

七、护理措施

1. 病情观察

检查患者下肢有无肿胀、疼痛、发热,患者站立后有无下肢胀痛感,观察下肢循环情况,检查皮肤温度、颜色、感觉及有无水肿,有无浅静脉怒张、肌肉深压痛及运动障碍,判断有无下肢深静脉血栓形成(lowerlimb deep veinthrombus,LDVT)的指征。密切观察病情变化,如出现胸痛、胸闷、晕厥、血压下降等异常情况,高度警惕肺动脉栓塞可能,应立即报告医生,同时给予氧气吸入,监测生命体征,积极配合救治。

2. 用药护理

溶栓治疗可迅速溶解部分或全部血栓,恢复肺组织再灌注,减少肺动脉阻力,降低肺动脉压,改善右室功能,减少严重 PTE 患者的病死率和复发率。抗凝治疗可有效防止血栓再形成和复发。

(1)常用药物及其用法:

1)常用溶栓药:①尿激酶(UK),负荷量 4 400 U/kg,静脉注射 10 min,随后以 2 200 U/(kg·h)持续静脉滴注 12 h。②链激酶(SK),负荷量 250 000 U,静脉注射 30 min,随后以 100 000 U/h 持续静脉滴注 24 h。③重组组织型纤溶酶原激活剂(rt-PA),50~100 mg 持续静脉滴注 2 h。

2)常用抗凝药:①肝素,2 000 ~ 5 000 U 或 80 U/(kg·h)静脉注射,继之以

18 U/(kg·h)持续静脉滴注。②低分子量肝素 100 U/kg 或肝素钙 85 U/kg 皮下注射,每日 2 次。③华法林,在肝素或低分子量肝素开始应用后的第 1～3 d 加服华法林 3.0～5.0 mg/d,与肝素或低分子量肝素至少重复应用 4～5 d,当连续 2 d 测定国际标准化比率(International Normalized Ratio,INR)达到 2.5 时,或 PT 延长 1.5～2.5 倍时,即可停止使用肝素或低分子量肝素,单独口服华法林 3～6 个月。

(2)不良反应及注意事项

1)抗凝、溶栓治疗前检查 APTT、PT 及凝血酶原活动是否正常,询问有无出血性疾病及溶栓治疗的禁忌证。

2)治疗过程中每日测 APTT,用药后每日检查患肢色泽、温度、感觉和脉搏强度。

3)静脉溶栓时选患肢足背静脉或大隐静脉穿刺,在踝关节上用止血带或血压计袖带加压,20 min 后松绑 5～10 min。在治疗时,要密切注意输液速度、压力大小、加压时间、皮肤颜色变化等。溶栓药需用输液泵泵入,保证药物匀速进入体内,测血压时应避开进行溶栓静脉通路的上肢。链激酶具有抗原性,用药前须肌内注射苯海拉明或地塞米松,以防止变态反应。

4)溶栓后不宜过早下床活动,避免搬动,患肢不能过冷过热,以免部分溶解的血栓脱落,造成肺栓塞。

5)抗凝、溶栓治疗的最常见并发症是出血,尽量减少不必要的穿刺和侵入性操作,必须进行时,拔针后局部应延长压迫时间。不要挖鼻、剔牙,要用软毛牙刷刷牙。用药后须严密观察全身皮肤黏膜有无出血和紫癜,有无牙龈出血、鼻出血、咯血、便血、血尿、自发性出血及手术部位的出血。

6)肝素可能会引起血小板减少症,使用 3～5 d 必须复查血小板计数。若出现血小板迅速或持续降低达 30% 以上,或血小板计数<100×10⁹/L,应停用肝素。应用华法林时需要定期复查 PT。许多因素影响华法林的代谢和作用效果,别嘌呤醇、胺碘酮、西咪替丁、奎尼丁可加强华法林的作用,巴比妥、皮质激素、口服避孕药抑制其作用。服药期间尽量不饮酒,饮食应富含维生素 K 等,但应嘱患者避免在某一短时间内吃含有大量维生素 K 的深绿色蔬菜、动物内脏或大量水果,以免使 PT 值缩短,降低抗凝作用,导致血栓形成。

3.预防深静脉血栓形成

(1)增加活动,减少血流淤滞:卧床期间应定时变化体位和做下肢的主动及被动运动,在病情允许及呼吸、循环稳定的前提下,尽早开始患者的被动肢体活动。指导患者行床上主动四肢肢体活动,鼓励患者床旁活动,逐渐增加下床活动强度与频率。

(2)避免血管损伤:经静脉途径给药者避免同一部位同一静脉反复穿刺,避免患肢受压及患肢注射。应用套管针,留置 2 条静脉通道,一条为溶栓专用通道。经静脉使用抗凝或溶栓药物时,最好选择患肢远端的静脉。

(3)长时间办公、会议,要注意定时(每隔 2 h)起立活动,预防下肢深静脉血栓的发生。

(4)有血栓形成高危因素者,可预防性抗凝治疗。

4.防止静脉血栓脱落

(1)绝对卧床休息 10～14 d,患肢制动并抬高,注意保暖,床上活动时避免动作幅度过大,禁止按摩患肢,禁止热敷或冷敷,不要过度屈曲患肢,以防血栓脱落,造成肺动脉栓塞。

(2)下床活动后,应指导患者正确使用弹力绷带或穿弹力袜,避免包扎过紧,以防引起局部缺血或肢端水肿加重。

（3）溶栓药治疗后一些不稳定静脉血栓易松动脱落，造成再次肺栓塞，故溶栓后患者应减少肢体活动，协助其翻身时动作要轻柔，不要用力加压。

（4）为防止深静脉血栓脱落致肺栓塞，可以放置下腔静脉滤器。

（5）加强饮食指导，说服患者戒烟。告知患者进食高维生素、高纤维素、低脂、高蛋白膳食，保持大便通畅，特别需要注意的是首次站立或如厕时必须告知护士，以防发生急性肺栓塞。

八、健康教育

1. 疾病知识教育

向高危人群讲解深静脉血栓形成的原因、危险因素及后果，深静脉血栓形成常见的症状、预防方法，并加以正确指导。告知患者服用抗凝剂期间要定期复查凝血指标，自我观察出血倾向。一旦有自发性出血，及时与医生联系。

2. 预防措施指导

指导患者积极治疗下肢静脉疾病，平时注意下肢运动，长时间乘坐飞机、汽车时要注意活动下肢，避免形成静脉内血栓。对存在发生深静脉血栓形成及 PTE 危险因素者，可指导其采取下列措施：①机械预防措施，加压弹力袜、间歇序贯充气泵和下腔静脉过滤器。②药物预防措施：小剂量肝素皮下注射、低分子量肝素和华法林的应用。

（胡媛媛）

第八节　呼吸衰竭

呼吸衰竭（respiratoryfailure）是指各种原因引起肺通气和换气功能障碍，不能进行有效的气体交换，导致缺氧和（或）二氧化碳潴留，引起一系列生理功能和代谢紊乱的临床综合征。通常将动脉血氧分压（PaO_2）＜60 mmHg 和（或）动脉血二氧化碳分压（$PaCO_2$）＞50 mmHg 作为诊断呼吸衰竭的客观指标。

一、分类

1. 按动脉血气分析分类

①Ⅰ型（换气型）呼吸衰竭：即低氧血症型，仅有缺氧（PaO_2＜60 mmHg），无二氧化碳潴留（$PaCO_2$ 降低或正常）。②Ⅱ型（通气型）呼吸衰竭：即高碳酸血症型，既有缺氧，又有二氧化碳潴留（PaO_2＜60 mmHg，$PaCO_2$＞50 mmHg）。

2. 按发病机制分类

①泵衰竭：由神经、肌肉及胸廓疾病引起的呼吸衰竭，主要引起通气功能障碍，表现为Ⅱ型呼吸衰竭。②肺衰竭：由气道、肺组织及肺血管病变造成的呼吸衰竭，严重的气道阻塞影响通气功能，造成Ⅱ型呼吸衰竭，肺组织和肺血管病变常引起换气功能障碍，表现为Ⅰ型呼吸衰竭。

3. 按发病急缓分类

（1）急性呼吸衰竭：是原来呼吸功能正常，因溺水、电击、药物中毒、神经肌肉疾患等，使肺功能突然衰竭所致，如不及时抢救，将危及患者生命。

（2）慢性呼吸衰竭：是在原有慢性呼吸系统疾病或其他疾病的基础上出现，呼吸功能损害逐渐加重。发病过程缓慢,机体通过代偿适应,仍能从事日常活动,称为代偿性慢性呼吸衰竭。一旦发生呼吸道感染或其他原因使呼吸功能负担加重,代偿失调,出现严重缺氧、二氧化碳潴留表现,则称为失代偿性慢性呼吸衰竭。临床上以慢性呼吸衰竭多见。

二、临床表现

1.症状

(1)呼吸困难:是呼吸衰竭最早、最突出的症状,并随呼吸功能减退而加重。表现为点头、提肩呼吸或出现"三凹征",严重者有呼吸频率和节律的改变。

(2)发绀:是缺氧的典型症状。当血流淤积,毛细血管和动脉血氧饱和度偏低时容易出现发绀。但伴有贫血者,发绀可不显露。慢性代偿性呼吸衰竭者,由于红细胞增多,即使血氧饱和度>85%,亦会出现发绀。

(3)精神神经症状:急性缺氧可出现精神错乱、狂躁、昏迷、抽搐等症状。慢性缺氧出现智力或定向障碍。缺氧伴二氧化碳潴留轻重程度,对神经系统影响更为突出。轻度二氧化碳潴留表现兴奋症状,如多汗、烦躁、白天嗜睡、夜间失眠等;随着二氧化碳潴留加重对中枢神经系统的抑制作用,表现神志淡漠、扑翼样震颤、间歇抽搐、昏睡、昏迷等二氧化碳麻醉现象,称为"肺性脑病"。

(4)循环系统症状:早期心率增快、血压升高。后期出现心率减慢、心律失常、血压下降,最后导致循环衰竭。

(5)其他:上消化道出血、黄疸、蛋白尿、血尿、氮质血症,上述症状随着缺氧和二氧化碳潴留的纠正可消失。

2.体征

二氧化碳潴留可见外周浅表静脉充盈,皮肤湿暖、红润多汗,球结膜充血水肿。

三、辅助检查

1.血气分析

PaO_2<60 mmHg、动脉血氧饱和度(SaO_2)(正常值为91%~<75%99%)提示呼吸功能不全。$PaCO_2$>50 mmHg,提示通气功能不足。

2.血清电解质测定

呼吸性酸中毒合并代谢性酸中毒时,血pH值减低或伴高钾血症。呼吸性酸中毒伴代谢性碱中毒时,常有低血钾和低血氯。

四、治疗要点

保持气道通畅是纠正缺氧和二氧化碳潴留的首要条件。及时扩张支气管,清除分泌物,必要时建立人工气道。合理给氧,纠正低氧血症。应用呼吸中枢兴奋剂加强通气,促进二氧化碳排出。对严重呼吸功能障碍,经积极治疗无效者,应尽早应用机械通气,及时纠正酸碱平衡失调和水、电解质紊乱,控制感染,积极治疗原发病。

五、护理评估

1.健康史

询问患者的年龄、职业、工作环境,有无慢性呼吸系统疾病,有无诱发呼吸衰竭的因素如感冒、手术、创伤以及使用麻醉药等。询问患者起病的急缓和病情变化情况,诊疗情况及疗效。询问患者患病后的饮食及活动情况。

2.护理体检

评估患者呼吸的频率、节律、深度;有无发绀、精神神经症状;评估重要脏器的功能状态,有无缺氧和二氧化碳潴留的表现,判断有无并发症出现。

3.辅助检查

查阅患者血气分析、X线、血常规、血清电解质等检查结果,判断病情进展。

4.心理-社会状况

询问患者患病后的反应,有无情绪低落,有无记忆、思维、定向力紊乱等现象。评估家属、单位对患者的关心程度,以及对疾病的了解程度。

六、常见护理诊断及医护合作性问题

1.气体交换受损

气体交换受损与呼吸肌衰竭、气道分泌物过多有关。

2.清理呼吸道无效

清理呼吸道无效与呼吸道分泌物黏稠、咳嗽无力有关。

3.自理能力缺陷

自理能力缺陷与长期患病、反复发作致身体每况愈下有关。

4.营养失调:低于机体需要量

营养失调与呼吸道感染加重致食欲下降有关。

5.潜在并发症

潜在并发症包括感染、窒息等。

七、护理措施

1.生活护理

(1)补充营养:慢性呼吸衰竭患者体力消耗大,应给予充足热量、高蛋白、易消化、少刺激、富维生素饮食。必要时给予静脉补充营养,防止机体产生负氮平衡。

(2)合适体位:协助患者取舒适体位或半卧位,减少耗氧量,增加通气量,室内空气宜清新、温暖。定时消毒,防止交叉感染。

2.保持呼吸道通畅

呼吸衰竭患者应保持呼吸道通畅,改善肺通气,及时消除呼吸道内痰液。清醒者,鼓励患者咳嗽、咳痰,经常协助翻身、拍背以利痰液排出。痰液黏稠不易咳出者可用祛痰剂或雾化吸入湿化痰液。必要时采取机械吸痰。在协助排痰之前,可遵医嘱应用支气管扩张剂,以提高排痰效果。

3.合理给氧

氧疗是提高动脉血氧分压、纠正缺氧、改善呼吸功能的重要手段,目的是改善低氧血症导致的组织缺氧。根据病情可采用鼻导管、鼻塞或面罩给氧,必要时配合机械通气行气管内给氧。对低氧血症伴高碳酸血症者,应给予低流量(1~2 L/min)、低浓度(25%~29%)持续吸氧。使用呼吸兴奋剂刺激通气或使用辅助呼吸器改善通气时,氧浓度可稍高。观察给氧的疗效。在给氧的过程中,若呼吸频率正常、心率减慢、发绀减轻、呼吸困难缓解、神志清醒,提示组织缺氧改善,氧疗有效;若发绀消失、神志清楚、精神好转,$PaO_2>60$ mmHg、$PaCO_2<50$ mmHg,可考虑终止氧疗。停止吸氧前必须间断吸氧,方可完全停止氧疗。

4.遵医嘱用药,促进 CO_2 排出

(1)常用药物及其用法:①尼可刹米,是常用的呼吸兴奋剂,使呼吸加深加快,改善通气,同时还有一定的苏醒作用。常规用量为 $0.375\sim0.75$ g静脉缓慢注射。随即用 $3.0\sim3.75$ g加入 5％葡萄糖溶液 500 mL 中,以 $25\sim30$ 滴/分钟 静脉滴注。②多沙普仑(吗乙苯吡酮),临床较常用,能反射性兴奋呼吸中枢,作用强,安全范围大。

(2)不良反应及注意事项:在患者使用呼吸兴奋剂的过程中,若出现恶心、呕吐、烦躁、颜面潮红、肌肉颤动等现象,提示药物过量,应及时减量或停药。对烦躁不安、夜间失眠患者,禁用麻醉剂,慎用镇静剂,以防止引起呼吸抑制的严重后果。

5.防治感染

呼吸道感染是呼吸衰竭最常见的诱因,尤其是呼吸道分泌物积滞更易招致继发感染,故应选择有效的抗生素预防和控制呼吸道感染。在进行护理操作中,如实施机械吸痰、气管切开、人工呼吸器的使用等过程中,必须注意无菌操作,以防呼吸道感染。

6.心理护理

呼吸衰竭患者由于病程长、自觉症状多而明显、预后不佳,对治疗丧失信心。因此,在解除患者疾苦的同时,要多了解和关心患者,减轻心理负担,特别是对建立人工气道和使用呼吸机治疗的患者,应经常进行床旁巡视、照料,以稳定患者情绪。在采用各项医疗护理措施前,应向患者做简要说明,取得患者信任和合作。同时做好家属工作,使患者和其家属认识到,即使不能彻底治愈,只要掌握疾病的规律,适当治疗,适当锻炼,是能够恢复和维持一定的健康水平、生活能力的,能够回归社会和家庭。

八、健康教育

1.疾病知识教育

向患者及其家属讲解慢性呼吸衰竭的病因、诱因、表现及病情控制方法。若有咳嗽、咳痰加重,痰为脓性或伴有发热、气急加重、神志改变,应及时就医。

2.自我保健指导

鼓励患者进行耐寒锻炼(如用冷水洗脸)以提高对冷空气的耐受性;指导患者正确进行呼吸功能锻炼,以改善呼吸困难症状;劝告吸烟者戒烟;嘱加强营养,以增强体质,预防感冒;指导患者及其家属掌握家庭氧疗、雾化吸入、翻身拍背的方法及注意事项。

(胡媛媛)

第九节　急性呼吸窘迫综合征

急性呼吸窘迫综合征(acute respiratory distress syndrome,ARDS)多发生于原心肺功能正常的患者,由于肺外或肺的严重疾病如严重感染、休克、烧伤、严重创伤、DIC 和大手术等导致急性肺泡-毛细血管膜损伤引起的急性低氧血症性呼吸衰竭。临床表现为顽固性的难以纠

正的低氧血症和进行性呼吸困难综合征。

ARDS 是急性肺损伤的后期表现，起病急骤，发展迅速，病死率高达 40％～70％。死亡原因主要与多脏器功能衰竭有关。

一、病因与发病机制

1. 肺内因素

吸入胃内容物、烟雾、腐蚀性气体、可卡因等引起的吸入性肺损伤，细菌、病毒、真菌引起的严重肺炎，溺水，放射性肺损伤等。

2. 肺外因素

严重休克、严重创伤、严重感染、大面积烧伤、大量输血、肺脂肪栓塞、急性胰腺炎、药物或麻醉药品中毒等。

目前多数学者认为 ARDS 的发病机制主要是肺毛细血管内皮细胞损伤、通透性增加和肺表面活性物质减少，造成毛细血管渗漏，发生渗出性肺水肿。ARDS 的主要病理生理改变是肺含水量增多，肺广泛充血、出血、纤维蛋白渗出、血浆蛋白沉积在肺泡表面形成透明膜，以致肺顺应性降低、肺泡萎陷，气体交换和弥散功能障碍。由于肺动-静脉分流增加，无效腔增大，致使缺氧进行性加重，伴二氧化碳潴留，且难以纠正。

二、临床表现

除原发病和严重感染、休克、创伤、大手术等相应症状和体征外，基础疾病救治过程中，主要表现为突发性进行性呼吸窘迫、气促、呼吸深快、发绀，常伴烦躁、焦虑、出汗等。其呼吸窘迫的特点是呼吸深快用力，伴明显发绀，且常规氧疗无效。早期无异常体征，后期多可闻及水泡音，有管状呼吸音。

三、辅助检查

1. X 线胸片

早期可无异常，或呈轻度肺间质改变，表现为边缘模糊的肺纹理增多。发病经 12～24 h 两肺出现边缘模糊的斑片状阴影，逐渐融合成大片浸润阴影。

2. 血气分析

①鼻塞或鼻导管给氧时，$PaO_2 < 60$ mmHg，早期 $PaCO_2 < 35$ mmHg。②氧合指数 < 300 mmHg（氧合指数降低是 ARDS 诊断的必要条件，正常值为 400～500 mmHg）。

四、治疗要点

治疗原则为纠正缺氧，克服肺泡萎陷，改善微循环，消除肺水肿，控制原发病。迅速纠正缺氧是抢救 ARDS 的重要措施。一般需要高浓度（＞50％）面罩给氧，重者应辅以机械通气，采用呼气末正压通气（positive end-expiratory pressure，PEEP）促进萎陷的肺泡扩张，提高氧分压。严格控制液体入量，给予利尿剂和输注白蛋白减轻水肿，早期、大剂量、短程应用肾上腺糖皮质激素可减轻黏膜水肿，促进肺间质液体吸收，缓解支气管痉挛。

五、护理评估

1. 健康史

询问患者既往健康状况，评估有无肺内、外高危因素。

2. 护理体检

观察神志和意识的变化,密切注意呼吸的频率、节律及深浅度的改变;评估缺氧的严重程度及给氧的疗效;有无进行性加重的呼吸困难;是否咳血性泡沫样痰,听诊肺部有无水泡音等。

3. 辅助检查

查阅 X 线、血气分析检查结果,判断病情进展。

4. 心理-社会状况

观察患者及其家属对病情凶险、医疗费用高的态度及反应,有无紧张、恐惧、绝望心理。了解家属对患者的态度和对治疗的要求。评估社会支持系统给患者提供帮助的程度。

六、常见护理诊断及医护合作性问题

1. 气体交换受损

气体交换受损与肺毛细血管内皮细胞损伤致肺水肿和透明膜形成有关。

2. 营养失调:低于机体需要量

营养失调与高代谢状态和不能进食有关。

3. 恐惧

恐惧与病情严重、死亡率高有关。

七、护理措施

1. 加强营养支持

ARDS 患者常处于高代谢状态,能量消耗增加,应补充营养,给予高蛋白、高热量、高维生素饮食。因静脉营养可引起感染和血栓形成等并发症,故提倡全胃肠营养,使机体有足够的能量供应,避免代谢功能和电解质紊乱。

2. 给氧

迅速纠正缺氧是抢救 ARDS 的重要措施。如严重缺氧不纠正,会引起重要脏器不可逆的损害。一般需要高浓度(>50%)吸氧才能使 PaO_2>60 mmHg。因此轻者可选用面罩给氧,重者应辅以机械通气给氧,开始选用间歇正压通气(intermittent positive pressure ventilation, IPPV),如血氧分压仍达不到要求水平,应采用呼气末正压通气(PEEP),应用 PEEP 时患者吸气及呼气均保持在大气压以上,有利于萎陷的肺泡扩张,提高肺顺应性,促进肺间质和肺泡水肿的消退,改善肺循环,提高氧分压。

3. 维持体液平衡

(1)控制液体入量:原则是在保证血容量足够、血压稳定的前提下,出入液量呈轻度负平衡(−500～−1 000 mL)。液体入量一般每日不超过 1500～2 000 mL。

(2)利尿剂应用:常用呋塞米静脉注射。用药过程中应密切监测血清电解质。

(3)白蛋白输注:ARDS 后期遵医嘱输入白蛋白,以提高胶体渗透压。但 ARDS 早期,由于毛细血管通透性增加,胶体液可渗入间质加重肺水肿,应避免使用。

4. 用药护理

糖皮质激素具有保护毛细血管内皮细胞,防止白细胞和血小板聚集、黏附管壁形成微血栓,以及抗炎、减轻黏膜水肿、促进肺间质液体吸收、缓解支气管痉挛的作用。遵医嘱早期、大剂量、短程应用糖皮质激素,并注意监测其不良反应。

八、健康教育

ARDS 预后取决于原发病、并发症及对治疗的反应。ARDS 能迅速得到缓解者,大部分能恢复正常。经积极治疗 PaO_2 升高明显,预后较好。反之则预后不良,患者常死于基础疾病、多器官功能衰竭和顽固性低氧血症。告知患者和家属积极治疗原发病的重要性。

(胡媛媛)

第十节　慢性阻塞性肺疾病

慢性阻塞性肺疾病(chronic obstructive pulmonary disease,COPD;简称慢阻肺)是一种以不完全可逆性气流受限为特征,呈进行性发展的肺部疾病。与慢性支气管炎(chronic bronchitis,简称慢支)和阻塞性肺气肿(obstructive pulmonary emphysema,简称肺气肿)关系密切。慢支是指气管、支气管黏膜及其周围组织的慢性非特异性炎症。临床上以慢性咳嗽、咳痰或伴有喘息及反复发作为主要特征。肺气肿是指终末细支气管远端(呼吸性细支气管、肺泡管、肺泡囊和肺泡)的气道弹性减退、过度膨胀、充气和肺容积增大,并伴有气管壁破坏的病理状态,常由慢性支气管炎发展而来。当慢支和(或)肺气肿患者肺功能检查出现气流受限且不能完全可逆时为 COPD。

一、病因

慢性阻塞性肺病的确切病因不清楚,一般认为与慢支和阻塞性肺气肿发生有关的因素都可能参与慢性阻塞性肺病的发病。已经发现的危险因素大致可以分为外因(即环境因素)与内因(即个体易患因素)两类。外因包括吸烟、粉尘和化学物质的吸入、空气污染、呼吸道感染及社会经济地位较低的人群(可能与室内和室外空气污染、居室拥挤、营养较差及其他与社会经济地位较低相关联的因素有关)。内因包括遗传因素、气道反应性增高、在怀孕期、新生儿期、婴儿期或儿童期由各种原因导致肺发育或生长不良的个体。

二、临床表现

慢阻肺病的主要症状是慢性咳嗽、咳痰和呼吸困难,患者往往会忽略这些症状。早期慢阻肺病患者可以没有明显的症状,随病情进展日益显著;嗽、咳痰症状通常在疾病早期出现,而后期则以呼吸困难为主要表现。

三、辅助检查

1. 血液检查

细菌感染时白细胞计数、中性粒细胞增多。喘息型慢支嗜酸性粒细胞增多。肺气肿缺氧时可有红细胞、血红蛋白增多。

2. 痰液检查

痰涂片或培养可见肺炎球菌、流感嗜血杆菌、甲型链球菌等。涂片中可见大量中性粒细胞、已破坏的杯状细胞等,喘息型者嗜酸性粒细胞增多。

3. X 线检查

慢支早期无异常，反复发作者两肺纹理增粗、紊乱，以下肺野较明显。肺气肿时胸廓扩张，肋骨变平，肋间隙增宽，膈低平。两肺透亮度增加，肺血管纹理减少。心脏狭长，心影缩小。

4. 呼吸功能检查

早期常无异常，随病情发展逐渐出现阻塞性通气功能障碍。第 1 秒用力呼气量占用力肺活量百分率（$FEV_1/FVC\%$）$<70\%$，最大通气量（MVV）$<80\%$预计值，残气量（residual volume，RV）增加，残气量占肺总量（total lung capacity，TLC）的百分率（$RV/TLC\%$）$>40\%$，对阻塞性肺气肿的诊断有重要意义。

5. 动脉血气分析

早期无异常。随着病情进展可出现动脉血氧分压（PaO_2）降低，动脉血二氧化碳分压（$PaCO_2$）正常或升高；当出现失代偿性呼吸性酸中毒时，pH 值降低。

四、治疗要点

慢支急性发作期和慢性迁延期以控制感染及对症治疗为主；临床缓解期以加强锻炼、增强体质、避免诱发因素及预防复发为主；急性发作期常应用有效抗生素控制炎症以减轻黏膜水肿、减轻气道痉挛和黏液分泌，应用解痉平喘药扩张支气管平滑肌以减轻喘息，应用祛痰镇咳药抑制干咳以减少体力消耗、稀释痰液、促进排出。肺气肿除慢支的治疗措施外，应注重改善呼吸功能，提高患者工作、生活能力，提高生活质量。必要时进行长期家庭氧疗，以预防慢性肺心病。

五、护理评估

1. 健康史

询问患者年龄、职业、工作或生活环境，是否有吸烟嗜好，吸烟的年限、量、种类，询问过敏史，评估患者的营养状态、体质，询问有无反复上呼吸道感染病史。询问疾病发作是否与环境、气候、过度劳累和吸烟有关。询问患者的起病时间、病程，咳嗽的性质、时间，黏液的性质、颜色、黏稠度。询问患者发病后的饮食、睡眠是否正常，生活能否自理。

2. 护理体检

测量患者生命体征，尤其应注意体温和呼吸的变化。观察患者热型和热度的变化，观察呼吸的频率、节律、深浅度、呼吸类型，评估呼吸困难的类型和严重程度。听诊患者的肺脏，判断呼吸音有无异常及有无干、湿性啰音。观察患者的皮肤黏膜颜色，有无发绀，检查四肢有无杵状指（趾）。

3. 辅助检查

了解患者血液、痰液、胸部 X 线、肺功能及血气分析结果，判断病情进展。

4. 心理-社会状况

评估患者有无焦虑、压抑、悲观厌世、自卑、抑郁等情绪。评估患者患病后的心理反应、社会适应能力的变化、家庭经济状况及参加医疗保险情况。

六、常见护理诊断及医护合作性问题

1. 清理呼吸道无效

清理呼吸道无效与痰液黏稠、咳嗽无力、支气管痉挛有关。

2.气体交换受损

气体交换受损与肺组织弹性降低、肺毛细血管床减少、通气障碍有关。

3.营养失调:低于机体需要量

营养失调与反复呼吸道感染、呼吸困难使能量消耗增加,进食量不足、缺氧致消化吸收功能障碍有关。

4.潜在并发症

潜在并发症包括自发性气胸、呼吸衰竭等。

七、护理措施

1.生活护理

(1)休息与环境:保持环境安静、舒适、空气新鲜及温湿度适宜,避免吸入刺激性气体。严重呼吸困难患者应尽量减少活动和不必要的谈话,以减少耗氧量、减轻呼吸困难。

(2)调整体位:采取半卧位或端坐位,必要时设置跨床小桌,以便患者伏桌休息,以减轻呼吸困难。

(3)保持口腔卫生:张口呼吸者应每日口腔护理2~3次,并根据需要补充因呼吸加快所丧失的水分,一般保证水的每日摄入量在1.5~2 L。

(4)加强营养:指导患者饭前休息至少30 min,每日正餐应安排在患者最饥饿、休息最好的时间。饮食给予高蛋白、高热量、高维生素、易消化食物,经常变换食谱以刺激食欲。多食含有高膳食纤维的蔬菜和水果,以促进肠蠕动,保持大便通畅。腹胀者应进软食,少量多餐,避免食用产气食物及干食、牛奶、巧克力等。因干食易刺激咽部产生不适感而引发咳嗽,牛奶、巧克力可使唾液和分泌物黏稠。餐前和进餐时避免饮用液体,以免过早产生饱感而影响热量的摄入。对通过进食不能吸收足够营养者,可应用管喂饮食或全胃肠外营养。

2.病情监测

询问患者咳嗽、咳痰的情况,观察痰的颜色、量及咳出通畅情况,观察发绀情况和呼吸困难程度,了解病情变化。监测患者的神志、呼吸、心率、体温及血气分析等变化,判断有无并发症发生。

3.用药护理

感染是导致慢支和COPD急性加重的主要原因。临床常给予抗生素、平喘药、化痰药及镇咳药等治疗。

(1)镇咳、化痰药及其用法:常用镇咳药有喷托维林(咳必清)、可待因,祛痰药有溴己新(必嗽平)、氯化铵及乙酰半胱氨酸。均可口服给药,乙酰半胱氨酸、溴己新亦可雾化吸入,可待因可皮下注射。

(2)不良反应及注意事项:①喷托维林,偶有口干、头晕、恶心、腹胀和便秘等不良反应,青光眼患者慎用。②可待因,可抑制支气管腺体分泌,使痰液黏稠而不易咳出,痰多者禁用;连续使用可产生成瘾性,应控制使用;大剂量时可明显抑制呼吸中枢。③溴己新,偶有恶心、胃肠不适,个别患者转氨酶可暂时升高,减量或停药可恢复;胃溃疡患者慎用。④氯化铵,空腹服用效果明显,剂量过大可引起呕吐;可使血氨增高,能酸化尿液和促进碱性药物的排泄;大量服用可产生酸中毒,肝功能不全及肾功能严重减退者禁用,溃疡病者慎用。⑤乙酰半胱氨酸,有特殊气味,可引起呛咳、呕吐等,减量后消失;亦可引起支气管痉挛,哮喘患者及老年严重肺功能不全者慎用。

4.对症护理

(1)协助排痰：结合患者情况，采取翻身、拍背、雾化吸入等措施协助排痰，必要时给予吸痰。

(2)合理给氧：根据血气分析结果，调整吸氧的方式和氧浓度，一般给予鼻导管、低浓度（25%～29%）、低流量（1～2 L/min）、持续吸氧，避免吸入高浓度氧气以防引起二氧化碳潴留。

5.心理护理

多安慰、陪伴患者，进行必要的解释，以缓和紧张不安情绪。当患者出现精神不振、焦虑，自感喘憋时，应设法分散患者注意力，指导患者做慢而深的呼吸，以缓解症状，使身心舒适。

6.防治自发性气胸

(1)避免诱因：航空、潜水作业而无适当防护措施时，从高压环境突然进入低压环境，机械通气压力过高，以及抬举重物用力过猛、剧烈咳嗽、屏气、大笑等均可诱发气胸发生。

(2)病情判断：监测患者的生命体征，若患者出现剧烈胸痛、畏寒、发热、咳嗽咳痰及神志改变，应警惕自发性气胸的发生。COPD患者感觉迟钝，应注意胸部体征改变，若一侧胸部隆起，呼吸运动与触觉语颤减弱，叩诊呈过清音或鼓音，心或肝浊音界缩小或消失，听诊呼吸音减弱或消失，提示已并发气胸，应立即报告医生并采取必要的急救措施。

(3)配合处理：小量气胸患者应严格卧床休息，酌情给予镇静、镇痛药物。可遵医嘱给予高浓度吸氧，以加快胸腔内气体的吸收。若气胸量大，呼吸困难严重，应立即排气减压或胸腔闭式引流。

八、健康教育

1.疾病知识教育

向患者讲解COPD诱发加重的因素，指导患者避免烟雾、粉尘和刺激性气体吸入，避免上呼吸道感染等；加强营养，合理锻炼，增强机体抵抗力。

2.指导呼吸功能锻炼

(1)腹式呼吸：通过腹肌的主动收缩与舒张，增加胸腔容积，可使呼吸阻力减低，肺泡通气量增加，提高呼吸效率。患者取半卧位膝半屈曲或立位上半身前倾，使腹肌和全身肌肉放松，左右手分别放在腹部或胸前，静息呼吸。吸气时用鼻吸入，尽量挺腹，胸部不动；呼气时用口呼出，同时收缩腹部，胸廓保持最小活动幅度，缓呼深吸，增进肺泡通气量。每分钟呼吸7～8次，如此反复训练，每次10～20 min，每日2次，熟练后逐步增加次数和时间，使之成为不自觉的呼吸习惯。

(2)缩唇呼吸：在呼气时将口唇缩成吹笛子状，气体经缩窄的口唇缓慢呼出，其作用为提高支气管内压，延缓小气道的陷闭，以利肺泡气排出。用鼻吸气，用口呼气，呼气时口唇缩拢持续慢慢吹气，同时收缩腹部。吸气与呼气时间之比为1：2或1：3。缩唇大小程度与呼气流量由患者自行选择调整，以能使距离口唇15～20 cm水平处蜡烛火焰随气流倾斜而又不熄灭为宜。

3.指导戒烟

向患者讲解吸烟对疾病的影响及戒烟的好处。帮助患者分析吸烟习惯，制订戒烟计划并实施。戒烟时间最好安排在假期或住院期间。可以和朋友一起戒烟,相互鼓励和督促。清除工作场所和家中所有香烟及烟具,避免接触吸烟人群或环境,合理安排生活,参加多种娱乐活动或外出旅游,以分散注意力。有条件者可贴戒烟膏药以减少痛苦。

4.指导家庭氧疗

(1)注意用氧安全:患者及探视者禁止吸烟;确保电器(如电剃须刀、助听器、电热毯、电视等)处于正常工作状态,以防产生短路火花而引起火灾。避免使用产生静电的材料,如毛毯、合成纤维等。患者和照顾者最好穿棉质衣服。避免附近有易燃物品,如乙醇、油等。患者及其家属应掌握火灾时逃生和自救的方法。

(2)掌握流量和时间:应给予低流量(1~2 L/min)吸氧,不要随意调整氧流量,以免影响疗效或发生氧中毒。每日吸氧的时间不宜少于 10 h,尤其在夜间睡眠时不宜间断吸氧。

(3)预防感染:供氧鼻导管、鼻塞等可能成为细菌藏匿的部位,潮湿的环境利于细菌的滋生,应按规定或病情的需要予以及时更换。

(4)疗效判断:氧疗有效的指标为患者呼吸困难减轻、呼吸频率减慢、发绀减轻、心率减慢、活动耐力增加。吸氧中,家属应密切注意患者有无咳嗽、胸痛、恶心、呕吐和呼吸困难等氧中毒的首发症状。

(尕永娟)

第十一节　急性呼吸道感染

急性呼吸道感染通常包括急性上呼吸道感染和急性气管-支气管炎。急性上呼吸道感染是鼻腔、咽或喉部急性炎症的总称。常见病原体为病毒,仅有少数由细菌引起。本病全年皆可发生,但冬、春季节多发,具有一定的传染性,有时引起严重的并发症,应积极防治。急性气管-支气管炎是指感染、物理、化学、过敏等因素引起的气管-支气管黏膜的急性炎症,可由急性上呼吸道感染蔓延而来,多见于寒冷季节、气候多变或气候突变时。

一、病因

1.急性上呼吸道感染

急性上呼吸道感染者 70%~80% 由病毒引起。其中主要包括流感病毒、副流感病毒、呼吸道合胞病毒、腺病毒、鼻病毒等。由于感染病毒类型较多,又无交叉免疫,人体产生的免疫力较弱且短暂,同时在健康人群中有病毒携带者,故一个人可有多次发病。细菌感染占 20%~30%,可直接或继病毒感染之后发生,以溶血性链球菌最为多见,其次为流感嗜血杆菌、肺炎球菌和葡萄球菌等。偶见革兰阴性杆菌。当全身或呼吸道局部防御功能降低时,尤其是年老体弱或有慢性呼吸道疾病者更易患病,原先存在于上呼吸道或外界侵入的病毒和细菌迅速繁殖,引起本病。通过含有病毒的飞沫或被污染的用具传播,引起发病。

2.急性气管-支气管炎

(1)感染:由病毒、细菌直接感染,或急性上呼吸道病毒(如腺病毒、流感病毒)、细菌(如流感嗜血杆菌、肺炎链球菌)感染迁延而来,也可在病毒感染后继发细菌感染。亦可为衣原体和支原体感染。

(2)物理、化学性因素:过冷空气、粉尘、刺激性气体或烟雾的吸入使气管-支气管黏膜受到急性刺激和损伤,引起本病。

(3)变态反应:花粉、有机粉尘、真菌孢子等的吸入以及对细菌蛋白质过敏等,均可引起气管-支气管的变态反应。寄生虫(如钩虫、蛔虫的幼虫)移行至肺,也可致病。

二、临床表现

1.急性上呼吸道感染

急性上呼吸道感染主要症状和体征个体差异大,根据病因不同可有不同类型,各型症状、体征之间无明显界定,也可互相转化。

(1)普通感冒:又称急性鼻炎或上呼吸道卡他,以鼻咽部卡他症状为主要表现,俗称"伤风"。成人多为鼻病毒所致,起病较急,初期有咽干、咽痒或咽痛,同时或数小时后有打喷嚏、鼻塞、流清水样鼻涕,经2~3 d分泌物变稠,伴咽鼓管炎可引起听力减退,伴流泪、味觉迟钝、声嘶、少量咳嗽、低热不适、轻度畏寒和头痛。检查可见鼻腔黏膜充血、水肿、有分泌物,咽部轻度充血。

如无并发症,一般经5~7 d痊愈。流行性感冒(简称流感)则由流感病毒引起,起病急,鼻咽部症状较轻,但全身症状较重,伴高热、全身酸痛和眼结膜炎症状,而且常有较大或大范围的流行。

(2)病毒性咽炎和喉炎:临床特征为咽部发痒、不适和灼热感、声嘶、讲话困难、咳嗽、咳嗽时咽喉疼痛,无痰或痰呈黏液性,有发热和乏力,伴有咽下疼痛时,常提示有链球菌感染。体检发现咽部明显充血和水肿、局部淋巴结肿大且触痛,提示流感病毒和腺病毒感染,腺病毒咽炎可伴有眼结膜炎。

(3)疱疹性咽峡炎:主要由柯萨奇病毒 A 引起,夏季好发。有明显咽痛、常伴有发热,病程约一周。体检可见咽充血,软腭、腭垂、咽和扁桃体表面有灰白色疱疹及浅表溃疡,周围有红晕。多见儿童,偶见于成人。

(4)咽结膜热:常为柯萨奇病毒、腺病毒等引起。夏季好发,游泳传播为主,儿童多见。表现为发热、咽痛、畏光、流泪、咽及结膜明显充血。病程为4~6 d。

(5)细菌性咽-扁桃体炎:多由溶血性链球菌感染所致,其次为流感嗜血杆菌、肺炎球菌、葡萄球菌等引起。起病急,咽痛明显、伴畏寒、发热,体温超过39 ℃。检查可见咽部明显充血,扁桃体充血肿大,其表面有黄色点状渗出物,颌下淋巴结肿大伴压痛,肺部无异常体征。本病如不及时治疗可并发急性鼻窦炎、中耳炎、急性气管-支气管炎。部分患者可继发病毒性心肌炎、肾炎、风湿热等。

2.急性气管-支气管炎

急性气管-支气管炎起病较急,常先有急性上呼吸道感染的症状,继之出现干咳或少量黏液性痰,随后可转为黏液脓性或脓性痰液,痰量增多,咳嗽加剧,偶可痰中带血。全身症状一般较轻,可有发热,体温38 ℃左右,多经3~5 d消退。咳嗽、咳痰为最常见的症状,常为阵发性咳嗽,咳嗽、咳痰可延续2~3 周才消失。若迁延不愈,则可演变为慢性支气管炎。呼吸音常正常或增粗,两肺可听到散在干、湿性啰音。

三、辅助检查

1.血常规

病毒感染者白细胞正常或偏低，淋巴细胞比例升高；细菌感染者白细胞计数和中性粒细胞增高，可有核左移现象。

2.病原学检查

病原学检查可做病毒分离和病毒抗原的血清学检查，确定病毒类型，以区别病毒和细菌感染。细菌培养及药物敏感试验，可判断细菌类型，并可指导临床用药。

3.X 线检查

胸部 X 线多无异常改变。

四、主要护理诊断及医护合作性问题

（一）舒适的改变

鼻塞、流涕、咽痛、头痛与病毒和（或）细菌感染有关。

（二）潜在并发症

潜在并发症包括鼻窦炎、中耳炎、心肌炎、肾炎、风湿性关节炎。

五、护理措施

（一）一般护理

注意隔离患者，减少探视，避免交叉感染。患者咳嗽或打喷嚏时应避免对着他人。患者使用的餐具、痰盂等用具应按规定消毒，或用一次性器具，回收后焚烧弃去。多饮水，补充足够的热量，给予清淡易消化、高热量、丰富维生素、富含营养的食物。避免刺激性食物，戒烟、酒。患者以休息为主，特别是在发热期间。部分患者往往因剧烈咳嗽而影响正常的睡眠，可给患者提供容易入睡的休息环境，保持病室适宜温度、湿度和空气流通。保证周围环境安静，关闭门窗。指导患者运用促进睡眠的方式，如睡前泡脚、听音乐等。必要时可遵医嘱给予镇咳、祛痰或镇静药物。

（二）病情观察

关注疾病流行情况、鼻咽部发生的症状、体征及血常规和胸部 X 线片改变。注意并发症，如耳痛、耳鸣、听力减退、外耳道流脓等提示中耳炎；如头痛剧烈、发热、伴脓涕、鼻窦有压痛等提示鼻窦炎；如在恢复期出现胸闷、心悸、眼睑水肿、腰酸和关节痛等提示心肌炎、肾炎或风湿性关节炎，应及时就诊。

（三）对症护理

1.高热护理

体温超过 37.5 ℃，应每 4 h 测体温 1 次，观察体温过高的早期症状和体征，体温突然升高或骤降时，应随时测量和记录，并及时报告医师。体温＞39 ℃时，要采取物理降温。降温效果不佳可遵照医嘱选用适当的解热剂进行降温。患者出汗后应及时处理，保持皮肤的清洁和干燥，并注意保暖。鼓励患者多饮水。

2.保持呼吸道通畅

清除气管、支气管内分泌物，减少痰液在气管、支气管内的聚积。指导患者采取舒适的体位进行有效咳嗽。观察咳痰情况,如痰液较多且黏稠,可嘱患者多饮水,或遵照医嘱给予雾化吸入治疗,以湿润气道、利于痰液排出。

(四)用药护理

1.对症治疗

选用抗感冒复合剂或中成药减轻发热、头痛,减少鼻、咽充血和分泌物,如对乙酰氨基酚(扑热息痛)、银翘解毒片等。干咳者可选用右美沙芬、喷托维林(咳必清)等;咳嗽有痰可选用复方氯化铵合剂、溴己新(必嗽平),或雾化祛痰。咽痛者可含服喉片或草珊瑚片等。气喘者可用平喘药,如特布他林、氨茶碱等。

2.抗病毒药物

早期应用抗病毒药有一定疗效,可选用利巴韦林、奥司他韦、金刚烷胺、吗啉胍和抗病毒中成药等。

3.抗菌药物

如有细菌感染,最好根据药物敏感试验选择有效抗菌药物治疗,常可选用大环内酯类、青霉素类、氟喹诺酮类及头孢菌素类。根据医嘱选用药物,告知患者药物的作用、可能发生的不良反应和服药的注意事项,如按时服药;应用抗生素者,注意观察有无迟发过敏反应发生;对于应用解热镇痛药者注意避免大量出汗引起虚脱等。发现异常及时就诊等。

(五)心理护理

急性呼吸道感染预后良好,多数患者于一周内康复,仅少数患者可因咳嗽迁延不愈而发展为慢性支气管炎,患者一般无明显心理负担。但如果咳嗽较剧烈,加之伴有发热,可能会影响患者的休息、睡眠,进而影响工作和学习,个别患者产生急于缓解咳嗽等症状的焦虑情绪。护理人员应与患者进行耐心、细致的沟通,通过对病情的客观评价,解除患者的心理顾虑,建立治疗疾病的信心。

(六)健康指导

1.疾病知识指导

帮助患者及其家属掌握急性呼吸道感染的诱发因素及本病的相关知识,避免受凉、过度疲劳,注意保暖;外出时可戴口罩,避免寒冷空气对气管、支气管的刺激。积极预防和治疗上呼吸道感染,症状改变或加重时应及时就诊。

2.生活指导

平时应加强耐寒锻炼,增强体质,提高机体免疫力。有规律生活,避免过度劳累。室内空气保持新鲜、阳光充足。少去人群密集的公共场所。戒烟、酒。

(辛　静)

第十二节　肝性脑病

肝性脑病(hepaticencephalopathy,HE)旧称肝昏迷,是由于严重肝病引起的以代谢紊乱为基础的中枢神经系统功能失调综合征。其主要临床特点是行为失常、意识障碍和昏迷。亚临床或隐性肝性脑病无明显临床表现和生化异常,只能用精细的智力试验和(或)电生理检测才可做出诊断。

一、病因与发病机制

1. 病因

各型肝硬化,特别是肝炎后肝硬化是引起本病最常见的原因,肝硬化发生肝性脑病者可达70%(包括亚临床肝性脑病)。部分可由改善门静脉高压的门体分流术引起。小部分肝性脑病见于重症病毒性肝炎、中毒性肝炎和药物性肝炎的急性或暴发性肝衰竭阶段。少数还可由原发性肝癌、妊娠期急性脂肪肝、严重胆道感染等引起。

肝性脑病尤其是门-体分流性脑病常有明显的诱因,常见的有上消化道出血、摄入过多含氮食物、放腹腔积液、大量应用排钾利尿剂、感染、便秘及应用镇静催眠药和麻醉药等。

2. 发病机制

迄今未完全明了。一般认为肝性脑病的病理生理基础是肝细胞功能衰竭及门-腔静脉之间有侧支分流,包括手术造成的或自然形成的。其发病机制的学说主要有以下几种。

(1)氨中毒学说:此学说有较确实的依据。血氨主要来自肠道、肾和骨骼肌生成的氨,通过胃肠道进入血液。正常人胃肠道每日产氨约 4 g,氨在肠道的吸收主要以非离子型氨(NH_3)弥散入血。当结肠 pH>6 时,NH_3 大量弥散入血;pH<6 时,则 NH_3 从血液转至肠腔,随粪便排出。游离 NH_3 有毒性,能透过血脑屏障,离子型氨相对无毒,不能透过血脑屏障。机体清除氨的主要途径为:①肾脏排泄,肾脏除排出大量尿素外,在排酸的同时也排出大量氨;②在肝内合成尿素并通过肾排泄;③在脑、肝、肾等组织利用及消耗氨合成谷氨酸及谷氨酰胺;④血氨过多时,少量可从肺部呼出。

当血氨生成过多和(或)代谢清除过少时,血氨浓度升高。同时由于门-腔分流又使肝摄氨量进一步下降,使大脑承受较大的氨负荷,而发生氨对中枢神经系统的毒性作用。一般认为氨对大脑的毒性作用是干扰脑的能量代谢,引起高能磷酸化合物浓度降低,使大脑细胞的能量供应不足,不能维持正常功能。加之人脑在去氨过程中消耗大量的谷氨酸,而谷氨酸是大脑的重要兴奋性神经递质,缺少时大脑抑制增加。

(2)胺、硫醇及短链脂肪酸的协同毒性作用:甲基硫醇是蛋氨酸在胃肠道内被细胞代谢的产物,甲基硫醇及其衍变的二甲基亚砜,均可引起实验动物意识模糊、定向力丧失,甚至昏迷。在严重肝病患者尤其是伴脑病者,血中甲基硫醇的浓度则明显增高。甲基硫醇和二甲基硫化物挥发的气味即"肝臭"。动物实验证明短链脂肪酸能诱发肝性脑病,且在肝性脑病患者的血浆中和脑脊液中均明显增高。在肝功能衰竭动物实验中,单独使用较小量的氨、硫醇和短链脂肪酸三种毒性物质的任何一种,都不至于诱发肝性脑病,如联合使用,即使量不变也能引起脑部症状。因此,有学者提出三者对中枢神经系统的协同毒性作用,可能在肝性脑病的发病机制中有重要地位。

(3)假神经递质学说:神经冲动的传导是通过递质完成的,神经递质分兴奋性(多巴胺、去甲肾上腺素等)和抑制性(5-羟色胺、γ-氨基丁酸等),正常时两者保持平衡。食物中的芳香族氨基酸,如酪氨酸、苯丙氨酸等,经肠菌脱羧酶的作用分别转变为酪胺和苯乙胺。正常时这两种胺在肝内被单胺氧化酶分解清除,肝功能衰竭时,清除发生障碍,这两种胺可进入脑组织,在脑内经 β 羟化酶作用形成 β 羟酪胺和苯乙醇胺,后两者的化学结构与正常神经递质去甲肾上腺素相似,但不能传递神经冲动或作用很弱,故称为假神经递质。当假神经递质被脑细胞摄取并取代了突触中的正常递质时,兴奋冲动不能正常地传至大脑皮质而产生异常抑制,出现意识障碍。

(4)氨基酸代谢不平衡学说:肝硬化失代偿患者血浆芳香族氨基酸(如苯丙氨酸、酪氨酸、色氨酸)增多而支链氨基酸(如缬氨酸、亮氨酸、异亮氨酸)减少。正常人的芳香族氨基酸在肝中代谢分解,肝功能衰竭时分解减少,故血浓度增高。正常时支链氨基酸主要在骨骼肌而不在肝代谢分解,胰岛素有促使这类氨基酸进入肌肉的作用。肝功能衰竭时,对胰岛素灭活作用降低,血浓度升高,因而促使支链氨基酸大量进入肌肉组织,使血浓度降低,上述两组氨基酸是在相互竞争和排斥中通过血脑屏障进入大脑,故支链氨基酸减少而芳香族氨基酸增多,后者进一步形成假神经递质。并且脑中增多的色氨酸可衍生为5-羟色胺,后者是中枢神经某些神经元的抑制性递质,有拮抗去甲肾上腺素的作用,也可能与昏迷有关。

(5)γ-氨基丁酸/苯二氮复合体学说:γ-氨基丁酸是哺乳动物大脑的主要抑制性神经递质,由肠道细菌产生,在门-体分流和肝功能衰竭时,可绕过肝进入体循环。近年在暴发性肝功能衰竭和肝性脑病的动物模型中发现γ-氨基丁酸血浓度增高,血脑屏障的通透性也增高,在脑突触后神经元的γ-氨基丁酸受体显著增多。这种受体不仅能与γ-氨基丁酸结合,也能与巴比妥类和苯二氮药物结合,故称之为γ-氨基丁酸/苯二氮复合体。上述三者的任何一种与受体结合后,都能促使氯离子传导进入突触后神经元,并引起神经传导抑制。

二、临床表现

常因原有肝病的性质、肝细胞损害的轻重缓急及诱因的不同而表现不一。根据意识障碍程度、神经系统表现和脑电图改变,可将肝性脑病由轻到重分为四期。

1.一期(前驱期)

轻度行为及性格改变,如欣快、激动、淡漠少言或多言多动,衣冠不整或随地便溺。应答尚准确,但吐词不清且较缓慢。可有扑翼样震颤(亦称为肝震颤),这是肝性脑病最具有特征性的体征,即嘱患者两臂平举,肘关节固定,手掌向背侧伸展,手指分开时,可见掌指关节、腕关节甚至肘与肩关节急促而不规则的抖动。脑电图多数正常。此期历时数日或数周。可因症状不明显而被忽视。

2.二期(昏迷前期)

以意识错乱、睡眠障碍、行为失常为主。定向力和理解力均减退,对时间、地点、人物的概念混乱;并出现言语不清、书写障碍、举止反常、睡眠时间倒错,昼睡夜醒,甚至有幻觉、恐惧、狂躁等。有明显的神经系统体征,如腱反射亢进、踝阵挛及巴宾斯基(Babinski)征阳性等。此期扑翼样震颤存在,脑电图有特异性异常。

3.三期(昏睡期)

以昏睡和精神错乱为主。大部分时间呈昏睡状态,一般不易唤醒;强声强光能唤醒,但答非所问,常有神志不清和幻觉。扑翼样震颤仍可引出,肌张力增加,神经体征持续或加重。脑电图有异常波形。

4.四期(昏迷期)

神志完全丧失,不能唤醒。浅昏迷时,对疼痛等强刺激有反应,生命体征尚稳定,各种反射还存在,腱反射和肌张力仍亢进,因患者不能合作,扑翼样震颤无法引出;深昏迷时,各种反射消失,肌张力降低,瞳孔常散大,可出现阵发性惊厥、踝阵挛和过度换气。脑电图明显异常。

以上各期的分界不很清楚,前后期临床表现可有重叠,病情发展或经治疗好转时,程度可晋级或退级。

三、辅助检查

1. 血氨测定

正常人空腹血氨为 $23.5\sim41.1\ \mu mol/L(40\sim70\ \mu g/dL)$,空腹动脉血氨比较稳定。慢性肝性脑病尤其是门-体分流性脑病患者多有血氨增高;而急性肝功能衰竭所致脑病的血氨多正常。

2. 脑电图检查

典型的改变为节律变慢,主要出现普遍性 $4\sim7$ 次/秒的 δ 波,也可有 $1\sim3$ 次/秒的 δ 波,对诊断及预后的判断均有一定的意义。

3. 心理智能测验

本法对诊断早期肝性脑病包括亚临床脑病意义最大。缺点是受被测者年龄、教育程度影响。常规用的是数字连接试验和符号数字试验,包括书写、构词、画图、搭积木、用火柴杆摆五角星等。

四、治疗要点

尚无特效疗法,常采用综合治疗措施。主要包括:①减少肠内毒物的生成和吸收,如减少或暂停蛋白质摄入、灌肠或导泻、抑制肠道细菌生长。②促进有毒物质的代谢清除,如应用降氨药、γ-氨基丁酸/苯二氮复合受体拮抗药、减少或拮抗假神经递质、人工肝。③对症治疗,如纠正水、电解质和酸碱失衡;保护脑细胞功能(可用冰帽降低颅内温度);保持呼吸道通畅;防治脑水肿。④其他治疗,如减少门-体分流、肝移植、肝细胞移植等。

五、护理评估

1. 健康史

询问患者有无肝硬化病史,尤其是肝炎后肝硬化及治疗情况。询问患者发病前是否进食大量动物蛋白、有无恶心、呕吐、腹胀及便秘;有无长期使用肝毒性药物或嗜酒;近期有无大量利尿、放腹腔积液;有无行门-体分流手术史等诱因;了解患者既往及目前检查、用药及治疗情况。

2. 护理体检

测量生命体征,观察面容、表情及营养状态。观察皮肤有无黄染、出血点、蜘蛛痣、肝掌、腹部膨隆、腹壁静脉曲张等。检查患者的肝脾状况,注意其大小、质地、表面情况,有无压痛等。评估患者有无意识障碍及其程度,有无扑翼样震颤,呼出气体有无特殊气味。神经反射检查有无异常。

3. 辅助检查

查阅患者血氨、脑电图、心理智能测验等检查结果有无异常。

4. 心理-社会状况

评估患者的心理状态,有无出现焦虑、悲观、绝望等心理问题。疾病后期家属是否出现紧张、担忧的情绪。是否由于肝性脑病病程长,病情逐渐加重,患者逐渐丧失工作能力而影响家庭生活等。评估家庭的经济状况和参加医疗保险情况。

六、常见护理诊断及医护合作性问题

1.感知改变

感知改变与肝功能减退、血氨增高影响大脑细胞正常代谢有关。

2.营养失调:低于机体需要量

营养失调与肝功能减退、消化吸收障碍、限制蛋白摄入有关。

3.活动无耐力

活动无耐力与肝功能减退、营养摄入不足有关。

4.有感染的危险

感染与长期卧床、营养失调、抵抗力低下有关。

5.照顾者角色障碍

照顾者角色障碍与患者意识障碍、照顾者缺乏有关照顾经验及经济负担过重等因素有关。

七、护理措施

1.生活护理

(1)活动与休息:专人护理,除去患者的义齿、发卡,经常帮助患者剪指甲,以防抓伤皮肤。躁动不安者可加床栏,必要时使用约束带,防止发生坠床及撞伤等意外。

(2)饮食:限制蛋白质的摄入,发病开始数日内禁食蛋白质,供给足够的热量和维生素,以糖类为主要食物。昏迷患者应忌食蛋白质,可鼻饲或静脉补充葡萄糖溶液供给热量,足量的葡萄糖除提供热量和减少体内蛋白质分解产氨外,又有利于促进氨与谷氨酸结合形成谷氨酰胺而降低血氨。患者神志清楚后,可逐步增加蛋白质饮食,20 g/d,以植物蛋白为宜。因植物蛋白含支链氨基酸较多,而含蛋氨酸、芳香族氨基酸较少,且能增加粪氮排泄。显著腹腔积液患者应限制钠、水入量,钠<250 mg/d,水<1 000 mL/d。脂肪类物质延缓胃的排空,应尽量少食用。

2.病情观察

监测并记录患者血压、脉搏、呼吸、体温、瞳孔及意识状态的变化,观察患者思维及认知的改变,密切注意肝性脑病的早期征象,有无瘫痪、抽搐等伴随症状,定期复查血氨、肝肾功能、电解质。若有异常,应及时协助医生进行处理。

3.用药护理

遵医嘱用药,并注意观察药物疗效及不良反应。常用药物有以下几种。

(1)新霉素:可抑制肠道细菌生长,使氨产生减少。2～8 g/d,分 4 次口服。长期服用可出现听力或肾损害,使用不宜超过 1 个月,用药期间应监测听力和肾功能。

(2)乳果糖或乳梨醇:口服后在小肠不被分解,到达结肠后可被肠道细菌分解为乳酸、乙酸而降低肠道 pH 值。乳果糖 30～60 g/d 或乳梨醇 30～40 g/d,分 3 次口服;因在肠内产气较多,可引起腹胀、腹绞痛、恶心、呕吐及电解质紊乱等,应用时应从小剂量开始。

(3)L-鸟氨酸-L-门冬氨酸:是一种鸟氨酸和门冬氨酸的混合制剂,通过促进尿素循环而降低血氨,20 g/d 静脉注射,不良反应为恶心、呕吐。

(4)其他:如氟马西尼为 γ-氨基丁酸/苯二氮复合受体拮抗剂,具有促醒作用,每次 0.5～1 mg 静脉注射,或 1mg/h 持续静脉滴注,维持时间较短。支链氨基酸制剂可减少假神经递质的形成。大量输注葡萄糖的过程中,必须警惕低钾血症、心力衰竭和脑水肿。

4. 昏迷患者的护理

①保持气道通畅：患者取去枕平卧位，头偏向一侧，以防舌后坠阻塞呼吸道或呕吐物误吸。深昏迷者应做气管切开以排痰，保证氧气的供给。②防治脑水肿：用冰帽降低颅内温度，减少脑细胞耗氧，保护脑细胞功能；遵医嘱静脉滴注高渗性葡萄糖、甘露醇等脱水剂，注意严格控制滴速，并观察尿量。③口腔、眼部护理：每日进行 2～3 次口腔护理，对眼睑闭合不全、角膜外露的患者可用生理盐水纱布覆盖眼部。④尿道护理：尿潴留者给予留置导管导尿，观察尿量、颜色、气味。⑤防止并发症：用温热开水擦洗皮肤，保持床褥干燥、平整，定时协助患者翻身，按摩受压部位，防止压疮，给患者做肢体的被动运动，防止静脉血栓形成及肌肉萎缩。

5. 避免诱因

①避免应用催眠镇静药、麻醉药等，如临床确实需要，遵医嘱可用地西泮、氯苯那敏等，也只用常规量的 1/3～1/2。②避免快速利尿和大量放腹腔积液，及时处理严重的呕吐和腹泻，以防止有效循环血容量减少、大量蛋白质丢失及低钾血症，以免加重肝脏损害和意识障碍。③防止感染，加强基础护理，观察体温变化，保持口腔会阴部皮肤的清洁，注意预防肺部感染，发生感染时，应遵医嘱及时、准确地应用抗生素。④防止大量输液，过多液体可引起低血钾、稀释性低血钠、脑水肿等从而加重肝性脑病。⑤保持大便通畅，有利于清除体内含氮物质。肝性脑病患者可采用灌肠和导泻的方法清除肠内毒物，灌肠应使用生理盐水或弱酸性溶液（生理盐水 1～2 L 加用食醋 100 mL），忌用肥皂水，因其为碱性，可增加氨的吸收。⑥防治上消化道出血，出血使循环血量不足，大脑缺血缺氧，加重脑病症状；血液淤积肠道使产氨增多，从而使血氨增高而诱发脑病。有食管胃底静脉曲张者，避免进食粗糙、干、硬、刺激性强或带刺食物，一旦出血，应积极止血，出血停止后给予灌肠和导泻，以清除肠道内积血，减少氨的吸收。

6. 心理护理

与患者及其家属建立良好的护患关系，关心、安慰患者，以尊重、体谅、和蔼的态度对待患者，对患者的某些不正常行为不嘲笑，切忌伤害患者人格，不要在患者面前流露出对治疗丧失信心和失望、绝望的表情。对患者提出的问题尽可能给予满意答复，帮助其树立战胜疾病的信心。制订切实可行的照顾计划，将各种需要照顾的内容和方法对照顾者进行讲解和示范。

八、健康教育

1. 疾病知识教育

向患者及其家属介绍肝性脑病的病因、诱因、疾病进展、治疗及预后，讲解避免诱因的有效措施，指导患者按医嘱服药，熟悉药物的主要不良反应及应对措施，并定期随访复诊。

2. 照顾者指导

使患者家属了解肝性脑病的早期征象，以便及时发现肝性脑病先兆，及时得到诊治。向家属讲解患者精神异常的原因，家属要给予患者精神支持和生活照顾，帮助患者树立战胜疾病的信心。

（胡媛媛）

第十三节 急性胰腺炎

急性胰腺炎(acute pancreatitis)是指胰腺分泌的消化酶引起胰腺组织自身消化的化学性炎症。其临床以急性上腹痛、发热、恶心、呕吐及血、尿淀粉酶增高为主要表现,病情轻重不一,重者可并发腹膜炎及休克,常因多脏器功能衰竭、败血症、DIC 等并发症而死亡。本病是常见的消化系统急症之一,可见于任何年龄,青壮年居多。

一、病因与发病机制

引起急性胰腺炎的病因较多,以胆道疾病、大量饮酒和暴饮暴食多见。

1.胆道疾病

国内报道约 50% 以上的急性胰腺炎患者并发于胆石症、胆道感染或胆道蛔虫等胆道疾病,其中胆石症最常见。胆石、感染、蛔虫等因素致奥狄(Oddi)括约肌水肿、痉挛,使十二指肠壶腹部出口梗阻,胆汁反流入胰管,引起急性胰腺炎;胆石移行过程损伤胆总管、壶腹部或胆道感染引起 Oddi 括约肌松弛,使富含肠激酶的十二指肠液反流入胰管,引起急性胰腺炎。

2.胰管阻塞

胰管结石、狭窄、肿瘤或蛔虫钻入胰管等均可引起胰管阻塞,胰管内压过高,使胰管小分支和胰腺腺泡破裂,胰液与消化酶外溢至间质引起急性胰腺炎。

3.酗酒和暴饮暴食

大量饮酒和暴饮暴食可致胰液外分泌增加,并刺激 Oddi 括约肌痉挛、十二指肠乳头水肿,使胰管内压增高,胰液排出受阻而引起急性胰腺炎。慢性嗜酒者常有胰液蛋白沉淀,形成蛋白栓堵塞胰管,导致胰液排泄障碍,引发急性胰腺炎。

4.其他

如腹部手术、十二指肠及其周围疾病、内分泌与代谢疾病、某些传染病都可引发急性胰腺炎。

二、临床表现

临床表现的轻重与病因、病理类型、治疗是否及时密切相关。水肿型胰腺炎病情轻,呈自限性,预后良好。少数重症患者常继发感染、休克、腹膜炎等并发症,死亡率高。

1.症状

(1)腹痛:为本病的主要表现和首发症状,常在饱食、脂肪餐或酗酒后突然发生。腹痛常位于中上腹,疼痛呈持续性钝痛、钻痛、绞痛或刀割样痛,可向腰背呈带状放射,取弯腰抱膝位可减轻疼痛,进食疼痛加剧。水肿型腹痛一般经 3～5 d 缓解。坏死型腹部剧痛,持续时间较长,由于渗液扩散可引起全腹痛。

(2)恶心、呕吐及腹胀:起病后多出现频繁而持久的恶心、呕吐,吐出食物和胆汁,呕吐后腹痛并不减轻。常同时伴有腹胀,甚至出现麻痹性肠梗阻。

(3)发热:多数患者有中度以上发热,一般持续 3～5 d。若持续发热 1 周以上不退或逐日升高、白细胞升高者,应考虑有胰腺脓肿或胆道炎症等继发感染。

(4)水、电解质及酸碱平衡紊乱:多有轻重不等的脱水,呕吐频繁者可有代谢性碱中毒。重症者可有明显脱水和代谢性酸中毒,伴血钾、血镁、血钙降低。

（5）低血压和休克：见于急性出血坏死型胰腺炎，患者出现烦躁不安、皮肤苍白、湿冷，极少数患者可突然出现休克，甚至发生猝死。

2.体征

（1）水肿型胰腺炎：腹部体征较轻，可有上腹压痛，无腹肌紧张和反跳痛。

（2）出血坏死型胰腺炎：患者常呈急性重病面容。上腹或全腹明显压痛，腹肌紧张和反跳痛，伴麻痹性肠梗阻时有明显腹胀，肠鸣音减弱或消失。可出现移动性浊音，腹腔积液多呈血性。少数患者由于胰酶或坏死组织液沿腹膜后间隙与肌层渗入到腹壁下，致两侧腰部皮肤呈暗灰蓝色，称为格雷·特纳（GreyTurner）征；出现脐周围皮肤青紫，称为卡伦（Cullen）征。胰头水肿压迫胆总管时，可出现黄疸；低血钙时有手足抽搐，提示预后不良。

3.并发症

主要见于出血坏死型胰腺炎。局部并发症有胰腺脓肿和假性囊肿。全身并发症在病后数天出现急性肾衰竭、急性呼吸窘迫综合征、心力衰竭、DIC、败血症等，病死率极高。

三、辅助检查

1.白细胞计数

白细胞计数多有白细胞增多及中性粒细胞核左移。

2.淀粉酶测定

血清淀粉酶一般在起病后 6～12 h 开始升高，48 h 后开始下降，持续 3～5 d，血清淀粉酶超过正常值 3 倍即可诊断急性胰腺炎。淀粉酶的高低与病情严重程度并不一致，出血坏死型胰腺炎血清淀粉酶值可正常或低于正常。尿淀粉酶升高较晚，常在发病后 12～14 h 开始升高，持续 1～2 周逐渐恢复正常，但尿淀粉酶值受患者尿量的影响。

3.血清脂肪酶测定

血清脂肪酶常在病后 24～72 h 开始升高，持续 7～10 d，对就诊较晚的病例有诊断价值，特异性较强。

4.C 反应蛋白（CRP）测定

CRP 是组织损伤和炎症的非特异性标志物，胰腺坏死时明显升高。

5.其他生化检查

其他生化检查可有血钙降低，血钙降低程度与临床严重程度平行，若低于 1.5 mmol/L 则预后不良。暂时性血糖升高较常见，持久空腹血糖高于 10 mmol/L 反映胰腺坏死，提示预后不良。

6.影像学检查

腹部 X 线片可见"哨兵襻"和"结肠切割征"，此为胰腺炎的间接指征，并可发现肠麻痹或麻痹性肠梗阻征象；腹部 B 超与 CT 检查可见胰腺弥漫增大，其轮廓与周围边界模糊不清。

四、治疗要点

治疗原则为减轻腹痛、减少胰腺分泌、防治并发症。禁食及胃肠减压、应用 H_2 受体拮抗剂或质子泵抑制剂等，可减少胃酸分泌，进而减少胰液分泌，减轻腹痛和腹胀；应用抗胆碱能药阿托品、山莨菪碱抑制腺体分泌；应用生长抑素、胰高血糖素和降钙素能减少胰液分泌，用抑肽酶抑制胰酶活性。腹痛剧烈时可加用哌替啶肌内注射。胆道有炎症及合并腹膜炎者可应用抗生素。积极补充液体和电解质,维持有效循环血容量。重症患者应给予白蛋白、全血及血浆代用品,防止休克等并发症发生。

五、护理评估

1. 健康史

询问患者有无胆道疾病,有无酗酒,有无暴饮暴食。询问患者此次腹痛的部位、性质、有无明显诱因,是否伴有发热、恶心、呕吐、腹胀。既往有无类似症状,目前治疗及检查情况。

2. 护理体检

测量生命体征,观察面容、皮肤黏膜、巩膜颜色,触诊腹部,听诊肠鸣音。

3. 辅助检查

查阅血、尿淀粉酶及血液生化检查结果,了解患者血、尿淀粉酶是否增高及增高程度,血糖、血钙、血钾有无改变。

4. 心理-社会状况

询问患者及其家属对疾病的认识及反应,有无因起病急、疼痛剧烈而紧张、焦虑、绝望。询问患者及其家属对腹痛的应对方式、对禁食禁饮的态度,了解家属对患者的态度、家庭经济状况及参加医疗保险情况。

六、常见护理诊断及医护合作性问题

1. 疼痛:腹痛

腹痛与胰腺及其周围组织炎症、水肿、坏死有关。

2. 体温过高

体温过高与胰腺炎症、坏死和继发感染有关。

3. 有体液不足的危险

体液不足与恶心、呕吐、禁食、胃肠减压有关。

4. 潜在并发症

潜在并发症并发症电解质紊乱、急性呼吸窘迫综合征、急性肾衰竭、心功能不全、败血症等。

七、护理措施

1. 生活护理

(1) 休息和活动:患者应绝对卧床休息,以降低机体代谢率,增加脏器血流量,促进组织修复和体力恢复。协助患者取弯腰、屈膝侧卧位,以减轻疼痛。因剧痛辗转不安者应防止坠床,其周围不要有危险物品,以保证安全。病房注意定期空气消毒,减少探视。

(2) 饮食:向患者及其家属解释禁食的意义,多数患者须禁食1~3 d,患者口渴时可含漱或湿润口唇。经禁食,腹痛和呕吐基本消失后,可恢复进食,从少量流质、半流质渐进为普通饮食,先给予糖类,慢慢增加蛋白质及少量脂肪。明显腹胀者须行胃肠减压,切忌暴饮暴食及酗酒。

2. 病情观察

观察患者腹痛的部位、性质、程度及变化情况,呕吐物的量及性质,皮肤黏膜色泽、弹性,判断失水程度；观察患者意识、监测其生命体征的变化，注意有无休克征象发生。监测血象、血与尿淀粉酶值、电解质与血气的变化。准确记录 24 h 出入液量，注意有无水、电解质紊乱的表现。

3.用药指导

(1)抑肽酶：20 万～50 万 U/d，分 2 次溶于葡萄糖溶液静脉滴注；加贝酯 100～300 mg 溶于葡萄糖溶液，以 2.5 mg/(kg·h)速度静脉滴注。抑肽酶可产生抗体，应用时要注意有无过敏现象；加贝酯静脉滴注速度不宜过快，勿将药液注入血管外，多次使用时要更换注射部位，药物应随配随用。对多种药物有过敏史者及孕妇和儿童禁用。

(2)生长抑素或奥曲肽：首剂 100 μg 静脉注射，后以生长抑素 250 μg/h 或奥曲肽 25～50 μg /h持续静脉滴注，连用 3～7 d。

(3)阿托品：应注意有无口干、心率加快、排尿困难等不良反应。

(4)西咪替丁：静脉给药时，偶有血压降低及心搏、呼吸停止等，给药时速度不宜过快，并要密切观察患者反应，注意有无异常表现和不适诉说。

4.对症护理

(1)腹痛：可指导患者通过变换体位或谈话、听音乐等非药物方法分散注意力，以减轻病痛，若效果不佳可遵医嘱给予解痉镇痛药，同时观察用药前后疼痛的变化。

(2)发热：可采用头部冰敷，乙醇擦浴等物理方法降温，必要时给予药物降温；出汗多时及时擦干汗液，更衣，保暖。物理降温无效者遵医嘱药物降温，并随时观察体温变化，检测血常规中白细胞计数和分类的变化。

5.心理护理

关心、安慰、体贴患者，加强巡视，多与患者沟通交流，满足患者的需求，协助做好生活护理，让患者有安全感。介绍本病有关知识，减轻患者的焦虑、紧张、恐惧心理。

6.重症胰腺炎的抢救配合

若患者出现低血容量性休克，应积极配合医生进行抢救：①患者取平卧位，保暖，吸氧。②迅速准备好抢救用物如静脉切开包、人工呼吸器、气管切开包等。③尽快建立静脉通路，必要时静脉切开，按医嘱输注液体或全血，补充血容量。根据血压调整给药速度，必要时测中心静脉压，以决定输液量和速度。如循环衰竭持续存在，按医嘱给予升压药。④腹腔内渗液严重者要做好耻骨上切开引流的手术准备。⑤对发生呼吸困难、有急性呼吸窘迫综合征的患者，立即高浓度给氧，并配合做好气管切开、机械通气的护理。

八、健康教育

1.疾病知识教育

向患者及其家属介绍急性胰腺炎的主要病因、诱发因素、疾病的过程、治疗和预后，教育患者积极治疗胆道疾病，注意防治胆道蛔虫，并嘱患者定期复诊。

2.生活指导

指导患者及其家属掌握饮食卫生知识，指导患者养成规律进食习惯，避免暴饮暴食。告知患者腹痛缓解后，应从少量低脂、低糖饮食开始逐渐恢复正常饮食，避免刺激性强、产气多、高脂肪和高蛋白食物，戒除烟酒，防止复发。

(胡媛媛)

第十四节　上消化道大出血

上消化道出血是指特赖茨(Treitz)韧带以上的消化道，包括食管、胃、十二指肠、胰和胆管等病变引起的出血，以及胃空肠吻合术后的空肠病变出血。上消化道大量出血一般指在数小时内失血量超过 1 000 mL 或循环血容量的 20%，临床表现为呕血和(或)黑便，常伴有急性周围循环衰竭，严重者导致失血性休克而危及患者生命。

一、病因

上消化道出血的病因很多，其中最常见的病因是消化性溃疡，最严重的病因为肝硬化食管胃底静脉曲张破裂出血，还有急性糜烂出血性胃炎、胃癌及食管贲门黏膜撕裂综合征等。胰、胆道病变如胆囊或胆道结石、胰腺癌，某些全身性疾病如白血病、血友病、尿毒症等亦可引起出血。

二、临床表现

取决于病变的性质及出血的部位、量与速度。

1. 呕血与黑便

呕血与黑便是上消化道出血的特征性表现。出血部位在幽门以上者常有呕血和黑便，在幽门以下者可仅表现为黑便。但出血量少而速度慢的幽门以上病变亦可仅见黑便；出血量大、速度快的幽门以下病变可因血液反流入胃，引起恶心、呕吐而出现呕血。

2. 失血性周围循环衰竭

上消化道大量出血时，由于循环血容量急剧减少，静脉回心血量相应不足，导致心排血量降低，常发生急性周围循环衰竭，其轻重程度因出血量大小和失血速度快慢而异。患者可出现头昏、心悸、乏力、出汗、口渴、晕厥等一系列组织缺血的表现。

出血性休克早期，患者面色苍白、口唇发绀、呼吸急促，皮肤湿冷、有灰白色或紫灰色花斑、施压后褪色但经久不能恢复，体表静脉塌陷，精神萎靡、烦躁不安，重者反应迟钝、意识模糊；体征有脉搏细速、脉压变小，血压可正常甚至一时偏高。若患者收缩压降至 80 mmHg 以下、脉压小于 25 mmHg、心率加快至 120 次/分钟以上、尿量减少等，提示已出现休克。休克时，若补足血容量后仍少尿或无尿，应考虑并发急性肾衰竭。

3. 发热

大量出血后，多数患者在 24 h 内出现发热，一般不超过 38.5 ℃，可持续 3～5 d。发热机制可能与循环血容量减少、急性周围循环衰竭导致体温调节中枢功能障碍有关，失血性贫血亦为影响因素之一。

4. 氮质血症

氮质血症可分为肠源性、肾前性和肾性三种。上消化道大量出血后，肠道中血液的蛋白质消化产物被吸收，引起血中尿素氮浓度增高，称为肠源性氮质血症。出血导致周围循环衰竭，使肾血流量和肾小球滤过率减少，以致氮质潴留，称为肾前性氮质血症。如无活动性出血的证据，且血容量已基本补足而尿量仍少，血尿素氮持续升高，可能为严重而持久的休克造成急性肾衰竭，称为肾性氮质血症。上消化道大量出血后，血尿素氮多在一次出血后数小时上升，24～48 h 达到高峰，一般不超过(40 mg/dL)，3～4 d 恢复正常。如患者血尿素氮持续增高超过 3~4 d,血容量已基本纠正且出血前肾功能正常,则提示有上消化道继续出血或再次出血。

5.贫血及血象变化

上消化道大量出血早期血红蛋白浓度、红细胞数与血细胞比容的变化可不明显,经3~4 h后,因组织液渗入血管内,使血液稀释,才出现失血性贫血的血象改变。出血 24 h 内网织红细胞即见增高,出血停止后逐渐降至正常,如出血不止则网织红细胞可持续升高。白细胞计数在出血后 2~5 h 升高,可达$(10\sim20)\times10^9$/L,出血停止后 2~3 d 恢复正常。肝硬化脾功能亢进者白细胞计数可不升高。

三、辅助检查

1.实验室检查

测定红细胞、白细胞和血小板计数,以及血红蛋白浓度、血细胞比容、肝功能、肾功能、大便隐血等,有助于估计失血量及动态观察有无活动性出血,判断治疗效果及协助病因诊断。

2.内镜检查

内镜检查是上消化道出血病因诊断的首选检查方法。出血后 24~48 h 间行急诊内镜检查,可以直接观察出血部位,明确出血的病因,同时对出血灶进行止血治疗。

3.X 线钡剂造影检查

X 线钡剂造影检查对明确病因亦有价值。由于活动性出血时胃内有积血,且患者处于抢救阶段不能满意配合,一般主张在出血停止且病情基本稳定数日后进行检查。

四、治疗要点

治疗原则是迅速补充血容量,止血,纠正水、电解质紊乱,祛除诱因,防治并发症。大出血患者应积极补充血容量,尽早输血是改善急性失血性周围循环衰竭的关键。不同疾病所致出血,采取的止血方法亦不同。非食管胃底静脉曲张破裂出血常用 H_2 受体拮抗剂或质子泵抑制剂,如西咪替丁、雷尼替丁及奥美拉唑等;血管升压素、生长抑素均能使内脏血管收缩,从而减少门静脉血流量,降低门静脉及其侧支循环的压力,是控制食管胃底曲张静脉破裂出血的首选药,三腔两囊管压迫止血是最有效的紧急止血措施,适用于药物不能控制的出血者。药物治疗效果差或活动性出血者,可内镜直视下止血,必要时手术治疗。

五、护理评估

详细询问患者有无消化性溃疡、肝硬化、急性胃炎、胃癌等病史,有无出现呕血与黑便,有无发生休克等症状。查阅内镜检查、实验室检查结果,了解患者是否存在上消化道出血,以及出血部位和出血量。观察患者有无恐惧、焦虑、绝望的心理反应。

六、常见护理诊断及医护合作性问题

1.体液不足

体液不足与上消化道大量出血有关。

2.活动无耐力

活动无耐力与失血性周围循环衰竭有关。

3.有受伤的危险

受伤与食管、胃黏膜长时间受压,三腔两囊管阻塞气道及血液反流入气管有关。

七、护理措施

1.生活护理

(1)休息与活动:根据患者的病情合理安排休息与活动,在消化道出血时,嘱患者卧床休息,保持安静和情绪稳定,以免诱发出血和加重病情;待出血停止后,病情稳定,可做室内活动,勿劳累。

(2)饮食:消化道大量出血伴恶心、呕吐者应禁食,以静脉供给营养、水和电解质,维持机体代谢需要。少量出血无呕吐者,可进食温凉、清淡流食,既可减少胃肠收缩运动,亦可中和胃酸,对消化性溃疡尤为重要。出血停止后,改为营养丰富、易消化、无刺激性的半流质、软食,少量多餐,而后逐步过渡到正常饮食。

2.病情监测

严密观察患者出血次数、出血量及出血的性状,出血是否停止,并注意心率、呼吸、血压等生命体征的变化,有无循环衰竭的表现。

(1)出血量的估计:详细询问呕血和(或)黑便的发生时间、次数、量及性状,以便估计出血量和速度。①大便隐血试验阳性提示每日出血量在 $5\sim10$ mL 或以上。②出现黑便表明出血量在 $50\sim70$ mL 或以上,一次出血后黑便持续时间取决于患者排便次数,如每日排便 1 次,粪便色泽约在 3 d 后恢复正常。③出现呕血提示胃内积血量达 $250\sim300$ mL。④患者只有呕血、黑便而无全身症状时,提示出血量在循环血量的 10%($400\sim500$ mL)以下,因出血后组织液与脾储血补充血容量而不出现全身症状。⑤患者除呕血、黑便外,伴头晕、心悸、乏力等全身症状时,提示出血量超过循环血量的 10%。⑥患者急性周围循环衰竭甚至休克时,提示出血量超过循环血量的 20%($800\sim1\,000$ mL)。

(2)判断是否继续出血:存在下列指征者,提示继续出血。①呕血及黑便次数增多,粪便稀薄并由柏油样转为暗红色伴肠鸣音亢进。②积极输血、输液已补足血容量,但周围循环衰竭仍存在。③血红蛋白浓度、红细胞计数与血细胞比容继续下降,而网织红细胞计数持续升高。④补液与尿量足够时,血尿素氮持续或再次升高。

(3)判断出血是否停止:存在下列指征者,提示出血停止。①经数小时观察,无呕血与便血,且脉搏、血压平稳。②患者一般情况稳定并逐渐好转。

3.用药护理

遵医嘱用药,注意观察药物疗效及不良反应。

(1)血管升压素:0.2 U/min 持续静脉滴注,根据治疗反应,可逐渐增至 0.4 U/min。同时用硝酸甘油静脉滴注或舌下含服,以减轻大剂量用药的不良反应,并且硝酸甘油有协同降低门静脉压力的作用。大剂量使用血管升压素易导致子宫痉挛、冠状动脉收缩、血管收缩,因此孕妇及冠心病、高血压患者不宜使用。

(2)生长抑素:14 肽天然生长抑素,首剂 250 μg 缓慢静脉注射,继以 250 μg/h 持续静脉滴注。人工合成制剂奥曲肽,首剂 100 μg 缓慢静脉注射,继以 $25\sim50$ μg/h 持续静脉滴注。

4.三腔两囊管压迫止血及护理

(1)插管前准备:插管前仔细检查,确保食管引流管、胃管、食管囊管、胃囊管通畅并分别做好标记,检查两气囊无漏气后抽尽囊内气体,备用。

(2)麻醉、插管、抽吸胃液:协助医生为患者做鼻腔、咽喉部局部麻醉,经鼻腔或口腔插管至胃内。插管至 65 cm 时抽取胃液,检查管端确在胃内,并抽出胃内积血。

(3)充气压迫、牵引:先向胃囊注气 150～200 mL,至囊内压约 50 mmHg 并封闭管口,缓缓向外牵引管道,使胃囊压迫胃底部曲张静脉。如单用胃囊压迫已止血,则食管囊不必充气。如未能止血,再向食管囊注气约 100 mL 至囊内压约 40 mmHg 并封闭管口,使气囊压迫食管下段的曲张静脉。管外以绷带连接 0.5 kg 沙袋,经牵引架做持续牵引。

(4)管道维护:定时清洁鼻腔、口腔,并用液状石蜡润滑鼻腔、口唇。将胃管与负压吸引器连接并定时抽吸,观察出血是否停止,并记录引流液的性状、颜色及量;经胃管冲洗胃腔,以清除积血,可减少氨在肠道的吸收,以免血氨增高而诱发肝性脑病。

(5)拔管:出血停止后,放松牵引,依次放出食管囊和胃囊内气体,保留管道继续观察24 h,未再出血可考虑拔管。拔管前口服液状石蜡 20～30 mL,润滑黏膜及管、囊外壁,缓慢拔出。

5. 心理护理

向患者说明安静休息和情绪稳定有利于止血。关心、安慰患者,以解除其紧张、恐惧情绪,树立战胜疾病的信心,配合各种检查和治疗。经常巡视患者的病情变化,大出血时陪伴患者,使其有安全感。听取并解答患者和其家属的提问,以减轻他们的疑虑。

八、健康教育

1. 疾病知识教育

向患者及其家属介绍引起上消化道出血的病因、诱因、临床过程、治疗和预后,告知积极治疗原发病和避免诱因的重要性,嘱患者按医嘱坚持用药,并学会识别药物不良反应。帮助患者及其家属掌握自我护理的有关知识,减少再度出血的危险。教会患者及其家属早期识别出血征象及应急措施,如出现头晕、心悸等不适,或呕血、黑便时,立即卧床休息,保持安静,减少身体活动,尽快送医院治疗。嘱慢性病者定期门诊随访。

2. 日常生活指导

(1)注意饮食卫生和规律饮食,进食营养丰富、易消化的食物,避免粗糙、刺激性食物,或过冷、过热、产气多的食物、饮料;避免过饥或暴饮暴食;戒烟、戒酒。

(2)起居规律,劳逸结合,保持乐观情绪,放松身心,避免长期精神紧张、过度劳累。

(胡媛媛)

第十五节　肾病综合征

肾病综合征(nephroticsyndrome,NS)是由多种原因所致的大量蛋白尿(尿蛋白>5 g/d)、低蛋白血症(血浆白蛋白<30 g/L)、水肿和(或)高脂血症的临床综合征。本病分为原发性与继发性两大类。病理类型是决定预后的主要因素,长期大量蛋白尿、高血压和高血脂均可促进肾小球硬化,影响肾功能。反复发生感染,存在血栓栓塞并发症者影响预后。

一、病因

1. 原发性肾病综合征

是指原发于肾脏本身的疾病,如急性肾炎、急进性肾炎、慢性肾炎等疾病过程中发生的肾病综合征。

2.继发性肾病综合征

继发于全身系统性疾病,如糖尿病肾病、系统性红斑狼疮肾炎、变应性紫癜肾炎、乙型肝炎病毒相关性肾炎、肾淀粉样变性及骨髓瘤性肾病等。

二、临床表现

1.症状与体征

常因上呼吸道感染、受凉及劳累起病,发病急缓不一,一般起病较急,也可缓慢或隐袭发病。

(1)水肿:是 NS 最常见的症状,也是突出的体征。常为全身凹陷性水肿,轻者眼睑、面部或下肢水肿;重者合并胸腔、腹腔积液,并出现呼吸困难、胸闷、腹胀等相关症状。

(2)大量蛋白尿和低蛋白血症:NS 患者每日从尿中丢失大量蛋白质(尿蛋白>3.5 g/d),导致低蛋白血症(血浆白蛋白<30 g/L)。此外,NS 患者因胃肠道黏膜水肿

导致食欲减退及蛋白质摄入不足、吸收不良或丢失,也是加重低白蛋白血症的原因。除血浆白蛋白减少外,血浆的某些免疫球蛋白(如 IgG)和补体成分、抗凝及纤溶因子、金属结合蛋白及内分泌素结合蛋白也可减少。患者易产生感染、高凝、微量元素缺乏、内分泌紊乱和免疫功能低下等并发症。

(3)高脂血症:低蛋白血症使肝脏合成脂蛋白代偿性增加,同时脂蛋白的分解减少,使血液中胆固醇、三酰甘油等含量升高。长期高脂血症易引起血管血栓、栓塞并发症;高脂血症也促进肾小球硬化。

(4)其他:面色苍白、疲乏无力、头晕,由卧位变为立位时常易晕厥,主要与低蛋白血症致血容量不足、低血压有关。

2.并发症

(1)感染:是常见的并发症,与蛋白质不足、免疫功能紊乱及应用糖皮质激素及免疫抑制剂治疗有关。常见感染部位为呼吸道、泌尿道、皮肤黏膜。由于应用糖皮质激素,其感染的临床征象可不典型。治疗不及时或不彻底是导致 NS 复发和疗效不佳的主要原因之一。

(2)血栓及栓塞:主要与血液呈高凝状态及高脂血症相关。由于有效血容量减少致血液浓缩及高脂血症造成血液黏稠度增加。此外,某些蛋白质从尿中丢失,肝代偿性合成蛋白增加,引起机体凝血、抗凝和纤溶系统失衡;加之 NS 时血小板功能亢进、应用利尿剂和糖皮质激素等均进一步加重高凝状态。因此,NS 容易发生血栓及栓塞,以肾静脉血栓最为常见;其次,也可出现肺血管栓塞及下肢静脉、下腔静脉、冠状血管血栓和脑血管血栓。

(3)急性肾衰竭:NS 患者因低蛋白血症使血浆胶体渗透压下降,血浆外渗,引起有效血容量不足而致肾血流量下降,诱发肾前性氮质血症。经扩容、利尿后可得到恢复。少数病例可出现急性肾衰竭,表现为少尿甚或无尿,扩容、利尿无效。机制不明,可能是由于肾间质高度水肿压迫肾小管和大量管型堵塞肾小管引起管腔内高压,肾小球滤过率骤然减少,诱发肾小管上皮细胞损伤、坏死,从而导致急性肾衰竭。

(4)蛋白质及脂肪代谢紊乱:长期低蛋白血症可导致营养不良、小儿生长发育迟缓;免疫球蛋白减少造成机体免疫力低下,易致感染;金属结合蛋白丢失可使微量元素缺乏;内分泌素结合蛋白不足可诱发内分泌紊乱;药物结合蛋白减少可能影响某些药物疗效。高脂血症增加血

液黏稠度,促进血栓、栓塞并发症的发生,增加心血管系统并发症,并促进肾小球硬化和肾小管-间质病变的发生,使肾脏病变呈慢性进展。

三、辅助检查

1. 血液检查

人血白蛋白低于 30 g/L,血浆总蛋白降低,白蛋白与球蛋白的比值下降或倒置。血清胆固醇及三酰甘油增高。

2. 尿液检查

24 h 尿蛋白定量>3.5 g,尿蛋白(+++～++++)。尿沉渣常见颗粒管型及红细胞。

3. 肾功能检查

肾衰竭时血尿素氮(BUN)及血清肌酐(Cr)升高,内生肌酐清除率(Ccr)下降。

4. 肾穿刺活检

肾穿刺活检可确定病理类型,对指导治疗、判定预后具有非常重要的意义。

5. B 超检查

B 超检查了解双肾大小及形态是否正常。

四、治疗要点

主要治疗为应用激素及细胞毒性药物以抑制免疫与炎症反应,首选糖皮质激素,但对顽固性、难治性患者应选环孢素 A;注意休息,正常量优质蛋白饮食,水肿时低盐饮食;给予利尿消肿、减少尿蛋白等对症治疗;积极预防感染、急性肾衰竭、血栓及栓塞等并发症的发生。

五、护理评估

1. 健康史

了解发病前有无上呼吸道感染、受凉、过度劳累等发病诱因。询问患者既往有无肾病史、过敏史和家族史,有无其他重要疾病史。既往的检查及用药情况,有无用激素及细胞毒性药物,药物名称、剂量、用法、疗程、治疗效果、有无停药后复发等。

2. 护理体检

评估患者的生命体征,体重的变化,水肿部位、范围、性质、特点,有无出现胸腔和心包积液、腹腔积液征等。

3. 辅助检查

查阅患者尿蛋白定量结果,判断是否有大量蛋白尿;查阅血清蛋白、血脂检查结果,判断有无低蛋白血症及高脂血症;分析肾功能(血 BUN、Cr 等)情况;了解肾穿刺活检的病理检查结果,判定病理类型;查阅双肾 B 超检查结果,了解双肾大小及形态。

4. 心理-社会状况

询问患者的感受及顾虑,自我应对方式,疾病对学习、生活的影响,家属的态度及支持情况,家庭经济状况及参加医疗保险的情况。

六、常见护理诊断及医护合作性问题

1. 体液过多

体液过多与血浆白蛋白降低引起血浆胶体渗透压下降有关。

2.营养失调:低于机体需要量

营养失调与大量蛋白丢失、食欲下降有关。

3.有感染的危险

感染与抵抗力下降及使用激素及免疫抑制剂有关。

4.有皮肤完整性受损的危险

皮肤完整性受损与皮肤高度水肿有关。

5.潜在并发症

潜在并发症包括血栓、栓塞、急性肾衰竭。

七、护理措施

1.生活护理

(1)休息与活动:凡有严重水肿、低蛋白血症者需卧床休息,以增加肾血流量,增加尿量,有利于水肿消退;保持适当的床上及床边活动,有利于防止下肢血栓形成。对下肢水肿患者应抬高肢体,减轻水肿;大量胸腔积液致呼吸困难者,应采取半卧位。水肿消失、一般情况好转后,可起床活动。

(2)饮食:采用正常量0.8~1.0 g/(kg·d)的优质蛋白(富含必需氨基酸的动物蛋白)饮食。当肾功能不全时,应减少蛋白质的摄入。热量要保证充分,每日每千克体重不应少于126~146 kJ(30~35 kcal)。水肿时应低盐(<3 g/d)饮食。水的摄入量应根据病情而定,高度水肿而尿量少者应严格控制入量。及时补充各种维生素及微量元素。

2.病情观察

①监测生命体征、体重、腹围、尿量的变化,结合临床表现判断病情进展;②观察患者体温变化及有无咳嗽、咳痰、肺部湿性啰音、尿路刺激征、皮肤破溃等,判断是否合并感染;③观察患者有无出现腰痛、下肢痛、胸痛、头痛等,判断是否合并肾静脉、下肢静脉、冠状血管及脑血管血栓;④监测有无血 BUN、Cr 升高及血 pH 值的改变,判断有无肾衰竭。

3.用药护理

遵医嘱用药,注意观察药物疗效及不良反应。

(1)利尿剂:选用噻嗪类和保钾利尿剂,效果不佳时改用呋塞米(速尿)或布美他尼(丁尿胺)分次口服或静脉注射。渗透性利尿剂如不含钠的右旋糖酐 40(低分子右旋糖酐)或羟乙基淀粉(淀粉代血浆、706 代血浆),250~500 mL 静脉滴注,隔日 1 次。随后加用襻利尿剂可增强利尿效果。但对少尿患者应慎用此类药物。对严重低蛋白血症、高度水肿而又少尿的 NS 患者,在必须利尿的情况下可考虑使用血浆或白蛋白等静脉滴注以提高血浆胶体渗透压,但要避免过频过多,以免影响激素疗效,延迟疾病缓解及引起肾小球高滤过、肾小管高代谢而造成肾功能损伤,心力衰竭患者应慎用。利尿治疗不宜过快过猛,以免造成血容量不足、加重血液高黏倾向,诱发血栓、栓塞并发症。利尿剂的不良反应有低钾、低钠、低氯血症性碱中毒等。

(2)糖皮质激素(简称激素):通过抑制炎症反应、抑制免疫反应、抑制醛固酮和抗利尿激素分泌,影响肾小球基底膜通透性等综合作用而发挥其利尿、消除尿蛋白的疗效。其用药原则为起始量要足,减撤药要慢,维持治疗时间要长。

1)常用药及用法:泼尼松 1 mg/(kg·d),口服 8 周,必要时可延长至 12 周;足量治疗后每2~3 周减原用量的 10%,当减至 20 mg/d 左右时症状易反复,应更加缓慢减量;最后以最小有效剂量(10 mg/d)再维持半年左右。激素可采取全日量顿服或在维持用药期间两日量隔日一次顿服,以减轻激素的不良反应。水肿严重、有肝功能损害或泼尼松疗效不佳时,可更换为甲泼尼龙(等剂量)口服或静脉滴注。根据患者对糖皮质激素的治疗反应,可将其分为"激素敏感型"(用药 8~12 周 NS 缓解)、"激素依赖型"(激素减药到一定程度即复发)和"激素抵抗型"(激素治疗无效)三类,其各自的进一步治疗有所区别。

2)不良反应及注意事项:使用激素时应嘱患者勿自行减量或停药,以免引起不良后果。长期应用激素可出现感染、药物性糖尿病、骨质疏松、股骨头无菌性缺血性坏死等不良反应,须加强监测,及时处理。

(3)细胞毒性药物:用于"激素依赖型"或"激素抵抗型"的患者,协同激素治疗,常用药物有环磷酰胺、苯丁酸氮芥、硫唑嘌呤等;环孢素能选择性抑制 T 辅助细胞及 T 细胞效应细胞,已作为二线药物用于治疗激素及细胞毒性药物无效的难治性 NS;麦考酚吗乙酯选择性抑制 T、B 淋巴细胞增殖及抗体形成达到治疗目的。

1)常用药及用法:环磷酰胺 2 mg/(kg·d),分 1~2 次口服;或每次 200 mg,隔日静脉注射。累积量达 6~8 g 后停药。苯丁酸氮芥每次 2 mg,每日 3 次,口服,共服用 3 个月。环孢素常用量为 3~5 mg/(kg·d),分 2 次空腹口服,服药期间须监测并维持其血药浓度谷值为 100~200 ng/mL。服药 2~3 个月后缓慢减量,疗程半年至 1 年。麦考酚吗乙酯常用量为 1.5~2 g/d,分 2 次口服,共用 3~6 个月,减量维持半年。雷公藤总苷每次 10~20 mg,每日 3 次,口服。

2)不良反应及注意事项:环磷酰胺的主要不良反应为骨髓抑制及中毒性肝损害,并可出现性腺抑制(尤其男性)、脱发、胃肠道反应及出血性膀胱炎。应用环孢素 A 的患者,服药期间应注意监测血药浓度,观察有无肝肾毒性、高血压、高尿酸血症、多毛及牙龈增生等。雷公藤总苷有性腺抑制、肝功能损害及外周血白细胞减少、急性肾衰竭等不良反应,用时要小心监护。

(4)抗凝及溶栓药物:当血浆白蛋白低于 20 g/L 时,提示存在高凝状态,即应开始预防性抗凝治疗,给予肝素、低分子量肝素或华法林,同时辅以抗血小板约,如双嘧达莫或阿司匹林口服。对已发生血栓、栓塞者应尽早给予尿激酶全身或局部溶栓,同时配合抗凝治疗。治疗时应检测凝血酶原时间(PT),避免药物过量导致出血。

(5)血浆制品:不可过多过频输注,因其可加重肾小球的高滤过及肾小管的高重吸收,从而损坏肾功能;也影响激素的疗效。对伴有心脏病的患者慎用此法利尿。

4.对症护理

(1)预防感染:①使用激素期间应限制探视,房间每日紫外线消毒 1 h,患者应戴口罩。②严格无菌操作技术。③病室定时通风,每次 20~30 min,每日 2 次。

(2)皮肤护理:①保持皮肤干燥、清洁。②经常更换体位,避免皮肤长时间受压、摩擦或损伤。③避免医源性皮肤损伤,注射时用 5~6 号针头,拔针后压迫一段时间。

5.心理护理

向患者介绍肾脏疾病的有关知识,使其了解治疗及护理的目的,积极配合治疗。主动关心和体贴患者,给患者以精神上的支持,鼓励患者增强治疗疾病的信心。向患者解释糖皮质激素引起库欣综合征的体型停药后可恢复正常,以消除其顾虑。

6.并发症防治

(1)血栓及栓塞:①病情监测,如 NS 患者突然发生血尿、急性腰痛、肾区压痛和叩痛、发热等应考虑可能发生肾静脉血栓形成；如出现咯血、胸痛应考虑肺梗死；一侧肢体肿胀明显时应考虑该侧肢体静脉血栓形成。②配合处理，尽早给予尿激酶全身或局部溶栓，同时配合抗凝治疗。

（2）急性肾衰竭：①病情监测，准确记录 24 h 出入液量，限制水和钠盐的摄入。观察水肿部位、分布、程度、特点、消长情况，注意体重的变化。一旦出现少尿或无尿时，应警惕急性肾衰竭，并尽快报告医生。②配合处理，用较大剂量襻利尿剂治疗，若利尿无效，并已达到透析指征者，应给予血液透析以维持生命，做好血液透析准备。

八、健康教育

1.疾病知识教育

向患者及其家属介绍 NS 的有关知识，指导患者及其家属参与治疗与护理。嘱患者严格遵医嘱用药，勿自行减量或停用激素，了解激素及细胞毒性药物的常见不良反应。密切监测肾功能的变化，定期门诊随访。

2.生活指导

指导患者注意休息，避免受凉、感冒；适度活动，避免产生血栓等并发症；避免劳累及剧烈的体育运动；有水肿时注意限盐。

（胡媛媛）

第十六节　慢性肾衰竭

慢性肾衰竭(chronicrenalCRF)是各种慢性肾脏疾病发展到后期，致肾实质广泛性损害、肾功能进行性减退，出现以氮质代谢产物潴留及水、电解质、酸碱平衡失调为主要表现的临床综合征，是各种原发性和继发性肾脏疾病持续进展的共同转归。近 20 年来 CRF 已成为人类主要死亡原因之一。

一、病因

1.原发性肾脏疾病

原发性肾脏疾病如肾小球肾炎、慢性肾盂肾炎、双侧肾动脉狭窄或闭塞。

2.继发于全身疾病的肾脏病变

继发于全身疾病的肾脏病变如糖尿病肾病、高血压肾小动脉硬化、系统性红斑狼疮肾病及变应性紫癜性肾炎。

3.慢性尿路梗阻性肾病

慢性尿路梗阻性肾病如结石、前列腺肥大等。

4.先天性疾病

先天性疾病如多囊肾、遗传性肾炎等。

在我国，原发性肾小球肾炎仍为 CRF 的主要病因，其次为糖尿病肾病、高血压肾小动脉硬化；双侧肾动脉狭窄或闭塞所引起的"缺血性肾病"是老年 CRF 的病因之一。

二、发病机制

1. 肾小球高滤过

CRF 时残余肾单位肾小球出现高灌注和高滤过状态,高滤过可促进系膜细胞增殖和基质增加,导致微动脉瘤形成、内皮细胞损伤和血小板集聚增强、炎性细胞浸润、系膜细胞凋亡等,从而导致肾小球硬化不断发展、残余肾单位进一步丧失。

2. 肾小管高代谢

CRF 时残余肾单位的肾小管耗能增加,氧自由基增多,细胞脂质过氧化,导致肾小管萎缩、间质纤维化和肾单位进行性损害。

3. 其他因素

近年研究表明,某些生长因子或炎症因子在肾间质纤维化、局灶节段性或球形肾小球硬化中起重要作用;某些细胞生长因子参与肾小球和小管间质的损伤过程,并促进细胞外基质增多。

三、临床表现

CRF 在不同的阶段,临床表现各不相同。在代偿期和失代偿早期,患者可以无任何症状,或仅有乏力、腰酸、夜尿增多等轻度不适,少数患者可有食欲减退、代谢性酸中毒及轻度贫血。在中期以后,上述症状更加明显。在晚期尿毒症时,可出现急性心力衰竭、严重高钾血症、消化道出血、中枢神经系统障碍等,甚至有生命危险。

1. 消化系统表现

消化系统表现是最早出现和最常见的症状,主要表现有食欲减退、恶心、呕吐、口腔尿味。消化道出血也较常见,多由于胃黏膜糜烂或消化性溃疡所致。消化道症状的产生与本病体内毒素潴留和产生的毒性代谢产物刺激胃肠黏膜及水、电解质、酸碱平衡紊乱有关。

2. 心血管系统表现

常见表现包括高血压和左心室肥厚、心力衰竭、尿毒症性心肌病、心包积液、血管钙化和动脉粥样硬化等。

3. 呼吸系统

体液过多或酸中毒时均可出现气短、气促,严重酸中毒可致呼吸深长;代谢产物潴留可引起支气管炎、肺炎、胸膜炎;体液过多、心功能不全可引起肺水肿或胸腔积液。

4. 血液系统表现

贫血是必有的表现,贫血程度与肾衰竭的严重程度成平行关系,其原因主要是红细胞生成素缺乏,故称为肾性贫血;如同时伴有缺铁、营养不良、出血等因素,可加重贫血程度。CRF 晚期患者有出血倾向,与血小板破坏增多、血小板功能减弱、凝血因子减少有关,轻度出血倾向者可出现皮下或黏膜出血点、瘀斑,重者则可发生胃肠道出血、脑出血等。

5. 神经肌肉系统表现

中枢神经系统病变早期可有疲乏、失眠、注意力不集中等症状;后期出现性格改变、抑郁、记忆力减退、判断力降低;尿毒症时常有反应淡漠、谵妄、惊厥、幻觉、昏迷、精神异常等。周围神经病变亦很常见,其最常见表现为肢端袜套样分布的感觉丧失,也可有肢体麻木、烧灼感或疼痛感,深反射迟钝或消失。可有神经肌肉兴奋性增加表现,如肌肉震颤、痉挛、不宁腿综合征,严重者肌肉无力、肌肉萎缩等。

6.骨骼系统表现

慢性肾脏疾病引起的骨骼病变称为肾性骨营养不良,简称肾性骨病,其在 CRF 患者中相当常见,包括纤维囊性骨炎、骨生成不良、骨软化症及骨质疏松症。骨活检异常者约为 90%,但出现行走不便、骨痛、自发性骨折等症状者不足 10%。肾性骨病与继发性甲状旁腺功能亢进、活性维生素 D 合成障碍、慢性酸中毒有关。

7.皮肤表现

皮肤表现如皮肤干燥、脱屑、无光泽。部分患者皮肤较黑而萎黄,轻度水肿,呈"尿毒症"面容。可因尿素霜刺激皮肤引起尿毒症性皮炎和皮肤瘙痒。

8.内分泌系统表现

可有多种内分泌功能紊乱,如 $1,25-(OH)_2D_3$(骨化三醇)、红细胞生成素不足,继发性甲状旁腺功能亢进(血甲状旁腺素升高),甲状腺、性腺功能减退,空腹血胰岛素、肾素、泌乳素等水平升高。

9.水、电解质及酸碱平衡紊乱

(1)代谢性酸中毒:尿毒症患者多有不同程度的代谢性酸中毒。与酸性代谢产物潴留、肾小管生成氨和排泌氢离子功能减退、肾小管回吸收重碳酸盐能力降低、腹泻致碱性肠液丢失等因素相关。重症酸中毒时,患者有疲乏、恶心、呕吐、感觉迟钝、酸中毒大呼吸,甚至嗜睡、昏迷表现。

(2)钠代谢紊乱:肾衰竭患者对钠的调节功能差,易出现钠代谢紊乱,表现为低钠血症或高钠血症。低钠血症与肾小管回吸收钠的功能减退及长期低盐饮食、呕吐、腹泻、利尿剂作用有关,或由于水过多引起稀释性低钠血症(假性低钠血症)。低钠血症患者表现为疲乏无力、表情淡漠、厌食,重者恶心、呕吐、血压下降、抽搐。若钠摄入过多,肾脏不能排出过多的钠,则易致高钠血症,可加重水肿、高血压及心功能不全。

(3)水代谢紊乱:因肾脏浓缩、稀释功能减退,患者易出现水代谢紊乱,表现为水肿或脱水。若进水量少,加之厌食、呕吐、腹泻等,则易引起脱水;若肾排水能力差加上饮水或补液过多则引起水潴留,导致水肿、高血压甚至心力衰竭。

(4)钾代谢紊乱:当肾小球滤过滤(GFR)降至 20~25 mL/min 或更低时,肾脏排钾能力逐渐下降,此时易出现高钾血症,尤其在钾摄入过多、酸中毒、感染、创伤、输血、消化道出血等情况下更易发生。低钾血症少见,主要与钾摄入不足、胃肠道丢失过多、应用排钾利尿剂等有关。

(5)钙磷代谢紊乱:主要表现为低钙血症和高磷血症。当肾功能损害时,尿排磷减少,因而血磷升高,出现高磷血症。低钙血症主要与钙摄入不足、活性维生素 D 缺乏、高磷血症、代谢性酸中毒等多种因素有关。

四、临床分期

1.肾功能代偿期

内生肌酐清除率(Ccr)50~80 mL/min,血肌酐(Cr)133~177 μmol/L,临床上仅有原发疾病的表现,无其他症状。

2.肾功能失代偿期

Ccr 20~50 mL/min,Cr 186~442 μmol/L,临床有夜尿多、乏力、食欲减退和不同程度贫血。

3.肾功能衰竭期(尿毒症前期)

Cr 451～707 μmol/L,临床 Ccr10～20 mL/min,有少尿、酸中毒及电解质紊乱。

4.尿毒症期

Ccr<10 mL/min,Cr≥707 μmol/L,临床有明显尿毒症临床症状。

五、辅助检查

1.血常规检查

血红蛋白降低,一般低于 80 g/L,尿毒症期可降至 30～40 g/L,白细胞与血小板正常或偏低。

2.尿常规检查

尿蛋白(十～十十十),晚期可呈阴性。尿沉渣检查可见颗粒管型、蜡样管型。尿中可有红细胞、白细胞,若数量增多表示病情活动或有感染。夜尿增多,尿相对密度降低,多在 1.018 以下,尿毒症时尿相对密度固定在 1.010～1.012。

3.肾功能检查

GFR 降低,BUN、Cr 增高。

4.血液生化检测

血钙偏低,血磷升高,血清钠、钾浓度可正常、降低或增高,有代谢性酸中毒等。

5.其他检查

泌尿系统 B 超、X 线片、CT 检查示双肾体积缩小,并可帮助寻找病因。

六、治疗要点

积极治疗原发病和纠正加重肾衰竭的可逆因素,如防止水电解质紊乱、感染、尿路梗阻、心力衰竭等。选用优质低蛋白饮食,保证充足的热量,补充多种维生素,限盐。给予降压、纠正贫血、控制感染和纠正水、电解质紊乱及酸碱平衡失调等对症治疗。尿毒症期行血液透析或腹膜透析及肾移植治疗。

七、护理评估

1.健康史

询问有无引起 CRF 的慢性肾脏疾病,包括病程、诊断、治疗及具体用药情况,询问有无加重肾功能损害的诱发因素,如感染、劳累、高蛋白饮食、肾毒性药物使用等。此次发病的时间、主要症状及特点、诊疗经过及效果等。

2.护理体检

评估患者的生命体征、意识状态、有无贫血貌及尿毒症面容;皮肤黏膜是否有出血点、瘀斑、尿素霜的沉积等;皮肤水肿的部位、程度、特点,有无出现胸腔、心包积液和腹腔积液征;神经反射有无异常;有无心率增快、呼吸困难、颈静脉怒张、肝大等心力衰竭的征象。

3.辅助检查

查阅血常规、尿常规、肾功能及血电解质检查结果,了解肾功能损害程度及电解质紊乱;查阅 B 超或 X 线检查结果,了解双肾缩小程度。

4.心理-社会状况

询问患者对疾病的认识程度、心理反应、应对方式及对治疗的要求,有无因病程长、预后差、躯体痛苦等出现情绪低落、抑郁、悲观、绝望等心理反应;有无因反复透析、治疗费昂贵而产生自责、愧疚心理。评估患者的经济状况、社会支持系统及医疗保险情况。

八、常见护理诊断及医护合作性问题

1. 体液过多

体液过多与肾小球滤过率降低导致水钠潴留或补液不当等因素有关。

2. 营养失调:低于机体需要量

营养失调与氮质血症有关。

3. 有感染的危险

感染与营养不良、贫血、抵抗力下降有关。

4. 活动无耐力

活动无耐力与心脏病变、贫血和水、电解质紊乱及酸碱平衡失调有关。

九、护理措施

1. 生活护理

(1)休息:避免劳累、充分休息有助于增加肾脏血流量,减轻症状和不适。尿毒症期应卧床休息,当出现烦躁不安、抽搐或昏迷时应有专人护理,采取保护性措施。

(2)饮食:合理饮食既能保证机体营养物质的供给,又能减少体内含氮代谢产物的潴留及体内蛋白质的分解,有助于减缓病情进展,改善患者预后,提高生活质量。

1)低蛋白饮食:有助于减轻肾小球的滤过负担,延缓肾小球硬化和肾功能减退。蛋白摄入量一般为 $0.6\sim0.8$ g/(kg·d),要求优质蛋白(鱼、蛋、奶、肉类)在 60% 以上,尽量少食花生、豆类、豆制品等含非必需氨基酸多的植物蛋白,设法去除米、面中所含的植物蛋白,最好以纯淀粉类食品(如麦淀粉、玉米淀粉)代替米、面等谷物食品作为主食。必要时须严格限制蛋白入量在 $0.4\sim0.6$ g/(kg·d),同时遵医嘱补充适量的必需氨基酸或(和)α-酮酸,以防止低蛋白饮食带来的营养不良。

2)高钙低磷饮食:每日磷摄入量一般应在 $600\sim800$ mg 或更低,因蛋白质的摄入常伴磷的摄入,故低蛋白饮食亦可达到低磷饮食的要求。同时指导患者避免摄入含磷高的食物,如全麦面包、动物内脏、干豆类、奶粉、乳酪、巧克力等;鼓励患者多食含钙丰富的食物,以补充钙的摄入。

3)足够的热量:每日必须供给患者充足的热量,才能保证低蛋白饮食的氮得到充分利用,防止体内蛋白分解和蛋白库消耗。一般每日每千克体重供给热量 $126\sim146$ kJ($30\sim35$ kcal/kg),糖类和脂肪为热能的主要来源,可食用淀粉类和植物油。另外,土豆、白薯、山药、芋头、藕、藕粉、菱角粉、粉丝、南瓜等均为含蛋白质低而含热能高的食物,可适当补充。

4)钠、钾摄入:摄入量据患者情况决定。明显水肿、高血压者,应低盐饮食。尿少、高钾血症者,限制白菜、萝卜、香蕉、橘子、葡萄等含钾高食物的摄入;反之,低钾血症者,多食含钾丰富的食物。

5)水摄入:无水肿和尿少、无高血压和心力衰竭且尿量超过 1 000 mL/d 的患者,不必限制水的摄入;有水肿、高血压的患者宜控制液体摄入量,每日入量为 500 mL+前一日的尿量。

6)其他:多食新鲜蔬菜水果,以补充多种维生素,多食含铁和叶酸丰富的食物,以补充造血原料,防治贫血。

2.病情观察

加强对生命体征的监测。注意有无心血管系统、血液系统、神经系统等并发症发生,如有应及时配合医生处理;准确记录 24 h 出入液量;定时测定肾功能、血清电解质、血气分析,观察有无严重并发症和水、电解质紊乱及酸碱平衡失调出现;观察有无感染征象出现,如体温升高、寒战、疲乏无力、咳嗽、咳痰、肺部啰音、尿路刺激征及白细胞升高等。

3.用药护理

(1)脱水和低钠血症:适量补充水、钠,不宜过量,以免引起高钠血症和水中毒。

(2)高钾血症:给予襻利尿剂(如呋塞米)。血钾>6.5 mmol/L 时采用以下措施紧急处理:10%葡萄糖酸钙 20 mL 缓慢静脉注射;5%碳酸氢钠 100 mL 静脉滴注;50%葡萄糖溶液 50 mL 加 10 U 胰岛素缓慢静脉滴注。

(3)高磷血症和低钙血症:高磷血症可口服磷结合剂(碳酸钙 0.5~2g/次,每日 3 次),必要时口服氢氧化铝凝胶;低钙血症口服葡萄糖酸钙、骨化三醇,低钙搐搦时静脉注射 10%葡萄糖酸钙。口服骨化三醇需监测血钙、血磷、甲状旁腺素(parathyroid hormone,PTH)浓度,防止内脏、皮下、关节、血管钙化和肾功能恶化。

(4)代谢性酸中毒:一般口服碳酸氢钠,重者静脉补碱,但碳酸氢钠输注速度不宜太快。

(5)贫血:补充铁剂,并皮下注射促红细胞生成素,铁剂(硫酸亚铁、琥珀酸亚铁等)宜饭后服用,以免引起胃肠不适。促红细胞生成素可皮下或静脉注射,以皮下注射更为理想。用药时应观察有无如头痛、高血压、癫痫发作等不良反应,并定期检查红细胞和血红蛋白。

4.对症护理

(1)胃肠道症状:注意口腔护理和饮食调节,对顽固性呃逆者可用耳针、针灸或肌内注射哌甲酯(利他林)。

(2)神经系统症状:应安置患者于光线较暗的病室,注意安全,适量使用镇静剂。

(3)心血管系统症状:①高血压脑病患者须迅速按医嘱快速降压、控制抽搐和降低颅内压,并观察降压药物的不良反应,及时记录。②出现急性肺水肿或严重心律失常时,应积极配合抢救。

(4)造血系统症状:有出血倾向者应避免应用抑制凝血的药物如解热镇痛剂、右旋糖酐及纤溶药物,以免诱发出血。出血严重者除局部止血外,应防止局部黏膜受刺激,必要时可输鲜血。

(5)少尿、高钾血症:①观察血钾检验报告和心电图情况,及时与医生取得联系。②采集血钾标本时针筒要干燥,采血部位结扎勿过紧,采集的血液是沿试管壁注入,以防溶血,影响检查结果。③忌食含钾高的食物和药物。

5.心理护理

应坦诚地、实事求是地帮助患者分析现实健康状况,使患者建立对医护人员的信任和亲切感,激发其求生欲望,提高对疾病的认识,树立与疾病做斗争的信心,指导家庭成员参与护理,给予患者经济上的支持和精神鼓励。

十、健康教育

1.疾病知识教育

向患者讲解 CRF 的病因、诱因、病情进展及治疗措施,强调积极治疗原发病、避免诱因的重要性。给血液透析者讲解保护前臂、肘部静脉及动-静脉瘘管的方法；指导腹膜透析者正确保护透析管道。嘱患者定期到医院透析。

2.日常生活指导

指导患者注意防寒保暖，避免受凉、感染；劳逸结合，避免劳累和重体力活动；严格遵循饮食原则，补充足够热量，不摄入高蛋白食物；勿使用肾毒性药物，女性患者尽可能避免妊娠。

3.自我病情监测指导

指导患者及其家属监测尿量、血压、体重变化，嘱患者定期到医院随访，复查尿液、肾功能、电解质，提醒患者及其家属一旦出现异常情况立即到医院就诊。

（胡媛媛）

第十七节　缺血性脑血管病

缺血性脑血管病是指各种原因导致脑血管阻塞，脑部血供减少或中断，引起供血区脑功能障碍的临床综合征。依据栓子的来源及症状持续的时间，可将缺血性脑血管病分为短暂性脑缺血发作、脑血栓形成和脑栓塞。

一、短暂性脑缺血发作

短暂性脑缺血发作（transient ischemia attack，TIA）是指颈动脉系统或椎-基底动脉系统病变引起的一过性、短暂性、局灶性并反复发作的脑缺血所引起脑功能障碍。症状发生迅速，通常持续数分钟至数小时，24 h内完全缓解，不留任何神经功能缺损。好发于中年以后、70岁之前，发病率随年龄增加而增加，男性多于女性。

（一）病因与发病机制

病因尚不完全清楚。其发病与动脉粥样硬化、动脉狭窄、心脏病、血液成分改变和血流动力学变化等多种病因及多种途径有关。

1.微栓塞

微栓子主要来源于颈内动脉系统动脉硬化性狭窄处的附壁血栓和动脉粥样硬化斑块的脱落、胆固醇结晶等，微栓子阻塞小动脉后出现缺血症状，当栓子破碎或溶解移向远端时，血液恢复，症状消失。

2.脑血管痉挛

脑动脉硬化后的狭窄可形成血流漩涡，刺激血管壁发生血管痉挛，用钙通道阻滞剂治疗TIA有效也支持血管痉挛学说。

3.血液成分与血流动力学改变

某些血液系统疾病如真性红细胞增多症、血小板增多症、白血病、异常蛋白血症和贫血等，各种原因所致的高凝状态及低血压和心律失常等所致的血流动力学改变等都可引起TIA。

（二）临床表现

发病突然，迅速出现局限性神经功能或视网膜功能障碍，多于5 min左右达到高峰，持续时间短，恢复快，不留后遗症状，可反复发作，每次发作的症状相对较恒定，常有高血压、糖尿病、心脏病和高脂血症病史。

1. 颈内动脉系统 TIA

①常见症状：病灶对侧发作性肢体单瘫、偏瘫和面瘫、单肢或偏身麻木；②特征性症状：病变侧单眼一过性黑矇或失明、对侧偏瘫及感觉障碍，优势半球受累可有失语；③可能出现的症状：病灶对侧同向性偏盲。

2. 椎-基底动脉系统 TIA

①常见症状：眩晕、恶心、呕吐、平衡失调；②特征性症状：跌倒发作（转头或仰头时，下肢突然失去张力而跌倒，无意识丧失，常可很快自行站起）和短暂性全面性遗忘症（短时间记忆丧失，对时间、地点定向障碍，但对话、书写和计算能力正常）；③可能出现的症状：吞咽障碍、构音不清、共济失调和交叉性瘫痪。

（三）辅助检查

CT 或 MRI 检查大多正常，部分病例可见脑内有小的梗死灶或缺血灶。弥散加权 MRI 可见片状缺血区。彩色经颅多普勒可见血管狭窄、动脉粥样硬化斑，血常规和生化检查也是必要的。

（四）治疗要点

治疗原则为祛除病因，防止诱因，进行药物治疗。祛除病因是治疗 TIA 的根本，尤其是预防和治疗动脉粥样硬化。

二、脑血栓形成

脑血栓形成（cerebral thrombosis）通常指脑动脉的主干或其皮层支因动脉粥样硬化及各类动脉炎等血管病变，导致血管的管腔狭窄或闭塞，并进而发生血栓形成，造成脑局部供血区血流中断，发生脑组织缺血缺氧、软化坏死，出现相应的神经系统症状和体征。

（一）病因与发病机制

1. 动脉管腔狭窄和血栓形成

最常见的是动脉粥样硬化斑导致管腔狭窄和血栓形成，可见于颈内动脉和椎-基底动脉系统的任何部位，但以动脉分叉处或转弯处多见，如大脑中动脉、前动脉和后动脉的起始部，颈总动脉与颈内、外动脉的分叉处；其次为各种病因（结缔组织疾病，细菌、病毒及螺旋体等感染）所致的动脉炎和药源性（可卡因、安非他明等）动脉炎；由红细胞增多症、血小板增多症、血栓栓塞性血小板减少性紫癜、DIC、镰状细胞贫血等血液系统疾病引起。

2. 血管痉挛

血管痉挛可见于蛛网膜下隙出血、偏头痛和头外伤等患者。

（二）临床表现

1. 一般特点

由动脉粥样硬化所致者以中、老年人多见，由动脉炎所致者以中青年多见。常在安静或休息状态下发病，部分病例病前有肢体无力及麻木、眩晕等 TIA 前驱症状。神经系统局灶性症状多在发病 10 h 后或 1～2 d 间达到高峰。除脑干梗死和大面积梗死外，大多数患者意识清楚或仅有轻度意识障碍。

2. 临床类型

依据症状和体征的演变过程可分为以下类型。

（1）完全性卒中：发病后神经功能缺失症状较严重且较完全，常于数小时内（<6 h）达到高峰。

（2）进展性卒中：发病后神经功能缺失症状在 48 h 内逐渐进展或呈阶梯式加重。

（3）可逆性缺血性神经功能缺失：发病后神经缺失症状较轻，持续 24 h 以上，但可于 3 周内恢复。

3.脑梗死的临床综合征

（1）颈内动脉闭塞综合征：病灶侧单眼一过性黑蒙，偶可为永久性视力障碍（因眼动脉缺血）或病灶侧 Horner 征（因颈上交感神经节后纤维受损）；颈动脉搏动减弱，颈部血管杂音；对侧偏瘫、偏身感觉障碍和偏盲等（大脑中动脉或大脑中、前动脉缺血）；优势半球受累可有失语症。

（2）大脑中动脉闭塞综合征（主干闭塞）：①"三偏征"，病灶对侧中枢性面舌瘫及偏瘫、偏身感觉障碍和偏盲或象限盲。上、下肢瘫痪程度基本相等。②可有不同程度的意识障碍。③优势半球受累可出现失语症，非优势半球受累可见体象障碍。

（3）大脑前动脉闭塞综合征（主干闭塞）：发生于前交通动脉之前，因对侧代偿可无任何症状。发生于前交通动脉之后可有：①对侧中枢性面舌瘫及偏瘫，以面舌瘫及下肢瘫为重，可伴轻度感觉障碍；②尿潴留或尿急（旁中央小叶受损）；③精神障碍如淡漠、反应迟钝、欣快、始动障碍和缄默等（额极与胼胝体受累），常有强握与吸吮反射（额叶病变）。

（4）大脑后动脉闭塞综合征（主干闭塞）：对侧偏盲、偏瘫及偏身感觉障碍（较轻），丘脑综合征，优势半球病变可有失读症。

（5）椎-基底动脉闭塞综合征（主干闭塞）：常引起脑干广泛梗死，出现脑神经、锥体束及小脑症状，如眩晕、呕吐、共济失调、瞳孔缩小、四肢瘫痪、肺水肿、消化道出血、昏迷、高热等，常因病情危重死亡。

（三）辅助检查

1.CT 检查

CT 检查可确定有无梗死及部位。多数病例于发病后 24 h 内不显示密度变化，经 24～48 h逐渐显示与闭塞血管供血区一致的低密度梗死灶，如梗死灶体积较大则可有占位效应。

2.MRI 检查

MRI 检查能早期发现有无梗死及部位。脑梗死数小时内，病灶区即有 MRI 信号改变，呈长 T_1、长 T_2 信号。MRI 可清晰显示小病灶及后颅凹的梗死灶，病灶检出率为 95%。

3.脑血管造影

脑血管造影可发现血管狭窄和闭塞的部位，可显示动脉炎、动脉瘤和血管畸形等。

4.脑脊液检查

脑脊液检查可判断有无出血并测定颅内压。一般正常，大面积脑梗死脑脊液压力可增高，出血性脑梗死脑脊液检查可见红细胞。如通过临床及影像学检查已经确诊为脑梗死，则不必进行脑脊液检查。

5.其他

彩色多普勒超声检查可发现颈动脉及颈内动脉的狭窄、动脉粥样硬化斑或血栓形成。

（四）治疗要点

根据近年来临床研究提出的时间窗概念及疾病的演变过程，脑血栓形成的治疗采用个体化原则,主要治疗包括:①发病的不同时间内采取不同的措施;②改善缺血区的血液供应,改善微循环,阻断和终止脑梗死的进展;③预防和治疗缺血性脑水肿;④保护脑细胞治疗;⑤加强护理和治疗并发症,消除致病因素,预防复发;⑥早期和规范的康复治疗。恢复期对患者进行体能和技能的康复训练,提高生活质量。

三、脑栓塞

脑栓塞(cerebralembolism)是由于各种栓子(血流中的异常固体、液体、气体)沿血液循环进入脑动脉造成血流阻塞、血供中断,引起相应供血区的脑组织梗死而发生的脑功能障碍。其临床表现包括脑部病变表现和原发病表现,起病急骤是主要特征,多在活动状态下发病,可在数日内呈阶梯式进行性恶化。

(一)病因与发病机制

根据栓子来源不同,脑栓塞分为心源性、非心源性、来源不明三大类。心源性脑栓塞最多见,其中一半以上为风湿性心瓣膜病二尖瓣狭窄合并心房颤动时附壁血栓脱落而引起,也可由亚急性感染性心内膜炎瓣膜炎性赘生物脱落、心肌梗死或心肌病附壁血栓脱落引起。

主动脉弓及其发出的大血管的动脉粥样硬化斑块和附着物脱落,是非心源性脑栓塞的常见原因,败血症(尤其肺部感染的脓栓)、癌性栓子、寄生虫虫卵栓子、长骨骨折的脂肪栓子及胸腔手术、人工气胸、气腹、潜水员或高空飞行员所发生的减压病时的气体栓子和异物栓子等,也可引起非心源性脑栓塞。脑栓塞栓子一般较大,可单发或多发,多致完全性栓塞,且栓塞可反复发生。

(二)临床表现

1.起病情况

任何年龄均可发病,但以青壮年多见。多在活动中突然发病,常无前驱症状,局限性神经缺失症状多在数秒至数分钟内发展到高峰,是发病最急的脑卒中,且多表现为完全性卒中。个别病例因栓塞反复发生或继发出血,发病后数天内呈进行性加重,或局限性神经功能缺失症状一度好转或稳定后又加重。

2.意识状态

大多数患者意识清楚或仅有轻度意识模糊,颈内动脉或大脑中动脉主干的大面积脑栓塞可发生严重脑水肿、颅内压增高、昏迷及抽搐发作;椎-基底动脉系统栓塞也可发生昏迷。

3.局灶症状

局限性神经缺失症状与栓塞动脉供血区的功能相对应。约4/5脑栓塞累及Willis环前部,多为大脑中动脉主干及其分支,出现失语、偏瘫、单瘫、偏身感觉障碍和局限性癫痫发作等,偏瘫多以面部和上肢为重,下肢较轻;约有1/5发生在Willis环后部,即椎-基底动脉系统,表现眩晕、复视、共济失调、交叉瘫、四肢瘫、发音及吞咽困难等;栓子进入一侧或两侧大脑后动脉可导致同向性偏盲或皮质盲;较大栓子偶可栓塞基底动脉主干,造成突然昏迷、四肢瘫。

4.原发病症状

大多数患者有栓子来源的原发疾病,如风湿性心脏病、冠心病和严重心律失常等;部分病例有心脏手术、长骨骨折等;部分病例有脑外多处栓塞证据,如皮肤、球结膜、肺、肾、脾、肠系膜等栓塞和相应的临床症状与体征,如肺栓塞常有气急、发绀、胸痛、咯血和胸膜摩擦音等,肾栓塞常有腰痛、血尿等,其他如皮肤出血点或瘀斑、球结膜出血、腹痛、便血等。

(三)辅助检查

1. 影像学检查

影像学检查可确定梗死部位及性质。定期复查头颅 CT,特别是发病 2～3 d 时,以便早期发现继发梗死后出血,及时改变治疗方案。

2. 脑脊液检查

脑脊液检查用于判定脑脊液压力。一般压力正常,大面积栓塞性脑梗死可增高。

3. 脑电图检查

脑电图检查在栓塞侧可有局限性慢波增多,但无定性意义。

(四)治疗要点

治疗原则与脑血栓形成相同,但抗凝治疗应慎重。原发病治疗,根除栓子来源、防止复发是防治脑栓塞的重要环节,包括心脏疾病的手术治疗、感染性心内膜炎的抗感染治疗、减压病的高压氧舱治疗等。脑栓塞发病率低于脑血栓形成,但只要栓子来源不明、病原未除,就可能复发,复发多发生于第 1 次发病后的 1 年内。脑栓塞并发脑疝、出血及感染者预后差。

四、患者护理

(一)护理评估

1. 健康史

主要询问患者有无动脉粥样硬化病史,有无严重的高血压、冠心病、风湿性心脏病、糖尿病、颈椎病、长骨骨折等病史;发病前有无失水、大出血、心力衰竭、心律失常、降压药使用过量等造成血压下降、血流缓慢、血液黏稠度增加及血管痉挛的情况。什么状态下起病,有无意识障碍;有无明显的诱因;发病时间的长短;家中有无类似患者。

2. 护理体检

注意检查患者肢体运动障碍及部位,有无感觉障碍及偏盲,全脑症状和局限性神经功能缺失的体征。尤其注意瞳孔变化。

3. 辅助检查

查阅头颅 CT、MRI、彩色多普勒超声等检查结果,判断病情。

4. 心理-社会状况

询问患者及其家属对疾病的认识及心理反应。了解患者对平时头痛、头昏、高血压、糖尿病和风心病是否重视;对突发失语、偏瘫有无自卑、恐惧感。询问患者及其家属对治疗的要求,以及患者的家庭经济情况及参加医疗保险情况。

(二)常见护理诊断及医护合作性问题

1. 焦虑

焦虑与肢体瘫痪、感觉障碍、沟通困难及家庭照顾不周有关。

2. 躯体移动障碍

躯体移动障碍与肢体偏瘫有关。

3. 语言沟通障碍

语言沟通障碍与语言中枢受损、发音肌肉痉挛性瘫痪或小脑血栓形成导致共济失调有关。

4. 感知改变

感知改变与脑梗死损害感觉传导通路有关。

5.吞咽障碍

吞咽障碍与双侧舌咽、迷走神经损伤及意识不清有关。

6.潜在并发症

潜在并发症颅内压增高。

(三)护理措施

1.生活护理

给予低盐、低糖、低脂、低胆固醇、丰富维生素、足量纤维素的无刺激性饮食,喂食或指导患者用健侧手自行进食。有面肌麻痹者,应将食物送至口腔健侧的舌后部;有吞咽困难及呛咳者,进食宜慢,防止误吸;不能进食者,应给予鼻饲,保证每日入量及营养。当患者能起坐时,指导并协助患者用健肢辅助瘫痪肢完成穿脱衣服、洗漱、取物、进食、大小便等活动。

2.病情观察

密切观察生命体征、意识状态及瞳孔变化,对频繁发作的 TIA 患者应注意观察和记录每次发作的持续时间、频度和伴随症状;注意是否存在血压过高或过低的情况,观察患者神经系统表现,及时发现有无脑缺血征象及颅内压增高的症状。

3.用药护理

遵医嘱用药,注意观察疗效及不良反应。

(1)溶栓药:在发病 6 h 以内应用,越早越好。我国常用尿激酶、链激酶、重组组织型纤溶酶原激活剂。临床上应用较多的是尿激酶,常用量 25 万~100 万 U 加入 5％葡萄糖溶液或生理盐水中静脉滴注,30 min 至 2 h 滴完。尿激酶的不良反应有发热,少数人有头晕、头痛等。溶栓治疗的主要不良反应有潜在的脑出血、再灌注损伤、脑水肿等。应密切观察病情变化。

(2)其他:①抗凝药,可防止血栓扩展和新血栓形成。常用肝素皮下注射。治疗期间应监测凝血时间和凝血酶原时间,还须备有维生素 K、鱼精蛋白等拮抗剂,以便处理可能的出血并发症。②抗血小板聚集药,可防止血栓形成,常用阿司匹林、噻氯吡啶,指导患者晚餐后顿服,服药期间要监测血常规、肝功能。③低分子右旋糖酐,可改善脑缺血区血液供应,使用前先做皮试,阳性者勿用。④血管扩张剂,能扩张血管,防止脑血管痉挛,常用盐酸倍他啶、尼莫地平等。常引起头晕、直立性低血压,服药期间要观察血压变化,血压过低时慎用,变换体位要慢,偶见粒细胞减少和肝、肾功能损害,要注意观察和记录,一旦发现异常应及时报告医生,并做好相应护理。

4.对症护理

颅内压增高时,除采取药物降颅压外,进行过度换气可降低 $PaCO_2$,使脑血管收缩,降低颅内压,还可防止颅内"盗血"现象。

5.心理护理

为患者提供安全、舒适、无刺激的环境,必要时陪伴患者,给患者以安全感。鼓励患者表达对病情的认识,了解患者的需要,发现患者不当的应对方式,评估焦虑的原因和程度。强调个体在康复中的作用,并充分利用家庭和社会的力量关心、帮助患者。

耐心地指导患者采用放松疗法,如深呼吸、气功、热水浴、按摩等放松身心,以降低现有的焦虑水平。

6.康复训练

对生理功能和自理能力的恢复至关重要。依病情应及早(发病 48 h 后)开始,急性期是康复的关键阶段。

(1)急性期:应绝对卧床休息,保持瘫痪肢体于功能位,防止关节功能丧失;病情稳定后可进行肢体被动运动,防止肌肉挛缩及静脉血栓形成;一般情况下,每日被动活动上、下肢2~4次,每次同一动作做5~6遍,以患肢不痛为原则。

(2)恢复期:一般指发病1周后,病情稳定,神志清楚,并发症已基本控制。此期以功能训练为主,感觉功能康复,主要是防止损伤及进行触觉功能训练;运动功能康复,采用被动与主动相结合的方式,训练手的精细动作和肢体功能;言语康复训练,要从简单到复杂,与非言语沟通相结合,与家属、语言治疗师相配合。康复训练期间,应避免患者坠床或摔伤。

(四)健康教育

1. 疾病知识教育

向患者及其家属介绍缺血性脑血管病的基本知识,说明积极治疗原发病、祛除诱因、养成良好的生活习惯是干预危险因素、防止脑血栓形成的重要环节。指导患者配合药物治疗,定期到医院复查,若出现头晕、肢体麻木等脑血栓前驱症状或 TIA,应及时就医。

2. 康复训练

教会患者康复训练的基本方法,通过感觉、运动及言语功能等身体康复,促进神经功能恢复,重视心理康复、自我调节情绪,逐步达到职业康复和社会康复。

3. 日常生活指导

告知老年人晨醒后不要急于起床,最好稍做肌肉运动 10 min 后缓慢起床,改变体位动作要慢,洗澡时间不要过长、水温不要过高,以防发生直立性低血压。平时生活起居要有规律,克服不良嗜好,多食芹菜、海带、豆类、鱼、山楂、香蕉、芝麻、大枣、食醋等。外出时要防摔倒、防受凉。

(胡媛媛)

第十八节 出血性脑血管病

一、脑出血

脑出血(cerebral hemorrhage)是指非损伤性脑实质内的出血。发生在大脑半球者占80%,发生在脑干或小脑者占20%。目前脑出血发病有年轻化趋势,但好发年龄仍在50岁以上。脑出血多在白天活动状态下突然发病,发病前多无先兆,迅速出现全脑症状和局灶性脑症状,重症患者迅速陷入深昏迷或发生脑疝。预后取决于出血部位、

出血量、全身情况及有无并发症,轻者治疗后明显好转,甚至可恢复工作,重者常因脑疝和昏迷1周以上者发生并发症而死亡。

(一)病因与发病机制

高血压和动脉硬化是脑出血最常见的病因,用力活动和情绪激动等使血压进一步升高,是脑出血最常见的诱因。与脑出血发病有关的因素有:①高血压形成微动脉瘤破裂出血。②高血压引起脑小动脉痉挛,造成其远端脑组织缺氧、坏死而出血。③脑动脉的中层和外膜结构远

较其他动脉薄弱,易破裂出血。④豆纹动脉呈直角从大脑中动脉发出,压力高,是微动脉瘤的多发部位,最易破裂造成基底节部位出血。此外,先天性脑动脉瘤、脑血管畸形、脑动脉炎、血液病、抗凝及溶栓治疗、淀粉样血管病、脑肿瘤细胞侵袭血管或脑肿瘤内新生血管破裂出血也可引起脑出血。由于脑血管突然破裂,血液外溢形成血肿,造成脑组织受压、推移、水肿、软化、坏死等损伤,引起颅内压增高、脑水肿和脑疝,或压迫脑干而危及生命。

(二)临床表现

脑出血多发生在白天,突然起病,常无先兆,少数有头昏、头痛、肢体麻木和口齿不清等前驱症状。发病后出现全脑表现和脑局灶表现,病情严重者可有一系列并发症。

1. 全脑表现

发病时常突然感到头部剧烈疼痛,随即频繁呕吐,重者呕吐咖啡色胃内容物;继之意识逐渐模糊,常于数分钟或数十分钟内昏迷,呼吸深沉带有鼾音,重则呈潮式呼吸或不规则呼吸,脉搏缓慢而有力,血压升高,颜面潮红或苍白,全身大汗淋漓,大小便失禁,偶见抽搐等。若脉搏转快,体温升高,血压下降,则有生命危险。

2. 局灶表现

深昏迷时不易确定,意识障碍减轻或在起病数日后表现明显。

(1)内囊出血:大脑基底节部位出血(特别多见壳核出血),易损及内囊而称为内囊出血,是最常见的出血部位。内囊出血由于损及上下行传导束和视辐射,患者常有头和眼转向出血病灶侧,呈"凝视病灶"状和"三偏"症状,即病灶对侧偏瘫、偏身感觉减退和同向偏盲。内囊出血若累及优势半球常伴失语,累及下丘脑可伴持续高热、消化道出血等。

(2)脑叶出血:又称皮质下出血。以顶叶出血最多见,跨叶出血也较多见。顶叶出血,多见感觉障碍和失读;颞叶出血,多见感觉性失语和命名性失语、记忆缺陷,若影响其内侧面的沟回,可出现幻嗅、幻味等颞叶癫痫症状;枕叶出血,主要引起同向偏盲或象限盲等视觉障碍;额叶出血,主要引起单瘫、痴呆、斜视等,累及优势半球有运动性失语。脑叶出血一般预后较好。

(3)脑桥出血:出血往往先自一侧脑桥开始,损及同侧脑神经和对侧皮质脊髓束,表现为交叉性瘫痪,头和眼转向非出血侧,呈"凝视瘫肢"状;出血迅速波及两侧后,出现双侧面部和肢体均瘫痪,头和眼位置回到正中。由于脑桥内交感神经纤维受损,两侧瞳孔呈"针尖样"缩小(脑桥出血的特征性表现),由于阻断了下丘脑对体温的正常调节,体温可呈持续升高状态,由于脑桥内呼吸神经元受影响或延髓受压,呼吸可不规则。意识于起病初可部分保留,数分钟内进入深昏迷。若两侧瞳孔散大,对光反射消失,呼吸不规则,脉搏和血压失调,体温不断上升或突然下降则病情危重。

(4)小脑出血:多发生在一侧小脑半球,大多起病急骤,开始常为一侧后枕部头痛、眩晕、呕吐,患侧肢体共济失调等;随病情进一步加重,于数小时或数日后血肿增大或破入第四脑室,压迫脑干,可引起枕骨大孔疝(又称小脑扁桃体疝),患者则很快昏迷,出现呼吸不规则,而后死亡。

(5)脑室出血:脑室出血多为继发性,可因基底节部位出血破入侧脑室或脑桥出血、小脑出血破入第四脑室,使血液充满整个脑室系统和蛛网膜下隙所致。脑室出血是脑出血最严重的类型,预后极差。患者很快陷入深昏迷,脑膜刺激征阳性,出现下丘脑及脑干症状,如四肢弛缓性瘫痪伴阵发性强直性痉挛或去大脑强直状态、呕吐咖啡样液体、高热、多汗、瞳孔缩小、呼吸不规则、血压不稳定等。

3.并发症和后遗症

长期卧床常发生便秘,病情严重者常并发脑疝、坠积性肺炎、泌尿道感染、消化道出血等。病后可遗留瘫痪、排便功能障碍、痴呆等。

(三)辅助检查

1.CT 检查

是临床疑诊脑出血的首选检查。发病后 CT 即可显示圆形或卵圆形均匀高密度影,边界清楚;可显示血肿部位、大小、形态,是否破入脑室,血肿周围有无低密度水肿带及占位效应、脑组织移位和梗阻性脑积水等,有助于确诊及指导治疗。

2.MRI 检查

急性期对幕上及小脑出血的价值不如 CT,对脑干出血优于 CT,病程 4～5 周后 CT 不能辨认脑出血时,MRI 仍可明确分辨,故可区别陈旧性脑出血和脑梗死。

3.数字减影脑血管造影

怀疑脑血管畸形、血管炎等,尤其是血压正常的年轻患者应考虑行此检查,以查明病因,预防复发。

4.脑脊液检查

颅内压增高,脑脊液多呈洗肉水样均匀血性。因有诱发脑疝的危险,仅在不能进行头颅 CT 检查且临床无明显颅内压增高表现时进行。怀疑小脑出血禁行腰椎穿刺。

5.其他检查

还应进行血、尿、粪常规及肝功能、肾功能、凝血功能及心电图检查,外周血白细胞可暂时增高达$(10～20)×10^9/L$,血糖、尿素氮等亦可短暂升高。

(四)治疗要点

急性期的治疗原则是脱水降颅压、调整血压,防止再出血、维持生命功能和防治并发症;恢复期主要是采取各种措施促进神经功能康复。①控制脑水肿,降低颅内压,是急性期治疗的重要环节,常选用 20％甘露醇注射液快速静脉滴注。②调控高血压,当血压≥200/110 mmHg 时,可选用温和降压药物,如硫酸镁等。降血压不宜过低过快,使血压维持在略高于发病前水平。③酌情选用止血药,如 6-氨基己酸等。④手术治疗,大脑半球出血＞30 mL 和小脑出血＞10 mL 者均可考虑手术。⑤急性期过后,尽早应用各种康复措施促进身体功能恢复。

二、蛛网膜下隙出血

蛛网膜下隙出血(subarachnoid hemorrhage,SAH)是指颅内血管破裂后,血液流入蛛网膜下隙。临床分为损伤性和非损伤性两大类。损伤性多为颅脑外伤所致,非损伤性分原发性和继发性两种,以下重点介绍原发性蛛网膜下隙出血。原发性蛛网膜下隙出血多发于 20～40 岁的青壮年,起病急,可反复发作,剧烈头痛是最常见的症状,脑膜刺激征是特征性体征。蛛网膜下隙出血患者大部分可治愈,但可复发,开展手术治疗后死亡率下降,但脑动脉瘤破裂、意识障碍进行性加重、血压升高、有神经系统体征者预后较差。

(一)病因与发病机制

1.病因

SAH 的病因很多。①先天性动脉瘤:最常见,约占 50％以上。②脑血管畸形:占第二位,以动静脉型常见,多见于青年人,90％以上位于小脑幕上,多见于大脑外侧裂及大脑中动脉分布区。③高血压动脉硬化性动脉瘤：为梭形动脉瘤。④其他：如霉菌性动脉瘤、颅内肿瘤、结缔组织病、脑血管炎、血液病及凝血障碍性疾病、妊娠并发症、颅内静脉系统血栓、可卡因和安非他明滥用及抗凝治疗并发症等。

2.发病机制

血液流入蛛网膜下隙，一方面使颅内体积增加，引起颅内压增高；另一方面，血液在颅底或脑室发生凝固，造成脑脊液回流受阻，引起急性阻塞性脑积水。血液及血细胞崩解后释放血管活性物质和致炎因子刺激脑膜和血管，引起脑膜刺激征和脑血管痉挛。

3.诱因

多有明显诱因，如剧烈运动、过度劳累、激动、用力排便、咳嗽、饮酒等。

(二)临床表现

任何年龄均可发病，由动脉瘤破裂所致者，好发于 30～60 岁，女性多于男性，因血管畸形者多见于青少年，两性无差异。约 1/3 的 SAH 患者病前数日或数周有头痛、恶心、呕吐等症状。

1.典型表现

突然发生剧烈头痛、呕吐、脑膜刺激征及血性脑脊液。多在剧烈活动中或活动后出现爆裂样局限性或全头部剧痛，其始发部位常与动脉瘤破裂部位有关。常见的伴随症状有短暂意识障碍、项背部或下肢疼痛、畏光等。

因发病年龄、病变部位、破裂血管的大小及发病次数不同，临床表现各异；轻者可无明显症状和体征，重者突然昏迷并在短期内死亡。绝大多数病例发病后数小时内可出现脑膜刺激征，以颈强直最明显，凯尔尼格(克尼格，Kernig)征、布鲁津斯基(Brudzinski)征均呈阳性，眼底检查可见视网膜出血、视神经盘水肿，约 25% 患者可见玻璃体膜下片块状出血，发病 1 h 内即可出现，是急性高颅压、眼静脉回流受阻所致，有诊断特异性；也可有脑神经瘫痪、轻偏瘫、感觉障碍、眩晕、共济失调和癫痫发作等。少数患者急性期可出现精神症状，如欣快、谵妄、幻觉等，2～3 周后自行消失。

2.不典型表现

60 岁以上老年人表现常不典型，起病较缓慢，头痛、脑膜刺激征不显著，而意识障碍和脑实质损害症状较重，如精神症状较明显。常伴有心脏损害的心电图改变，其他脏器并发症出现率高，如肺部感染、消化道出血、泌尿道和胆道感染等。

3.常见并发症

(1)再出血：是 SAH 致命的并发症。出血后 1 个月内再出血危险性最大。再出血原因多为动脉瘤破裂，多在病情稳定情况下，突然再次出现剧烈头痛、呕吐、抽搐发作、昏迷，神经定位体征，颈强直及凯尔尼格征明显加重，复查脑脊液再次呈新鲜红色。

(2)脑血管痉挛：是死亡和伤残的重要原因，早发性出现于出血后，历时数十分钟至数小时缓解；迟发性发生于出血后 4～15 d，7～10 d 为高峰期。

(3)脑积水：急性脑积水于发病后 1 周内发生，发生率约为 20%。轻者仅有嗜睡、近记忆受损，可有上视受限、展神经瘫痪、下肢腱反射亢进等；重者出现昏睡或昏迷，可因脑疝形成而死亡，迟发性脑积水发生在 SAH 后 2～3 周。

(4)其他：有 5%～10% 的患者可发生抽搐，5%～30% 的患者可发生低钠血症和血容量减少，与抗利尿激素分泌不足有关。

(三)辅助检查

1.CT 检查

CT 检查是确诊 SAH 的首选诊断方法。CT 检查可见蛛网膜下隙高密度出血征象。CT 增强扫描有可能显示大的动脉瘤和脑血管畸形。

2.脑脊液检查

脑脊液检查是诊断 SAH 的重要依据,常见均匀一致的血性 CSF,压力增高,蛋白含量增加,糖和氯化物水平多正常。

3.数字减影血管造影

数字减影血管造影可确定动脉瘤位置、数量,能显示血管解剖行程、侧支循环和血管痉挛情况,对确定手术方案有重要价值。

4.实验室检查

血常规、凝血功能、肝功能及免疫学等检查有助于寻找出血的其他原因。

(四)治疗要点

治疗原则是去除病因,防止继发性脑血管痉挛,制止继续出血和预防复发。

(1)去除病因:是治疗蛛网膜下隙出血的关键,只要患者一般情况和神经系统状况许可,应争取在出血后 6 h 内实施手术,效果最理想,最迟不超过 72 h。

(2)急性期处理:与脑出血基本相同,但主张使用大剂量止血剂以避免早期再出血。

(3)解除脑血管痉挛:可选用尼莫地平等钙通道阻滞剂和普萘洛尔等。

(4)颅内动脉瘤和动静脉畸形的治疗:经脑血管造影后,择期进行手术切除、血管内介入治疗。

三、患者的护理

(一)护理评估

1.健康史

重点询问患者及其家属既往有无高血压和动脉粥样硬化、颅内动脉瘤、脑血管畸形、脑动脉炎、脑瘤等病史及目前的治疗情况;询问发病前有无情绪激动、酗酒、用力活动及排便、脑力活动紧张等诱发因素。发病前有无发作性头痛的前驱症状。过去有无类似发作及诊治情况。

2.护理体检

测量生命体征,判断意识状况,观察瞳孔变化,做神经功能、神经反射及脑膜刺激征检查。

3.辅助检查

查阅 CT、MRI 检查结果,了解是否有出血征象,以及血肿的部位、大小、形态,是否破入脑室;查阅脑脊液检查结果,了解压力是否增高、脑脊液是否呈血性,以判断病情。

4.心理-社会状况

询问患者及其家属对疾病的认识及心理反应。了解患者对突然出现的症状能否接受,是否表现出情绪沮丧、心情烦躁、悲观绝望;了解家属对患者的理解和支持情况;询问患者及其家属对治疗的要求,以及家庭经济情况及参加医疗保险情况。

(二)护理诊断及医护合作性问题

1.急性意识障碍

急性意识障碍与脑出血损害大脑皮质、皮质下结构及脑干网状上行激活结构有关。

2.躯体移动障碍

躯体移动障碍与脑出血损害运动传导通路受损有关。

3.感知改变

感知改变与脑出血损害感觉中枢及感觉传导束有关。

4.语言沟通障碍

语言沟通障碍与脑出血损害语言中枢有关。

5.体温过高

体温过高与脑出血累及体温调节中枢或合并感染有关。

6.焦虑

焦虑与病情重、经济压力大有关。

7.头痛

头痛与脑动脉痉挛、颅内压增高有关。

8.潜在并发症

潜在并发症包括脑疝、坠积性肺炎、尿路感染、消化道出血。

(三)护理措施

1.生活护理

(1)饮食:保证营养是支持疗法的重要措施。急性脑出血患者在发病 24 h 内恶心呕吐,应暂禁食,以免发生吸入性肺炎;24 h 后生命体征稳定、无颅内压增高症状及严重消化道出血时,可开始鼻饲流质饮食并做好鼻饲管的护理,保证有足够蛋白质、维生素、纤维素、液体及电解质的摄入,以保证营养、保持水及电解质平衡、预防便秘;不能鼻饲者改为胃肠外营养,一般静脉输液控制在 1500～2 000 mL/d,输液中要随时调整滴速并观察患者有无肺水肿、脑水肿症状;如患者意识清醒后有吞咽困难,应评估吞咽困难的程度,合理安排饮食,保证进食安全,并做好误吸急救的准备;每日 2 次进行口腔护理,以增进食欲。

(2)日常生活护理:①进行腹部按摩,为患者提供安全而隐蔽的排便环境,遵医嘱应用软化大便的药物,但禁止灌肠。②安排好患者的洗漱,保证清洁卫生。

(3)休息与活动:①脑出血患者应绝对卧床休息,尤其是在发病 24～48 h 内避免搬动,必须搬动时应保持患者身体的长轴在一条直线上,以免牵动头部;安置患者于侧卧位,以利于保持呼吸道通畅;头部略抬高以利于颅内静脉血回流,减轻脑水肿;若患者有面瘫,可取面瘫侧朝上的侧卧位,以利于口腔分泌物的引流;各项护理操作动作须轻柔,以防止患者受刺激而加重出血。蛛网膜下隙出血者应绝对卧床休息 4～6 周。病室应保持安静,光线要柔和,限制亲友探视。②避免情绪激动、剧烈咳嗽、打喷嚏、躁动、用力排便等,防止血压增高加重出血。

2.病情观察

密切观察患者的生命体征、意识状态及瞳孔变化,判断有无再出血及脑疝、上消化道出血、休克等并发症发生,并做好详细记录。

3.用药护理

遵医嘱用药,注意观察药物疗效及不良反应。

(1)降压药:常用硫酸镁肌内注射,用药期间应密切观察血压变化,防止血压降得过快、过低,以免导致一过性头晕、头痛和视物模糊等。将血压降至稍高于发病前水平。硫酸镁不可漏出血管外,以免发生组织坏死。

（2）降低颅内压药：常用甘露醇溶液快速静脉滴注。因低温出现结晶时，须加温溶解后再用；不能与电解质溶液等混用，以免发生沉淀；长期、大量使用可损伤肾脏，应严密观察肾功能。

（3）止血药：常用6-氨基己酸、氨甲环酸加入5％葡萄糖溶液静脉滴注，用药期间应观察有无消化道反应、直立性低血压等，该药排泄快，使用时应持续给药，以保持有效血药浓度。

4.对症护理

①对体温升高者，应及时与医生联系，遵医嘱给予物理降温或药物降温。②对意识障碍者，防止发生意外。③保护感觉障碍的肢体，防止发生烫伤、冻伤、刺伤、碰伤或摔伤，安置瘫痪肢体于功能位，进行肌肉按摩和被动活动肢体；加强感觉、运动障碍肢体的皮肤护理，预测皮损的危险因素并尽量避免或消除，护理操作动作要轻柔，每2h翻身一次，随时观察皮肤受压情况并按摩受压部位，以保持皮肤完整，预防压疮形成。

5.心理护理

患者神志清醒后，评估其心理状态，告诉患者经过顽强的锻炼，1～3年内机体功能有望康复，并请康复效果理想的患者介绍康复成功的经验，教育家属充分理解患者，给予患者精神、物质的大力支持，以利于患者纠正心理障碍，树立坚定的信心，增强锻炼的意志。

6.并发症防治

（1）脑疝：密切观察患者有无用力大便、烦躁、剧烈咳嗽、快速输液、脱水剂输注滴速过慢或做腰椎穿刺等诱发脑疝的危险因素存在；有无频繁呕吐、烦躁不安、血压升高、脉搏慢而洪大、呼吸慢而深、意识障碍加重等脑疝早期表现；有无一侧瞳孔进行性扩大或两侧瞳孔散大、光反射迟钝或消失、去大脑强直等脑疝形成的表现。一旦发现脑疝，立即采取急救护理措施：①与医生联系，同时给予吸氧。②头部放置冰袋或冰帽，降低脑组织耗氧量、增加脑组织对缺氧的耐受性，防止加重脑水肿。③迅速建立静脉通路，遵医嘱快速静脉滴注20％甘露醇溶液或静脉注射50％高渗葡萄糖溶液等，以控制脑水肿，降低颅内压。④限制液体入量，禁食患者以前日尿量＋500 mL为宜。⑤及时清除呼吸道分泌物，保持呼吸道通畅，发现呼吸、心搏骤停，立即实施心肺复苏。

（2）呼吸道感染：呼吸道感染可有坠积性肺炎、吸入性肺炎等。向患者及其家属解释其原因；对意识障碍、咳嗽反射减弱的患者应勤吸痰、勤翻身、勤拍背，做好口腔护理，对吞咽困难的患者应选择合适的食物，采取正确的进食方式，以防误吸；保持病室清洁和空气流通，定时消毒，限制探视，以防交叉感染；观察体温、呼吸变化，若有发热、咳嗽、咳黄脓痰，应考虑肺部感染，及时处理。

（3）尿路感染：观察患者尿液和体温等变化，及时发现尿路感染；勤洗会阴部，勤换内裤及床单，多进水、勤排尿，卧床的女性患者每日2次冲洗会阴，以减少尿路感染机会；对留置尿管的患者，要严格无菌操作，做好尿管的护理，避免院内感染。

（4）上消化道出血：注意患者的呕吐物、胃液及大便性状，定时做粪便隐血试验，发现出血情况，立即通知医生；严密观察脉搏、血压、出血量等；建立静脉通路，准确及时地执行医嘱，以控制出血，使患者转危为安。

（四）健康教育

1.疾病知识教育

向患者及其家属介绍出血性脑血管疾病的病因、诱因、疾病进展、治疗及预后，讲解积极治疗原发病、避免诱因及康复训练的重要性。教会患者及其家属康复训练的方法，教育家属应以积极的态度接受患者躯体和精神方面的改变,给予关心照顾,协助、督促康复训练,使患者最大限度地自理。

2.日常生活指导

患者饮食宜清淡,以低脂肪、低胆固醇、低盐、无刺激性为原则,多食新鲜蔬菜和水果。对有"痴呆"后遗症的患者,家属要保障患者基本生活需要和人权,帮助患者日常生活自理,防止意外损伤。

(胡媛媛)

第十九节　癫　痫

癫痫(epilepsy)是一组由大脑神经元异常放电所引起的短暂中枢神经系统功能失常的临床综合征,具有突然发生和反复发作的特点。由于有关神经元的部位和放电扩散的范围不同,临床表现为短暂的运动、感觉、意识、行为、自主神经、认知等障碍。痫性发作是指纯感觉性、运动性和精神运动性发作,或指每次发作及每种发作的过程短暂。

一、病因与发病机制

根据现有的检查方法,按有无明确病因将癫痫分为原发性癫痫和继发性癫痫两类。

1.原发性癫痫

原发性癫痫又称特发性癫痫,是指病因未明,未能确定脑内有器质性病变者,主要由遗传因素所致,药物治疗效果较好。

2.继发性癫痫

继发性癫痫又称症状性癫痫,占癫痫的大多数,由脑内器质性病变和代谢疾病所致,药物治疗效果较差。常见原因如下。

(1)先天性脑部疾病:如脑穿通畸形、小头畸形、脑积水等。

(2)颅脑外伤:如颅脑产伤、成人闭合性颅脑外伤等。

(3)颅内感染:如各种脑炎、脑膜炎等。

(4)脑血管病:如脑血管畸形、脑动脉硬化等。

(5)其他:如颅内肿瘤、脑部变性病、脑缺氧(如窒息、一氧化碳中毒、休克)、儿童期的高热惊厥、药物或食物中毒、尿毒症、肝性脑病等。

癫痫的发作受遗传和环境双重因素影响,多种原发性癫痫的发作与年龄、睡眠有密切关系,部分女性患者仅在月经期或妊娠早期发作,缺乏睡眠、疲劳、饥饿、便秘、饮酒、情绪激动等均可诱发癫痫的发作。

二、临床表现

1981年国际抗癫痫联盟根据临床和脑电图特点,将癫痫分为部分性发作、全面性发作和不能分类的发作三大类。其中部分性发作又分为单纯部分性发作、复杂部分性发作和部分性发作继发全身发作。全面性发作为双侧对称性发作,发作时有意识障碍,分为失神发作、肌阵挛发作、强直性发作、强直-阵挛发作、失张力发作。癫痫的临床表现极多,但均有发作性、短暂性、刻板性和重复性的特征。

1.继发性癫痫

继发性癫痫为最常见的类型。由大脑半球局部神经元异常放电引起。

(1)单纯部分性发作:以局部症状为特征,无意识障碍,发作时程较短,一般不超过 1 min。常以发作性一侧肢体、局部肌肉感觉障碍或节律性抽动为特征,或表现为特殊感觉性发作。如抽搐按大脑皮质运动区的分布顺序扩延,发作自一侧拇指、脚趾、口角开始,逐渐传至半身,称为杰克逊(Jackson)发作。

(2)复杂部分性发作:又称精神运动性发作。占成人癫痫发作的 50% 以上,主要特征是意识障碍,常出现精神症状及自动症。病灶多在颞叶,故又称颞叶癫痫。

(3)部分性发作继发全面性强直-阵挛发作:先出现上述部分性发作,继之出现全身性发作。

2.全面性发作

特征是发作时伴有意识障碍或以意识障碍为首发症状,异常放电源于双侧大脑半球。

(1)失神发作:又称小发作,多见于儿童,患者突然意识短暂中断,停止当时的活动,呼之不应,两眼瞪视不动,一般不会跌倒,手中持物可坠落,持续 3~15 s 后清醒,继续原先的活动,但对发作无记忆。

(2)肌阵挛发作:多为遗传性疾病,表现为突然、快速、短暂的肌肉或肌群收缩,一般无意识障碍。

(3)阵挛性发作:仅见于婴幼儿,表现为全身重复性阵挛性抽搐,恢复较强直-阵挛发作快。

(4)强直性发作:常在睡眠中发作,表现为全身强直性肌痉挛,常伴有瞳孔扩大、面色潮红等自主神经紊乱的表现。

(5)全面强直-阵挛发作:又称大发作,是最常见的发作类型之一,以意识丧失和双侧强直后阵挛为特征。发作前可有瞬间疲乏、麻木、恐惧、无意识动作等前驱症状,发作分三期。

1)强直期:患者突然意识丧失,跌倒在地,全身骨骼肌呈持续性收缩,表现为眼球上翻、喉部痉挛发出尖叫、口先强张而后突闭、颈部和躯干先屈曲后反张、上肢屈曲、双拇指对掌握拳、下肢伸直、呼吸暂停、瞳孔散大及对光反射消失,此期持续 10~20 s,可有跌倒、外伤、尿失禁。

2)阵挛期:全身肌肉呈节律性一张一弛地抽动,阵挛频率由快变慢,松弛期逐渐延长,最后一次强烈阵挛后抽搐突然终止,但意识、呼吸、瞳孔均无恢复,此期持续约 1 min。

以上两期均可见心率增快、血压升高、唾液和支气管分泌物增多。

3)惊厥后期:抽搐停止,可自口鼻喷出泡沫或血沫,患者进入昏睡状态,生命体征逐渐恢复正常,然后逐渐清醒,清醒后常感头昏、头痛、全身酸痛和疲乏无力,对发作过程全无记忆,个别患者在完全清醒前可有自动动作或情感变化。自发作开始至意识恢复历时 5~10 min。

(6)无张力发作:表现为部分或全身肌肉的张力突然降低,造成张口、垂头、肢体下垂和跌倒,持续时间短,一般为 1~3 s,发作后立即清醒并站起。

3.癫痫持续状态

癫痫持续状态是指一次癫痫发作持续 30 min 以上,或连续多次发作、发作间期意识或神经功能未恢复至正常水平。任何类型癫痫均可出现癫痫持续状态,但通常是指全面性强直-阵挛发作所致的持续状态。多由于突然停用抗癫痫药、饮酒、合并感染、孕产等所致,常伴有高热、脱水和酸中毒,继而发生多脏器功能衰竭,可导致患者死亡。

三、辅助检查

1. 血液检查

血常规、血糖、血寄生虫检查可了解患者有无贫血、低血糖、寄生虫病等。

2. 脑电图检查

脑电图检查对癫痫诊断有重要价值,且有助于分型、估计预后及手术前定位。发作时有棘波、尖波、棘-慢波等特异性的脑电图改变。

3. 影像学检查

头颅 X 线、脑血管造影、头颅 CT 及 MRI 检查有助于发现继发性癫痫的病因,但不能作为癫痫的诊断依据。

四、治疗要点

癫痫发作时的治疗以保持呼吸道通畅、预防外伤及其他并发症为主。继发性癫痫间歇期应针对病因治疗,如手术治疗颅内肿瘤、药物治疗脑寄生虫病,纠正低血糖、低血钙等代谢异常。原发性癫痫间歇期以抗癫痫药物治疗为主。对癫痫持续状态者,应迅速用药物控制发作,保持呼吸道通畅、防治感染、防治脑水肿,高热者及时降温,纠正水、电解质及酸碱平衡紊乱等。

五、护理评估

1. 健康史

询问患者有无家族史,有无脑部病变或外伤史,有无一氧化碳、铅、汞、妊娠中毒及营养代谢障碍疾病存在;是否存在睡眠不足、疲乏、饥饿、饮酒、便秘、感情冲动、过度换气、过度饮水等诱发癫痫发生的因素;有无在某种特定条件下(如闪光、音乐、下棋、刷牙等)发作的情况。女性患者应注意询问癫痫发作与月经的关系。了解首次癫痫发作的时间、年龄、发作时的表现、诱因、发作频度及诊治经过、用药情况等。

2. 护理体检

发作时,应检查患者有无意识障碍、呼吸暂停、瞳孔散大,有无抽搐及抽搐的部位、持续的时间等。

3. 辅助检查

查阅脑电图检查、影像学检查、血液检查结果,判断病因和病情。

4. 心理-社会状况

询问患者及其家属对发作的反应及应对方式,有无因癫痫反复发作影响生活和工作而焦虑、烦躁;有无因发作时抽搐、尿失禁等难堪的形象而产生自卑感;有无因缺乏家庭及社会支持而悲观、绝望。了解患者及其家属对疾病的认识及重视程度、对治疗的要求,以及家庭经济状况及参加医疗保险情况。

六、常见护理诊断及医护合作性问题

1. 有窒息的危险

窒息与癫痫发作时喉头痉挛、气道分泌物增多、意识障碍有关。

2. 有受伤的危险

受伤与癫痫发作时肌肉抽搐、意识障碍有关。

3.社交孤立

社交孤立与害怕在公共场合发病引起的窘迫有关。

4.潜在并发症

潜在并发症包括脑水肿、酸中毒及水、电解质紊乱。

七、护理措施

1.生活护理

保持环境安静,避免过度疲劳、便秘、睡眠不足、感情冲动及强光刺激等,适当参加体力和脑力活动,劳逸结合,做力所能及的工作。出现先兆时即刻卧床休息,给予清淡饮食,避免过饱,戒烟戒酒。间歇期可适当活动。

2.病情观察

严密观察癫痫发作的类型、持续的时间及次数,发作时患者生命体征、神志及瞳孔的变化,特别注意患者有无外伤、窒息等,一旦发现,及时报告医生协助处理。

3.用药护理

遵医嘱用药,注意观察药物疗效及不良反应。嘱患者按时服药,切忌自行减量或停药,以免诱发癫痫持续状态。

(1)常用抗癫痫药物:有苯妥英钠、卡马西平、苯巴比妥、丙戊酸钠、乙琥胺等,根据发作类型选择相应的药物,如原发性全面强直-阵挛发作首选丙戊酸钠,次选苯妥英钠;症状性或原因不明的强直-阵挛发作首选卡马西平,次选苯巴比妥;失神发作首选乙琥胺,次选丙戊酸钠;复杂的部分性发作首选卡马西平,次选苯妥英钠。

(2)药物不良反应的观察和处理:多数抗癫痫药物有胃肠道反应,宜分次餐后口服。苯妥英钠可出现胃肠道反应、牙龈增生、共济失调、粒细胞减少等;卡马西平可引起眩晕、共济失调、白细胞减少、骨髓抑制等;丙戊酸钠可引起食欲减退、恶心呕吐、血小板减少、肝损害等;应告知患者及其家属,出现异常及时就医。对血液、肝、肾有损害的药物,服药前应做血、尿常规和肝、肾功能检查,服药期间定期抽血做血常规和生化检查,必要时做血药浓度的测定,以防药物毒副反应。

4.对症护理

(1)大发作的护理:①发现发作先兆时,迅速将患者就地平放,避免摔伤;松解其领扣和裤带,摘下眼镜、义齿,将手边的柔软物垫在患者头下,移去患者身边的危险物品,以免碰撞。②将患者的头部放低,偏向一侧,使唾液和呼吸道分泌物由口角流出,床边备吸引器,并及时吸除痰液,不可强行喂食,以保持呼吸道通畅。③用牙垫或厚纱布垫在上下磨牙间,以防咬伤舌头及颊部,但不可强行硬塞;抽搐发作时,切不可用力按压肢体,以免造成骨折、肌肉撕裂及关节脱位;发作后患者可有短期的意识模糊,禁用口表测量体温。④严密观察生命体征及神志、瞳孔变化,注意发作的类型,发作过程有无心率加快、血压升高、呼吸减慢或暂停、瞳孔散大等;记录发作持续时间与频率;发作停止后是意识恢复的时间,在意识恢复过程中有无自动症。

(2)癫痫持续状态的护理:

1)迅速建立静脉通路:立即按医嘱缓慢静脉注射地西泮,速度不超过 2 mg/min,必要时可在 15～30 min 内重复给药;也可用地西泮 100～200 mg 溶于 5% 葡萄糖溶液或生理盐水中,于 12 h 内缓慢静脉滴注;用药中密切观察患者呼吸、心律、血压的变化,如出现呼吸变浅、昏迷加深、血压下降,宜暂停注射。异戊巴比妥钠 0.5 g 溶于注射用水 10 mL 静脉注射,速度不超过 0.1 g/min,每日极量为 1 g,用药时注意有无呼吸抑制和血压下降。

2)严密观察病情:注意生命体征、意识、瞳孔等变化,监测血清电解质和酸碱平衡情况,以及时发现并处理高热、周围循环衰竭、脑水肿等严重并发症。

3)防止意外发生:保持病室环境安静、光线要暗,避免外界各种刺激。床旁加床挡,关节、骨突处用棉垫保护,以免患者受伤。

4)其他:①连续抽搐者应控制入液量,遵医嘱快速静脉滴注脱水剂,并给予氧气吸入,以防缺氧所致脑水肿。②保持呼吸道通畅和口腔清洁,24 h 以上不能经口进食者,应给予鼻饲流质,少量多次。

5.心理护理

向患者解释所患癫痫的类型、临床特征及可能的诱发因素,帮助患者面对现实,正确对待自己的疾病;同情和理解患者,鼓励患者说出害怕及担忧的心理感受,指导患者进行自我调节,以维持良好的心理状态;告知患者疾病相关知识、预后的正确信息和药物治疗知识,指导掌握自我护理的方法,尽量减少发作次数;鼓励家属、亲友向患者表达不嫌弃和关心的情感,解除患者的精神负担,增强其自信心;指导患者承担力所能及的社会工作,督促其与社会接触、交往,并在自我实现中体现自身的价值,积极主动地参与各种社交活动。

八、健康教育

1.疾病知识教育

向患者及其家属讲解癫痫的病因、诱因、发作过程、治疗和预后,教会患者避免诱因及发作时家庭紧急护理的方法。告知患者抗癫痫药应从单一小剂量开始服用并长期坚持,一般要 4～5 年;停药应遵循缓慢和逐渐减量原则,一般需 6 个月以上时间。向患者强调遵医嘱、按疗程用药的重要性。嘱患者定期监测血常规、肝肾功能和血药浓度,一旦发现异常,应立即就医。

2.日常生活指导

指导患者养成良好的生活习惯,注意劳逸结合,鼓励患者参加有益的社交活动,提高自信心和自尊感,减轻心理负担,保持心情愉快、情绪平稳。均衡饮食,避免饥饿和过饱,避免辛辣刺激性食物,戒除烟酒。禁止从事带有危险的活动,如攀高、游泳、驾驶、带电作业等,以免发作时对生命有危险;平时应随身携带简要的病情诊疗卡,注明姓名、地址、病史、联系电话等,以备发作时及时得到有效地处理。

(胡媛媛)

第二十节　颅内动静脉畸形

一、概述

脑动静脉畸形(arteriovenous malformation,AVM)是颅内常见的血管病变。因为脑动脉和静脉间通过畸形血管直接交连,即动脉血不经过毛细血管直接进入静脉系。通常是因先天性脑血管发育异常所致,脑动静脉畸形是脑血管畸形中最多见的一种,为脑出血常见原因之一,仅次于高血压脑出血和颅内动脉瘤。有资料显示脑血管畸形出血的年发病率为 2％～4％,年病死率约为 1％,20 年内再出血的发生率是 51％,每次出血有 10％～15％的病死率,由于其特殊的发病部位,且好发于年轻人,为致死和致残率较高的危险疾病之一。

二、病理解剖

脑动静脉畸形是发育异常的畸形血管团,动静脉之间缺乏毛细血管间隔,形成直接的短路或分流。血管团大小不等,小至几乎不可见,大到足以覆盖整个大脑半球。大体形态分为如下。

(一)一单元型

只有一条供血动脉形成一个动静脉瘘及一条引流静脉,多为小型动静脉畸形,约占 10％。

(二)多单元型

由多根动脉与静脉组成血管团,其中含有多处动静脉瘘,以皮质与白质交界处多见,基底部位于皮质的畸形血管团,最多见,约占 82％。

(三)直线型

由一或多根动脉直接与静脉或静脉窦相通,较少见,多见于婴幼儿,常见的为大脑大静脉瘤,约占 3％。

(四)混合型

由颅外或颅内动脉双重供血,回流静脉也可为颅内或颅外,约占 3％。

(五)静脉壁型

完全由颅外动脉直接与颅内静脉窦相连,或由颅外动脉发出头皮、颅骨、硬脑膜分支后直接导入颅内大静脉窦,与脑皮质静脉无任何联系。

三、临床表现

隐形或小型动静脉畸形可没有任何症状,但绝大多数都有临床症状和体征。常表现为癫痫、自发性脑出血、头痛,少部分有神经功能障碍,还可有肢体瘫痪,部分病例有颅内压增高,类似脑瘤。

(一)出血

最常见症状为急剧发作,往往剧烈运动或情绪激动时发病。表现为突发性剧烈头痛、呕吐,重者可出现意识丧失、颈项强直、Kernig 征阳性。文献报道,脑动静脉畸形出血发生率为 73.3％。一般深部病灶、较小的病灶、深静脉或单支静脉引流者出血发生率较高。脑动静脉畸形出血的特点是出血程度比动脉瘤轻、早期再出血的发生率低、间隔时间长、出血后发生血管痉挛者比动脉瘤少。

(二)癫痫

常见临床症状,多见于较大病灶或有大量盗血的患者。一般认为癫痫的发生率与动静脉畸形的大小和部位有关,动静脉畸形越大,发生率越高,顶叶病变发生率最高,其次为额叶和颞叶,枕叶和大脑深部较少见。

(三)头痛

多数人有不同程度的头痛史,但以头痛为首发症状者少见,为 15％～24％。出血时头痛的性质发生改变,表现为激烈头痛,伴有恶心、呕吐等症状,原因可能与脑血管扩张有关。

(四)进行性神经功能障碍

主要表现为感觉运动功能障碍,约见于40%的患者。其他神经功能障碍包括视力、视野的改变。主要原因为脑盗血引起的短暂脑缺血发作、脑水肿、脑出血和巨大脑动静脉畸形。

(五)临床分级

最常用的是Spetzler分级法,此分级方法的特点是采用累积记分的形式来进行分级。评定的指标有三项:①AVM的部位;②引流静脉的模式;③AVM的大小。

四、影像学诊断

(一)CT扫描

约30%患者可发现AVM。脑AVM无血肿者,CT平扫可认出团状聚集或弥散分布的蜿蜒状及点状密度增高影,其间则为正常脑密度或囊状低密度灶。增强后上述密度轻度增高影像更加显著,提示主要为畸形血管内含血量增多所致,病灶外有供血动脉和粗大引流静脉。如有新鲜血肿,血管畸形的影像可被掩盖和难以辨认。在血肿附近如发现蜿蜒状轻微高密度影有助于AVM的诊断。

(二)磁共振成像和核磁共振血管成像

磁共振成像(Magnetic Resonance Imaging,MRI)可显示脑核磁共振血管成像(Magnetic Resonance Angiography,MRA)以及周围脑组织和脑膜的病变情况,主要表现是蜂窝状或葡萄状血管流空低信号影。当发生出血或梗死时亦能清楚显示出异常信号。MRA能显示畸形血管的形态、大小、部位、供血动脉和引流静脉。但血管影像不十分清楚,对较小和较细的血管畸形则难以辨认。

(三)脑血管造影

脑血管造影是诊断脑动静脉畸形最有价值的金标准。可准确地显示畸形血管呈一团状不规则的血管影,可见明显的异常供血动脉和一条或多条引流静脉,为治疗提供有价值的参考。

五、治疗方案

介入栓塞治疗是目前的首选方法,尤其是位于重要功能区、位置特别深的脑内或巨大病灶,可采取在数字减影下动脉内栓塞的方法,以减少畸形血管病灶的血液供应,使病变消失、减小或有利于进一步的手术或放射切除。

六、适应证和禁忌证

(一)适应证

(1)病变广泛深在,不适宜直接手术者。

(2)病变位于重要功能区、语言功能区、脑干等,手术后将产生严重并发症或后遗症者。

(3)高血流病变盗血严重、病灶巨大、直径>3 cm,术后可能发生过度灌注综合征者;可以分期栓塞,使病变缩小后,再行手术或放射治疗。

(二)禁忌证

(1)病变为低血流,供血动脉太细,微导管无法插入者,或不能避开供应正常脑组织的穿支动脉者。

(2)超选择性脑血管造影显示病灶穿支供血,区域性功能闭塞试验产生相应神经功能缺失者。

（3）严重动脉硬化，血管扭曲，导管无法插入病变供血动脉者。

（4）全身衰竭状态，不能耐受治疗或患者拒绝治疗者。

七、术前护理

（1）心理护理：了解患者及家属的思想顾虑，帮助消除恐惧心理，采用通俗易懂的语言向患者简要介绍手术过程及注意事项，树立战胜疾病的信心，做好各种术前检查。向患者和家属说明术前常规准备的内容；让患者做到心中有数，避免患者因对疾病的不了解而产生不必要的恐惧，以配合手术的顺利进行。

（2）术前 3 d 口服尼莫地平 20 mg，3/d；有癫痫发作史者，口服抗癫痫药；术前 1/d 穿刺部位备皮（会阴及腹股沟部），执行青霉素及碘过敏实验；术前 8 h 禁食；术前 30 min 给予镇静药物。

八、术中护理配合

（一）物品准备

1.药品

利多卡因、非离子型造影剂、肝素、鱼精蛋白、0.9％氯化钠注射液、20％的甘露醇及急救药品。

2.常用器材和材料

脑血管造影手术包，材料增加液态栓塞材料（氰基丙烯酸正丁酯 NBCA、新型液体栓塞材料 ONYX、外科胶 GLUBRAN）及各型栓塞弹簧圈等。

（二）麻醉及手术体位

1.麻醉方式

一般采取气管插管，吸入及静脉复合麻醉方式。

2.手术体位

平卧位，双下肢外展并轻度外旋，必要时穿刺侧臀下垫枕。

（三）手术步骤及护理配合

AVM 栓塞过程中，在器械准备上与动脉瘤栓塞明显不同的地方。首先，使用液态栓塞材料，多有相对专用的微导管，并非所有微导管均能用于栓塞。其次，由于液态栓塞材料与离子接触后会很快凝固，因此在配制、抽取液态栓塞材料的过程中，要杜绝接触盐水，配制 NBCA和 GLUBRAN 之前，术者需用糖水冲洗双手，配制容器应用大量糖水冲洗后以干燥纱布擦干，抽取 NBCA 和 GLUBRAN 的注射器应用干燥的 1 mL 注射器，ONYX 应用干燥的专用注射器抽取。另外，在注胶之前，微导管内也应注意冲洗，NBCA 及 GLUBRAN 用糖水冲洗，注ONYX 前微导管内也应充满其溶剂-DMSO。

九、术后护理

（1）一般治疗与护理：观察意识、瞳孔变化，测血压、脉搏、呼吸，注意穿刺点出血及穿刺侧足背动脉搏动。

（2）术前有癫痫病史或病灶位于致痫区者，术后应用抗癫痫治疗。

（3）术后并发症的观察与护理：脑动静脉畸形血管内栓塞治疗的主要并发症包括误栓塞正

常供血动脉、引流静脉或静脉窦导致神经功能缺失症状、过度灌注综合征、颅内出血、脑血管痉挛等。

1)脑动静脉畸形栓塞术后原有神经功能障碍加重或出现新的神经功能障碍是较常见的并发症。临床表现为意识障碍、偏瘫、失语、偏盲、感觉障碍、共济失调等。栓塞术并发神经功能障碍多为暂时性,通过扩血管药物、神经营养药物、高压氧舱等能改善神经功能状态。

2)脑过度灌注综合征:主要发生在高血流病变栓塞时,由于在瞬间将动静脉短路堵塞,原被病变盗去的血液迅速回流至正常脑血管,因正常脑血管长期处于低血流状态,其自动调节功能消失,不能适应颅内血流动力学的改变,将会出现过度灌注。临床上表现为头晕、头痛、呕吐、肢体功能障碍、脑水肿或颅内出血等症状。处理原则是术后使用控制性低血压,常规药物是亚宁定缓慢微泵输入,将血压控制至原来水平的2/3,根据血压高低随时调整输入速度,维持血压平稳,防止大幅度波动,持续时间为3~5 d,以预防或减轻脑过度灌注综合征。

3)症状性颅内出血(symptomatic intracranial hemorrhage,SICH):症状性颅内出血是栓塞术后最严重的术后并发症,其诱因为情绪波动、精神紧张、排便困难、烦躁不安等。因此,术前、术后均应向患者详细讲解栓塞的过程、术中的配合、术后不舒适的原因及缓解的措施,使患者能主动配合,在安静状态下接受治疗,必要时应用镇静药物。为防止排便困难,术前向患者讲解保持大小便通畅的必要性,嘱其饮食以清淡、高纤维、易消化为主,鼓励患者多饮水,应用通便药物。术后卧床3 d,防止过量活动造成颅内压变化。术后按时应用脱水、止血药物,严密观察神志、瞳孔、肢体活动、生命体征情况,注意有无颅内压增高症状,如头痛、恶心、呕吐等,一旦出现出血征象应密切观察急诊处理。

4)脑血管痉挛:主要表现为意识改变、失语、一侧肢体功能障碍等。在术前、术后均应做好预防,术前应用抗血管痉挛药物,如尼莫地平持续滴注,速率4~6 mL/h,2 h后如无面色潮红、血压下降、头痛等不耐受症状,可增至8~10 mL/h,应用时注意避免阳光直射。个别男患者因不耐受尿管而出现烦躁情绪,引起血压过高症状,为缓解患者烦躁,可给予神经镇静,避免烦躁诱发严重并发症。

十、健康教育

(一)避免导致再出血的诱发因素

(1)保持情绪稳定,避免情绪波动。

(2)避免进食刺激性食物,保持大便通畅,防止大便干燥,大便时不可用力过猛。

(3)半年内要避免剧烈的活动,特别是突然的加力运动。

(4)血压高者,一定要规律服药,将血压控制在合适水平

(5)注意天气变化对血压的影响。

(二)出院指导

(1)遵医嘱按时服药,定期复查,一般3~6个月复查。

(2)注意营养,饮食上合理搭配,增加机体抵抗力。

(3)加强肢体锻炼,促进其功能康复。

(4)注意自我保护,在身体尚未完全康复前尽量少去繁华地带,以免传染上其他疾病。

(5)有癫痫病史者,按时服药。

(李　婷)

第二十一节 化脓性脑膜炎

化脓性脑膜炎即细菌性脑膜炎,是严重的中枢神经系统感染性疾病,化脓性细菌所致的软脑膜、蛛网膜及其包绕的蛛网膜下隙及脑室内液体的炎性反应,脑及脊髓的表面轻度受累。其中脑膜炎双球菌引起的最多,其次为肺炎球菌、流感杆菌、革兰阴性杆菌及金黄色葡萄球菌。

一、病因

流行性脑脊髓膜炎的病原菌为脑膜炎双球菌,革兰阴性球菌,多在冬春季节发病,呈流行趋势,呼吸道传染。肺炎球菌为革兰阳性球菌,所致的化脓性脑膜炎,常继发于肺炎、中耳炎等疾病,该菌感染可致大量纤维蛋白及炎症渗出物的产生,易造成粘连和包裹性脓肿,脑室梗阻,脑室积脓等或成为复发性脑膜炎。流感杆菌为革兰阴性球杆菌,多在秋季发病,常见于2岁以下婴幼儿,呼吸道传染。革兰阴性杆菌及金黄色葡萄球菌脑膜炎少见,常继发于免疫功能低下者。

二、临床表现

起病急,出现畏寒、发热、头痛、呕吐、惊厥,神志改变及脑膜刺激征。流行性脑脊髓炎为化脓性脑膜炎中起病最急骤的,常在2~3 d的潜伏期后突然发热、畏寒、头痛、恶心、呕吐,全身出现广泛的瘀点、瘀斑,重者神志昏迷、惊厥、谵妄、皮肤花斑、血压下降,出现休克,脑膜刺激征阳性。

肺炎球菌起病稍缓,继发于各种肺炎球菌肺炎,85%发生意识障碍,50%脑神经受损,主要累及动眼神经和面神经。流感杆菌脑膜炎起病较其他化脓性脑膜炎为缓慢,病程初期的上呼吸道感染症状也比较明显,一般须经数日或1~2周才出现化脓性脑膜炎的表现。

三、辅助检查

(一)临床分型

根据病情临床上分为:普通型和暴发型。

(二)依据化脓性脑膜炎的诊断

可根据典型的脑膜炎临床表现及脑脊液呈化脓性改变,白细胞升高而做出诊断,流行性脑脊髓膜炎主要依靠流行季节,体检皮肤黏膜有瘀点、瘀斑以及脑脊液涂片及细菌培养阳性,免疫学检查等。肺炎球菌大多发生于肺炎、中耳炎基础上,一旦形成脑脓肿,脑脊液细胞数可不高,细菌培养阴性。流感杆菌及其他化脓性脑膜炎均需脑脊液细菌学检查最后确诊。

四、治疗要点

(一)一般治疗

对症及支持治疗。烦躁不安者给予镇静剂;惊厥者止痉;有脑水肿者用脱水剂。

(二)抗生素应用

根据不同病原选择有效抗生素,其原则为及早、足量、联合应用,疗程要足。急性期应静脉给药;必要时鞘内或脑室内给药。

1.流行性脑脊髓膜炎

首选磺胺药:磺胺嘧啶首次 50~100 mg/kg,静脉缓慢注射,以后 80~160 mg/kg,分 4 次口服或静脉注射。同时给予等量碳酸氢钠和足量水分。如治疗后 48 h 症状仍不减轻,体温不下降,则需及时改药。对暴发型流脑,宜大剂量青霉素 600~1 200 万 U/d 和(或)氯霉素 150 mg(kg·d),分次静脉滴注,后者应密切注意对骨髓的抑制作用。

2.肺炎球菌脑膜炎

首选青霉素:成人剂量 800~1 200 万 U/d,分次肌内注射或静脉滴注,2 周为一疗程。氨苄西林,儿童 0.1~0.15 g/(kg·d),成人 6~8 g/d,分 4~6 次肌内注射或静脉滴注。对青霉素过敏者,可选用氯霉素,剂量同流脑。头孢霉素,如头孢味辛、头孢唑肟、头孢噻肟可有良效。

3.金黄色葡萄球菌脑膜炎

首选甲氧苯青霉素,剂量 12 g/d,分次肌内注射或静脉滴注,4 周为一疗程,青霉过敏者可用万古霉素,剂量为 2 g/d。杆菌肽对葡萄球菌有高度活性,使用时耐受性好,成人常用量为 5 000 U,鞘内注射,每周 2~3 次。

4.流感杆菌脑膜炎

流感杆菌脑膜炎以氨苄西林或氯霉素作为首选药物,剂量同上。

五、护理措施

1.一般护理具体措施

(1)病情观察:①严密观察患者的神志、瞳孔、呼吸、血压等生命体征及意识状态,维持患者的最佳意识水平;②体温:观察发热的热型及相伴的全身中毒症状的程度,根据体温高低定时监测其变化,并给予相应的护理;③迅速判断意识水平:结合其伴随症状正确判断,及时、准确地反馈有利于患者得到恰当的救治;④区分以下情况:颅压高所致脑疝引起的嗜睡、昏睡、昏迷;高热引起的精神萎靡;失语造成的不能应答;智能障碍引起的表情呆滞、反应迟钝。

(2)营养支持,防止电解质紊乱护理:①监测各种与营养有关的指标,如血钾、钠、清蛋白、脂蛋白、血糖、蛋白比值,并准确记录出入量;②饮食:患者的饮食应以清淡为宜,给细软、易消化、高热量、高维生素、高蛋白、低脂肪饮食;③鼓励患者多饮水、多吃水果和蔬菜;④鼻饲的患者应计算患者每公斤体重所需的热量,配制合适的鼻饲饮食;⑤遵医嘱给予液体及电解质静脉补充。

(3)预防传染的护理:①疑似患者应转至单人房间,同病室的患者也应就地隔离;②在适宜情况下转入传染病医院;③医护人员注意采取相应的隔离措施。

(4)对症治疗护理:①注意脑保护:给予降低颅压药物,减轻脑水肿引起的头痛、恶心、呕吐等脑膜刺激征,防止脑疝的发生;②补充体液:防止低血容量性休克而加重脑缺氧;随时清理口鼻呼吸道分泌物,定时拍背、吸痰,保持呼吸道通畅,防止肺部感染;③给予鼻导管或面罩吸氧,保证脑氧供应。

(5)心理支持:①指导家属消毒隔离知识,指导患者培养良好的卫生习惯;②指导患者思维训练;③指导患者吞咽、肢体运动功能恢复。

(6)用药护理:①水剂:保证药物给予准确、按时、快速静脉滴注,注意观察其皮肤弹性、皮肤颜色变化,准确记录出入量;②糖皮质激素:用药期间监测患者的血常规、血糖变化;注意倾听患者主诉心悸、出汗等不适;观察有无精神异常;用药同时预防感冒、交叉感染;③应用抗病毒药阿昔洛韦:注意应用时观察有无谵妄、震颤、皮疹、血尿、血清转氨酶暂时性增高等不良反应;④指导患者服药,正确使用糖皮质激素、抗精神病药、抗结核用药;⑤使用抗结核药:注意规范用药,停药应在专科医师指导下,勿随意停用、减量药物。定期复查肝功能,注意观察有无听力改变等不良反应。

2.减轻脑代谢及脑损伤

低温降低脑组织氧耗量,减轻脑水肿,促进脑细胞结构和功能的修复。

(1)寒战期护理:①增加衣被保暖,以防老年人、婴儿末梢循环不良;②当高热时给予减少衣被,增加其散热。

(2)物理降温:①大血管走行处放置冰袋、冰帽:在头、颈、腋窝、腹股沟等;②手握冷水球;③擦浴:用加入少量酒精(5%～10%)的冰水或冷水擦拭全身皮肤,至皮肤发红;④冰水浸浴、降温毯:患者取半卧位,浸于含有碎冰块、水温在15 ℃～16 ℃的冷水中,水面不超过患者的乳头平面。并随时控制水温,随时保持恒定,即每10～15 min应将患者抬离水面,测肛温一次。

(3)化学药物降温:①用于物理降温无效、患者持续高热者;②特别注意对昏迷的患者的观察,如神志、瞳孔、呼吸、血压的变化。

(4)亚低温治疗护理:①用肌松冬眠剂:冬眠Ⅰ号或冬眠Ⅱ号;②给药速度:依患者的体温降低情况、血压、脉搏、肌肉松弛程度决定;③患者进入镇静冬眠时可以行物理降温,用降温毯、冰块浸浴法、冰袋冰帽外敷法等降低体温;④体温观察:一般以2～4 h降低1 ℃,通常将患者的肛温控制在32 ℃～35 ℃;⑤其他情况的观察:需密切观察患者的呼吸、血压、脉搏、肌肉松弛程度、血氧饱和度、颅内压等;⑥必要时行呼吸机辅助通气,或复温处理,加强基础护理,防止压疮及冻伤的发生。

3.提高舒适感,预防其他系统感染

(1)环境舒适:尽可能地保持病房安静,避免噪声与知觉刺激,以免加重患者因发热引起的躁动不安、头痛及精神方面的不适感。应降低室内光线亮度或给患者戴眼罩,减轻因光线刺激引起的燥热感。床单位清洁、干燥、无特殊气味。

(2)衣着舒适:患者的内衣以棉制品为宜,且不宜过紧,应勤洗勤换。

(3)做好基础护理,使患者身体舒适:做好皮肤护理,防止降温后大量出汗带来的不适;给予患者口腔护理,以减轻高热口腔分泌物减少引起的口唇干裂、口干、舌燥;及呕吐、口腔残留食物引起的口臭带来的不适感及舌炎、牙龈炎等感染。给予会阴部护理,保持其清洁,防止卧床所致的尿路感染。

5.健康教育

(1)注意锻炼身体,加强营养,以增强机体抵抗力。

(2)指导患者及家属消毒隔离知识,培养良好的卫生习惯。

(3)出现高热不退或伴有呕吐、抽搐等症状时,要及时到医院就医,以尽量减少后遗症发生。

(4)指导患者的康复训练。

（张　英）

第二十二节 弥散性血管内凝血

弥散性血管内凝血(disseminated intravascular coagulation,DIC)是多种致病因素所致的凝血功能障碍综合征。其病理特征是微循环内广泛的微血栓形成,全身皮肤、黏膜和内脏出血,受累器官发生栓塞与梗死。临床上主要表现为全身广泛性出血、休克,甚至多器官功能衰竭。起病急骤、发展迅猛、死亡率高,是临床急重症之一。

一、病因

1.感染性疾病

感染性疾病是发生DIC最常见的病因,如重症肝炎、流行性出血热、斑疹伤寒等。

2.恶性肿瘤

常见的有急性早幼粒细胞白血病、淋巴瘤、前列腺癌、胰腺癌、肝癌、绒毛膜上皮癌、肾癌、脑肿瘤等。

3.病理产科

如前置胎盘、胎盘早剥、死胎滞留、羊水栓塞、感染性流产、重症妊娠高血压综合征等。

4.创伤及手术

如大面积烧伤、严重创伤、毒蛇咬伤、广泛性手术(如脑、前列腺、胰腺、子宫及胎盘等富含组织因子器官,可因创伤或手术等释放组织因子,激活外源性凝血,诱发DIC)。

5.全身各系统疾病

如恶性高血压、肺心病、急性呼吸窘迫综合征(ARDS)、巨大血管瘤、急性胰腺炎、肝衰竭、溶血性贫血、急进性肾炎、血型不合输血、糖尿病酮症酸中毒、系统性红斑狼疮、中暑、脂肪栓塞、移植物抗宿主病等。

二、发病机制

凝血酶与纤溶酶的形成,是引发血管内微血栓形成、凝血因子减少及纤溶亢进等病理生理改变的关键和主要机制。各种原因导致组织、血管内皮或血小板损伤后,激活内源性或外源性凝血系统,使血液处于高凝状态,并由于同时纤溶系统的激活又消耗大量的血小板和凝血因子,使血液处于消耗性低凝状态。近年发现血液中白细胞的大量破坏可能是诱发DIC的重要因素。DIC的发展过程大致分为高凝状态、消耗性低凝血期、继发性纤溶亢进期。临床上各期可能有部分交叉或重叠,很难截然分开。

三、临床表现

DIC按起病急缓、病情轻重分为急性型、亚急性型、慢性型三型。按疾病发展过程分为高凝期、消耗性低凝期、继发性纤溶亢进期三期。临床表现因原发病、类型、分期不同而有很大差异,常见表现如下。

1.出血倾向

发生率高达$84\%\sim95\%$,为DIC的早期症状之一,呈自发性、多发性出血,部位可遍及全身,以皮肤黏膜出血,或伤口、穿刺部位出血多见;其次为内脏出血,表现为咯血、呕血、血尿、便血、阴道出血等,严重者可发生颅内出血。

2.低血压、休克或微循环障碍

轻症者表现为低血压,重症者则出现休克或微循环障碍。休克常突然发生,病情迅速恶化,早期即出现单个或多个器官功能不全,常累及肾、肺、脑等,表现为肢体湿冷、少尿、呼吸困难、发绀及神志异常等。严重休克时 DIC 病情严重及预后不良的征兆。

3.微血管栓塞

分布广泛,微循环栓塞可使受损部位缺血、缺氧、功能障碍,持续时间久可出现器官功能衰竭甚至组织坏死。①浅层栓塞:表现为皮肤发绀,进而发生坏死、脱落,多见于眼睑、四肢、胸背及会阴部,黏膜损伤易发生于口腔、消化道、肛门等部位,呈灶性斑块状坏死或溃疡形成。②深部器官栓塞:多见于肾、肺、肝、胃肠道及脑等重要脏器,肺栓塞可出现突然胸痛、呼吸困难、咯血;脑栓塞可引起头痛、抽搐、昏迷等;肾栓塞会出现腰痛、血尿、少尿或无尿,甚至发生急性肾衰竭;胃肠黏膜栓塞可有腹痛、消化道出血等;皮肤栓塞出现干性坏死及手指、足趾、鼻、颈、耳部发绀。多器官功能衰竭是其最主要的死因。

4.微血管病性溶血

DIC 时微血管腔变窄,当红细胞通过腔内的纤维蛋白条索时,引起机械性损伤和碎裂,产生溶血,称为微血管病性溶血。表现为进行性贫血,贫血程度与出血量不成比例,偶见皮肤、巩膜黄染。

四、辅助检查

血小板减少或进行性减少、凝血酶原时间延长、纤维蛋白原含量进行性减低、D-二聚体水平升高或阳性、3P 试验阳性等。

五、防治要点

治疗原则是序贯性、及时性、个体性和动态性治疗。积极治疗原发病,消除诱因是控制 DIC 最根本的措施。维持静脉输液,用药预防低血压,防止血压降低后进一步减少末梢循环血量。首选肝素抗凝,同时可输注新鲜全血或新鲜血浆补充血浆凝血因子,输注血小板悬液以补充血小板,选用抗血小板聚集药物抑制微血栓形成,晚期继发纤溶亢进者给予抗纤溶治疗。

六、护理评估

1.健康史

询问患者或其家属起病的急缓、病因,患者既往健康状况,既往疾病控制情况,询问出血的部位,疼痛的部位、程度及伴随症状,病情的变化,判断有无各器官栓塞的症状。

2.护理体检

监测患者生命体征、意识状态和瞳孔变化,尤其应注意血压变化。检查患者皮肤、黏膜的颜色、温度、湿度等,尤其是静脉输液部位、引流部位和伤口处的渗血情况。检查胸、腹部及神经系统,判断有无肺、脑、肾、胃肠、皮肤栓塞体征。

3.辅助检查

了解血小板计数、凝血酶原时间测定、纤维蛋白原含量测定、3P 试验及 D-二聚体水平测定结果及变化情况。

4.心理-社会状况

询问患者及其家属对疾病的认识,了解患者对疾病的感受,对医疗、护理工作的认可程度,有无疑惑或恐惧心理。了解家庭的支持程度和经济状况。

七、常见护理诊断及医护合作性问题

1.有损伤的危险

出血与凝血因子被消耗、继发性纤溶亢进、肝素不良反应有关。

2.组织灌注量改变

组织灌注量改变与微循环障碍、循环血量降低有关。

3.潜在并发症

潜在并发症包括颅内出血、呼吸衰竭、急性肾衰竭、多器官功能衰竭等。

八、护理措施

1.一般护理

安静卧床休息,保持呼吸道通畅。持续吸氧,以改善组织缺氧。重症患者可给予鼻饲或静脉补充营养。尽量避免肌内注射,在静脉注射部位适当加压;口腔护理或吸痰时,动作要轻,避免损伤口腔黏膜或呼吸道黏膜;在渗血部位加压包扎,避免伤口处出现坚硬的血痂。

2.病情观察

定时检测患者生命体征,注意意识状态的改变,记录 24 h 尿量。观察皮肤颜色、温度、末梢感觉,有无各器官栓塞的症状和体征,如肺栓塞可出现突然胸痛、呼吸困难、咯血;脑栓塞可引起头痛、抽搐、昏迷等;肾栓塞会出现腰痛、血尿、少尿或无尿,甚至发生急性肾衰竭;胃肠黏膜栓塞可有消化道出血;皮肤栓塞出现干性坏死、手指、足趾、鼻、颈、耳部发绀。

3.用药护理

(1)抗凝药物:肝素是 DIC 首选的抗凝药物。临床常用低分子量肝素,一般首次静脉滴注 25 mg,以后按每 4～6 h 给予 6 mg,使用 3～5 d。遵医嘱使用,注意观察出血减轻或加重情况,定期测凝血时间以指导用药;在肝素抗凝过程中,补充新鲜凝血因子,并注意观察输血反应的发生。一旦病因消除,DIC 被控制,应及早停用肝素治疗。

(2)抗血小板聚集药物:如双嘧达莫、阿司匹林、低分子右旋糖酐等。

(3)抗纤溶药物:常用 6-氨基己酸、氨甲苯酸等。适用于以继发纤溶亢进为主的 DIC 晚期。DIC 早期禁用。因该类药在少尿时可使病情恶化,应尽可能少用或不用。

4.心理护理

向神志清醒者解释病情,争取其积极配合治疗。加强与患者及其家属的沟通,及时告知病情变化和治疗效果,使其以正确的心态看待疾病。做好家属的思想工作,给予理解和配合。

九、健康教育

1.疾病知识指导

向患者讲解 DIC 的基础疾病、诱因,解释及时诊断、治疗与疗效的关系,介绍治疗用药、输血的目的及给氧的重要性等,促使患者主动配合治疗。

2.日常生活指导

康复期注意营养,适当户外锻炼,增强抵抗力,保持良好的情绪,保证充足的睡眠和休息,以促进身体恢复。

(王　静)

第二十三节　多器官功能不全综合征

多器官功能不全综合征(multiple organ dysfunction syndrome,MODS)是急诊危重患者发病和死亡的一个主要原因,它既不是一个独立疾病,又不是单一脏器演变过程,乃是涉及多个器官的病理变化。这主要是由于人体遭严重侵袭(创伤、休克、感染和炎症等)后组织系统发生一连串效应,在疾病早期可存在多系统器官功能不全,晚期则相继进入衰竭状态。了解MODS的病理生理,对开展预见性护理十分重要。

一、病因

1.感染

感染为主要病因,尤其脓毒血症、腹腔脓肿、急性坏死性胰腺炎、肠道功能紊乱、肠道感染和肺部感染等较为常见。

2.组织损伤

严重创伤、大手术、大面积深部烧伤等。

3.休克

创伤出血性休克和感染性休克,凡导致组织灌注不良、缺血缺氧,均可引起MODS。

4.心脏呼吸骤停

复苏时造成各脏器缺血、缺氧;复苏后又可引起"再灌注"损伤。

5.诊疗失误

(1)高浓度氧持续吸入,可使肺泡表面活性物质破坏,肺血管内皮细胞损伤。

(2)在应用血液透析和床旁超滤吸附中造成不均衡综合征,引起血小板减少和出血。

(3)在抗休克过程中使用大剂量去甲肾上腺素等血管收缩药,继而造成组织灌注不良,缺血缺氧。

(4)手术后输液,输液过多引起心肺负荷过大,微循环中细小凝集块出现,凝血因子消耗,微循环不全等均可引起MODS。

二、诊断标准

MODS的演变常为序贯性变化,多从某一器官开始,尔后其他器官发生病变,呈多米诺骨牌效应。在1980年Fry提出MOF诊断标准。

(1)肺:机械通气支持5 d或5 d以上,维持$FiO_2 > 40\%$。

(2)肝:血清总胆红素$>34\ \mu mol/L$,AST、ALT>正常值2倍。

(3)肾:血肌酐$>176.8\ \mu mol/L$,不论其尿量多少。

(4)胃肠道:上消化道出血100 mL以上。

此标准简单易操作但不能反映MODS时各器官变化的多样性和动态变化。后来Knaus又提出较为全面MODS诊断标准,认为心血管系统、呼吸系统、肾脏、血液、神经和肝脏存在一项以上异常者,即考虑诊断MODS。

准确地评价MODS患者的病情严重程度,以便适时地预测结局,指导治疗,对于有效地降低和控制MODS相关的高病死率和医疗费用,具有极为重要的意义。Goris还曾提出评价MODS的严重程度的计分法以器官功能正常为"0"分,中等不全为"1"分,严重不全为"2"分,其总分最低为 0 分,最高为 14 分。随着病情演变,有学者又将 MODS 的病程分为 4 期,以指导治疗和预后判断。

三、治疗

以祛除病因,控制感染,消除触发因子,有效地抗休克,改善微循环,重视营养支持,维持机体内环境平衡,增强免疫力,防止并发症,实行严密监测,综合防治。

四、护理措施

(一)评估

诊断依据诱发因素、全身炎症反应综合征(脓毒血症或免疫功能不全的表现)、多器官功能不全。其中诱发因素可通过体检和病史询问较易获得,而早期准确地判断全身炎症反应综合征和多器官功能不全是及时诊断 MODS 的关键。

(二)护理

1.了解发生病因

应了解严重多发伤、复合伤、休克、感染等是常见发病因素,掌握病程发展的规律性并有预见性地给予护理。

2.严密观察病情

(1)生命体征监测:严密监测患者的生命体征,包括体温、脉搏、呼吸及神志。MODS 早期常无特殊表现,待症状出现时病情常难以逆转,因此,早期评价各脏器功能识别 MOF 有重要意义。监测呼吸时要注意是吸气性还是呼气性呼吸困难,有无"三凹征";脉搏细数或缓慢提示可能存在心力衰竭;血压过低提示可能合并休克;意识及瞳孔变化多提示中枢神经系统病变。

(2)内环境监测:注意胶体或晶体渗透压平衡,水、电解质平衡,凝血与抗凝血系统平衡,氧合、通气指标,血酸碱度,肠道菌群平衡等。观察尿量、尿的颜色及比重,有无血尿。注意观察皮肤颜色、湿度、弹性,有无出血点、瘀斑等,观察有无缺氧、脱水、过敏及 DIC 等现象。加强皮肤护理,防止压疮发生。准确记录出入量,及时发现应激性溃疡所致的上消化道出血。

3.保证营养与热量的摄入

患者多处于代谢和分解亢进状态,热量需要提高,应给予患者充分的营养支持,维持正氮平衡,长期静脉营养时应注意导管的护理,防止导管败血症的发生。合理调配饮食,增加患者的抵抗力。

4.防止感染

患者免疫功能低下,抵抗力差,极易发生感染,尤其是肺部感染。为此最好安排患者住单人房间,严格执行床边隔离和无菌操作,防止交叉感染。室内空气要经常流通,定时消毒,医护人员注意洗手,杜绝各种可能的污染机会。加强各种导管的护理,定时更换,确保引流通畅。手术及外伤患者注意伤口敷料有无渗血、渗液;做好皮肤、口腔护理。定时翻身叩背,防止压疮发生。长期卧床者注意下肢活动,避免下肢深静脉血栓形成;对糖尿病者注意监测血糖,防止高血糖或低血糖的发生。

5.用药的观察

(1)血管活性药物:常用多巴胺,其不良反应有胸痛、呼吸困难、心律失常等,长期应用时可能会出现手足疼痛或手足发冷,外周血管长期收缩可能导致局部坏死或坏疽,应注意观察,及时发现。

（2）皮质激素类：常见的不良反应有厌食、头痛、嗜睡等，长期使用或用量较大时可以导致胃溃疡、血糖升高、骨质疏松、肌肉萎缩以及诱发感染等，因此应注意观察。

（3）蛋白酶抑制剂：常用乌司他丁，主要不良反应为恶心、呕吐、腹泻、肝功能损害，注射部位出现疼痛、皮肤发红、瘙痒及皮疹等，偶见过敏时应立即停药并给予适当处理。

6.脏器功能支持

（1）对心功能不全者要注意输液速度，最好用输液泵，同时注意观察血压、心率、心律变化；注射洋地黄制剂或抗心律失常药应在心电监护下进行。

（2）保持呼吸道通畅，加强气道湿化和吸痰，翻身叩背有利于痰液引流。

（3）避免使用肾损害药物，注意监测尿量、尿常规和血肌酐变化，对肾衰竭少尿期患者注意防止低钾或脱水。

（4）及时纠正休克，防止血压过高；使用甘露醇、呋塞米等利尿剂时将患者置于头高脚低位，以减轻脑水肿；昏迷者使用亚低温进行脑复苏时，应将体温控制在 32 ℃左右，并随时监测，复温时要逐渐升温。

（5）留置胃管者注意观察胃液量、颜色、pH 变化，注意肠道排泄物性状，保证每日排便，必要时清洁洗肠。

（王　静）

第二十四节　休　克

休克（shock）是临床上常见的危重症之一，多经积极治疗而好转，但如果患者的病情危重或救治不及时，可发展至不可逆损害以至死亡。随着对休克微循环及细胞水平研究的深入和监护技术的进展，在病情观察和治疗等方面的理念不断更新，休克的治疗效果也为之改观。故在休克的治疗中，为取得最佳治疗效果，急诊护理人员除了解基本护理知识外，还应掌握休克的临床监测和分析手段。

一、分类

休克不是一种独立的疾病，是由多种原因引起，常见的类型和病因如下。

1.低血容量休克

主要病因为大量出血，如严重外伤、消化道出血、内出血等。急性失血如超过全身血量的20％（成人约为 800 mL）即发生休克，超过 40％（约为 1 600 mL）则濒于死亡。严重的腹泻、呕吐、烧伤所致休克亦属此类型。

2.心源性休克

由急性心脏射血功能衰竭所引起，最常见于急性心肌梗死，死亡率高达 80％；其他原因有重度心力衰竭、主动脉瘤破裂等。

3.感染性休克

主要见于严重的细菌感染和脓毒血症，死亡率为 30％～80％。

4.过敏性休克

发生于具有过敏体质的患者。致敏原刺激组织释放血管活性物质,引起血管扩张,有效循环血量减少所致。常见者如药物和某些食物过敏,尤以青霉素过敏最为多见,严重者数分钟内不治而亡。

5.神经源性休克

由于脊髓损伤,或麻醉导致神经性反射或血管阻力丧失,造成组织灌流不足;剧烈的疼痛刺激通过神经反射引起周围血管扩张,血压下降,脑供血不足,有效循环血量减少,导致休克。

二、临床表现

(1)患者神志可能尚保持清醒,但淡漠、意识模糊,嗜睡常见。

(2)手和足发冷、潮湿、皮肤常发绀和苍白;毛细血管充盈时间延长,严重的病例可出现大面积的网状青斑。

(3)除有心脏阻滞或心动过缓外,脉搏通常细速;有时只有股动脉或颈动脉可扪及搏动。

(4)呼吸增快和换气过度,当大脑灌注不足,呼吸中枢衰竭时,可出现呼吸暂停,后者可能为终末表现。

(5)休克时用气囊袖带测得的血压常很低(收缩压<90 mmHg)或不能测得,但从动脉插管直接测得的数值常较之明显为高。

(6)感染性休克患者常有发热,发热前伴有寒战;心排血量增高伴有总周围阻力减低;可能还伴有通气过度和呼吸性碱中毒。

三、诊断

休克的诊断常以低血压、微循环灌注不良、交感神经代偿性亢进等方面的临床表现为依据。

诊断条件:①有发生休克的病因;②意识异常;③脉搏快超过100次/分钟,细或不能触及;④四肢湿冷,胸骨部位皮肤指压阳性(压后再充盈时间大于2 s),皮肤花纹,黏膜苍白或发绀,尿量小于30 mL/h或无尿;⑤收缩压小于80 mmHg;⑥脉压小于20 mmHg;⑦原有高血压者收缩压较原有水平下降30%以上。凡符合①,以及②、③、④中的两项,和⑤、⑥、⑦中的一项者,诊断即可成立。

在临床诊断中还需注意以下几个方面。

(1)任何具有一定的易患因素的患者,发生血压明显降低,尿量<30 mL/h,以及动脉乳酸浓度或阴离子隙进行性增加,伴以HCO_3^-浓度减少时,大多可考虑为休克。

(2)特异脏器的低灌注迹象(迟钝,少尿,周围发绀),或相关的代偿机制征象(心动过速、呼吸急速、出冷汗)均支持休克诊断。

(3)在休克的最早期,上述休克征象中多数可能不存在或未能监测到;且休克表现单独一项对诊断休克无特异性;必须结合临床情况给予评价。

(4)任何类型的休克,所属疾患的临床表现可提供重要的诊断线索。

四、治疗

1.一般措施

(1)休克患者体位一般采取卧位,抬高下肢20°～30°或头和胸部抬高20°～30°,下肢抬高

$15°\sim20°$ 的体位,以增加回心血量和减轻呼吸的负担。

(2)应及时清除呼吸道分泌物,保持呼吸道通畅。必要时可作气管插管或气管切开。给予间断吸氧,增加动脉血氧含量,减轻组织缺氧。

(3)立即控制活动性大出血。

2.补充血容量

(1)及时补充血容量,必须迅速建立 $1\sim2$ 条大口径的静脉输液通道,快速输入平衡盐溶液,并同时采血配血。

(2)根据受伤情况和休克程度初步估计血容量丢失多少。

(3)输入平衡盐溶液所带来的血压回升和脉率减慢仅是暂时的,应输入全血,以改善贫血和组织缺氧,加速组织细胞的灌注。

3.病因治疗

(1)外科患者休克常常需要手术处理原发病变。

(2)在紧急止血方面,可先用暂时性止血措施,待休克初步纠正后,再进行根本的止血手术。

(3)若暂时性止血措施难以控制出血,应一面补充血容量,一面进行手术止血。

(4)外科感染性休克中,原发病灶的存在是引起休克的重要原因。应尽量手术处理,才能纠正休克和巩固疗效。

五、护理措施

(一)病情观察

1.一般情况

详细了解病史、原因、一般情况、血压、脉搏、呼吸、尿量及三大常规化验检查,并注意如下体征。

(1)皮肤湿冷、出汗、面色苍白或青紫、表情淡漠是微循环血流不足的表现。

(2)心率加快、脉搏细弱,是休克的预兆;烦躁不安、反应迟钝、昏迷,是心脑缺血的表现。

(3)血压下降,收缩压降至 80 mmHg 以下。

(4)压迫正常前臂或下垂前臂时,手背的静脉怒张鼓起,休克时则无此现象;压迫正常人的指甲背部,放松后血色即恢复,3 s 后不见血色恢复而呈紫色者是休克的表现。

(5)其他休克征象:严重口渴、尿少、血压测不到等。

2.病情线索

(1)四肢湿冷是周围阻力的线索。

(2)中心静脉压是血容量的线索。

(3)脉压差是心排血量的线索。

(4)尿量是内脏灌注的线索。

3.失血量估计

(1)休克指数(脉搏/收缩压):正常值为 0.45,休克指数为 1,失血约 1 000 mL;指数为 2,失血约 2 000 mL。

(2)收缩压为 80 mmHg 以下,失血相当于 1 500 mL 以上。

(3)凡有以下一种情况,失血量约为 1 500 mL 以上:①苍白、口渴;②颈外静脉塌陷;③快速输平衡液 1 000 mL,血压不回升;④一侧股骨开放性骨折或骨盆骨折。

(二)急救护理

1.取平卧位

不用枕头,腿部抬高 30°,如心源性休克同时有心力衰竭的患者,气急不能平卧时,可采用半卧位。注意保暖和安静。尽量不要搬动,如必须搬动则动作要轻。

2.吸氧和保持呼吸道畅通

鼻导管或面罩给氧。危重患者根据动脉 PCO_2、PO_2 和血液 pH。给予鼻导管或气管内插管给氧。

3.建立静脉通道

如果周围静脉萎陷而穿刺有困难时,可考虑作锁骨下静脉及其他周围大静脉穿刺插管,亦可作周围静脉切开插管。

4.观察尿量

尿量是反映生命器官灌注是否足够的最敏感的指标。休克患者宜置入导尿管以测定每小时尿量,如无肾病史,少尿或无尿可能由于心力衰竭或血容量未补足所致的灌注不足,应积极查出原因加以治疗。

5.观察周围血管灌注

由于血管收缩,首先表现在皮肤和皮下组织。良好的周围灌注表示周围血管阻力正常。皮肤红润且温暖时表示小动脉阻力降低,可见于某些感染性休克的早期和神经源性休克。皮肤湿冷、苍白表示血管收缩,小动脉阻力增高。但皮肤血管收缩状态仅提示周围阻力的改变,并不完全反映肾、脑或胃肠道的血流灌注。

6.血流动力学的监测

如病情严重可根据具体情况,切开或穿刺周围静脉,放入漂浮导管(Swan-Ganz)到腔静脉近右心房测得中心静脉压,进而测肺动脉压及肺楔嵌压、心排血量,根据测值结果进行相应治疗措施的调整。

(三)护理措施

1.休克早期症状的识别

(1)神志与表情:创伤和失血早期,机体代偿功能尚好,患者神志一般清楚,精神紧张或有烦躁、焦虑。随着休克加重,进入失代偿期,患者脑组织供血逐渐减少,缺氧加重,表现为表情淡漠、意识模糊、感觉迟钝,甚至昏迷,表示病情恶化。

(2)脉搏、血压与脉压的观察:休克初期,脉搏加快,随着病情的进展,脉搏细速出现心律不齐,休克晚期脉搏微细缓慢,甚至摸不到。血压与脉搏差,初期由于代偿性血管收缩,血压可能保持或接近正常。

在抢救过程中,应每隔 15～30 min 测量血压 1 次,并做好记录,直至血压稳定后,可减少测量次数。在休克晚期,应每隔 5～10 min 测血压 1 次,直至稳定。

(3)呼吸及尿量监测:大部分休克患者均伴有呼吸频率及幅度代偿增加,当出现呼吸加深加快或变浅不规则,并出现鼻翼扇动,提示病情恶化,应严密观察及时处理。尿量的监测是护理工作中观察、判断肾脏毛细血管灌流量的重要指标之一。

(4)体温:休克患者体温一般偏低,如患者突然体温升高,表示有其他感染,要及时报告医师。

2.容量救治的护理

(1)溶液选择:晶体液主要补充细胞外液,胶体液主要补充血管内容量。不同种类的胶体溶液其扩容效力和持续时间不同。如失血量超过 2 000 mL,需要补充浓缩红细胞。评价治疗效果不仅要观察血流动力学指标的恢复,也要注意组织氧合的改善。

(2)补液的量:常为失血量的 2～4 倍,不能失多少补多少。晶体与胶体比例为 3∶1,中度休克宜输全血 600～800 mL。当血球比积低于 0.25 或血红蛋白<60 g/L 时应补充全血。

(3)补液速度:原则是先快后慢,第一个半小时输入平衡液 1 500 mL,右旋糖酐 500 mL,如休克缓解可减慢输液速度,如血压不回升可再快速输注平衡液 1 000 mL,如仍无反应,可输全血 600～800 mL,其余液体可在 6～8 h 间输入。

(4)监测方法:临床判断补液量主要靠监测血压、脉搏、尿量、中心静脉压、血球比积等。有条件插 Swan-Ganz 导管行血流动力学监测。循环恢复灌注良好指标为尿量>30 mL/h;收缩压>13.3 kPa(100 mmHg);脉压>4 kPa(30 mmHg);中心静脉压为 0.5～1 kPa(5.1～10.2 cmH$_2$O)。

(5)疗效判定:如达到循环恢复灌注良好的指标,并肢体渐变温暖,说明补液量已接近丢失液体量。如成人在 5～10 min 输液 200 mL 后血压无改变,可继续补液。血压稳定说明补液已足。如补液量已足且无出血征象而血压仍低,则说明心肌收缩力差,应给正性肌力药如多巴胺,并联合应用血管扩张剂,以减轻心脏前负荷;如血压过高,可减慢补液,并考虑用镇静药,而降压药应慎用。

3.抗休克裤

在出血及创伤性休克时,血容量的急剧丢失是早期最严重的并发症和死亡的主要原因之一。在尚无良好的救治条件及需转运时,应首先考虑何种方法使血管床内血液重新分配,以保证生命器官得到有效的灌注,这就是抗休克裤应用的指征。

(1)结构及使用方法:抗休克裤一般是用两层聚乙烯织物制成,囊内能耐受 100 mmHg 以上的压力,外包护套可供换洗。气囊有两种类型:①腹部及双下肢相通气囊。②腹部、双下肢共有 3 个气囊。可根据需要充放气。将抗休克裤展开,双下肢及腹部包扎固定之后,用脚踏气泵或高压气源充气,一般压力到 20～40 mmHg 即可获良好的效果。囊内压超过 100 mmHg 时则自动减压阀开放。不需要抗休克裤时,应先保障 1 条有效静脉通路,抢救工作就绪后,再打开活塞逐渐放气,并迅速行扩容治疗,保持收缩压在 100 mmHg 以上,继续放气。放气过快可致血压骤降,应注意避免。

(2)作用机制:抗休克裤充气后,腹部及双下肢静脉血池受压,血液移至人体上半部,保障了心、脑、肺等重要脏器的血液灌注。其血液转移量在 600～1 000 mL,有效指征是患者面色转红,颈静脉充盈,上肢血压迅速上升。其次,对减缓抗休克裤包裹范围内的创伤后活动性出血有一定作用,对其部位的骨折也起了固定作用。

(3)适应证:①收缩压<100 mmHg;②活动性腹腔出血需加压止血者;③腹部以下软组织血管损伤需直接加压止血者;④骨盆、股骨及下肢骨折需固定者。

(4)禁忌证:①心源性休克;②肺水肿;③横膈以上部位出血未能制止者。

(5)注意事项:抗休克裤可能的并发症主要有通气功能受限,潮气量增加,呼吸频率加快;可能使肾血管收缩,出现尿少;使横膈以上部位出血增加;因回心血量增加和提高外周阻抗,使心脏负荷加大,故心功能不全者慎用。

抗休克裤属应急措施,应迅速建立静脉通路,保证液体输入通畅。如使用时间超过 4 h,受压部位因低灌注易致代谢性酸中毒,应及时予以碱性液治疗。还需注意皮肤护理。

(王　静)

第二十五节　急性酒精中毒

酒精学名乙醇,是无色透明,易燃、易挥发、易溶于水的液体,具有醇香气味。日常饮用的各类酒,都含有不同量的酒精,如啤酒 3%~5%,黄酒 16%~20%,果酒 16%~28%,葡萄酒 18%~23%,白酒 40%~65%,低度白酒也含酒精 24%~38%。酒中的酒精含量越高,吸收越快,越易醉人。

急性酒精中毒俗称醉酒,是指一次性饮入过量的酒精或含有酒精的饮料而造成中枢神经系统由兴奋转为抑制的状态,严重者可导致呼吸、心跳抑制而死亡。

一、中毒机制

1. 对中枢神经系统的影响

进入人体的酒精由于不能被消化吸收,会随血液进入中枢神经系统,由大脑皮质向下,通过边缘系统、小脑、网状结构到延髓,产生对中枢神经系统的抑制作用。在大脑,酒精会破坏神经源细胞膜,并不加区别地同许多神经源受体结合,通过激活抑制性神经源和抑制激活性神经源造成大脑活动迟缓。酒精作用于小脑,会影响其协调肌肉运动和控制精细运动,引起共济失调。作用于网状结构,引起昏睡和昏迷。极高浓度的酒精作用于延髓,影响呼吸、循环、体温中枢,引起呼吸、循环衰竭。

2. 对代谢的影响

酒精在肝内代谢生成大量还原型烟酰胺腺嘌呤二核苷酸(NADH),使之与氧化型比值(NADH/NAD)增高。急性酒精中毒时,依赖于 NADH/NAD 比值正常的代谢:糖酵解和细胞呼吸作用中的柠檬酸循环发生异常,相继发生乳酸增高、酮体积聚导致的代谢性酸中毒及糖异生受阻引起的低血糖。

二、护理评估

1. 病史

有大量摄入酒精或含酒精的饮料史。患者呼出气体和呕吐物有大量酒精气味更有助于诊断。

2. 临床表现

急性酒精中毒可引起中枢神经系统抑制,症状与饮酒量、血中酒精浓度以及个人耐受性有关,临床上分为三期。

(1)兴奋期:血酒精浓度达到 11 mmol/L(50 mg/dL)即感头痛、欣快、兴奋。血酒精浓度超过 16 mmol/L(75 mg/dL),出现眼充血,脸色潮红或苍白,健谈、饶舌,情绪不稳定,自负,感情用事,可有粗鲁行为或攻击行动,也可能沉默、孤僻。浓度达到 22 mmol/L(100 mg/dL)时,驾车易发生车祸。

(2)共济失调期:血酒精浓度达到 33 mmol/L(150mg/dL),出现肌肉运动不协调,行动笨拙,言语含糊不清,眼球震颤,视力模糊,复视,步态不稳,明显共济失调。浓度达到43 mmol/L(200 mg/dL),出现恶心、呕吐、困倦。

(3)昏迷期:血酒精浓度升至 54 mmol/L(250 mg/dL),患者进入昏迷期,表现昏睡、瞳孔散大、体温降低。血酒精超过 87 mmol/L(400 mg/dL)患者陷入深昏迷,心率快、血压下降,呼吸慢而有鼾音,出现呼吸、循环麻痹可危及生命。

对于酒精尚无耐受性者,酒醉醒后可有头痛、头晕、无力、恶心、震颤等症状。如已有耐受性,症状可较轻。此外,重症患者可发生并发症,如轻度酸碱平衡失常、电解质紊乱、低血糖症、肺炎、急性肌病等。个别患者在酒醒后发现肌肉突然肿胀、疼痛,可伴有肌球蛋白尿,甚至出现急性肾衰竭。

3.辅助检查

(1)酒精检测:呼出的气体中乙醇浓度与血清酒精浓度相当。

(2)动脉血气分析:可见轻度代谢性酸中毒。

(3)血清电解质检测:可见低血钾、低血镁和低血钙。

(4)血清葡萄糖检测:可见低血糖症。

(5)肝功能检测:可见肝功能异常。

(6)心电图检查:可见心律失常和心肌损害。

4.病情判断

(1)根据患者大量酒精摄入史,急性酒精中毒的中枢神经系统抑制症状,呼出气体中的酒精味,结合实验室检查,可作出急性酒精中毒的诊断。同时需要与脑血管意外、脑炎、脑膜炎、糖尿病酮症酸中毒、一氧化碳中毒、镇静催眠药中毒等鉴别。

(2)预后:急性酒精中毒如经治疗能生存超过 24 h 多能恢复。若有心、肺、肝、肾病变者,昏迷长达 10 h 以上,或血中乙醇浓度>87 mmol/L(400 mg/dL)者,预后较差。酒后开车发生车祸可招致死亡。

三、急性中毒的救治

1.现场救治

(1)立即终止饮酒:轻度中毒者,可找些梨、马蹄、西瓜等水果进行解酒;兴奋躁动者必要时加以保护性约束。

(2)催吐:直接刺激患者咽部(如用筷子、手指等)进行催吐,将酒等胃内容物呕出,减少其吸收。已有呕吐者可不用,已出现昏睡的患者不用。急性酒精中毒一般不采用洗胃措施,因醉酒、应激本身已对胃黏膜有一定程度的损伤,引起急性胃黏膜病变,严重的可引起穿孔。

(3)保持呼吸道通畅:患者饮酒后有不同程度的恶心、呕吐、意识障碍。应取平卧位,头偏向一侧,及时清除呕吐物,保持呼吸道通畅,防止窒息。

(4)转送:严重的急性酒精中毒者,会出现烦躁、昏睡、脱水、抽搐、休克、呼吸微弱等症状,应立即送医院急救,途中注意监护生命征。

2.院内救治

(1)轻症患者无需治疗,可让其静卧,最好是侧卧,以防吸入性肺炎。兴奋躁动者必要时加以约束。

（2）共济失调患者应休息，避免活动防止发生外伤。

（3）昏迷患者应注意是否同时服用其他药物。重点是维持生命脏器的功能。

1）纳洛酮 0.4～0.8 mg 缓慢静脉注射，有助于缩短昏迷时间，必要时可重复给药；也可用 0.8～2.0 mg 纳洛酮持续静脉滴注直到患者清醒。肌内注射维生素 B_1、维生素 B_6，可加速酒精在体内氧化。

2）保持气道通畅，吸氧，必要时气管插管，呼吸机辅助通气。

3）维持循环功能，注意血压、脉搏，静脉输入 5％葡萄糖盐液。

4）维持水、电解质、酸碱平衡，血镁低时补镁。

5）保暖，维持正常体温。

6）常规应用保护胃黏膜的药物。

7）心电图监测心律失常和心肌损害，及早处理。

8）烦躁不安或过度兴奋者，可用小剂量地西泮，避免用吗啡、氯丙嗪、苯巴比妥类镇静药，防止抑制呼吸。

9）休克者，进行补液等抗休克治疗。

10）呼吸衰竭者，吸氧、肌内注射尼可刹米或静脉滴注纳洛酮。

11）脑水肿者，20％甘露醇或呋塞米静脉滴注。

（4）严重急性酒精中毒者，可行血液透析或腹膜透析促使酒精排出体外。

四、护理措施

1.密切观察病情

对神志不清者要细心观察患者生命征、瞳孔、意识状态的变化，建立静脉通道，并做好记录；观察呕吐物的颜色、性状和量，判断有无胃黏膜损伤；有外伤史的患者，必要时行颅脑 CT 检查；注意保持气道通畅；对昏迷不能自行排尿者，给予留置导尿管观察尿量。

2.遵医嘱尽快使用纳洛酮

纳洛酮为纯阿片受体拮抗剂，是一种安全性高、不良反应小的药物，可使血中酒精含量明显下降，使患者快速清醒。应注意患者应用纳洛酮后清醒的时间，若超过平均清醒时间或用后昏迷程度加深，要追问病史，是否存在其他情况（如颅内血肿等）及时对症处理。注意高血压、心力衰竭者禁用纳洛酮。

3.安全防护

患者多数表现烦躁，兴奋多语，四肢躁动，应加强巡视，使用床栏，必要时给予适当的保护性约束，防止意外发生。在护理酒精中毒的患者时，除做好患者的安全防护外，还应做好自身的防护。

4.注意保暖

急性酒精中毒患者全身血管扩张，散发大量热量，有些甚至出现寒战。此时应采取适当提高室温、加盖棉被等保暖措施，并补充能量。及时更换床单、衣服，防止受凉诱发其他疾病。

5.心理护理

应多与患者交流，以便了解患者的心理状态，向患者讲解酗酒的危害性，让患者学会在任何场合都能自我控制饮酒量，避免酒精中毒。

五、健康教育

(1)使患者充分认识过量饮酒的危害。酒精及代谢产物乙醛可直接损伤肝细胞;酒后驾车易造成交通事故,身心受伤,甚至危及他人的生命。

(2)不要空腹饮酒。空腹饮酒,酒精吸收更快,易引起中毒。

(3)饮酒时做到"饮酒适度"的良好习惯,切勿以酒来解除烦恼、寂寞、沮丧和工作压力等不良习惯。

(4)饮酒时不应打乱饮食规律,切不可"以酒当饭",以免造成营养不良。

(5)小儿酒精擦浴时调节好酒精浓度<40%,用量不宜太大,避免皮肤吸收中毒。

(王 静)

第二十六节 一氧化碳中毒

一氧化碳(CO)是无色、无臭、无味、无刺激的气体,不溶于水,易溶于氨水,是含碳类物质燃烧不完全产生的一种气体。CO在自然界极为稳定,不自行分解,也不被氧化。人体吸入气体中CO含量超过0.01%时,即有急性中毒的危险。一氧化碳中毒最常见的原因是生活用煤气外漏或用煤炉取暖时空气不流通,其他如炼钢、化学工业及采矿等生产过程中操作不慎或发生意外事故等。

一、中毒机制

CO经呼吸道吸入,通过肺泡壁进入人体血液后,85%CO与血红蛋白(Hb)结合,形成稳定的碳氧血红蛋白(COHb),失去携氧能力。CO与Hb亲和力较O_2与Hb的亲和力大240倍,且COHb不宜解离,其解离度是氧合血红蛋白(HbO_2)解离度的1/3 600,导致组织缺氧。又因为血中CO使氧解离曲线左移,HbO_2中O_2与Hb结合较前紧密,造成组织缺氧加重。另外,高浓度的CO还能与细胞色素氧化酶中的二价铁离子相结合,直接抑制细胞内呼吸,引起内窒息。由于中枢神经系统对缺氧最为敏感,故首先受累。脑血管先痉挛,而后扩张,严重者有脑水肿,继发脑血管病变及皮质或基底节的局灶性软化或坏死,可出现缺氧性脑病及形成后遗症或迟发性脑病。心肌对缺氧亦很敏感,可表现为心肌损害和各类心律失常。

二、护理评估

1.病史

一般都有CO吸入史。注意了解中毒时所处的环境、停留时间以及同室其他人有无同样症状、有无突发昏迷等情况。

2.临床表现

与空气中CO、血中COHb的浓度有关。临床上按中毒程度分为三级。

(1)轻度中毒:血液COHb浓度为10%~30%。患者可出现头痛、头晕、失眠、乏力、心悸、恶心、呕吐、心动过速,甚至短暂性晕厥等。患者若能及时脱离中毒环境,吸入新鲜空气或进行氧疗,症状可很快消失。

(2)中度中毒:血液COHb浓度为30%~50%。除上述症状加重外,口唇、指甲、皮肤黏膜呈樱桃红色,出现呼吸困难、烦躁、谵妄、昏迷,对疼痛刺激可有反应,瞳孔对光反射和角膜反射迟钝,腱反射减弱,脉快、多汗等。如经及时抢救,可较快清醒,一般无并发症或后遗症。

(3)重度中毒:血液COHb浓度大于50%。常因短时间吸入高浓度的CO所致。深昏迷,各种反射消失,四肢肌张力增强。患者可呈去大脑皮质状态:患者可以睁眼,但无意识,呼之不应、推之不动,无主动进食,大小便失禁。常并发水、电解质及酸碱失衡、心律失常、脑水肿、肺水肿、呼吸困难、休克、上消化道出血等。死亡率高,幸存者多有不同程度的后遗症。

(4)中毒后迟发性脑病:急性CO中毒患者在意识障碍恢复后,经2~60 d的"假愈期",可出现神经功能障碍的临床表现。

1)精神意识障碍:患者呈痴呆、谵妄或去大脑皮质状态。行为紊乱为首发表现,还可能有精神错乱。患者表现为定向力丧失、计算力显著下降、记忆力减退、反应迟钝、生活不能自理,部分患者可发展为痴呆综合征。

2)锥体外系神经障碍:出现震颤麻痹综合征。患者四肢呈铅管状或齿轮样,肌张力增高、动作缓慢、步行时双上肢失去伴随运动或出现书写过小症与静止性震颤,少数患者可出现舞蹈症。

3)锥体系神经损害:患者表现轻度偏瘫、病理反射阳性或大小便失禁。

4)大脑皮质局灶性功能障碍:失语、失明、失算或出现继发性癫痫等。

3.辅助检查

(1)血液COHb测定:血液COHb测定是诊断CO中毒的特异性指标,可明确诊断且有助于分型和判断预后。快速简便测定血液中COHb的方法:取CO中毒者血液1~2滴,用4 mL蒸馏水稀释后,加2滴10%氢氧化钠溶液,混匀后血液呈淡红色,约15 s、30 s、50 s或80 s后(分别相当于COHb饱和度10%、25%、50%或70%),血液变为棕绿色。正常血液加碱后立即变棕绿色。

(2)脑电图检查:可见弥漫性不规则性慢波、双额低幅慢波及平坦波。与缺氧性脑病进展相平行。

(3)头部CT检查:该项检查可发现脑部有病理性密度减低区。大脑皮质下白质,包括半卵圆形中心与脑室周围白质密度减低或苍白球对称性密度减低。

4.病情判断

(1)根据患者有较高浓度CO的接触吸入史,急性中枢神经损害的症状和体征,结合血液COHb测定结果,可作出急性CO中毒诊断,同时需要与脑血管意外、脑炎、脑膜炎、糖尿病酮症酸中毒、肝昏迷以及其他中毒等鉴别。

(2)CO中毒者出现以下情况提示病情危重。①持续昏迷抽搐达8 h以上;②PaO_2<36 mmHg,$PaCO_2$>50 mmHg;③昏迷伴严重的心律失常或心力衰竭;④并发肺水肿。

(3)预后:轻中度中毒可完全恢复;重症患者昏迷时间过长,多提示预后严重,但也有不少患者仍能恢复;迟发性脑病恢复较慢,少数可留有持续性症状。

三、急性中毒的救治

1.现场急救

进入中毒现场后迅速打开门窗进行通风、换气,断绝煤气源,并迅速将患者移至空气清新处;解开患者衣扣、松开腰带,保持呼吸道通畅,注意保暖;重症患者采取平卧位,呼吸、心搏停止者立即进行心肺脑复苏。

2.纠正缺氧

氧疗是 CO 中毒最有效的治疗方法,氧疗主要有两种。

(1)对于轻症患者予以呼吸新鲜空气、对症处理,患者可迅速恢复。对于中重症患者应立即吸氧。采用高浓度(>60%)面罩吸氧或鼻导管吸氧,流量为 8~10 L/min,上述高浓度给氧时间一般不超过 24 h,避免发生氧中毒。

(2)有条件者首选高压氧舱治疗。应尽早进行,最好在中毒的 4 h 内进行,轻度中毒 5~7 次,中度中毒 10~20 次,重度中毒 20~30 次。高压氧治疗能增加血液中溶解氧,提高动脉血氧分压,使毛细血管内的氧容易向细胞内弥散,迅速纠正组织缺氧,有效率达 95%~100%,从而可以减少神经、精神后遗症和降低病死率。高压氧还可引起血管收缩,减轻组织水肿,对防治脑水肿、肺水肿有利。中毒超过 36 h 效果欠佳。

(3)防治脑水肿,促进脑细胞代谢。严重中毒经 2~4 h 即可出现脑水肿,24~48 h 达高峰,并可持续数日。目前最常用的是脱水疗法,20%甘露醇 250 mL 静脉快速滴注,6~8 h 一次。待 2~3 d 颅内压增高现象好转后可减量。也可用呋塞米、利尿酸钠快速利尿。可适量补充 ATP、辅酶 A、胞磷胆碱、脑活素等药物,促进脑细胞代谢。

(4)对症治疗:对于昏迷者应保持呼吸道通畅,必要时行气管插管或气管切开,防止继发肺部感染和肺水肿;高热抽搐者可采用头部降温和解痉药物;对于呼吸障碍者应用呼吸兴奋剂;低压者给予抗休克治疗;对于神经系统和心脏并发症,给予相应的治疗;纠正代谢性酸中毒、水电解质紊乱;防治迟发性脑病。

四、护理措施

1.现场急救

抢救人员进入现场时应加强通风,必要时戴防毒面具。患者脱离现场后应注意保持呼吸道通畅,有条件时给纯氧或高压氧治疗。进入高压氧舱前给患者更换全棉衣服,注意保暖,严禁火种、易燃、易爆物品入氧舱。重度中毒者需护理人员陪舱,患者头偏向一侧。经抢救苏醒后应绝对卧床休息,观察 2 周。

2.密切观察病情

(1)观察生命征:观察血压、脉搏、呼吸是否平稳,持续监测血氧饱和度,观察缺氧情况。协助医师做好血气分析,了解病情。应密切观察高热和抽搐者,防止坠床和自伤。

(2)观察意识、瞳孔:观察有无意识障碍及意识障碍程度、瞳孔大小。

(3)注意观察患者神经系统的表现及皮肤、肢体受压部位损害情况,如有无急性痴呆性木僵、癫痫、失语、惊厥、肢体瘫痪等。

3.防止并发症

(1)保持呼吸道通畅,预防肺部感染。及时清除口腔及咽部分泌物及呕吐物,防止吸入窒息,尤其在昏迷期间的护理工作非常重要,必要时行气管切开。如已发生肺部感染,为有效控制肺部感染,应选择广谱抗生素,临床尽可能地严密观察 2 周。

(2)定时翻身,预防发生压疮。

(3)加强口腔护理,预防口腔感染。

(4)注意营养,满足机体代谢需要,必要时进行鼻饲。

4.准确记录出入量

注意液体的选择与滴速,防止脑水肿、肺水肿等的发生。如应用脱水剂后应注意膀胱的情况,对昏迷不能自行排尿者,给予留置导尿管观察尿量,便于及时判断病情。

五、健康教育

广泛宣传一氧化碳中毒的预防。室内用火炉时应有安全设施(如烟囱通道、排气扇等),保持良好的通风。使用煤气、热水器时应注意管道有无漏气及浴室内的通风情况。厂矿使用煤气或产生煤气的车间、厂房要加强通风,加强对 CO 的监测报警设施。必须进入高浓度 CO 环境时,要戴好防毒面具,系好安全带。出院时,对于留有后遗症者,应鼓励患者树立继续治疗的信心;对于痴呆或智力障碍者,应嘱其家属悉心照顾,学会为患者进行康复锻炼。

(胡媛媛)

第二十七节　有机磷酸酯类杀虫剂(农药)中毒

有机磷酸酯类杀虫剂(农药)中毒,主要是抑制胆碱酯酶活性,使其失去分解乙酰胆碱的能力,造成乙酰胆碱积聚,引起神经功能紊乱,表现为毒蕈碱样症状、烟碱样症状及中枢神经系统症状。由于有机磷酸酯类毒性大、作用快,中毒后如急救不及时或不当,可在短时间内致死。

一、中毒机制

工农业生产中所致的生产性中毒主要为经皮途径所致,最多见于有机磷农药厂的包装工人和田间施药者;生活性中毒则主要是经口误服所致,这类中毒近来有增高的趋势,值得注意。另外,在临床上自杀和食用有机磷污染的食物和水等也不少见。

进入人体内的有机磷农药,可在酶系的作用下被分解或氧化,一般分解起解毒作用,而氧化则起增毒作用,经氧化代谢后的增毒产物,可很快与组织蛋白牢固地结合,对人体的毒害,常明显高于未经氧化的原形农药。

急性有机磷中毒的致毒机制,主要是体内胆碱酯酶受抑制,使体内乙酰胆碱堆积,进而造成胆碱能神经功能紊乱所致。其他虽然还具有一些非胆碱酯酶抑制的毒理作用,但在急性中毒的救治中,不占主要地位。

商品有机磷农药中含有某些杂质,杂质和溶剂的毒性有可能使毒作用变得更为复杂。其中杂质以三烷基硫代磷酸酯研究较多,应注意其肺损害。溶剂以三苯甲醇较为多见。三烷基硫代磷酸酯类的毒性比较突出,动物实验研究证明,它可造成肺损害,是造成迟发性肺水肿、呼吸衰竭及迟发性死亡的原因之一,并已证明这类毒性作用与胆碱酯酶抑制无关。它也可能是中毒病例病情突然加剧的重要原因之一。此外,尚应考虑到代谢物的有关毒性,如 1605 代谢生成的对硝基酚对肾小管有损害,乙烯利代谢产生的乙烯可致中枢神经麻醉等。所以,有机磷农药中毒常为复合中毒,在临床诊治中也必须予以注意。

二、诊断

有机磷农药中毒的诊断主要依靠有机磷农药接触史,临床表现及其经过和全血胆碱酯酶活力测定。如果从患者的胃内容物、呼吸道分泌物以及皮肤和衣物等嗅到有机磷酸酯的特殊蒜臭味,对诊断有帮助。

三、治疗

(一)急救措施

1.急救措施

有机磷酸酯中毒一经确诊,现场人员(包括非医务人员)都要采取积极有效的急救措施,如清除呼吸道阻塞物,徒手人工呼吸等。

2.抗毒药

到达医疗单位,应立即纠正发绀等(给氧及各种人工呼吸器等),然后再及时应用阿托品等抗毒药。国内学者一般均主张立即给予抗毒药,使其尽快达到阿托品化。

3.限制毒物吸收

(1)洗消:脱去污染衣物(含内衣),尽早洗消皮肤。推荐用30%的乙醇皂和氧化镁洗消皮肤,国内一般用肥皂洗消皮肤。眼污染有机磷酸酯时,可用微温水连续冲洗15 min。吸入有机磷时,应尽快离开污染区,进行给氧或人工呼吸,同时给予抗毒药。

(2)洗胃:用微温清水洗胃,洗胃要安全、彻底、干净,直洗到胃液中无有机磷的蒜臭味为止。为清除已被吸收的毒物又从胃肠道黏膜分泌到胃内,必要时考虑重复洗胃。

4.促进毒物排出

血中毒物清除有换血疗法,以及血液灌流等其他净化措施,但目前认为疗效可疑。

5.心肺复苏

(1)这类患者既往多无心肺疾患,原心肺功能大多良好,故抢救成功率相对较高,不可轻易放弃抢救。

(2)人工呼吸与氧疗对这类患者除有通气和供氧等作用外,尚可提高机体对有机磷的耐受量,故应积极实施。

(3)心肺复苏用药如使用阿托品,剂量可适当加大。

(4)这类患者对插管的耐受力较强,故需插管时可早期使用,甚至患者神志清醒时亦可使用,但拔管要适当延迟。

(5)脑复苏不用冬眠药。因这类药物可抑制胆碱酯酶。也不使用大剂量巴比妥酸盐,因为它们属肝微粒体氧化酶系的诱导剂,有可能会增强有机磷的氧化增毒代谢。

6.呼吸功能的维持

(1)因为呼吸衰竭往往出现在循环衰竭之前,除合理应用特效抗毒药逆转呼吸循环衰竭外,可采用一般对症治疗。

(2)有效的给氧人工呼吸是急救成功的先决条件,它为抗毒药的救治赢得了时间。

(3)在抗胆碱能药的辅助下,重复使用足量复能剂是逆转呼吸衰竭的关键。

7.综合治疗

(1)对有脑水肿、严重心肌损害及并发急性呼吸窘迫综合征者,应早期、大量、短程使用肾上腺糖皮质激素。

（2）对有肺水肿者，禁用吗啡。

（3）有机磷农药对肝脏也有一定的毒性，故注意保护治疗。

（二）胆碱酯酶重活化剂

有机磷酸酯进入体内和胆碱酯酶结合而成的磷酰化酶（中毒酶）在"老化"之前，重活化剂能使中毒酶重活化，恢复其水解乙酰胆碱的活力，故这类药物也称为复活剂或复能剂，是治本的药物。

常用的重活化剂有解磷定（QAM-I）、氯解磷定（PAM-CI）、甲磺磷定（P2S）、双复磷（LUH6）和双解磷（TMB4）等，一般认为氯解磷定或双复磷是首选药。

（三）抗胆碱药

有机磷酸酯中毒导致过多的乙酰胆碱作用于胆碱能受体而出现毒蕈碱（M）样、烟碱（N）样和中枢神经系统症状。抗胆碱药能和乙酰胆碱争夺胆碱能受体，阻滞乙酰胆碱的作用，故能对抗上述三类症状。这些药均属生理对抗剂，治标不治本。

（四）联合应用

有机磷酸酯中毒急救复方一般由两个具有不同作用特点的抗胆碱药与一个作用较快和较强的重活化剂组成，如解磷注射液和复方双复磷（苯克磷）注射液。因此，急救复方不但抗毒作用全面，标本兼治；而且使用方便，起效快，可为抢救患者争取时间。

四、护理措施

（一）病情观察

（1）阿托品化指征：①皮肤干燥，颜面潮红，唾液分泌减少；②瞳孔散大；③肺部啰音显著减少或消失；④心率加快，肠鸣音减弱，或尿潴留；⑤意识障碍减轻，并有轻度躁动不安。

（2）阿托品化的指征有多项，对不同患者不能强调所有指征，应视其情况综合观察分析。在阿托品初始阶段，可以用扩瞳和皮肤发红作为阿托品化的指标，但是阿托品用过量后瞳孔可回缩，皮肤可变黄白，因此扩瞳和皮肤发红只能作为早期阿托品化的参考指标。而口和皮肤干燥、血压心率偏高等指标较为可靠。有学者认为阿托品化和阿托品中毒的分界线在于患者出现小躁动。

（3）如瞳孔再度缩小、唾液明显增多、胸闷、肌束震颤即为反跳先兆，应及时报告医生反复、足量、有效地使用阿托品和胆碱酯酶复能剂。

（4）中毒严重者，复能剂和阿托品的某些药理作用可能翻转。

（二）急救护理

1.洗胃的护理

（1）一般认为在口服有机磷后 30 min 内洗胃是最有效的。

（2）国外特别强调用活性炭加到洗胃液中洗胃，以吸附胃内有机磷。国内学者多采用高锰酸钾或碳酸氢钠溶液洗胃，但需注意敌百虫中毒时禁止用碳酸氢钠洗胃。

（3）胃管插入困难者可用小儿气管导管进入食管上段作引导，实用而有效。

（4）有研究发现，一次反复洗胃后，胃液中有机磷对外源性胆碱酯酶的抑制率仍可达100%，并持续阳性经 12～180 h 才转阴性，说明只一次无论多么充分的洗胃也不可能彻底。

（5）胃中有机磷向血中转移和血液中有机磷向组织转移，与有机磷的脂溶性有关。脂溶性高者转移快,水溶性强者转移慢。

(6)剖腹造口洗胃掌握好适应证,不宜过分提倡。

2.复能剂应用的护理

(1)掌握使用原则,剂量个体化,急救方案宜将经口与经皮中毒分开为好。

(2)复能剂应注意不同品种的复能效应和时限有所区别。一般应先给冲击剂量,快速达到有效血浓度,然后给维持量。

(3)复能剂静注应稀释速度宜缓慢,未经稀释即静脉推注有抑制呼吸作用。若剂量过大,甚至可引起复能剂中毒。

(4)正确评价复合解毒药,解磷注射液使用方便,发挥抗毒作用快,每支含氯解磷定 0.5 g,阿托品 3 mg,院内急救使用仍需根据病情,随时补充或调整抗胆碱药与复能剂的剂量。

(5)在使用解磷定时,由于其难溶于水,所以必须静脉推注。在推注过程中,如果速度太快或剂量过大,会引起神经肌肉接头麻痹,加重对呼吸功能的抑制。

(6)氯解磷定易溶于水,可肌肉给药。

(7)双复磷与氯解磷定不同,尽管其重活化中毒酶的能力比氯解磷定强,但毒副作用比较明显,如口部紧缩感、面部麻木等。因此双复磷在有机磷酸酯中毒患者体内药物浓度增高到一定限度,可能出现严重的多型性室性心动过速。

(8)严重中毒者早期多有酸中毒,应注意纠正,但要注意补充碱性药物时,不能与解(氯)磷定置同一瓶内点滴或静注,否则会形成氰离子,增加毒性。

3.阿托品应用的护理

(1)抗胆碱药以阿托品积累的经验最丰富,目前主张先用阿托品并同时给氧,肺水肿控制后与中枢作用强的抗胆碱药交替使用。

(2)阿托品化的患者意识不清,烦躁不安,躁动时在床上翻动,有时甚至翻至床下,不配合治疗,护士要根据情况采取防范措施,确保患者安全。

(3)尿潴留和尿失禁患者均给予导尿,导尿管应在患者清醒后立即拔除。

(4)由于阿托品化的患者易出现意识障碍,躁动时在床上摩擦易损伤皮肤,因此床单要平整、无皱褶、无渣屑,大小便及分泌物应及时清理。

(5)酸中毒增加阿托品的离子化而减少其脂溶性,有碍阿托品化,应及时纠正。

(6)注意阿托品过量中毒反应,不足与过量均有危险,当前应多注意过量中毒的危险。

(7)区分阿托品化与阿托品中毒,主要考察其中枢作用。

4.中间综合征的护理

中间综合征多发于中毒后 2～7 d,此时急性中毒症状已消失,神志已清醒。中间综合征发病初期,患者最重要的主诉往往是胸闷,查体可发现眼球运动障碍,咀嚼肌和颈部肌肉无力;说话声音小;咳嗽无力、呼吸幅度小,但节律整齐;胸大肌、前锯肌参与呼吸运动;膝、跟腱反射减弱或消失,无肌束震颤,感觉正常。肺内无水泡音,皮肤无汗。如不及时处理,一般于数分钟至数小时内出现发绀,呼吸逐渐停止,随即意识丧失。如立即进行人工呼吸,一般于数分钟后发绀消失,神志转清,可以做动作示意或书写表达愿望,但不能自主呼吸,此为中间综合征最突出的特点。

(1)病情观察。①患者治疗期间,密切观察病情,定时测量生命体征,观察面部颜色及皮肤黏膜情况,准确记录,及时汇报病情。②如发现眼球、颈部运动障碍,说话声音小,咳嗽无力,腱反射减弱,肌电图显示肌肉反应波幅进行性递减,应高度警惕中间综合征的发生。③中间综合征发生率及病死率高,应强调在急性症状缓解后,要进行仔细的神经系统检查,有条件的应常规做肌电图检查,以便早期发现。④与个体差异有关。有报道一例口服敌敌畏 5 mL,中毒症状很轻,却发生了中间综合征。⑤中间综合征部分患者可以在治疗期间短暂恢复自主呼吸,维持数小时后再次恶化,对此应提高警惕。

(2)护理措施。①彻底洗胃:有机磷中毒患者,洗胃应彻底、反复,洗胃完毕后绝对不能拔除胃管,以后每隔 6 h 洗胃 1 次,保留 24 h,以减少毒物的吸收。②密切观察:如患者出现声音嘶哑、吞咽困难或复视、抬头力弱、胸闷气短和呼吸困难等症状,立即行气管插管术,防止呼吸肌麻痹引起通气性呼吸衰竭。③人工通气:尽早建立人工气道、合理的通气模式及通气参数的适时调整、严格的气道护理及机械通气并发症的有效治疗是抢救成功的保证。④适度湿化:因为此类患者随着阿托品的应用,许多患者可出现呼吸道分泌物干燥,应加强湿化,但应注意气道湿化度的掌握,因此类患者常需大量输液致入水量过多,从而出现湿化过度。

(马永伟)

第二十八节　细菌性痢疾

细菌性痢疾简称菌痢,是由志贺菌属引起的肠道传染病,故亦称为志贺菌病。菌痢主要通过消化道传播,终年散发,夏秋季可引起流行。其主要病理变化为直肠、乙状结肠的炎症与溃疡,主要表现为腹痛、腹泻、排黏液脓血便以及里急后重等,可伴有发热及全身毒血症状,严重者可出现感染性休克和(或)中毒性脑病。由于痢疾杆菌各组及各血清型之间无交叉免疫,且病后免疫力差,故可反复感染。一般为急性,少数迁延成慢性。

一、病因

引起细菌性痢疾的病原菌为志贺菌,又称痢疾杆菌,属于肠杆菌科志贺菌属,为兼性厌氧的革兰阴性杆菌,有菌毛、无鞭毛、荚膜及芽孢,不具动力,最适宜于需氧生长。按抗原结构和生化反应不同将志贺菌分为 4 群(痢疾志贺菌、福氏志贺菌、鲍氏志贺菌、宋氏志贺菌)和 51 个血清型。我国以福氏和宋内志贺菌占优势,某些地区仍有痢疾志贺菌流行

二、临床表现

潜伏期一般为 1~4 d,短者可为数小时,长者可达 7 d。菌痢患者潜伏期长短和临床症状的轻重取决于患者的年龄、抵抗力、感染细菌的数量、毒力及菌型等因素。根据病程长短和病情轻重可以分为下列各型。

(一)急性菌痢

根据毒血症及肠道症状轻重,可以分为 4 型。

1.普通型(典型)

普通型起病急,有畏寒、发热,体温可达 39 ℃,伴头痛、乏力、食欲减退,并出现腹痛、腹泻,多先为稀水样便,经 1~2 d 转为黏液脓血便,每日 10 余次至数十次,便量少,有时为脓血便,

此时里急后重明显。常伴肠鸣音亢进,左下腹压痛。

2.轻型(非典型)

轻型全身毒血症状轻微,可无发热或仅低热。表现为急性腹泻,每日便10次以内,稀便有黏液但无脓血。有轻微腹痛及左下腹压痛,里急后重较轻或阙如,易误诊为肠炎,大便培养有志贺菌生长则可确诊。几天至一周后可自愈,少数也可转为慢性。

3.重型

重型多见于老年、体弱、营养不良者,急性发热,腹泻每天30次以上,为稀水脓血便,偶尔排出片状假膜,甚至大便失禁,腹痛、里急后重明显。后期可以出现严重腹胀及中毒性肠麻痹,常伴呕吐,严重失水可引起外周循环衰竭。部分病例表现为中毒性休克,体温不升,常有酸中毒和水、电解质平衡失调,少数患者可出现心、肾功能不全。

(二)慢性菌痢

病程反复发作或迁延不愈达2个月以上者,即为慢性菌痢。菌痢慢性化的原因大致包括两方面:人体因素:①如原有营养不良、胃肠道慢性疾病、肠道分泌IgA减少导致的抵抗力下降或急性期未获有效治疗;②细菌因素:如福氏志贺菌易导致慢性感染;有些耐药性菌株也可引起慢性痢疾。根据临床表现可以分为3型。

1.慢性迁延型

急性菌痢发作后,迁延不愈,时轻时重,长期腹泻可导致营养不良、贫血、乏力等。大便常间歇排菌。

2.急性发作型

有慢性菌痢史,间隔一段时间又出现急性菌痢的表现,但发热等全身中毒症状不明显。

3.慢性隐匿型

有急性菌痢史,无明显临床症状,但大便培养可检出志贺菌,结肠镜检可发现黏膜炎症或溃疡等病变。慢性菌痢中以慢性迁延型最为多见,急性发作型次之,慢性隐匿型最少。

三、辅助检查

(一)一般检查

1.血常规

急性菌痢白细胞总数可轻至中度增多,以中性粒细胞为主,可达$(10\sim20)\times10^9$/L。慢性患者可有贫血表现。

2.大便常规

粪便外观多为黏液脓血便,镜检可见白细胞(≥15个/高倍镜视野)、脓细胞和少数红细胞,如有巨噬细胞则有助于诊断。

(二)病原学检查

1.细菌培养

粪便培养出痢疾杆菌可以确诊,在抗菌药物使用前采集新鲜标本,取脓血部分及时送检和早期多次送检均有助于提高细菌培养阳性率。

2.特异性核酸检测

采用核酸杂交或聚合酶链反应(PCR)可直接检查粪便中的痢疾杆菌核酸,具有灵敏度高、特异性强、快速简便、对标本要求低等优点,但临床较少使用。

四、治疗要点

（一）急性菌痢

1.一般治疗

消化道隔离至临床症状消失，大便培养连续 2 次阴性。毒血症状重者必须卧床休息。饮食以流食为主，忌食生冷、油腻及刺激性食物。

2.抗菌治疗

轻型菌痢患者在充分休息、对症处理和医学观察的条件下可不用抗菌药物；严重病例如出血性腹泻等则需应用抗菌药物，因其既可缩短病程，又可减少带菌时间。但近年来志贺菌对各种药物及抗菌药物的耐药性逐年增长，可呈多重耐药性，因此对于菌痢抗菌药物的选择，应根据当地流行菌株药敏试验或大便培养的结果进行选择，避免无针对性地滥用，在一定地区内注意轮换用药。抗菌药物治疗的疗程一般为 3～5 d。常用药物包括以下几种。

（1）喹诺酮类药物：抗菌谱广，口服吸收好，不良反应小，耐药菌株相对较少，可作为首选药物。首选环丙沙星，其他喹诺酮类，如左旋氧氟沙星、加替沙星等也可酌情选用，不能口服者尚可静脉滴注。

（2）其他：匹美西林和头孢曲松可应用于任何年龄组，同时对多重耐药菌株有效。阿奇霉素也可用于成人患者治疗。

（3）小檗碱（黄连素）：因其有减少肠道分泌的作用，故在使用抗菌药物时可同时使用。每次 0.1～0.3 g，每日 3 次/天，7 d 为一个疗程。

3.对症治疗

只要有水和电解质丢失，无论有无脱水表现，均应口服补液，补液量为丢失量加上生理需要量。高热可物理降温为主，必要时适当使用退热药；毒血症状严重者，在强有力抗菌治疗基础上，可以给予小剂量肾上腺皮质激素。腹痛剧烈者可用颠茄片或阿托品。

（二）慢性菌痢

由于慢性菌痢病因复杂，可采用全身和局部治疗相结合的原则。

1.一般治疗

注意生活规律，进食易消化、吸收的食物，忌食生冷、油腻及刺激性食物，积极治疗可能并存的慢性消化道疾病或肠道寄生虫病。

2.病原治疗

根据病原菌药敏结果选用有效抗菌药物，通常联用 2 种不同类型药物，疗程需适当延长，必要时可给予多个疗程治疗。也可药物保留灌肠，灌肠液中添加小剂量肾上腺皮质激素可提高疗效。

3.对症治疗

有肠道功能紊乱者可采用镇静或解痉药物。抗菌药物使用后，菌群失调引起的慢性腹泻可予微生态制剂，包括益生菌和益生元。

五、护理诊断/问题

1.体温过高

与痢疾杆菌分泌的内毒素作用于体温调节中枢有关。

2.腹泻

与痢疾杆菌致肠黏膜溃疡、坏死有关。

3.营养失调,低于机体需要量

与呕吐、腹泻及摄入量不足有关。

六、护理措施

(一)一般护理

1.休息与体位

急性期卧床休息,对频繁腹泻伴发热、虚弱无力患者协助其床边排便以减少体力消耗;中毒性菌痢患者应绝对卧床休息,置于平卧位或中凹卧位,专人监护,吸氧,并进行保暖。

2.饮食护理

严重腹泻伴呕吐者要求暂禁食,遵医嘱静脉补充营养。能够进食的患者,宜给予高热量、高蛋白、高维生素、清淡易消化的流质、半流质饮食,少量多餐,避免生冷、多渣、油腻及刺激性食物,并逐渐过渡到正常饮食。

3.肛周皮肤护理

排便后用软纸擦拭、温水清洗肛周,可用 1∶5 000 高锰酸钾溶液坐浴,保持清洁、干燥。局部涂擦无菌凡士林或抗生素软膏加以保护,勤换内裤,里急后重明显者,排便时不要过于用力以免发生脱肛。

(二)病情观察

密切观察排便次数、量、粪便性状及伴随症状;重点监测生命体征、意识状态、尿量,严格记录 24 h 液体出入量;观察有无休克、脑水肿、脑疝的先兆症状,一旦出现异常,立即报告医师并配合抢救。

(三)对症护理

发热患者可采用温水擦浴、冰袋冷敷及冰盐水灌肠等降温措施,必要时遵医嘱给予药物降温。腹痛剧烈者可用热水袋热敷或遵医嘱使用解痉药物(如阿托品等)。休克患者可根据血压、尿量调整滴液速度。

(四)用药护理

遵医嘱使用有效的抗菌药物及其他对症治疗的药物。注意观察患者的症状,有无恶心、食欲缺乏、肾脏毒性、粒细胞计数减少等不良反应。

(五)心理护理

介绍隔离目的、治疗药物和护理措施,以取得患者和家属的积极配合,并减轻或消除其焦虑或恐惧的情绪。

(六)健康指导

1.疾病知识指导

①养成良好的卫生习惯,改善个人和环境卫生,做好饮水、饮食和粪便的管理,防止"病从口入"。②加强体育锻炼,保持规律作息时间,拥有良好心态,提高免疫力。③严格遵守隔离制度,做好粪便消毒。④避免各种诱因,要求按时、按量用药,防止病程迁延为慢性菌痢。⑤对于接触者应进行医学观察 7 d。饮食行业的人员观察期间应送粪便进行 2 次培养,阴性者可解除观察。

2.用药指导

指导患者遵医嘱使用有效的抗菌药物及其他对症治疗的药物等,注意药物的不良反应,发现异常情况,及时报告医师。

(王培菊)

第二十九节　小儿腹泻

小儿腹泻又称腹泻病,是一组由多病原多因素引起的以呕吐、腹泻为主要症状的消化道综合征,严重者伴有水、电解质及酸碱平衡紊乱。本病是我国儿童保健重点防治的"四病"之一,发病年龄多在 2 岁以下,一年四季均可发病,其中夏秋季发病率最高。

一、病因和发病机制

(一)感染因素

1.肠道内感染

可由病毒、细菌、真菌、寄生虫引起,以前两者多见,尤其是病毒。

(1)病毒感染:寒冷季节的小儿腹泻 80% 由病毒感染引起。病毒性肠炎主要病原为轮状病毒,其次有诺如病毒、星状病毒、柯萨奇病毒、埃可病毒、冠状病毒等。

(2)细菌感染:①致腹泻大肠杆菌包括:致病性大肠杆菌,产毒性大肠杆菌,侵袭性大肠杆菌,出血性大肠杆菌及黏附-聚集性大肠杆菌。②弯曲菌与肠炎有关的弯曲菌属有空肠型、结肠型和胎儿型 3 种,95%~99% 弯曲菌肠炎是由胎儿弯曲菌及空肠弯曲菌引起的。③其他:包括耶尔森菌、沙门菌(主要为鼠伤寒和其他非伤寒、副伤寒沙门菌)、嗜水气单胞菌、难辨梭状芽孢杆菌、金黄色葡萄球菌、绿脓杆菌、变形杆菌等。

(3)真菌:致腹泻的真菌有念珠菌、曲菌、毛霉菌等。婴儿以白念珠菌多见。

(4)寄生虫:常见为蓝氏贾第鞭毛虫、阿米巴原虫和隐孢子虫等。

2.肠道外感染

有时引起消化功能紊乱,亦可产生腹泻症状,即症状性腹泻。年龄越小越多见。腹泻不严重,大便性状改变轻微,为稀糊便,含少许黏液,无大量水分及脓血,大便次数略增多,常见于上呼吸道感染、支气管肺炎、中耳炎等,随着原发病的好转腹泻症状渐消失。使用抗生素引起的腹泻:常表现为慢性、迁延性腹泻。

由于长期使用广谱抗生素,一方面使肠道有害菌,耐药金葡菌、难辨梭状芽孢杆菌、绿脓杆菌等大量繁殖,另一方面使双歧杆菌等有益菌减少,微生态失衡而出现腹泻,大便的性状与细菌侵袭的部位有关,病情可轻可重。

(二)非感染因素

1.饮食护理不当

多见于人工喂养儿。喂养不定时、不适当或以淀粉类食品为主食,或饮食中脂肪过多以及断奶后突然改变食物品种,均能引起轻一中度腹泻(消化不良)。气候突然变化,腹部受凉使肠蠕动增加;天气过热,消化液分泌减少;由于口渴,吸乳过多,增加消化道负担,均易诱发腹泻。

2.过敏性腹泻

如对牛奶或大豆制品过敏而引起的腹泻。

3.原发性或继发性双糖酶(主要是乳糖酶)缺乏或活性降低

肠道对糖的吸收不良引起腹泻。

4.气候因素

气候突然变化、腹部受凉使肠蠕动增加;天气过热消化液分泌减少或由于口渴饮奶过多等都可以诱发消化功能紊乱导致腹泻。

二、临床表现

(一)腹泻常伴症状

1.轻型

起病可缓可急,以胃肠道症状为主,食欲缺乏,偶有溢乳或呕吐,大便次数增多(3~10 次/天)及性状改变;无脱水机全身酸中毒症状,多在数日内痊愈,常有饮食因素及肠道外感染引起。

在佝偻病或营养不良患儿,腹泻虽轻,但常迁延,可继发其他疾病。患儿可表现为无力、苍白、食欲低下。大便镜检可见少量白细胞。

2.重型

常急性起病,也可由轻型逐渐加重、转变而来,除有较重的胃肠道症状外,还有较明显的脱水、电解质紊乱和全身中毒症状(发热、烦躁、精神萎靡、嗜睡甚至昏迷、休克)。多由肠道内感染引起。

(1)胃肠道症状:常有呕吐,严重者可呕吐咖啡色液体,食欲低下,腹泻频繁,大便每日十至数十次,多为黄色水样或蛋花样便,含有少量黏液,少数患儿也可有少量血便。

(2)脱水:由于吐泻丢失液体和摄入量不足,使液体总量尤其是细胞外液量减少,导致不同程度脱水,由于腹泻患儿丧失的水分和电解质的比例不同,可造成等渗、低渗或高渗性脱水,以前两者多见。

(3)代谢性酸中毒:一般与脱水程度平行。轻者无明显表现,重者可有面色灰白、口唇樱红、呼吸深快、精神萎靡、烦躁不安甚至昏迷。根据血 CO_2CP 分为轻度(18~13 mmol/L)、中度(13~9 mmol/L)、重度(<9 mmol/L)。

(4)低钾血症:多见于急性腹泻脱水部分纠正后,或慢性腹泻和营养不良伴腹泻者。临床表现为精神萎靡,肌张力降低、腱反射减弱、腹胀、肠鸣音减弱、心率加快、心音低钝;血清钾<3.5 mmol /L;心电图示 T 波增宽、低平、倒置,出现 U 波及心律失常。

(5)低钙血症和低镁血症:活动性佝偻病患儿脱水酸中毒纠正后出现惊厥,应考虑低钙的可能,当用钙剂无效时,应考虑低镁的可能。血镁正常值为 0.74 ~ 0.99 mmol/L(1.8~2.4 mg/dL),<0.58 mmol/L(1.4 mg/dL)可出现惊厥或手足搐搦。

三、诊断

根据发病季节、病史、临床表现和大便性状易于做出临床诊断。必须判定有无脱水(性质和程度)、电解质紊乱和酸碱失衡;注意寻找病因,肠道内感染的病原学诊断比较困难,从临床诊断和治疗需要考虑,可先根据大便常规有无白细胞将腹泻分为以下两组。

1. 大便无或偶见少量白细胞者

为侵袭性以外的病因(如病毒、非侵袭性细菌、寄生虫等肠道内外感染或喂养不当)引起的腹泻,多为水泻,有时伴脱水症状,应与下列疾病鉴别:

(1)生理性腹泻:多见于 6 个月以内婴儿,多为母乳喂养,外观虚胖,常有湿疹,生后不久出现腹泻,除大便次数增多外,无其他症状,食欲好,不影响发育。

(2)导致小肠消化吸收功能障碍的各种疾病:如乳糖酶缺乏,葡萄糖-半乳糖吸收不良,失氯性腹泻,原发性胆酸吸收不良,过敏性腹泻等。

2. 大便有较多的白细胞者

表明结肠和回肠末端有侵袭性炎症病变,常由各种侵袭性细菌感染所致。仅凭临床表现难以区别,必要时进行大便细菌培养,细菌血清型和毒性检测。还需与坏死性小肠结肠炎鉴别。该病中毒症状较重,腹痛、腹胀、频繁呕吐、高热、逐渐出现血便,常伴休克,腹部立、卧位 X 线片呈小肠局限性充气扩张,肠间隙增宽,肠壁积气等。若抗生素治疗无效,腹泻时间较长者,尚需与 Crohn 病、溃疡性结肠炎、肠息肉合并感染鉴别。

四、护理措施

1. 病情观察

腹泻的症状以排便次数增多、粪质稀薄或水样为特征,并伴有呕吐或恶寒、发热等。护理人员应进行针对性地观察,认真查找病因,明确病因,判断患儿是由感染因素还是非感染因素致病。

(1)大便:察大便的次数、颜色、气味、性状并做详细记录。若大便多泡沫表示发酵;有腐败臭味表示蛋白质消化不良;大肠杆菌肠炎大便呈蛋花汤样,黏液多,有腥臭味;轮状病毒感染常发生于 7~11 月,大便为淡黄色或水样,黏液少,无臭味;沙门氏菌肠炎或菌痢多为脓血便;菌性肠炎大便常呈豆腐渣样,呈灰色。必要时留标本做大便培养,并观察患儿全身症状,发现情况及时报告医师,采取相应措施治疗。

(2)排尿时间、量:注意观察排尿时间和量,随时报告医师,以便结合其他症状和体征,估计补液的量和液体的性质,及时纠正水、电解质平衡紊乱,及早补充钾。

(3)呕吐物:密切观察呕吐次数及呕吐物性状、气味,有异常情况及时处理。

(4)脱水情况:观察皮肤的弹性、黏膜是否干燥,眼窝、前囟凹陷程度及四肢末梢循环以判断脱水程度及性质。对于并发脱水热患儿,首先擦干汗液,减少衣服,利于降温,也可用物理降温或应用退热剂;对于口服补液的患儿,护士应根据医嘱缓慢喂服,注意温度,宜少量多次服用;对于静脉补液的患儿,在输液过程中,护士要严密观察,根据病情调节输液速度,过慢则脱水不易及时纠正,过快或输液量多,会增加心脏负担,诱发心力衰竭。先天性心脏病或肺炎患儿,输液速度应减慢;新生儿、早产儿、2~3 度营养不良患儿、并发肺炎、心脏病及呕吐患儿,输液期间应侧卧,以防呕吐、窒息;烦躁不安、脉率增快、呼吸加快的患儿,应警惕是否有输液量过多或速度过快,发生心力衰竭和肺水肿等情况。总之,在输液过程中,护士必须经常巡回观察,及时报告,掌握好输液的量和速度,并随时调整。

2. 饮食的护理

调整饮食是腹泻的主要治疗措施之一,尽量少吃油腻食物,多饮水。腹泻期间暂停辅助食品,待病情好转,大便成形后,再逐渐过渡到正常饮食,否则可引起反复腹泻。并且还要注意营养及水分的补充,腹泻患儿一般都伴有食欲缺乏及不同程度的脱水症状,故应及时补充营养及水分,一般选择易消化、含营养丰富的流体食物,以保障患儿的康复及身体发育需要,蔬菜、水果可以暂不食用。腹泻缓解以后逐渐增加,少食或不食油腻食物,以免腹泻反复和加重。对于轻、中度脱水及无呕吐或呕吐不剧烈且能口服的患儿,鼓励患儿少量多次口服 ORS 补液盐。对于脱水严重的尽快建立静脉通路,按照先盐后糖、先浓后淡、先快后慢、见尿补钾原则,纠正脱水,以保持体内水电解质平衡。并且要注意补钾浓度应小于 0.3%,每日补钾总量静脉滴注时间不应短于6~8 h,严禁直接静脉注射。

3.发热患儿的护理

对于发热的患儿,应仔细观察患儿体温的变化,并给相应的退热措施,对于中低热的患儿一般不建议给予药物退热,单纯物理降温的办法,一般可以使温度降到正常水平,而对于高热和持续发热不退的可采取药物降温和物理降温同时进行。急性期每半小时测体温1 次,体温正常后每2 h 测量1 次,稳定后每天3 次,并详细做好测量记录。

4.口腔的护理

由于婴幼儿口腔黏膜比较娇嫩,特别是机体抵抗力低下以及大量抗生素应用后,细菌容易在口腔内繁殖,再加上重症患儿常常喂糖水,口腔内的细菌使糖易发酵,为细菌的繁殖提供培养基,因此要经常保持口腔清洁,临床上可选用3%的苏打水擦洗,每天2 次。

5.皮肤护理

由于婴幼儿皮肤较娇嫩,且患儿的大便呈酸性,对臀部有较强的刺激性,轻者臀部皮肤发红。重者表皮破溃、糜烂,患儿因疼痛而哭闹。因此在患儿每次大便后要立即用温水洗浴,尽量保持肛周干燥。勤换尿布,以预防上行性尿路感染、尿布疹和臀部感染。如出现红臀可用红外线灯照射并涂以紫草油,如出现尿布疹,可给予制霉菌素甘油和氧化锌乳膏交替涂抹。

6.防止交叉感染

由传染性病菌引起的腹泻,要注意消毒隔离,防止交叉感染。患病期间少与或不与其他健康儿接触,被排泄物污染的衣物要及时换洗、消毒,以免引起交叉和重复感染。

7.静脉输液的护理

静脉输液护理,保证药液用量准确,注意各种注射液的配伍禁忌,经常检查注射部位有无药液外漏、肿胀、静脉炎等,保持注射部位干燥清洁,掌握输液速度,并每隔15~30 min 观察1次输入速度是否合适,对伴有营养不良或肺炎的患儿速度宜慢,在输液过程中应随时注意有无皮肤潮红、皮疹、寒战、恶心、呼吸困难、青紫或体温突然升高等药物及输液反应。

8.患儿的心理护理及家长的宣教

要做好入院后的宣教,不仅对患儿、还要注意对患儿家长的宣教。由于患儿大多为独生子女,易任性发脾气,因此,对于学龄前患儿,护士要用温柔的言语和患儿交谈,建立良好的护患关系,以便让患儿消除恐惧心理,勇敢接受治疗,并且帮助他们尽快地适应病房环境,及时说明患儿病情和各项检查治疗的目的,消除其紧张、焦虑情绪,以取得患儿的合作。并且向患儿家长讲解一些有关小儿腹泻的基本知识,包括日常护理和预防方面的知识,可以起到辅助治疗的作用,有助于患儿的康复。教育家长帮助孩子养成良好的卫生习惯,饭前便后洗手,勤换洗衣物,做好玩具的清洁工作。对于胃肠功能不好的小儿,家长更要注意饮食,少吃易诱发腹泻的食物。这些对患儿的恢复都很重要。

（付佳慧）

第三十节 急诊监护室护理常规

一、急诊重症监护室一般护理常规

1. 评估

(1)至少每小时对患者的生命体征进行评估,并记录。根据患者的情况随时评估一些潜在的因素,如心律失常、血流动力学不稳定、血管活性药物的应用、体液过多、大失血等,并及时记录。

(2)在接班时需评估环境,以保证各种设备如氧气、吸引器、呼吸球囊、监护仪报警设置等在应急状态下可使用。

(3)所有患者必须留置一路(或以上)静脉通路。

2. 常规监测

(1)至少每 1 h 常规记录生命体征,如呼吸、心率和血压。

(2)根据患者的具体情况监测血压,并随时监测患者的生命体征。

(3)每 4 h 测量一次体温。高热患者采取降温措施后半个小时须测量体温。体温突然升高 1.5 ℃或突然下降 2 ℃,应复测体温并记录。

3. 循环监测

(1)一般监测心律选择Ⅱ导联。每班起始时须有心律的描述,出现异常心律时应随时汇报医生并做好记录。

(2)转运时的监测:转运时须有简单氧合指套监测仪,必要时可用心电监护仪。

(3)如有创动力学监测时,需遵医嘱测量并记录血流动力学的数值,每班及必要时调零,平卧,床头小于 30°。

(4)肢体局部血管栓塞形成的患者和血管手术的患者,每小时评估患者对栓塞区刺激的感觉反应及脉搏强度。

4. 呼吸系统的监测

(1)使用人工气道、呼吸机、镇静状态和不稳定的患者需持续监测血氧饱和度,并至少每小时记录一次。

(2)吸痰前应进行肺部听诊,突发呼吸困难、血氧饱和度下降时应进行肺部听诊。

(3)气管插管的胶布固定应由两名护士完成,气管插管的深度每班都应该有记录,气管插管的患者应该每天进行四次口腔护理。

(4)在进行吸痰时应严格遵循无菌操作规程,吸痰用物应每 24 h 更换一次。

5. 神经系统监测

(1)颅脑外伤、颅脑手术、脑血管意外、脑炎的患者每小时评估 GCS 和瞳孔反应及肢体活动,GCS 评分下降大于 2 分应及时报告医生。

(2)常规患者每小时评估意识状态并记录。

(3)常规患者每 4 h 观察肢体活动变化,有异常及时报告。

6. 消化系统监测

(1)常规每班评估腹壁紧张度,听诊肠鸣音,根据医嘱测量腹围。

（2）非禁食患者如 3 d 未解大便，须报告医生。

7. 皮肤、骨骼监测系统

（1）每班评估皮肤和黏膜的完整性、温度、色泽、有无水肿。

（2）根据压疮评分重点关注压疮高风险患者的皮肤状况。

（3）根据患者的皮肤情况，预防性使用压疮贴或者其他减压措施。

8. 入量和出量

（1）所有患者要有 24 h 出入量记录，遵医嘱测量体重。需要记录每小时出入量的患者，使用子母式集尿器，根据医嘱记录。

（2）出入量统计每班要进行一次小结，夜班早 7：00 总结 24 h 出入量，当出入量相差 500mL 时要通知值班医生，不显性失水不统计在出入量中。

（3）入量包括静脉液体，血浆，血，完全肠外营养，口服，鼻饲液，出量包括尿量、腹泻、渗液和伤口引流液、大汗、痰液、超滤液。冲洗液记录净出量。

9. 管道的护理

（1）在所有管道上注明名称及留置时间，并按照管道管理制度进行管理。

（2）管道应使用 3 M 胶带进行二次固定。

（3）每小时评估各管道的完整性、有无移位、是否固定、是否通畅、局部皮肤情况。

10. 基础护理

（1）带有气管插管的患者每天口腔护理 4 次，无气管插管的患者每天口腔护理 2 次。

（2）每班或必要时评估皮肤并记录，任何皮肤破损需要在系统评估或者特护单上有描述。

（3）每 2 h 和必要时翻身，无叩背禁忌证者进行叩背排痰。

（4）每天晨间护理包括洗脸、洗脚、擦身、洗头、会阴护理，晚间护理包括洗脸、洗脚、会阴护理、擦身、洗头。

（5）新患者入院时须剪指甲及做卫生处置，在院患者每周一剪指甲。

11. 疼痛评估

（1）所有患者入科后要有疼痛评分，当疼痛评分≥4 分时，每 4 h 要评估一次；当疼痛评分≤3 分时，每天要评估一次，直至评分为 0，并在特护单及体温单上记录。

（2）改变镇痛药物剂量后 30 min 须评估止痛效果，口服镇痛药 1 h 后再评估疼痛。

（3）昏迷患者应根据非语言患者疼痛评估表进行评估。

12. 患者及其家属宣传教育

（1）患者入院时，责任护士须向患者（清醒）及其家属交代入院须知。

（2）在探视时间，床边护士应认真解答患者及其家属关于护理方面的疑问。

（3）患者有病情变化或转科时须及时通知家属。

二、肺部物理治疗护理常规

肺部物理治疗（chest physio therapy，CPT）是指几种维护呼吸道卫生、辅助呼吸道内分泌物排出、预防或逆转肺萎陷的方法的总称。通常是指通过一系列的咳嗽辅助方式帮助清除肺部黏液的方法。

1. 评估/观察要点

（1）病史评估：过去/现在病史、入院原因、诊断及目前主要症状、治疗方法。

(2)观察患者的生命体征、呼吸状况、呼吸机使用情况、用药情况。

(3)化验结果:生化结果、血气分析、微生物监测。

(4)体格检查:神经科方面、骨骼肌方面、胸肺方面。

(4)体格检查:神经科方面、骨骼肌方面、胸肺方面。

2.护理措施

(1)步骤。①叩击:利用手掌的拍击产生空气震动,使痰液松动,易于排出。叩击部位由下向上,由外向内,每个部位拍1~2 min。叩击时要避开胸骨(前胸正中)、脊椎、肝、肾、乳房等位置,每次5~10 min,2~4 h一次,必要时可垫以布片,以减少胸壁不适。②震颤:利用双手或用震动器按在听诊有痰鸣音部位的胸壁,由下向上,由旁边往中间的方向缓慢移动,于吐气时快速震荡,使痰液松动,并诱发咳嗽反射,帮助肺中分泌物脱落及排出。重复以上动作2~5 min。叩击可与震颤交替进行以加强震动效果。③有效咳嗽:A.采取坐姿且略往前倾,双手环抱一枕头,抵住腹部使横膈上升。B.先做横膈式呼吸(腹式呼吸法):缓慢吸入空气2~3次,由鼻吸气时肚子尽量向外突出,使横膈下降;再由口吐气,肚子尽量内缩,利用腹部力量将横膈往上顶,吸、呼比例为1:2或3。同时连续三次咳嗽动作。③吸气太快时有时会太早诱发咳嗽,可用"小吸-停-小吸-停"的方式反复吸气,直至有足够肺活量再做咳嗽动作;反复练习,可以将深部痰液咳出。

(2)方法

1)体位法:仰卧及半坐位能显著减低功能残气量,端坐尤其重要。

2)呼吸的控制:腹式呼吸和缩唇呼气可减轻气喘,促进正常呼吸模式,改善胸腹的呼吸同步现象,增加气体交换。

3)深呼吸运动:鼓励持续的深缓呼吸,持续吸气2~3 s可促进并行的通气及增强肺泡扩张。慢性肺气肿患者用噘嘴呼吸,采用此方法要预防通气过度,肺膨胀过度,可用激励式呼吸辅助器,鼓励患者持久的最大吸气。

4)体位引流:目的在于利用体位引流某特定部位的分泌物,适应于大量脓痰:支气管扩张或肺脓肿及肺结核大出血者。①病变在肺上叶者,患者须半坐卧位;②病变在中叶者,侧卧45°~90°,床尾抬高30°,背、腰及两腿垫软枕;③病变在下叶者,侧卧90°或俯卧,床尾抬高45°或50°,早晚各一次,每次5~20 min,从短时间开始(高危患者,严重心血管疾病和衰弱者除外)。体位引流时要预防严重高血压、颅内压增高、心力衰竭、脑瘤、主动脉瘤、气喘、腹水、腹胀等。

5)叩击振动法:手掌屈曲叩击胸部,以促进分泌物的排出,多与体位引流法同用。叩击过程中要预防低氧血症、气管痉挛加重、颅内压增加等症状。

6)咳痰:逆关闭的声门进行强制呼气,上腹部手术后按住伤口尤为重要。

7)吸痰:①吸痰方法为:听诊呼吸音→评估→痰积聚部位→体位排痰→叩背排痰→气管内吸痰,患者取坐位,同时监测生命体征,避免低氧血症;②防止气道损伤;③吸引负压适当,要依患者的年龄和气管分泌物的黏稠度而定;④使用一次性吸痰管;⑤严格无菌操作。

三、留置尿管护理常规

留置导尿(indwelling catheter)是在严格无菌操作下,用导尿管经尿道插入膀胱引出尿液的方法。

1. 评估/观察要点

(1)询问、了解患者的身体状况。

(2)向患者解释导尿的目的、注意事项,取得患者的配合。

(3)了解患者膀胱充盈度及局部皮肤情况。

2. 护理措施

(1)休息和活动:鼓励患者在床上多活动,预防感染和泌尿系结石,如无特殊禁忌患者可以下床活动。

(2)饮食:肠蠕动恢复前暂禁食,肠蠕动恢复后按医嘱进食。如病情允许,鼓励患者多饮水,每天入量可达 2 000~2 500 mL,以达到自然冲洗膀胱的目的。

(3)心理护理:留置尿管早期患者会有烧灼感、疼痛等膀胱刺激症状,安慰患者,向患者说明出现这种情况的原因,让其学会适应带尿管活动。

(4)尿管的护理。①妥善固定尿管,保持尿管通畅。男患者尿管的位置在腿部上方,女患者尿管的位置在腿部下方,以利于尿液引流。②观察尿液的性质、量、颜色。正常成人尿量1~2 mL/(kg·h),每日尿量小于 400 mL 称为少尿,少于 100 mL 称为无尿,超过 2 500 mL 为多尿。③保持会阴部清洁干燥,每日会阴护理 2 次,分泌物多者可适当增加护理次数。拔出尿管后,协助患者自行排尿,并观察排尿情况。④留置尿管更换时间一般为 10 d。特殊类型的尿管根据说明书要求的留置时间更换,尿袋每周更换一次,或根据产品说明书要求更换。⑤并发症的预防与处理,观察有无腹痛、腹胀。如出现烧灼感、疼痛等膀胱刺激症状和尿液混浊、沉淀、结晶等情况,应尽快告诉医护人员,及时处理。

3. 健康教育

(1)指导患者保持引流管的通畅,防止尿管受压、扭曲,尿袋固定且必须低于导尿管,以防尿液倒流。能下床活动的患者,可将尿袋固定在腿部,不可压迫尿袋,以防尿液倒流造成感染。

(2)如病情允许,鼓励患者多饮水,每天入量可达 2 000~2 500 mL,以达到自然冲洗膀胱的目的。

(3)给患者讲解保持其会阴部清洁的重要性和方法。

(4)向患者讲解长期保留尿管应定时开放的必要性。

(王　裴)

第七章 普外科疾病护理

第一节 急性阑尾炎

急性阑尾炎是腹部外科中最为常见的疾病之一,可发生在任何年龄,但以青少年为多见,尤其是20~30岁年龄组为高峰,约占总数的40%。一般男性发病较女性为高,男女之比为(2~3):1。急性阑尾炎有0.1%~0.5%的病死率,因此如何提高疗效,减少误诊,仍然值得重视。

一、病因

引起急性阑尾炎的主要原因有如下。

1.阑尾管腔的阻塞

阑尾的管腔狭小而细长,远端又封闭呈一盲端,管腔发生阻塞是诱发急性阑尾炎的基础。阑尾管腔发生阻塞后,大量黏液在腔内潴留,使腔内压力逐渐上升,过高压力可压迫黏膜,使其出现坏死及溃疡,为细菌侵入创造了条件。

2.细菌感染

阑尾腔内存在大量细菌,包括需氧菌及厌氧菌两大类,菌种与结肠内细菌一致,主要为大肠埃希菌、厌氧菌等。

3.神经反射

各种原因的胃肠道功能紊乱,均可反射性引起阑尾环形肌和阑尾动脉的痉挛性收缩,从而加速了急性阑尾炎的发生和发展。

二、临床表现

1.症状

(1)腹痛:多起于脐周和上腹部,位置不固定,呈阵发性。数小时后,腹痛转移并固定在右下腹部,呈持续性,也可阵发性加重。70%~80%的急性阑尾炎具有这种典型的转移性腹痛的特点,有少数病例发病开始即出现右下腹痛。若阑尾的位置发生变异,其腹痛部位也有区别。

(2)胃肠道症状:恶心、呕吐最为常见,早期呕吐多为反射性,程度较轻;后期并发腹膜炎、肠麻痹则出现腹胀和持续性呕吐。盆位阑尾炎时,炎症刺激直肠和膀胱,引起排便里急后重和排尿疼痛。

(3)全身症状:一般体温多在38℃以下。化脓性、坏疽性阑尾炎或腹膜炎时,可出现畏寒、高热,体温可达39℃~40℃甚至更高;若同时出现黄疸,则提示并发门静脉炎。

2.体征

(1)强迫体位:患者时常弯腰且多以双手按在右下腹部。平卧时,其右髋关节常呈屈曲位。

(2)右下腹压痛:是急性阑尾炎常见的重要体征,压痛点通常在麦氏点,可随阑尾位置变异而改变,但压痛点始终在一个固定的位置上,压痛程度和范围与炎症严重程度相平行。

（3）腹膜刺激征：有压痛、腹肌紧张、反跳痛（Blumberg征），这是壁腹膜受到炎性刺激后的防御反应，但小儿、老人、孕妇、肥胖患者或盲肠后位阑尾炎时，腹膜刺激征可不明显。

（4）其他体征

1）结肠充气试验：(Rovsing试验)用一手压住左下腹部降结肠部，再用另手反复压迫近侧结肠部，结肠内积气即可传至盲肠和阑尾部位，引起右下腹痛感者为阳性。

2）腰大肌试验：左侧卧位后将右下肢向后过伸，引起右下腹痛者为阳性，说明阑尾位置较深或在盲肠后位靠近腰大肌处。

3）闭孔内肌试验：仰卧位，将右髋和右膝均屈曲90°，并将右股向内旋转，如引起右下腹痛者为阳性，提示阑尾位置较低，靠近闭孔内肌。

4）直肠指诊：当阑尾位于盆腔或炎症已波及盆腔时，直肠指诊有直肠右前方的触痛。如发生盆腔脓肿时，可触及痛性肿块。

三、辅助检查

1.实验室检查

白细胞总数和中性粒细胞有不同程度的升高，老年患者因反应能力差，白细胞总数增高可不显著。

尿常规多数患者正常，但当发炎的阑尾直接刺激到输尿管和膀胱时，尿中可出现少量红细胞和白细胞。盆位阑尾炎和穿孔性阑尾炎合并盆腔脓肿时，大便中也可发现血细胞。

2.B超检查

病程较长者应行B超检查，了解是否有炎性包块存在。在决定对阑尾脓肿切开引流时，B超可提供脓肿的具体部位、深度及大小，便于选择切口。

四、治疗原则

1.非手术治疗

非手术治疗主要适应于单纯性阑尾炎、阑尾脓肿、妊娠早期和后期阑尾炎及高龄合并主要脏器病变的阑尾炎。采取基础治疗、抗菌治疗、针刺治疗、中药治疗等方法。

2.手术治疗

（1）手术原则：急性阑尾炎诊断明确后，应早期外科手术治疗，既安全，又可防止并发症的发生。

（2）手术方式选择：急性单纯性阑尾炎、急性化脓性或坏疽性阑尾炎行阑尾切除术，如腹腔内已有脓液，可清除脓液后关闭腹膜，切口置乳胶片做引流；阑尾周围脓肿，如无局限趋势，行切开引流，视术中具体情况决定是否可切除阑尾。近年来开展了腹腔镜治疗，该方法对患者具有术后切口小、并发症少、恢复快、粘连性肠梗阻的发生率低等优势，对于术前诊断不确定者，选择腹腔镜更为合适。

五、护理诊断与合作性问题

1.疼痛

疼痛与阑尾炎症或手术创伤有关。

2.体温过高

体温过高与阑尾炎症加重有关。

3.体液不足

体液不足与呕吐、禁食、腹膜炎症等有关。

4.潜在并发症

切口感染、出血、腹膜炎、腹腔脓肿、粪瘘、阑尾残株炎、粘连性肠梗阻。

六、护理措施

（一）非手术治疗及术前护理

1.一般护理

(1)体位：卧床休息，取半卧位。

(2)饮食：轻者可进流质，重者应禁食以减少肠蠕动，以利于炎症局限。

2.病情观察

注意患者体温、脉搏、神志、腹部体征的变化以及实验室检查结果。据此判断病情的轻重，选择合适的治疗方法。

3.用药护理

应用抗生素控制感染；适当应用解痉剂以缓解症状，但禁用吗啡或哌替啶。

4.术前准备

按急诊腹部手术前常规准备，术前 4～6 h 应禁饮食，确定手术时间后可给适量的镇痛剂，已化脓和穿孔者应给以广谱抗生素。有弥散性腹膜炎者，需行胃肠减压，静脉输液，注意体液平衡。术前忌灌肠，以免引起阑尾穿孔。

（二）术后护理

1.一般护理

(1)体位：患者回病房后按不同的麻醉，给予适当体位。血压平稳后，采用半卧位。

(2)饮食：轻症患者手术当天禁食，术后第 1 d 流食，勿进食过多甜食及牛奶，以免引起腹胀。术后第 2 d 半流食，第 3 - 4 d 后首食。重症患者需禁食、输液，待肛门排气后，方可进流食。

(3)早期活动：应鼓励患者早期下床活动，以促进肠蠕动恢复。轻症患者手术当天即可下地活动，重症患者应在床上活动，待病情稳定后，及早下地活动。

2.病情观察

密切观察病情，及时发现术后并发症并报告医生处理。

（三）并发症的预防和护理

1.内出血

术后 24 h 的出血为原发性出血，多因阑尾系膜止血不完善或血管结扎线松脱所致，应立即输血并再次手术止血。有时出血可能自行停止，但若继发感染形成脓肿，也需手术引流。

2.盆腔脓肿

穿孔行阑尾切除术后，腹腔脓液吸收不完全，可在腹腔的不同部位形成残余脓肿。盆腔脓肿最常见。应及时抗感染、理疗，无效时切开引流。

3.粘连性肠梗阻

阑尾术后肠粘连的机会较多，与手术损伤、异物刺激和引流物拔出过晚有关。一般先行综合的保守治疗，无效时应手术。

4.粪瘘

可发生在处理不当的阑尾残端,也可因手术粗暴误伤盲肠和回肠而引起。可先行保守治疗,多数患者粪瘘可自行愈合,如病程超过了3个月仍未愈合,应再次手术。

5.切口的并发症

切口的并发症包括切口感染,慢性窦道和切口疝。切口感染多发生在术后4～7 d,也有在两周后才出现。应立即拆除缝线,引流伤口,清除坏死组织,经敷料更换促使其愈合,或待伤口内肉芽新鲜时二期缝合。

(四)健康教育

(1)注意休息,避免劳累,2周内避免重体力劳动。

(2)饮食种类及量应循序渐进,避免暴饮暴食;注意饮食卫生,避免进食不洁食品。

(王晓红)

第二节　痔

痔是肛管直肠解剖中的一种正常结构,也称为痔团,是肛管内黏膜下层的血管衬垫。患者所讲的"痔"或"痔病"是指肛管血管团所引起的一种临床症状。根据痔发病部位不同可分为内痔、外痔、混合痔。

一、病因

1.肛垫下移学说

1975年Thomson提出肛垫病理性肥大和下移是内痔的原因,亦是目前临床上最为接受的痔的原因学说。肛垫具有协助肛管闭合、节制排便。若肛垫发生松弛,导致肛垫病理性肥大、移位,从而形成痔。

2.静脉曲张学说

早在18世纪Huter在解剖时发现痔内静脉中呈连续扩张为依据,认为痔静脉扩张是内痔发生的原因。但现代解剖已证实痔静脉丛的扩张属生理性扩张,内痔的好发部位与动脉的分支类型无直接联系。

3.血管增生学说

血管增生学说认为痔的发生是由于黏膜下层类似勃起的组织化生而成。

4.慢性感染学说

直肠肛管区的感染易引起静脉炎,使周围的静脉壁和周围组织纤维化、失去性、扩张而形成痔。此外,长期饮酒、嗜食刺激性食物、肛周感染、长期便秘、慢性腹泻、妊娠分娩及低膳食纤维饮食等因素都可诱发痔的发生。

二、临床表现

1.内痔

内痔临床上最多见,占64.1%。主要临床表现是无痛性便血和肿物脱出。

常见于右前、右后和左侧。

根据内痔的脱出程度,将内痔分为下列 4 期。

Ⅰ期:便时带血、滴血或喷射状出血,色鲜红,便后自行停止,无肛内肿物脱出。

Ⅱ期:常有便血,色鲜红,排便时伴有肿物脱出肛外,便后可自行还纳。

Ⅲ期:偶有便血,便后或久站、久行、咳嗽、劳动用力、负重远行增加腹压时肛内肿物脱出,不能自行还纳,需休息或手法还纳。

Ⅳ期:痔体增大,肛内肿物脱出肛门外,不能还纳,或还纳后又脱出。

2.外痔

外痔平时无感觉,仅见肛缘皮肤突起或肛门异物感。当排便用力过猛时,肛周皮下静脉破裂形成血栓或感染,出现剧烈疼痛。

3.混合痔

混合痔兼有内痔和外痔的症状同时存在。

三、辅助检查

1.直肠指诊

内痔早期无阳性体征,晚期可触到柔软的痔块。其意义在于除外肛管直肠肿瘤性疾病。

2.肛门镜检查

肛门镜检查是确诊内痔的首选检查方法。不仅可见到痔的情况,还可观察到直肠黏膜有无充血、水肿、溃疡、肿块等,以及排除其他直肠疾病。

3.直肠镜检查

直肠镜检查图文并茂,定位准确,防止医疗纠纷,可准确诊断痔、直肠肿瘤等肛肠疾病。

4.肠镜检查

对于年龄超过 45 岁便血者,应建议行电子结肠镜检查,除外结直肠肿瘤及炎症性肠病等。

四、治疗要点

痔的治疗遵循三个原则。

(1)无症状的痔无须治疗,仅在合并出血、痔块脱出、血栓形成和嵌顿时才需治疗。

(2)有症状的痔重在减轻或消除其主要症状,无须根治。

(3)首选保守治疗失败或不宜保守治疗才考虑手术治疗。

五、护理目标

1.恐惧

恐惧与出血量大或反复出血有关。

2.便秘

便秘与不良饮食、排便习惯及惧怕排便有关。

3.有受伤的危险

出血与血小板减少、凝血因子缺乏、血管壁异常有关。

4.潜在并发症

潜在并发症尿潴留、肛门狭窄、排便失禁等。

六、护理措施

(一)非手术治疗护理/术前护理

1.调整饮食

嘱患者多饮水,多进食新鲜蔬菜、水果,多食粗粮,少食辛辣刺激性食物,忌烟酒。养成良好生活习惯。

适当增加运动量,促进肠蠕动,切忌久站、久坐、久蹲。

2.热水坐浴

便后及时清洗,保持局部清洁舒适。必要时用 1:5 000 高锰酸钾溶液或复方荆芥熏洗剂熏洗坐浴,控制温度在 43 ℃,每日 2 次,每次 20~30 min,可有效改善局部血液循环,减轻出血、疼痛症状。

3.痔块还纳

痔块脱出时应及时还纳,嵌顿性痔应尽早行手法复位,防止水肿、坏死;不能复位并有水肿及感染者用复方荆芥熏洗剂坐浴,局部涂痔疮膏,用手法再将其还纳,嘱其卧床休息。注意动作轻柔,避免损伤。

4.纠正贫血

缓解患者的紧张情绪,指导患者进少渣食物,术前排空大便,必要时灌肠,做好会阴部备皮及药敏试验,贫血患者应及时纠正。贫血弱者,协助完成术前检查,防止排便或坐浴时晕倒受伤。

5.肠道准备

术前 1 d 予全流质饮食,手术当日禁食,术前晚口服舒泰清 4 盒,饮水 2 500 mL 或术晨 2 h 甘油灌肠剂 110mL 灌肠,以清洁肠道。

(二)术后护理

1.饮食护理

术后当日应禁食或给无渣流食,次日半流食,以后逐渐恢复普食。术后 6 h 内尽量卧床休息,减少活动。6 h 后可适当下床活动,入厕排尿、散步等,逐渐延长活动时间,并指导患者进行轻体力活动。

2.疼痛护理

因肛周末梢神经丰富,痛觉十分敏感,或因括约肌痉挛、排便时粪便对创面的刺激、敷料堵塞过多导致大多数肛肠术后患者创面剧烈疼痛。疼痛轻微者可不予处理,但疼痛剧烈者应给予处理。指导患者采取各种有效止痛措施,如散注意力、听音乐等,必要时遵医嘱予止痛药物治疗。

3.局部坐浴

术后每次排便或换药前均用 1:5000 高锰酸钾溶液或痔疾洗液熏洗坐浴,控制温度在 43 ℃~46 ℃,每日 2 次,每次 20~30 min,坐浴后用凡士林油纱覆盖,再用纱垫盖好并固定。

4.保持大便通畅

术后早期患者有肛门下坠感或便意,告知其是敷料压迫刺激所致;术后 3 d 内尽量避免解大便,促进切口愈合,可于术后 48 h 内口服阿片酊以减少肠蠕动,控制排便。术后第 2 d 应多吃新鲜蔬菜和水果,保持大便通畅。如有便秘,可口服液体石蜡或麻仁软胶囊等润肠通便药物,宜用缓泻剂,忌用峻下剂或灌肠。避免久站、久坐、久蹲。

5.避免剧烈活动

术后7～15 d应避免剧烈活动,防止大便干燥,以防痔核或吻合钉脱落而造成继发性大出血。

6.并发症的观察与护理

(1)尿潴留:因手术、麻醉刺激、疼痛等原因造成术后尿潴留。若术后8 h仍未排尿且感下腹胀痛、隆起时,可行诱导、热敷或针刺帮助排尿。对膀胱平滑肌收缩无力者,肌内注射新斯的明1 mg(1支),增强膀胱平滑肌收缩,可以排尿。必要时导尿。

(2)创面出血:术后7～15 d为痔核脱落期,因结扎痔核脱落、吻合钉脱落、切口感染、用力排便等导致创面出血。如患者出现恶心、呕吐、头昏、眼花、心慌、出冷汗、面色苍白等并伴肛门坠胀感和急迫排便感进行性加重,敷料渗血较多,应及时通知医师行相应消除处理。

(3)切口感染:直肠肛管部位由于易受粪便、尿液等的污染,术后易发生切口感染。应注意术前改善全身营养状况;术后2 d内控制好排便;保持肛门周围皮肤清洁,便后用1∶5 000高锰酸钾液坐浴;切口定时换药,充分引流。

(4)肛门狭窄:术后观察患者有无排便困难及大便变细,以排除肛门狭窄。术后15 d左右应行直肠指诊如有肛门狭窄,定期扩肛。

7.健康教育

(1)指导患者合理搭配饮食,多饮水,多食蔬菜,水果以及富含纤维素的食物,少食辛辣等刺激性食物,忌烟酒。

(2)指导患者养成良好的排便习惯,保持排便通畅,避免久蹲、久坐。

(3)便秘时,应增加粗纤维食物,必要时口服适量蜂蜜或润肠通便药物。

(4)出院后近期可坚持熏洗坐浴,保持会阴部卫生清洁,并有利于创面愈合。

(5)术后适当活动,切勿剧烈活动。若出现创面出血,随时与医师联系,及早处理。

(6)术后早期做提肛运动,每日2次,每次30 min,促进局部血液循环。一旦出现排便困难或便条变细情况时,应及时就诊,定期进行肛门扩张。

(王红宇)

第八章　妇瘤外科疾病护理

第一节　甲状腺癌

一、概述

甲状腺癌是最常见的甲状腺恶性肿瘤,约占全身恶性肿瘤的 1%。病理学上分为乳头状癌、滤泡状腺癌、未分化癌和髓样癌四类。甲状腺癌是源发于甲状腺组织的恶性肿瘤。甲状腺是人体重要的内分泌器官,由两个侧叶和峡部构成,呈"H"形。侧叶位于喉与气管两侧,上极高度达甲状软骨中部,下极多数位于第 4～5 气管软骨环之间,峡部多数位于第 2～4 气管环前面。甲状腺与喉及气管之间有筋膜相连,甲状腺可随吞咽上下移动,因正常甲状腺组织较软,难以感知,当甲状腺出现肿块时一般可触及肿块随吞咽上下移动。借此以鉴定此区非甲状腺肿块与甲状腺肿块的关系。甲状腺内侧与咽、气管、食管相邻,气管与食管之间尚有喉返神经,支配声带的运动,甲状腺侧叶背面附有甲状旁腺产生的激素具有调节钙磷代谢的重要功能。当甲状腺肿瘤压迫或侵犯上述器官时,可出现相应症状。

二、临床表现

甲状腺癌早期临床表现不明显,患者或家人与医师偶然发现颈部甲状腺有质硬而高低不平的肿块,多无自觉症状,颈部肿块往往为非对称性硬块,甲状腺结节肿块可逐渐增大,随吞咽上下活动,并可侵犯气管而固定,肿块易较早产生压迫症状,如伴有声音嘶哑,呼吸不畅,吞咽困难,或局部压痛等压迫症状,颈静脉受压时,可出现患侧静脉怒张与面部水肿等体征,为甲状腺癌的特征之一,如肺转移与骨转移等,甚至发生病理性骨折,而以颈,应仔细检查甲状腺,晚期则多甲减。

(一)甲状腺乳头状癌

甲状腺乳头状癌肿块一般较小,发展变化较慢,但早期就有转移,往往首先发现的病变就可能是转移灶,40 岁以前良性肿块比较多见,可能 20～30 年没有进展,晚期 50 岁以上患者则进展较快。

甲状腺乳头状癌属低度恶性的肿瘤,是甲状腺癌中最常见的病理类型,占成年人甲状腺癌的 60%～70% 和儿童甲状腺癌的 70%,尤以儿童患者为多见,2/3 的甲状腺乳头状癌的病例实际上是混合性肿瘤,在其病灶中可发现不同比例的滤泡状癌的组分,这些患者的自然病程与乳头状癌相似,目前的分类标准将这部分患者归入乳头状癌中。

1. 发病特点

发病高峰年龄为 30～50 岁,女性患者是男性患者的 3 倍,在外部射线所致的甲状腺癌中,85% 为乳头状癌,人与癌瘤并存的病程可长达数年至十数年,甚至发生肺转移后,仍可带瘤生存。

2.临床表现

甲状腺乳头状癌表现为逐渐肿大的颈部肿块,肿块为无痛性,可能是被患者或医师无意中发现,故就诊时间通常较晚,且易误诊为良性病变,可出现不同程度的声音嘶哑,甲状腺乳头状癌的患者没有甲状腺功能的改变,但部分患者可出现甲亢。颈部体检时,特征性的表现是甲状腺内非对称性的肿物,质地较硬,边缘多较模糊,肿物表面凹凸不平,则肿块可随吞咽活动;若肿瘤侵犯了气管或周围组织,则肿块较为固定。

3.转移特点

甲状腺乳头状癌发生淋巴结转移时,多局限于甲状腺区域,以锁骨上,少数病例可出现腋窝淋巴结转移,部分病例可出现甲状腺峡部上方的哨兵淋巴结肿大,可能有约50%的患者发生区域淋巴结转移。

少部分病例通过血行途径转移,主要为肺部转移,可在肺部形成几个肿瘤结节或使整个肺部呈现雪花状,患者可带瘤维持相对正常的肺功能10~30年,成为甲状腺切除术后体内甲状腺素的唯一来源,导致阻塞性和限制性肺病。远处转移还可发生在骨等处。

(二)甲状腺滤泡状癌

滤泡癌发展也比较慢,特点是血行播散快,多有远处转移,可到骨组织及肺,由于其组织细胞学近似甲状腺滤泡结构,可具有吸碘功能,因此,少数患者可表现为甲亢,吸^{131}I率升高,晚期肿瘤发展较大时,还可引起上腔静脉压迫综合征,诊断甲状腺滤泡状癌的可靠指标是血管和包膜侵犯,以及发生远处转移,可完整切除病灶的病例为1/2~2/3。

1.发病特点

可发生于任何年龄,但中老年人较多,发病的高峰年龄为40~60岁,已有明显的淋巴结转移或远处转移,甚至是远处骨转移的活检时才得出诊断。

2.临床表现

大部分患者的首发表现为甲状腺的肿物,肿物生长缓慢,肿物的质地中等,边界不清,表面不光滑,甲状腺的活动度较好,肿瘤侵犯甲状腺邻近的组织后则固定,表现为声音嘶哑,部分患者可能以转移症状,如股骨。

3.转移特点

由于甲状腺滤泡状癌较多侵犯血管,可以发生局部侵犯和经血道远处转移,与甲状腺乳头状癌相比,发生颈部和纵隔区域的淋巴结转移较少,为8%~13%,其他脏器,如脑,膀胱和皮肤等也可累及,较少出现成骨性改变,可有利于口服核素碘后,通过内照射进行放射治疗,甚至可过度分泌甲状腺激素。

(三)甲状腺髓样癌

甲状腺C细胞起源于神经嵴,与肾上腺髓质细胞,即所谓APUD细胞(amine precursor uptake and decarboxylation cell)。大部分的甲状腺髓样癌与定位于第10号染色体q11.2的RET癌基因有关。

1.发病特点和分型

本病恶性程度较高,可通过血道发生远处转移,甲状腺髓样癌分为四型。

(1)散发型:占70%~80%,非遗传型,家族中无类似疾病患者,也不会遗传给后代,无伴发其他内分泌腺病变,男女发病的比例为2∶3,而且有该密码子突变者的预后较差。

(2)家族型:指有家族遗传倾向,但不伴有其他内分泌腺受累的患者,高发年龄为

40~50 岁。其基因突变模式与 MEN2A 相同。

（3）MEN2A：MEN 即多发性内分泌腺瘤（multiple endocrine neoplasia syndromes, MEN），其中与甲状腺髓样癌有关的是 MEN2 A 和 MEN2 B，包括双侧甲状腺髓样癌或 C 细胞增生，故男女发病率相似，高发年龄为 30~40 岁，涉及 RET 基因第 10 和 11 外显子的 609。

（4）MEN2B：包括双侧甲状腺髓样癌，且为恶性，但很少累及甲状旁腺，男女发病率相似，高发年龄为 30~40 岁。几乎所有病例都可发现 RET 基因第 16 外显子中的第 918 密码子发生突变。

2.临床表现

大部分患者首诊时，主要表现是甲状腺的无痛性硬实结节，局部淋巴结肿大，有时淋巴结肿大成为首发症状，如伴有异源性 ACTH，可产生不同的症状，血清降钙素水平明显增高，这是该病的最大特点，因而降钙素成为诊断性标志物，超于 0.6 ng/mL，则应考虑 C 细胞增生或髓样癌，因降钙素对血钙水平的调节作用远不如甲状旁腺激素强大，以及神经节瘤或黏膜神经瘤，即为 MEN。

体检时甲状腺肿物坚实，边界不清，表面不光滑，而家族型及 MEN2 的患者可为双侧甲状腺肿物，肿物活动较好，晚期侵犯了邻近组织后则较为固定，如声音嘶哑。

3.转移特点

甲状腺髓样癌的早期即侵犯甲状腺的淋巴管，并很快向腺体外的其他部位以及颈部淋巴结转移，也可通过血道发生远处转移，转移至肺，这可能与髓样癌缺乏包膜有关。

（四）甲状腺未分化癌

1.发病特点

甲状腺未分化癌为高度恶性肿瘤，占甲状腺癌的 2%~3%，也有报道认为5%~14%，发病年龄多超过 65 岁，年轻人则较少见，来源于滤泡细胞的甲状腺未分化癌还可分为巨细胞，其中以巨细胞及梭形细胞为多，也可在同一病例中同时存在分化型和未分化型癌，包括滤泡性腺瘤，并有肱二头肌的转移癌，虽行颈淋巴结清扫及肱二头肌切除，仍发生肺转移而死亡。

2.临床表现

（1）绝大部分患者表现为进行性颈部肿块，占 64%~80%，而发病前并无甲状腺肿大，肿块硬实，且迅速增大。

（2）甲状腺肿大，可伴有远处转移

（3）已有多年的甲状腺肿块病史，但甲状腺肿块突然急速增大，并变得坚硬如石。

（4）已有未经治疗的 DTC，在经一段时间后迅速增大，并伴有区域淋巴结肿大。

3.转移特点

由于甲状腺未分化癌的恶性程度高，病情发展非常迅速，侵犯周围的组织器官，如气管，甚至在气管与食管间隙形成肿块，导致呼吸和吞咽障碍，首诊时已有颈部淋巴结转移的患者为 90%，气管受侵犯的患者为 25%，通过血道已发生肺转移的患者为 50%。

（五）少见的甲状腺癌

1.甲状腺淋巴瘤

甲状腺淋巴瘤的发病率低，占原发性甲状腺肿瘤的 5% 以下，主要为非霍奇金淋巴瘤，男女患者比例为（2~3）：1，除快速增大的甲状腺肿块外，本病常伴有明显的局部症状，如声音嘶哑，呼吸困难和吞咽困难等，非霍奇金淋巴瘤属于网状内皮系统生长的多中心肿瘤，所以肝，发生率为 0～60%。30%～70%的患者合并 HT。

2.甲状腺转移癌

原发全身其他部位的恶性肿瘤可转移至甲状腺,如乳腺癌,包括肺癌 3 例,已有较明显的原发肿瘤症状。

3.甲状腺鳞癌

甲状腺鳞癌较罕见,约占甲状腺恶性肿瘤的 1%,在人群中的发生率为2%～3%,主要来源于日本,也可以是甲状腺乳头状癌广泛化生,还可以来自甲状腺舌骨管或腮裂组织,部分原发性甲状腺鳞状上皮癌伴有胸腺样成分(carcinoma showing thymus-like element,CASTLE),来自异位胸腺或腮裂囊残留组织,其预后较好,发病年龄多超过 50 岁,无明显性别差异,较早出现侵犯和压迫周围器官的症状,即声音嘶哑,晚期侵犯两侧叶,质地硬,固定,边界不清,伴有气管受压,颈部淋巴结肿大,预后差,目前治疗方法是尽量切除肿瘤加根治性手术或放射治疗。

三、发病原因

(一)碘与甲状腺癌

碘是人体必需的微量元素,一般认为,碘缺乏是地方性甲状腺肿,碘缺乏导致甲状腺激素合成减少,促甲状腺激素(TSH)水平增高,刺激甲状腺滤泡增生肥大,发生甲状腺肿大,出现甲状腺激素,使甲状腺癌发病率增加,目前意见尚不一致,但多为滤泡状甲状腺癌,不是甲状腺癌最多见的病理类型-乳头状甲状腺癌,而在非地方性甲状腺肿流行区,甲状腺乳头状癌占分化良好甲状腺癌的 85%,碘盐预防前后甲状腺癌的发病率无明显变化,实施有效的碘盐预防后甲状腺乳头状癌的发病比例增高,含碘很高的食物摄取较多,高碘饮食可能增加甲状腺乳头状癌的发生率。

(二)放射线与甲状腺癌

用 X 线照射实验鼠的甲状腺,能促使动物发生甲状腺癌,细胞核变形,甲状腺素的合成大为减少,导致癌变;另一方面使甲状腺破坏而不能产生内分泌素,由此引起的促甲状腺激素(TSH)大量分泌也能促发甲状腺细胞癌变。

在临床上,很多事实说明甲状腺的发生与放射线的作用有关,在婴幼期曾因胸腺肿大或淋巴结样增生而接受上纵隔或颈部放射治疗的儿童尤易发生甲状腺癌,这是因为儿童和少年的细胞增生旺盛,放射线是一种附加刺激,易促发其肿瘤的形成。成人接受颈部放射治疗后发生甲状腺癌的机会则不多见。

(三)促甲状腺激素慢性刺激与甲状腺癌

甲状腺滤泡高度分化,有聚碘和合成甲状腺球蛋白的功能,TSH 还通过 cAMP 介导的信号传导途径调节甲状腺滤泡细胞的生长,可能发生甲状腺癌,血清 TSH 水平增高,诱导出结节性甲状腺肿,给予诱变剂和 TSH 刺激后可诱导出甲状腺滤泡状癌,而且临床研究表明,TSH 抑制治疗在分化型甲状腺癌手术后的治疗过程中发挥重要的作用,但 TSH 刺激是否为甲状腺癌发生的致病因素仍有待证实。

(四)性激素的作用与甲状腺癌

由于在分化良好甲状腺癌患者中,女性明显多于男性,因而性激素与甲状腺癌的关系受到重视,临床上比较分化良好的甲状腺癌的肿瘤大小时发现,通常青年人的肿瘤较成人大,青年人发生甲状腺癌的颈淋巴结转移或远处转移也比成人早，但预后却好于成人，也有经产妇，但10岁后女性的发生率明显增加，有可能雌激素分泌增加与青年人甲状腺癌的发生有关，故有人研究甲状腺癌组织中性激素受体，并发现甲状腺组织中存在性激素受体：雌激素受体(ER)和孕激素受体(PR)，而且甲状腺癌组织中 ER。但性激素对甲状腺癌的影响至今尚无定论。

(五)生甲状腺肿物质与甲状腺癌

动物实验证实，长时间服用生甲状腺肿物质可诱导出甲状腺癌，也可阻碍甲状腺激素的合成，使 TSH 分泌增多，刺激甲状腺滤泡增生，可能产生甲状腺的新生物，并伴有甲状腺的弥散性肿大，而引起甲状腺肿瘤。

(六)其他甲状腺疾病与甲状腺癌

1.结节性甲状腺肿

结节性甲状腺肿中发生甲状腺癌一向受到重视，是甲状腺癌发病相关的危险因素，甲状腺癌在结节性甲状腺肿中的发生率可高达 4%～17%，但结节性甲状腺肿与甲状腺癌的相互关系也一向存在争议，从良性结节向分化良好癌进展的关系不清。

2.甲状腺增生

甲状腺增生与甲状腺癌的关系尚不明确，有报道发现先天性增生性甲状腺肿长期得不到适当的治疗，最终发生甲状腺癌，因而及时发现先天性增生性甲状腺肿，并予甲状腺激素替代治疗，消除 TSH 的长期刺激非常重要。

3.甲状腺腺瘤

多数人认为甲状腺癌的发生与单发性甲状腺腺瘤，如果甲状腺癌继发于甲状腺腺瘤，甲状腺癌的类型应该以滤泡状癌为主，但事实是甲状腺乳头状癌占绝大多数，甲状腺滤泡状癌的患者常有以前存在腺瘤的历史，但要证实两者的关系却相当困难，即使采用组织学观察也难以证实它们之间的关系。

4.慢性淋巴细胞性甲状腺炎

近年来，在 HT 中发现甲状腺癌的报告越来越多，发生率为 4.3%～24%，差异较大，而且由于 HT 多不需要手术治疗，实际的发病情况较难于估计，HT 与甲状腺癌可以是两种无关联的疾病而同时共存于甲状腺的腺体中，另一方面，局灶性的 HT 也可能是机体对甲状腺癌的免疫反应，可能 HT 导致甲状腺滤泡细胞破坏，甲状腺功能减退，甲状腺激素分泌减少，反馈性引起 TSH 增高，TSH 持续刺激甲状腺滤泡细胞，甲状腺滤泡细胞过度增生而癌变；也可能 TSH 作为促进因素，在甲状腺致癌基因过度表达的同时发生癌变；还有人认为 HT 与甲状腺癌有着共同的自身免疫异常的背景。

5.甲状腺功能亢进症

由于甲亢患者的血清 TSH 呈低水平，既往认为在甲亢患者中不发生甲状腺癌，或甲状腺癌的发病率在甲亢患者和普通人群中(0.6%～1.6%)一致，甲状腺癌发生率为 2.5%～9.6%，而在甲状腺癌中，甲亢的发生率可达 3.3%～19%，而手术治疗的甲亢患者或是因甲状腺较大，或是因为已存在甲状腺结节，故实际的发病率不清楚，且大多数采用药物治疗，因此应重视甲亢合并甲状腺癌的临床情况，更应警惕甲状腺癌的存在。

甲状腺癌可见于各种原因的甲亢，包括 Graves 病，而由肿瘤本身分泌甲状腺激素造成甲亢则少见，LATS 不受甲状腺激素的反馈抑制而刺激甲状腺滤泡，TSAb 是 TSH 受体抗体(TSH Receptor Antibodies，TRAb)之一，有可能诱导甲状腺细胞恶变，发生甲状腺癌，但尚未得到证实,但仍存争议,无论是 Graves 病,还是毒性结节性甲状腺肿,肿瘤病灶多较小或为隐匿性,转移发生率低,预后较好,也与非甲亢患者患甲状腺癌相似。

(七)家族因素与甲状腺癌

甲状腺癌较少作为独立的家族性综合征,但可作为家族性综合征或遗传性疾病的一部分,少数家族有患多灶性分化良好的甲状腺癌的倾向,甲状腺癌与家族性结肠息肉病(如 Gardner 综合征),包括结肠腺瘤性息肉合并软组织,以纤维瘤病最为多,合并纤维肉瘤,是常染色体显性遗传病,由位于染色体 5q21～q22 的 APC 基因突变所致,后者是参与细胞增生调控的信号蛋白,在 TSH 刺激下,少数人可发生癌变。

四、甲状腺癌治疗

(一)外科治疗

外科治疗主要涉及两个问题,一是对可疑为癌的甲状腺结节如何正确处理。二是对已确诊的甲状腺癌应该采用何种最佳治疗方案。

(二)化学治疗

分化型甲状腺癌对化疗反应差,仅有选择的和其他治疗方法联用于一些晚期局部无法切除或远处转移的患者。以阿霉素最有效,反应率可达 30％～45％,可延长生命,甚至在癌灶无缩小时长期生存。相比而言,未分化癌对化疗则较敏感,多采用联合化疗,常用药物,阿霉素(ADM)环磷酰胺(CTX),丝裂霉素(MMC),长春新碱(VCR),如 COA 方案 CTX0.8 d1,VCR 1.4 mg/m², d1 d8 ,ADM30～40 mg/m² d1。每 21 d1 周期,这是甲状腺癌的主要治疗方法之一。

(三)内分泌治疗

甲状腺素能抑制 TSH 分泌,从而对甲状腺组织的增生和分化好的癌有抑制作用,对乳头状癌和滤泡状癌有较好的治疗效果。因此,在上述类型甲状腺癌手术后常规给予抑制 TSH 剂量甲状腺素,对预防癌有复发和转移灶的治疗均有一定效果,但对未分化癌无效。国内一般每天用干燥甲状腺片 80～120 mg,以维持高水准的甲状腺激素的水平。

(四)放射治疗

各种类型的甲状腺癌对放射线的敏感性差异很大,几乎与甲状腺癌的分化程度成正比,分化越好,敏感性越差,分化越差,敏感性越高。因此,未分化癌的治疗主要是放射治疗。甲状腺癌有一定吸碘能力。

五、甲状腺癌护理

甲状腺癌护理包括术前护理、术后护理、饮食护理、精神护理。甲状腺癌护理过程中,患者要多练习颈部运动,防止瘢痕挛缩。

(一)术前护理

(1)心理护理:热情接待患者,介绍住院环境。告知患者有关甲状腺肿瘤及手术方面的知识,说明手术必要性及术前准备的意义,多与患者交谈,消除其顾虑和恐惧;了解其对所患疾病的感受、认识和对拟行治疗方案的想法。

(2)指导患者进行手术体位的练习(将软枕垫于肩部,保持头低、颈过伸位),以利术中手术野的暴露。

(3)对精神过度紧张或失眠者,遵医嘱适当应用镇静剂或安眠药物,使其处于接受手术的最佳身心状态。

(4)充分而完善的术前准备和护理是保证手术顺利进行和预防甲状腺手术术后并发症的关键:①影像学检查:甲状腺巨大肿块者术前除需完善全面的体格检查和必要的化验检查外,还需做颈部透视或摄片,了解气管有无受压或移位。②喉镜检查:确定声带功能。③血清电解质检测:测定血钙和血磷含量,了解甲状旁腺功能状态。

(二)术后护理

(1)体位:患者回病室后取平卧位,待其血压平稳或全麻清醒后取高坡卧位,以利呼吸和引流;指导患者保持头颈部于舒适体位,在改变卧位、起身和咳嗽时可用手固定颈部,以减少震动和保持舒适。

(2)在重视术后患者主诉的同时,通过密切观察其生命体征、呼吸、发音和吞咽状况,及早发现甲状腺术后常见并发症,并及时通知医师、配合抢救;常规在病床旁放置无菌气管切开包;遵医嘱吸氧。

(3)饮食:颈丛麻醉者,术后 6 h 起可进少量温或凉流质,禁过热流质,以免诱发手术部位血管扩张,加重创口渗血;适当限制肉类、蛋类等含磷较高食品的摄入,以免影响钙的吸收。

(4)对手术野放置橡皮片或引流管者,保持引流通畅,定期观察引流是否有效。

(5)加强血钙浓度动态变化的监测:抽搐发作时,立即遵医嘱静脉注射 10% 葡萄糖酸钙 10～20 mL。

(三)健康教育

(1)心理调适:甲状腺癌患者术后存有不同程度的心理问题,指导患者调整心态,积极配合治疗。

(2)功能锻炼:为促进颈部功能恢复,术后患者在切口愈合后可逐渐进行颈部活动,直至出院后 3 个月。颈淋巴结清扫术者,因斜方肌不同程度受损,功能锻炼尤为重要;故在切口愈合后即应开始肩关节和颈部的功能锻炼,并随时保持患侧上肢高于健侧的体位,以防肩下垂。

(3)治疗:甲状腺全切除者应遵医嘱坚持服用甲状腺素制剂,以预防肿瘤复发;术后须行放射治疗者应遵医嘱按时治疗。

(4)随访:教会患者颈部自行体检的方法;患者出院后须定期随访,复诊颈部、肺部和甲状腺功能等。若发现结节、肿块或异常应及时就诊。

(曹晓丽)

第二节　乳腺癌

一、概述

女性乳腺是由皮肤、纤维组织、乳腺腺体和脂肪组成的,乳腺癌是发生在乳腺腺上皮组织的恶性肿瘤。乳腺癌中 99% 发生在女性,男性仅占 1%。乳腺并不是维持人体生命活动的重要器官,原位乳腺癌并不致命;但由于乳腺癌细胞丧失了正常细胞的特性,细胞之间连接松散,容易脱落。癌细胞一旦脱落,游离的癌细胞可以随血液或淋巴液播散全身,形成转移,危及生命。目前乳腺癌已成为威胁女性身心健康的常见肿瘤。

全球乳腺癌发病率自20世纪70年代末开始一直呈上升趋势。美国8名女性一生中就会有1人患乳腺癌。中国不是乳腺癌的高发国家,但不宜乐观,近年我国乳腺癌发病率的增长速度却高出高发国家1~2个百分点。据国家癌症中心和原卫生部疾病预防控制局2012年公布的2009年乳腺癌发病数据显示:全国肿瘤登记地区乳腺癌发病率位居女性恶性肿瘤的第1位,女性乳腺癌发病率(粗率)全国合计为42.55/10万,城市为51.91/10万,农村为23.12/10万。

乳腺癌已成为当前社会的重大公共卫生问题。自20世纪90年代全球乳腺癌病死率呈现出下降趋势;究其原因,一是乳腺癌筛查工作的开展,使早期病例的比例增加;二是乳腺癌综合治疗的开展,提高了疗效。乳腺癌已成为疗效最佳的实体肿瘤之一。

乳腺癌的病因尚未完全清楚,研究发现乳腺癌的发病存在一定的规律性,具有乳腺癌高危因素的女性容易患乳腺癌。所谓高危因素是指与乳腺癌发病有关的各种危险因素,而大多数乳腺癌患者都具有的危险因素就称为乳腺癌的高危因素。据中国肿瘤登记年报显示:女性乳腺癌年龄别发病率0~24岁年龄段处较低水平,25岁后逐渐上升,50~54岁组达到高峰,55岁以后逐渐下降。乳腺癌家族史是乳腺癌发生的危险因素,所谓家族史是指一级亲属(母亲,女儿,姐妹)中有乳腺癌患者。近年发现乳腺腺体致密也成为乳腺癌的危险因素。乳腺癌的危险因素还有月经初潮早(<12岁),绝经迟(>55岁);未婚,未育,晚育,未哺乳;患乳腺良性疾病未及时诊治;经医院活检(活组织检查)证实患有乳腺非典型增生;胸部接受过高剂量放射线的照射;长期服用外源性雌激素;绝经后肥胖;长期过量饮酒;以及携带与乳腺癌相关的突变基因。需要解释的是乳腺癌的易感基因欧美国家做了大量研究,现已知的有BRCA-1、BRCA-2,还有p53、PTEN等,与这些基因突变相关的乳腺癌称为遗传性乳腺癌,占全部乳腺癌的5%~10%。具有以上若干项高危因素的女性并不一定患乳腺癌,只能说其患乳腺癌的风险比正常人高,中国女性乳腺癌的发病率还是低的。

二、临床表现

早期乳腺癌往往不具备典型的症状和体征,不易引起重视,常通过体检或乳腺癌筛查发现。以下为乳腺癌的典型体征。

1. 乳腺肿块

80%的乳腺癌患者以乳腺肿块首诊。患者常无意中发现乳腺肿块,多为单发,质硬,边缘不规则,表面欠光滑。大多数乳腺癌为无痛性肿块,仅少数伴有不同程度的隐痛或刺痛。

2. 乳头溢液

非妊娠期从乳头流出血液、浆液、乳汁、脓液,或停止哺乳半年以上仍有乳汁流出者,称为乳头溢液。引起乳头溢液的原因很多,常见的疾病有导管内乳头状瘤、乳腺增生、乳腺导管扩张症和乳腺癌。单侧单孔的血性溢液应进一步检查,若伴有乳腺肿块更应重视。

3. 皮肤改变

乳腺癌引起皮肤改变可出现多种体征,最常见的是肿瘤侵犯了连接乳腺皮肤和深层胸肌筋膜的Cooper韧带,使其缩短并失去弹性,牵拉相应部位的皮肤,出现"酒窝征",即乳腺皮肤出现一个小凹陷,像小酒窝一样。若癌细胞阻塞了淋巴管,则会出现"橘皮样改变",即乳腺皮肤出现许多小点状凹陷,就像橘子皮一样。乳腺癌晚期,癌细胞沿淋巴管、腺管或纤维组织浸润到皮内并生长,在主癌灶周围的皮肤形成散在分布的质硬结节,即所谓"皮肤卫星结节"。

4.乳头、乳晕异常

肿瘤位于或接近乳头深部,可引起乳头回缩。肿瘤距乳头较远,乳腺内的大导管受到侵犯而短缩时,也可引起乳头回缩或抬高。乳头湿疹样癌,即乳腺 Paget's 病,表现为乳头皮肤瘙痒、糜烂、破溃、结痂、脱屑、伴灼痛,以致乳头回缩。

5.腋窝淋巴结肿

大医院收治的乳腺癌患者 1/3 以上有腋窝淋巴结转移。初期可出现同侧腋窝淋巴结肿大,肿大的淋巴结质硬、散在、可推动。随着病情发展,淋巴结逐渐融合,并与皮肤和周围组织粘连、固定。晚期可在锁骨上和对侧腋窝摸到转移的淋巴结。

三、诊断检查

在乳腺门诊,医师了解了病史后首先会进行体检,检查双侧乳腺;还会结合影像学检查,包括乳腺 X 线摄影(乳腺钼靶照相)、彩超,必要时也可进行乳腺磁共振检查(MRI)。乳腺 X 线摄影是近年来国际上推荐的乳腺癌筛查中的主要方法,可以发现临床查体摸不到肿块的乳腺癌,通常用于 40 岁以上的女性,此年龄段女性乳腺对射线不敏感,受到的放射损伤有限,且乳腺密度相对较低,乳腺 X 线片容易发现异常征象。乳腺彩超对人体没有损伤,对年轻女性、致密型乳腺均较理想。磁共振(MBI)检查可以发现多灶、多中心的小病灶,也不失为一种早期诊断的影像学检查方法。

最后确诊还将依据细胞病理学(在有条件的医院)和组织病理学诊断,在临床检查发现异常的基础上进行活检,可用穿刺的方法,也可用外科手术的方法,一旦发现癌细胞就马上采取治疗。若患者有乳头溢液,还可开展一些针对乳头溢液的检查方法,如乳管镜、乳腺导管造影、溢液细胞学涂片等。

乳腺癌的早期发现、早期诊断,是提高疗效的关键。应结合患者的临床表现及病史、体格检查、影像学检查、组织病理学和细胞病理学检查(在有条件的医院),进行乳腺癌的诊断与鉴别诊断。

多数患者是自己无意中发现乳腺肿块来医院就诊的,少数患者是通过定期体检或筛查被发现乳腺肿物或可疑病变。可触及肿块可采用针吸活检或手术切除活检明确诊断。若临床摸不到肿块是靠影像学检查发现可疑病变,可借助影像学检查定位进行活检,病理学检查是乳腺癌诊断是"金标准"。

乳腺位于人体表面,照理诊断并不困难,但就目前我国医院统计的资料来看,早期病例仍占少数,哪些原因延误了乳腺癌的早期诊断呢?

(1)女性朋友对医学科普知识了解不够,对乳腺癌的临床特点尚不认识,日常生活中缺少对这一疾病的警惕性。

(2)早期乳腺癌大多是无痛性肿物,身体可以无任何不适,既不影响生活,也不影响工作。

(3)少数女性受陈旧观念的束缚,思想守旧,羞于查体,不愿意去医院检查乳腺。

(4)图一时的省事,方便,听信了个别人的无稽之谈,或过于迷信某个仪器的诊断,放松了警惕,不再进一步检查。

(5)有些人读过一些肿瘤的书籍或受周围人的影响,患了恐癌症,害怕自己患乳腺癌而不敢去医院检查,且不知身陷误区,患不患乳腺癌不取决于去不去医院。去看医师可以排除乳腺癌,解除心理压力,一旦确诊为乳腺癌,也是早期发现,能及时治疗。

(6)生活节奏快,工作繁忙,一个个新问题的出现,忙于应对,顾不上自己的身体健康,即使有不适,也没时间去医院,随便对付一下。以上这些错误做法造成不少乳腺癌患者延误了早诊的时机。

四、疾病治疗

随着对乳腺癌生物学行为认识的不断深入,以及治疗理念的转变与更新,乳腺癌的治疗进入了综合治疗时代,形成了乳腺癌局部治疗与全身治疗并重的治疗模式。医师会根据肿瘤的分期和患者的身体状况,酌情采用手术、放疗、化疗、内分泌治疗、生物靶向治疗及中医药辅助治疗等多种手段。外科手术在乳腺癌的诊断、分期和综合治疗中发挥着重要作用。放疗是利用放射线破坏癌细胞的生长、繁殖,达到控制和消灭癌细胞的作用。手术、放疗均属于局部治疗。

化学治疗是一种应用抗癌药物抑制癌细胞分裂,破坏癌细胞的治疗方法,简称化疗。内分泌治疗是采用药物或去除内分泌腺体的方法来调节机体内分泌功能,减少内分泌激素的分泌量,从而达到治疗乳腺癌的目的。分子靶向治疗是近年来最为活跃的研究领域之一,与化疗药物相比,是具有多环节作用机制的新型抗肿瘤治疗药。中医治疗肿瘤强调调节与平衡的原则,恢复和增强机体内部的抗病能力,从而达到阴阳平衡治疗肿瘤的目的。化疗、内分泌治疗、靶向治疗及中医药治疗,均属于全身治疗。治疗过程中医师会兼顾患者的局部治疗和全身治疗,对早、中期乳腺癌患者争取治愈,对晚期患者延长寿命,提高生活质量。

乳腺癌的外科手术包括乳腺和腋窝淋巴结两部分。乳腺手术有保留乳房手术(保乳手术)和全乳房切除术。腋窝淋巴结手术有前哨淋巴结活检和腋窝淋巴结清扫。前哨淋巴结活检是只切除前哨淋巴结,经检测前哨淋巴结转移再进行腋窝淋巴结清扫,也有人称之为保腋窝手术。保乳手术有严格的手术适应证,目前还做不到所有的乳腺癌患者都能进行保乳手术。对不适合保乳手术的乳腺癌患者还需要切除乳房,医师可以采用整形外科技术重建乳房。乳房重建可采用自体组织重建,也可采用假体重建。可以在切除肿瘤手术的同时进行乳房重建,也可在治疗结束后,各项复查结果正常时进行重建。进行乳房重建不会影响乳腺癌的整体治疗。

五、护理

(一)自我形象紊乱

自我形象紊乱与术后失去一侧乳房有关。

1. 诊断依据

乳房是女性标志之一,根治术后,由于手术切除组织多,伤口创面大,使形体发生了改变。另外,在未明确诊断的患者,有对癌症的恐惧感,在被告之将被切除乳房造成精神损伤也可致恐惧。

2. 护理目标

患者能够现实地评价自身状况,能接受失去乳房的事实。

3. 护理措施

(1)关心、尊重、耐心倾听,鼓励患者表达想法及要求。

(2)介绍手术必要性,并取得家属尤其是患者配偶的支持、理解与合作。

(3)术后引导患者尽早正视现实,观看伤口。

(4)介绍有关整形、修饰弥补缺陷的方法。

(二)潜在并发症

出血、气胸(损伤胸膜)、皮下积血、积液、皮瓣边缘坏死。

1.护理目标

并发症能够被及时发现,并得到积极的预防及处理。

2.护理措施

(1)密切观察生命体征(血压、脉搏、呼吸);扩大根治术患者注意呼吸,及时发现气胸(胸闷、呼吸困难),鼓励患者深呼吸,有效咳嗽,防止肺部并发症。

(2)防止皮瓣下积血积液:用弹力绷带加压包扎伤口,使皮瓣与胸壁贴合紧密。注意松紧合适,注意患侧手臂血液循环情况。如包扎过紧,可出现脉搏扪不清,皮肤发紫、发冷等;引流管接负压吸引,妥善固定,保持通畅及有效负压。术后3 d内患肢肩关节制动,防止腋窝皮瓣移动而影响伤口愈合。

(3)观察引流液的量、颜色,注意有无出血。一般引流管在术后3 d拔除。麻醉清醒后取半卧位,以利于呼吸和引流。若出现积血积液,可无菌操作下穿刺抽液,然后加压包扎。皮瓣边缘坏死时,应及时换药,剪除坏死皮瓣,待其自行愈合或二期植皮。

(三)体液过多

上肢水肿:与乳房根治术后淋巴管破坏及腋静脉回流受阻有关。

1.护理目标

患者能够叙述水肿的促成因素及预防方法,水肿有所减轻并消失,无进一步损害。

2.护理措施

(1)向患者讲解水肿形成的原因。

(2)患肢抬高、按摩、适当活动。出现水肿时,可适当限水钠,应用利尿剂,减轻淋巴水肿。保护患肢,避免意外伤害。

(3)不可在患肢量血压、注射及抽血,患肢负重不宜过大,不应用强力洗涤剂,不宜戴首饰或手表。

(4)建议采用护肤脂,防止皮肤干燥、脱屑。

(四)上肢活动受限

与术后瘢痕牵拉有关。

1.护理目标

患者能够逐步恢复患侧上肢正常活动,日常活动需求得到满足。

2.护理措施

(1)做好生活护理,满足需求。

(2)讲解患肢早期活动的意义及原则,消除顾虑。如无特殊情况应早期进行功能锻炼,术后24 h内开始活动手指及腕部,可做伸指、握拳、屈腕等活动;3～5 d活动患肢肘关节;7 d后活动肩部,鼓励患者自己进食、梳理头发、洗脸等;10 d左右进行手指爬墙活动、画圈、滑轮运动、手臂摇摆运动、用患侧手梳头或经头顶摸至对侧耳廓等。原则是:上肢活动在7 d以后,7 d之内不要上举,10 d之内不外展,上肢负重不宜过大过久。

(五)知识缺乏

缺乏乳癌康复期保健知识。

1.护理目标

患者能够叙述术后恢复期的注意事项,并能正确进行乳房自我检查。

2.护理措施

(1)健康指导。

(2)继续功能锻炼。

(3)保护伤口,避免外伤,患肢不能过多负重。

(4)遵医嘱继续按时化疗及放疗。

(5)手术后 5 年之内避免妊娠。

(6)定期检查,每月进行健侧乳房自我检查。

六、疾病预防

乳腺癌的病因尚不完全清楚,所以还没有确切的预防乳腺癌的方法。从流行病学调查分析,乳腺癌的预防可以考虑几个方面如下。

(1)建立良好的生活方式,调整好生活节奏,保持心情舒畅。

(2)坚持体育锻炼,积极参加社交活动,避免和减少精神、心理紧张因素,保持心态平和。

(3)养成良好的饮食习惯。婴幼儿时期注意营养均衡,提倡母乳喂养;儿童发育期减少摄入过量的高蛋白和低纤维饮食;青春期不要大量摄入脂肪和动物蛋白,加强身体锻炼;绝经后控制总热量的摄入,避免肥胖。平时养成不过量摄入肉类、煎蛋、黄油、奶酪、甜食等饮食习惯,少食腌、熏、炸、烤食品,增加食用新鲜蔬菜、水果、维生素、胡萝卜素、橄榄油、鱼、豆类制品等。

(4)积极治疗乳腺疾病。

(5)不乱用外源性雌激素。

(6)不长期过量饮酒。

(7)在乳腺癌高危人群中开展药物性预防。美国国立癌症中心负责开展了三苯氧胺与雷洛昔芬等药物预防乳腺癌的探索性研究。建议女性朋友了解一些乳腺疾病的科普知识,掌握乳腺自我检查方法,养成定期乳腺自查习惯,积极参加乳腺癌筛查,防患于未然。

(曹晓丽)

第三节　卵巢癌

一、概述

卵巢癌是女性生殖器官常见的肿瘤之一,发病率仅次于子宫颈癌和子宫体癌而列居第三位。但因卵巢癌致死者,却占各类妇科肿瘤的首位,对女性生命造成严重威胁。由于卵巢的胚胎发育,组织解剖及内分泌功能较复杂,它所患的肿瘤可能是良性或恶性。因卵巢癌临床早期无症状,鉴别其组织类型及良、恶性相当困难,卵巢癌行剖腹探查术中发现肿瘤局限于卵巢的仅占 30％,大多数已扩散到子宫,双侧附件,大网膜及盆腔各器官,所以卵巢癌无论在诊断和治疗上确是一大难题。多年来专家们对卵巢恶性肿瘤的病理形态,临床发生发展规律及治疗方案进行了许多的探讨,积累了大量的经验,到目前为止,就国内外临床资料统计,其 5 年生存率仅为 25％～30％。

二、症状

(一)年龄

多发生于围绝经期的女性。35 岁以上者多发卵巢上皮性癌,而 35 岁以下者多发生生殖细胞类恶性肿瘤。

(二)疼痛

恶性卵巢瘤可能由于瘤内的变化,如出血、坏死、迅速增长而引起相当程度的持续性胀痛。在检查时发现其局部有压痛。

(三)月经不调

见不规则子宫出血,绝经后出血。

(四)消瘦

晚期呈进行性消瘦。

三、体征

(一)双侧下腹肿块

恶性卵巢瘤双侧生长者占 75％,而良性卵巢瘤双侧者仅占 15％。

(二)肿块固定

为卵巢恶性肿瘤的特点之一。

(三)腹腔积液

虽然良性卵巢瘤如纤维瘤或乳头状囊腺瘤亦可并发腹腔积液,但恶性卵巢瘤合并腹腔积液者较多,且由于恶性肿瘤细胞穿出瘤壁或已转移至腹膜者(目检观察或镜检),腹腔积液多呈血性。

(四)恶病质

病程拖延较久者,由于长期消耗,食欲缺乏而表现有进行性消瘦,乏力,倦怠等恶病质症状。

四、诊断

(一)早期诊断

由于卵巢恶性肿瘤早期无典型症状及体征,故详细询问病史及认真地体检和妇科检查仍极为重要。临床如遇可疑情况都应借助于现代影像学检查和广义的肿瘤标记物检查及早做出诊断。所谓可疑情况可能是较久的卵巢功能障碍,长期不明原因的消化道或泌尿道症状,幼女卵巢增大或绝经后触及卵巢,以及原疑为卵巢瘤的迅速增大、固定、变硬等。

(二)定位诊断

早期即能触及附件包块者,结合影像检查,定位诊断并不困难。但一些病例原发肿瘤小时即有卵巢外转移而形成盆腔内散在小结节,此时宜选择一些特殊检查方法辅助诊断(定性),不应单纯依靠随诊而因循坐误。

(三)定性诊断

虽诊断技术日新月异,但阴道后穹隆吸液涂片检查,直肠子宫凹陷穿刺液检查及腹腔积液细胞学检查仍是简便、易行、快速的基本检查。对可疑病例,腹腔镜检查及组织学检查可以立即明确诊断。影像学检查特别是阴道超声扫描可对早期卵巢恶性肿瘤的边界(波及范围)及内部结构(性质)做出有助于定性的诊断。内分泌检查有助于卵巢性腺间质瘤和部分伴有异位内分泌综合征卵巢癌的诊断。血清肿瘤标记物的检测如 CA125、CEA、SONA、SGA 等对卵巢恶性肿瘤的敏感性高,而其特异性较差,所以,不能凭单一免疫学检测判断其类型。但多种肿瘤标记物联合检测,如同时检测 CA125、CEA、铁蛋白及组织多肽抗原(TPA),可提高定性诊断的可靠性。

五、治疗

(一)治疗原则

卵巢恶性肿瘤因病理类型不同而治疗方案不同,多用手术治疗联合化疗等综合治疗。

(二)手术治疗

手术时首先应详细探查,包括腹腔冲洗液或腹腔积液的细胞学检查,横膈、盆腹腔脏器、盆腔淋巴结、腹膜后淋巴结的触诊,以进行准确的肿瘤分期。早期患者的手术方式分为全面分期手术和保留生育功能的分期手术。全面分期手术的范围包括双侧附件、子宫、大网膜切除和盆腔及腹膜后淋巴结清扫术。对于肿瘤在盆腔有广泛种植转移的晚期患者,主张尽可能做肿瘤细胞减灭术。

(三)化学治疗

由于卵巢恶性肿瘤尤其是上皮癌很早扩散,手术时多数病例已不能清除病灶,而且放疗的效果及应用也很有限,因此全身性化疗是一项重要的辅助治疗方法。尤其是恶性生殖细胞肿瘤,规范化疗可明显提高患者生存率。一些晚期患者,经化疗后肿块可以缩小,为手术时满意减瘤创造有利条件。

(四)放射治疗

卵巢恶性肿瘤的放射敏感性差别很大,卵巢内胚窦瘤、未成熟畸胎瘤、胚胎癌最不敏感,卵巢上皮癌及颗粒细胞癌中度敏感,无性细胞瘤最敏感,手术后再用放疗多能控制。但由于无性细胞瘤等恶性生殖细胞肿瘤多为青少年且化疗效果好,腹盆腔放疗的不良反应较大,放疗已很少用于卵巢恶性肿瘤。

六、卵巢癌术后护理

卵巢肿瘤防治的重点是早期诊断,早期治疗。凡卵巢实性肿瘤大于 5 cm 应及时手术,现将手术后护理介绍如下。

(一)密切观察病情

术后应严密观察病情,特别要注意观察患者的生命体征(体温、脉搏、呼吸、血压),保持呼吸通畅,保持尿道通畅。并密切注意尿色和尿量,并作详细准确记录 24 h 出入量,防止膀胱充盈,影响伤口愈合。严密观察伤口有无渗血、渗液,有无感染等情况,如有异常应及时报告医师并及时处理。

（二）保证输液通道畅通无阻

术后给药途径大多是静脉给药或补充体液。因此,保证输液通道通畅,用药时要做到"三查七对",注意观察药物反应,避免意外事故的发生。在静脉给药时,切忌漏于皮下或穿破血管,避免引起局部组织坏死。要重点保护静脉,以利继续给药。

（三）生活起居方面的护理

生活起居护理包括环境、病室的整齐、安静,患者生活上的需要(如洗脸、喂饭、大小便)及个人卫生等等。环境对人有着非常重要的影响,一个良好的环境能使人心情舒畅,食欲正常,睡眠良好。因此,应做到病室安静、清洁、整齐,床铺干燥平整,鼓励或帮助患者多翻身。术后经5～7 d可以下床活动。尽量减少腹腔内粘连及肺部感染。

（四）口腔护理

在实施化疗过程中,由于化疗药物可破坏口腔黏膜,口腔损害是局灶性的,也可是弥散性的,甚至可累及整个口腔黏膜引起口腔炎,并且化疗往往还导致唾液量和质的改变,引起口腔干燥,唾液 pH 降低,这种酸性环境极易促进霉菌生长繁殖。因此,做好口腔护理,减轻局部疼痛和保持口腔清洁极为重要。为防止口腔感染,可选用1％～3％过氧化氢或1％～4％苏打水漱口,或用1：5 000呋喃西林液漱口,早晚及饭前各漱一次。

（五）预防感染

抗癌药物能抑制骨髓的造血功能,化疗患者一般白细胞较低,机体抵抗力下降,容易感染其他疾病,需要做好保护性隔离及预防感染。

（六）中医中药治疗

卵巢癌属于中医的"癥瘕"范畴。其发病多是因气滞血瘀,气血两亏所致,术后更是气血两亏。因此,术后宜采取中医中药治疗,扶正祛邪,在大剂量化疗时,宜扶正,运用健脾益气和胃,补血之品,往往可以减少化疗所致的胃肠道反应,减轻化疗对造血功能的损害,如胃肠道反应较重时,可服藿香正气水等,为避免白细胞下降,在化疗开始时即服"升血汤",可以减轻化疗对骨髓抑制的影响。

（七）饮食护理

中医强调药补不如食补,医食同源。《黄帝内经》中提出"药以祛之,食以随之"的观点,完全符合现代医学和营养学的原则。可采用饮食疗法,医、食、养结合,食借药威,药助食性,药食同用,相辅相成,相得益彰。

人们日常食物中的葱、洋葱、生姜、黄花、茄子、蘑菇、百合、各种豆类、各种瓜类(苦瓜、冬瓜、南瓜、西瓜)、橄榄等食品,药食兼优,既可经常食用,又可配合治疗和预防癌症,值得提倡。同时,尽量补充高蛋白、高维素、高热量饮食。

（八）心理护理及出院指导

要根据患者的不同心理活动采取相应的措施,也就是护理人员在护理患者的过程中,用自己的言语、表情、态度、行为去影响或改变患者的感受和认识,以减轻患者的痛苦,帮助患者建立起有利于治疗和康复的、最佳的身心状态。

在患者返院复查时,应反复宣传关于癌症方面的新成果,使患者树立生活信心,配合治疗,心情舒畅地生活。

七、卵巢癌护理

(一)保护性隔离

患者在化疗期间的护理应安排单间病房,严禁探视,实行保护性隔离,以预防交叉感染。

(二)呼吸道感染的预防及护理

放疗护理中应做到每日定时开窗通风,保持室内空气清新。夏日空调温度设置不能过低,避免受凉;冬日应加强保暖,预防感冒;一旦发生呼吸道感染,即将生理盐水与相应的抗生素加入雾化吸入器中进行雾化吸入,每次 15~20 min,2 次/d;并定期为患者翻身拍背,每次拍背 3~5 min,以促使痰液排出。

(三)注射部位感染的预防及护理

放疗护理时应严格执行无菌操作技术,注射部位用两根碘伏棉棒连续消毒 2 次后,再行注射;输注化疗药物前,先用 5 mL 注射器抽取生理盐水 5 mL,然后接上一次性头皮针,再行穿刺。确保穿刺成功之后,再接上已经配制好的化疗液体。以防因穿刺不成功,导致化疗药物渗入皮下,引起皮下组织坏死或感染;经常更换注射部位,保护血管,防止静脉炎的发生。

(四)高热的护理

卵巢癌患者在进行放疗护理时应注意高热,可用温水擦浴,擦至腋窝、腘窝、腹股沟等血管丰富处,停留时间应稍长,以助散热;头部置冰袋,以降低脑细胞的代谢率,减少其耗氧量,提高脑细胞对缺氧的耐受性,减慢或制止其损害的进展;营养与水分的补充:高热时,因胃肠蠕动减慢,消化液的生成和分泌减少而影响消化吸收,另一方面,分解代谢增强,蛋白质、脂肪及糖类大量消耗,同时,水分大量丧失。因此,应及时补充营养与水分,根据病情给予流质或半流质饮食,多饮水,有利于毒素的排出。

(五)病房消毒

放疗护理时应做到紫外线照射消毒每日两次,每次 30 min,地面、墙壁、床头柜、饮水机等,每日用 0.3%的 84 消毒液擦拭消毒 2 次。

(六)口腔护理

卵巢癌放疗护理中应注意每餐前后用 1∶2 000 的氯己定溶液漱口。出现口腔溃疡者,局部涂四氢叶酸钙或甲紫。真菌感染者,局部涂制霉菌素。

(七)心理护理

放疗护理时一定要注意心理护理,由于疼痛、发热、腹腔积液等症状的出现以及化疗药物引起的种种不良反应,均给患者带来很大痛苦,加之患者对治疗效果的担心,以及昂贵的医疗费用给患者带来的沉重经济压力,这些无法摆脱的忧虑时时困扰着她们。因此,心理护理显得尤为重要。工作中,我们主动与患者交流和沟通,及时了解其心理状态,并给予相应的开导、安慰和鼓励。

(八)消化道感染的预防及护理

患者的放疗护理中给予高蛋白、高维生素、易消化之饮食,避免进食高胆固醇食物,忌生、冷、硬及辛辣等刺激性食物;对已发生肠道感染者,立即用相应抗生素静脉滴注或口服,同时将抗生素加入生理盐水中保留灌肠。

(曹晓丽)

第四节　子宫肌瘤

一、概述

子宫肌瘤是女性生殖器官中最常见的一种良性肿瘤,也是人体中最常见的肿瘤之一,又称为纤维肌瘤、子宫纤维瘤。由于子宫肌瘤主要是由子宫平滑肌细胞增生而成,其中有少量纤维结缔组织作为一种支持组织而存在,故称为子宫平滑肌瘤较为确切。简称子宫肌瘤。

二、病因

有关子宫肌瘤的病因迄今仍不十分清楚,可能涉及正常肌层的细胞突变、性激素及局部生长因子间的较为复杂的相互作用。根据大量临床观察和实验结果表明子宫肌瘤是一种激素依赖性肿瘤。雌激素是促使肌瘤生长的主要因素,还有学者认为生长激素(GH)与肌瘤生长亦有关,GH 能协同雌激素促进有丝分裂而促进肌瘤生长,并推测人胎盘催乳素(HPL)也能协同雌激素促有丝分裂作用,认为妊娠期子宫肌瘤生长加速除与妊娠期高激素环境有关外,可能 HPL 也参加了作用。此外卵巢功能、激素代谢均受高级神经中枢的控制调节,故神经中枢活动对肌瘤的发病也可能起重要作用。因子宫肌瘤多见于育龄、丧偶及性生活不协调的女性。长期性生活失调而引起盆腔慢性充血也可能是诱发子宫肌瘤的原因之一。总之,子宫肌瘤的发生发展可能是多因素共同作用的结果。

三、临床表现

(一)症状

多数患者无症状,仅在盆腔检查或超声检查时偶被发现。如有症状则与肌瘤生长部位、速度、有无变性及有无并发症关系密切,而与肌瘤大小、数目多少关系相对较小。患有多个浆膜下肌瘤者未必有症状,而一个较小的黏膜下肌瘤常可引起不规则阴道流血或月经过多。临床上常见的症状如下。

1.子宫出血

为子宫肌瘤最主要的症状,出现于半数以上的患者。其中以周期性出血为多,可表现为月经量增多、经期延长或周期缩短。亦可表现为不具有月经周期性的不规则阴道流血。子宫出血以黏膜下肌瘤及肌壁间肌瘤较多见,而浆膜下肌瘤很少引起子宫出血。

2.腹部包块及压迫症状

肌瘤逐渐生长,当其使子宫增大超过 3 个月妊娠子宫大小或为位于宫底部的较大浆膜下肌瘤时,常能在腹部扪到包块,清晨膀胱充盈时更为明显。包块呈实性,可活动,无压痛。肌瘤长到一定大小时可引起周围器官压迫症状,子宫前壁肌瘤贴近膀胱者可产生尿频、尿急;巨大宫颈肌瘤压迫膀胱可引起排尿不畅甚至尿潴留;子宫后壁肌瘤特别是峡部或宫颈后唇肌瘤可压迫直肠,引起大便不畅、排便后不适感;巨大阔韧带肌瘤可压迫输尿管,甚至引起肾盂积水。

3.疼痛

一般情况下子宫肌瘤不引起疼痛,但不少患者可诉有下腹坠胀感、腰背酸痛。当浆膜下肌瘤发生蒂扭转或子宫肌瘤发生红色变性时可产生急性腹痛,肌瘤合并子宫内膜异位症或子宫腺肌病者亦不少见,则可有痛经。

4.白带增多

子宫腔增大,子宫内膜腺体增多,加之盆腔充血,可使白带增加。子宫或宫颈的黏膜下肌瘤发生溃疡、感染、坏死时,则产生血性或脓性白带。

5.不孕与流产

有些子宫肌瘤患者伴不孕或易发生流产,对受孕及妊娠结局的影响可能与肌瘤的生长部位、大小及数目有关。巨大子宫肌瘤可引起宫腔变形,妨碍孕囊着床及胚胎生长发育;肌瘤压迫输卵管可导致管腔不通畅;黏膜下肌瘤可阻碍孕囊着床或影响精子进入宫腔。肌瘤患者自然流产率高于正常人群,其比为 4:1。

6.贫血

由于长期月经过多或不规则阴道流血可引起失血性贫血,较严重的贫血多见于黏膜下肌瘤患者。

7.其他

极少数子宫肌瘤患者可产生红细胞增多症,低血糖,一般认为与肿瘤产生异位激素有关。

(二)体征

1.腹部检查

子宫增大超过 3 个月妊娠大小或较大宫底部浆膜下肌瘤,可在耻骨联合上方或下腹部正中扪及包块,实性,无压痛,若为多发性子宫肌瘤则肿块之外形呈不规则状。

2.盆腔检查

妇科双合诊、三合诊检查,子宫呈不同程度增大,欠规则,子宫表面有不规则突起,呈实性,若有变性则质地较软。妇科检查时子宫肌瘤的体征根据其不同类型而异,带蒂浆膜下肌瘤若蒂较长,子宫旁可扪及实质性包块,活动自如,此种情况易与卵巢肿瘤混淆。黏膜下肌瘤下降至宫颈管口处,宫口松,检查者手指伸入宫颈口内可触及光滑球形的瘤体,若已脱出于宫颈口外则可见到肿瘤,表面呈暗红色,有时有溃疡,坏死。

四、检查

(一)超声检查

为目前最为常用的辅助诊断方法。它可显示子宫增大,形状不规则,肌瘤数目、部位、大小及肌瘤内部是否均匀或液化、囊变等。超声检查既有助于诊断子宫肌瘤,并为区别肌瘤是否有变性提供参考,又有助于与卵巢肿瘤或其他盆腔肿块鉴别。

(二)诊断性刮宫

通过宫腔探针探测子宫腔大小及方向,感觉宫腔形态,了解宫腔内有无肿块及其所在部位。对于子宫异常出血的患者常须鉴别子宫内膜病变,诊断性刮宫具有重要价值。

(三)宫腔镜检查

在宫腔镜下可直接观察宫腔形态、有无赘生物,有助于黏膜下肌瘤的诊断。

(四)腹腔镜检查

当肌瘤须与卵巢肿瘤或其他盆腔肿块鉴别时,可行腹腔镜检查,直接观察子宫大小、形态、肿瘤生长部位并初步判断其性质。

(五)磁共振检查

一般情况下,无须采用磁共振检查,如果需要鉴别诊断是子宫肌瘤还是子宫肉瘤,磁共振尤其是增强延迟显像有助于鉴别子宫肌瘤和子宫肉瘤。在腹腔镜手术前,磁共振检查也有助于临床医师在术前和术中了解肌瘤的位置,减少残留。

五、鉴别诊断

肌瘤常易与下列疾病混淆,应予以鉴别:①子宫腺肌病及腺肌瘤。②妊娠子宫。③卵巢肿瘤。④子宫恶性肿瘤。⑤子宫肥大症。⑥子宫内翻。⑦子宫畸形。⑧盆腔炎性包块。

六、治疗

(一)随诊观察

如患者无明显症状,且无恶变征象,可定期随诊观察。

(二)药物治疗

1. 促性腺激素

释放激素激动剂(GnRH-α)目前临床上常用的 GnRH-α 有亮丙瑞林(抑那通)、戈舍瑞林(诺雷德)、曲普瑞林(达必佳)等。GnRH-α 不宜长期持续使用,仅用于手术前的预处理,一般用 3～6 个月,以免引起低雌激素引起的严重更年期症状;也可同时补充小剂量雌激素对抗这种不良反应。

2. 米非司酮

米非司酮是一种孕激素拮抗剂,近年来临床上试用以治疗子宫肌瘤,可使肌瘤体积缩小,但停药后肌瘤多再长大。

3. 达那唑

用于术前用药或治疗不宜手术的子宫肌瘤。停药后子宫肌瘤可长大。服用达那唑可造成肝功能损害,此外还可有雄激素引起的不良反应(体重增加、痤疮、声音低钝等)。

4. 他莫昔芬(三苯氧胺)

可抑制肌瘤生长。但长时间应用个别患者子宫肌瘤反见增大,甚至诱发子宫内膜异位症和子宫内膜癌,应予以注意。

5. 雄激素类药物

常用药物有甲睾酮(甲基睾丸素)和丙酸睾素(丙酸睾丸素),可抑制肌瘤生长。应注意使用剂量,以免引起男性化。在子宫肌瘤患者出血期,若出血量多,还可用子宫收缩剂(如缩宫素、麦角)及止血药物[如止血酸、氨甲苯酸(止血芳酸)、立止血、三七片等],可起到一定程度的辅助止血作用。

(三)手术治疗

子宫肌瘤的手术治疗包括肌瘤切除术及子宫切除术,可经腹部亦可经阴道进行,也可行内镜手术(宫腔镜或腹腔镜)。

术式及手术途径的选择取决于患者年龄、有否生育要求、肌瘤大小及生长部位、医疗技术条件等因素。

1. 肌瘤切除术

将子宫肌瘤摘除而保留子宫的手术,主要用于 40 岁以下年轻女性,希望保留生育功能者。适用于肌瘤较大;月经过多;有压迫症状;因肌瘤造成不孕者;黏膜下肌瘤;肌瘤生长较快但无恶变者。

2. 子宫切除术

症状明显者，肌瘤有恶性变可能者，无生育要求，宜行子宫切除术。子宫切除术可选用全子宫切除或次全子宫切除，年龄较大，以全子宫切除为宜。术前须除外宫颈恶性疾病的可能性。

3. 子宫动脉栓塞术

通过放射介入的方法，直接将动脉导管插至子宫动脉，注入永久性栓塞颗粒，阻断子宫肌瘤血供，以达到肌瘤萎缩甚至消失。UAE 目前主要适用于子宫异常出血导致贫血等有症状的子宫肌瘤。在选择子宫肌瘤介入治疗时应慎重，尤其是盆腔炎症未控制者，希望保留生育功能者、动脉硬化患者及本身有血管造影禁忌证的患者，应列为该项治疗的禁忌证。

（四）聚焦超声治疗

通过将超声波聚集，局部在肿瘤内部将温度提升到 65 ℃以上导致肿瘤发生凝固性坏死而起到治疗的作用，治疗可以使得肌瘤发生萎缩，缓解症状。适用于有症状的子宫肌瘤。治疗后无手术瘢痕，术后恢复快是其优点。不良反应有皮肤烫伤、邻近肠管损伤、血尿等报道。

七、护理

（一）一般护理

评估患者对疾病的认知程度，尊重患者，耐心解答患者提出的问题，告知患者和家属子宫肌瘤是妇科最常见的良性肿瘤，手术或药物治疗都不会影响今后日常生活和工作，让患者消除顾虑，纠正错误认识，配合治疗。

（二）缓解症状

对出血多需住院的患者，护士应严密观察并记录其生命体征变化情况，协助医师完成血常规及凝血功能检查、备血、查验血型、交叉配血等。注意收集会阴垫，评估出血量。按医嘱给予止血药和子宫收缩剂，必要时输血、补液、抗感染或刮宫止血。巨大子宫肌瘤者常出现局部压迫症状，如排尿不畅者应予以导尿；便秘者可用缓泻剂缓解不适症状。带蒂的浆膜下肌瘤发生扭转或肌瘤红色变性时应评估腹痛的程度、部位、性质，有无恶心、呕吐、体温升高征象，须剖腹探查时，护士应迅速做好急诊手术前准备和术中术后护理。保持患者的外阴清洁干燥，如黏膜下肌瘤脱出宫颈口者，应保持其局部清洁，预防感染，为经阴道摘取肌瘤者做好术前准备。经腹或腹腔镜下行肌瘤切除或子宫切除术的患者按腹部手术患者的一般护理，并要特别注意观察术后阴道流血情况。经阴道黏膜下肌瘤摘除术常在蒂部留置止血钳 24～48 h，取出止血钳后须继续观察阴道流血情况，按阴道手术患者进行护理。

（三）健康教育

保守治疗的患者需定期随访，护士要告知患者随访的目的、意义和随访时间。应 3～6 个月定期复查，期间监测肌瘤生长状况、了解患者症状的变化，如有异常及时和医师联系，修正治疗方案。对应用激素治疗的患者，护士要向患者讲解用药的相关知识，使患者了解药物的治疗作用、使用剂量、服用时间、方法、不良反应及应对措施，避免擅自停药和服药过量引起撤退性出血和男性化。指导手术后的患者出院后 1 个月回门诊复查，了解患者术后康复情况，并给予术后性生活、自我保健、日常工作恢复等健康指导。

（曹晓丽）

第九章　神经外科疾病护理

第一节　脑脓肿

化脓性细菌侵入脑组织引起化脓性炎症,并形成局限性脓肿称为脑脓肿,属脑实质内的感染性占位病变。

一、临床表现

(一)全身感染症状

在细菌侵入颅内阶段大多数患者有全身不适、皮疹、发热、头痛、呕吐等急性脑炎或脑膜炎表现。当脓肿包膜形成以后,患者体温大多正常或低热,而颅内压增高或脑压迫症状逐渐加重。

脑脓肿进入局限阶段,临床上可有潜伏期,在潜伏期内患者可有头痛、消瘦、疲倦、记忆力减退,表情淡漠或反应迟钝等症状。

(二)颅内压增高症状

随着脑脓肿包膜的形成和增大,出现颅内压增高,患者再度伴有不同程度的头痛,可出现呕吐及不同程度的精神和意识障碍。

(三)脑局灶定位症状

常在外伤所致的脑功能障碍的基础上,使已有的症状逐渐加重或出现新的症状和体征。

(四)脑疝或脓肿破溃

脑疝或脓肿破溃是脑脓肿患者的两大严重危象。前者与其他颅内占位性病变所致的脑疝相似;后者为脓肿接近脑表面或脑室时,由于脓肿内压力骤然改变而致脓肿突然破溃,脓液流入蛛网膜下隙或脑室内引起急性化脓性脑膜炎,患者突然出现高热、昏迷、抽搐。

二、评估要点

(一)一般情况

了解患者有无化脓性中耳炎、脓毒血症病史,头部近期有无外伤史等。

(二)专科情况

1.有无急性全身感染中毒症状

体检时是否可发现颈项强直和脑膜刺激征,化验检查白细胞及中性粒细胞是否升高。

2.有无脑局灶性症状

根据脑脓肿部位不同,局灶性症状亦不同,多在晚期明显。

(三)辅助检查

外周血液中白细胞总数剧增,脑脊液常呈脓性。头颅 CT、MRI 及脑血管造影等检查。

三、护理诊断

(一)清理呼吸道无效

清理呼吸道无效与意识障碍有关。

(二)体温过高

体温过高与脑脓肿导致全身感染中毒有关。

(三)疼痛

疼痛与颅内压增高有关。

(四)语言沟通障碍

语言沟通障碍与脑脓肿导致的感觉性失语及运动性失语有关。

(五)组织灌注不足

组织灌注不足与高热、呕吐等有关。

(六)营养失调,低于机体需要量

营养失调与进食困难、呕吐有关。

(七)感染

感染与颅内存在化脓性感染和免疫力低下有关。

(八)焦虑

焦虑与对疾病知识缺乏、存在适应危机有关。

(九)潜在的并发症

脑疝。

四、护理措施

(一)术前护理

(1)心理护理:向患者进行疾病有关问题的解释和说明,降低其恐惧程度,给予心理、情绪支持,并给予恰当的护理以解除患者的适应危机。

(2)给予头高脚低位,防止颅内压力增高,特别在癫痫病发作时颅内压增高致呕吐及小脑半球脓肿而出现饮水呛咳时。

(3)协助患者做好各项检查,同时做好必要的术前准备。

(4)癫痫发作:癫痫大发作时突然意识丧失,四肢痉挛抽搐,容易因跌倒或碰撞导致损伤,因此对有癫痫病史者应限制活动范围,发作频繁者需卧床并加用床档,防止癫痫发作时窒息。

(二)术后护理

(1)保持呼吸道通畅,密切观察病情变化,1~2 h测量生命体征 1 次。

(2)防止剧烈咳嗽,用力喷嚏和用力大便,避免颅内压进一步增高。

(3)注意营养和维生素的补充,保持水、电解质及酸碱平衡,必要时输血、血浆、蛋白等,以改善全身状况,增强抵抗力。

(4)脓腔引流管的护理:①引流管置于低位,距脓腔至少 30 cm,引流管的位置应保留在脓腔的中心。②患者卧位须符合体位引流的要求。③术后 24 h 方可进行脓腔冲洗,冲洗液用庆大霉素 0.9%氯化钠注射液缓慢注入腔内,再轻轻抽出,不可过分加压。

五、健康教育

①对于各种严重感染要及时治疗,防止病变的再次发生;②出院后进行病情跟踪观察,特别是出现颅内压增高症状时,应引起高度重视;③加强营养,增强抵抗力,改善全身状况。

(李树萍)

第二节　脑血管病变

脑血管病是指供应脑部血液的血管疾患所致的一种神经系统疾病,主要指脑卒中。

一、临床表现

1.短暂性脑缺血发作

临床特点是突然发病,神经功能障碍持续数分钟至数小时,并在 24 h 内恢复,反复发作。

2.可逆性缺血性神经功能障碍

临床表现似短暂性脑缺血发作,但持续时间超过 24 h,可达数天,也可完全恢复。

3.完全性脑卒中

症状较上述两种类型严重,有不同程度的昏迷,神经功能障碍长期不能恢复。

4.出血性脑卒中

出血性脑卒中是指原发性高血压引起的脑实质内出血。多见于 50 岁以上,长期有高血压及动脉粥样硬化的患者,因脑内硬化的细小动脉变性和破裂,导致脑实质内的自发性出血,血肿压迫脑组织,同时可发生颅内压增高甚至脑疝,是原发性高血压患者的主要死亡原因。

二、评估要点

1.一般情况

了解患者的意识障碍程度、病史等。

2.专科情况

①询问患者有无眩晕、恶心、呕吐、半身麻木等。②观察患者有无言语不清、一侧肢体无力、失语以及排便排尿失禁。③观察有无呼吸深而有鼾声、脉搏慢而有力、血压升高。④了解患者对疼痛的刺激、瞳孔对光反射、角膜反射等情况。

3.辅助检查

(1)腰椎穿刺:脑动脉瘤和颅内动静脉畸形腰椎穿刺抽出脑脊液呈血性,是诊断蛛网膜下隙出血的最直接证据。

(2)CT 扫描:①颅内动脉瘤可见到中央呈高密度的圆形或椭圆形靶标状影块,但 CT 阴性并不能排除动脉瘤的存在。②颅内动脉畸形可显示急性期的出血,脑局部萎缩,及增强扫描中的高密度畸形血管团,部分供应动脉及引流静脉,可为病变的定位提供明确的信息。③高血压脑出血表现为高密度影区,可确定出血部位。

(3)MRI 检查:颅内动静脉畸形可显示畸形血管团的流空现象。

(4)脑血管造影:①颅内动脉瘤要求做双侧脑血管造影,有时需做全脑血管造影,可显示出动脉瘤的部位、大小、形状及数目。②颅内动静脉畸形显示病变位置、受累范围,还能显示供血动脉及回流静脉,确定其颅内动静脉畸形的级别。

三、护理诊断

1.清理呼吸道无效

清理呼吸道无效与意识障碍有关。

2.意识障碍

意识障碍与脑血管病变有关。

3.疼痛

疼痛与颅内出血及手术切口有关。

4.排尿异常、排便失禁

排尿异常、排便失禁与中枢神经系统自主控制发生障碍或意识不清有关。

四、护理措施

1.心理护理

建立良好的护患关系,护士应耐心介绍脑卒中的病因和治疗方法,有计划地指导患者配合治疗、合理用药、平衡饮食、改进不良生活习惯和训练康复技能,满足患者的心理需要。

2.术前护理

术前要继续进行内科治疗护理,并做好术前常规护理,按规定备皮,严密观察病情,遵医嘱使用脱水剂等药物,预防脑疝发生。

3.术后护理

术后患者置ICU病房进行监测,具体护理措施参照脑损伤患者的护理。

4.康复护理

脑卒中康复的目标是心理康复、恢复或重建功能、防治并发症、减少后遗症、学习使用移动工具(如轮椅)和辅助器具,达到独立生活和工作的能力以提高生活质量。恢复功能的护理措施包括:运动功能锻炼、感觉功能康复、口面部功能康复、智能康复训练、高压氧治疗及护理、中医治疗法的护理。

五、健康教育

(1)积极治疗高血压、心脏病、糖尿病等疾病,纠正酗酒、吸烟等不良生活习惯,可以降低脑卒中的发病和复发。避免情绪激动、便秘、慢性咳嗽等脑卒中的诱发因素。

(2)病情稳定后应及早开始康复锻炼,有利于防止肌肉萎缩,防止直立性低血压,有效预防骨质疏松、压疮、肺部感染和泌尿系统感染等并发症。指导患者和家属掌握被动运动方法和注意事项。

(3)调整患者心理状态:对情绪抑郁者,开展及时的心理治疗和药物治疗。有的偏瘫患者在恢复期仍会采取自杀行为,在护理中应引起注意,床旁不要放置安眠药及锐利物品。

(4)告知患者及家属有再次脑出血、脑栓塞的危险,一旦发现异常应及时就诊。

(李树萍)

第十章　泌尿外科疾病护理

第一节　膀胱结石

膀胱结石分为原发性膀胱结石和继发性膀胱结石。原发性膀胱结石多由于营养不良引起，多见于10岁以下的男孩，主要分布于经济落后区。目前儿童膀胱结石呈下降趋势。继发性膀胱结石多见于50岁以上老年人，男性多于女性，比例为10:1。在经济发达地区，膀胱结石主要发生于老年男性，且多患前列腺增生症或尿道狭窄；而在贫困地区，则多见于儿童，女性少见。随着社会经济的发展，膀胱结石的总发病率已明显下降。

一、病因

膀胱结石形成机制与肾结石基本相同，肾、输尿管结石排入膀胱结石时，部分可从尿排出，另有部分则可留在膀胱并逐渐长大，形成膀胱结石。当然，大部分膀胱结石是在膀胱中原发的，它的形成有自己的特点，其主要病因有以下几点。

1. 下尿路梗阻

梗阻的原因主要是前列腺增生、尿道狭窄、膀胱颈部梗阻、神经源性膀胱等。梗阻引起长期尿潴留，使尿液中成石晶体析出沉淀而形成结石，这是膀胱结石形成最常见的原因。由于女性尿道短，一般不易形成梗阻，因此女性膀胱结石罕见发生。

2. 感染

任何原因引起的尿路感染，尤其是尿素分解细菌引起的感染可促进磷酸镁铵、钙盐结石的形成。

3. 膀胱异物

膀胱内异物可作为结石"核心"，使尿盐在其周围沉淀形成结石。常见的异物主要有导管、缝线以及患者放入尿道的电线、温度计、铁丝、发夹、别针、塑料绳等。另外，与上尿路结石一样，某些代谢性疾病与营养不良亦能形成膀胱结石。

二、临床表现

膀胱结石好发于男性老年人及小儿，女性少见。其主要症状是疼痛、排尿困难、尿线中断、血尿及感染等。

1. 疼痛

可以是耻骨上或会阴部钝痛或剧烈疼痛，常在站立或活动时加剧，这是由于结石在膀胱内活动刺激膀胱底部所致，患者平卧时疼痛常可缓解。

2. 排尿困难

排尿困难为常见症状之一，多数是由于膀胱结石的原发病如前列腺增生、尿道狭窄引起。膀胱结石引起的排尿困难的典型症状是排尿时尿线突然中断，患者必须改变体位或摇晃身体方能继续排尿，此时患者十分痛苦，小儿患者使劲牵拉阴茎以缓解痛苦，并哭闹不止，大汗淋漓,这是由于结石突然嵌顿于尿道内,引起膀胱或尿道括约肌痉挛所致。

3.血尿

疼痛发作时可出现血尿,一般是镜下血尿,在排尿终末最为明显,站立中或活动可加重。血尿是由于结石在膀胱内刺激黏膜,使黏膜损伤甚至出现溃疡所致。若结石在膀胱内长期刺激可诱发膀胱肿瘤,主要是鳞状上皮细胞癌。因此患者有血尿时,不应仅满足于结石的诊断,而应注意有无合并肿瘤。

4.感染

膀胱结石几乎都引起感染,严重者出现脓尿。并发感染时患者有尿频、尿急、尿痛,以排尿终末痛明显。

体格检查一般很难在耻骨上触及小结石,较大的膀胱结石,男性可通过经直肠和下腹部,已婚女性可通过经阴道和下腹双合诊触及。

三、辅助检查

(一)X 线检查

X 线检查是膀胱结石的重要诊断方法。X 线检查应包括整个泌尿系统,它不仅能了解膀胱区有无结石,结石的大小、数目、形状,同时还能了解上尿路结石情况,但 X 线膀胱区钙化影有时需进一步检查与输尿管下段结石、输尿管囊肿内结石、盆腔静脉结石、膀胱憩室内结石、女性子宫肿瘤等相鉴别。同样,膀胱尿酸结石在 X 线片上不能显影,行气体造影剂膀胱造影有助于诊断。

(二)B 超检查

B 超检查是诊断膀胱结石的重要方法。B 超检查时膀胱应充盈良好,尿液与结石的声阻抗大,超声探测到结石有强回声团并伴有明显的声影,当体位变动时可见结石在膀胱内滚动,而膀胱憩室内结石即使在改变体位时亦不能移动。B 超还能鉴别输尿管囊肿内结石及输尿管下段结石。

(三)膀胱镜检查

膀胱镜检查是诊断膀胱结石最准确、最可靠的方法,不仅能直接观察到膀胱内有无结石及结石的大小、数目、形状,同时还能与其他病变如膀胱肿瘤、前列腺增生、膀胱憩室内结石、膀胱炎症相鉴别。

(四)金属尿道探子探查

成年人可用金属尿道探子经尿道插入膀胱,有膀胱结石时,可探出金属撞击结石的特殊感觉和声音。此方法对小儿不适用,阴性亦不能完全排除结石的诊断。

四、治疗

膀胱结石的手术治疗必须遵循两个原则:一是取净结石;二是纠正形成结石的原因和诱因。如前列腺增生、膀胱异物和憩室、尿道狭窄,可在取石时一并处理;合并感染、代谢紊乱和营养失调时,取石后应做进一步处理。膀胱结石巨大,反复感染者,需注意肾功能情况。成年患者无合并其他梗阻性病变,结石直径不超过 3 cm,可施行经尿道膀胱碎石术,如膀胱碎石钳碎石、液电碎石、气压弹道碎石或激光碎石等,其他情况则需施行耻骨上膀胱切开取石术。合并感染时需控制感染。

五、主要护理问题

(1)舒适的改变与疼痛有关。

(2)焦虑/恐惧与患者担心手术有关。

(3)排尿障碍与结石阻塞膀胱出口有关。

(4)患者缺乏对疾病的认识和了解。

(5)潜在并发症:尿潴留、出血、感染、膀胱穿孔等。

六、护理措施

(一)术前护理措施

1.心理护理

(1)讲解膀胱结石的相关知识及注意事项,消除患者的顾虑,使其能够积极配合治疗和护理。

(2)针对个体情况进行针对性心理护理。

(3)鼓励患者家属和朋友给予患者关心和支持。

2.饮食护理

普通饮食,多饮水,保持尿量为 2 000～3 000 mL/d,达到膀胱内冲洗,减轻膀胱刺激症状。

3.病情观察及护理

(1)观察并记录患者下腹部体征。

(2)观察患者排尿情况,包括排尿时伴随症状及尿液的颜色性状及量等。

4.术前常规准备

(1)术前禁食 8 h,禁饮 4 h。

(2)术前遵医嘱行抗生素敏试准备,术晨准备术中用药。

(3)协助完善术前检查,如心电图、B 超、胸部 X 线片、出凝血试验等。

(4)术晨更换清洁病员服。

(5)术晨与手术室人员进行患者信息、药物核对后,送入手术室。

(二)术后护理措施

1.外科术后护理常规

(1)麻醉术后护理常规:①了解麻醉和手术方式、术中情况、切口和引流情况;②持续低流量吸氧及心电监护,严密监测生命体征;③床挡保护防坠床;④腰麻、硬膜外麻醉患者,去枕平卧 6 h。

(2)伤口观察及护理:观察伤口有无渗血、渗液,若有,应及时通知医生并更换敷料。观察下腹部体征,有无腹痛、腹胀等。

(3)各管道观察及护理:①输液管保持通畅,留置针要善固定,注意观察穿刺部位皮肤有无红肿;②尿管按照尿管护理常规进行,腔内手术一般术后 3～5 d 拔除尿管,开放手术一般7～10 d 拔除尿管。拔管后注意关注患者排尿情况。保持尿道口和会阴部的清洁,避免感染。

(4)持续膀胱冲洗及护理:①腹腔引流管参照腹腔引流管护理相关要求;②开放手术行低压、缓慢膀胱冲洗;③观察冲洗液的颜色、性状及量,根据冲洗颜色调节冲洗速度。观察及处理膀胱痉挛,保持引流管固定通畅,可遵医嘱使用解痉药。观察腹部体征,有无腹痛、腹胀等,记录尿量。

(5)疼痛护理:评估患者疼痛情况,提供安静舒适的环境,给予心理安慰,转移患者注意力等,必要时给予镇痛药物。

(6)基础护理:做好口腔护理、尿管护理、定时翻身、雾化吸入、指导咳痰、患者清洁等工作。

2.饮食护理

腔内手术术后 6 h 内禁食禁饮;6 h 后饮水,如无恶心、呕吐等不适症状,则可开始进食普食,多食易消化、富含纤维素的食物,如芹菜、韭菜、香蕉等。鼓励患者多饮水,多排尿、以利于膀胱内血块和结石碎渣的排出。开放手术术后禁食禁饮,肛门排气后开始饮水 50 mL/h,1~2 h 后无恶心、呕吐等不适症状进流质饮食、半流质饮食、软食与普食。饮食要注意营养丰富。

3.体位与活动

(1)全麻清醒前:去枕平卧位、头偏向一侧。

(2)全麻清醒后-膀胱冲洗时:床上自动体位、半卧位为主,增加床上四肢运动。

(3)停止膀胱冲洗后:适当病室内活动。

4.健康宣教

(1)饮食:①多饮水,保持尿量为 2 000~3 000 mL/d;②根据患者结石成分分析、做好相应的饮食指导;③草酸盐结石的患者,宜少吃土豆、菠菜等,口服维生素 B_6,口服氧化镁;④磷酸盐结石患者宜低磷低钙饮食,口服氯化铵;⑤尿酸盐结石的患者、宜进食肝、肾及豆类,口服枸橼酸合剂或碳酸氢钠。

(2)活动:根据体力,适当活动。

(3)复查:定期复查。

(董红梅)

第二节　上尿路结石

肾和输尿管结石称为上尿路结石,男性比女性多见。

一、病因

上尿路结石形成的原因通常包括代谢异常、泌尿系统梗阻、慢性泌尿系统感染等。

1.代谢异常

若患者的代谢出现了异常,可能会导致草酸盐、尿酸盐等形成结石的物质增加,尿液的酸碱度也会发生变化,当尿液减少时则会形成结石,引发上尿路结石。

2.泌尿系统梗阻

若患者的泌尿系统出现了梗阻,会对排尿造成影响,排出尿液的速度会变慢,导致尿液中的部分晶体聚积,无法顺利排出,引起上尿路结石。

3.慢性泌尿系统感染

若患者的泌尿系统已经发生了感染,会使部分组织坏死并脱落,并沉积在尿路中,引起上尿路结石。

二、临床表现

上尿路结石的主要症状是与活动有关的疼痛和血尿,也有肾结石长期存在而患者无明显症状,特别是较大的鹿角型结石。

1.疼痛

肾结石可引起肾区的疼痛伴叩击痛,有的平时无明显症状,在活动后出现腰部钝痛;较小的肾结石活动范围较大,进入肾盂输尿管连接部时可引起输尿管的剧烈蠕动而诱发肾绞痛,此外,输尿管结石也可刺激输尿管引起肾绞痛,并沿输尿管走行放射至同侧腹股沟、大腿内侧,乃至同侧睾丸或阴唇;若结石位于输尿管膀胱壁段或输尿管口,可伴有膀胱刺激症状以及尿道和阴茎头部的放射痛。肾绞痛一般见于活动后突然出现,结石越小症状越明显,患者表现为剧烈、难以忍受的疼痛,大汗,还可伴有恶心和呕吐。

2.血尿表现

肉眼或镜下血尿,一般见于活动后出现,与结石对尿路黏膜的损伤有关。镜下血尿更为常见。若结石固定不动时也可无血尿。

3.恶心、呕吐

肾绞痛时,输尿管管腔压力增高,管壁局部扩张、痉挛和缺血,由于输尿管与肠有共同的神经支配而引起恶心与呕吐的症状。

三、辅助检查

1.实验室检查

可见到肉眼或镜下血尿,伴有尿路感染时可为脓尿,细菌培养阳性。

2.影像学检查

泌尿系统 X 线片能发现 95％以上的结石,纯尿酸结石不显影;B 超检查可以显示结石的大小、位置,以及肾积水、囊性病等病变;排泄性尿路造影还可了解肾盂、肾盏的形态及肾脏功能的改变,有助于判定有无尿路异常结构改变;对于 X 线不显影的尿酸结石可以使用 CT 检查;放射性核素扫描及肾图检查不仅可以显示结石,而且也能表明梗阻和肾脏功能受损害的程度。

3.内镜检查

对于不能确定的结石进行肾镜、输尿管镜和膀胱镜检查以确定有无结石存在,同时还可进行治疗。逆行肾盂造影也可显示梗阻的部位,一般适用在静脉尿路造影不确切时。

四、治疗

上尿路结石治疗根据结石的性质、形态、大小、部位、患者个体差异等因素的不同而选择不同的治疗方案。对于直径＜0.6 cm,光滑,无尿路梗阻、感染的纯尿酸结石和胱氨酸结石可行保守治疗。直径＜0.4 cm,光滑的结石 90％能自行排出,直径为 0.7 cm 以上的结石多不能自行排出。由基础疾病形成的结石应针对病因治疗。

此外,还可以选择体外冲击波碎石术(extracorporeal shock wave lithotripsy,ESWL)和手术治疗。手术治疗包括输尿管镜取石或碎石术、经皮肾镜取石或碎石术(per cutaneous neph-rolithotomy,PCNL)和开放手术治疗。

五、常见护理诊断

(1)焦虑:与缺乏疾病知识、担心复发有关。

(2)疼痛:与结石刺激和止痛效果不好有关。

(3)血尿:与结石对尿路黏膜的损伤有关。

(4)潜在并发症:感染、尿路梗阻。

六、护理措施

1. 体外冲击波碎石的护理

术前不需特殊准备,术后护理如下。

1)饮食护理:部分患者会出现头晕、恶心、呕吐等症状,可指导患者卧床休息,适当禁食,从静脉补充营养和水分。若没有上述症状术后即可进食和饮水。

2)观察碎石排出情况:每次排尿后留于玻璃瓶内,同时用滤网或纱布过滤,以观察碎石的排出情况。

3)活动与体位排石:碎石后经常变换体位,适当活动可促进碎石排出。对于上盏结石可采取头低足高位、轻叩肾区,可促进结石的排出。

4)并发症的观察及护理:ESWL术的并发症包括肾绞痛、血尿、尿路梗阻、发热、皮肤损伤等。部分巨大结石碎石后,细碎的结石迅速大量涌入输尿管,形成"石街",引起尿路梗阻,严重者可引起肾功能改变。对巨大结石,一般需多次碎石,碎石后48 h,指导患者卧床休息,取患侧在下的侧卧位,多饮水,使结石随尿液缓慢、逐渐地排出。术后部分患者会出现发热,主要是由于术前感染扩散、术后出现梗阻合并感染所致,因此术后应监测患者的体温变化,超过38.5 ℃时可采用物理降温;若患者出现寒战、高热应急查血常规和血培养,并遵医嘱给予药物降温。碎石术后患者局部皮肤会出现发红、发热等皮肤损伤,指导患者不要用手抓破,1~2 d即可恢复。

2. 输尿管镜取石或碎石术的护理

术前准备同外科一般手术,术中需要携带泌尿系统X线片或静脉肾盂造影X线片,以利于术中结石的定位。术后护理内容如下。

1)饮食护理:术后4~6 h可进食和饮水,指导患者多饮水以自然冲洗尿路,防止泌尿系统感染,促进结石的排出。

2)尿管护理:术后留置尿管1枚,1~2 d即可拔除。留置尿管期间保持会阴部清洁,遵医嘱应用抗生素,预防感染。

3)双J管护理:输尿管镜取石或碎石术后需留置双J管。

3. 经皮肾镜取石或碎石术的护理

1)术前护理:重点是帮助患者建立战胜疾病的信心,使其心态恢复正常,以提高对手术的耐受力。

心理准备:术前应做好宣教工作,向患者详细讲解PCNL这项新技术的优越性,介绍成功康复患者的实例,以消除其怀疑、恐惧的心理。

手术体位的训练:患者在手术过程中分别需要采取截石位和俯卧位,患侧抬高20°~25°。术前护士应指导患者进行手术体位的训练,尤其是俯卧位,一般患者难以耐受,但对于复杂的结石手术时间长,需要1.5~3.5 h且体位的改变对患者呼吸及循环系统的影响较大,因此应指导患者练习俯卧位从 30 min 开始,逐渐延长至 45 min、1 h、2 h,等等。通过训练使患者比较能忍受体位的改变,同时使呼吸及循环系统得到一定的适应,以减少术中、术后心血管意外发生的概率。

控制疼痛与感染:上尿路结石患者多数都存在肾绞痛,应及时采取止痛、对症处理。术前感染的控制是手术及术后患者安全的保证,不论患者有无感染术前均需应用广谱抗生素治疗。对于伴有感染的患者,如高热达 39 ℃ 以上应及时进行血培养及药敏试验,选择合适的抗感染药物,同时配合物理及药物降温,直至体温平稳、血常规白细胞数量正常 3 d 以上方可手术。

2)术后护理:术后重点是做好病情观察,协助患者顺利康复,及时发现并治疗并发症。

监测患者生命体征:术后给予患者去枕平卧位、禁食和水 6 h,心电监护 24 h。如果患者出现血压下降、心率增快、呼吸加快,应高度怀疑有出血的可能,及时通知医生采取措施。注意观察患者体温变化,术中冲洗易导致尿路细菌或致热原通过肾血管吸收入血而引起菌血症,患者术后会出现体温升高,甚至可达 39.5 ℃ 以上,因此应及时使用敏感抗感染药治疗并配合物理或药物降温。尽管术前使用抗生素,尿培养无细菌生长,但仍有部分患者经 PCNL 取出感染性结石后,出现菌尿,甚至出现感染性休克。因此应注意观察患者有无感染性休克及 DIC 的表现。

肾造瘘管及留置尿管的管理:①严密观察肾造瘘管及尿管引流尿液的颜色、性状和量,准确做好记录。出血是 PCNL 最常见、最严重的并发症之一,若不及时处理,患者很快会发生休克。大部分患者术后出血量不多,逐渐减少,术后第一天转清,不需要特殊处理。若引流尿液颜色鲜红,量较大,则可能有肾血管出血,立即夹闭肾造瘘管,使血液在肾、输尿管内,致压力升高,形成压力性止血,经 5～10 min 再次观察若无进行性出血情况,6 h 和 8 h 后打开,引流液的颜色逐渐减轻,24 h 后一般可转为淡红色。②保持尿管的通畅,保证有效的引流。如出现造瘘管周围有渗尿应考虑尿管是否堵塞,可用手指向远端挤压造瘘管,或用注射器抽吸,或以无菌生理盐水少量、多次、低压反复冲洗。固定好肾造瘘,严防脱落。③注意观察腹部症状和体征:定期询问患者有无腹胀、腹痛等症状,腹部查体有无腹部压痛、反跳痛等体征,警惕因尿漏而引起腹膜炎。④执行留置尿管的护理常规。

活动指导:根据患者肾造瘘管及尿管引流尿液的情况指导患者活动,术后绝对卧床,给予患者肢体按摩,指导其双下肢被动和主动的活动,防止下肢深静脉血栓形成;交接班时注意评估并记录患者双下肢有无肿胀、麻木与疼痛,皮肤温度有无升高,足背动脉搏动是否明显,一旦出现上述任何情况都应及时汇报给医生。如术后 5～7 d 患者引流的尿液逐渐转清为淡粉色,甚至为黄色时可以指导患者在床上活动,注意观察引流尿液的情况,如无颜色加深,可指导患者增加活动量,从床边到离床活动。重点在于指导患者活动量从小到大逐渐过渡,防止突然增加活动后出现虚脱或直立性低血压,严重者会由于血液循环加速而导致栓子脱落诱发肺梗死、脑梗死以及诱发心肌梗死。认真做好患者指导,使患者正确认知,增加依从性,从而减少患者不良事件的发生。

(裴玉莹)

第十一章 骨科疾病护理

第一节 颈椎病

颈椎病(cervical spondylosis)是指椎间盘退行性病变及继发性椎间关节退行性变所致脊髓、神经、血管损害的相应症状和体征。颈椎病是 50 岁以上人群的常见病,男性居多,好发部位依次为 $C_{5\sim6}$、$C_{4\sim5}$、$C_{6\sim7}$。

一、病因

(一)颈椎间盘退行性变

颈椎间盘退行性变是颈椎病发生和发展的最基本原因,可造成两方面影响。

(1)使椎间盘处于松弛状态,向四周膨隆或向后突出,直接刺激相邻的脊髓、神经或血管。

(2)造成颈椎力学的功能紊乱,使椎体、椎间关节、钩椎关节、黄韧带、后纵韧带等发生变性、增生和钙化而引起对脊髓、神经、血管的压迫或刺激。

(二)颈椎先天性椎管狭窄

颈椎管的矢状内径与颈椎病的发病有密切关系。椎管矢状内径小于正常(14～16 mm)时,即使退行性变比较轻,也可产生临床症状和体征。

(三)损伤

急性损伤可使原已退变的椎体、椎间盘和锥间关节损害加重而诱发颈椎病;慢性损伤可加速其退行性变的过程而提前出现症状。

二、临床表现及分型

根据受压部位和临床表现不同,一般分为 4 类。但临床上大多数患者均以某型为主,同时伴有其他型的部分表现,为复合型颈椎病。

(一)神经根型颈椎病

颈椎病中神经根型发病率最高(50％～60％),是由于颈椎间盘侧后方突出、钩椎关节或关节突关节增生、肥大,刺激或压迫神经根所致。

1.症状

患者常先有颈痛及颈部僵硬,继而向肩及上肢放射。放射痛范围根据受压神经根的不同而表现在相应节段。咳嗽、打喷嚏及活动时疼痛加剧。上肢有沉重感;皮肤可有麻木、过敏等感觉异常;上肢肌力、手握力减退及手指动作不灵活。

2.体征

颈部肌痉挛,颈肩部有压痛,颈部和肩关节活动有不同程度受限。上肢牵拉试验阳性,表现为检查者一手扶患侧颈部,一手握患侧腕部外展上肢,双手反向牵引,诱发已受压的神经根出现了放射痛与麻木感。压头试验阳性,表现为患者端坐,头后仰并偏向患侧,检查者用手掌在其头顶部加压,出现颈痛并向患侧手臂放射。

(二)脊髓型颈椎病

脊髓型颈椎病是由于颈椎椎骨间连接结构退变,脊髓型颈椎病占颈椎病的 $10\%\sim15\%$。脊髓受压的主要原因是中央后突之髓核、椎体后缘骨赘、增生肥厚的黄韧带及钙化、后纵韧带等的压迫。由于下颈段椎管相对较小(脊髓膨大处),且活动度大,所以退行性变亦较早、较重,脊髓受压也易发生在下颈段。

1. 症状

颈痛不明显,以四肢乏力,行走、持物不稳为最早出现的症状。患者出现上肢或下肢麻木无力、僵硬、双足踩棉花感,足尖不能离地,触觉障碍,束胸感,双手精细动作笨拙,夹东西、写字颤抖,手持物经常掉落。在后期出现尿频或排尿、排便困难。

2. 体征

随病情加重可发生自下而上的上运动神经源性瘫痪。检查时有感觉平面障碍,肌力减退,四肢腱反射活跃或亢进,而腹壁反射、提睾反射和肛门反射减弱或消失。病理反射如霍夫曼(Hoffmann)征、髌阵挛、踝阵挛、巴宾斯基(Babinski)征阳性。

三、非手术疗法

(一)颌枕带牵引

颌枕带牵引适用于脊髓型以外的各型颈椎病。可解除肌痉挛、增大椎间隙、减少椎间盘压力,从而减轻对神经根的压力和对椎动脉的刺激,并使嵌顿于小关节内的滑膜皱襞复位。取坐位或卧位,头前屈 15 °左右,牵引重量为 $2\sim6$ kg,每日数次,每次 1 h。也可作持续牵引,每日 $6\sim8$ h,2 周为 1 个疗程。脊髓型颈椎病一般不宜作此牵引。

(二)颈托或颈领

限制颈椎过度活动。如充气型颈托除可固定颈椎外,还有牵张作用。

(三)推拿、按摩

推拿、按摩可减轻肌痉挛,改善局部血液循环。脊髓型颈椎病不宜采用此疗法。

(四)理疗

理疗可改善颈部血液循环,促进局部水肿消退和肌肉松弛。

(五)药物治疗

目前无治疗颈椎病的特效药物,所用药物皆属对症治疗,如非甾体抗感染药、肌松弛剂及镇静剂等。

(六)自我保健疗法

在工作中定时改变姿势,做颈部轻柔活动及上肢运动,有利于颈、肩部肌肉张弛的调节和改善血液循环。在睡眠时,宜用平板床,枕头高度要适当,不让头部过伸或过屈。

四、护理

(一)护理评估

1. 术前评估

(1)健康史和相关因素:①一般情况:如年龄和职业特点等。②此次发病的诱因和情况:如患者有无突然转动颈部或颈部长时间处于某一位置;患者有无眩晕、头痛、视物模糊、耳鸣、心跳加速或猝倒等;有无导致症状加重或减轻的因素。

(2)身体状况:①全身状况:患者的意识和生命体征、生活自理能力、有无大小便失控或失禁现象。②局部状况:患者疼痛或放射性痛的部位,取何种体位能减轻疼痛;患者四肢的感觉、运动和反射情况。③辅助检查:了解患者的 X 线、脊髓造影、CT、MRI 等检查结果,以判断病情、可能采取的治疗和护理措施。

(3)心理和社会支持状况:患者及家属对该病的认识、心理状态,有无焦虑及焦虑的原因;家庭及社会对患者的支持程度。

2.术后评估

①手术的种类和术中情况。②患者的生命体征,尤其是呼吸情况。③手术切口有无出血、肿胀和引流情况。④肢体感觉、活动和大小便情况。

(二)常见护理诊断

1.低效性呼吸形态

低效性呼吸形态与颈髓水肿、植骨块脱落或术后切口出血及喉头水肿有关。

2.潜在并发症

喉返、喉上神经损伤,以及肺部感染、压疮或尿路感染。

3.躯体活动障碍

躯体活动障碍与神经根受压、牵引或手术有关。

(三)护理目标

(1)维持患者正常有效的呼吸。

(2)并发症得到有效预防或发生后得到及时处理和护理。

(3)患者肢体感觉和活动能力渐渐恢复正常。

(四)护理措施

1.保持有效的气体交换

(1)术前适应性准备:指导前路手术患者在术前做推移气管的训练,以免因术中反复牵拉气管导致气管黏膜水肿,影响呼吸。

(2)术后床边准备:备好血压计、听诊器、吸氧、吸痰装置、气管插管及气管切开包,以备急用。

(3)给予吸氧:对低效性呼吸形态的患者提供氧气吸入。

(4)密切观察:包括生命体征和手术局部情况。①呼吸:呼吸困难是前路手术最危急的并发症,多数发生在术后1~3 d。常见原因有:切口内出血压迫气管;喉头水肿;术中损伤脊髓或移植骨块松动、脱落后压迫气管。观察患者有无呼吸费力、张口状急速呼吸、发绀等。若发现异常,应及时通知医师并采取措施。②手术局部情况:观察颈部有无肿胀,切口敷料有无渗出、渗出液的量、颜色和性状等。当患者出现切口渗血多、颈部明显肿胀和增粗,并出现呼吸困难、烦躁和发绀等症状时,需警惕局部出血或血肿,应立即通知医师,同时协助医师拆除颈部缝线,迅速除去血肿。若清除血肿后患者呼吸仍无改善,需做气管切开术的准备。③引流:观察引流管是否通畅,引流物的量和色泽,若引流出大量血性液体,应立即报告医师,采取措施;保持引流通畅,随时注意引流管有无扭曲、受压和滑脱。

2.观察有无喉返、喉上神经损伤的迹象

患者有无吞咽困难、饮水呛咳、声音嘶哑、发音不清等表现,以判断有无喉上神经和喉返神经损伤。若患者出现饮水时呛咳,应及时报告医师,并告知患者避免快速进食、大口饮水,尽量进食稠厚食物,防止误吸。

3.促进患者感觉和运动功能的恢复

(1)采取合适体位:多取平卧位。前路手术患者维持颈部稍前屈位置。病情允许者可予以翻身,注意采取轴式翻身,避免颈部扭曲,以防植骨块脱落。

(2)颈部制动:前路手术时都行植骨固定椎体融合术,此类患者采用颈领、头颈胸石膏固定时,松紧应适宜,保证固定确切。用枕颌带或颅骨牵引时,做好牵引的护理。咳嗽、打喷嚏时用手轻按颈前部。

(3)加强观察:观察患者躯体和双侧肢体的感觉及活动情况,有无感觉或运动功能障碍的现象。

(4)加强功能锻炼:颈领固定 2～3 个月。指导患者双手做捏橡皮球、健身球或毛巾的练习,手指进行对指、系纽扣等各种锻炼;每日进行四肢与关节的锻炼,防止肌萎缩和关节僵硬。

(张翠娜)

第二节　腰椎间盘突出症

腰椎间盘突出症是指由于椎间盘变性、纤维环破裂、髓核组织突出刺激和压迫马尾神经或神经根所引起的一种综合征。是腰腿痛最常见的原因之一。腰椎间盘突出症以 $L_4 \sim L_5$、$L_5 \sim S_1$ 间隙发病率最高,占 $90\% \sim 96\%$,多个间隙同时发病者仅占 $5\% \sim 22\%$。

一、病因

腰椎间盘在脊柱的负荷与运动中承受强大的应力。从近 18 岁开始持续退变,腰椎间盘退变系腰椎间盘突出症的基本病因。引致腰椎间盘退变的有力学、生物化学、年龄、自身免疫和遗传易感因素等理论。腰椎间盘突出与下列因素有关。

1.椎间盘退行性变

椎间盘退行性变是基本因素。随着年龄增长,纤维环和髓核含水量逐渐减少,使髓核张力下降,椎间盘变薄。同时,发生椎间盘化学成分的改变、胶原纤维变性及胶原纤维沉积增加、髓核失去弹性、椎间盘结构松弛、软骨板囊性变。在没有后纵韧带支持的纤维环后外侧,这些变化更明显,出现向心性小裂隙。MRI 检查证实,15 岁青少年已可发生椎间盘退行性变。

2.损伤

积累伤力是椎间盘变性的主要原因,也是椎间盘突出的诱因。积累伤力中,反复弯腰、扭转动作最易引起椎间盘损伤,故本症与某些职业、工种有密切关系。如驾驶员长期处于坐位和颠簸状态,从事重体力劳动者如煤矿工人或建筑工人,因腰椎过度负荷而造成椎间盘早期和严重退变。

3.妊娠

妊娠期间整个韧带系统处于松弛状态,后纵韧带松弛易使椎间盘膨出。而腰骶部又较平时承受更大的重力,增加了椎间盘损伤的机会。

4.遗传易感因素

椎间盘突出症有家族发病的报道,亦可有Ⅸ型胶原基因变异。印第安人、因纽特人和非洲黑人的发病率较其他民族的发病率明显低。

5.腰骶先天异常

腰椎骶化、骶椎腰化和关节突关节不对称,使下腰椎承受异常应力,是构成椎间盘旋转性损伤的因素之一。

二、病理和分型

当髓核经椎间盘薄弱处或破裂的纤维环处突出时,即可发生腰椎间盘突出症。椎间盘突出症有多种分型。

(一)根据椎间盘突出的位置分型

1.后外侧突型

突出的椎间盘位于中线偏外、神经根的前方,往往压迫相应部位的神经根。

2.中央型

突出的椎间盘位于中线,可压迫脊髓、马尾神经和累及两侧神经根。

(二)根据病理变化和CT、MRI检查所见分型

1.膨隆型

纤维环部分破裂,但表层完整,髓核因压力而向后椎管局限性膨出,但表面光滑。这一类型经保守治疗大多可缓解或治愈。

2.突出型

纤维环完全破裂,髓核突向椎管,仅有后纵韧带或一层纤维膜覆盖,表面高低不平或呈菜花状。常需手术治疗。

3.脱垂游离型

破裂、突出的椎间盘组织或碎块脱入椎管内或完全游离,诗引起神经根症状,且易压迫马尾神经。非手术治疗往往无效。

4.Schmorl结节及经骨突出型

前者是髓核经上、下软骨终板裂隙突入椎体松质骨内;后者是髓核沿椎体软骨终板和椎体间的血管通道向前纵韧带方向突出,形成椎体前缘的游离骨块。此两型临床只出现腰痛,无神经根症状,无须手术治疗。

三、临床表现

腰椎间盘突出症常见于20~50岁患者,男、女发病比例为(4~6):1。20岁以内占6%左右,老人发病率最低。患者多有弯腰劳动或长期坐位工作史,首次发病常是半弯腰持重或突然做扭腰动作过程中发生。

1.腰痛

腰痛是大多数患者最先出现的症状,常为腰部急性剧痛或慢性隐痛。由于突出的髓核压迫和刺激纤维环外层及后纵韧带所致。一旦髓核突破纤维环和后纵韧带,腰痛反而可减轻。

2.坐骨神经痛

绝大部分患者 $L_4 \sim L_5$、$L_5 \sim S_1$ 的椎间盘突出,故坐骨神经痛最为常见,发生率达97%左

右。疼痛从下腰部向臀部、大腿后方、小腿外侧足背或足外侧放射,并可伴麻木感。约60%患者在咳嗽、排便或打喷嚏时因腹压增高而使疼痛加剧。早期为痛觉过敏,病情较重时出现感觉迟钝或麻木。

3.马尾神经受压

向正后方突出的髓核或脱垂游离的椎间盘组织可压迫马尾神经,出现鞍区感觉迟钝,大、小便和性功能障碍。发生率占0.8%~24.4%。

四、处理原则

（一）非手术治疗

首次发作、症状较轻的患者可采用非手术疗法缓解症状或治愈疾病。

1.绝对卧床休息

初次发作时,立即卧床休息。"绝对"提示大、小便均不应下床或坐起,这样才能收到良好效果。卧床3周后,带腰围起床活动,3个月内不作弯腰持物动作。此法简单有效,但难以坚持。

2.骨盆牵引

骨盆牵引可略增加椎间隙宽度,减轻对椎间盘的压力,扩大椎管容量,从而减轻对神经根的刺激或压迫。一般采用持续牵引,牵引重量为7~15 kg,牵引时抬高足端床脚作为反牵引力,牵引2周。也可用间断牵引法,每日2次,每次1~2 h,持续3~4周,但效果不如前者。

3.药物治疗

目的为止痛,减轻水肿、粘连及肌痉挛。

(1)非甾体消炎药:用于镇痛,常用的有阿司匹林及布洛芬等。

(2)皮质类固醇:为长效消炎药,可用于硬膜外封闭或局部注射,减轻神经根周围的炎症、粘连。

(3)髓核化学溶解法:将胶原酶注入椎间盘或硬脊膜与突出的髓核之间,以达到选择性溶解髓核和纤维环,从而缓解症状的目的。但应用此法时需警惕发生患者对胶原酶的过敏反应和局部的出血、粘连。

4.物理治疗

(1)局部按摩及热疗:局部按摩及热疗可促进血液循环,缓解肌痉挛,促进无菌性炎症消退,使髓核复位。但中央型椎间盘突出者不宜推拿。

(2)经皮电神经刺激疗法:将电极放在疼痛部位的皮肤表面,将电流输入体内,通过刺激神经达到减轻疼痛的作用。

（二）手术治疗

对诊断明确、症状严重、经严格非手术治疗无效或有马尾神经受压者应考虑手术治疗。常规手术包括全椎板切除术、半椎板切除术、经腹腔椎间盘切除术、椎间融合术等。手术的目的是直接切除病变腰椎间盘髓核,解除其对神经根的压迫而达到治疗目的。由于腰椎的特殊生理位置,手术破坏了正常的腰椎生理结构,而且手术损伤大,易造成腰椎术后失稳、椎间隙感染、血管或神经损伤及术后瘢痕组织粘连等并发症,故应严格掌握手术指征及提高手术技巧。

（三）经皮穿刺髓核摘除术

在X线监控下插入椎间盘镜或特殊器械,切除或吸出椎间盘以达到减轻椎间盘内压力和

缓解症状的效果。

五、护理

（一）护理评估

1. 术前评估

（1）健康史和相关因素：①患者的一般情况：如年龄、身高、职业和患者对运动的喜好等。②外伤史：评估患者有无急性腰扭伤或损伤史。③既往史：患者以往有无类似外伤病史、长期腰部劳损及其他疾病病史。④服药史：患者是否饮酒，是否使用兴奋剂、麻醉止痛剂、激素及松弛剂。

（2）身体状况：①局部状况：患者腰痛或放射性疼痛的部位和范围，局部有无压痛和肿胀；腰部活动情况，有无侧突畸形。②全身状况：患者的生命体征、下肢感觉、运动和反射情况；患者的行走姿势、步态；患者的生活自理能力和程度。患者有无大小便失控或失禁现象。③辅助检查：X 线、CT、MRI 检查有无阳性结果发现。

（3）心理和社会支持情况：患者的心理状态，对本次治疗有无信心。患者所具有的疾病知识和对治疗、护理的期望。

2. 术后评估

（1）生命体征：监测患者的体温、脉搏、血压、呼吸，患者有无头疼、恶心和呕吐等症状。

（2）手术及引流情况：了解手术范围和术中患者情况，观察切口有无渗出，渗出量及色泽；引流管是否通畅，引流液的色泽和量；切口部位有无肿胀。

（3）肢体的感觉和运动功能：评估下肢的感觉和运动情况，与对侧及术前相比有无差异。

（4）括约肌功能：评估患者有无排尿困难和尿潴留，有无便秘。

（二）常见护理诊断

（1）疼痛：与椎间盘突出、神经根受压及肌痉挛有关。

（2）便秘：与马尾神经受压或长期卧床有关。

（3）躯体活动障碍：与椎间盘突出、牵引或手术有关。

（4）潜在并发症：脑脊液漏、尿潴留和感染。

（三）护理目标

（1）患者疼痛减轻或缓解。

（2）患者能维持正常的排便，无便秘发生。

（3）患者活动能力和舒适度改善。

（4）患者未发生并发症或发生后得到及时处理和护理。

（四）护理措施

1. 减轻疼痛

（1）休息：急性期患者绝对卧硬板床休息，3 周后若病情允许，可下床活动。

（2）体位：患者取仰卧位，床头抬高 30％屈膝，腘窝处放一小枕。告知患者在翻身时避免弯曲脊柱。

（3）骨盆牵引：做好牵引患者的护理，保持有效牵引。

（4）药物治疗：根据医嘱给患者应用镇痛药或非甾体类消炎止痛药。

（5）心理护理：指导患者放松，可以让患者听音乐或与之聊天，以分散其注意力。

2.预防便秘

(1)排便训练:训练患者在床上排便,指导患者使用便盆。

(2)饮食和饮水:给予患者富含膳食纤维但易消化的饮食;鼓励患者多饮水以减轻粪便干结。

(3)药物通便:严重便秘者,可根据医嘱给予开塞露通便或服用通便药物。

(4)创造适宜的排便环境:患者排便时为其拉上窗帘,建立适宜的排便环境和提供足够的时间。

3.功能锻炼

(1)缓解肌痉挛:对因疼痛而导致活动受限者可给予前述控制疼痛的措施,同时予以局部热敷以缓解肌痉挛。

(2)体位:保持患者处于手术伤口和缝线张力最小的体位。不同患者体位不同:①骨盆牵引患者:取平卧位,牵引间隙可帮助患者翻身和取侧卧位,侧卧位时用枕支撑于两腿之间。②术后患者:取手术切口张力最小的体位,多为去枕平卧于硬板床,每 2 h 给予轴式翻身 1 次。

(3)功能锻炼,有以下几点。

1)四肢肌肉、关节的功能练习:卧床期间坚持定时做四肢关节的活动,以防关节僵硬。

2)直腿抬高练习:术后第 1 天开始进行股四头肌的舒缩和直腿抬高练习,每分钟 2 次,抬放时间相等;逐渐增加抬腿幅度,以防止神经根粘连。

3)腰背肌锻炼:根据术式及医嘱,指导患者锻炼腰背肌,以增加腰背肌肌力、预防肌萎缩和增强脊柱稳定性。一般术后 7 d 开始。先用飞燕式,然后用五点支撑法,经 1～2 周改为三点支撑法;每日 3～4 次,每次 50 下,循序渐进,逐渐增加次数。但对于腰椎有破坏性改变、感染性疾患、内固定物植入、年老体弱及心肺功能障碍的患者不宜进行腰背肌锻炼。

4)行走锻炼:制订活动计划,患者按时下床活动。坐起前,先抬高床头,再将患者两腿放到床旁,使其上身竖直;行走时,有人在旁,直至患者无眩晕和感觉体力可承受后,方可独立行走,要注意安全。

(张翠娜)

第十二章 眼科疾病护理

第一节 急性睑腺炎

眼睑位于眼眶的前部,覆盖于眼球表面,分上睑和下睑,其游离缘称睑缘。睑缘有前唇和后唇,前唇钝圆,有 2～3 行排列整齐的睫毛,毛囊周围有皮脂腺和变态汗腺开口于毛囊。后唇呈直角,与眼球表面紧密接触。两唇之间有一条灰色线,为皮肤与黏膜的交界。后唇之间有一排细孔,为睑板腺的开口。

眼睑位于体表,易受病原微生物、风沙和化学物质的侵袭,发生炎症反应。最常见的眼睑炎症为急性睑腺炎。睑腺炎是化脓性细菌侵入眼睑腺体而引起的一种急性炎症,通常将睑腺炎称为麦粒肿。如果是睫毛毛囊或其附属的皮脂腺(Zeis 腺)或变态汗腺(Moll 腺)感染,称为外睑腺炎,如果是睑板腺感染,称为内睑腺炎。大多为葡萄球菌,特别是金黄色葡萄球菌感染眼睑腺体而引起。

一、临床表现

(1)患处有红、肿、热、痛等急性炎症表现。疼痛程度与水肿程度成正比。

(2)外睑腺炎的炎症反应主要位于睫毛根部的睑缘处,开始时红肿范围较弥散,但以棉签头部等细棍样物进行触诊时,可发现明显压痛的硬结;患者疼痛剧烈;同侧耳前淋巴结肿大和压痛。如果外睑腺炎邻近外眦角时,疼痛特别明显,还可引起反应性球结膜水肿。

(3)内睑腺炎被局限于睑板腺内,肿胀比较局限,疼痛明显;病变处有硬结,触之压痛;睑结膜面局限性充血、肿胀。

(4)睑腺炎发生经 2～3 d 可形成黄色脓点。外睑腺炎向皮肤方向发展,局部皮肤出现脓点,硬结软化,可自行破溃。内睑腺炎常于睑结膜面形成黄色脓点,向结膜囊内破溃,少数患者可向皮肤表面破溃。睑腺炎破溃后炎症明显减轻,1～2 d 逐渐消退。

(5)在儿童、老年人或患有糖尿病等慢性消耗性疾病的患者中,由于患者体质弱、抵抗力差,睑腺炎可以眼睑皮下组织扩散,发展为眼睑蜂窝织炎。此时整个眼睑红肿,可波及同侧面部。眼睑不能睁开,触之坚硬,压痛明显,球结膜反应性水肿剧烈可伴有发热、寒战、头痛等全身症状。

二、评估要点

1. 健康史

(1)评估患者眼睑疼痛时间、程度,有无体温升高、寒战。

(2)评估患者用眼卫生情况,有无挤压或针挑,以及用药史。

(3)评估患者有无糖尿病等慢性病。

2. 身体状况

观察患者眼睑有无红、肿、热、痛症状,是否有明显压痛的硬结;是否有反应性球结膜水肿,睑结膜面是否有局限性充血、肿胀;有无同侧耳前淋巴结肿大;有无全身中毒症状。

3.心理-社会状况

睑腺炎起病较急,疼痛不适症状明显,且影响外观,患者心理较为着急,尤其在脓肿未破溃前,患者易自行挤压或针挑,护士应评估患者对疾病的认知程度。

4.辅助检查

可进行分泌物细菌培养及药物敏感试验,但临床上很少选用。

三、护理问题

1.疼痛:眼痛

眼痛与睑腺炎有关。

2.潜在并发症

潜在并发症有眼睑蜂窝织炎、海绵窦脓毒血症。

四、护理措施

1.疼痛护理

(1)眼局部冷敷:局部冷敷不仅能降低炎症部位的温度,使局部毛细血管收缩,减少出血、渗出和炎症因子的释放,还可以抑制组织细胞及神经末梢的活动,从而减轻疼痛。血管收缩还能阻止血液流入周围组织,减轻局部瘀斑和肿胀。嘱患者闭眼后,用干毛巾包裹冰块轻轻置于患眼 5~10 min,每日冷敷 3~4 次即可。若冷敷过程中,眼球出现不适,需立即停止冷敷。休息后仍不缓解应及时来医院就诊。冷敷过程中注意避免冰块外漏直接接触皮肤,以免冻伤。

(2)指导患者正确滴用抗生素眼药水或涂用眼膏的方法。

2.预防感染护理

(1)脓肿未形成时,不宜切开,更不能挤压排脓,否则会使炎症扩散,导致眼睑蜂窝织炎、海绵窦脓毒血症等严重并发症。

(2)局部炎症明显并伴有全身症状或反复发作者,可遵医嘱全身应用抗生素。

(3)观察病情:局部炎症明显并伴有全身症状或反复发作者,注意体温、头痛等全身症状变化以及血常规的检查;合并糖尿病者,应积极控制血糖,按糖尿病常规护理。对顽固复发、抵抗力低下者,如儿童、老年人或患有慢性消耗性疾病的患者,给予支持治疗,提高机体抵抗力。

3.脓肿切开护理

(1)脓肿形成后,如未溃破或引流排脓不畅者,应切开引流,外睑腺炎应在皮肤面切开,切口与睑缘平行;内睑腺炎则在结膜面切开,切口与睑缘垂直。

(2)术后嘱患者用掌根局部按压止血 10~15 min,涂抗生素眼膏,包扎术眼。

(3)若脓腔过大,脓液过多一次不能排尽时,可以在脓腔内置引流条,涂抗生素眼膏包扎。嘱患者勿用力揉眼,以防引流条脱出。

(4)嘱患者每日换药直至痊愈。

五、健康指导

1.生活指导

(1)养成良好的卫生习惯,保持眼部清洁,特别是皮脂腺分泌旺盛者。

(2)合理安排日常生活,适当休息,保证良好的睡眠。

(3)合理用眼,注意避免视疲劳。

(4)饮食健康,营养均衡,避免过度食用辛辣刺激性食物。

2.疾病指导

(1)在脓肿未成熟前,切忌挤压或用针挑刺,以免细菌经眼静脉进入海绵窦,导致颅内、全身感染等严重并发症。

(2)告诉患者注意用眼卫生,严禁脏手、不洁纸巾揉眼、擦眼。

(杨庆亭)

第二节　上睑下垂

一、概述

上睑下垂是指在没有额肌参与下,两眼自然睁开平视时,正常人上睑遮盖角膜上方 2mm 左右,上睑缘位于角膜上缘和未经散瞳的瞳孔上缘之间,若因各种原因上睑缘位置低于这个界线,甚至部分或全部遮盖瞳孔而影响视力,这种异常的上睑形态称上睑下垂。上睑下垂从不同角度有多种分类方法。可按发病原因、单侧性或双侧性、部分性或完全性、真性或假性进行分类。

真性上睑下垂又可分为先天性和后天性两大类,无论何种分类方式均有其优点和不足,但按病因分类更便于对本病认识和治疗。

1.先天性上睑下垂

先天性上睑下垂绝大多数因提上睑肌发育不全或缺损,或因支配它的中枢性和周围性神经发育障碍所致。

(1)单纯性上睑下垂是因提上睑肌功能减弱或丧失造成,上直肌功能正常。

(2)上睑下垂伴眼外肌麻痹常伴有上直肌及下斜肌功能障碍,导致眼球上转受限。

(3)上睑下垂伴有睑部或其他部位先天异常如小睑裂、倒向型内眦赘皮、内眦间距增宽、鼻背塌陷,以上五种表现若同时存在称为眼睑五联症,亦称 Komoto 氏综合征。

(4)上睑下垂伴有 Marcus-Gunn 现象(下颌-瞬目联带运动现象)是一种特殊类型的先天性上睑下垂,特征是在静止时一侧上睑下垂,当患者咀嚼、张口或下颌朝向对侧方向移动时,下垂的上睑可突然上提,甚至超过对侧的高度。其原因可能是由于三叉神经核的翼外神经部分与提上睑肌神经核区域间存在着异常联系,或三叉神经与动眼神经之间在周围发生运动支的异常联系。

2.后天性上睑下垂

可因神经性或肌源性病变、外伤、眼病、肿瘤等诸多原因引起。

(1)动眼神经麻痹性上睑下垂:因动眼神经的不完全性或完全性麻痹所致。

(2)交感神经麻痹性上睑下垂:因支配 Muller 氏肌的交感神经受损麻痹所致。

(3)肌源性上睑下垂:以重症肌无力最常见。

(4)外伤性上睑下垂:创伤或手术损伤提上睑肌、Muller 氏肌或动眼神经造成。

（5）机械性上睑下垂：由眼睑本身病变所致。

（6）老年性上睑下垂：老年人皮肤松弛萎缩，眶膈薄弱，眶脂肪脱出，眼球内陷，提上睑肌与 Muller 氏肌供血不足，肌纤维渐趋萎缩乏力等综合因素所致。

（7）癔症性上睑下垂：由神经刺激引起的睑下垂。

（8）假性上睑下垂：外观显示"上睑呈下垂状态"，经客观检查提上睑肌功能正常，上睑的真实位置不低，给人以假象。

二、临床表现

1. 上睑位置

平视位时，上睑位置低于正常，重者部分或全部遮挡瞳孔。

2. 皱额、抬眉

为了克服下垂的上睑对视物遮挡障碍，患者常常皱额抬眉，借以协助眼睑上提，提高上睑缘位置。这种代偿作用日久出现额纹增多加深、眉毛抬高、眉缘距加大等异常形态。单侧下垂者可使对侧正常眼的睑裂表现为增宽征象。

3. 特殊外观形态

双侧下垂上睑，盖过瞳孔者，除有皱额抬眉征象外，患者常因仰首视物，形成一种仰视抬额的特殊外观形态。严重者可导致脊柱后弯等畸形发生。

4. 上直肌功能不全

先天性上睑下垂，常合并有上直肌功能不全。

三、评估要点

1. 健康史

（1）评估患者有无高血压、糖尿病、冠心病等病史，以及全身肌力情况。

（2）评估患者近期血液生化及传染病筛查等检查，其中有无异常指标。

2. 身体状况

观察患者上睑下垂情况，包括持续时间、程度、进展情况、眼部有无感染灶，以及有无过敏史和全身并发症。

3. 心理-社会状况

评估患者和家属的心理状态。评估不同年龄、文化程度的患者对疾病认识程度。

4. 辅助检查

（1）眼部常规检查：对每个合作的儿童和患者均应做远近视力、屈光测定、眼位、眼球运动、泪道、结膜、角膜及眼底等检查。

（2）上睑下垂程度测定、提上睑肌肌力（运动幅度）的测定、额肌肌力（运动幅度）的测定、眉缘距测定、上直肌功能测定、睑板宽度测定。

（3）检查有无上睑迟滞现象。

（4）手术前后医学照相。

四、护理问题

（1）焦虑/恐惧与担心预后有关。

（2）自我形象紊乱与担心自我形象被别人歧视有关。

(3)知识缺乏:缺乏上睑下垂的自我保健知识。

(4)潜在并发症:感染、继发出血、睑裂闭合不全、暴露性角膜炎、眶上神经痛等。

五、护理措施

1.术前护理

(1)协助患者完善各项检查,了解患者用药情况,如服用阿司匹林者停用、高血压患者不得停用降压药等。

(2)告知患者术前不要对脸部化妆,摘除角膜接触镜。全麻患者遵医嘱禁食水,老年患者注意血压变化。

(3)术前 1～3 d 应用抗生素眼药水点眼,每日 4～6 次,术前一日洗头洗澡,注意眼部卫生。

(4)预防感冒的发生,女性患者应避开月经期,保证全身状态良好。

(5)心理护理:行心理疏导,鼓励患者表达自身感受与想法,耐心倾听,采取针对性的心理疏导。介绍手术的必要性、手术方式、术中配合要求、术后注意事项等,也可以介绍成功病例,消除患者的疑虑、紧张、恐惧感,帮助患者建立信心,保持良好心态。

2.术后护理

(1)伤口观察及护理:术后加压包扎 24～48 h,预防继发出血和血肿,48 h 内冰敷,减轻或消除肿胀,嘱患者勿揉搓术眼。

换药时应查看是否存在眼睑水肿、渗血、倒睫等情况,如术眼分泌物过多,应使用干棉球蘸取生理盐水清除。

(2)眼痛护理:评估患者疼痛性质及程度,多为手术刺激引起的眼痛疼痛较轻者,随时间的延长而消失或缓解,对患者进行安慰,以减轻焦虑情绪,疼痛严重者必要时遵医嘱给予镇痛剂。

(3)并发症预防及护理

1)感染:遵医嘱术后常规预防性使用抗生素,嘱患者注意手卫生,不要触碰术眼,手术切口勿沾水,保证术眼卫生。如有感染迹象一般发生在术后 3～5 d,应全身应用抗生素,若局部化脓应切开引流,必要时取出悬吊物;晚期感染在术后数周之后,多需要取出缝线等才能治愈。

2)睑裂闭合不全:轻度睑裂闭合不全在解除术眼包扎后,恢复期间白天应经常滴用抗生素眼液,睡眠时涂眼膏或盖眼罩,以保护角膜;并同时采用按摩理疗等措施,促进早日康复。

3)暴露性角膜炎:密切观察患者术眼角膜,换药时询问患者是否具有畏光、疼痛、流泪等症状,局部可使用抗生素眼药水及角膜上皮修复眼膏等帮助角膜恢复,晚上可在上下眼睑睑裂之间涂抗生素眼膏,包盖术眼,必要时行下睑牵引缝线闭合睑裂,必要时全身给予维生素、抗生素类药物。嘱患者经常转眼球,患儿可通过拍球运动以增加眼球运动,减少暴露部位的水分流失。

六、健康指导

1.生活指导

(1)指导患者多食富含维生素、易消化、富含蛋白质的食物,保持大便通畅,不要吃辛辣刺激性食物。

(2)出院后 3 个月内尽可能地减少户外运动,如果进行户外活动时应佩戴眼镜,以免异物进入眼内。

（3）用药指导：按医嘱滴抗生素眼药及眼膏，教会患者正确的洗手、滴眼药的方法。

2.疾病知识指导

（1）告知患者避免术眼外力撞击，特别是患儿，家属应加强对其看护。

（2）少数患者会出现眶上神经痛，一般无需特殊处理，可随时间推移自行恢复。若症状明显可予以理疗、药物等对症处理。

（杨庆亭）

第三节　沙　眼

沙眼是由 A、B、C 或 Ba 抗原型沙眼衣原体感染所致的一种慢性传染性结膜角膜炎，因其睑结膜面粗糙不平，形似砂粒，故名沙眼，是致盲的主要疾病之一。全世界有 3 亿～6 亿人感染沙眼，感染率及严重程度与当地居住条件及个人卫生习惯密切相关。20 世纪 50 年代以前该病曾在我国广泛流行，是当时致盲的首要病因。20 世纪 70 年代，随着人们生活水平的提高、卫生常识的普及及医疗条件的改善，其发病率大大降低，但仍是常见的结膜病之一。沙眼衣原体寄生于细胞内，形成包涵体，或附于分泌物中，人通过直接接触分泌物或污染物传播，节肢昆虫也是传播媒介。沙眼的急性期较瘢痕期更具有传染性。

一、临床表现

（1）沙眼多发生于儿童及青少年时期，常双眼发病，一般起病缓慢，轻重程度可有不等。潜伏期 5～14 d。幼儿患沙眼后，症状隐匿，可自行缓解，不留后遗症；成人沙眼分亚急性或急性发病过程，早期即出现并发症。沙眼初期表现为滤泡型慢性结膜炎，逐渐进展到结膜瘢痕形成。

（2）急性期症状包括异物感、刺痒感、畏光、流泪、较多黏液或黏脓性分泌物；眼睑红肿，结膜明显充血，乳头增生，上下穹隆部结膜布满滤泡，可合并弥散性角膜上皮炎及耳前淋巴结肿大。

（3）慢性期症状不明显，仅眼痒、异物感、干燥和灼烧感。结膜充血减轻、污秽肥厚，有乳头及滤泡增生。病变过程中，结膜的病变逐渐为结缔组织所取代，形成瘢痕。

（4）重复感染并发细菌感染时，刺激症状更重，且出现视力减退，晚期可发生睑内翻与倒睫、上睑下垂、眼球粘连、实质性结膜干燥症、角膜混浊及慢性泪囊炎等，严重影响视力，甚至失明。

我国于 1979 年制订的沙眼分期方法。Ⅰ期（活动期）：上睑结膜乳头与滤泡并存，上穹隆结膜血管模糊不清，有角膜血管翳。Ⅱ期（退行期）：除少许活动期外，有瘢痕形成。Ⅲ期（完全瘢痕期）：活动性病变完全消失，代之以瘢痕，此期无传染性。

国际上对沙眼体征进行的分期，常用 Mac Callan 分期法：Ⅰ期：早期沙眼。上睑结膜出现未成熟滤泡，轻微上皮下角膜混浊，弥散点状角膜炎和上方细小角膜血管翳。Ⅱ期：沙眼活动期。Ⅱa 期：滤泡增生，角膜混浊、上皮下浸润和明显的上方浅层角膜血管翳；Ⅱb 期：乳头增生，滤泡模糊，可以见到滤泡坏死、上方表浅角膜血管翳和上表下浸润，瘢痕不明显。Ⅲ期：瘢痕形成。同我国Ⅱ期。Ⅳ期：非活动性沙眼。同我国Ⅲ期。

二、评估要点

1. 健康史

询问患者有无沙眼接触史；了解患者生活居住条件和个人卫生习惯。

2. 身体状况

观察患者眼部分泌物及其性状，有无视力障碍，既往史及有无全身并发症。

3. 心理-社会状况

（1）评估患者及家属的心理状态：是否有患者认为沙眼病程长、容易复发，对治疗丧失信心；是否有认为沙眼症状不明显，对治疗不重视，缺乏坚持治疗的毅力；是否有因为沙眼具有传染性，有怕发生交叉感染而引起的自卑心理。

（2）评估患者的文化层次、对疾病的认识程度，患者生活或工作的环境卫生、生活居住条件和个人卫生习惯等。

4. 辅助检查

结膜刮片行 Giemsa 染色可找到包涵体；应用荧光标记的单克隆抗体试剂盒检测细胞刮片衣原体抗原、酶联免疫测定、聚合酶链反应（PCR）等测定沙眼衣原体抗原都有高度敏感和高特异性。

三、护理问题

（1）舒适度改变与眼部感染有关。

（2）传播感染与沙眼的传染性有关。

（3）潜在并发症有倒睫、睑内翻、上睑下垂、睑球粘连、慢性泪囊炎、实质性结膜角膜干燥症、角膜混浊。

（4）缺乏沙眼的防治知识。

四、护理措施

1. 护理配合

（1）保持患眼清洁，分泌物多时可用生理盐水或 3% 硼酸溶液冲洗结膜囊，冲洗时头偏向患侧，冲洗液勿流入健眼。操作时注意勿损伤角膜上皮。

（2）遵医嘱选用抗生素眼药，教会患者正确滴眼药方法，用药时先滴健侧再滴患侧。观察用药疗效及不良反应，强调坚持用药的重要性，提高患者依从性。

（3）严格消毒患者接触过的医疗器械及洗脸用具。

2. 用药护理

讲解用药的目的及注意事项：①局部用药：常用 0.1% 利福平滴眼液、0.3% 氧氟沙星滴眼液等滴眼，每日 4 次，夜间使用红霉素类、四环素类眼膏，疗程至少 10～12 周，重症者需要用药半年以上；②全身用药：急性期或严重的沙眼应全身应用抗生素治疗，一般疗程为 3～4 周。可口服多西环素、阿奇霉素、多西环素、红霉素和螺旋霉素等。7 岁以下儿童和孕期妇女忌用四环素，避免产生牙齿和骨骼损害。

3. 病情观察

（1）全身情况观察：观察患者生命体征、耳前淋巴结是否肿大、是否合并有其他基础代谢性疾病。

（2）专科情况观察：视力、结膜、角膜炎症情况、眼部分泌物性状。

4.生活护理

（1）保持休息，居住环境整洁、舒适、安静，保持空气流通、清新。

（2）根据视力障碍程度给予相应的帮助，将常用物品固定摆放，活动空间不留障碍物，防止碰撞，避免受伤，保证通畅安全的生活环境，满足患者生活需要，防止其受伤。

5.心理护理

帮助患者了解发病原因、治疗目的、方法及预后。通过正确及时的健康教育，使患者尽早适应新的角色，同时建立良好的家庭-社会支持系统，及时给予患者安慰和正确的疏导，解除患者的紧张、焦虑、自卑等不良情绪，树立战胜疾病的信心。

五、健康指导

1.生活指导

（1）养成良好的个人卫生习惯，提倡流水洗漱，毛巾应挂在通风处或晒干。不用手揉眼，不与他人共用毛巾、脸盆，以免交叉感染。

（2）合理安排日常生活，生活规律，保证充足睡眠，适当休息。

（3）饮食宜清淡、易消化，避免辛辣刺激食品，戒烟酒。

（4）沙眼及眼部有感染者切勿佩戴角膜接触镜。

2.疾病知识指导

（1）告知患者沙眼的危害性，嘱其一定要重视沙眼的防治，坚持用药，并强调用药目的及注意事项，症状消失后未经医生检查同意，不可随意停药。

（2）积极治疗并发症，做到早发现、早诊断、早治疗，尽量在疾病早期治愈。

（3）并发症及后遗症治疗，告知患者手术矫正倒睫和睑内翻是防止晚期沙眼瘢痕形成导致失明的关键措施；角膜混浊可行角膜移植术。

3.延续性护理

嘱患者坚持用药，定期门诊复查，如有眼部不适及时就诊。

（杨庆亭）

第四节　翼状胬肉

翼状胬肉是一种常见的结膜变性疾病，为睑裂部球结膜及结膜下的纤维血管组织向角膜侵入，呈三角形，形似翼状。通常双眼发病，多见于鼻侧。其发病原因尚不十分明确，可能与紫外线照射、风沙、粉尘的刺激及结膜的慢性炎症密切相关。

一、临床表现

（1）多无自觉症状或仅有轻度不适。遮盖瞳孔区时，可造成视力障碍。

（2）小而非进行性翼状胬肉，除非为外观上需要，一般不须手术。如果胬肉组织侵及瞳孔区，且为进行性者，可手术切除，一般术后复发率可达 20%～30%。

二、评估要点

1. 健康史

(1)评估患者有无长期户外工作经历,如农民、渔民等;评估患者家中其他家庭成员是否有同样病史。

(2)评估患者血常规、凝血全套、肝肾功、大小便常规、胸片、心电图等是否有异常。

2. 身体状况

早期多无自觉症状或仅有轻度不适。若胬肉侵及角膜瞳孔区则会影响视力。眼部外观上发生变化,翼状胬肉可分为头、颈、体三部分,它们之间分界不明显。翼状胬肉的尖端位于角膜部分为头部,其角巩膜缘为颈部,其球结膜处为体部。进行性翼状胬肉的头部前端角膜灰色浸润,其颈部、体部肥厚、充血;静止性翼状胬肉的头部前方角膜透明,颈部及体部较薄而无充血。

3. 心理-社会状况

评估患者对疾病的认知程度、心理状态及家庭支持系统。

4. 辅助检查

评估患者胬肉是否遮盖瞳孔,影响视力;有无散光及眼球运动受限等。

三、护理问题

(1)感知改变:视力障碍与胬肉遮盖瞳孔、术后术眼包扎有关。

(2)受伤与患者视力障碍有关。

(3)疼痛与手术创口有关。

(4)缺乏翼状胬肉相关知识。

(5)焦虑与担心疾病预后有关。

四、护理措施

1. 健康宣教

胬肉小而无需治疗者,应做好解释工作,避免与发病因素相关的环境,并告知患者门诊随访。

2. 手术护理

(1)向患者介绍手术的目的,使其积极配合治疗。

(2)介绍术前、术中及术后的注意事项和预后的一般情况。

(3)做好外眼手术准备:按外眼手术常规洗眼、消毒术眼手术视野皮肤。

(4)术后协助患者半卧位休息,监测生命体征。

3. 用药护理

术前3天遵医嘱使用左氧氟沙星眼液,每日3次。术后加用贝复舒眼液或易贝眼液滴眼,每日3次。

4. 病情观察

术后监测生命体征,观察伤口敷料有无渗血、渗液及术眼是否疼痛等情况,如有异常报告医生,协助处理。如术后患者术眼疼痛剧烈,可遵医嘱指导患者服用止痛药物等,缓解疼痛。

5. 生活护理

(1)根据视力障碍程度给予相应的帮助,满足患者生活需要,防止其受伤。

（2）教会患者防止跌倒、碰撞的方法；家庭要提供穿衣、取物、洗漱、如厕的方便条件,将常用物品固定摆放,患者拿取方便；活动空间不留障碍物,防止碰撞,避免受伤,保证通畅安全的生活环境。

6.心理护理

讲解有关翼状胬肉的知识,有针对性地做好心理护理。通过倾听其谈话、维持开放性沟通、提供疾病信息、协助患者从事日常生活活动等,加强与患者的信任关系,减轻患者焦虑,使其对治疗有信心。

五、健康指导

1.生活指导

（1）告知患者饮食宜清淡、软、易消化、营养丰富、粗纤维,保持大便通畅。

（2）嘱其注意用眼卫生,避免脏水入术眼,避免碰撞、揉搓术眼。

2.疾病知识指导

（1）讲解术眼局部用药目的及注意事项,教会患者及家属滴眼液的方法。

（2）告知患者术后可能有畏光、流泪、刺痛、异物感等症状,2～3 d后逐渐减轻,勿紧张。

（3）避免与发病因素相关的因素,户外活动、野外或水上工作时,注意戴防紫外线眼镜,预防结膜炎的发生。

3.延续性护理

预约复查时间,门诊定期随访。

（杨庆亭）

第五节　细菌性结膜炎

急性细菌性结膜炎是由细菌所致的急性结膜炎症的总称,具有传染性及流行性,通常为自限性,病程在2周左右。临床上最常见的是急性卡他性结膜炎和淋球菌性结膜炎。

一、临床表现

1.超急性化脓性结膜炎

超急性化脓性结膜炎主要为奈瑟菌属细菌,包括淋球菌和脑膜炎球菌感染所致。具有潜伏期短、病程进展急剧、传染性极强的特点,潜伏期通常10 h至2～3 d。

（1）淋球菌性结膜炎:新生儿常在出生后2～5 d发病,多为双眼。发病急速,主要表现为畏光、流泪,眼睑、结膜高度水肿和充血；严重者球结膜可突出于睑裂外,并有假膜形成；常伴有耳前淋巴结肿大和压痛；眼部分泌物由初期的浆液性、黏液性迅速转为大量脓性分泌物,并有溢出,故有"脓漏眼"之称。严重者可引起角膜溃疡、穿孔和眼内炎。婴儿的淋球菌性结膜炎可并发身体其他部位的化脓性炎症,如关节炎、脑膜炎、肺炎、败血症等。成人淋球菌性结膜炎症状通常较小儿轻。

（2）脑膜炎球菌性结膜炎:最常见于血源性感染,多见于儿童,常呈双侧性。潜伏期为数小时至1 d,其症状与淋球菌性结膜炎相似,严重者可引起化脓性脑膜炎。

2.急性细菌性结膜炎(急性卡他性结膜炎)

急性细菌性结膜炎以革兰阳性球菌感染为主的急性结膜炎症,俗称"红眼病"。可散发感染,也可流行于学校、游泳池等集体生活场所。常见致病菌为肺炎双球菌、流感嗜血杆菌和金黄色葡萄球菌等。

金黄色葡萄球菌感染的结膜炎常伴有睑缘炎;流感嗜血杆菌是儿童结膜炎常见的病原体,80%成人上呼吸道中可见流感嗜血杆菌共生。起病较急,潜伏期为1~3 d,病程约2周,通常有自限性,可以双眼同时或间隔1~2 d发病。

(1)症状:患者自觉有异物感、灼热感、发痒、畏光、流泪等,可伴有发热和身体不适等全身中毒症状。

(2)体征:眼睑肿胀,穹隆部和睑结膜最容易出现结膜充血水肿,并伴有滤泡生成。分泌物可由黏液性转变为脓性,早晨起床后,上下睑毛常被黏住,睁眼困难。白喉杆菌感染的结膜炎可在睑结膜表面发现假膜。

二、评估要点

1.健康史

询问患者发病的时间和周期,了解患者生活工作环境及卫生习惯,自身或患儿母亲有无淋球菌性阴道炎史等,是否与急性期结膜炎患者有接触史。

2.身体状况

观察患者眼部红肿热痛等急性炎症情况,有无分泌物和分泌物性质,角膜有无被侵及,有无视力下降,有无耳部、颈后等淋巴结肿大情况。同时了解其有无用药、药物品种、用药效果,包括用药后的变化等情况。

3.心理-社会状况

护士应了解患者发病以来的心理状况和疾病对患者工作、学习的影响。急性细菌性结膜炎发病突然,结膜高度充血水肿,可见大量分泌物,常影响患者外观;如果患者被实行接触性隔离,容易产生孤独、自卑心理。

4.辅助检查

结膜分泌物涂片及结膜刮片可见大量多型核白细胞及细菌,必要时可做细菌培养及药物敏感试验,以明确致病菌和选择敏感性抗生素。

三、护理问题

1.急性疼痛

急性疼痛与结膜炎症累及角膜有关。

2.舒适受损:异物感、灼热感、发痒、畏光、流泪

舒适受损与结膜炎症累及角膜有关。

3.潜在并发症

潜在并发症有角膜炎症、溃疡和穿孔。

4.有感染传播的危险

感染传播与细菌性结膜炎的传染性有关。

四、护理措施

1.疼痛及舒适护理

(1)为减轻充血水肿、灼热等不适,炎症严重时可用眼部冷敷。

(2)减少眼部的光线刺激,建议佩戴太阳镜;同时保持室内光线柔和。

2.预防感染护理

(1)结膜囊冲洗护理:常选用生理盐水、3%硼酸溶液冲洗结膜囊;淋球菌感染选用1∶5 000的青霉素溶液。注意冲洗时使患者取患侧卧位,以免冲洗液流入健眼。冲洗动作要轻柔,以免损伤角膜。如有假膜形成,应先除去假膜再进行冲洗。

(2)医嘱留取结膜分泌物,检查细菌培养及药物敏感试验。

(3)药物护理:根据医嘱选择广谱氨基糖苷类或喹诺酮类药物,可选用0.3%妥布霉素滴眼剂、0.3%~0.5%左氧氟沙星滴眼剂或眼膏,急性期每15~30 min滴眼一次,夜间涂眼膏。症状缓解后改为1~2 h一次,分泌物较多时应先清除再给药。淋球菌感染则局部和全身用药并重,局部用药有5 000~10 000 U/mL青霉素溶液;常用全身药物有青霉素、头孢曲松钠或阿奇霉素等。

(4)健眼可用透明眼罩保护;禁忌包扎患眼,因包盖患眼,使分泌物排出不畅,不利于结膜囊清洁,反而有利于细菌生长繁殖,加剧炎症。

(5)严密观察病情变化,特别是角膜刺激征或角膜溃疡症状。

3.接触性隔离护理

做好接触性隔离,安置患者于单人间或同病种同一房;接触患者前后双手要立即彻底冲洗与消毒;接触患者分泌物的仪器、用具等要及时消毒;用过的敷料要放置于医疗专用垃圾袋。

五、健康指导

1.生活指导

(1)注意个人卫生,勤洗手,提倡一人一巾一盆。

(2)不能在传染期进入公共场所和游泳池,以免引起交叉感染。

(3)饮食要清淡富含营养,戒辛辣、烈酒、油煎等刺激性食物,多饮水,注意休息。

2.疾病知识指导

(1)指导患者用药:白天滴眼药水,睡觉时涂眼药膏。使用眼药要注意一人一瓶;单眼患病患者实行一眼一瓶眼药。

(2)向患者和家属传授结膜炎预防知识和接触性隔离的方法。患有淋球菌性尿道炎的患者,要注意每次便后立即洗手。

如患有淋球菌性尿道炎的孕妇,须在产前治愈;对未愈产妇的婴儿出生后应常规滴用1%硝酸银滴眼液1次或涂0.5%四环素眼药膏,严密观察病情,以及时预防、治疗新生儿淋球菌性结膜炎。

(杨庆亭)

第六节 老年性白内障

老年性白内障是最常见的白内障类型,多见于50岁以上中、老年人,发病率随年龄增长而增加,故又称年龄相关性白内障。常双眼发病,但可有先后,程度也可不一致。

一、临床表现

老年性白内障主要症状为渐进性、无痛性视力下降。早期患者常出现眼前固定不动的黑点,亦可出现单眼复视或多视、屈光改变、畏光和眩光等症状。裂隙灯显微镜下可见晶状体混浊并定量。

不同类型的白内障具有其特征性的混浊表现。根据晶状体开始出现混浊的部位不同,可分为3种类型:皮质性、核性和后囊下性。以皮质性白内障为最常见。按其发展过程分为4期:初发期、膨胀期或未成熟期、成熟期和过熟期。

二、评估要点

1. 健康史

了解有无糖尿病、高血压、心血管疾病和家族史以及用药史。

2. 身体状况

询问患者视力下降的时间、程度、发展的速度和治疗经过等。

3. 心理-社会状况

评估患者及家属的心理状况,了解视力障碍对患者自理能力的影响。

4. 辅助检查

(1)眼科生物测量检查可计算人工晶状体的度数。

(2)PENTACAM检查对于高端晶体如Toric、三焦、多焦晶体的使用有积极的意义。

(3)眼科B超声、光学相干断层成像等检查,了解其眼后段的情况。

(4)角膜内皮镜检查。

三、护理问题

1. 感知紊乱:视力下降

视力下降与晶状体混浊有关。

2. 有受伤的危险

受伤与视力障碍有关。

3. 潜在并发症

潜在并发症有急性闭角型青光眼、术后眼内炎等。

4. 知识缺乏

缺乏有关白内障防治和自我保健的相关知识。

四、护理措施

迄今为止尚无药物可完全阻止或逆转晶状体混浊,手术是主要治疗方法。主要手术方式为白内障超声乳化联合人工晶状体植入术。

1.术前护理

(1)预防意外损伤:做好患者的安全教育,指导患者如何预防跌倒,加强巡视。

(2)心理护理:了解患者对手术的心理接受程度,讲解手术方法及过程,耐心解答患者的疑问,给予心理疏导,减轻对手术的恐惧心理。

(3)术前准备

1)术前遵医嘱应用抗生素眼药水,清洁结膜囊预防感染。

2)讲解术前各项检查的目的、意义并协助患者完成,包括眼部检查、全身检查等。

3)对合并有糖尿病、高血压、心血管疾病的患者,术前注意控制血糖、血压,评价心脏功能能否耐受手术。

4)双眼泪道冲洗和术眼结膜囊冲洗。

5)用散瞳滴眼剂将术眼充分散瞳。

2.术后护理

(1)术后体位无特殊要求,以平卧位不压迫术眼为宜。

(2)教会患者滴眼药的正确方法,嘱其遵医嘱按时滴用眼药水。

(3)部分患者术后仍有视物不清、轻度异物感,属于正常术后反应。如出现眼痛、恶心、呕吐时,应考虑是否有眼压升高,应及时通知医生;术眼视力急剧下降、畏光、流泪可能为感染性眼内炎,应及时通知医生处理。

(4)合并糖尿病、高血压的患者密切观察全身情况,及时控制血糖、血压。

(5)术后1个月内术眼的保护:术后1周内睡觉时戴眼罩,保护术眼;1个月内不要对术眼施加压力如揉眼,并预防术眼被碰撞;术后2周至1个月内不要让脏水或肥皂水进入手术眼内。

五、健康教育

1.生活指导

(1)指导患者用眼的卫生知识,不宜长时间看电视、电脑和阅读,宜多休息,外出戴防护眼镜。

(2)不用手或不洁物品擦揉眼睛,指导眼部周围皮肤清洁方法,洗脸时勿用力擦洗。洗头、洗澡时,避免水进入眼睛。

2.疾病知识指导

(1)坚持按时点眼药水并教会点眼方法。告知患者术后1个月内遵医嘱坚持滴用眼药水,不能自行改量、停药。

(2)出院后常规1周复诊、1个月再复查一次。如出现眼痛、视力急剧下降等应及时来院就诊,以免延误病情。

3.延续性护理

术后配镜指导:白内障摘除术后,未植入人工晶状体者,无晶状体眼呈高度远视状态,指导患者佩戴框架眼镜或角膜接触镜;植入人工晶状体者,3个月后屈光状态稳定时,可验光佩戴眼镜。

(杨庆亭)

第七节 急性闭角型青光眼

青光眼是一组威胁和损害视神经及其通路而损害视觉功能,主要与病理性眼压升高有关的临床综合征或眼病。根据前房角解剖结构的差异和发病机制,传统上将原发性青光眼分为闭角型青光眼和开角型青光眼。急性闭角型青光眼是由于眼前段组织病理改变,眼压急剧升高的眼病。

多见于 50 岁以上老年人,女性更常见,双眼先后或同时发病。急性闭角型青光眼大发作期常伴有恶心、呕吐和剧烈头痛,这些症状甚至可以掩盖眼痛及视力下降,医护人员一定注意鉴别,避免误诊。要尽快降低眼压,挽救视功能。

一、临床表现

典型的闭角型青光眼急性发作有几个不同的临床分期。

1.临床前期

急性闭角型青光眼为双侧性眼病,当一眼急性发作被确诊后,另一眼即使没有任何症状也可以诊断为临床前期。另外,部分闭角型青光眼患者在急性发作以前,可以没有自觉症状,但具有前房浅、虹膜膨隆、房角狭窄等,在一定诱因下,如暗室实验后眼压明显升高,可诊断为临床前期。

2.先兆期

先兆期表现为一过性或反复多次的小发作。多在傍晚时分,患者有雾视、虹视,可能有患侧额部疼痛,或伴同侧鼻根部酸胀。上述症状历时短暂,休息后自行缓解或消失。若即刻检查可发现眼压升高,常在 40 mmHg 以上,眼局部充血或不充血,角膜上皮水肿呈轻度雾状,前房极浅,但房水无混浊,房角大范围关闭,瞳孔稍扩大、光反射迟钝。小发作缓解后,除具有特征性浅前房外, 一般不留永久性组织损害。

3.急性发作期

急性发作期表现为剧烈头痛、眼痛、畏光、流泪,视力严重减退,常降到指数或手动。眼压急剧上升常在 50 mmHg 以上。眼科检查角膜后色素沉着,前房极浅,周边部前房几乎完全消失。瞳孔中等散大、呈竖椭圆形、光反射消失,有时可见局限性后粘连。急性发作期因角膜水肿,眼底多看不清。高眼压缓解后,症状减轻或消失,视力好转,眼前段常留下永久性组织损伤,如虹膜萎缩、色素脱失、房角粘连等。晶状体前囊下有时可见小片状白色混浊,称为青光眼斑。临床上凡见到上述改变,表明有过急性闭角型青光眼大发作。

4.间歇期

间歇期指小发作自行缓解,房角重新开放或大部分开放,小梁尚未遭受严重损害,不用药或仅少量缩瞳剂眼压能稳定在正常水平。

5.慢性期

急性大发作或反复小发作后,房角广泛粘连,小梁功能损害,眼压中等高。眼底视盘凹陷并有相应的视野缺损。

6.绝对期

高眼压持续过久,眼组织特别是视神经严重破坏,视力降至无光感。

二、评估要点

1. 健康史

评估患者有无内在或外在促发因素。有无青光眼家族史，有无情绪激动，过度疲劳、近距离用眼或疼痛等常见疾病诱因存在。有无高眼压病史，有无青光眼用药史，以及用药后眼压控制情况。

2. 身体状况

观察患者眼压、视力改善情况。观察患者用药后头痛、恶心好转等情况。监测患者用药后眼压变化及用药后全身反应情况。

3. 心理-社会状况

急性闭角型青光眼患者大多存在焦虑问题，评估患者和家属的心理状态，评估患者对本病的认知程度。

4. 辅助检查

光学相干断层成像（前节 OCT）、超声生物显微镜（UBM）、视野检查。

三、护理问题

（1）疼痛与眼压高有关。

（2）感知改变与角膜水肿、视功能下降有关。

（3）跌倒与患者视力下降，视野受损相关。

（4）缺乏青光眼疾病相关专业知识。

（5）焦虑与担心疾病预后有关。

四、护理措施

急性闭角型青光眼是由于周边虹膜堵塞房水外流通道，引起眼压升高。治疗目的主要是打开房水外流通道，开放房角，降低眼压。治疗原则：综合药物治疗，降低眼压，控制炎症后行激光或手术治疗。

1. 药物护理

急性闭角型青光眼急性发作时，要及时给予药物迅速降低眼压，局部用眼药水联合全身给药，减少组织损害，保护视功能。准确合理给药，观察药物治疗效果以及不良反应。

（1）眼科局部用药

1）缩瞳剂（毛果芸香碱）：通过兴奋虹膜括约肌，缩小瞳孔，解除周边虹膜对小梁网的堵塞，打开房角。急性闭角型青光眼急性发作时需要频点 2% 毛果芸香碱滴眼液，每 5～10 min 点药 1 次，3～6 次后每 1～3 h 点 1 次，眼压下降或瞳孔恢复正常大小时，减少用药次数。注意对侧眼每 6～8 h 也要点眼 1 次，预防对侧闭角型青光眼急性发作。点缩瞳药时要压迫泪囊区 1～2 min，减少药物经鼻腔黏膜吸收，减少药物的全身反应。该药物可引起眼局部反应：视物模糊、视物发暗、调节痉挛、结膜充血、眼痛、眉间痛、头痛和眼刺激症状。如出现肌肉震颤、恶心、呕吐、腹痛、肌肉抽搐、呼吸困难等全身反应时，应及时停药，并报告医生。

2）β-肾上腺素受体阻滞剂：减少房水生成。常用药有噻吗洛尔、倍他洛尔滴眼液等，常用量每日 2 次。使用时注意观察患者心率、脉率，发现异常及时停药并报告医生。对心率低于 60 次/分钟、一度以上房室传导阻滞、明显心衰、心源性休克患者禁忌使用。由于 β 受体阻滞剂可以掩盖低血糖症状,自发性低血糖患者及接受胰岛素或口服降糖药治疗的患者慎用。与其他滴眼液联合使用时,需要间隔 10 min 以上。

3)碳酸酐酶抑制剂:减少房水生成。常用药布林佐胺滴眼液,常用量每日 2～3 次。临床用的碳酸酐酶抑制剂都是磺胺的衍生物,所以磺胺类药物过敏患者禁用。布林佐胺眼用制剂的局部用药减少了碳酸酐酶抑制剂众多不良反应,点眼后按压泪囊部,减少药物的全身吸收剂量。药物不良反应有味觉异常、视物模糊等。

4)α-肾上腺素受体激动剂:抑制房水生成,增加葡萄膜巩膜房水外流。常用药溴莫尼定,相对选择性 α_2-受体激动剂,对心率和血压影响小。常用量每日 2～3 次。不良作用主要是眼睛的过敏反应。

(2)全身给药

1)碳酸酐酶抑制剂:常用药物醋甲唑胺片剂 25 mg 或 50 mg,口服,每次 50～100 mg,每日 2 次,日总剂量不能超过 600 mg。用于局部用药不能控制的病例,但不良反应较多,如唇麻痹、手足有蚁爬行感,个别患者可能出现血尿、肾绞痛,有泌尿系统结石患者慎用,用药后定期检查尿常规,一旦出现异常立即停药。有磺胺过敏史的患者禁用此类药物。

2)高渗剂:通过增加血浆渗透压,玻璃体容积减小而降低眼压。用于其他降眼压药无效时辅助治疗。常用口服药异山梨醇口服溶液,40～50 mL,一日 3 次。用药后 10 min 起效,口服药后不宜多喝水,可用温开水漱口,注意观察肠道的不良反应。静脉给药 20% 甘露醇,250 mL 静脉滴注,30～40 min 内滴注完,静脉滴注后患者需卧床休息,防止直立性低血压出现。全身用药高渗剂的不良反应多见,多尿,头痛,心血管负担过重等;口服制剂胃肠道反应多见,恶心、呕吐等。观察患者用药后全身反应,对症处理。使用高渗剂半小时后测眼压,观察用药后眼压改善情况。

2.手术护理

急性闭角型青光眼缓解后,眼压可以保持在较低水平数周。但是经药物治疗眼压下降后,仍然需要检查房角,检测眼压,根据房角是否开放或粘连情况,行激光虹膜周边切除术或滤过性小梁切除术。对于瞳孔阻滞的早期闭角型青光眼可以行激光周边虹膜切除术。激光治疗可以减少传统手术的危险性和创伤,同时节约医疗成本。对于房角广泛粘连的闭角型青光眼多行滤过性手术。

(1)术前护理

1)监测眼压:每日监测眼压,观察眼压变化,防治视神经的进一步损害。巡视病房,给患者讲解眼压升高可能出现的表现,指导患者自我监测眼压并及时和医护人员交流。

2)保持眼部清洁,预防感染。手术属于内眼手术,观察患者眼部分泌物情况,注意有无炎症发生。术前遵医嘱局部点抗生素眼药水,指导患者正确点眼药的方法。常规冲洗泪道判定泪道是否通畅,有无感染。

3)完善术前检查:完善患者常规全身检查和相应眼科专科检查。重点监测视力、眼压、房角以及瞳孔大小,观察有无因眼压高引起角膜、房水、晶状体以及眼底改变。

4)生活护理:患者因视功能受损,预防跌倒是患者重要的护理问题。帮助患者熟悉病房环境,常用物品固定放置,必要时使用床旁呼叫系统寻求护理人员帮助。保持环境光线适宜,安静舒适无障碍。指导患者健康饮食,忌烟酒,不饮浓茶、咖啡等。少量多次饮水,一次饮水量应小于 300 mL。

5)心理护理:加强沟通,了解患者疾病的认知情况以及情绪的稳定性。青光眼患者多有焦虑问题,针对患者具体问题给予心理疏导。介绍根据患者病情制订的治疗方案,讲解手术局部麻醉方法及注意事项、青光眼手术过程,指导患者主动配合手术,稳定情绪。

（2）术后护理

1)术眼病情观察:术日观察患者眼部绷带敷料清洁、在位情况。询问患者是否有眼痛、流泪、眼磨等不适症状。告知患者结膜缝线造成的正常眼部不适感,消除患者焦虑情绪。患者如有特殊剧烈头痛、眼痛、恶心等症状,立即通知医生,严密观察病情,及时处理。术日切勿私自拆除绷带。术后第二天开始,监测记录患者视力、眼压,观察患者术后结膜缝线以及切口渗漏情况、结膜滤过泡滤过功能、角膜有无水肿、前房深度、房水是否清亮以及眼压控制后眼底视盘改变有无视网膜出血等。

2)用药护理:术后常规抗生素眼药水预防感染。眼压控制不理想的患者,遵医嘱继续联合降眼压药物治疗。观察用药后眼部症状改善情况,注意药物全身及眼部的不良反应。

3)生活护理:由于患者手术当日术眼包盖,单眼视野,行动不便,给予患者必要的生活照顾。常用物品放于易取之处,保持病房环境安静、舒适。指导患者饮食清淡、易消化,防止便秘。行动宜缓慢,避免低头弯腰等动作,以免眼压升高,影响术眼恢复。

4)心理护理:青光眼患者术后有可能视力不提高,根据病情考虑原因是青光眼视神经受损造成,还是由于术后角膜水肿造成视力受限,给患者做好专业解释。让患者认识到青光眼疾病控制眼压的长期性,提高监控眼压依从性,保持乐观积极心态,情绪稳定。

五、健康指导

1.生活指导

对于药物治疗患者,指导患者注意青光眼危险因素。生活规律,避免情绪激动,避免过度用眼、避免暗环境下过度停留等诱发眼压升高因素。限制短时间内饮水量,一次不应超过300 mL,指导患者少量多次饮水。一般行青光眼滤过术后的患者,对饮水量不再限制。指导患者合理饮食,避免辛辣刺激食物,避免浓茶、咖啡等兴奋饮料。恢复期多吃富含维生素、蛋白质的食物,以增强体质;多吃蔬菜,保持大便通畅。指导患者活动强度,避免低头弯腰等可引起眼压升高等动作。

2.疾病知识指导

（1）目前临床医疗技术,青光眼不能被治愈,但能被控制。一旦确诊,就需要经常的、终生的护理,需要终生控制眼压。告知患者及家属,长期监测眼压的重要性,以及如何判定眼压升高的自觉症状。

（2）急性闭角型青光眼一般双眼发病,一眼急性闭角型青光眼发作,需密切监测另一眼眼压、房角、视盘、视野情况,必要时行虹膜激光打孔。

（3）指导患者或家属学会按时正确点眼药方法,以及眼药水的正确保管。遵医嘱眼科用药,眼药水如需继续降眼压药物治疗,注意药物局部及全身的不良反应。

（4）结膜滤过泡保护。告知患者结膜滤过泡作用,注意用眼卫生。

（5）教会患者按摩眼球具体按摩方法:按摩时应嘱患者向下看,双手示指指头并拢,放在患眼上眶缘下方的上睑皮肤上,相当于滤过泡上方的地方,双手示指轻轻地、上下交替地按摩滤过泡,像按琴键一样。每日按摩 2~3 次,每次 3 min,或 20~30 次。

3.延续性护理

(1)嘱患者定期复诊,首次复诊一般术后1周,根据恢复情况遵医嘱复诊,如有眼痛、眼胀、畏光、流泪、视力减退等症状,随诊。每半年检查双眼眼压、视野以及眼底改变。

(2)指导患者加强眼睛保健,坚持用药。

(杨庆亭)

第八节　视网膜脱离

视网膜脱离(retinal detachment,RD)是指视网膜的神经上皮层和色素上皮层之间的脱离。高度近视、无晶状体眼、视网膜格子样变性以及有外伤史等易患视网膜脱离。根据发生脱离的病因不同分为孔源性视网膜脱离与非孔源性视网膜脱离,非裂孔性视网膜脱离又按其病因分为牵拉性及渗出性视网膜脱离。

一、临床表现

1.症状

患者发病初期眼前多有黑影飘动、闪光感或有幕样遮挡等症状,随着脱离的范围扩大波及黄斑部,则视力不同程度下降,直至仅存光感。

2.眼压

早期脱离面积不大时,眼压正常或稍偏低,以后眼压随脱离范围的扩大而下降。

3.眼底检查

(1)脱离的视网膜失去正常的红色反光而呈灰白色隆起,大范围的视网膜脱离区呈波浪状起伏不平。严重者,视网膜表面增生,可见固定皱褶。

(2)脱离的范围由局限性脱离至视网膜全脱离不等。

(3)格子样变性区两端和玻璃体基底部受后脱离的玻璃体牵拉影响可形成马蹄形裂孔;格子样变性区内则好发生圆形萎缩孔,曾受钝挫伤的眼易出现锯齿缘断离。

(4)裂孔最多见于颞上象限,其次为鼻上、颞下象限。

二、评估要点

1.健康史

(1)评估患者的发病年龄,有无高度近视、眼外伤,是否为无晶状体眼。

(2)患者全身疾病评估,包括有无妊娠高血压疾病、恶性高血压、肾炎、糖尿病病史等。

(3)眼部疾病评估,包括有无中心性浆液性脉络膜视网膜病变、葡萄膜炎、后巩膜炎、玻璃体积血、糖尿病视网膜病变以及特发性葡萄膜渗漏综合征等。

2.身体状况

询问患者视力障碍情况,了解视力下降的时间、程度、进展情况。

3.心理-社会状况

多数患者担心预后不好,存在焦虑、悲观情绪。注意评估患者的职业、教育程度、性格特征、对视网膜脱离疾病的认知程度、家庭支持程度等。

4.辅助检查

(1)应用检眼镜、前置镜或三面镜仔细检查视网膜脱离的部位、范围、隆起程度,了解视网膜有无变性灶(尤其是周边视网膜的格状变性),裂孔的位置、形态、大小和数量。

(2)B超、眼底照相、干涉光断层扫描仪(optical coherence tomography,OCT)等检查,可了解视网膜脱离的部位、范围、隆起程度,是否有脉络膜脱离,玻璃体混浊的程度、范围及玻璃体与视网膜粘连牵引的部位和牵引的程度。

三、护理问题

1.焦虑

焦虑与视功能损坏及担心预后有关。

2.知识缺乏

缺乏视网膜脱离的认知、防治及围术期的护理知识。

3.潜在并发症

潜在并发症有继发性青光眼、复发性视网膜脱离、出血、感染等。

4.舒适受损

舒适受损与被动体位有关。

四、护理措施

1.心理护理

了解患者、家属的心理状态,加强医护患沟通,建立和谐、信任的关系,提高患者的遵医行为。耐心倾听患者的讲述,根据患者的心理、文化、职业、社会和家庭角色等耐心解答,说明手术的重要性,围术期配合事项及可能出现的情况,消除患者不良心理,增强对疾病的认知和战胜疾病的信心。

2.术前准备

(1)按内眼手术护理常规,全麻患者按全麻的术前护理常规,做好安全指导和护理。

(2)协助患者完善术前检查,并解释检查的目的及意义。

(3)术前0.5~1 h术眼散瞳,充分散大术眼瞳孔便于手术操作。使用预防疼痛、出血、感染等药物。

(4)指导患者除必要的检查外应卧床休息,避免过多活动,防止视网膜脱离范围加大,增加手术难度。

(5)指导患者眼球固视训练和脸部遮盖布巾训练,配合医生检查和手术的操作。

(6)术前不宜饱食,由于玻璃体视网膜手术术中操作牵拉眼肌过多,反射性兴奋迷走神经常引起患者术后恶心、呕吐。

3.术后护理

(1)术后半流质饮食一天,根据患者具体情况改为普通饮食。注意补充足够的维生素,尤其是C族维生素和B族维生素。维生素C是合成胶原蛋白的原料,可促进伤口愈合。合并糖尿病、高血压患者应继续坚持糖尿病饮食、低盐低脂饮食。

(2)特殊体位护理

1)外路显微手术眼内无注入气体或填充物患者,术后应使裂孔位于最低位,可取平卧位或侧卧位。对眼内注入气体或硅油的患者,术后体位应该保持裂孔位于最高位(原理:气体和硅油的比重均比水轻,具有上浮力,且表面张力高,并具有疏水性,利用气体和硅油这些特性顶压和封闭视网膜裂孔),在术后早期要严格保持特殊体位休息,尽量减少活动。

2)特殊体位坚持时间每天不能少于 16 h;长时间特殊体位的患者,可给予按摩放松肌肉,或热敷促进血液循环,减轻疲劳;注意长期受压部位皮肤情况,保持皮肤清洁干爽,使用柔软的 U 型枕/枕头/防压疮手圈等保护受压部位;避免长时间坐式面向下,以免造成下肢水肿,可坐式面向下与卧式面向下相交替;在保持正确头位和头部不受到震动的安全情况下,可指导患者进行肢体或关节的伸展活动,保证肢体和关节的功能活动;长时间特殊体位后起身活动时,动作必须要慢,以免发生直立性低血压导致头晕而跌倒。临床常用的特殊体位有 5 种:面向下体位、半靠位、侧卧位、头低位和交替体位。①面向下体位:患者面部平面与地面平行,可为卧式面向下和坐式面向下,既可俯卧在床上,也可坐在床边。适合于后极部视网膜裂孔或 4 个象限均有病变的患者。在临床护理中,护士应指导患者及家属掌握正确特殊体位的方法,利用 U 型枕和额颊伏台等设备及多元化护理措施,使患者感到更加舒适,增加体位的依从性,配合治疗,提高手术疗效;②半靠位:患者头的纵轴线与地平线的夹角≥75°,适合上方10～2 点的裂孔,也可头向一侧倾斜,让裂孔位于最高处,如10～11 点的裂孔或1～2 点裂孔,患者头向左侧或向右倾斜;③侧卧位:患者侧卧任何一边,头部垫一枕头,侧向与地面平行,适合2～4 点和8～10 点方向的裂孔。如裂孔位于2～4 点,患者向右侧卧位;裂孔位于8～10 点,向左侧卧位,也可根据裂孔部位不要垫头或垫高枕头,如裂孔位于稍上方的2～3 点范围或9～10 点的范围,枕头可稍垫高些,位于3～4 点范围的裂孔或8～9 点范围的裂孔,可不垫枕头;④头低位:患者俯卧,胸部垫高,呈胸高头低的倒置头位。适合4～8 点方位的裂孔。⑤交替体位:两种特殊体位每四小时交替或遵医嘱执行。适用于多发性裂孔等复杂性视网膜脱离。

(3)并发症的观察及护理

1)眼压升高:硅油对睫状体的机械性刺激可使房水生成增多,硅油注入过量或硅油泡引起瞳孔阻滞可使眼压升高。若眼痛,伴同侧头痛、恶心、呕吐的患者,应警惕高眼压的发生,及时按医嘱正确使用降眼压药物。密切观察眼压、用药和处理后的反应。指导患者保持大便通畅,避免过度用力排便。

2)感染:多发生在术后 1～3 d 间。表现为房水闪辉或前房积脓,玻璃体黄白色反光,结膜明显充血、水肿,眼睑水肿加重,患者自觉眼痛、头痛、视力锐减等。当发生眼内感染要及时处理,立即局部及全身应用大剂量抗生素,前房穿刺或玻璃体腔穿刺取标本作细菌、真菌培养及药敏试验。化脓性眼内炎应及早做玻璃体切割术联合眼内注射抗生素。做好床边药物隔离和密切观察生命体征等病情变化。

3)反应性葡萄膜炎:大多数视网膜脱离术后有不同程度的葡萄膜炎,这是由于手术创伤或刺激所致。表现为眼痛或头痛加重,眼球压痛明显,视力未恢复或下降,结膜混合性充血。给予包眼、散瞳,局部或全身应用糖皮质激素、非甾体药物治疗,安慰患者,嘱患者卧床休息。

4)角膜上皮缺损:由于角膜上皮细胞基底层与 Bowman 膜黏着较疏松,术中角膜上皮有损害,致上皮缺损,应双眼或术眼包眼制动,指导患者闭目休息,可促进角膜上皮愈合。

五、健康指导

1.眼部保护

(1)指导患者术眼眼周的清洁方法,用干净的毛巾轻抹眼周,不揉搓,避免洗脸、洗头水进眼睛;避免用眼过度及碰撞眼睛;头部勿用力及剧烈震动。

(2)交通工具的选择:复杂视网膜脱离复位手术后避免选择颠簸性大的交通工具;最好坐前排位置,系好安全带,避免急刹车。

(3)术后3～6个月内避免重体力劳动及剧烈运动,如抬或扛重物、拳击、足球、篮球、排球、羽毛球、跳水、跳高等,防止视网膜再脱离。

2.用药指导

指导患者眼部正确用药的方法,滴眼剂和眼膏的正确使用方法,药物的保存方法。

3.延续性护理

(1)指导患者注意眼睛保健,坚持用药,定期检查眼底。

(2)电话随访患者特殊体位坚持的时间和依从性,强调坚持正确的特殊体位对治疗效果的重要性,给予人文关怀,指导患者因特殊体位引起不适的缓解方法。

(3)嘱患者定期复查,出院后一周复诊一次。指导患者识别视网膜脱离的先兆症状,如闪光感、眼前黑影增多和视力下降。当出现这些症状时,应及时到有条件的医院就诊,及时诊断治疗。

(4)根据眼部情况,眼内硅油填充患者在术后半年至一年左右将进行眼内硅油取出术。

(杨庆亭)

第九节　视网膜中央动脉阻塞

一、概述

视网膜中央动脉阻塞是因视网膜中央动脉阻塞引起视网膜组织急性缺血,视力突然高度下降,是导致盲目的急症之一。如果视网膜动脉阻塞致视网膜缺血超过 90 min,光感受器的死亡将不可逆转,造成视功能永久性的丧失。

因此,一经确诊必须争分夺秒抢救,医护人员的密切配合,采取及时、有效的急救与护理措施,尽快恢复视网膜血液循环。

二、临床表现

1.症状

突发无痛性视力丧失,如果仅某一血管阻塞,则该分支区产生视野缺损。

2.瞳孔

对光反射直接光反射消失,间接光反射存在。

3.检眼镜

可见:①视网膜动脉显著变细呈线状,或伴有白线。有的动脉距视盘不远即消失。静脉也变细,血柱常间断成节状或念珠状;②视网膜呈急性贫血状。于眼底后极部呈乳白色半透明混浊水肿区;③黄斑部因无视网膜内层,部分脉络膜色泽经透明的视网膜外层透露而出(视网膜外层不受累,因该处由脉络膜营养),与其周围水肿的灰白色内层相对比,呈鲜红色,即所谓"樱桃红点"。此为本病的典型现象;④数周后视网膜白色混浊可渐消散,眼底恢复红色,但视网膜完全萎缩,视神经纤维变性。视盘因缺乏营养而萎缩,呈苍白色,边缘整齐。血管呈白线状。在视盘与黄斑间有色素或胆脂素粒。视力永久不能恢复;⑤如果有视网膜睫状动脉存在时,由此血管供养的视网膜可不坏死,该处仍保存正常色泽和功能,呈典型红色舌状区。视野检查时,可发现一个小的中央岛状区,因而得以保持中心视力。

三、评估要点

1.健康史

(1)评估患者有无高血压、糖尿病、动脉粥样硬化、心内膜炎等病史。

(2)评估患者近期有无血液生化等检查,其中有无异常指标。

2.身体状况

观察患者视力下降情况,包括视力下降时间、程度、进展情况。眼压情况,包括用药后的变化情况。既往史以及有无全身并发症。

3.心理-社会状况

评估患者和家属的心理状态。评估不同年龄、文化程度的患者对疾病认识程度。

4.辅助检查

荧光素血管造影、视网膜电流图检查。

四、护理问题

(1)感觉/知觉改变与患者突发无痛性视力丧失、视网膜动脉阻塞有关。

(2)自理能力缺陷与视功能障碍有关。

(3)有受伤的危险与患者视力下降,视功能受损相关。

(4)知识缺乏:缺乏视网膜中央动脉阻塞相关专业知识。

五、护理措施

1.急救护理配合

(1)如果视网膜动脉阻塞致视网膜缺血超过 90 min,光感受器的死亡将不可逆转,造成视功能永久性的丧失。因此,视网膜中央动脉阻塞一经确诊必须争分夺秒抢救,护士密切配合医师,采取及时、有效的急救与护理措施,尽快恢复视网膜血液循环。

(2)立即为患者采取平卧位,吸入氧气,遵医嘱给予硝酸甘油舌下含服,烟酸和50%葡萄糖配伍静脉推注,推注速度缓慢,以促进视网膜动脉血管扩张,增加脉络膜毛细血管血液含量,改善血液循环,从而缓解视网膜动脉缺氧状态。也可以遵医嘱使用妥拉唑啉解除血管痉挛,扩血管治疗。

(3)降低眼压可使动脉灌注阻力减小:①遵医嘱给予口服醋甲唑胺抑制房水生成。用药期间观察药物不良反应,如恶心、感觉异常等,并做好解释工作,以消除患者疑虑、紧张;②为患者做间歇性按摩眼球,方法为嘱其闭眼,示指和中指适当用力,一放一压,压迫眼球10~15秒,以促进视网膜动脉扩张,加速眼内血液流通,降低眼压。

2.用药护理

(1)硝酸甘油片舌下含服的护理:硝酸甘油为硝基血管扩张药,可舒张多数平滑肌,包括动脉和静脉,低浓度的硝酸甘油对静脉的扩张作用超过动脉。患者在治疗剂量就可能引起面部潮红、眩晕、心动过速和跳动性头痛。舌下或口颊片通常引起局部烧灼感。询问患者有无心绞痛、心肌梗死及肝肾功能不全等,遵医嘱使用,嘱患者用此药期间卧床休息。并提示患者从卧位或坐位突然改变为立位时,应注意动作缓慢,避免发生直立性低血压。嘱患者将药片置于舌下,舌下保留少量唾液。勿将含有硝酸甘油的唾液咽下,否则会降低疗效。因为硝酸酯类制剂口服生物利用度为 10%~20%,而舌下含服的生物利用度约为 80%。

(2)50%葡萄糖和烟酸配伍静脉推注的护理:静脉推注的速度要缓慢,同时要观察患者是否有皮肤潮红、发痒等用药不良反应,询问患者患眼视力恢复情况。有青光眼、糖尿病、溃疡病及肝功能不全的患者慎用烟酸。

(3)妥拉唑啉为周围血管扩张药,临床上主要用于血管痉挛性疾病,患者用药时应注意观察有无用药不良反应,如肢端动脉痉挛症、手足发绀、闭塞性血栓静脉炎等。部分患者可能出现潮红、寒冷感、心动过速、恶心、上腹部疼痛、直立性低血压、消化性溃疡等,某些患者还可引起晕厥、头眩、头痛、立毛症及皮疹等症状。

3. 病情观察

(1)全身情况观察:观察评价患者生命体征、血糖等指征,注意患者有无疼痛、麻木、手腕桡动脉无搏动或搏动减弱不能触及、皮肤颜色改变、运动障碍等较大血管栓塞情况。

(2)专科情况观察:①视力观察:准确记录患者视力情况,用药后定时复查并记录视力变化;②眼压:准确记录患者眼压情况,患者出现高眼压时,及时配合医生用药或治疗,并及时复测记录眼压变化情况。

4. 心理护理

评估患者焦虑程度,帮助患者了解发病的原因、治疗的目的、方法及预后。本病发病迅速,特别是完全阻塞的患者,由于视力突然丧失,多表现为不同程度的恐惧、多疑、敏感、抑郁、悲观,依赖心理增强,急切期盼恢复视功能。这些不良的心理应激反应会引起高级神经系统紊乱,使血管活性物质增加、小动脉痉挛,从而加重视网膜缺血,加重病情。因此情志护理对本病患者非常重要。

护理人员要理解患者的心情,关心、体贴患者,向患者耐心讲解此病的相关知识和介绍成功案例,使其对预后有充分的认识,树立战胜疾病的信心;及时给予患者安慰和正确的疏导,各种操作熟练利落,遇到紧急情况要沉着冷静,不能出现对患者不利的言语和表情。尤其是对合并高血压的患者,更应嘱其放松,配合治疗,避免紧张情绪引起血压升高、加重病情而影响治疗效果。

六、健康指导

1. 生活指导

(1)患者治疗期间,提供整洁、安静、舒适的病房环境,空气清新,以利于患者充分休息,缓解紧张情绪。

(2)合理安排日常生活,保持心境平和,生活有规律。建议患者戒烟酒,保证良好的睡眠,避免精神紧张或过度疲劳及各种不良刺激。

(3)注意患者日常生活、行动安全,患者视力下降期间,外出活动尽量有家属陪伴,上下楼梯或斜坡注意慢行或扶握扶手,必要时嘱患者配拐杖。日常生活家居地面注意防滑防湿,减少障碍物。与家属合作,确保患者如遇问题,可以及时获得帮助。

(4)合理配餐,注意营养均衡,避免食用辛辣刺激性食物,保持排便通畅。

(5)指导患者积极治疗心血管疾病、控制高血压原发病,按时按量用药、控制饮食和适量活动,使血压保持在理想范围。

2.疾病知识指导

(1)向患者解释本病的特点、目前的治疗方向及药物疗效等。

(2)由于此类患者常伴有糖尿病、动脉硬化、高血压、心脏病等心血管系统疾病,需积极向患者讲解疾病知识,特别是有心血管疾病的患者,应做系统性检查,对因治疗,预防另一只眼发病。

(3)给患者及家属讲解有关视网膜中央动脉阻塞的防病治病的知识,积极配合治疗原发病,选择低盐低脂、低胆固醇饮食。

(4)指导患者正确用药以及服药的注意事项。

(吴维维)

第十节 老年性黄斑变性

老年性黄斑变性(senile macular degeneration,SMD 或 aging macular degeneration,AMD),亦称年龄相关性黄斑变性(age-related macular degeneration,ARMD)。本病多数始于50 岁以上,年龄越大发生率越高,双眼同时或先后受害,临床上可将其分为萎缩性和渗出性两型。前者相对较多,后者仅为前者的 10%。病因尚未确定,可能与遗传、慢性光损害、营养失调、免疫性疾病等有关。

一、临床表现

1.萎缩性老年性黄斑变性

萎缩性老年性黄斑变性特点是进行性视网膜色素上皮萎缩,导致感光细胞变性,引起中心视力减退,患者多在 45 岁以上,常累眼对称,视力缓慢下降。分为早期(萎缩前期)中心视力减退,以视网膜色素上皮退变为主;晚期(萎缩期)中心视力严重减退,眼底病变加重,密集融合的玻璃膜疣或大片视网膜色素上皮脱离,最后趋于吸收萎缩。

2.渗出性老年性黄斑变性

渗出性老年性黄斑变性特点为视网膜色素上皮下有新生血管膜存在,引起一系列渗出、出血、瘢痕改变。患者多在 45 岁以上,双眼先后发病,视力下降较快,常伴视物变形、中央固定黑影遮挡感。临床分为三期:①早期(渗出前期)中心视力明显下降,检眼镜下黄斑区色素脱失和增生,中心光反射不清或消失,玻璃膜疣有融合;②中期(渗出期)视力迅速下降,检眼镜下见黄斑区出现浆液性或(和)出血性盘状脱离。重者视网膜下血肿,视网膜出血及玻璃体积血;③晚期(结瘢期)渗出和出血逐渐吸收为瘢痕组织替代,视力进一步损害。检眼镜下可见瘢痕形成,在斑块表面及其边缘常可见出血斑及色素斑。

二、评估要点

1.健康史

(1)评估患者有无家族史、营养失调、免疫性疾病等病史。

(2)评估患者近期有无血液生化等检查,其中有无异常指标。

2.身体状况

观察患者视力下降情况,包括视力下降时间、程度、进展情况。眼压情况,包括用药后的变化情况。既往史以及有无全身并发症。

3.心理-社会状况

评估患者和家属的心理状态。评估不同年龄、文化程度的患者对疾病认识程度。

4.辅助检查

荧光素血管造影、吲哚菁绿脉络膜血管造影、视网膜电流图检查、光学相干断层扫描。

三、护理问题

1.感觉/知觉改变

感觉/知觉改变与患者视力下降、黄斑变性有关。

2.自理能力缺陷

自理能力缺陷与视功能障碍有关。

3.有受伤的危险

受伤与患者视力下降,视功能受损相关。

4.知识缺乏

患者缺乏老年性黄斑变性相关专业知识。

5.焦虑

焦虑与担心疾病预后有关。

四、护理措施

1.用药护理

光动力治疗的用药护理如下。

①治疗前为患者测量身高、体重,计算体表面积,计算光敏剂的用量;②治疗前 30 min 为患者用复方托吡卡胺眼液散大瞳孔;③告知患者治疗中的注意事项,取得患者配合;④药液需要现配现用,用 5％葡萄糖溶液配制光敏剂;⑤嘱咐患者准备好深色长袖衣裤、遮阳伞和遮光眼镜;⑥选用留置针建立静脉通道,先推注 5％葡萄糖溶液确保留置针在血管内,然后再推入药液,需要确保药液全部注入血管内,保证剂量准确;⑦告知患者保持头部位置固定及治疗眼固视;⑧嘱咐患者治疗结束后立即戴上太阳镜、着长袖衣裤,避免光线照射,48 h 内严格避光,经 5～7 d 可户外活动。

2.病情观察

(1)全身情况观察:观察患者生命体征,检测血糖、血压以及皮肤情况等,如应用抗 VEGF 药物,需要注意患者有无头晕不适等情况;如进行光动力治疗,需要观察患者有无过敏及皮肤情况等。

(2)专科情况观察:①视力:准确记录患者视力情况,用药后定时复查并记录视力变化;②眼压:准确记录患者眼压情况,患者出现高眼压时,及时配合医生用药或治疗,并及时复测记录眼压变化情况。

3.心理护理评估

患者焦虑程度,帮助患者了解发病的原因,治疗的目的、方法及预后。护理人员要理解患者的心情,关心、体贴患者,向患者耐心讲解此病的相关知识和介绍成功案例,使其对预后有充分的认识,树立战胜疾病的信心;及时给予患者安慰和正确的疏导,各种操作熟练利落,遇到紧急情况要沉着冷静,不能出现对患者不利的言语和表情。

五、健康指导

1. 生活指导

(1)合理安排日常生活,保证良好的睡眠,适当休息,避免精神紧张或过度疲劳,建议患者戒烟酒。

(2)指导患者避免疲劳、精神紧张及各种不良刺激,保持心境平和,保持生活规律。

(3)合理配餐,指导患者进食含维生素 C、维生素 A、维生素 E 丰富的食物,注意微量元素锌的补充,注意营养均衡,避免食用辛辣刺激性食物,保持排便通畅。

2. 疾病知识指导

(1)向患者解释本病的特点、目前的治疗方向及药物疗效。

(2)给患者及家属讲解有关老年性黄斑变性的防病治病的知识。

(3)指导患者正确用药,如抗 VEGF 药物和光敏性药物的使用注意事项。

3. 延续性护理

嘱患者定期复诊,一般每四周复诊一次。指导患者加强眼睛保健,在半年或一年内定期到医院进行健康体检,检查眼底。坚持用药,定期复查,长期随诊。

(吴维维)

第十三章　口腔科疾病护理

第一节　牙体硬组织非龋性疾病

牙体硬组织非龋性疾病包括：着色牙、牙发育异常、牙损伤和牙本质过敏症。着色牙是口腔中常见的疾病，既可发生在乳牙，也可发生在恒牙。根据病因的不同，又分为内源性着色牙和外源性着色牙两大类。内源性着色牙指的是由于受到病变或药物的影响，牙内部结构包括釉质、牙本质等均发生着色，常伴有牙发育的异常，活髓牙和无髓牙均可以受累。外源性着色牙主要指由于药物、食物、饮料（如茶叶、咖啡、巧克力等）中的色素沉积在牙表面或修复体表面引起牙着色，牙内部组织结构完好，只影响牙的美观，不影响牙的功能。

一、牙发育异常

牙发育异常主要包括牙结构异常、牙形态异常、牙数目异常、牙萌出异常。牙齿发育异常的病因目前还不十分明确，有的来自遗传或家族性的，有的来自环境或局部性的。其中，遗传因素在牙齿发育异常中起着重要的作用。

二、牙损伤

牙损伤多发生在前牙区，常因碰撞、打击、跌倒或咀嚼硬物而引起。轻则牙体松动，重则发生牙脱位、牙折断。可分为牙挫伤、牙脱位及牙折三类。

（一）牙挫伤

轻度牙挫伤可不做特殊治疗，暂不用患牙咀嚼食物，即可恢复。如牙周黏膜损伤较重，牙松动者，可对患牙行简单结扎固定；如有牙髓坏死，应进一步做根管治疗。

（二）牙脱位

牙移位、半脱位或嵌入深部等部分脱位者，均应先将牙充分复位，然后固定2～3周。如牙完全脱落，但离体时间不长，可将脱位的牙行再植术。

（三）牙折

常见冠折、根折、冠根联合折。冠折常局限于切角或切端一部分，只有轻微的过敏感觉，重者可使牙髓暴露，则刺激症状较明显。牙髓暴露者先做根管治疗，再修复牙冠。根折时牙齿有松动和触压痛。对青年人的根折，可试做牙齿结扎固定治疗；折断在前牙根尖1/3处，做根管治疗和根尖切除术效果较好；其他部位的牙根折断及冠根联合折断一般应拔除，不予保留。但对冠根联合纵折的磨牙或冠根联合斜折的磨牙，经过根管治疗后做固定套冠或桩冠的修复，仍然有保留的可能。

三、牙本质过敏症

牙本质过敏症又称过敏性牙本质，是牙在受到外界刺激，如温度（冷、热）、化学物质（酸、甜）以及机械作用（摩擦或咬硬物）等所引起的酸痛症状。其特点为发作迅速、疼痛尖锐、时间短暂,刺激去除后症状立即消失无自发痛。它不是单独的一种病,而是各种牙体缺损时共有的症状。用药物脱敏是治疗牙本质过敏症的常规方法。对于牙本质过敏症的预防有以下方面。

(1)注意口腔卫生,掌握正确的刷牙方法,用较软的保健牙刷,以免形成牙齿楔状缺损,而发展成为牙本质过敏症。

(2)对咬合关系不正常者应及时调咬合,有夜磨牙症的患者应佩戴咬合垫,以防咬合面过度磨损。

四、口腔卫生保健指导

(一)刷牙的目的

刷牙是保持口腔卫生的有效措施,不但能清除牙菌斑、软垢、食物碎屑和部分色素,而且还能按摩牙龈,促使牙周组织的血液循环,增强口齿的抗病能力。

(二)刷牙的时间

从口腔卫生保健的角度来讲,刷牙次数以每天两次最好,即早晨和晚上临睡前刷牙。就刷牙的时间来讲,晚间刷牙比晨间刷牙更为重要。这是因为早晨刷牙可以清洁牙面,改变口腔气味,提高食欲,但白天说话、进食、咀嚼、饮水等使口腔经常处于活动状态,且白天唾液分泌多,不利于细菌的繁殖,而晚上睡前刷牙能及时清除牙菌斑。因为,牙菌斑被清除后,又会很快重新生长出来,其间隔时间仅为 6～12 h。由于睡眠时唾液分泌量少,流速缓慢,口腔的食物残渣在细菌的作用下发酵产酸,最易使牙齿龋坏、牙龈发炎,产生腐败气味。所以晚上临睡前认真刷牙对保护牙齿健康最为重要。至于每次刷牙的时间,以 2～3 min 为宜。

(三)牙刷的选择

牙刷的选择要适合口腔大小,不宜过大,刷毛不宜过硬,儿童、老年人及牙周病患者要选用刷毛较软的牙刷,而牙面易沉积牙石者可选用中等硬度的牙刷。目前市场上销售的牙刷种类很多,但有的不符合要求,要选择保健牙刷。保健牙刷的特点是刷头小,在口腔内转动灵活使牙齿的各面和间隙都能刷到;刷毛细软,不损伤牙齿,对牙龈能起到按摩作用,可促进牙龈组织的血液循环,增强牙龈抗病力;毛束高度适宜,毛束排列及孔距疏密适当,易于保持牙刷的干燥和清洁。

(四)刷牙的方法

刷牙的方法多种多样,应根据每个人的牙齿、牙周状况来选择。确定刷牙方法的基本原则为:①容易清洁牙齿;②不损伤牙体牙周组织;③易于掌握。下面将几种刷牙的方法介绍给大家。

1.旋转刷牙法

旋转刷牙法又称竖刷法。具体方法为将刷毛放置于牙槽黏膜上,且呈 45°角,然后牙刷沿牙龈向冠方转动该动作在各部位重复做 8～10 次,刷洗牙齿咬合面时,则将刷毛置于咬合面以水平方向向前后移动。该种方法的优点是对牙龈有良好的按摩作用,且能清洁牙间隙。

2.Bass 刷牙法

刷洗唇(颊)舌面时,刷毛与牙面呈 45°角,刷毛头指向牙龈方向,使刷毛进入龈沟和邻间隙内,部分刷毛轻压于龈缘上,作前后向短距离来回颤动数次。洗刷咬合面时,刷毛紧压在咬合面,使毛端深入点隙裂沟内,牙刷作短的前后方向颤动数次。这种方法的优点为清洁能力较强,且克服了拉锯式横刷法的缺点,避免造成牙龈退缩和楔状缺损。

3.生理刷牙法

生理刷牙法即将刷毛与牙面接触,刷毛顶端指向冠方,然后沿牙面向牙龈轻微拂刷,类似咀嚼纤维性食物对牙面的摩擦动作。这种方法能清洁牙面和促进牙龈组织的血液循环,增进牙周组织健康。一般用于口腔健康状况基本正常者。

(五)漱口

漱口可以清洁口腔,减少口腔臭味,还可辅助刷牙。

1.水漱

即用清水漱口,特别主张用冷水漱口,这样不仅能清除软垢和食物碎屑,还能予牙齿和牙周组织以适宜的冷刺激,以达到口齿保健的效果,但对患有牙病、对寒冷敏感者,应因人而异,选用温水漱口。

2.茶漱

试验研究证明,茶叶含有丰富的氟素和维生素,氟素有防龋作用。饭后使用浓茶水漱口,既能去除油腻,爽口洁齿,还可清除牙间隙中的食物残渣,有利于坚固牙齿,同时又有防龋作用。

3.药物含漱

近年来药物制成含漱剂漱口比较时尚。如采用含氟的防龋含漱剂、含氯己定的化学杀菌含漱剂等既有保健作用又有治疗作用。漱口时以鼓漱效果最佳,因用力鼓漱时可使水液在口中有力的流动,冲洗口腔的各个部位。

(于彬超)

第二节 牙髓病和根尖周病

一、牙髓病

牙髓病是指牙髓组织的疾病,主要包括牙髓充血、牙髓炎、牙髓变性和牙髓坏死等,其牙髓炎是牙髓病中最为常见的一种疾病。

(一)病因

牙髓炎多由细菌感染引起,感染主要来自深龋。龋洞内的细菌及毒素可通过牙本质小管侵入牙髓组织或经龋洞直接进入牙髓而引起牙髓炎。

其次是牙周组织疾病引起的逆行感染。另外,外伤、化学药物及物理因素如温度、电流刺激亦可引起牙髓炎。由于牙髓组织处于四壁坚硬的髓腔中,当有炎症病变时,血管扩张、充血、渗出物积聚,使髓腔压力增大,压迫牙髓神经,常引起剧烈疼痛,又因根尖狭小,不利引流,容易导致牙髓坏死。

(二)临床表现

牙髓炎按其临床经过分为急性牙髓炎和慢性牙髓炎。

1.急性牙髓炎

主要特征是自发性、阵发性剧烈疼痛。夜间及冷热刺激时疼痛加重。当牙髓化脓时对热刺激极为敏感,而遇到冷刺激则疼痛缓解、疼痛不能定位,呈放射性痛,故患者不能准确指出患牙。检查时常见患牙有深的龋洞、探痛明显。由于患者不能正确指出患牙部位,对可疑牙需要借助温度刺激试验或电活力器测验来确定患牙部位。

2.慢性牙髓炎

一般无剧烈自发痛病史,长期温度刺激或食物嵌入龋洞中可产生较剧烈的疼痛,患牙有咬合不适,检查可见穿髓孔或牙髓息肉,有轻微叩痛。

(三)护理

1.应急处理的护理

急性牙髓炎主要症状是疼痛,应首先止痛。开髓减压是最有效的止痛方法。开髓前,应对患者进行心理安慰,稳定患者情绪,向其形象地说明钻牙的过程,从而消除恐惧心理,使患者能够很好地配合操作。开髓后待脓血流出,护士采用注射器抽吸温盐水冲洗髓腔,准备丁香油小棉球置于髓腔入口,患牙开放引流。

2.保存牙髓治疗的护理

牙髓炎疼痛缓解后,应行根管治疗。对于年轻恒牙或炎症只波及冠髓或部分冠髓的牙,常采用盖髓术和冠髓切断术,保存有力的根髓。

(1)盖髓术的护理:对备洞时意外穿髓,且穿髓孔小于 1 mm 的患牙和外伤冠折新鲜露髓的患牙可采取直接盖髓术保存活髓。护士术前应准备各种牙科无菌器械、药物、暂封剂,协助医生用橡皮障或消毒棉纱卷隔离唾液,备 1％碘酊和 75％酒精棉球消毒牙面及窝洞。待露髓孔用生理盐水冲洗并用棉球拭干后,协助医生将直接盖髓剂覆盖其上。

(2)牙髓切断术的护理:尽管牙髓组织血运丰富,抵抗力较强,但发生炎症时,其炎性渗出液易在组织中扩散,故牙髓稍有感染容易引起牙髓坏死,甚至波及根尖周组织,因而对于深龋、前牙外伤性冠折露髓者临床多采用牙髓切断术。护士术前准备好常规治疗器械、药品,协助医生隔离手术区域,并消毒该区。待医生制备洞形后,髓室用生理盐水冲洗并用棉球轻压止血后,护士随即调制盖髓剂以覆盖牙髓断面,要求盖髓剂厚度约为 1mm,轻压使与根髓密切贴合。预约患者 2～4 周复诊,无自觉症状后可作永久性充填。

3.保存牙体治疗的护理

干髓治疗是用失活剂使牙髓失去活力,除去冠部牙髓组织,再用干髓剂覆盖残留根髓断面,使根髓长期保持无菌干化状态,以达到保留患牙的目的。在进行干髓治疗时护士协助医师进行以下配合。

(1)用药物失活牙髓前,向患者说明治疗目的和用药后可能出现疼痛等反应,但数小时后疼痛即可消失,如疼痛难以忍受可即到医院就诊。

(2)用砷剂作失活剂时,应向患者讲明药物的毒副作用,待患者同意能按时复诊时再行封药,封药时间为 24～48 h。如不能按时就诊者可采用药性缓慢温和的多聚甲醛失活剂,复诊时间可延长至 10～14 d。

(3)备好器械及药物,按医嘱准备失活剂。医师将失活剂放入穿髓孔后,上置丁香油小棉球,不可加压,以免失活过程中引起剧烈疼痛。护士随即调制较稀的氧化锌丁香油糊剂封闭窝洞。预约患者复诊时间。

(4)复诊开髓时,协助冲洗髓腔,清除牙本质残屑及残留冠髓,吸净冲洗液。医师将干髓剂置于根管口后,调制磷酸锌黏固粉垫底,遵医嘱调制永久性材料作窝洞充填。

4.健康指导

利用患者治疗机会,向患者宣传牙髓炎的发病原因、治疗方法和目的,以及牙病早期治疗的重要性。让患者养成良好的口腔卫生习惯,早晚刷牙、饭后睡前漱口的习惯。及时治疗口腔疾病,如治疗不及时髓死亡,牙体组织失去代谢,脆性增加易折,从而导致牙齿缺失。因此,预防龋病及牙髓病,对保存健康牙齿有着十分重要的意义。

二、根尖周病

根尖周病是指发生在牙齿根尖部及其周围的组织,包括牙骨质、牙周膜和牙槽骨发生病变,总称为根尖周病。引起根尖周病的主要原因是感染,其次是外伤及化学刺激。

(一)临床表现

根尖周病的临床表现分为急性根尖周炎和慢性根尖周炎,而慢性根尖周炎多见。

1.急性根尖周炎

急性根尖周炎多由慢性根尖周炎急性发作所致按其发展过程可分为浆液期与化脓期。炎症初期,患牙有浮起感,咀嚼时疼痛,患者能指出患牙。当形成化脓性根尖周炎时有跳痛,颌下区域性淋巴结肿大。若病情加重,颌面部相应区域肿胀、疼痛剧烈,可伴有体温升高。当脓肿达骨膜及黏膜下时,可触及波动感。脓肿破溃或切开引流后,急性炎症可缓解,而转为慢性根尖周炎。

2.慢性根尖周炎

慢性根尖周炎多无明显自觉症状,常有反复肿胀疼痛的病史。口腔检查可发现患牙龋坏变色,牙髓坏死,无探痛但有轻微叩痛,根尖区牙龈可有瘘管。

(二)治疗原则

牙髓病和根尖周病的治疗原则是保存具有正常生理功能的牙髓或保存患牙。

1.保存活髓

牙髓组织具有形成牙本质和营养硬组织的功能,对外来刺激能产生一系列防御反应,因此,应注意保存活髓,维护牙髓的功能。

2.保存患牙

由于牙髓的增龄性变化和血液循环的特殊性,其修复再生能力有限,牙髓炎症不易治愈。对患有牙髓病而不能保存活髓的牙,应去除病变牙髓,保存患牙,以维持牙列完整,维护咀嚼功能。失去活髓后,牙体硬组织的营养代谢仅由牙周组织供给,牙体硬组织变脆并容易折断,因此,还应选用不同类型的冠部修复体保护牙体硬组织。

(三)护理

1.急性根尖周炎

首先应缓解疼痛,然后进行根管治疗或牙髓塑化治疗。对于急性根尖周炎骨膜下及黏膜下脓肿,除根管治疗外,同时切开排脓,才能有效控制炎症。

2.慢性根尖周炎

主要选用根管治疗。现将根管治疗术介绍如下。

(1)器械准备:除充填术使用的器械外,另备根管扩挫针、光滑髓针、拔髓针、根管充填器、根充材料、消毒棉捻。

(2)操作步骤及护理配合:对活髓牙,应在麻醉或失活下拔除根髓,用生理盐水冲洗根管,消毒、吹干后即可进行根管充填。对感染根管,除去牙髓后用 2% 氯胺丁钠和 3% 过氧化氢交替冲洗,再用生理盐水冲净余液,用根管扩挫针反复扩挫管壁,冲洗拭干后,将蘸有消毒药液的棉捻置于根管内,用氧化锌丁香油糊剂暂封窝洞。待自觉症状消失,复诊检查时,根管内取出棉捻无分泌物,不臭,无叩痛,即可进行根管充填。

根管充填,是根管治疗的最后一个步骤,整个过程应在无菌操作下进行。①备根:根管充填常用的充填材料有氧化锌丁香油糊剂、碘仿糊剂及 CCQ 糊剂。②方法:先将根管充填材料调成糊状送入根管内,再将消毒后的牙胶尖插入根管,直达根尖孔,以填满根管为度,用加热后的充填器,去除多余牙胶,最后做永久充填。在以上的各项治疗过程中,护士按其操作步骤,及时准确地为医师提供所需器械及用物,遵医嘱调制各类充填材料,与医师进行密切配合。

(四)健康指导

向患者宣传根尖周病的发病原因及危害,提高患者对牙病的预防意识。嘱患者按时复诊,保持治疗的连续性,以达到治疗的最佳效果。加强保持口腔卫生,及早预防龋齿,使之不继续发生到根尖周病阶段。对丧失咀嚼功能的残冠、残根及早拔除。

(于彬超)

第三节　牙周病

牙周病是指发生在牙齿周围组织上的所有疾病,包括牙龈、牙周膜、牙槽骨及牙骨质等牙齿支持组织发生的慢性、非特异性、感染性疾病。其中以牙龈炎和牙周炎最为常见。

一、病因

引起牙周病发生的局部因素有:细菌和菌斑的存在,牙石的刺激及压迫,食物嵌塞,及其他如不良修复体,用口呼吸等。全身因素:如机体的免疫功能、内分泌、营养、遗传及其他全身疾病等。在局部和全身致病因素的共同作用下,导致牙周病的发生。

二、临床表现

(一)牙龈炎

一般无明显症状,偶有牙龈发痒、发胀感。患者往往因机械性刺激,如刷牙、咀嚼、说话、吸吮等引起出血而来就诊。检查时,可见牙周有软垢、牙石存在,伴有口臭。牙龈有色、质及形的改变,即牙龈充血、红肿、呈暗红色,质地松软。牙垢压迫区出现溃疡糜烂面,探查出血明显,严重的波及附着龈,肿胀局部点彩消失。炎症刺激牙龈缘及牙龈乳头,导致龈乳头肥大,向牙冠方向增生覆盖,形成假性牙周袋。袋内可挤压出炎性分泌物。

(二)牙周炎

主要表现在牙龈红肿、出血、口臭、溢脓及其色、形、质的改变,只是程度更重。有牙周袋的形成,当牙周袋内的炎性渗出液排流不畅,炎症急性发作时,易形成牙周脓肿。由于牙周膜破坏,牙槽骨吸收,牙齿支持功能丧失,从而出现牙齿松动,不能咀嚼。

三、治疗目标

有效地清除和控制菌斑及其他局部致病因子;消除炎症及其所导致的、出血、疼痛等不适症状;使牙周支持组织的破坏停止,促使组织不同程度的修复和再生;恢复牙周组织的生理形态以及菌斑控制;重建有稳定的良好功能的牙列。

四、护理

(一)协助医师进行全身及局部治疗

嘱患者按医嘱服药,局部治疗常用 3% 过氧化氢冲洗牙周袋,袋内涂以碘甘油或碘酚等药物。

(二)去除局部刺激因素

口内有不良修复体者,协助医师取下,消除食物嵌塞。常用龈上洁治术或龈下刮治术,清除牙结石、牙菌斑。缓解牙周袋形成,其方法是使用特质的锐利器械或超声波洁牙机除去龈上、龈下牙石,消除结石和菌斑对牙周的刺激,以利牙周组织愈合。以上两种手术的操作步骤及护理配合如下。

1.术前准备

(1)向患者说明手术的目的及操作方法,取得患者合作。

(2)根据患者情况,作血液检查,如血常规、出凝血时间等,如有血液疾病或局部急性炎症,应手术。

(3)准备好消毒的洁治器或超声波洁牙机。龈上洁治器包括镰形器、锄形器。龈下刮治器包括锄形器、匙形器、锉形器。另备磨光用具,包括电机、低速手机、橡皮磨光杯、磨光粉或脱敏糊剂。

2.术中配合

(1)用 1% 碘酊消毒手术区。

(2)根据洁治术的牙位及医师使用器械的习惯,摆好所需的洁治器。

(3)术中协助牵拉口角,吸净冲洗液,若出血较多用 1‰ 肾上腺素棉球止血。

(4)牙石去净后,备橡皮杯蘸磨光粉或脱敏糊剂打磨牙,面,龈下刮治则用锉形器磨光根面。

(5)冲洗上药　3% 过氧化氢及生理盐水交替冲洗,拭干手术区,用镊子夹持碘甘油置于龈沟内。全口洁治应分区进行,以免遗漏。

五、健康指导

(1)向患者讲解,平时应增强全身健康,调动机体抗病能力。

(2)指导患者加强营养,增加维生素 A、B 族维生素、维生素 C 的摄入,以利于牙周组织的愈合。

由于牙周炎的危害较大,采用治疗手段可以使牙周的炎症消退,但已被破坏的牙周支持组织则不能完全恢复到原有水平,因此对牙周炎的预防及患牙周炎后阻止疾病的发展十分重要。要指导患者采取正确的刷牙方法及其他保持口腔卫生的措施,如牙线及牙签的正确使用,并定期复查,以巩固治疗效果。

让患者了解牙龈炎如不及时治疗,发展到牙周炎时对口腔健康带来的危害,增强患者防病意识。告知患者通过治疗后,牙周炎症会消失,口臭症状也将随之消失,恢复患者进行社会交往的信心。

(于彬超)

第四节　口腔黏膜病

口腔黏膜病是发生在口腔黏膜和软组织上的疾病,这类疾病种类繁多,但其发病率与龋病、牙周病相比要低得多。口腔黏膜病中,除有些疾病是由局部因素引起的外,大多数疾病均与全身因素有关,甚至是全身或系统疾病在口腔的表征。现将几种常见的口腔黏膜病介绍如下。

一、复发性阿弗他溃疡

复发性阿弗他溃疡(RAU)是一种口腔黏膜中最常见的溃疡类疾病,患病率高达20%,居口腔黏膜病首位。因具有明显的灼痛感,故冠之以希腊文"阿弗他"灼痛。本病周期性复发但又有自限性,一般7~10d可自愈。

本病的病因和发病机制目前尚不清楚,可能是多方面的,临床上常发现有多种不同的诱因引起发病,如消化不良、便秘、肠道寄生虫、睡眠不足、疲劳、感冒、精神刺激等,女性月经期或更年期也常伴发此病。近年来,也有学者认为本病是一种自身免疫性疾病。

(一)护理评估

1.健康史

询问患者近期有无消化道不适、过度疲劳及上呼吸道感染等诱因。

2.症状与体征

临床上将此病分为三种类型:轻型、重型和疱疹样溃疡。

(1)轻型阿弗他溃疡:好发于口腔黏膜未角化或角化程度低的部位,如唇、颊、舌尖、舌缘、前庭沟等处。开始口腔黏膜充血、水肿、有烧热感,随即出现单个或多个粟粒大小的红点或疱疹,很快破溃成圆形或椭圆形溃疡,直径2~4 mm,中央稍凹下,表面覆以灰黄色假膜,周围红晕,有自发的烧灼痛。遇刺激而疼痛加剧,影响患者说话与进食。经7~10 d溃疡面假膜消失,出现新生上皮,溃疡底变平,疼痛减轻,愈合后不留瘢痕。一般无明显全身症状。

(2)重型阿弗他溃疡:又称腺周口疮。发作时溃疡大而深,直径可达10~30 mm,并向深层发展,累及黏液腺,形成中央凹陷、边缘不规则而隆起的"弹坑状"损害。病程长,可持续数月之久,也有自限性,愈后有瘢痕。

(3)疱疹样阿弗他溃疡:又称阿弗他口炎。溃疡小而多,散在分布在黏膜任何部位,直径小于2 mm,可达数十个之多。邻近溃疡可融合成片,黏膜充血,疼痛较重,可伴有头痛、低热、全身不适,局部淋巴结肿大。有自限性,不留瘢痕。

3.社会及心理因素

复发性阿弗他溃疡本身可以因心理因素诱发,且因溃疡出现此起彼伏,新旧交替的反复发作,一般虽然没有明显的全身症状和体征,但患者感到十分痛苦。溃疡发作期间,因进食使疼痛加剧,患者常惧怕进食,求治心切。

(二)护理诊断

1.疼痛

口腔灼痛,与口腔黏膜病损、食物刺激有关。

2.口腔黏膜改变

口腔黏膜改变由口腔黏膜充血、水肿、破溃引起。

3.焦虑

焦虑与溃疡反复发作,难以根治有关。

(三)护理目标

(1)患者疼痛消失,口腔黏膜恢复正常。

(2)患者焦虑程度减轻。

(四)护理措施

1.消炎防腐

①局部用口腔溃疡药膜(由抗生素、激素、止痛药等组成)贴敷,1 d数次。也可用1%～2%甲紫或2.5%金霉素甘油糊剂涂布。②中药散剂局部敷撒,常用养阴生肌散、锡类散、冰硼散等。③单个溃疡用10%硝酸银或50%三氯醋酸等烧灼。烧灼时护士协助隔离唾液、压舌,切勿使药液超出溃疡面,以免伤及周围正常黏膜。

2.止痛

常用0.5%盐酸达克罗宁液或1%丁卡因溶液在疼痛难忍和进食前用棉签涂布溃疡面,可迅速麻醉止痛。食物宜清淡,不可过热,以减轻对溃疡的刺激。

3.全身治疗

对于严重患者,可使用糖皮质激素。对免疫功能低下者,可选用转移因子。适当补充维生素C和复合维生素B。

4.卫生宣教

①向患者介绍疾病的病程及治疗目的,让其了解本病有自限性,不经治疗7～10 d溃疡也会自愈,减轻焦虑情绪;②失眠、疲劳、精神紧张等因素可能与口腔溃疡的发生有关,让患者注意调节生活规律,调整情绪,均衡饮食,少吃刺激性食物,避免和减少诱发因素,防止复发。

二、口腔单纯性疱疹

单纯疱疹病毒(herpes simplex virus,HSV)对人体的感染甚为常见。疱疹可在咽喉、角膜、生殖器以及口腔周围颜面皮肤等处发生。在口腔黏膜处称为疱疹性口炎;单独发生在口周皮肤者称唇疱疹。

本病是由Ⅰ型单纯疱疹病毒引起的。病毒常潜伏于正常人体细胞内,当月经期、上呼吸道感染、消化不良等导致机体抵抗力下降或存在局部因素刺激时,病毒可活跃繁殖,导致疱疹复发。传染途径为飞沫、唾液和接触疱疹液传染。胎儿还可经产道传染。

(一)护理评估

1.健康史

了解患者近期有无上呼吸道感染、消化不良等导致机体抵抗力下降的诱因,是否接触过患该类疾病的患者。

2.症状与体征

(1)疱疹性口炎:本病多见于6岁以下的儿童,以6个月至2岁最易发生,且全身反应较重。初起时常发烧,患儿躁动、流涎、啼哭、拒食。经2~4 d体温逐渐下降,随后口腔黏膜充血、水肿,出现多数针尖大小透明水疱,散在或成簇分布于唇、颊、舌、腭等处黏膜上,咽颊部也可发生。水疱很快破溃形成表浅小溃疡,也可融合形成较大溃疡,其上覆盖黄白色假膜。3~5 d病情缓解,7~10 d溃疡可自行愈合,不留瘢痕。

(2)唇疱疹:常见于成年人,好发于唇红黏膜与皮肤交界处。开始时局部有灼热感,发痒,继之发生多数小水疱,直径为1~3 mm,常成簇。最初疱内为澄清液体,逐渐疱液变成混浊,最后破溃结痂。病程为1~2周,痂皮脱落,局部留下色素沉着。水疱若继发感染可成脓疱。

3.社会及心理因素

疱疹性口炎患儿常表现为躁动不安、哭闹拒食,家属也表现出十分烦躁及焦虑,求治心切。唇疱疹虽然全身反应较轻,但口腔局部多有不适,因有反复发作的特点,患者十分苦恼。

(二)护理诊断

1.疼痛

疼痛由疱疹破溃形成溃疡引起。

2.体温升高

体温升高由病毒感染引起。

3.口腔黏膜改变

口腔黏膜改变与黏膜充血、水肿、溃烂有关。

(三)护理目标

(1)患者疼痛缓解至消失,体温恢复正常。

(2)患者口腔黏膜溃疡愈合,不发生继发感染。

(四)护理措施

本病尚无特殊疗法,主要是保持口腔清洁,对症和支持治疗。严禁使用皮质类固醇药物。

(1)让患者充分休息,给予高热量、易消化的流质或软食。餐后清洁口腔,保持口腔卫生,可使用0.1%~0.2%氯己定溶液、复方硼酸溶液漱口,去除局部刺激。进行必要的隔离,避免与他人接触。

(2)用药指导:为便于进食,饭前可用1%~2%普鲁卡因溶液含漱或0.5%达克罗宁、1%丁卡因涂敷创面,可暂时止痛。饭后用2.5%金霉素甘油糊剂局部涂布,每2h一次,起防腐消炎作用。也可用锡类散、养阴生肌散、西瓜霜粉剂局部敷撒。氦氖激光照射,有止痒镇痛、收敛、缩短疗程的作用。

(3)全身治疗:遵医嘱应用抗炎、抗病毒药物,同时给予大量的维生素C和复合维生素B,进食困难者静脉输液,保证饮入量,维持体液平衡。

(4)对患者及患儿家属进行心理安慰,让其了解疾病的发病原因及注意事项,认真按医嘱用药,以缩短疗程,促进组织愈合。

三、口腔白斑病

口腔白斑病即口腔白斑(oral leukoplakia,OLK)是口腔黏膜上的一种不能诊断为任何其他疾病的明显的白色病变,因组织学上有角化不良或不典型增生等改变,被认为是一种口腔黏膜的癌前病变。

局部刺激因素在白斑的发病中具有很重要的作用。如吸烟、饮酒、辛辣或过热食物、口腔内的残根、残冠、不良修复体以及过锐的牙尖牙嵴等长期刺激均可能诱发白斑。其中吸烟是最常见的原因，白斑患者中有吸烟习惯的占 $60\%\sim90\%$。全身因素如维生素 A 和复合维生素 B 的缺乏、内分泌紊乱、霉菌感染等因素能影响上皮角化，也与白斑的发生有关。据国内学者调查，白念珠菌也是引起白斑的主要因素之一。

（一）护理评估

1.健康史

了解患者的生活习惯，有无吸烟、饮酒嗜好。

2.症状与体征

白斑好发于中年以上患者，男性多于女性。口腔黏膜白斑好发部位为颊黏膜，唇次之，口角区、舌、腭、口底、牙龈等部位也有发生。损害呈乳白色斑块状，稍高于黏膜，边界清楚。初起色浅，表面光滑，后逐渐扩大、变厚、表面粗糙，触之较硬。患者除粗糙不适感外，初起无自觉症状，亦可有刺激痛等症状。斑块表面形成皱褶，称皱纸状白斑；表面呈刺状或绒毛状突起，易出现龟裂或溃疡，称疣状白斑；在充血的黏膜上白色病损呈颗粒突起，易发生糜烂或溃疡，疼痛明显，称为颗粒状白斑。本型白斑多数可查到白念珠菌感染。

3.社会及心理因素

当患者了解到该病为口腔黏膜癌前病变时，常产生恐惧、焦虑情绪。

（二）护理诊断

1.恐惧

恐惧与惧怕白斑癌变有关。

2.口腔黏膜改变

口腔黏膜改变与病损造成口腔黏膜变厚、龟裂、糜烂有关。

3.知识缺乏

知识缺乏与对疾病发生的相关因素认识不足有关。

（三）护理目标

(1)患者能维持稳定的心态，积极配合治疗。

(2)患者病损组织恢复正常，疼痛消失。

(3)患者了解疼痛发生的原因，积极去除诱发因素。

（四）护理措施

(1)加强口腔护理，消除一切局部刺激因素。如清除牙结石，拔除残根及摘除不良修复体，磨除龋洞锐缘等。

(2)让患者了解烟酒及辛辣食物是该病的诱因之一，尤其是吸烟，要求其积极戒烟、禁酒，少吃烫辣食物，改正不良的饮食习惯。

(3)用药指导 让患者遵医嘱用药，局部用 $0.1\%\sim0.3\%$ 维 A 酸软膏或鱼肝油涂擦。口服维生素 A、维生素 E、维 A 酸 $1\sim2$ 月。

(4)白斑治疗过程中如有增生、硬结、溃疡等改变应及早手术切除或冷冻治疗。

(5)嘱患者按医嘱定期复查。对已治愈的白斑患者需追踪观察，一般半年或一年复查一次,以便对复发早发现早治疗。

四、口腔念珠菌病

口腔念珠菌病是真菌——念珠菌属感染引起的口腔黏膜疾病,可发生于任何年龄,以哺乳期婴幼儿及体弱儿童最多见,亦称雪口病或鹅口疮,近年来由于抗生素和免疫抑制剂的广泛使用,发生菌群失调或免疫力降低,被真菌感染者日益增多,口腔黏膜念珠菌的发病率也相应增高。

病原菌为白念珠菌,此菌常存在于正常人的口腔、肠道、阴道、皮肤等处,一般情况下不致病。当口腔不洁或大量长期应用广谱抗生素及免疫抑制剂导致菌群失调时该菌就会大量繁殖而致病。

白念珠菌对口腔黏膜上皮有较强的黏附性,这是它致病作用的"立足点"。婴儿常是在分娩过程中被阴道念珠菌感染或通过被念珠菌污染的哺乳器及母亲乳头感染而致病。

(一)护理评估

1. 健康史

了解患者的健康状况,是否患有慢性疾病及长期大量使用抗生素、免疫抑制剂的病史。婴幼儿应询问母亲的身体状况及哺乳卫生情况。

2. 症状与体征

鹅口疮好发于婴幼儿的唇、颊、舌、腭等黏膜处。损害区黏膜充血,有散在微凸的色白如雪的柔软小斑点,随后融合成白色或蓝色丝绒状斑片,斑片继续相互融合成大的白色凝乳状斑块。斑块略为凸起,附着不十分紧密,稍用力擦除,可见其下是潮红溢血的创面。患儿常烦躁不安、啼哭、拒食,偶有低热,全身反应轻。当病损波及喉部时可能出现呼吸、吞咽困难。成人称为念珠菌性口炎,其病变处有假膜存在,并伴有口角炎,有时主要表现为黏膜充血糜烂及舌背乳突呈团块萎缩,味觉消失,口腔干燥,黏膜灼痛。

3. 社会及心理因素

参见疱疹性口炎有关部分。

4. 辅助检查

涂片或培养时,显微镜下可见致病菌丝和孢子。

(二)护理诊断

1. 口腔黏膜改变

口腔黏膜改变与真菌引起黏膜充血、糜烂有关。

2. 吞咽困难

吞咽困难由病损波及喉部所致。

3. 知识缺乏

患儿家属缺乏对该病的防治知识及婴幼儿的保健知识,与信息来源不足有关。

(三)护理目标

(1)患儿/患者口腔黏膜恢复正常。

(2)患儿家属/患者能陈述疾病的预防知识。

(四)护理措施

(1)指导患儿家属在哺乳前用2%~4%碳酸氢钠液洗涤患儿口腔,以消除能分解后产酸的残留凝乳或糖类,使口腔呈碱性环境以抑制白念珠菌的生长繁殖。

(2)患处用消毒纱布清洗后,涂擦 0.05％甲紫液或制霉菌素液,每日 3～4 次,用以治疗婴幼儿鹅口疮和口角炎。

(3)重症患者遵医嘱给予抗真菌药物,临床上常用制霉菌素。婴幼儿要注意防止脱水。

(4)卫生宣教:让患儿家属及患者了解疾病的发病原因及预防知识。哺乳期间注意妇幼卫生,常用温开水洗涤婴幼儿口腔,哺乳用具应煮沸消毒并保持干燥。母亲乳头在哺乳前最好用 1/5 000 盐酸氯己定溶液清洗,再用冷开水拭净。儿童在冬季宜防止口唇干燥,以免发生皲裂。长期使用抗生素与免疫抑制剂者应警惕白念珠菌感染的发生,必要时考虑停药。

五、白血病的口腔护理

白血病病因尚不十分明确,主要为造血细胞出现异常增生,周围血中出现未成熟的幼稚细胞。

(一)护理评估

1.症状与体征

急性型发病急,病情严重,表现为发热、贫血、白细胞浸润、全身淋巴结肿大、肝脾大、胸骨压痛等。慢性型表现为全身衰竭、低热、盗汗,明显的肝脾大。

2.口腔表征

各型白血病都可以出现口腔表征,且最容易侵犯的是牙龈组织,其症状尤其以急性型更为明显,故有不少病例的早期诊断是由口腔科医师所判定;或者通过拔牙、洁刮治术后,发现出血不止而被进一步确诊的,所以要引起特别注意。其主要表征有:牙龈明显增生、肥大、水肿。由于白细胞浸润造成牙龈极度增生,增生高度可接近咬合面,而且外形不整齐,质地松软。

牙龈和口腔黏膜出血,常为自发性,这种出血没有找到其他任何原因,则可能是白血病的早期症状。检查时可见龈缘有凝血块,有血腥味,口腔黏膜形成瘀点、瘀斑或血肿等;有时可见牙龈和口腔黏膜颜色苍白,可有不规则的大的表浅溃疡,常不易愈合。可能由于抗体形成减少,使机体的免疫反应受到抑制,组织抵抗局部刺激的能力下降,容易继发细菌、病毒、真菌感染,使口腔黏膜出现感染性口炎、龈炎等,加上白细胞在牙周组织和牙髓内浸润,可出现牙龈坏死、牙周炎和牙痛。检查时可见牙龈红肿或坏死,牙周袋溢脓,牙齿松动,口臭明显。

3.辅助检查

实验室检查可见血常规、骨髓象有白细胞明显异常增生。

(二)护理诊断

1.有感染的危险

有感染的危险与疾病导致抗体减少,组织抵抗力下降,易发生细菌、病毒、真菌感染有关。

2.口腔黏膜改变

口腔黏膜改变与牙龈增生、肥大、水肿、出血有关。

3.恐惧

恐惧由疾病症状严重,愈后不佳引起。

(三)护理目标

(1)患者不发生继发感染。

(2)患者树立战胜疾病的信心,能采取有效的方法应对恐惧。

(四)护理措施

白血病主要由内科医师主持治疗,采用综合治疗的措施。口腔科处理为对症治疗。

(1)对牙龈出血者,协助医生用3‰过氧化氢液轻揉局部或用含有肾上腺素的小棉球压迫止血,也可采用牙周塞治剂、云南白药止血。

(2)牙周袋可用碘甘油、碘酚涂布。涂布药物时,备齐所需用物,协助医生进口内隔湿,防止碘酚烧灼到正常黏膜组织。

(3)指导患者严格保持口腔卫生,可用2‰～4‰碳酸氢钠液,1‰过氧化氢液,0.2‰氯己定液以及1‰次氯酸钠液含漱。

(4)为防止或控制继发感染,可用1‰～2‰甲紫液局部涂布,青霉素喉片含化,四环素甘油糊剂、复方三氯乙酸软膏涂擦,嘱患者按医嘱用药。

(5)对白血病患者进行口腔治疗时,必须十分谨慎,避免进行不急需的外科处理。对牙周病、牙髓病应尽可能姑息治疗,切忌进行洁治及深部刮治、拔牙、活检等手术,避免引起出血和继发感染,否则会给患者带来更大的痛苦,甚至危及生命。

(6)给予患者充分的同情和帮助,鼓励患者表达自己的感受,树立战胜疾病的信心,以乐观、积极的态度配合治疗。

(赵　沙)

第五节　智齿冠周炎

下颌第三磨牙(俗称智齿)萌出位置不足时出现阻生,牙冠与龈瓣间形成较深的盲袋,易积有食物残渣,利于细菌繁殖,当寒冷、饥饿、疲劳、感冒等机体抵抗力低时,覆盖于牙冠周围的软组织发炎,即为智齿冠周炎。

一、常见病因

由于智齿萌出困难,其牙冠常向前倒或仅能部分萌出。另外,咀嚼食物的机械压力,使牙龈处于缺血状态,局部抵抗力降低,细菌易侵入。

二、临床表现

(1)发病较急,初期只是牙龈疼痛、红肿,全身症状不明显,如果细菌被控制,症状可消失。否则出现牙龈红肿、开口困难、吞咽疼痛,颌下可触到肿大淋巴结,可出现发烧、食欲减退、口臭等全身症状。

(2)发病2～3 d仍不能控制,可出现咀嚼肌间隙感染,近而可出现扁桃体周围脓肿、咽旁间隙感染等,并发症引起应急性细菌性心内膜炎、肾炎、关节炎,还可引起脓毒败血症等。

三、护理

(一)护理要点

(1)保持口腔清洁,可用温盐水或1∶5 000高锰酸钾含漱。

(2)对形成的盲袋进行冲洗,彻底清除食物残渣、细菌及分泌物,清除后涂以碘甘油等消炎止痛。

(3)脓肿形成时,可在局麻下行脓肿切开,暴露牙冠,引出脓液。

(4)需要拔除患牙时应备好器械及 X 线片,密切注意病情变化,术后注意全身应用抗生素,术后当天不漱口,不刷牙。

(二)护理措施

1.休息与饮食

急性期适当休息,进易消化、高热量、富含维生素的食物。对张口受限者,进流质饮食。

2.注意观察病情

局部红肿是否减轻,生命体征的变化,有无颅内及全身感染征象,尤其呼吸变化。

3.口腔护理

嘱患者漱口,重症患者可用1%~3%过氧化氢擦拭口腔1~2 次,保持口腔清洁卫生。

4.心理护理

因患者疼痛,张口困难,影响进食及语言,往往出现焦虑、恐惧,护理人员应安慰、体贴患者,鼓励患者树立战胜疾病的信心。

(三)用药及注意事项

(1)使用消炎、止痛、降温药物时,正确使用给药途径,并注意严密观察药物的不良作用。

(2)盲袋冲洗上药时一般用1∶5 000 高锰酸钾或3%过氧化氢冲洗龈袋,消除食物残渣、细菌及分泌物,然后擦干患部,盲袋内置 2%碘酊及碘甘油,消炎止痛。

(四)健康指导

(1)加强锻炼,增强抗病能力。

(2)合理饮食,饮食多样化,多食新鲜水果和蔬菜,并多饮水促进毒素的排出。

(3)炎症早期及时控制细菌感染,使其局限好转。

(4)保持口腔清洁,每天早晚刷牙,饭后用温盐水或开水漱口。

(5)化脓阶段应及时切开排脓,对常发生冠周炎的智齿尽早拔除

(赵　沙)

第十四章 CCU 护理

第一节 CCU 概述

为了更好地对因为急性发病或病情急骤变化危及生命的重症患者进行救治，Intensive Care Unit（ICU）重症加强护理病房的形成和发展成为医学发展的必然。随着医学专科的不断发展，发展服务于专科的重症医学成为现实需要。在循环系统疾病中，由于冠心病发病急骤，常常危及生命，Coronary Care Unit（CCU）冠心病加强护理病房的出现成为必然。随着CCU的出现，冠心病急症患者的病死率有所下降，但由于治疗手段单一，CCU作用有限。随着溶栓、PCI等技术的应用，在CCU治疗的冠心病急症患者的病死率明显下降，此时，如何筛选确实需要进行干预的患者、干预后如何管理成了CCU的现实需要。血流动力学监测及治疗理论的发展、应用及完善满足了CCU的现实需要。

近年来，现代CCU监护技术不断完善，已由过去单一的心电监护，发展到心电和心泵功能同步监测及治疗，并综合了深切治疗室（ICU）的管理和诊治模式。除收治急性心肌梗死患者之外，目前还收治广义的急性冠脉综合征（ACS）的患者，各种严重心律失常和心力衰竭及其他心血管急症患者，还肩负着收治其他相关专科疾病并心血管并发症，如慢性肾功能不全、糖尿病、脑血管意外等合并心血管急危症的患者的诊治工作。

因此CCU成了真正含义上的心脏病加护病房或心脏病加强治疗病房，这是当代CCU设置的主要目的。

一、CCU 的主要任务

（1）为急性心肌梗死及其他重症心脏病患者提供全方位、高质量的医疗和护理保障。

（2）通过CCU所拥有的现代仪器设备进行心电、呼吸、血压监测、心功能评估、血流动力学观察，收集和整理各种监测数据，实时观察患者病情变化，及时发现入住CCU后急性心肌梗死患者表现出来的再发胸闷、胸痛、各种心律失常、泵衰竭和心源性休克的先兆症状以及可能伴发的各种并发症，如心脏破裂、乳头肌功能不全、室间隔穿孔、室壁瘤形成、体循环栓塞和心肌梗死后综合征的表现，并给予及时和正确的处理。

（3）要经常对CCU医师和护士的各种抢救技能进行训练，达到医护配合默契，熟练使用各种器械和仪器，为入住CCU的重症患者制订强有力的保障措施和应急预案，随时准备应对一切突发情况，如快速室性心律失常或缓慢心律失常导致的心搏骤停、心脏破裂、急性肺栓塞、动脉夹层破裂、急性肺水肿等。并采取及时、果断、正确的对应措施，如除颤、心肺复苏、气管内插管及呼吸机的使用、动脉和（或）深静脉置管、床旁IABP、临时心脏起搏器的应用等，以提高抢救成功率。

（4）及时完成各项医疗护理的文书工作，分析和整理各种资料，不断总结经验以提升CCU抢救水平。

（5）建立各种医疗护理、抢救技术及手术常规，并不断完善，规范化执行。

（6）平常应认真整理和摆放好各种设备，特别是各种线路的管理，正确使用和保养 CCU 所有监护和治疗设备，以备抢救时即时到位。

（7）培训各级医护人员有关 CCU 收治对象的诊治护理常规，患者的心理护理及冠心病、心肌梗死的特别护理，以及监护室的管理等特别内容。

（8）及时与患者家属沟通，实事求是地向家属说明病情的轻重、随时可能出现的病情变化及医护对每一步骤的应对措施、CCU 的探视和陪护制度，耐心向患者家属解释各种疑问以得到他们的理解、信任和积极的配合，努力构建和谐的医患关系。

综上所述，CCU 的建设分为硬件与软件建设两部分，硬件建设固然重要，但软件建设如医护人员的素质培养、技术培训、制度的建立、病房管理等是至关重要的环节。

二、CCU 组织实施

（1）CCU 作为心血管内科的一部分，在心内科主任领导下工作。CCU 应按转入和转出标准收治患者，协调好与其他心血管内科病区和各科的关系。

（2）CCU 需制订各类疾病的医疗护理常规程序，各种抢救治疗操作的步骤，并规范化执行。

（3）制订 CCU 病室管理制度，保证患者在最好的环境中治疗。

（4）定期对 CCU 所属医护人员进行业务培训，熟练掌握各种设备仪器的操作和应用，随时保持临战状态。

三、CCU 护士应具备的条件

CCU 护士比其他部门的护士具有更大的责任性和独立性。CCU 护士处于观察和处理患者的第一线，他们分班全天候守护着患者。因此，CCU 护士在维护温馨有序的 CCU 环境方面承担着主要责任。由于 CCU 护士与 CCU 相对固定，并有一定的经验，所以 CCU 的护士是医疗护理中的一支重要力量。

他们必须具有良好的心理素质，善于自我调节，使自己的心境在紧张的工作中保持最佳状态，用积极的情绪去感染和影响患者；有较强的紧急应变能力，过硬的护理技术，不怕苦不怕累的敬业精神。具体条件如下。

（1）接受过有关"冠心病监护"或"重症监护"课程的专门训练，熟悉心血管疾病的体征、病情变化及临床意义等专科护理知识。

（2）应具有较高的心电图专业知识；掌握 CCU 各种仪器的性能、功能及注意事项，熟练掌握冠心病监护仪的使用程序；熟悉心电图机的使用，并掌握心肌梗死图形、各种心律失常图形的变化，快速识别并做出诊治反应。

（3）熟练掌握心肺复苏步骤和措施，熟练使用电除颤复律器及人工呼吸机，配合医师完成漂浮导管置入、临时起搏电极置入、深静脉置管和 IABP 动脉插管、管道联接等手术，熟悉各种仪器常见故障排除技巧，熟练掌握静脉输液，套管针置入。给氧，吸引装置及气管内插管的配合。

（4）应具备良好的沟通能力和健康宣教能力，认真做好患者的心理护理，消除患者恐惧心理，取得患者对医护的信任，树立患者战胜疾病的勇气和信心。

（5）应具备敏锐的观察力和积极主动的监护意识，密切观察病情变化并做出正确的判断，使患者能得到及时的抢救和治疗。认真、及时、准确、有效地完成各项临床护理工作,准确记录病情变化,认真书写交班报表。

(6)应当鼓励 CCU 护士定期参加专题培训、学术会议等交流活动,努力提高 CCU 护士的专业技术水平。

对 CCU 护士的自身素质和专业技术水平都有很高的要求,他们的工作独立性强、责任重大。因此,CCU 护士的工作应得到包括医师、患者及其家属在内的所有人的尊重和理解。CCU 护士与医师之间是一种密切合作的关系,他们共同担负着心血管疾病急危重患者的诊治工作。

四、CCU 的转入和转出标准

CCU 在心血管急危重症的救治工作中扮演着非常重要的角色。掌握 CCU 收治和转出标准,对充分利用资源,提高心血管急危重症的抢救成功率具有重要意义。

1. CCU 收治标准

(1)确诊为急性心肌梗死(ST 段抬高和非 ST 段抬高型)的患者,无论伴或不伴有严重心律失常、心力衰竭、低血压或休克,均是收入 CCU 的绝对适应证。

(2)根据胸痛发作性质所决定的心绞痛类型、胸痛持续时间是否＞20 min、心电图上 ST 段下移幅度是否＞1 mm、肌钙蛋白检测是否呈阳性、有否心肌梗死病史等指标,对不稳定型心绞痛患者进行危性程度分层。中危,尤其是高危患者是收入 CCU 的绝对适应证。

(3)起病在 12 h 内的急性 ST 段抬高型心肌梗死患者,征得患者及家属同意后行再灌注治疗(溶栓或急诊介入手术治疗)者,或超过时间窗的 ST 段抬高和非 ST 段抬高型急性心肌梗死患者有急诊介入手术指征者,均是收入 CCU 的适应证。

(4)冠心病心脏介入手术后有介入相关的急性心肌梗死、穿刺部位大血肿或失血过多致低血压或休克、腹膜后血肿、术中出现过严重心律失常等并发症者。

(5)因严重低血压或休克、难治性心力衰竭、顽固性心绞痛、心肌缺血致反复难纠正的恶性心律等原因需行 IABP 术的患者。

(6)非急性心肌梗死所致的严重心律失常、急性心力衰竭、慢性心力衰竭急性加重或复发性胸痛患者。

(7)其他心血管病急症,如急性重症心肌炎、急性肺水肿、高血压危象、心脏压塞等;急性肺栓塞(无内科 ICU 或呼吸 ICU 时)、主动脉夹层(术前可收入 CCU,但术后应收入外科 ICU)的患者也可收入 CCU,或以胸痛作为首发症状一开始被收入 CCU。

(8)CCU 医师认为需要严密监护的其他患者,包括使用血管活性药物或抗心律失常药物而需要进行血流动力学监测者,心源性猝死复苏后的患者。

下列患者不宜收住 CCU:严重肺部感染而心脏问题不突出者;心肺复苏后 2 周意识仍未恢复者;除非是并发急性心肌梗死,否则通常伴有心力衰竭或非危重心律失常的尿毒症患者不应收入 CCU;其他脏器急性损害而心肌梗死无严重并发症者;脑血管意外为主的心肌梗死、心律失常、心力衰竭患者。

2. CCU 转出标准

(1)急性心肌梗死无明显心力衰竭、休克和心律失常等并发症,不再需要心电和血流动力学监测,一般在监护病房入住 3 d,第 4 d 即应转至普通病房。

（2）不稳定型心绞痛患者症状缓解，心电稳定，心肌酶谱和肌钙蛋白正常。

（3）左心功能不全、心源性休克、心脏压塞等症状得到控制，不再需要心电和血流动力学监测。

（4）心律失常或高血压基本控制，症状缓解或消失。

总之，对于心血管急危重症患者，连续 48 h 未再有心绞痛、心力衰竭症状发作，生命体征趋于平稳，各项生化指标明显好转，重要有创监测（CVP、PCWP 和动脉血压监测等）和辅助设备（临时起搏器、IABP 等）已撤除，不再需要大剂量的血管活性药物（升压药物、硝普钠等）或抗心律失常药物的静脉输注时，均可考虑转出 CCU。

（秦晋红）

第二节　CCU 护理管理

一、人员管理

（一）人员配备

病床与护士之比为 1∶（2～4），人员配备的目标是在任何时候一个患者至少配备一名护士，这样才能保证患者的及时护理治疗。

（二）护士的选择

在心血管内科工作两年以上的，有一定的临床经验，有良好沟通技能技巧，个人综合素质好的护士。她（他）们掌握循环生理、心电生理，对本科各类疾病有观察、护理能力，熟练掌握心电图知识及临床分析与抢救配合，了解血流动力学有创监测技术，掌握基础及高尖生命急救技术，熟练应用病室内所有仪器设备。

（三）人员培训

通过岗前培训、入职培训、在职培训，CCU 护士成为有扎实专业知识、熟练掌握各种监测技术，有较强的观察、分析能力、沟通能力的护士。

二、技术管理

（1）健全护理工作制度消毒隔离制度、仪器的使用及保管制度、药品使用及保管制度、CCU 病房管理制度、保护性医疗制度等工作制度。

（2）建立健全护理、技术常规：①疾病护理常规。应包括 CCU 收治的所有疾病的护理常规。②护理技术操作常规。应包括基础护理技术及心血管，CCU 专科护理技术操作常规。

（3）建立健全工作规范、规程包括患者转入转出 CCU 程序、交接班程序、护理表格书写规范。

三、时间管理

（一）概念

指在同样的时间消耗的情况下，为提高时间的利用率而进行的一系列控制工作，从惯性运行发展到超前意识,记录运用有效的 8 h,选择最佳时间,提高"单位时间"的利用。充分利用工作量大小的时间差,及时组织业务查房、业务学习、培训、考核。

（二）方法

计划排班和按需排班,根据科室工作量,护士在位及人员配备的情况下,尽量满足护士的合理要求,以人为本的管理思想,对提高护士的工作积极性和科室凝聚力起到了促进作用。

四、物品管理

科学化、标准化、规范化

（一）药品的管理

专人负责,合理定基数,定期检查,及时补充,对麻、剧、贵重药品、专柜放置、每班点数登记。

（二）仪器设备的管理

仪器编排型号,定点放置,每次用后进行检查、清洁、消毒、每周专人进行常规保养、检查其性能。

（三）其他

一次性物品的使用、保管。

五、病床的设备管理

（一）病房设计合理

CCU 患者来源于急诊科和心内科,故应设立在心内科内或与心内科相邻近,并应接近于电梯,以方便人员的流动和医护人员的相互支援,便于 CCU 常规工作的开展。病室要有充分采光、通风,面足够,有必需的辅助间（办公室、治疗室、处置室、卫生间、污洗间等）。

（二）CCU 病房设备先进、齐全

1. 床位数

一般 CCU 床位数为医院总床位数的 $1\%\sim 2\%$,故我国三级医院 CCU 一般在 $4\sim 6$ 张,大的心脏中心可以设置 $8\sim 10$ 张。床位设定要考虑到 CCU 使用的有效性。CCU 的建立可以有效保障心脏危重症患者度过危险期,抢救患者的生命,提高危重患者的救治率,在患者经过高质量的集中监护、治疗,患者稳定后转入普通病房,或早期出院。明显缩短了患者住院时间,加快了病床周转。虽然设置心内科的 CCU 减少了总床数,但提高了工作效率和病床有效的使用率。

2. 床单位配置

为方便工作人员进行监护、治疗、抢救患者,一张床单位占地面积最好在 $15 \ m^2$ 左右;病床以易于推动,可以使患者有多种卧位功能的病床为佳,床头应配备中心供氧、中心负压吸引,压缩空气等装置。每张床必须配备床边多功能监测仪（心电、血压、呼吸、体温、CVP、血流动力学等）,最好设置在床头上方,便于观测及操作,床头或床旁应有各类型电源插座 $6\sim 10$ 个,应设有备用电源,以在紧急停电时启用,由于电源插座较多,应有妥善的接地装置和良好的绝缘设备,为患者提供最大的安全性。在天花板安装轨道式输液架和床头（边）插杆装置,床头有足够亮度的治疗用灯。相邻床位,可根据需要使用玻璃间隔,以便于临床观察和不影响操作为原则。一般情况下,不一定要将床位间隔开。

3. 照明

照明的设置与患者、医师、护士所需适宜照明强度有关。晚间可配有较暗的壁灯,一般常见治疗用灯在 60～80 W,特殊检查、治疗用灯可达 100 W、床位上方吊灯尽量减少,以免使患者感到耀眼,但急救时要有足够的亮度。每张病床可配有床头灯。

4. 其他

室内应有醒目的时钟,以便于医护人员工作。

(三)护士站

危重患者强调床边护理,护士在床边的工作是护理工作的基本工作内容,要有足够的人员才能有效地完成护理治疗工作和保障高水平的护理质量。所以 CCU 护理站主要为处理医嘱、对外联系等工作使用。护士站设计原则:应在护士站内能直接观察到所有病床。站内设置可观察所有患者生命体征的中心监测仪、床位电视监视仪、门外闭路电视监视仪、信息管理计算机、病历柜(车)、表格柜、联络电话等。

(四)监测设备

所有设备种类、数量、仪器性能要力求高效、适用,适合本专业的发展。

1. 监测设备

床边及中心监测网络(心电、压力监测、SpO_2、体温、呼吸),12 导联心电记录仪。

2. 心血管治疗设备

心肺复苏抢救车、除颤仪、主动脉内球囊反搏仪、输液泵及微量注射泵、经静脉临时起搏器及起搏电极。

3. 呼吸诊疗设备

床边及便携式呼吸机,湿化器和雾化器,通气道及氧治疗设备,人工气道及简易呼吸囊。

4. 化验检查设备

血糖监测仪,凝血时间测定仪,尿比重计,肌钙蛋白的快速检测。

5. 其他

防压疮气垫床,输液架,床边 B 超。

六、患者管理

确定 CCU 收治对象,规定探视制度,给予患者及时救治。

(一)CCU 收治患者范围

以有需要进行监测、随时有生命危险的心脏病患者为收治对象。一般患者住 3～5 d,病情复杂可至数周。收治患者所患疾病包括如下。

(1)AMI。

(2)不稳定型心绞痛。

(3)严重心律失常。

(4)心源性休克。

(5)急性心力衰竭。

(6)高血压急症。

(7)心包压塞。

(8)肺栓塞及心肺复苏后、各种介入术后需要严密观察病情变化者。

（二）探视管理规定

CCU 病室无家属陪住，患者入室后，家属需在室外等候，病情稳定，暂无生命危险时，家属可留下联络电话、地址，以便随时联系。为体现护理人文关怀，在患者病情允许情况下，经医师同意可安排探视。应规定必要的人员限制与管理，不主张探视人数过多和时间过长，探视时间每天 10～30 min，不允许家属参与任何护理患者的工作。

现代化 CCU 设计在病区外有一圈玻璃墙壁，走廊或在家属等候处没有闭路电视及专线电话，使家属可在室外看到自己的亲人，进行通话，以减少 CCU 室内污染及探视时对病区工作的干扰。

七、病室感染控制关管理

严格执行《医院感染管理规范》及《消毒技术规范》，做好消毒隔离工作。

（1）条件允许的可设置单间病房，用以收治危重患者、感染及免疫力低下的患者。

（2）制定 CCU 病室的清洁管理制度，进出应更换工作衣，换拖鞋入室。这一方面避免了院内其他细菌的带入，也避免了因走动、地面扬起灰尘而沉浮在机器表面。因仪器多为电子计算机控制设备，故灰尘的侵入易造成仪器的损害，从而减短其使用寿命。

（3）每个危重患者应有专人管理，并实行责任制护理体制，在给其他患者做治疗或护理时，必须在洗手后工作。

（4）所有应用抗生素要力求合理，有可能的话，尽可能在做细菌培养及药敏试验后选用抗生素。

（5）所有有创导管拔除时均要做细菌培养，以协助病室内流行病学的调研。

（6）病室空气消毒可使用循环风紫外线空气消毒器或静电吸附式空气消毒器做空气消毒，并有定时通风。病室常规每月做空气细菌培养 1 次，要求空气中的细菌总数≤200 fu/m³。床单位及仪器外表（监护屏幕除外）可用适宜的消毒剂擦拭消毒。浸泡器械选用含氯等溶液。医疗垃圾严格执行医疗废物处理条例。

八、健康教育管理

CCU 患者通常从急诊室心内科或医院内的其他科室转入，病情危重，不仅身体上陷于危机状态，精神上也承受应激的刺激。有别于一般健康教育。可根据病情的许可进行。

（一）口头讲解及提问回答

口头讲解及提问回答是最基本也是最主要的教育方式，针对患者的病情，讲解疾病过程症状处理、用药、危险因素处理、使用各种监测仪器的目的、注意事项等。

（二）示教模仿

由护士实际进行示范操作等形式进行示教，如：术后卧位、翻身、咳嗽、排痰、手语、早期床上功能训练等。然后让患者演示操作方法，模仿训练。在患者训练时加以纠正和指导，直至掌握为止。

（三）文字图册阅读

对于有一定文化程度的患者，采取健康教育小册子、宣传卡片、图文相册等书面形式，将教育内容交给患者自己阅读，对于必须进行书面教育的患者，护士应给予必要的解释，使患者正确理解标准教育的内容，此方式教育内容全面，又可节省时间，是健康指导的一种好方式。

(四)转科前教育

患者在病情稳定后,对有关健康问题求知欲很强,所以在患者病情一旦稳定转到相关的科室继续治疗之前,转科前教育也很关键。这时应尽力在较短的时间内使患者的思维方向转移,做好解释工作,列举相关科室的治疗长处,如专业性强、医护人员经验丰富、家属可经常探视陪伴、可以结识许多病友等,为患者排忧解难,使患者愉快地转出 CCU,为进一步康复打下基础。

九、护理质量管理

(一)制定 CCU 护理工作目标

无菌物品合格率 100%;急救物品完好率 100%;一人一针一管执行率 100%;患者满意度≥95%;基础护理合格率、特护一级护理合格率≥90%;表格书写合格率≥95%;年护理事故为0;在职护士年培训率(25学分/年)≥95%;患者压疮发生率为0,采用质量管理的方法以达到护理目标。

(二)分析现行的护理工作流程

将不适合提高工作效率,不能满足患者需求,不能合理利用人力物力资源的流程,进行改进或重建,改善护理服务质量,提高工作效率,提高患者的满意度。

(三)根据 ISO 9 000 质量管理标准,建立护理质量管理体系

提高护理人员的质量意识,规范护理行为,减少工作差错提高工作效率,持续改进护理服务质量,为患者提供满意的服务。

(秦晋红)

第三节　CCU 感染控制与管理

一、医务人员手卫生规范

(一)基本要求

手部指甲长度不应超过指尖;手部不应戴戒指等装饰物;不涂抹指甲油。

(二)遵循原则

当手部有血液或其他体液等肉眼可见的污染时,应洗手;手部没有肉眼可见的污染时,宜使用速干手消毒剂消毒双手代替洗手;戴手套不能取代手卫生。

(三)5 个重要的手卫生指征

接触患者前;进行清洁(无菌)操作前;接触体液后;接触患者后;接触患者周围环境后。

二、多重耐药预防措施

(1)必须实施隔离措施,在床尾和病历夹上贴接触隔离标识。

(2)首选单间隔离,可同种病原同室隔离,不可与气管插管、深静脉留置导管、有开放伤口或者免疫功能抑制患者安置同一房间,隔离病房确实不足时考虑床旁隔离,当感染较多时,应保护性隔离未感染者。

(3)尽量限制、减少人员出入,如 VRE 应严格限制,医护人员相对固定,专人诊疗护理,所有诊疗尽可能由他们完成,包括标本的采集。

(4)实施诊疗操作中,有可能接触多重耐药菌感染患者或者定植患者的伤口、溃烂面、黏膜、血液和体液、引流液、分泌物、痰液、粪便时,应戴手套,可能污染工作服时穿隔离衣,当可能产生气溶胶的操作(如吸痰或雾化治疗等)时,应戴标准外科口罩和防护镜。

(5)完成诊疗护理操作,离开房间前必须及时脱手套和隔离衣至黄色垃圾袋中。

(6)严格执行手卫生规范,医疗护理前后、脱去手套后及接触患者前后必须洗手或手消毒。

(7)对非急诊用仪器如血压计听诊器等不能共用。其他不能专用的物品如轮椅、担架等,在每次使用后必须经过清洗和消毒处理(1 000 mg/L 含氯消毒剂)

(8)进行床旁诊断如拍片、心电图的仪器必须在检查完成后用 1 000 mg/L 含氯消毒剂进行擦拭。

(9)离开隔离室进行诊疗时,应先通知该诊疗科室,以便及时做好感染控制措施。转科时必须由工作人员陪同,向接收方说明该患者使用接触传播预防措施。

(10)临床症状好转或治愈,连续两次培养阴性(每次间隔>24 h)方可解除隔离。

(11)医疗废物管理:锐器置入锐器盒,其余医疗废物均放置在黄色垃圾袋中,置入转运箱中,集中收集后统一送往医疗废物处置中心无害化处理。

三、导管相关血流感染防控措施

(一)置管时

(1)严格执行无菌技术操作规程。置管时应当遵守最大限度的无菌屏障要求。置管部位应当铺大无菌单(巾);置管人员应当戴帽子、口罩、无菌手套,穿无菌手术衣。

(2)严格按照《医务人员手卫生规范》,认真洗手并戴无菌手套,尽量避免接触穿刺点皮肤。置管过程中手套污染或破损应当立即更换。

(3)置管使用的医疗器械、器具等医疗用品和各种敷料必须达到灭菌水平。

(4)选择合适的静脉置管穿刺点,成人中心静脉置管时,应当首选锁骨下静脉,尽量避免使用颈静脉和股静脉。

(5)宜采用 2% 氯己定乙醇制剂消毒穿刺点皮肤,皮肤消毒待干后,再进行置管操作。

(6)患疖肿、湿疹等皮肤病或患感冒、流感等呼吸道疾病,以及携带或感染多重耐药菌的医务人员,在未治愈前不应当进行置管操作。

(二)置管后

(1)应用无菌透明专用贴膜或无菌纱布覆盖穿刺点,对于高热、出汗、穿刺点出血、渗出明显患者宜选无菌纱布。

(2)应定期更换置管穿刺点覆盖的敷料。更换间隔时间为无菌纱布为 2 d 一次,专用贴膜为每周 1~2 次,如果纱布或敷料出现潮湿、松动、可见污染时应当立即更换。

(3)医务人员接触导管接口(置管穿刺点)或更换敷料时,应当严格执行手卫生规范。

(4)保持导管连接端口的清洁,注射药物前,应当用 75% 酒精或含碘消毒剂进行消毒,待干后方可注射药物。如有血迹等污染时,应当立即更换。

(5)告知置管患者在沐浴或擦身时,应注意保护导管,不要把导管淋湿或浸入水中。

(6)在输血,输入血制品、脂肪乳剂后的 24 h 内或者停止输液后,应当及时更换输液管路。

外周及中心静脉置管后，应当用生理盐水或肝素盐水进行常规冲管，预防导管内血栓形成。

（7）紧急情况下的置管，若不能保证有效的无菌原则，应在48 h内尽快拔除导管，更换穿刺部位后重新进行置管，并作相应处理。

（8）怀疑患者发生导管相关感染，或者患者出现静脉炎、导管故障时，应当及时拔除导管。必要时应当进行导管尖端的微生物培养。

（9）医务人员应每天评估留置导管的必要性，尽早拔除导管。

（10）导管不宜常规更换，特别是不应当为预防感染而定期更换中心静脉导管和动脉导管。

四、导尿管相关尿路感染防控措施

（一）置管时

（1）严格掌握留置导尿管的适应证，应避免不必要的留置导尿。

（2）仔细检查无菌导尿包，如过期、外包装破损、潮湿，不应使用。

（3）根据年龄、性别、尿道情况选择合适的导尿管口径和类型。成年男性宜选16 F，女性宜选14 F。

（4）规范手卫生和戴手套的程序。

（5）常规消毒方法：用皮肤消毒剂消毒尿道口及其周围皮肤黏膜。

（6）插管过程应严格执行无菌技术操作，动作轻柔，避免尿道黏膜损伤。

（7）对留置导尿患者，应采用密闭式引流系统。

（二）置管后

（1）妥善固定尿管，避免打折、弯曲，悬垂集尿袋，不应高于膀胱水平，避免接触地面并及时清空袋中尿液。

（2）保持尿液引流系统密闭通畅和完整，不应轻易打开导尿管与集尿袋的接口。活动或搬运时夹闭引流管，防止尿液逆流。

（3）标本采集：采取小量新鲜尿标本时，在导尿管远端接口处用无菌空针抽取尿液，接口消毒；大量尿液则从集尿袋获取，避免污染。

（4）不应常规使用含消毒剂或抗菌药物的生理盐水进行膀胱冲洗或灌注来预防尿路感染。

（5）疑似导尿管阻塞应更换导尿管，不得冲洗。

（6）保持尿道口清洁，日常用肥皂水和水保持清洁即可，但大便失禁的患者清洁以后应消毒。

（7）患者洗澡或擦身时应注意对导管的保护，不要把导管浸入水中。

（8）长期留置导尿管的患者，不宜频繁更换导尿管。建议更换频率为导尿管2周一次，普通集尿袋每周2次，精密集尿袋每周1次。导尿管不慎脱落或导尿管密闭系统被破坏，应立即更换导尿管。

（9）疑似出现尿路感染而需要抗菌药物治疗前，应先更换导尿管。

（10）每天评估留置导尿管的必要性，尽早拔除导尿管。

（11）对长期留置导尿管的患者，拔除导尿管时，应当训练膀胱功能。

（12）医护人员在维护导尿管时，要严格执行手卫生。

五、呼吸机相关性肺炎（VAP）防控措施

（1）严格掌握气管插管或切开适应证，使用呼吸机辅助呼吸的患者应优先考虑无创通气。

(2)如无禁忌证,应将床头抬高 30°～45°。

(3)对存在 VAP 高危因素的患者,建议使用含 0.2％氯己定漱口或口腔冲洗,每 2～6 h 一次。

(4)鼓励手术后患者(尤其是胸部及上腹部手术)早期下床活动。

(5)指导患者正确咳嗽,必要时予以翻身、拍背,以利于痰液引流。

(6)对气管插管或切开的患者,吸痰时应严格执行无菌操作;吸痰前后,医务人员必须遵循手卫生规范。

(7)呼吸机螺纹管每周更换一次,有明显分泌物污染时应及时更换。湿化器添加水须使用灭菌水,每日更换。螺纹管冷凝水应及时倾倒,不可直接倾倒在室内地面,不可使冷凝水流向患者气道。

(8)对于气管插管/机械通气患者,每天评估是否可以撤机和拔管,减少插管天数。

(9)正确进行呼吸机及相关配件的消毒:①呼吸机外壳、按钮、面板,使用 75％酒精擦拭消毒,每天一次;②耐高温的器具消毒或灭菌干燥封闭保存;也可选择环氧乙烷灭菌。

(10)不应常规采用选择性消化道脱污染来预防 VAP。

(11)尽量减少使用或尽早停用预防应激性溃疡的药物。

(12)对医务人员包括护工,定期进行有关预防措施的教育培训。

六、心血管内科一次性医用耗材消耗品管理和使用规范与流程

(1)科室所用一次性医用品由物资供应科统一采购,不得私自购用。

(2)一次性医用品储存环境应保持整洁、干燥,严格防止污染。物品应存放于阴凉干燥、通风良好的地方,距地面 20 cm,距墙 5 cm,拆去外包装盒。

(3)科室领取的一次性医用品,应按用途专柜合理放置,妥善保管。使用前认真做好查对,凡包装破损、过期或对产品质量有怀疑时,应停止使用,及时与采购部门、感染管理科联系,监测其消毒灭菌效果,不得私自退货、换货。

(4)使用一次性医用品若发生热源反应、感染或其他异常情况,必须保留物品,送相关部门检验,做好记录,监测结果未出来前,暂缓使用此生产批号产品,确保安全。

(5)使用后的一次性医用品医院统一回收,集中消毒、毁形,再由卫生行政部门指定机构回收,做无害化处理,避免重复使用和流回市场。

(6)在收集、暂存使用后的一次性医用品过程中,应防止污染周围环境,及时清理工作场地,物品不得露天存放,回收人员应做到自我保护。

(7)严格执行登记制度,发放数、使用数、回收数应基本一致,并做好签名,感染管理科定期抽查。

(8)一次性医用品必须具有三证,采购部门必须严格审查,并做好质量验收。

(9)感染管理科对一次性医用品的采购、存放、发放、使用、回收、销毁等各环节实施监督管理,保证产品质量合格,使用安全、废弃规范。

(秦晋红)

第四节　心电监护技术及管理

心电监护技术是临床常见的护理技术操作之一。其目的是及时发现和识别各种心律失常及异常心电图,从而对危急情况进行及时有效的处理。

心电监护系统在形式上有三种。第一种是床边监护仪系统,每一个床边监护仪只能监视对应患者的生理参数,医务人员需要到床边观察患者的病情。第二种是中央监护仪系统,可在中心监护站对多个患者进行集中监护,其缺点是医师到患者床边进行疾病诊治时,不能直视监护仪,不便进行及时处理。第三种是理想的监护系统,即床边监护仪和中央监护仪的组合系统。

一、心电监护组成与临床意义

(一)组成

心电监护仪主要由四部分组成。

1. 信号采集

通过电极和传感器提取人体生理参数信号,并将光、压力等其他信号转化为电信号。

2. 模拟处理

通过导线对采集的信号进行阻抗、匹配、过滤、放大等处理。

3. 数字处理

数字处理是监护仪的核心部分,可把人体生理参数的模拟信号转化为数字信号,并对数字信号进行运算、分析、存储和管理。

4. 信息输出

显示波形、文字、图形、启动报警和打印记录。

(二)临床意义

现代化监护系统都带有强大的自动检测、识别、诊断、报警功能,能实现对各种致命性心律失常的自动监测和警示。其意义在于:①持续显示心电活动;②持续监测心率变化;③持续追踪心律,及时诊断心律失常;④持续观察 ST 段、U 波,诊断心肌损害与缺血及电解质紊乱;⑤监测药物对心脏的影响,作为决定用药剂量的参考和依据。

二、心电监护仪的种类

心电监护仪包括中心或床边监护仪、动态心电图监护仪(24-hour dynamic electrocardiogram,Holter)以及遥控心电监护仪。反映临床心电监护质量的指标主要有 2 个方面:一是对突发性心律失常诊断的及时性和正确性;二是所采取的紧急治疗措施的及时性和有效性。中心或床边监护仪与 Holter 相比,具有实时性和可干预性,一旦患者发生心律失常或出现致命性心律失常先兆,中心或床边监护仪可以及时发现和诊断,从而迅速采取各种有效治疗措施。

三、心电监护适应证

通常情况下,各种急危重症患者、急性期疾病患者以及较易因致命性心律失常而猝死的患者都应进行心电监护。

四、心电监护电极安装和监测导联选择

心电监护仪一般使用模拟双极胸导联,即通过心电监护仪上的胸部三极、四极、五极导联中的两个电极显示双极心电图。目前多采用综合监护导联或改良的标准导联图形进行监护。

(一)五导联电极放置

右臂(RA)和左臂(LA)导联电极分别放置在右、左锁骨的正下方。右腿(RL)和左腿(LL)导联电极分别置于右侧和左侧腋前线肋缘处。胸部(V)电极的放置应根据情况进行选择。

如监测 V1,将胸前导联电极置于胸骨右侧第 4 肋间,若要监测 V6 则将胸前导联电极置于第 5 肋间与腋中线的交叉处。

(二)三导联电极放置

右臂(RA)和左臂(LA)导联电极分别放置在右、左锁骨的正下方。左腿(LL)导联电极置于左侧腋前线肋缘处。

(三)新生儿电极放置

因新生儿身体较短,只能容纳三导线电极的配置,因此,应使用三导联新生儿 ECG 电缆。右臂(RA)和左臂(LA)导联电极分别放置在胸部的右侧和左侧。右腿(RL)导联电极分别置于腹部的左侧或右侧。

五、心电监护常见故障

(一)交流电干扰

交流电干扰较常见,可能因为电极脱落、导线断裂及导电糊干涸所致。特点是在导联中看到一条有规律的纤细波形,频率为每秒 50～60 次。

(二)肌电干扰

当电极安装在胸壁肌肉较多的部位时,在寒战、颤抖、操作或膈肌运动等情况下可引起。

(三)心电图振幅低

心电图振幅低可能为正负电极间距离太近,或电极正好放在心肌梗死部位的体表投影区或遥测心电监护的发报机电池耗竭。

(四)基线漂移

基线漂移可能为患者活动幅度过大或电极固定不良造成。

(五)其他设备的干扰

其他设备的干扰如手机、激光设备、吸引设备等,微波炉是强干扰源。

六、心电监护期间的护理注意事项

(1)患者进入 ICU 后,应进行 12 导联常规心电图(必要时行 18 导联心电图)检查,相关记录作为综合分析心电变化的基础。连接心电图导联时应准确按要求连接各肢体导联和胸导联,切勿发生导联线错误而发生图形误差,影响临床判断。

(2)当中心或床边心电监护出现宽的 QRS 心动过速时,在评估与采取措施的同时应立即行 12 心电图记录。

(3)安装电极时做好皮肤预处理,电极与皮肤紧密接触,监护过程中应每日观察电极粘贴

部位的皮肤情况。每 48~72 h 更换电极位置,避免因过久刺激而发生损伤,出汗时随时更换。为了便于除颤,勿将电极置于患者心前区除颤电极板放置的位置,并应避开胸外心脏按压的部位。

(4)选择最佳的监护导联放置部位,以获得清晰的心电图波形。如需观察心房的电活动,选择 P 波清晰的导联;QRS 波的振幅有一定的幅度,足以触发心率计数。

(5)须合理设置报警参数、报警音量应控制。报警时,医护人员应及时到达患者床边,查明原因并给予处理。

(6)一旦仪器出现故障,必须与专职维修人员联系,切勿擅自打开机盖或机壳。

(7)如出现干扰时,应查找干扰因素,及时处理。

(8)心电监护仪的线路必须有序、整齐。

(9)按患者病情需要,使用和停用心电监护仪。监护仪使用后,必须进行消毒处理,避免发生交叉感染。

(秦晋红)

第五节 血流动力学监测与管理

对危重症患者进行血流动力学监测,已成为当今危重症患者监测的重要手段之一。血流动力学监测有助于正确了解危重症患者循环系统的病理生理过程,对某些患者的诊断、治疗及预后判断起到重要作用,亦有助于发现需要紧急处理的病理变化。

所谓血流动力学(Hemodynamics)是研究血液流动及相关的力学,用以监测心血管系统功能。血流动力学评估中的实测值包括:动脉血压、心排出量、肺动脉压、肺毛细血管楔压、血氧分压及血氧饱和度。

经演算得出的血流动力学数值包括:心排出量、血管阻力等。本节中将介绍重症监护中常用的血流动力学监测方法及其管理。

一、动脉血压监测及管理

动脉血压监测包括无创动脉血压监测与有创动脉血压监测两种。无创动脉血压监测方法如袖带式血压测量,因此方法简单方便而被临床普遍采用,但测量准确度易受血流动力学状态及其他因素的影响。采用有创动脉压监测准确性较高,且可连续监测并获得动脉压力波形,对危重患者抢救和治疗更有指导意义。

目前血压的自动分析包括数据处理、参数计算及警报处理三大部分。血压参数包括收缩压(SBP)、舒张压(DBP)、平均血压(MAP)和脉压(PP)。

(一)无创血压监测

常用的无创血压监测有手动测压法和自动测压法。

1.步骤

(1)接通监测仪电源,开机。

(2)选择合适的袖带。袖带过宽测得的血压值偏低,过窄测得的血压值偏高。

(3)将袖带平整缠绕于上臂,袖带下边缘距肘窝 2~3 cm,不可过松、过紧,上肢伸直,手掌向上,上臂与心脏同一水平(卧位平腋中线水平;坐位平第 4 肋软骨水平)。

(4)按测压键测压。设定报警上下限,测量时避免袖带及管道打折,如为自动监测应根据需要设定测量时间。

(5)屏幕显示数值。

(6)记录测得血压值。

(7)患者转出或换床,及时将袖带及管道清洁消毒以备用。

2.注意事项

(1)对需要长期密切观察血压者应做到四定,即定时间、定部位、定体位、定血压袖带。

(2)测量时应保证手臂位置(肱动脉)与心脏处于同一水平。

(3)发现血压异常或调节血管活性药物用量时,应使用水银血压计测量校正。

(4)根据血压观察要求,设置间隔测量时间,避免过于频繁地测量血压,以免造成远端肢体血液循环不畅或肿胀等。连续测血压应每隔 4 h 松解袖带 1 次,以解除患者的不适。

(5)定期清洁、消毒血压袖带。

(6)对血压波动较大的患者,有条件时可选择有创血压监测进行对照。

(二)有创血压监测

有创血压监测是将导管置入动脉内,然后将导管与换能器连接。后者可将压力转成电信号,经放大显示在监护仪上。压力波形、收缩压、舒张压和平均压均可显示。有创血压监测不受人工加压、袖带宽度及松紧度影响,其结果准确可靠,并可以随时取值。

1.适应证

(1)临床上需要连续性血压监测者:①高血压危象患者;②各种类型的休克患者;③使用强效的血管活性药物期间者;④低血压的麻醉患者;⑤使用较高的呼气末正压(peep)者;⑥急性心力衰竭患者;⑦急性呼吸衰竭患者。

(2)需要频繁抽血者:如需要经常监测动脉血气及电解质情况的患者。

2.禁忌证

没有绝对禁忌证。相对禁忌证包括:①易出血患者;②曾接受抗凝药治疗的患者;③刚接受溶栓治疗的患者;④有严重阻塞性动脉疾病,合并远端肢体缺血者;⑤导管插入处局部感染者。

3.所需设备

合适的动脉导管、充满液体带有开关的压力连接管、压力传感器、连续冲洗系统、电子监护仪。

4.动脉内置入导管的部位

常用部位有桡动脉、股动脉、肱动脉、足背动脉,其中首选桡动脉,其次为股动脉。

使用桡动脉前,需行 Allen 试验。其方法为嘱清醒患者握拳,观察两手指尖,同时压迫桡、尺动脉,然后在放松压迫尺动脉的同时,让患者松拳,观察手指的颜色。如 5 s 内手掌由苍白变红,则表明桡动脉侧支循环良好;5~15 s 期间为可疑;如果长于以上时间则禁忌穿刺置管。

5.置管方法

以经皮桡动脉穿刺置管法为例。

(1)用物准备:①动脉套管针(根据患者血管粗细选择型号)、12 号或 16 号普通针头,5 mL

注射器、无菌手套、无菌治疗巾及 2%利多卡因;②动脉测压装置;③常规无菌消毒盘;④其他用物:小夹板及胶布等。

(2)患者准备:①向患者解释操作目的和意义,以取得其配合;②以 Allen 试验检查患者尺动脉侧支循环情况;③前臂与手部常规备皮,应以桡动脉穿刺处为中心。

(3)穿刺与置管。①患者取平卧位,前臂伸直,掌心向上并固定,腕部垫一小枕,手背向下屈曲;②摸清桡动脉搏动,常规消毒皮肤。术者戴无菌手套,铺无菌巾,在桡动脉搏动最清楚的远端浸润局部麻醉至桡动脉两侧,以免穿刺时引起桡动脉痉挛;③用带有注射器的套管针与皮肤成 30°～60°角,与桡动脉走行相平行进针。当针头穿过桡动脉壁时有突破坚韧组织的脱空感,并有血液呈搏动状涌出,证明穿刺成功;④将套管针放低,与皮肤成 10°,再将其向前推进 2 mm,使外套管的圆锥口全部进入血管腔内。用手固定针芯,将外套管送入桡动脉内并推至所需深度,拔出针芯;⑤将外套管连接测压装置,压力传感器置于无菌治疗巾中防止污染。⑥固定好穿刺针,必要时用小夹板固定手腕部。

6.动脉内压力图形的识别与分析

正常动脉压力波分为升支、降支和重搏波。升支表示心室快速射血进入主动脉,至顶峰为收缩压,正常值为 90～140 mmHg;降支表示血液经大动脉流向外周;当心室内压力低于主动脉时,主动脉瓣关闭与大动脉弹性回缩同时形成重搏波。之后动脉内压力继续下降至最低点,为舒张压,正常 60～90 mmHg。

7.护理注意事项

(1)严防动脉内血栓形成:①以肝素盐水持续加压冲洗测压管道;②每次经测压管抽取动脉血后,均应立即用肝素盐水进行加压快速冲洗,以防凝血;③管道内如有血块堵塞时应及时予以抽出,切勿将血块推入,以防发生动脉栓塞;④动脉置管时间长短也与血栓形成呈正相关,在患者循环功能稳定后,应及早拔管;⑤防止管道漏液:测压管道的各个螺口接头应连接紧密;压力袋内肝素生理盐水袋漏液或压力不足时,应及时更换和加压;各个三通管应保持良好性能,以确保肝素盐水的滴入。

(2)保持测压管道通畅:①妥善固定套管、延长管及测压肢体,防止导管受压或扭曲;②使三通开关保持在正确的方向。

(3)严格执行无菌技术操作:①穿刺部位每 24 h 用活力碘消毒及更换敷料 1 次,并用无菌透明贴膜覆盖,防止污染。局部污染时应按上述方法及时处理;②自动脉测压管内抽血化验时,导管接头处应严格消毒,不得污染;③测压管道系统应始终保持无菌状态。

(4)防止气体栓塞:在调试零点、取血等操作过程中严防气体进入桡动脉内造成气栓形成。

(5)妥善固定管道:测压管等管道均应固定牢固,尤其是患者躁动时,应严防被其自行拔出。

(6)并发症的护理。①远端肢体缺血:引起远端肢体缺血的主要原因是血栓形成,其他如血管痉挛及局部长时间包扎过紧等也可引起。血栓的形成与血管壁损伤、导管太硬太粗及置管时间长等因素有关,监护中应加强预防。具体措施如下桡动脉置管前需做 Allen 试验,判断尺动脉是否有足够的血液供应;b.穿刺动作轻柔、稳准,避免反复穿刺造成血管壁损伤,必要时行 B 超直视下桡动脉穿刺置管;c.选择适当的穿刺针,切勿太粗及反复使用;d.密切观察术侧远端手指的颜色与温度,当发现有缺血征象如肤色苍白、发凉及有疼痛感等异常变化,应及时拔管;e.固定置管肢体时,切勿行环形包扎或包扎过紧;②局部出血、血肿:穿刺失败及拔管后应有效地压迫止血,尤其对应用抗凝药的患者,压迫止血应在 5 min 以上,并用宽胶布加压覆盖。必要时局部用绷带加压包扎,30 min 后予以解除;③感染所需用物必须经灭菌处理,置管操作应严格遵守无菌技术规范;b.加强临床监测,每日监测体温 4 次,查血常规 1 次。如患者出现高热、寒战,应及时寻找感染源。必要时,取创面物培养或做血培养以协助诊断,并合理应用抗生素;c.置管时间一般不超过 7 d,一旦发现感染迹象应立即拔除导管。

(三)血压异常护理的注意事项

(1)护士应了解血压监控目标:一般高血压患者,应将血压降至 140/90 mmHg 以下;65 岁以上的老年患者的收缩压应控制在 150 mmHg 以下,如能耐受还可进一步降低;伴有肾脏疾病、糖尿病或病情稳定的冠心病的高血压患者一般可以将血压降至 130/80 mmHg 以下;既往有脑卒中病史的高血压患者一般血压目标为<140/90 mmHg;舒张压低于 60 mmHg 的冠心病患者,应在密切监测血压的情况下逐渐实现降压目标。

(2)在短期内患者血压急剧升高,舒张压超过 120 mmHg 或 130 mmHg 并伴一系列严重症状,甚至危及生命的临床现象被称为高血压危象(hypertensive crisis)。此时,护士注意观察患者对降压药物的耐受情况,合理调节降压药物输注速度,并做好记录。

(3)低血压常常为疾病的生理和(或)病理的原因所导致。护士如发现患者出现低血压时,应配合医师积极查找病因,并进行相关处置。

二、中心静脉压监测及管理

中心静脉压(central venous pressure,CVP)指的是右心房和胸腔内大静脉的血压。CVP 的大小取决于心脏射血能力和静脉回心血量之间的相互关系。若心脏射血能力强,能将回到心脏的血液及时泵到动脉内,CVP 则低;反之由于心力衰竭等原因造成心脏射血能力下降,则会导致 CVP 升高。CVP 是评估血管容量和右心功能的重要指标。

(一)适应证

(1)急性心力衰竭患者。

(2)大量输液者或心脏病患者输液时。

(3)危重患者或体外循环手术时。

(二)测压部位

测压部位为上、下腔静脉或右心房。置管方法为:将中心静脉导管由颈静脉或锁骨下静脉插入上腔静脉,也可经股静脉或肘静脉插入到上腔或下腔静脉。

(三)测量方法

1.手动测量法

患者平卧,使用生理盐水通过中心静脉导管进行静脉输液,将输液器与生理盐水接头处拔出,在腋中线第 4 肋,固定好一点。使输液管路内的液体自行下降到不再不降为止,用尺测量腋中线至液柱的高度,即为 CVP 的值。

2.连续监测法

①压力传感器内充满液体,并排尽气体。连接中心静脉导管;②校"0",转动三通开关使压力传感器与大气相通,监测仪上显示"0",转动三通开关使压力传感器与静脉相通;③显示数值。中心静脉压正常值:成人为 4~12 cmH_2O,小儿为 3~10 cmH_2O;④肝素盐水冲管(液体静脉滴注),压力包压力 300 mmHg。手测量和仪器测量的区别是:仪器可以持续监测;手动测

量方法简单,并发症少。但是,准确性低于仪器测量。

(四)中心静脉压波形观察

1.正常波形

3个正向波a波、c波、v波。c波可能看不见,a波通常是最大的波。

2.异常波形

①a波较大:如因心律失常引起,较大的a波又称大炮波(cannon wave),与V波重叠;②V波较大:常于心室缺血或功能衰竭伴三尖瓣反流时出现,心律失常也可导致巨大V波。

(五)护理注意事项

(1)操作前向患者和家属解释操作过程及其目的。

(2)一般应在患者静息时测定中心静脉压。如遇特殊情况,需在护理记录单上记录测量时患者的状态。注意观察波形变化,及时做出护理评估。

(3)中心静脉压的管道不能输注升压药或血管扩张药等血管活性药物。

(4)观察有无并发症如感染、气胸、空气栓塞以及血栓形成的发生。如果出现这些并发症要立即通知医师,及时处理。

(5)调零点:测压管的零点应与右心房处于同一水平面,体位变动时需要重新调零点。

(6)CVP的延续管道、敷料、冲洗液每日更换1次。记录置入导管的日期和时间、穿刺部位、冲洗液及敷料的更换时间、患者对操作的耐受情况。

(7)准确记录中心静脉压的数值。

三、漂浮导管监测及管理

漂浮导管(float catheter)是1970年由Swan和Ganz首先研制的热稀释气囊导向导管,又称Swan-Ganz导管。1972年应用于临床。漂浮导管不透X线,其顶端带有气囊,从顶端开始每隔10 cm有一黑色环形标记,作为插管深度的指示。目前使用的漂浮导管有四腔管和六腔管之分。四腔管每根有3个腔和1根金属导线。导管顶端管腔用于测量肺动脉压及抽取血标本,又称肺动脉腔,常以黄色标记。导管近端开口距离顶端30 cm,用于测量肺动脉压和右心房压,以及供测心排出量时注射生理盐水,又称中心静脉腔,常以蓝色标记。第3个腔开口靠近导管顶端的气囊,气囊的充气容量为1~1.5 mL,充气后有助于导管随血流向前漂进,又称气囊腔,常以红色标记。一根金属导线为热敏电极,导线一端与导管顶端近侧热敏电阻相连,另一端接心排出量仪。

漂浮导管可直接测定的参数包括右心房压、右心室压、肺动脉压、肺动脉嵌顿压、心排出量。结合患者的身高、体重、动脉压等参数,还可计算出心脏指数(CI)、体循环阻力(SVR)、体循环阻力指数(SVRI)等参数。对于急性左心衰竭的患者,床边漂浮导管作为Ⅰ类B级证据被推荐。

(一)适应证

(1)先天性心脏病合并肺动脉高压患者。

(2)合并右心衰竭的瓣膜症患者。

(3)冠状动脉旁路血管移植术患者。

(4)手术后低心排出量综合征者。

(5)左心功能不全的左心室射血分数(EF)<45%患者。

(6)血流动力学不稳定须用正性肌力药或主动脉内球囊反搏治疗(IABP)支持的患者。

(7)心脏移植或心肺联合移植患者。

(8)其他可能导致血流动力学急剧变化的患者,如多脏器功能衰竭、严重创伤、休克等。

(二)禁忌证

(1)出血性疾病或严重凝血功能障碍患者。

(2)三尖瓣和(或)肺动脉瓣为机械瓣或存在感染性心内膜炎患者。

(3)右心房、右心室内肿瘤或血栓形成者。

(三)测量方法

漂浮导管从大静脉置管后,将气囊充气,导管随血流漂经右心房—右心室—肺动脉—肺小动脉。

1.常用置管静脉

通常选用外周静脉置管,如颈内静脉、锁骨下静脉、股静脉等。

2.置管方法

以右侧颈内静脉置管为例。其置管过程及压力波形。

(1)置管前首先检查套囊是否完好,各个管腔是否通畅,并将肺动脉测压管与测压换能器连好,调整零点。肺动脉端口及中心静脉端口使用肝素盐水排气。

(2)颈内静脉穿刺成功后,将引导导丝放入颈内静脉。用尖刀片将皮肤穿刺针孔扩大,蚊式钳将皮下组织扩松,沿导丝将套有导管鞘的扩张器送入皮下并轻轻捻转扩张器向前推进。待导管鞘进入静脉后,撤出扩张导管和导丝,将漂浮导管由导管鞘腔内送入静脉。当导管送入15~20 cm时,将气囊充气,并将导管弯度指向左侧缓慢向前推进。当出现右室压力波时继续前进直到出现舒张压明显抬高,说明进入肺动脉,再推进3~5 cm出现肺嵌楔压的波形,这时停止前进并将气囊放气,出现肺动脉压波形,说明位置合适并记录深度加以固定。

(3)导管进入后,维持导管通畅,间断滴入肝素盐水。

(4)导管插入后应立即做床边胸部X线片,定位检查。

(5)在导管插入的最初12h,由于心脏收缩使导管继续漂入,要不断观察压力图形,若未充气时即可见肺动脉楔压应考虑导管可能延伸到肺小动脉处,则应立即拍片并在压力监测下严格无菌消毒,将导管缓慢撤出到肺动脉处,以防肺栓塞及肺小动脉破裂。

3.测量肺动脉压

目前多数监护仪均可对其进行连续监护,以便动态观察。是SwanGanz导管测得的最重要的参数之一。

它不但提供了肺循环的压力状况,而且根据其舒张压还可间接地推断左心室舒张末压,是计算肺循环阻力的必需参数。正常值为收缩压<30 mmHg,舒张压<12 mmHg,平均压<16 mmHg。

4.测量右心房压

一般间断测定,如果备有单独的换能器,也可连续监测。可代替中心静脉压,对评估右心室的功能,计算体循环阻力有价值。右心房压的改变取决于血容量、静脉血管张力和右心室功能。右心房压在右侧心力衰竭、三尖瓣病变、限制型心肌病、心脏压塞及右心室压力增高时升高。降低见于循环血量不足。正常值为平均压2~6 mmHg,超过10 mmHg提示右心房压升高。深吸气时可降至-7 mmHg,深呼气时可升至+8 mmHg。

5.测量肺动脉嵌顿压

测量肺动脉嵌顿压也称肺楔压,测量时需用气囊阻断某一个肺动脉分支的血流,因此只能间断测定。这是 Swan-Ganz 导管所独具的功能,在没有肺静脉和二尖瓣阻塞性疾病的情况下,可以较准确地反映左心室舒张末压,因此对判定心功能、血容量、指导治疗都有十分重要的价值。正常值为平均压 $5\sim12$ mmHg。

6.测量右心室压

如果使用常用的 4 腔(或 5 腔)漂浮导管,则只能在进出导管的时候测得右心室压,多用于诊断。正常值为收缩压<30 mmHg,舒张末压<8 mmHg。

7.测量心排出量

采取的是温度稀释法(或称热稀释法),这是目前最为简便而且相对准确的方法。

(1)原理:是通过漂浮导管在右心房上部一定的时间内注入一定量的冷水,该冷水与心脏内的血液混合,使温度下降。温度下降的血液流到肺动脉处,通过该处热敏电阻监测血液温度变化。其后低温血液被清除,血液温度逐渐恢复。根据肺动脉处的热敏电阻所感应的温度变化,记录温度稀释曲线,通过公式计算出心排出量。

(2)方法:成人通常在近端孔向右心房上部快速注入 0 ℃~5 ℃的 5%葡萄糖或 0.9%生理盐水 $5\sim10$ mL,可每隔 1 min 重复注射 1 次,连续 3 次,取平均值。

(3)注意事项:①严格按照医嘱测定相关参数;②如果使用大瓶抽取冰液法,放置温度探头的标准液应尽早与注射液放入同一冰浴中,使其温度达到平衡;③测定前,应使监护仪上的注射液温度稳定不动,且<4 ℃;④取注射器或从大瓶中抽取冰液时,动作要迅速,尽量减少手与注射器的接触时间和接触面积;⑤推注时力量前后一致,在 5 s 内快速推入;⑥一般应取 3 次测定的平均值,且 3 次差异应在 10%以内,超过此范围要重新测定;⑦操纵仪器者与注射冰液者配合要默契,按下测定指令键后要尽快注入液体。

8.测量混合静脉血氧饱和度(SVO_2)

将漂浮导管与光导纤维组装,用分光光度法测定肺动脉内的血氧饱和度,即 SVO_2 使用六腔导管时可测定,反映全身氧利用的程度,代表氧供和氧耗的平衡在组织水平的结果。正常混合静脉血氧分压为 40 mmHg。

SVO_2 为 75%。SVO_2 下降提示氧供减少或氧需增加。临床亦可用 SVO_2 间接监测心排出量的情况。在 2005 年 ESC 急性心力衰竭指南中推荐,在心源性休克及长时间严重低心排出量综合征患者中,可通过肺动脉测定混合静脉血氧饱和度以评价氧的摄取,目的是保持急性心力衰竭患者的 SVO_2 在 65%以上。

(四)护理注意事项

(1)漂浮导管置入后应拍胸部 X 线片以确定导管的位置。若保留导管,则应每天床边拍胸部 X 线片 1 次,以观察导管位置。

(2)注意患者生命体征及心电图变化。

(3)协助医师测定和记录各种压力,测量前应使患者平卧,使各换能器与右心房水平一致,校零。

(4)气囊充气测定嵌顿压后应及时放气,嵌顿时间不能超过 20 s,且气囊充气不能$>$1.5 mL,因过度充气可使肺动脉扩张导致血管破裂,气囊嵌顿时间过长可导致肺栓塞。

(5)确保各端口连接紧密。连接不紧可使气体进入系统或导致血液阻塞、静脉血漏出或压力读数不准。应确保导管接口和功能一致,定期检查管路有无气泡,及时排出气泡。

(6)气囊充气时禁止退导管。

(7)管路应妥善固定并每班交接。

(8)每天更换输液瓶,连接管每天更换 1 次。每天检查穿刺点,每天更换敷料 1 次。

(9)记录导管放置位置和导管插入长度。

(10)如导管置入期间出现发热,应通知医师,必要时撤出导管并将其近心端送检验科做细菌培养。

四、脉搏指示持续心排出量监测及管理

脉搏指示持续心排出量监测(pulse indicator continous cardiac output,PICCO)是经肺热稀释技术和脉搏波型轮廓分析技术的综合。通过置入中心静脉导管和带温度感知器的特制动脉导管,实现床边连续监测心排出量、外周血管阻力、每搏输出量变化,并用单次温度稀释法测量心排出量、胸内血容量和血管外肺水。其中血管外肺水(EVLW)和胸内血容量(ITBV)两项指标是 PICCO 特有的。

任何原因引起肺毛细血管滤出过多或液体排除受阻都会导致 EVLW 增加,正常 EVLW <500 mL,>2 倍的 EVLW 将影响气体弥散和肺的功能,是反映肺渗透性损伤的定量指标,且可从床旁获得参数,用于评价肺水肿,并预示疾病的严重程度。ITBV 为反映心脏前负荷的敏感指标,优于中心静脉压及肺动脉嵌顿压,且不受机械通气及通气时相的影响。

PICCO 开始测量时,应先做 3 次温度稀释心排出量测定。冰盐水通过中心静脉导管—上腔静脉—右心房—右心室—肺动脉—血管外肺水—肺静脉—左心房—左心室—升主动脉—腹主动脉—股动脉—PICCO 导管接收端。定标后监测仪可根据脉搏波形和常数计算连续心排出量、心功能指数、每搏量、体循环阻力等参数。此种方法与肺动脉导管法的相关性高。

1.适应证

(1)休克患者。

(2)急性呼吸窘迫综合征(acuterespiratorydistress syndrome,ARDS)患者。

(3)急性心功能不全患者。

(4)肺动脉高压患者。

(5)心脏及腹部、骨科大手术患者。

(6)严重创伤患者。

(7)脏器移植手术患者。

2.禁忌证

作为有创监测方法,只要是有出血风险及动脉置管困难的患者均属于禁忌。如①出血性疾病者;②主动脉瘤、大动脉炎、动脉狭窄者;③心腔肿瘤、心内分流者;④肢体有栓塞史者;⑤体外循环期间者;⑥接受主动脉内球囊反搏治疗(Intra-aortic balloon pump,IABP)的患者,不能使用脉搏轮廓分析方式进行监测者。

3.置管部位

一般选择颈内静脉或锁骨下静脉,不推荐选择股静脉,因其测定的胸腔内血容量(ITBV)和全心舒张末期容积(GEDV)将会比实际容量绝对值高 75 mL。带温度感知器的特制动脉导管置管部位一般选择股动脉。

4. 护理注意事项

(1)换能器调零:置管完成后股动脉换能器和中心静脉换能器分别调零。为提高中心静脉压和动脉压力监测的准确性,减少体位、输液、抽血等因素的干扰,监测过程中一般每隔 8 h 调零。调零方法是将换能器平患者腋中线第 4 肋,与大气相通,按监护仪调零键,直至数值为零,再转三通开关使换能器与各导管相通,调零完成。

(2)PICCO 定标:为了保持脉搏轮廓分析对患者状况有更准确的监测,推荐病情稳定后每8 h 用热稀释测定 1 次 CO 校正,每次校正注入 3~5 次冰盐水。PICCO 定标时须注意:①注入中心静脉的盐水量应根据患者的体重和胸腔内液体量选择,4 s 内匀速输入,注射毕立即关闭三通开关;②病情稳定后 PICCO 定标每 8 h 进行 1 次,避免反复频繁测定,增加心脏负荷;③测量过程勿触摸中心静脉的温度传感器和导管,避免手温影响测量准确性,④避免从中心静脉注入血管活性药。

(3)动脉脉搏波形监测:要保证测量值的准确性。要获得精确的动脉压力波形,应注意:①避免使用很长的连接管或多个三通,严密观察各个连接处有无松动、脱出及血液反流现象,保证三通、管路及换能器等连接牢固;②保持动脉导管通畅。动脉导管使用生理盐水加压维持,以防血液凝固堵管。当压力曲线异常时,应分析原因;③如导管内有凝血而发生部分堵塞,导致波形异常时,应及时抽出血块加以疏通;④心律发生变化时需重复校正。发生引起血流动力学改变的心律失常时,脉波轮廓心排出量测量值不准确。

(4)穿刺肢体的护理:①患者取平卧位,术侧肢体保持伸直、制动;②必要时给予约束或药物镇静;③定时给予按摩,促进血液循环;④患者翻身或躁动时,注意导管是否移位,妥善固定导管,防止牵拉。

(5)导管的护理:①动脉通路可保留 10 d,当导管周围有感染征象时,应及时拔除;②注入液、感知器定时更换;③动脉导管很少有全身感染发生,偶见于中心静脉导管。

五、无创心排出量监测及管理

无创心排出量监测是采用胸腔阻抗的方法,为连续监测血流动力学变化和对心功能进行评价的一种新方法。它利用心阻抗图(Impedance Cardiogram,ICG)来监测血流动力学变化。

1. 无创心排出量监测原理

进行 ICG 监测时,电流通过患者胸部,电信号沿阻抗最小的路径——主动脉进行传导。随着心脏收缩和舒张活动,主动脉内的容积随血流量而变化,故其阻抗也随血流量而变化。心脏射血时,左心室内的血液迅速流入主动脉,主动脉血容量增加,体积增大,阻抗减小;当心脏舒张时,主动脉弹性回缩,血容量减少,体积减小,阻抗增大。因此,胸腔阻抗将随着心脏收缩与舒张发生搏动性变化。所测得的数值经过测量和计算,得出血流动力学参数。

2. 无创心排出量监测注意事项

当有广泛的肺水肿、胸腔积液、血胸、胸壁水肿等情况存在时,测量会受到较大影响,此时不能使用 ICG。而活动、焦虑、生气、不安、颤抖、低体温等会影响 ICG 监测值。临床上无创心排出量监测虽然还不能完全替代肺动脉漂浮导管,但简单、无创、快速的突出优点,使得该技术在重症患者进入 ICU 实施有创监测前,如在急诊科、手术室或院前现场等,具有较强的应用价值。

(秦晋红)

第六节　CCU常用实验室监测指标及管理

床边化验检查具有简便、快捷、准确的特点,与需要几个小时才能完成的常规方法相比,具有更大的实用价值。为循环系统急危重症患者的床边即时检测、快速鉴别胸痛、呼吸困难、及早诊断并合理处理胸痛、呼吸困难患者提供了技术保障。循环系统常用的实验室监测指标包括心肌酶学、脑钠肽、肾素血管紧张素醛固酮系统、儿茶酚胺等。

一、心肌酶学

心肌损伤坏死时,因细胞膜的完整性和通透性改变,细胞内的大分子生物化学物质被释放入血,这些能在血液循环中被检出的大分子物质称为心肌酶,又称心肌标志物。连续监测心肌酶学水平,了解其动态变化,可以了解心肌损伤的程度,并有助于评估预后。

1.肌钙蛋白 I 及肌钙蛋白 T(cTnI、cTnT)

cTnI 和 cTnT 是诊断心肌坏死最特异性和敏感的标志物。少量心肌坏死时,肌钙蛋白即可发现。肌钙蛋白在急性心肌梗死(acute myocardial infarction,AMI)发病后 2~4 h 升高,

24 h 达峰值,可持续10~14 d;cTnI 在 AMI 发病后 4~6 h 或更早即可升高,24 h 后达到峰值,约 7 d 后恢复正常。此外 cTnI 和 cTnT 还适用于判断危重患者及多脏器衰竭患者有无心肌损伤。

2.肌红蛋白(Mb)

肌红蛋白出现最早而恢复也快,但特异性差。其分子量小,心肌损伤时很快从破损细胞中释放出来,AMI 发病 30 min 至 2 h 血中浓度迅速升高,5~12 h 到峰值,12 h 内几乎所有 AMI 患者 Mb 都有升高,幅度大于各种心肌酶,且半衰期短(15 min),发病 18~30 h 可完全恢复至正常水平。

3.肌酸激酶同工酶(creatine kinase isoenzymes,CK-MB)

CK-MB 诊断 AMI 的敏感性和特异性均极高,分别达到 100% 和 99%。CK-MB 在心肌梗死后 4~6 h 开始增高,16~24 h 达高峰,3~4 d 恢复正常。AMI 时其值超过正常上限并有动态变化。

特异性和敏感性不如肌钙蛋白,但仍是发现较大范围心肌坏死的一种非常有用的标志物。由于首次发生急性 ST 段抬高性心肌梗死后肌钙蛋白将持续升高一段时间(7~14 d),CK-MB 也适于诊断再发心肌梗死。另外连续测定 CK-MB 还可判定溶栓后梗死相关动脉的开通情况,此时CK-MB峰值前移(14 h 以内)。

4.肌酸激酶(CK 或 CKP)

CK 主要存在于骨骼肌与心肌,脑组织也可检出。各种类型进行性肌萎缩时,血清 CK 活性均增高。急性心肌梗死 4~6 h 开始增高,16~24 h 达高峰,3~4 d 恢复正常。

5.天冬氨酸氨基转移酶和乳酸脱氢酶

因这两者分布于全身许多器官,对心肌梗死(AMI)的诊断特异性较差,目前临床已不推荐应用。

二、脑钠肽

脑钠肽(brain natriuretic peptide,BNP)包括 B 型利钠肽(BNP)及其 N 末端 B 型利钠肽

原(NT-proBNP),是诊断心力衰竭的客观指标。它是近几年心力衰竭临床诊断上的一个重要进展。BNP亦可用于心力衰竭的危险分层和预后的评估,它不仅可以反映左心室收缩功能障碍,也反映左心室舒张功能障碍、瓣膜功能障碍和右心室功能障碍情况。

值得注意的是:急性心力衰竭患者治疗过程中动态监测这一目标尤其有意义。有临床研究提示,相比较按临床症状进行评估和根据BNP/NT-proBNP水平的变化评估,其后者对治疗指导意义更大。治疗后BNP/NT-proBNP较治疗前下降达到或超过30%,表明治疗有效;如未下降或下降未达标甚至继续走高,则表明治疗效果不佳,应继续增强治疗的力度,方能改善患者的预后。对于病情已经稳定的患者,如BNP/NT-proBNP仍然明显增高,应继续加强治疗,包括纠正诱发因素、矫治基本病因和积极应用抗心力衰竭药物等,并要继续随访和密切关注病情变化。

应当指出的是临床评估不应单纯依靠BNP/NT-proBNP,其易受年龄、性别、体重及肾功能的影响,故根据病情做出综合性评估最为重要。

三、肾素-血管紧张素-醛固酮系统

肾素—血管紧张素—醛固酮系统(RAAS)是人体调节血压的重要内分泌系统。由一系列激素及相应的酶所组成,在调节水、电解质平衡以及血容量、血管张力和血压方面具有重要作用。病理情况下,RAAS可成为高血压发生的重要机制。目前已成为原发性和继发性高血压分型诊断、治疗及研究的重要指标。其参考值为卧位:60～170 pg/mL(普通饮食)、122～370 pg/mL(低钠饮食);立位:65～300 pg/mL(普通饮食)。

四、儿茶酚胺

儿茶酚胺(catecholamine,CA)包括去甲肾上腺素(nicotinamide adenine dinucleotide,NAd)、肾上腺素(adrenaline,epinephrine,AD)和多巴胺(dopamine,DA)。正常值为<650 nmol/24 h(高效液相色谱法)或<1655 nmol/24 h(荧光分析法)。含量超标会引发高血压和心肌梗死,是嗜铬细胞瘤、交感神经细胞瘤、原发性高血压的辅助诊断指标之一。含量过低则通常导致低血压,可以辅助诊断甲状腺功能亢进症、帕金森病。儿茶酚胺含量水平的不同与心脏猝死、冠心病等也有潜在联系。

五、标本采集的注意事项

1.心肌酶

告知患者连续抽血测定的必要性,取得患者配合。对于怀疑急性心肌梗死患者,建议于入院即刻、2～4 h、6～9 h、12～24 h分别测定心肌酶。抽血后,要轻拿试管,避免溶血,并及时送检,时间过长会影响化验结果。

2.RAAS

(1)卧位:患者夜间正常睡眠,次日晨起床前采集静脉血8～10 mL;立位:如患者站立或步行2 h后,采集静脉血8～10 mL。

(2)利尿药、抗高血压药、避孕药和皮质类固醇对醛固酮和肾素的分泌有影响,如果可能的话应该在采血前8 d停用。

(3)电解质也能引起RAAS的变化,所以电解质摄入也应在样品采集前3 d尽量保持平衡。

3.CA

(1)血液标本应空腹 4 h 以上,48 h 内禁烟、香蕉、胡桃仁和甲基多巴,1 周内禁用拟交感药物如肾上腺素、去甲肾上腺素等。

(2)1 个月内避免使用体内放射活性扫描。

(秦晋红)

第七节 机械辅助循环技术的监护及管理

心力衰竭是临床常见的危重症,是循环系统疾病的严重阶段,发病率及病死率逐年增加,单纯的药物治疗无法阻止患者心力衰竭症状的持续加重。研究证实,59%的心力衰竭患者死于循环"泵"衰竭。近年来机械辅助循环逐渐成为治疗急、慢性循环衰竭的主要方法之一。

机械辅助循环技术包括:主动脉内球囊反搏、体外膜肺氧合、心室辅助装置等。

一、主动脉内球囊反搏

主动脉内球囊反搏(Intra-aortic Balloon Pump,IABP)多用于经药物治疗无法改善的心源性休克或心脏手术后无法脱离体外循环支持的危重患者。它是通过一段时间临时性的辅助使心脏功能改善,或为终末期心脏病患者行心脏移植术赢得准备的时间,是临床应用比较广泛和有效的一种机械循环辅助装置。全球每年应用 IABP 超过 16 万人,使用成功率约为 65%。

其工作原理是:将带有一个气囊的导管置入降主动脉近心端,在心脏收缩期,气囊内气体迅速排空,造成主动脉压力瞬间下降,心脏射血阻力降低,心脏后负荷下降,心脏排血量增加,心肌耗氧量减少;舒张期,主动脉瓣关闭同时气囊迅速充盈,向主动脉远、近两侧驱血,使主动脉根部舒张压增高,增加了冠状动脉血流和心肌氧供,全身灌注增加。IABP 可使心肌氧供/氧需比率得到改善,并且增加外周灌注。

(一)适应证

(1)急性心肌梗死并发心源性休克、伴急性二尖瓣关闭不全、伴室间隔穿孔。

(2)药物治疗难以控制的不稳定型心绞痛。

(3)难治性心力衰竭。

(4)冠状动脉介入治疗过程中支持治疗。

(5)冠状动脉旁路手术和术后支持治疗、心脏外科术后低心排出量综合征、心脏移植前后的辅助治疗。

(6)人工心脏的过渡治疗。

(二)禁忌证

(1)主动脉瓣关闭不全。

(2)主动脉夹层。

(3)脑出血或不可逆性的脑损害。

(4)心脏病或其他疾病的终末期。

(5)严重的凝血机制障碍。

(6)心脏停搏、心室颤动、严重低血压等。

(三)置管程序

1. 选择合适的导管

目前有多种型号的导管可供选择,在选择导管时应考虑气囊充气时可阻塞主动脉管腔的90%~95%。临床可以根据患者的体表面积和股动脉的粗细选择不同大小的气囊。

2. 置管方法

经皮股动脉穿刺是目前使用最广泛的方法。插入前应评价患者股动脉和足背动脉搏动、双下肢皮肤颜色、温度等。有助于气囊插入后对肢体缺血的迅速识别。采用严格无菌技术在腹股沟韧带下方穿刺股动脉,送入导引钢丝后拔除穿刺针,沿导引钢丝送扩张器扩张股动脉穿刺口后撤除扩张器,再沿导引钢丝送入鞘管至降主动脉胸段,将主动脉内球囊反搏导管插入引导鞘管,使其顶端位于左锁骨下动脉开口以下 1~2 cm,球囊的末端在肾动脉开口水平以上,可通过胸部 X 线片观察导管尖端是否位于第 2~3 肋间。将鞘管退出至留在体内 2~4 cm 固定,连接压力传感器和床旁反搏机。

3. 护理配合注意事项

(1)置管前:①协助医师评价患者情况,包括:双下肢皮肤颜色、温度、动脉搏动、基础感觉和运动能力以及患者插管前的血流动力学状态,并进行全面神经系统检查;②向患者及家属简单、概括地解释与 IABP 治疗相关的问题,如治疗目的、反搏原理、可能出现的并发症、使用中如何配合等,取得患者及家属的理解,消除他们的恐惧,并签署知情同意书;③保持静脉通路开放,以备在导管插入过程中出现紧急情况可以快速给药;④检查患者正在使用的仪器设备运行是否正常以及报警设置是否正确;⑤护士应常规进行穿刺部位的皮肤准备,协助医师进行皮肤消毒;⑥插管前提醒医师检查气囊是否存在漏气情况。

(2)置管过程中:①观察可能发生的并发症包括栓塞、动脉内膜剥脱、主动脉穿通、气囊位置放置错误等;②密切观察、测量并记录患者的血压、心率、心律、尿量及双下肢温度、颜色、动脉搏动等,对患者出现的每一个临床表现尤其是疼痛应有所警觉(如胸前或后背疼痛均提示主动脉内膜剥脱),及早发现和处理并发症;③插管后立即常规进行床旁胸部 X 线片检查,明确主动脉气囊反搏导管的位置。

(四)监护注意事项

1. 选择合适的触发方式

触发是指使放置在主动脉内的气囊进行充气和放气切换的信号。

(1)心电图触发方式:是主动脉内球囊反搏最常采用的触发方式,以心电图 R 波作为触发的识别标志,主动脉内球囊反搏术中,护士应注意:①在进行心电监护过程中应注意选择 R 波直立向上的导联;②心电电极出现脱落时,仪器会自动切换成压力触发模式,如不能自动切换,则仪器会停止工作并报警,护士需手动切换触发模式,迅速更换电极片后,再将触发模式设为心电图触发。

(2)压力触发方式:当 ECG 信号中断或受到干扰时可选择。触发的信号标志可以从气囊导管中心测压腔获得,要求收缩压>50 mmHg,脉压>20 mmHg。

(3)起搏状态触发方式:当患者应用起搏器进行心房起搏、心室起搏或房室顺序起搏时,可以选择起搏信号触发模式。在这种触发方式下,高尖的起搏信号成为触发识别的信号。

(4)内部强制触发方式:当患者出现心搏骤停时,心脏的电活动和搏动不足以启动主动脉内球囊反搏泵时,主机可以固定的频率(自动状态为 80 次/分钟)触发产生冠状动脉的血流灌注。为了防止相反的作用,主机自动监测患者心脏的自主电活动,并在监测到 R 波时排气。一旦患者出现自主的心脏电活动,可将触发模式换转回心电图触发方式。

2.选择正确的充放气时相

在反搏过程中,适当的时相转换可以使主动脉内气囊在每个心动周期中的充气和排气协调地相互交替发生作用。

理想状态下,球囊充气应始于左心室舒张期开始、主动脉瓣关闭前。放气在收缩期前。在主动脉压力波形上表示舒张期的开始的标志是重脉切迹(dicrotic notch),它代表主动脉瓣关闭,气囊充气最好在此点稍前。

而动脉压力波形向上快速升高表示收缩期的开始,主动脉瓣开放、心室射血。气囊排气最好发生在此之前。

主动脉内气囊充气、排气时相设置不当会造成以下 4 种情况。

(1)充气过早:主动脉瓣提前关闭,每搏射血量减少,心排出量(CO)减少。

(2)充气过迟:主动脉舒张压放大效果降低,冠状动脉的灌注量减少(疗效欠佳)。

(3)排气过早:后负荷未减轻,心肌耗氧未减轻。

(4)排气过迟:左心室的后负荷增加—心肌耗氧量增加、CO 减少。

为了能够达到理想的充气/排气时相和简化临床操作,现代化主动脉内气囊反搏仪具有自动控制时相的功能,它可以在心率和心律的变化中自动校正时相。

3.选择合适的反搏比例

仪器可供选择的比例有 1∶1、1∶2、1∶3 等。选择 1∶1 时辅助力度最大。撤离 IABP前,可逐步减少主动脉内气囊反搏的辅助比例,从 1∶1 减少到 1∶2 最终到 1∶4。

(五)护理注意事项

1.妥善固定

当 IABP 治疗开始以后,监护人员要按照无菌原则对插管部位进行包扎处理,将主动脉气囊反搏导管固定在患者的大腿上,防止移位。每 24 h 更换伤口敷料,必要时随时更换。

2.体位和活动

患者需绝对卧床。插管侧大腿弯曲不应超过 30°,床头抬高不超过 30°,以防导管打折或移位。护理人员应鼓励和协助患者在限制允许的范围内移动,定时翻身,以防止压疮发生。

3.心理护理

对患者提出的问题护士应耐心解释,安慰鼓励患者,为患者创造一个安静的、能够充分休息的环境,必要时可遵医嘱给予镇静药。

4.血流动力学状态的监测

根据需要每 15~60 min 评估并记录患者血流动力学状态,评估患者对 IABP 支持治疗的反应。主要观察和记录的数据包括:常规生命体征、有创动脉压、中心静脉压、肺动脉压、肺毛细血管楔压(PCWP)、心排出量、体温、液体出入量、血气分析及其他实验室检查。

5.主动脉血管并发症的预防

最常见并发症是主动脉血管并发症,发生率为 6%~24%。通常与插入操作有关。其主要危险因素有糖尿病、高血压、女性且体表面积小和外周血管疾病。护士应密切观察患者是否出现血管性并发症的症状和体征,如:突然剧烈的疼痛、低血压、心动过速、血色素下降、肢体末梢凉等,并及时向医师报告。

6. 下肢缺血的预防

下肢缺血发生率 5%～19%。护士对应用 IABP 支持治疗的患者应注意观察其穿刺侧肢体的脉搏、皮肤颜色、感觉、肢体运动、皮肤温度等。在主动脉内气囊导管插入后第 1 h 内每隔 15 min 判断 1 次,此后每 1 h 判断 1 次。当发生下肢缺血时,应撤除气囊导管。

7. 预防血栓、出血和血小板减少

无论何种原因造成的主动脉气囊反搏泵不工作的时间都应控制在 15 min 内,1∶3 反搏比例使用时间不超过 1 h,以免造成血栓形成。

并且密切观察足背动脉搏动;下肢温度及皮肤颜色;尿量:如尿量减少、尿比重低,应考虑是否肾衰竭或肾动脉栓塞。正确执行肝素抗凝治疗、监测血小板计数、血红蛋白、红细胞比容、全身凝血酶原激活时间(维持在 180～200 s)。如果发生出血,根据需要进行输血,必要时输血小板。

8. 预防感染

按照无菌原则进行伤口换药,注意伤口有无红、肿、热、痛和分泌物。常规预防性使用抗生素。对患者进行细致的生活护理,以及各种管道护理:例如,深静脉插管护理、导尿管护理等。密切监测患者的体温、白细胞计数等,必要时进行血培养。

9. 保持最佳的主动脉内气囊反搏效果

IABP 治疗的有效性取决于患者的血流动力学状态和仪器有关参数的正确选择。监护人员可以通过 IABP 治疗期间主动脉压力波形的变化来判断辅助治疗效果。另外监护人员应掌握判断主机工作状态的方法及常见问题和故障的排除。

(六)撤离主动脉内球囊反搏

1. IABP 撤离的指征

(1)心排出量指数>2.0 L/(min·m²)。

(2)动脉收缩压>90 mmHg。

(3)左心房和右心房压<20 mmHg。

(4)心率<100～110 次/分钟。

(5)尿量>0.5～1.0 mL/(kg·h)。

(6)无正性肌力药物支持或用量<5 次/分钟(kg·min)。

2. 酌情早期撤离

有主动脉血管内并发症、下肢缺血、气囊导管内形成血栓等并发症时,应酌情早期撤离 IABP。

3. 撤离步骤

(1)撤离 IABP 的过程要在医师的指导下,逐步减少主动脉内气囊反搏的辅助比例,并逐渐减少抗凝药的应用。拔除气囊导管前 4 h 停用肝素,以减少出血。

(2)剪断固定缝线。

(3)停机后用 50 mL 注射器将气囊内气体抽空,将气囊导管与鞘管一起拔出。

(4)让血液从穿刺口冲出几秒或 1～2 个心动周期,以清除血管内可能存在的血栓碎片。

(5)局部压迫 30 min,加压包扎后继以沙袋压迫 8 h,嘱患者平卧 24 h,严密观察穿刺部位出血情况,最初每 30 min 1 次,经 2～3 h 可适当延长观察间隔时间。

（6）在拔出气囊导管以后，护士应立即检查远端动脉搏动情况和患者血流动力学状态等，及早发现异常并及时处理。

二、体外膜肺氧合

体外膜肺氧合（extracorporeal membrane oxygennation，ECMO）简称膜肺，是走出心脏手术室的体外循环技术。其原理是将体内的静脉血引出体外，经过特殊材质人工心肺旁路氧合后注入患者动脉或静脉系统，起到部分心肺替代作用，以维持人体脏器组织氧合血供。是一种持续体外生命支持手段，通过体外设备较长时间全部或部分代替心肺功能，使心、肺得以充分休息，为心、肺病变治愈及功能恢复争取时间。

ECMO 的基本结构包括血管内插管、连接管、动力泵（人工心脏）、氧合器（人工肺）、供氧管、监测系统。

ECMO 与传统体外循环的不同之处在于：①ECMO 是密闭性管路；传统的体外循环是开放式管路；②ECMO 是肝素涂层材料，ACT 可维持在 $120\sim180$ s；体外循环则要求 ACT＞480 s；③ECMO维持时间为 $1\sim2$ 周，有超过 100 d 的报道；体外循环一般不超过 8 h；④体外循环需要开胸手术；ECMO 多数无需开胸手术，相对操作简便快速。

（一）适应证

1. 作为机械循环支持

适用于：①心脏术后心源性休克；②急性心肌梗死并发心源性休克；③重症心肌炎；④各种原因引起的心跳呼吸骤停。

2. 代替体外循环

适用于：①肺移植术中心脏支持；②等待供体的患者支持；③急性肺栓塞的救治。

3. 通气支持

①急性呼吸窘迫综合征（ARDS）；②新生儿肺部疾病。

（二）置管方式

1. 静脉—动脉（V-A）转流

经静脉将静脉血引出经氧合器氧合，并排除二氧化碳后泵入动脉。成人通常选择股动静脉，是可同时支持心肺功能的连接方式。

2. 静脉—静脉（V-V）模式

经静脉将静脉血引出经氧合器氧合并排除二氧化碳后泵入另一静脉。通常选择股静脉引出，颈内静脉泵入。

总体来说 V-V 转流方法为肺替代的方式，V-A 转流方法为心肺联合替代的方式。正确的模式选择可对原发病起积极作用，提高抢救成功率。心脏功能衰竭及心肺衰竭病例选V-A；肺功能衰竭病例选用 V-V 转流方法。

（三）监护注意事项

1. 循环系统监护

（1）持续心电、有创血压、中心静脉压、血氧饱和度监测，监测电解质、出入量、血液温度和体表温度，维持生命体征平稳。

（2）使用微量泵静脉输入血管活性药物，根据病情调节剂量。

（3）观察尿量及颜色，如果尿色加深很可能出现血红蛋白尿。其原因为泵头对红细胞机械性破坏,膜肺对血细胞的破坏等,应及时向医师反映。

2.呼吸系统监护

(1)2~4 h 监测动脉血气分析 1 次。

(2)在使用 ECMO 期间,呼吸机设置在正常范围的最小参数,使肺得到充分的休息,并根据血气分析结果及时调整呼吸机各项参数。

(3)采用密闭式吸痰,保持呼吸道通畅。

(4)定期复查胸部 X 线片,了解肺部情况。

3.ECMO 系统监测

(1)灌注量监测:需严密监测灌注量,防止灌注量过低而发生并发症。

(2)膜肺监测:应严密观察膜肺进出两端血液颜色的变化,如发现两端颜色为黯红色时应及时通知医师,采取两端血标本做血气分析,如氧分压低,应更换膜肺重新转流。

(3)管道护理:定时检查管道各接口是否固定牢固,保持管道功能位。

(4)每小时记录离心泵头转速及血流速,观察泵前压力及泵后压力。

4.并发症的护理

(1)出血:是 ECMO 最严重的并发症。出血部位主要在脑、消化道及插管部位。应定时监测凝血酶原激活时间、凝血酶原时间(Prothrombin Time,PT)、活化部分凝血酶原时间(Activated partial prothrombin time,PTT)并依此调整肝素用量。严密观察动静脉穿刺部位及全身出血情况,减少医源性的损伤。

(2)栓塞:每小时观察并记录四肢动脉尤其是足背动脉搏动情况、皮肤温度、颜色、有无水肿等情况,评估患者意识状况,防止脑血栓的发生。

(3)感染。

(4)肢体缺血性损伤:术后密切观察插管侧肢体的颜色、温度及足背动脉搏动情况,并与健侧肢体相比较。

三、心脏辅助装置

心脏辅助装置(ventricular assist devices,VAD)是置入性辅助衰竭心脏的设备,由血液管道系统和由气体或电驱动的动力系统组成。心脏辅助装置的工作原理接近于心脏泵的作用,可全部或部分代替心室的功能,改善终末期心脏病患者的全身循环,使重要器官得到恢复及保护,为等待心脏移植争取时间。但因其价格昂贵、技术复杂、并发症多,较难推广应用。

(一)适应证

(1)已准备接受心脏移植的患者在等待期间病情恶化,而供体短缺,无合适足够的供体可选择。

(2)终末期心力衰竭患者合并感染或多脏器功能衰竭,难以承受心脏移植手术及术后的抗免疫治疗。

(3)心脏手术后引起的严重低心排出量,体外长时间辅助后,即使使用大量药物,甚至主动脉内球囊反搏,但心功能仍不能维持生命所必需。

(4)终末期心力衰竭患者,年龄>65 岁,不适合行心脏移植手术。

(二)置入方法

安装左心室辅助泵是一种较为复杂的手术,需在体外循环的支持下完成。通常将 VAD

置入在上腹壁,通过流入管道将血液从左心室引流到泵内,然后经流出管道将血液泵入主动脉内。

(三)监护注意事项

1. 常规监护

持续心电、有创血压、中心静脉压、血氧饱和度、心排出量监测,监测电解质、出入量、血液温度和体表温度,维持生命体征平稳。

2. 左心室辅助泵的监护

(1)安装左心室辅助泵后,患者心率和泵率是不一致的。听诊和数脉搏得到的数据是泵率,心电图监测得到的数据是心率,需对患者的泵率和心率同时进行监测。

(2)左心室辅助泵相关参数监护:每搏量、残留量、峰值冲盈率、泵的频率、泵输出率、射血峰值等。

(3)患者在安装此泵后,只有在足够的左心室前负荷时,该泵才能正常工作。需在严密监护下进行补液,指导患者进食水。准确记录出入量。

3. 凝血功能监护

患者术后遵医嘱使用抗凝药并监测凝血功能。

4. 心脏辅助装置置入术后引流管管理

保持引流管的通畅,密切观察引流量及性质,每小时记录,引流量 2 h 超过 150 mL 时应通知医师。每日定时更换引流瓶,常规术后第 3 d 拔除引流管。

5. 活动指导

无并发症时,术后第 4 d 患者可在床上坐起,第 7 d 后可协助患者下床,以后逐渐指导患者在床边活动。

(秦晋红)

第八节　血压监测

一、无创血压监测

无创血压监测(NIBP)是通过加压袖带阻断动脉血流,在持续放气时测定袖带压力振荡,或袖带放气时血流继续流经动脉时的压力。

(一)测量技术

1. 手动法

尽管手动法测定无创血压耗时较长且个体差异较大,但由于其操作简便,成本低廉,仍得到广泛应用。

(1)听诊法:首先利用袖带加压阻断血管血流,随着袖带压力降低,血管内逐渐形成湍流,而产生 Korotkoff 音,通过听诊可以确定收缩压,而当血流声音消失时的压力即为舒张压。

(2)示波测量法(oscillometry):该方法将袖带与压力表相连,随着袖带逐渐放气,第一个振荡出现时的压力即为收缩压,而振荡消失时的压力即为舒张压。

2. 自动无创测量技术

此法由于使用方便而得到广泛应用。多数自动测量血压设备均采用示波测量技术。一般而言，袖带充气至超过前次收缩压 40 mmHg（或达到约 170 mmHg），此后在逐渐放气的同时用传感器监测袖带内的压力振荡。最大振荡出现时的最低压力与 MAP 有很好的相关性。收缩压和舒张压可通过运算法则确定，但通常分别于最大振荡波形的初始上升和最后下降相对应。

(二)注意事项

操作注意事项如下。

(1)袖带宽度适中：袖带宽度应覆盖上臂或大腿长度的 2/3，即袖带宽度相当于肢体直径的 120%。袖带过窄可导致测量值过高，袖带过宽可导致测量值过低。

(2)停止活动：可能导致测量时间过长，此时部分仪器甚至无法测量血压。

(3)常规监测时测量周期不应少于 2 min，如果设定测量血压过于频繁，可能导致静脉瘀血；某些仪器设有 STAT 模式，可快速反复测量血压，但可能影响肢体灌注或损害外周神经。

(4)心律失常患者有时没有正常的心脏搏动，因此在袖带逐渐放气时可能无法记录实际血压。血压很低或很高，电子测压仪很难感知压力振荡。

(5)在一次血压测量完毕后，将袖带完全放气，需等待 30 s，方可进行下一次血压监测。

(6)血压计袖带内垫一次性衬布，每 4 h 松开袖带片刻或更换肢体进行血压测量，以减少因持续充气而对肢体血液循环产生的影响，并减轻给患者带来的紧张与不适。

(7)无论电子测压仪还是手动血压计，因长时间使用，精确度会降低，因而每半年有专业技师检测一次准确度。当电子测压仪测量血压异常与患者体征不相符时，要用人工测量法进行核实。

(8)患者转出 ICU 时，血压计袖带放臭氧消毒柜消毒后备用。

二、有创动脉血压监测

有创血压监测(invasive blood pressure monito-ring,IBPM)是将动脉导管置入动脉内直接测量动脉内血压的方法。IBPM 为持续的动态变化过程，不受人工加压、减压、袖带宽窄及松紧度的影响，准确、直观，可根据动脉波形变化来判断分析心肌的收缩力。患者在应用血管活性药时及早发现动脉压的突然变化，有利于医务人员根据动脉压的瞬间变化及时调整治疗。还可以反复动脉抽血监测血气分析，避免反复动脉穿刺，减轻患者痛苦和护士工作量，也可为临床诊治提供可靠监测数据。

(一)概念

IBPM 为直接感知血液内的压强，将套管针置于动脉血管内连接延长管、传感器及监护仪，传感器将导管内液体压转换为电信号输入监测仪，最终将其转换成数字和波形，显示于屏幕上。有创压较无创压高 5～20 mmHg(1 mmHg＝0.133 kPa)。一般股动脉收缩压较桡动脉高 10～20 mmHg，而舒张压低 15～20 mmHg，足背动脉收缩压可能较桡动脉高 10 mmHg，而舒张压低 10 mmHg。

(二)置管方法

穿刺部位首选桡动脉，因为桡动脉位置表浅，易触及、易定位、易观察，易于护理和固定。其次是股动脉、足背动脉、肱动脉等。以桡动脉为例，操作时，常规消毒铺巾，操作者左手示指、中指扪及患者桡动脉搏动,右手持穿刺针,在搏动最强处进针,穿刺针与皮肤呈 30°~40°角,若有鲜红色的血液喷至针蒂,表明针芯已进入动脉。此时将穿刺针压低 15°,再向前进针约 2 mm,如仍有回血,送入外套管,拔出针芯,有搏动性血液喷出,说明导管位置良好,即可连接测压装置,此为直接法;如果不再有回血表明已经穿透血管,再进少许针,退出针芯,接注射器缓慢回吸后退,当回血通畅时,保持导管与血管方向一致,捻转推进导管,此为穿透法。

(三)IBPM 管道的管理

1.测压管道的连接

在穿刺成功后,应立即连接冲洗装置,调整压力传感器的高度平右心房的水平,一般放在腋中线第四肋间。压力袋内的肝素盐水(配置浓度为 2~4 U/mL),24 h 更换 1 次。压力袋外加压至 300 mmHg,主要起抑制动脉血反流的作用。

2.压力换能器的调零

监测取值前实施调零操作(关近端,通大气,归零,关闭大气,打开近端),最好 4 h 调零 1 次。测压过程中如对数值有疑问,需随时调零。如监护仪上动脉波形消失,可能是动脉堵塞引起,应用注射器抽吸,如无回血,需立即拔出动脉导管,严禁动脉内注射加压冲洗。

3.从测压管抽取血标本

从测压管抽取血标本时,应先将管道内液体全部抽出后再取血,以避免因血液稀释而影响检查结果。

4.严防气体进入血液

在测压、取血、调零或冲洗管道等操作过程中,要严防气体进入血液而造成动脉气栓。

5.注意事项

定时冲洗管道,保持通畅,防止血液凝固堵塞,确保动脉测压的有效性和预防动脉内血栓形成。

(四)波形的识别与分析

正常动脉压力波形分为升支、降支和重搏波。升支表示心室快速射血进入主动脉,至顶峰为收缩压,正常值为 100~140 mmHg;降支表示血液经大动脉流向外周,当心室内压力低于主动脉时,主动脉瓣关闭与大动脉弹性回缩同时形成重搏波。之后动脉内压力继续下降至最低点,为舒张压。正常值为 60~90 mmHg。从主动脉到周围动脉,随着动脉管径和血管弹性的降低,动脉压力波形也随之变化,表现为升支逐渐陡峭,波幅逐渐增高。

(五)常见并发症的预防及护理措施

1.防止血栓形成

实施 IBPM 引发血栓形成的概率为 20%~50%,其主要是由于置管时间过长、导管过粗或质量较差、反复穿刺或血肿形成以及重症休克或低心排综合征等因素引起。因此,为防止血栓形成应做到如下。

(1)避免反复穿刺损伤血管。

(2)发现血凝块应及时抽出,禁止注入,如抽出有困难,立刻拔管。

(3)取血标本后立即将血液冲回血管内。

(4)发现缺血征象如肤色发白、发凉及有疼痛感等异常变化,应及时拔管。

(5)动脉置管时间长短与血栓形成相关,一般不宜超过 7 d。

(6)防止管道漏液,应把测压管道的各个接头连接紧密。

2. 预防感染 IBPM 诱发的感染

通常主要是由于导管直接与血管相通,破坏了皮肤的屏障作用,导管放置时间长,细菌容易通过三通或压力传感器进入体内。为预防此类感染发生,穿刺过程要求严格执行无菌技术,局部皮肤感染应及时拔管更换测压部位。在留取血标本、测压及冲洗管道等操作时,应严格执行无菌操作原则。每日消毒穿刺点及更换无菌贴膜 1 次。密切观察穿刺部位有无出血,防止细菌从导管入口进入血液而导致逆行感染发生菌血症及败血症。三通管应用无菌巾包好,24 h 更换。拔管后要进行常规导管尖端细菌培养。

3. 预防出血和血肿

套管针脱出或部分脱出、拔除导管后压迫时间过短、接头衔接不牢或脱离等,易导致局部出血、渗血或形成血肿。因此在进行各项治疗护理工作时,避免牵拉导管,将动脉置管处暴露,加强巡视。同时因肝素在肝脏代谢,大部分代谢物从肾脏排除,对老年人及肝肾功能不良者尤应注意出血倾向。对于意识不清和烦躁患者给予约束带约束置管侧肢体,固定牢套管针。拔管后,局部按压 5～10 min,再用绷带加压包扎,30 min 后予以解除。如果出现血肿,可局部用 30% 硫酸镁湿敷。

4. 预防动脉空气栓塞

由于冲洗装置排气不彻底、管道系统连接不紧密以及更换肝素帽或采集血标本时,空气很容易进入。残留的空气不仅能引起空气栓塞,还会影响测压数值,因为气泡常使机械信号减弱或衰减,从而导致一个减幅的类似波和错误的压力读数。因此在实施护理时,要拧紧所有的接头,确保开关无残气;避免增加不必要的开关和延长管;应在取血或调零后,快速冲洗开关处。

(秦晋红)

第九节 中心静脉压监测

中心静脉压(central venous pressure,CVP)是指腔静脉与右心房交界处的压力,反映右心前负荷的指标。将导管经颈内静脉或锁骨下静脉插入上腔静脉,导管末端再与充满液体的延长管和换能器相连,通过测压装置与多功能监护仪相连,即可由监护仪上获得中心静脉压的波形与数值。CVP 由四种成分组成:①右心室充盈压。②静脉内壁压力即静脉内血容量。③作用于静脉外壁的压力,即静脉收缩压和张力。④静脉毛细血管压。CVP 是临床观察血流动力学的主要指标之一。

一、正常值及临床意义

CVP 正常值为 5～12 cmH_2O。CVP$<$2～5 cmH_2O 常提示右心房充盈欠佳或血容量不足,CVP$>$15～20 cmH_2O 时,则表示右心功能不良,心脏负荷过重。当患者出现左心功能不全时,CVP 也就失去了参考价值。CVP 结合其他血流动力学参数综合分析,在 ICU 中对患者右心功能和血容量变化的评估有很高的参考价值。因而在输血补液及使用心血管药物治疗时连续观察 CVP 的变化极为重要。临床上根据 CVP 与血压、尿量的关系来分析病情,特别是心脏大手术后患者 CVP 与血压、尿量受各种因素影响而变化。因此,ICU 护士必须具备高度的责任心和丰富的临床经验,根据不同的情况及时配合医师采取相应的急救措施。

(一)CVP 与血压、尿量的关系及病情分析

(1)补液试验取等渗盐水 250 mL,于 5~10 min 内经静脉滴入,若血压升高而 CVP 不变,提示血容量不足;若血压不变而 CVP 升高 3~5 cmH_2O,则提示心功能不全。

(2)Weil"5-2 法则"也是补充血容量治疗中的指导方法之一。在输液中如 CVP 值升高超过原基础值 5 cmH_2O,应暂停输液;如输液后 CVP 值升高低于 5 cmH_2O,但高于 2 cmH_2O,则短时间暂停输液,如 CVP 值持续升高 2 cmH_2O 以上,应进行监护观察;如 CVP 值升高随后降至 2 cmH_2O 以下,可再开始冲击补液。

(二)不同病情对 CVP 的要求不尽相同

例如,某些左心手术或左心功能不全的患者,虽然左房压已超出正常范围,但 CVP 仍可能为正常或低于正常,而有些右心手术患者,CVP 虽然已超出正常范围,但仍存在容量不足。临床上要调节和保持最适合患者病情需要的 CVP。

二、适应证

CVP 监测适用如下几种情况。

(1)各类大型手术,尤其是心血管、颅脑和胸部大而复杂的手术。

(2)各种类型的休克。

(3)脱水、失血和血容量不足。

(4)右心功能不全。

(5)大量静脉输血、输液。

三、CVP 的监测方式及注意事项

(一)CVP 的监测方式

1.经玻璃水柱测定

(1)将 T 形管和三通分别连接患者的中心静脉导管、有刻度数字的消毒测压管和静脉输液系统,柱内充满输液液体。

(2)测压计垂直地固定在输液架上。

(3)水柱零点通常在第四肋间腋中线部位,平右心房水平,水柱向中心静脉压开放。

(4)至水柱逐渐下降停止,在呼气末时读的水柱对应的刻度数字的数值即为中心静脉压的值(cmH_2O)。

(5)机械通气患者应关闭 PEEP 后测定或者按 PEEP 每 4 cmH_2O 约 1 mmHg 计算。

2.经换能器测定

(1)留置中心静脉导管成功。

(2)测压装置与导管接头应连接紧密,妥善固定,以防滑脱。

(3)每次测压前要先抽吸测压管有无回血,如回血不畅或无回血应考虑到导管是否已脱出,或导管紧贴静脉壁,或为静脉瓣所堵塞,此时应及时调整导管位置后方可测定。

(4)确保管道通畅:每间隔 2~4 h,快速点滴 10~15 mL 液体,以确定管道的通畅性,必要时可用肝素溶液冲洗。同时导管连接要紧密牢固,防止因接头松脱而导致出血。

(5)保持测压的准确性:每次测压均应调整零点。使换能器指示点对准腋中线与腋前线之

间与第四肋间的交叉点,以此点作为右心房水平,旋转三通,使换能器与大气相通,校对零点;对好零点后,再次旋转三通,使中心静脉导管与测压装置相通,待显示器显示的数值稳定后,即为此刻 CVP 值。

(二)注意事项

(1)判断导管插入上、下腔静脉或右心房无误。

(2)将零点置于第四肋间右心房水平腋中线。

(3)确保静脉内导管和测压管道系统内无凝血、空气,管道无扭曲等。

(4)测压时确保静脉内导管畅通无阻。

(5)加强管理,严格无菌操作。

四、影响 CVP 的因素

1.CVP 上升的常见因素

(1)右心泵功能低下,如充血性心力衰竭、心源性休克。

(2)心脏压塞。

(3)肺循环阻力升高,如肺水肿、严重肺不张、肺循环高压。

(4)药物影响,如使用强烈收缩血管的药物时,小动脉收缩,回心血量相对增加,致使中心静脉压上升。

(5)胸膜腔内压升高时,如气胸、血胸或使用呼吸机正压通气时,气管内吸引或剧烈咳嗽时。

(6)电解质紊乱或酸碱平衡失调时,可影响心血管功能。

(7)三尖瓣狭窄或反流时右房扩大,压力上升,即使在血容量不足时,中心静脉压亦高或正常。

2.CVP 下降的常见因素

(1)血容量不足。

(2)应用血管扩张剂的影响。

五、CVP 监测护理

CVP 监测护理内容有:

(1)根据病情或医嘱监测中心静脉压,并注意观察变化趋势。

(2)预防感染导管置入过程中严格遵守无菌操作原则,压力监测系统保持无菌,避免污染。如穿刺部位出现红肿、疼痛情况时,应立即拔出导管。

(3)调定零点导管置入后,连接充满液体的压力延长管及换能器,换能器应置于腋中线第四肋间水平。每次测压前应调定零点。患者更换体位后应重新调定零点。

(4)测压通路应尽量避免滴注升压药或其他抢救药物,以免测压时药物输入中断引起病情波动。

(5)穿刺部位护理密切观察穿刺部位情况,每日用安尔碘消毒一次,特殊情况随时消毒。局部以透明敷贴覆盖以利于观察,并视具体情况随时更换。

(6)接受正压呼吸机辅助呼吸的患者,吸气压＞25 cmH$_2$O 时胸膜腔内压增高,会影响中心静脉压值,咳嗽、呕吐/躁动、抽搐或用力时均可影响中心静脉压,应在安静 10～15 min 在进行测定。

六、并发症及防治

(一)感染

中心静脉置管感染率为 $2\%\sim10\%$，因此在操作过程中应严格遵守无菌技术，加强护理，每天更换敷料，每天用肝素稀释液冲洗导管。

(二)出血和血肿

颈内静脉穿刺时，穿刺点或进针方向偏向内侧时，易穿破颈动脉，进针太深可能穿破椎动脉和锁骨下动脉，在颈部可形成血肿，肝素化后或凝血机制障碍的患者更易发生。因此，穿刺前应熟悉局部解剖，掌握穿刺要点，一旦误穿入动脉，应做局部压迫，对肝素化患者，更应延长局部压迫时间。

(三)其他

包括气胸、血胸、气栓、血栓、神经和淋巴管损伤等。虽然发病率很低，但后果严重。因此，必须加强预防措施，熟悉解剖，认真操作，一旦发现并发症，应立即采取积极治疗措施。

（秦晋红）

第十节　有创血流动力学监测

有创血流动力学监测用于心肌梗死、心力衰竭、急性肺水肿、急性肺栓塞，各种原因导致的休克、心跳呼吸骤停、严重多发伤、多器官功能衰竭、严重心脏病围手术期等需严密监测循环系统功能变化的患者，提供可靠的血流动力学指标，指导治疗。

一、用品

(1)Swan-Ganz 导管：目前常用四腔导管，有 3 个腔和 1 根金属线。导管顶端用于测量肺动脉压；近端开口距离顶端 30 cm，用于测量 CVP；与气囊相通的腔；气囊附近有一热敏电阻，用于热稀释法测定心排血量。

(2)多功能床旁监护仪。

(3)测压装置：包括换能器、压力延长管、三通、加压输液袋、2%肝素盐水等。

二、肺动脉压力监测

(一)肺动脉压(PAP)

由导管肺动脉压力腔测得。肺动脉收缩压正常情况下与右室收缩压相等，正常值为 $(15\sim28)$ mmHg/$(5\sim14)$ mmHg。升高见于低氧血症、肺栓塞、肺不张、肺血管疾病等。降低见于低血容量性休克。

(二)肺小动脉楔压(PCWP)

测压管连接于肺动脉压力腔，向气囊内注入 1.2 mL 气体，导管顶端进入肺动脉分支，此时测得的压力为 PCWP，正常值为 8~12 mmHg。PCWP 可较好地反映左房平均压及左室舒张末压。升高见于左心功能不全、心源性休克、二尖瓣狭窄或关闭不全、胸腔压力增加、使用升压药物等。降低见于血容量不足、应用扩张血管的药物。

(三)右心房压(RAP)

由导管中心静脉压腔测得,正常值为 2~8 mmHg。反映循环容量负荷或右心房前负荷变化,比 CVP 更为准确。心包积液及心力衰竭时可造成相对性右室前负荷增加,右室注入道狭窄(如三尖瓣狭窄)时右房压不能完全代表右室前荷。

(四)右室压(RVP)

在导管进出右室时测得。正常值为(15~28)mmHg/(0~6)mmHg,舒张末期压力与右房压相等。

(五)心排血量(CO)

利用热稀释法测得。向右房内快速而均匀注入 5~10 mL 室温盐水或冰盐水,导管尖端热敏电阻即可感知注射前后导管尖端外周肺动脉内血流温度之差,此温差与心排血量之间存在着一定的关系,通过多功能监护仪的计算便可直接显示心排血量。此方法所得结果有一定误差,因此,至少应重复 3 次,取平均值。静息状态下正常值为 4~8 L/min。CO 降低常见于各种原因引起的心功能不全,以及脱水、失血、休克等原因引起的心排血量降低。

三、与 CO 有关的血流动力学指标

(一)心脏排血指数(CD)

为 CO/BSA。正常值:2.8~4.2 L/(min·m²)。经体表面积化后排除了体重不同对心排血量的影响,更准确地反映了心脏泵血功能。<2.5 L/(min·m²)提示心功能不全,<1.8 L/(min·m²)会出现心源性休克。CI 升高见于某些高动力性心衰,如甲亢、贫血等。

(二)心脏搏出量(SV)

正常值为 50~110 mL。SV 反映心脏每搏泵血能力,影响因素有:心肌收缩力、前负荷、后负荷,一些作用于心肌细胞膜内 β 受体及能改变心肌浆网钙离子释放的药物能明显增加 SV;在一定范围内,增加心脏的前负荷或后负荷亦可适当增加 SV,但在心肌有严重损伤时心肌耗氧量会增加。

3.肺血管阻力(PVR)

正常值为 15~25 kPa·(s·L)。PVR 反映右心室后负荷大小,肺血管及肺实质病变时亦可影响结果。表示为:PVR=(MPAP-PCWP)×8/CO。

四、监测指标的临床意义

(一)循环功能的判断

根据血流动力学指标,大体可了解循环灌注状况、心脏泵血功能、循环容量和心脏前负荷、循环阻力或心脏后负荷等。

(二)帮助临床鉴别诊断

心源性与非心源性肺水肿的鉴别,在排除影响 PCWP 因素后,可用 PCWP 指标来鉴别,PCWP>2.4 kPa(18 mmHg)时心源性可能性大,>3.3 kPa(25 mmHg)时则心源性肺水肿可以肯定,<1.9 kPa(14 mmHg)则可基本排除心源性肺水肿。急性肺栓塞临床表现类似心源性休克,血流动力学均可表现为 PAP、PVR 升高,MAP、CI 降低,但前者 PCWP 偏低,后者

PCWP 偏高。急性心脏压塞与缩窄性心包炎时均可出现 SV、CI、MAP 下降，RAP 与 PCWP 升高值相似，但后者 RAP 监测波形呈"平方根号"样特征性改变。血流动力学监测对区别不同类型休克亦有鉴别意义。心源性休克常出现 CI 下降、心脏前负荷增加；低血容量休克表现为心脏前负荷下降，CI 降低、SVRI 增加；过敏性休克时全身血管扩张而阻力降低，心脏前负荷下降、CI 减少；感染性休克按血流动力学可分为高心排低阻力型和低心排高阻力型休克。

（三）指导临床治疗

危重患者血流动力学监测的目的是确定输液量、血管活性药物应用的种类和剂量以及利尿剂的应用，以便维持有效的血液灌注，保证充足的氧供，同时又不过多增加心脏负担和心肌氧耗量，故应根据监测指标综合分析，及时解决主要矛盾。

1.一般型

CI＞2.5 L/(min・m²)、PCWP＜2.0 kPa，本组患者尤需特殊处现，当心率＞100 次/分钟，可考虑应用镇静剂或小剂量 β 受体阻滞剂。

2.肺瘀血型

CI＞2.5 L/(min・m²)、PCWP＜2.015 mmHg，治疗目标为降低 PCWP，可应用利尿剂、静脉扩张药。

3.低血容量型

CI＜2.5 L/(min・m²)、PCWP＜15 mmHg，治疗目标为适当静脉输液，增加心脏前负荷，提高心排血量。

4.左心功能不全型

CI＜2.5 L/(min・m²)、PCWP＞15 mmHg，治疗目标为提高 CI、降低 PCWP，使用血管扩张剂、利尿剂，必要时加用正性肌力药物。

5.心源性休克型

CI＜1.8 L(min・m²)、PCWP＞30 mmHg，治疗目标为提高 CI、降低 PCWP，以正性肌力药及血管扩张药为主，同时可采用主动脉内气囊反搏治疗。

6.右心室梗死型

CI＜2.5 L/(min・m²)、CVP 或 RAP 升高，PCWP＜CVP(或 RAP)，治疗目标是提高 CI，以静脉补液为主，维持 RAP 在 18 mmHg 以下为宜，有利于提高左心室心排血量，禁用利尿剂。

（四）了解肺换气功能及全身氧动力学状况

根据动脉和混合静脉血血气结果、吸入氧浓度等，可经有关公式计算出肺的换气功能和全身动力学。

五、监测及管理

（1）根据病情需要及时测定各项参数，换能器应置于心脏水平，每次测压前应调整零点。通过压力波形确定导管所在部位。

（2）肺动脉导管和右房导管应间断以 2％肝素液 3 mL/h 静脉滴注，防止凝血。

（3）导管固定应牢固，防止移位或脱出。当波形改变时，应及时调整，使之准确。必要时，拍 X 线床旁像，以确定导管位置。

（4）严格执行无菌操作原则，测压和测心排血量时应注意预防污染。病情好转后应尽早拔除。

（5）持续监测心律的变化，测量肺小动脉楔压时，充气量不可超过 1.5 mL 且应间断、缓慢地充气。气囊过度膨胀或长时间嵌楔，血管收缩时气囊受压，可致导管内血栓形成。应持续监测肺动脉压力波形，定时拍胸部 X 线片检查导管尖端位置，预防肺栓塞。肺动脉高压的患者，其肺动脉壁脆而薄，气囊充气过度可引起肺出血或肺动脉破裂。

（6）漂浮导管拔除时，应在监测心率的条件下进行。拔管后，施行局部压迫止血。

（秦晋红）

第十一节　脉搏指示持续心排血量监测

脉搏指示持续心排血量监测（pulse-indicated continuous cardiac output，PiCCO），依据质量守恒定律即某特定物质在系统末端流出的量等于该物质流入端的量与系统流入端与流出端之间减少或增加的量之和，将单次心排血量测定发展为以脉搏的每搏心排血量为基准的连续心排血量监测技术。与其他 CO 监测方法相比，具有微创伤、低危险、简便、精确、连续等优点。可监测胸腔内血容量、血管外肺水含量、每搏输出量变异度等容量指标，从而反映机体心脏前负荷及肺水肿状态。

一、方法

为患者行中心静脉置管，于股动脉放置一根 PiCCO 专用监测导管，中心静脉导管及温度感知接头与压力模块相连接，动脉导管连接测压管路，与压力及 PiCCO 模块相连接。测量开始，从中心静脉注入一定量的冰生理盐水（2～15°），经过上腔静脉→右心房→右心室→肺动脉血管外肺水→肺静脉→左心房→左心室→升主动脉→腹主动脉→股动脉→PiCCO 导管接收端。监护仪可将整个热稀释过程描绘成曲线，再对曲线波形进行分析，得出一参数，再结合测得的股动脉压力波形，计算出一系列数值。热稀释测量需进行 3 次，取平均值作为常数，以后只需连续测定主动脉压力波形下的面积，即可得出患者的连续心排血量。

二、监测参数

包括如下监测参数。

（1）经肺温度稀释心排血量（Cardiac Output，CO）、胸内血容量（intrathoracic blood volume，ITBV）、血管外肺水（extravascular lung water，EVLW）。

（2）脉波轮廓计算连续心排血量（continuous output，CCO）、心搏容积（stroke volume，SV）、心搏容积变量（Stroke Volume Variation，SVV）、外周血管阻力（systemic vasvular resistance，SVR）。

三、适应证

凡需要心血管功能和循环容量状态监测的患者，诸如外科、内科、心脏、严重烧伤以及需要中心静脉和动脉插管监测的患者，均可采用 PiCCO。

（1）休克。

（2）急性呼吸窘迫综合征（adult respiratory distress syndrome，ARDS）。

(3)急性心功能不全。

(4)肺动脉高压。

(5)心脏及腹部、骨科大手术。

(6)严重创伤。

(7)脏器移植手术。

四、禁忌证

有些为相对禁忌证,例如股动脉插管受限的可考虑腋动脉或其他大动脉,下列情况有些是测定值的变差较大,也列入了其中。

(1)出血性疾病。

(2)主动脉瘤、大动脉炎。

(3)动脉狭窄,肢体有栓塞史。

(4)肺叶切除、肺栓塞、胸内巨大占位性病变。

(5)体外循环期间。

(6)体温或血压短时间变差过大。

(7)严重心律失常。

(8)严重气胸、心肺压缩性疾患。

(9)心腔肿瘤。

(10)心内分流。

(秦晋红)

第十二节　主动脉内气囊反搏术

一、原理

IABP 是利用"反搏(counterpulsation)"的原理与心脏的心动周期同步运行,使冠状动脉的血流量增加和心脏的后负荷下降的装置。将带有一个气囊的导管植入降主动脉近心端,在心脏收缩期,气囊内气体迅速排空,造成主动脉压力瞬间下降,心脏射血阻力降低,心脏后负荷下降,心脏排血量增加,心肌耗氧量减少。舒张期主动脉瓣关闭同时气囊迅速充盈向主动脉远、近两侧驱血,使主动脉瓣根部舒张压增高,增加了冠状动脉血流和心肌氧供,全身灌注增加。总的效果是:使心肌氧供/氧需比率得到改善,并伴有外周灌注的增加。

二、适应证

主动脉内气囊反搏术适用于:

(1)各种原因引起的心泵衰竭,如急性心肌梗死并发心源性休克、围手术期发生的心肌梗死、心脏手术后难以纠正的心源性休克、心脏挫伤、病毒性心肌炎等。

(2)急性心肌梗死后的各种并发症,如急性二尖瓣关闭不全、梗死后室间隔缺损、乳头肌断裂、大室壁瘤等。

（3）内科治疗无效的不稳定型心绞痛。

（4）缺血性室性心动过速。

（5）其他高危患者行各种导管及介入和手术治疗、心脏移植前后的辅助治疗、人工心脏的过渡治疗。

三、禁忌证

主动脉内气囊反搏术应用禁忌如下。

（1）主动脉瓣反流。

（2）主动脉夹层动脉瘤。

（3）脑出血或不可逆性的脑损害。

（4）心脏病或其他疾病的终末期。

（5）严重的凝血机制障碍。

四、主动脉气囊反搏的安装使用程序

（一）主动脉气囊反搏导管的选择

现在使用中的主动脉气囊反搏导管采用的是硅酮化多聚氨基甲酸乙酯（siliconized poly-urethane）材料，具有很好的柔韧性并可将在气囊表面血栓形成的危险减少到最小。在选择导管时应考虑气囊充气时可阻塞主动脉管腔的90%～95%。目前有多种型号的导管可供选择，主要为4.5～12.0 F，气囊容积为2.5～50.0 mL，临床可以根据患者的体表面积和股动脉的粗细选择气囊的大小。

（二）主动脉气囊反搏导管插入技术

1. 主动脉气囊反搏导管的插入方法

（1）经皮股动脉穿刺是目前使用最广泛的方法。插入前评价患者股动脉和足背动脉搏动、双下肢皮肤颜色、温度等有助于气囊插入后对肢体缺血的迅速识别。采用严格无菌技术在腹股沟韧带下方穿刺股动脉，送入导引钢丝后拔除穿刺针，沿导引钢丝送扩张器扩张股动脉穿刺口后撤除扩张器，再沿导引钢丝送入鞘管至降主动脉胸段，将主动脉气囊反搏导管插入引导鞘管，使其顶端位于左锁骨下动脉开口以下1～2 cm气囊的末端在肾动脉开口水平以上，可通过胸部X线片观察导管尖端是否位于第二～第三肋间，将鞘管退出至留在体内2～4 cm后固定，连接压力传感器和床旁反搏机。

（2）经股动脉直视插入：手术暴露股动脉，将一段长5 cm，直径8～10 mm的人工血管以45°至股动脉，将主动脉气囊反搏导管经人工血管插入动脉，同前所述定位后，用带子结扎人工血管固定气囊反搏导管。

（3）经胸骨正中切开插入：当有腹主动脉瘤或严重的外周血管病变而不能经股动脉插入主动脉气囊反搏导管时，可在行心脏手术时经胸骨正中切开，直接将气囊反搏导管插入升主动脉或主动脉弓，经主动脉弓将气囊推进至降主动脉胸段。

2. 主动脉气囊反搏导管插入前的准备和插入过程中的监护

（1）主动脉气囊反搏导管插入前的准备

1）协助医师评价患者情况。包括：双下肢皮肤颜色、温度、动脉搏动、基础感觉和运动能力以及患者插管前的血流动力学状态，并进行全面的神经系统的检查。向患者及家属简单、概括地解释与 1ABP 治疗相关的问题,如治疗的目的、反搏的原理、可能出现的并发症、使用中如何配合等,取得患者及家属对操作的理解,消除他们的恐惧,并签署知情同意书。

2)保持静脉通路开放,以备在导管插入过程中出现紧急情况可以快速给药。检查患者正在使用的仪器设备的运行是否正常以及报警设备是否正确,如呼吸机、心电监护仪、输液泵以及负压吸引装置等。护士应常规进行备皮准备,协助医师进行皮肤消毒。插管前提醒医师检查气囊是否存在漏气情况。

(2)主动脉气囊反搏导管插入过程中的监护:主动脉气囊反搏导管插入过程中可能发生的并发症包括栓塞、动脉内膜剥脱、主动脉穿通、气囊位置放置错误等。监护护士必须密切观察、测量并记录患者的血压、心率、心律、尿量及双下肢温度、颜色、动脉搏动等,对患者出现的每一个临床表现尤其是疼痛有所警觉(如胸前或后背疼痛均提示主动脉内膜剥脱),及早发现和处理并发症。插管后常规立即进行床旁胸部 X 线检查,明确主动脉气囊反搏导管的位置。

(三)主动脉气囊反搏泵主机的准备

1.触发方式的选择

触发时生理性的相关信号,它使得放置在主动脉内的气囊进行充气和放气时相连续不断地切换。触发启动点在主机显示屏上的一个时间点上标明,指示气囊充气或排气,并且可以听到主机发出的声音。一般的主动脉内气囊反搏泵常采用心电图 R 波作为触发的识别标志,同时还具备有更精细、复杂的系统使之可以采用其他触发方式,如根据动脉压力波形触发、心室或房室起搏器起搏信号触发等方式。主动脉气囊反搏泵还可以由操作者选择内部强制触发方式,例如当进行心肺复苏时,患者的心电和血压均不足以触发反搏而采取的内部强制触发方式。基本的触发方式有以下几种。

(1)心电图触发方式:是最常用的触发方式,心电图 R 波信号反馈到一个微程序处理器,经过整合后将控制信号传递到气体传输系统,驱动气囊充气和排气。外部的电干扰如起搏器发出的起搏信号、电刀干扰等可能严重地干扰触发启动探测的可信性,现在许多主动脉气囊反搏装置已经安装有滤波装置,以保证在这些不利情况下保持适当的触发和时相判定。

(2)压力触发方式:各种原因心电图不能有效触发或心电图信号不清楚时,可选择压力触发方式,触发的信号标志可以从气囊导管中心测压腔获得,要求收缩压>50 mmHg,脉压差>20 mmHg。因为不规则的心律可导致动脉压力波形形态发生变化,所以不建议用于不规则的心律。

(3)起搏状态触发方式:当患者正在应用起搏器进行心房起搏、心室起搏或房室顺序起搏时,可以选择利用起搏信号触发模式。在这种触发方式下,高尖的起搏信号成为触发识别的信号,因此既要兼顾主动脉气囊反搏达到最大效益,同时又要让起搏器继续起搏。

(4)内部强制触发方式:主动脉气囊反搏主机还设有一个非同步的触发方式,其用于患者不能产生心脏输出时,如心搏骤停时心脏的电活动和搏动不足以启动主动脉内气囊反搏泵,此时主机强制触发反搏可以固定的频率(自动状态为 80 次/分钟)触发产生冠状动脉的血流灌注。为了防止相反的作用,主机自动监测患者心脏的自主电活动,并在监测到 R 波时排气。

一旦患者出现自主的心脏电活动,可将触发模式转换回心电图触发方式。

2.时相转换

在反搏过程中,时相转换适当可以使主动脉内气囊在每个心动周期中的充气和排气协调地相互交替发生作用。理想的反搏结果是:产生高的动脉舒张压(理想的 PDA),从而增加冠状动脉的灌注；降低主动脉舒张末压（后负荷），从而减少心肌氧耗，增加心排血量。达到理想的舒张期增量不仅仅依靠充气的时相，而且还取决于气囊的位置、气囊充气的速度、排血量的多少、主动脉的顺应性以及主动脉瓣的情况等。气囊充气起始点在主动脉波形重脉切迹（DN点）处，产生显著的舒张压增高，舒张末期压力降低，收缩峰压下降。气囊排气时相假设预期在收缩期有一个使心肌氧需求下降的结果，气囊排气刚好在心室射血期前主动脉内血液容积突然锐减，致使主动脉内压力下降，从而有效降低了左心室的后负荷，最终减少心肌对氧的需求。主动脉内气囊反搏充气/排气时相转换适当地获得安全有效应用的前提，需要监护室医师和护士具有有关心动周期的基础知识和操作上的一些技巧。首先，操作者一定要能够明确舒张期的开始。在主动脉压力波形上表示舒张期开始的标志是重脉切迹（di-croticnotch），它代表主动脉瓣关闭，气囊充气最好在此点稍前。其次，操作者一定要能够确定收缩期的开始。动脉压力波形向上快速升高表示主动脉瓣开放、心室射血，气囊排气最好发生在此之前。

　　主动脉瓣内气囊充气/排气时相设置不当会造成以下四种情况。①充气过早：IABP 在主动脉瓣关闭之前充气→动脉瓣提前关闭→每搏射血量减少（CO 减少）。②充气过迟：PDP 低于理想状态。主动脉舒张压放大效果降低冠状动脉的灌注量减少（疗效欠佳）。③排气过早：APSP＝PSP，BAEDP 处成"U"型。后负荷未减轻，心肌耗氧未减轻。④排气过迟：BAEDP 大于 PAEDP。左室的后负荷增加→心肌耗氧量增加、CO 减少。为了能够达到理想的充气/排气时相和简化临床操作，现代的主动脉内气囊反搏仪具有自动控制时相的功能，它可以在心率和心律的变化中自动校正时相对衰竭的心脏进行支持。

五、主动脉内气囊反搏治疗患者的监护要点

　　在接受 IABP 支持治疗患者的整个治疗监护过程中，重症监护室（ICU）护理人员的作用是非常重要的。进行 IABP 支持治疗的患者需要 24 h 不间断的监护，他们的病情一般都非常严重，随时可能发生变化，所以监护人员必须做到正确地、安全地处理各种病情变化。监护人员对 IABP 技术掌握的熟练程度、对解剖学和病理生理学知识的理解程度决定了他们在监护过程中是否可以及时提供极其重要的信息，对医师做出应用 IABP 支持治疗的选择、在整个过程中正确处理病情变化和调整 IABP 支持治疗非常有帮助。

（一）妥善固定插管

　　无菌敷料包扎插管部位并妥善固定，当 IABP 治疗开始以后，监护人员要按照无菌原则对插管部位进行包扎处理，将主动脉气囊反搏导管固定在患者的大腿上，防止脱位。每 24 h 更换敷料，必要时随时更换。

（二）体位和活动

　　对安装 IABP 的患者，监护人员一定要强调其绝对卧床。插管侧大腿弯曲不应超过 30°，床头抬高也不应超过 30°，以防导管打折或移位。但是护理人员还是应鼓励和协助在限制允许的范围内多移动。

（三）心理护理

　　患者应用 IABP 支持治疗时对他的病情和治疗现状感到焦虑，经常会提出有关治疗和预后方面的问题；患者也可以因为在自己体内存在一个治疗装置而感到困惑或不安，还可以为经济、家庭关系等方面的问题而焦虑。护士应耐心解释患者提出的问题，安慰鼓励患者，为患者创造一个安静的、能够充分休息的环境非常重要。在条件允许的情况下可以遵医嘱给予

镇静药。

(四)血流动力学状态的监测

根据需要每 15~60 min 评估并记录患者血流动力学状态及对 IABP 支持治疗的反应。主要观察和记录数据包括:生命体征、中心静脉压、肺动脉压、肺毛细血管楔压(PCWP)、心排血量、液体出入量、血气分析及其他实验室检查。在 IABP 支持治疗开始 15 min 各种血流动力学指标可以得到改善。

(五)主动脉血管并发症的预防

IABP 治疗中最常见的并发症是主动脉血管并发症,发生率为 6%~24%。通常与插入操作有关,主要危险因素有:糖尿病患者、高血压患者、女性患者和外周血管疾病患者。护士应该密切观察患者是否出现血管性并发症的症状和体征,如突然剧烈的疼痛、低血压、心动过速、血色素下降、肢体末梢凉等,并及时向医师报告。

(六)下肢缺血的预防

下肢缺血发生率在 5%~19%。监护室护士对应用 IABP 支持治疗的患者应加强观察其穿刺侧肢体的脉搏、皮肤颜色、感觉、肢体运动、皮肤温度等。在主动脉内气囊导管插入后第一小时内每隔 15 min 观察判断一次,此后每一小时测量、判断一次。当发生插入术后的下肢缺血时,应撤出气囊导管。

(七)预防血栓、出血和血小板减少症

注意要把主动脉气囊反搏泵因故障不工作的时间控制在 15 min 内,1∶3 IABP 不超过1 h。观察足背动脉情况、下肢温度及颜色变化;观察尿量变化:如尿量减少、尿比重低,应考虑是否肾衰竭或肾动脉栓塞。正确执行肝素抗凝治疗及全身凝血酶原激活时间(ACT)监测,维持 ACT 在 180~200 s。监测血小板计数、血红蛋白、血细胞比容。如果发生出血,根据需要进行输血,必要时输血小板。

(八)预防感染

按照无菌原则进行伤口换药,注意伤口有无红、肿、热、痛和分泌物。常规预防性使用抗生素。对患者进行细致的生活护理,包括,口腔护理、中心静脉插管护理、导尿管护理等。密切监测患者的体温,白细胞计数等,必要时进行血培养。

(九)保持最佳的主动脉内气囊反搏效果

IABP 治疗的有效性取决于患者的血流动力学状态和仪器的有关参数的正确选择。监护人员可以通过 IABP 治疗期间主动脉压力波形的变化来判断辅助治疗效果。另外监护人员还要知道如何判断主机工作状态和常见问题和故障的排除。

(十)其他治疗

在施行 IABP 期间,应同时执行其他有关治疗,如补足血容量、纠正酸中毒、纠正心律失常、应用血管活性药物维持血管张力和呼吸机治疗等。

六、撤离主动脉内气囊反搏

(一)IABP 撤离的指征

①心排指数>2.0 L/(min·m²)。②动脉收缩压>90 mmHg。③左心房和右心房压<20 mmHg。④心率<100~110 次/分钟。⑤尿量>0.5~1.0 mL/(kg·h)。⑥无正性肌力

药物支持或用量<5 $\mu g(kg \cdot min)$。

（二）酌情早期撤离

有主动脉血管内并发症、下肢缺血、气囊导管内形成血栓等并发症时，应酌情早期撤离IABP。

（三）撤离步骤

（1）撤离IABP的过程要在医师的指导下逐步地减少主动脉内气囊反搏的辅助比例，从1：1减少到1：2最终到1：4，并逐渐减少抗凝剂的应用，在拔除气囊导管前4 h停止用肝素，确认ACT<180 s，这样可减少出血并发症。

（2）给予少量镇静药，剪断固定缝线。

（3）停机后用50 mL注射器将气囊内气体抽空，将气囊导管与鞘管一起拔除。

（4）让血液从穿刺口冲出几秒或1～2个心动周期，以清除血管内可能存在的血栓碎片。

（5）局部压迫30 min，继以沙袋压迫8 h。护士应嘱咐患者平卧6～12 h，严密观察穿刺部位出血情况，最初30 min观察一次，经2～3 h可适当延长观察时间。

（6）在拔除气囊导管后，护士应立即检查远端动脉搏动情况和患者血流动力学状态等，及早发现异常并及时处理。

（秦晋红）

第十三节　氧代谢监测

生理情况下，机体细胞正常活动有赖于持续不断的氧供给。当细胞内氧的利用发生障碍时，导致机体出现一系列的功能、代谢和形态的改变，甚至危及生命。恰当的氧供给取决于心、肺及血液系统功能的协调。机体的氧代谢主要包括摄取、输送和消耗3个环节。

监测氧代谢，可及时发现脏器组织氧代谢的障碍，实施能改善组织的氧输送和氧消耗的有效措施，是提高危重患者治疗水平的关键一环。组织氧合的全身性测定包括全身性氧输送（DO_2）、氧消耗（VO_2）、氧摄取率（ERO_2）、混合静脉血氧饱和度（SvO_2）及动脉血乳酸测定值（ABL）。

一、氧输送

DO_2是指每分钟心脏向外周组织输送的氧量。由CI及动脉血氧含量（CaO_2）所决定。动脉血氧含量由血红蛋白、动脉血氧饱和度及动脉血氧分压决定。

$$DO_2 = CI \times CaO_2 \times 10$$
$$CaO_2 = 1.34 \times Hb \times SaO_2 + 0.003 \times PaO_2$$

二、氧消耗

VO_2是指每分钟机体实际的耗氧量，在正常情况下，VO_2反映机体对氧的需求量，但并不代表组织的实际需氧量。VO_2的决定因素是DO_2、血红蛋白氧解离曲线的P50、组织需氧量及细胞的摄氧能力。VO_2主要有2种测定方法如下。

(1)直接测定单位时间内吸入气和呼出气中氧含量并计算其差值。

(2)通过反向 Fick(reverse-Fick)法计算。

$$VO_2 = CI \times (CaO_2 - CvO_2) \times 10$$

$$CvO_2 = 1.34 \times Hb \times SvO_2 + 0.003 \times PvO_2$$

三、氧摄取率

ERO_2 是指每分钟氧的利用率,即组织从血液中摄取氧的能力,反映组织的内呼吸,与微循环灌注及细胞内线粒体功能有关。

$$ERO_2 = VO_2 / DO_2$$

正常基础状态 ERO_2 为 $0.25 \sim 0.33$,即 VO_2 为 DO_2 的 $1/4 \sim 1/3$。

四、混合静脉血氧饱和度

SvO_2 反映组织器官摄取氧的状态,正常范围为 $60\% \sim 80\%$。全身氧输送降低或氧需求大于氧输送时,SvO_2 降低;组织器官利用氧障碍或微血管分流增加时,SvO_2 升高。肺动脉内的血是理想的混合静脉血标本,通常经 Swan-Ganz 导管抽取肺动脉血。SvO_2 与中心静脉血氧饱和度($SevO_2$)有一定相关性,$ScvO_2$ 的值比 SvO_2 的值高 $5\% \sim 15\%$。

五、动脉血乳酸测定

血乳酸和乳酸清除率是近年来评价疾病严重程度及预后的重要指标之一。组织缺氧使动脉血乳酸升高,但仅以血乳酸浓度不能充分反映组织的氧合状态,研究表明,患者乳酸清除率能够更好地反映患者预后。监测乳酸 > 2 mmol/L 所持续的时间、连续监测血乳酸及乳酸清除率的动态变化,能够更好地指导危重患者的救治。

(秦晋红)

第十四节 撤离呼吸机与拔管常规

撤离呼吸机是指,辅助机械通气的患者通过呼吸机多种模式、参数辅助及其他临床治疗的帮助,逐步建立起完善的自主通气和换气功能,最终脱离呼吸机。

一、撤机的临床指标

(一)对原发疾病直接引起的呼吸衰竭

撤机的先决条件是致呼吸衰竭的原发疾病得到控制。如果原发疾病处于不稳定期,即使呼吸功能暂时恢复,也不能撤机。如慢性阻塞性肺疾病(COPD)急性发作,宜在肺部感染控制窗撤机,体温正常、血常规正常、痰量少、肺部啰音减少或消失、胸部 X 线片示感染吸收等,是临床观察的一些指标。

(二)对原发疾病不直接引起的呼吸衰竭

机械通气作为辅助支持治疗的一部分,如急性左侧心力衰竭合并呼吸衰竭,呼吸机支持作为维持生命体征稳定的重要治疗环节,应该在原发病得到有效控制后,才考虑撤机。如原发病未能纠正,即使撤机的呼吸力学指标已达到,也不宜过早撤机。

二、评价自主呼吸能力的指标

虽然有一些指标受到推荐,但仍无较满意的指标或多指标的组合来可靠地提示患者是否具备足够的自主呼吸能力。目前对于撤机时机的掌握主要依据对各项撤机指标的综合分析及临床医师的经验判断。

三、撤机方法

(一)撤机过程

1. 快速撤机

几个小时内成功撤机,对象为麻醉以后过渡患者。

2. 慢速撤机。

需要几天几周的撤机技术,成人呼吸窘迫综合征(ARDS)、COPD、高龄或虚弱患者。

3. 困难撤机。

应用呼吸机后 3 个月撤机失败,呼吸机依赖或脑损伤或者神经肌肉病变。

(二)程式化撤机

采用标准化的撤机程序。

(1)优点:形成标准化撤机模式,避免因医务人员操作差异导致的评估差异,撤机的延续性好,效率较高。

(2)方法:对于呼吸机支持时间<5 d 的患者,采用快速撤机法。对于呼吸机支持时间>5 d 者,采用逐步撤机法。对于后者,根据通气参数,氧合参数以 25% 的频度逐级递减参数,直至达到撤机标准。如果在任何一级失败,则回到前一级支持水平。

(3)部分患者采取无创机械通气作为序贯撤机,可提高撤机成功率,也可以通过同步间隙指令通气(synchronized intermittent mandatory ventilation,SIMV)或持续正压通气(continuous positive pressure venti-lation,CPAP)撤机。

(三)拔管指征

(1)基础疾病得到有效控制或痊愈。

(2)意识清醒。

(3)能够进行正常的自主呼吸。

(4)呼吸频率、节律均在正常范围。

(5)给氧浓度在 40% 以下,呼气末正压(Positive End-Expiratory Pressure,PEEP)0～2 cmH_2O,氧饱和度能够维持在 95% 以上。

(6)血气指标正常。

(7)经过正规脱机训练,提示能够耐受。

(8)如果不能耐受插管或插管时间超过 2 周以上,应尽早评估,进行气管切开。

(四)拔管

(1)先彻底清除口鼻腔及插管内的分泌物。

(2)调节 FiO_2 100%,1～2 min。

(3)松气囊再次清除口、鼻腔及插管内的分泌物,进行阻管试验,试验阴性可进行拔管,试验阳性导管不拔除,继续进行经导管吸氧治疗。

(4)将吸痰管插入导管内,边吸边拔除导管。

(5)拔管后立即给予吸氧,清除口、鼻的分泌物,进行口腔护理及面部的清洁。

(秦晋红)

第十五节　呼吸机应用常规

一、应用指征

(1)意识障碍。

(2)呼吸形式严重异常,呼吸频率>35～40 /min 或<6～8 /min,呼吸节律异常,自主呼吸微弱或消失。

(3)充分氧疗后 PaO_2 <50 mmHg;$PaCO_2$ 进行性升高,pH 动态下降。

二、无创正压通气(NPPV)

NPPV 可作为急性心源性肺水肿和急性加重期 COPD 患者的一线治疗手段。双水平正压通气(BiPAP)参数调节原则:吸气压(IPAP)/呼气压(EPAP)均从较低水平开始,待患者耐受后再逐渐上调,直到达到满意的通气和氧合水平,或调至患者可能耐受的最高水平。应用 NPPV1～2 h 病情不能改善应转为有创通气。

三、机械通气的基本模式

(一)分类

1.根据吸气向呼气的切换方式不同分类

①定容型通气:容量控制通气(Volume controlled ventilation,VCV)、容量辅助-控制通气(volume assist-control ventilation,V-ACV)、间歇指令通气(intermittent mandatory ventilatieon,IMV)和同步间歇指令通气(synchronized intermittent mandatory ventilation,SIMV)等。②定压型通气:有压力控制通气(pressure controlled ventilation,PCV)、压力辅助控制通气(P-ACV)、压力控制-同步间歇指令通气(PC-SIMV)、压力支持通气(Pressure Support Ventilation,PSV)等。

2.根据开始吸气的机制不同分类

①控制通气(CV):适用于严重呼吸抑制或伴呼吸暂停的患者。②辅助通气(AV):适用于呼吸中枢驱动稳定的患者。

(二)常见模式

(1)辅助控制通气。辅助通气和控制通气两种通气模式的结合(A-C)为 ICU 患者机械通气的常用模式。

(2)同步间歇指令通气(synchronized intermittent mandatory ventilation,SIMV),可以预设容量(容量控制 SIMV)或预设压力(压力控制 SIMV)的形式来进行。

(3)压力支持通气,可应用于撤机过程。

(4)持续气道正压(CPAP),患者完成全部的呼吸功,常用于无创通气,偶尔用于脱机。

(5)双水平气道正压通气(Bi-LevelPositiveAirwayPressure,BIPAP),利用从 Phigh 切换至 Plow 时功能残气量(functional residual capacity,FRC)的减少,增加呼出气量,改善肺泡通气。

(三)参数

1. 潮气量的设定

$5\sim12$ mL/kg,维持气道压最低时的 VT,其压力最高应低于 $30\sim35$ cmH$_2$O。

2. 呼吸频率的设定

成人通常设定为 $12\sim20$ 次/分钟,急/慢性、限制性肺疾病时也可根据分钟通气量和目标,PCO$_2$ 水平,可超过 20 /min。

3. 流速调节

成人为 $40\sim60$ L/min。

4. 吸气时间/I∶E 设置

自主呼吸患者通常设置吸气时间为 $0.8\sim1.2$ s 或吸呼比为 1∶$1.5\sim2$。控制通气患者,为抬高平均气道压改善氧合可适当延长吸气时间及吸呼比。

5. 触发灵敏度调节

压力触发常为 $-0.5\sim-1.5$ cmH$_2$O,流速触发常为 $2\sim5$ L/min。

6. 吸入氧浓度(FiO$_2$)

机械通气初始阶段,可给予高 FiO$_2$(100%)迅速纠正严重缺氧;后酌情降低 FiO$_2$ 至 50%以下,并设法维持 SaO$_2$>90%;若不能达上述目标,即可加用 PEEP、增加平均气道压。

7. PEEP 的设定

PEEP 常应用于以 ARDS 为代表的 I 型呼吸衰竭,下限通常在 P-V 曲线的低拐点(L1P)或 LIP 之上 2 cmH$_2$O;外源性 PEEP 水平大约为 PEEPi 的 80%时不增加总 PEEP。

(四)脱机

预测脱机的方法是 3 min 自主呼吸试验,包括 3 minT-管试验和 CPAP5 cmH$_2$O/psv 试验,3 min 自主呼吸试验期间医师应在患者床旁密切观察患者的生命体征,当患者情况超出下列指标时应终止自主呼吸试验,转为机械通气。①呼吸频率/潮气量(L)(浅快指数)应<105;②呼吸频率应>8 或<35 /min;③自主呼吸潮气量应>4 mL/kg 体重;④心率应<140 /min 或变化<20%,没有新发的心律失常;⑤脉氧饱和度应>90%。

(秦晋红)

第十六节　择期 PCI 常规

不稳定型心绞痛综合性药物治疗下病情稳定的患者可以择期进行 PCI 治疗。对于心肌梗死相关动脉闭塞持续超过 24 h 的 NSTEMI 或 STEMI 的稳定患者,不推荐对持续闭塞的心肌梗死相关动脉进行 PCI。

评估 UA/NSTEMI 患者的肌酐清除率(Creatinine clearance,CrCl),合并慢性肾功能不

全患者(Chronic kidney disease,CKD)为高危,建议行介入治疗。对于很可能需要接受有创性操作或外科手术治疗并因此在 PCI 术后 12 个月内必须中断抗血小板治疗的患者,应考虑置入金属裸支架(bare mental stent,BMS)或施行球囊成形术,而不用药物层支架。

一、注意

(1)等待并准备进行血管造影检查,持续应用 LMWH,可酌情开始应用 GPIb/Ia 受拮抗药。尽早安排冠状动脉造影,但不必过分紧急。

(2)伴有严重心律失常(室性心动过速、心室纤颤)、血流不稳定(高血压、肺水肿)的患者要求在最初的 1 h 内行冠状动脉造影。

(3)根据冠状动脉造影病变特点选择治疗策略:单支血管病变:首选 PCI,在冠造后即刻进行。左主干或 3 支血管病变,尤其伴左心室功能紊乱,除非外科禁忌的严重并发症,推荐 CABG。双支病变和某些 3 支病变,PCI 和 CABG 均合适,需结合患者全身情况综合考虑选择 PCI 或 CABG。

二、术前用药

(1)氯吡格雷服用满 1 周:术前晚加服阿司匹林 300 mg＋氯吡格雷 300 mg。

(2)氯吡格雷服用不满 1 周:除术前晚加服阿司匹林 300 mg＋氯吡格雷 300 mg,手术当日加服氯吡格雷 300 mg。

三、术后处理

(1)术后泵入普通肝素 24 h(维持 APTT＞80 s)。

(2)停用普通肝素后 2 h 开始 LMWH,(5～7 d)。

(3)金属裸支架:氯吡格雷 75 mg,3 个月。

(4)药物涂层支架:氯吡格雷 75 mg,12 个月。

(5)PCI 术后 6 个月复查冠状动脉造影或冠脉 CTA。

四、穿刺部位处理

(1)股动脉入路未应用缝合器者:平卧 24 h,沙袋压迫 6 h。

(2)股动脉入路应用缝合器患:平卧 4 h,一般无需沙袋压迫。

(3)桡动脉入路:夹板固定 2～3 h,6 h 后改绷带固定 24 h。

(秦晋红)

第十七节　心脏急重症监护环境和设备常规

心脏急重症的处理一般是在心脏监护室(Intensive Care Unit,CCU)中进行,CCU 的主要任务是维护患者的主要生命体征,防止并及时发现、纠正恶性心脏事件,保护主要脏器的功能,使患者度过危险期,并尽可能地提高患者预后生活质量。

一、CCU 工作的特点

（一）病情的严重性

患者随时可能出现危及生命的情况。

（二）监护的持续性

需要 24 h 不间断地对患者进行临床观察和监护，目的是在第一时间发现问题。

（三）抢救的及时性

一旦发现恶性心脏事件，应在第一时间给予最有效的处理。

（四）治疗的综合性

抢救心脏急症的过程中要兼顾全身，注意保护其他脏器的功能。这就决定了 CCU 工作人员必须熟悉环境设备、熟知诊疗常规、熟练急救技能。

二、CCU 环境

室内有空调、中央管道系统及隔离设施，以防止交叉感染。护士工作站设在能方便地观察到全部患者、紧急情况下可以迅速到达患者床旁的部位，配备中心监护和呼叫应答设备。床单位包括可以变换位置便于急救的病床和急救需要的所有管道系统、监护系统、供电系统、呼叫系统和生活辅助设施。治疗室内有无菌操作台，备有急救车，车中备有急救需要的药品和物品，品名及位置清单置于醒目处。设备间用于收、保养维护急救设备。此外还有防火、逃生等专用设施。

三、CCU 设施

除配备吸氧、负压吸引、呼叫等设备外，还有以下特殊医疗器械和设备。

（1）心肺复苏设备。气管插管、气管切开器械、体外除颤器、静脉切开包等。

（2）生命支持设备。临时起搏器、主动脉内球囊反搏（IABP）仪、呼吸机、血液净化仪。

（3）心电、血压、血流动力学监测设施，包括创伤性和非创伤性，心电图机。

（4）床旁快速检验设备。血气监测仪、血糖仪等。

（5）重症治疗设备。输液泵、微量注射泵；经周围置入的中心净化导管（PICC 导管）、中心静脉导管等。

四、CCU 仪器管理

所有仪器设备均有严格的使用、保养制度。操作人员必须经过培训以熟练掌握仪器的使用、管理、保养。操作时须严格遵守、熟练掌握操作规程。为防止院内交叉感染，制定严格消毒清理规则，根据不同的仪器，不同的部件和使用情况，进行不同的消毒处理。所有设备通风良好、温湿度适宜、防尘、防阳光直射；各种设备配备专用稳压电源，避免强电场、磁场的干扰。各种仪器按规定位置放置整齐有序，在相应位置以醒目字样标识，随仪器配有使用操作流程及注意事项说明；工作场所整齐有序、一目了然，减少寻找物品的时间，提高工作效率。CCU 医护人员对监护仪器、药品实行专人监督管理，在设备上明确标示负责人、具体责任、养护检查登记表并签署完成时间。仪器始终保持良好性能，随时可用，用即有效，效果确切。

（秦晋红）

第十八节　中心监护设备常规与床边监护设备常规

一、中心监护设备常规

对患者生命体征进行连续动态监护是 CCU 最为重要和最具特点的常规工作内容，准确细致的监护和及时有效的治疗是 CCU 工作的核心内容。随着生物医学信息测量技术、电子通信技术和计算机技术的发展，CCU 监护越来越数字化、系统化、网络化。中心监护工作站可同时监护所有患者的相关生命信息，中心监护设备以主屏幕监测所有患者的心电、血压、侵入性血流动力学、体温、呼吸频率、脉搏血氧饱和度等，其他如呼吸动力学等指标也可根据需要接入中心监护设备。各种监护指标均设定报警范围，并可以发出声、光等报警信号提示监护人员迅速发现异常所在。报警范围设定需根据临床参考值和具体患者实际情况综合考虑，突出警示患者最可能发生的和最严重的心血管事件，同时也要切合 CCU 环境，尽可能减少监护人员视觉疲劳和噪声危害。

中心监护工作站配备回放功能和记录设备，便于事件后分析、会诊和讨论。因此，记忆时间设置需要尽可能长，最好可以保留患者在 CCU 的全程监护指标，这就对存储设备和技术提出高的要求。对于严重和可疑事件，特别是严重心律失常和心肌缺血事件，应在发现时及时记录至纸质介体，同步记录护理记录和（或）病程记录，注意时间的一致性，以作为医学分析和法律证据。中心监护工作站配备趋势分析功能。通过对所存储的各监护指标的趋势描记，医护人员可以了解患者不同时间段的主要循环、呼吸等生理、病理生理参数的变化情况，对于诊断、预测和预后判断有重要价值，易于及时调整治疗方案。此外，中心监护工作站还配备与各监护单元、医师办公室、护士办公室及监护室其他房间的交互式呼叫应答系统，便于信息的传递，以便发生事件时医护人员和设备的及时到位。

二、床旁监护设备常规

床旁监护设备包括每位患者所有监护治疗仪器。除中心工作站观察的心电、血压、侵入性血流动力学、体温、呼吸频率、脉搏血氧饱和度、呼吸动力学等设备外，还包括床旁血糖、凝血、血气分析、脑功能等指标的监测和各种治疗设备，如机械通气设备、心脏辅助装置（IABP、VAD、ECMO）、胃肠减压、负压吸引、静脉输入仪器、肾替代技术等重要仪器的参数调整和设置。由于床旁监护与床旁救治密不可分，配备急救药品后即是 CCU 的基本抢救单元，因此对于拟诊为高危事件的危重患者的特殊阶段，床旁特护就成为 CCU 一种监护常规。

由于监护设备多种多样，监测指标诸多，与治疗密不可分，对于床旁监护的要求就更加严格。监护人员需要熟练掌握生命体征、心电、血流动力学、主动脉气囊反搏（IABP）、辅助呼吸和机械通气、血糖、凝血、各种治疗仪器等心血管疾病和相关事件的监护救治设备的调整使用、参数判断。相对少用和复杂的心室辅助装置（Ventricular Assist DeviceVAD，VAD）、体外膜肺（extracorporeal membrane oxygenation，ECMO）、肾替代技术等由于技术设备复杂，多有专人负责，但 CCU 监护人员也需要有一定了解，便于协作配合。

同中心工作站一样，心电监护和血压以及严重患者的血流动力学监测是 CCU 床旁监护的主体部分。近年来机械通气和 IABP 在 CCU 已经大量展开，对此的监护也是重症患者的关键内容。目前这些关键设备除可以给出主要的临床参数外，还能提供各种波形分析，心电波形、有创和无创血流动力学波形、呼吸力学波形、IABP 动脉压波形等可以直观、动态、连续地显示患者的各种循环、呼吸病理生理异常,这对于临床救治非常有用。其中如心房颤动、室性心律失常、严重传导阻滞、严重心肌缺血的心电波形,肺动脉高压、瓣膜反流的血流动力学波形,压力、流量、时间的呼吸力学波形、IABP 中动脉压、反搏压波形等都具有特征性和重要参考价值,需要熟练掌握。

除了实时的波形分析外,各种监护参数是 CCU 监测的更为重要的内容,因为参数的记录可以提供事件后分析、会诊和讨论依据,用于诊断、预测和预后判断,并且是重要的法律证据。参数的记录需要准确、及时,还要注意医疗文书的时间性、严密性和一致性。

此外,床旁监护设备需要医护以及保养人员的密切协作和配合,保证仪器设备的可靠性、安全性和高效率。制定规范的消毒、检修保养制度和严格执行是关键。

(秦晋红)

第十九节　急性左侧心力衰竭的监护

心脏在急、慢性心肌病变或长期负荷过重的作用下,心脏功能减弱,不能通过各种代偿机制将静脉回心血充分排出,以维持足够的心排血量,致使出现组织器官灌注不足,肺循环或体循环静脉瘀血、组织间液增多、出现明显组织水肿,由此出现的临床病理生理综合征,也称为充血性心力衰竭。心力衰竭按其发展过程可分为急性和慢性两种,按其发生部位可分为左侧心力衰竭、右侧心力衰竭及全心衰竭,按心力衰竭时心排血量的高低可分为低心排血量性和高心排血量性,按心力衰竭时心肌收缩与舒张功能的障碍可分为收缩功能不全性和舒张功能不全性。急性左侧心力衰竭系指快速出现的,以左心室排血量下降,肺静脉及左心房压升高为主要临床表现的临床急性综合征,是心血管系统常见的急症之一。

一、病因和诱因

(一)病因

1.原发性

心肌收缩舒张功能障碍如左/右心发育不良、肥厚性/扩张性心肌病、心内膜弹力纤维增生症等。

2.心脏负荷过度

(1)前负荷(容量负荷)过度:指心脏在舒张时所承受的容量负荷过大。大量左向右分流型先天性心脏病,如巨大室间隔缺损、完全性心内膜垫缺损、动脉导管未闭、共同动脉干、主-肺动脉间隔缺损、完全性肺静脉畸形引流等,肺循环血量明显增加,右室容量负荷增加,易出现右室扩大,右心衰竭;左室双入口、二尖瓣反流可使左室容量增加、左房,继而出现左心衰竭。

(2)后负荷(压力负荷)过度:指心脏在收缩时所承受的阻抗负荷增加,如主动脉狭窄、主动脉缩窄等可使左室后负荷增加;肺动脉狭窄、肺动脉高压等致右室后负荷增加。

(二)诱因

(1)心律失常尤其是快速性心律失常,既可诱发又可加重心力衰竭。

(2)感染尤以呼吸道感染,如重症肺炎。毛细支气管炎以及支气管哮喘的影响。

(3)其他过度的体力活动、过多过快的输液、水电解质及酸碱平衡紊乱、情绪激动、洋地黄中毒、心肌抑制药的应用、创伤、手术、严重贫血和缺氧、维生素 B 缺乏等均可增加心脏负荷或加重心肌损害,诱发心力衰竭。

二、临床表现及其诊断

(一)呼吸困难根据疾病的严重程度,临床上可有以下 4 种类型

1.劳力性呼吸困难

为左侧心力衰竭的早期征象,其程度与活动量有关。

2.阵发性夜间呼吸困难

为急性左侧心力衰竭较为严重的表现,患者常于入睡后 1~2 h 突然惊醒,感胸闷气急,需端坐后好转,严重者可伴有哮喘。

3.端坐呼吸

呼吸困难,不能平卧。

4.急性肺水肿

急性肺水肿为急性左侧心力衰竭最严重的表现,患者呈端坐呼吸,烦躁不安、发绀、咳嗽及咳出大量泡沫样稀薄痰或粉红色泡沫样痰。严重肺水肿可使脑缺氧,若不及时抢救可导致患者死亡。

(二)咳嗽和咯血

由于肺静脉瘀血,支气管黏膜充血,可咳出血痰。粉红色泡沫样痰,为急性左侧心力衰竭的特征性表现。病情较轻时亦可仅为白色泡沫样痰。肺动脉高压可引起肺小血管破裂,导致咯血。此时咯出的是肺动脉中暗红色未氧合的静脉血,与急性左侧心力衰竭的泡沫样痰不同,临床上应注意鉴别诊断。

(三)交感神经兴奋症状

急性左侧心力衰竭时交感神经兴奋,心排血量下降,外周血管强烈收缩,心率代偿性加快,因此常伴有血压升高、心率加快、四肢苍白、大汗淋漓、烦躁不安等。

(四)体征

面色苍白、精神紧张、焦虑、烦躁不安、大汗、呼吸急促,严重者表现为端坐呼吸。大多数患者有心脏增大,心率快,血压增高或正常,脉压变小,严重者可有血压下降,若处理不及时可有心源性休克。第一心音减弱,肺动脉瓣第二音增强,有时可闻及第三心音或第四心音奔马律,可有交替脉。两肺可闻及湿啰音或哮鸣音。胸部 X 线可见心影扩大、肺静脉瘀血,可有心包或胸腔积液。心电图多为窦性心动过速,亦可为各种快速性心律不齐。

三、治疗

(一)治疗原则

(1)降低心脏前负荷,减少静脉回心血量和血容量。

(2)减轻心脏后负荷,降低外周阻力。

(3)增强心肌收缩力。

(4)减少肺泡内液体渗出,保证气体交换。

(二)具体措施

(1)半卧位或坐位,使双下肢下垂,可明显减少回心血量。还可以交替缚扎四肢,以减少回心血量。

(2)吸氧:鼻导管或面罩给氧,流量 3～5 L/min,有泡沫样痰者可在湿化瓶内加入 50% 的乙醇,清除泡沫,增加换气效果。

(3)镇静:皮下或肌内注射吗啡 5～10 mg,可扩张外周静脉减少回心血量,同时具有镇静止痛作用,危重患者可静脉注射吗啡 3～5 mg 可立即缓解呼吸困难,但老年、严重发绀者慎用。

(4)强心:毛花苷 C(西地兰)静脉注射 0.4～0.8 mg,平时用地高辛者可静脉注射 0.2～0.4 mg。

(5)应用利尿药:静脉注射快速给予利尿药,呋塞米 20～40 mg 或布美他尼 1～3 mg,若无效可每 30 min 重复 1 次,剂量加倍。

(6)扩血管药物:常用酚妥拉明、硝酸甘油、硝普钠等。

(7)转换酶抑制药:卡托普利(开搏通)、依那普利等。

(8)氨茶碱:有兴奋心肌、轻度扩张血管、利尿、扩张支气管的作用。首剂为 3～5 mg/kg,缓慢静脉注射;然后以 0.5～1 mg/(kg·h)静脉泵入。

(9)积极治疗原发病和诱因。

四、观察

(1)密切观察患者的进餐、排便情况以及家属探视后的情绪变化,对熟睡后突发的阵发性呼吸困难要特别重视。

(2)对咳嗽频繁,咳白色泡沫样痰或血性痰的呼吸困难者,要注意其是否有发展为急性肺水肿的可能。

(3)心肺听诊有无改变,应定期检查两肺底有无湿性啰音,注意心音、心律、心率的变化。

(4)重症患者应行血流动力学监测。

①持续监测动脉血压。②外周静脉压测定,急性左侧心力衰竭时 CVP 升高。③经肘静脉放入 Swan-Ganz 漂浮导管监测心排血量:左侧心力衰竭时 CI<3.0 L/(min·m^2),PCWP>18 mmHg,CVP>12 cmH$_2$O。

五、护理

(1)严密观察病情变化,做到早发现早处理。

(2)重视心理护理,注意了解患者的心理状况,结合各种具体情况配合医师做好心理护理。

(3)饮食与营养,给予低盐或无盐、低脂肪、高蛋白质的易消化饮食,少食多餐,控制患者饮水。

(4)严密观察药物反应,遵守用药的注意事项。

(5)控制每日输液总量,合理调整液体速度。

(6)保持大便通畅,尽量减少患者体力负担。

(7)加强基础护理与生活护理,长期卧床者,防止压疮及肺部并发症。

(秦晋红)

第二十节　低心排血量综合征的监护

低心排血量综合征(LCOS)是复杂和危重心脏手术后常见并发症之一,是指由于心排血量显著减少、组织灌注不足及末梢血管收缩引起的低血压、少尿、手足湿冷及发绀等一系列严重的末梢循环不良的症状。

一、发生原因

(一)术前因素

(1)心脏泵功能异常。如术前长期应用利尿剂,以致患者原来循环血量不足等。

(2)肺血管病变。

(二)手术因素

(1)手术损伤。

(2)心肌缺血。

(3)心肌保护不满意。

(三)术后因素

(1)心肌收缩力下降。

(2)心脏压塞。

(3)心律失常和传导阻滞所致心排血量减少。

(4)血容量不足。

二、临床表现及其诊断

(一)一般症状

开始患者意识清楚,可有烦躁不安。随着心排血量的继续降低,逐渐出现意识淡漠及精神恍惚。

(二)交感神经系统兴奋症状

末梢动脉细速,不易摸出,面色苍白,四肢湿冷,出现进行性末梢性发绀,中心体温与外周体温温差加大,常大于 4 ℃。

(三)心动过速

心动过速是低心排血量的代偿功能之一。

(四)呼吸浅而快

呼吸浅而快是低氧血症、酸中毒代偿功能的表现。

(五)血压

早期血压并不一定下降,一旦出现低血压则提示病情严重,收缩压小于 10.7~12.0 kPa(80~90 mmHg),此前可有脉压减小。

(六)静脉压

有助于低心排血量患者的鉴别诊断,多数患者静脉压升高,少数患者静脉压降低。

(七)左房压、中心静脉压

均升高。

(八)心排血量的测量值下降

心排血量指数(CD)＝心排血量/体表面积,CI 值＞3.5 L/(min·m²)可认为正常;CI 值＜2.4 L,/(min·m²)存在低心排血量;婴幼儿 CI 值＜2.0 L/(min·m²),成人＜1.5 L/(min·m²)时提示有严重的低心排血量综合征。

(九)尿量

尿量是低心排血量最敏感的指征,小儿尿量＜0.5 mL/(kg·h),成人尿量＜30 mL/h 时,提示心排血量不足。

(十)血气分析

PaO₂ 降低,标准碳酸氢盐和 pH 值下降。

三、治疗

(1)及时检查与鉴别诱发低心排血量的因素,并依不同原因加以处理。

(2)调整前负荷:及时纠正低血容量是主要措施。根据不同病种及手术方式,参考左房压及中心静脉压及时补充血容量。通常血压维持在 12.0～13.3/8.0～9.33 kPa(90～100/60～70 mmHg)较为适宜。

(3)减轻后负荷:充分给予镇静,可减少全身用氧;在血容量得到扩充,心脏压塞得到缓解,酸中毒得到纠正的前提下,可酌情使用扩血管药物,降低血管阻力,减轻心脏后负荷,增加心排血量。一般应选用硝普钠、酚妥拉明等。

(4)增加心肌收缩力:使用正性肌力药物提高血压。心率维持在 100～120 次/分钟为宜,若心率过快,可使用洋地黄制剂。反之,心率过缓时,可静脉滴注异丙肾上腺素溶液,无效者应考虑应用临时体外起搏器。

四、监护

(1)注意病情观察,持续心电监护和血流动力学监测,加强神志、面色、皮肤温度、血压、心率、心律、中心静脉压等的观察,做到早发现,早处理。

(2)积极改善通气功能,维持酸碱平衡、保持呼吸道通畅,必要时机械辅助呼吸。

(3)及时建立静脉通路,供滴注血管活性药物之用。应用血管活性药物时,要有专用通道。做好血流动力学的监测,以指导调整药液进入速度,或提示补充液体量,给予利尿药等。

(秦晋红)

第二十一节　心律失常的监护

一、窦性心律失常

(一)窦性心动过缓

1.心电图诊断标准

(1)窦性 P 波(ⅡM),avR 直立。

(2)P-R 间期正常(0.12~0.2 s)。

(3)P 波频率<60 次/分钟。

2.原因

(1)窦房结本身的病变。

(2)药物影响。

(3)迷走神经功能亢进。

3.治疗

(1)去除病因。

(2)药物治疗:①阿托品。②异丙肾上腺素。③麻黄碱。

(3)上述治疗无效,可使用人工起搏器。

(二)窦性心动过速

1.心电图诊断标准

(1)窦性 P 波,P 波形态正常。

(2)P-R 间期在 0.12 s 以上。

(3)P 波频率>100 次/分钟(一般<150 次/分钟)。

(4)有 ST 段下斜形下降,此种变化是窦性心动过速引起的继发性变化,如合并 T 波其他变化,要考虑异常心电图。

2.原因

(1)发热、低血容量。

(2)贫血、甲状腺功能亢进心力衰竭、急性心肌梗死、缺氧。

(3)应用肾上腺素或迷走神经阻滞药引起。

3.治疗

(1)主要对其发病原因进行治疗。

(2)必要时可使用镇静药及 β 受体阻滞药。

二、房性心律失常

(一)房性期前收缩

1.心电图诊断标准

(1)期间发生的 P 波。

(2)该 P 波的形态与正常窦性 P 波有一定的差异。

(3)P-R 间期>0.12 s。

(4)该 P 波后可有或无 QRS 波群,亦可伴有室内差异性传导的 QRS 波群。

2.原因

可因多种原因引起,如使用拟交感神经药物,缺氧和心房压力升高诱发频发的房性期间收缩常为房性心动过速心房扑动或房颤的先兆。

3.治疗

(1)病因治疗。

(2)单纯偶发的房早,无须特殊处理。

(3)对于频发多源的房性期间收缩可给维拉帕米(异搏定)、普萘洛尔(心得安)、胺碘酮。

（二）心房扑动心电图诊断标准

(1)P波消失,代之以规则的锯齿样波,频率为300次/分钟左右。

(2)心室律在传导比率恒定时是规则的,在传导比率不定时,则显著的不齐,当完全性房室传导阻滞时,心室律与f波无固定关系,不呈现缓慢均齐的QRS波。

（三）心房颤动

1.心电图诊断标准

(1)P波消失,代之以不规则的f波,频率在500次/分钟左右。

(2)心室率完全不规则。

2.原因

术前即有房颤的风湿性瓣膜患者;低温、电解质紊乱、血容量不足等也可诱发。

3.治疗

(1)应用洋地黄制剂。

(2)去除病因,保温、纠正电解质紊乱、补足血容量等。

(3)对以上措施无效者,术后4~6周可应用同步直流电击复转治疗。

三、室性心律失常

（一）室性期前收缩（室早）

心室异位起搏点提早发出冲动激动心室产生心搏称室性期前收缩。

1.心电图诊断标准

(1)提早出现的QRS-T波群,其前无P波。

(2)QRS波群宽大畸形,T波与宽大畸形QRS波主波方向相反。

(3)代偿间歇完全,呈二联律。

2.原因

洋地黄过量、低钾、缺氧、酸中毒等。

3.治疗

(1)去除病因,补钾,改善供氧,纠正酸中毒。

(2)应用药物治疗,利多卡因静脉滴注效果较好。

(3)及时测定血清地高辛浓度,如存在洋地黄中毒,立即停药。

（二）阵发性室上性心动过速

1.心电图诊断标准

(1)3个或3个以上连续、匀齐而迅速的房性期间收缩,频率高于160~180次/分钟,QRS波样的时间、形态多属正常。

(2)如每个搏动前都有P波者不属于房性心动过速,如每个搏动前都有逆行性P波则为阵发性交界性心动过速。

(3)如不能辨认明确的P波而QRS波群时间正常,心律匀齐,则为室上性心动过速。

2.原因

同房性期间收缩,但因其可引起甚至导致急性心力衰竭,故一般均需治疗。

3.治疗

(1)药物治疗,维拉帕米(异搏定)。普萘洛尔(心得安)、胺碘酮等。

(2)刺激迷走神经的各种机械方法有：刺激咽喉、深呼吸或深吸气后憋住气再用力呼气,按压颈动脉窦、压迫眼球。

(三)室性心动过速

1.心电图诊断标准

(1)QRS 波群宽大畸形,心律不绝对规则。

(2)心率为 150～200 次/分钟。

(3)T 波与 QRS 波主波方向相反。

(4)P 波与 QRS 波无固定时间关系。

2.原因

冠脉血流量突然减少,冠脉搭桥术后围手术期心肌梗死,洋地黄中毒等。

3.治疗

(1)应用同步直流电击复转治疗。

(2)及时应用抗心律失常药物治疗,如利多卡因等。

(四)室心扑动

1.心电图诊断标准

(1)QRS 波宽大畸形,与 T 波融合,二者难以区分。

(2)扑动波明显增宽。

(3)心室率为 180～250 次/分钟。

(4)节律规则,波幅高大。

2.原因

急性缺氧,电解质紊乱,体温偏低,心室率过缓或过速,药物应用不当等。

3.治疗

(1)去除病因,改善供氧,纠正电解质紊乱。

(2)及时测定血清地高辛浓度,如存在洋地黄中毒,立即停止用药。

(五)室颤

1.心电图诊断标准

(1)P 波、QRS 波、T 波完全消失。代之以形态不同,大小各异、极不均匀的颤动波。

(2)频率不规则,为 250～500 次/分钟。

2.原因

急性缺氧,电解质紊乱,体温偏低,心室率过缓或过速,药物应用不当等。

3.治疗

(1)去除病因,改善供氧,纠正电解质紊乱,保温。

(2)应用药物治疗,利多卡因静脉滴注效果较好。

(3)及时测定血清地高辛浓度,如存在洋地黄中毒,立即停药。

(六)完全房室传导阻滞

所有心房激动均不能下传至心室,心房与心室完全分离,可引起阿-斯综合征发作。

1.心电图诊断标准

(1)P-P 间距规则,R-R 间距规则,P 波与 ORS 波无固定关系。

（2）心房率快于心室率。

（3）心室率为 40～60 次/分钟。

2. 原因

洋地黄过量、心肌梗死、急性心肌炎、迷走神经张力增高、电解质紊乱、手术损伤传导系统等。

3. 治疗

（1）去除病因。

（2）使用药物增快心率，常用异丙肾上腺素缓慢静脉滴注，效果较好。

（3）上述治疗无效者，应考虑使用起搏器治疗。

（秦晋红）

第二十二节　心脏压塞的监护

心脏压塞是指术后出凝血功能不全的渗血遗留的活动性出血。早期引流多、引流管不畅等原因，使心包腔在短期内积液或积血＞150 mL，腔内压力增高，心室充盈与舒张受限，使心脏收缩力减弱，心排血量下降出现的症状。

一、临床表现及诊断

（一）临床表现

患者烦躁不安，颈静脉怒张，CVP 增高，血压下降，心音遥远或减弱，脉搏、呼吸加快，尿少或无尿，末梢循环差等表现。

（二）听诊

引流突然减少或中止，并出现以上症状，经采取措施改善引流后，病情好转，即可诊断为心脏压塞。超声对心包腔的探测可起到诊断作用。

二、治疗

（1）疑为心脏压塞者，立即行心包穿刺抽液。

（2）疑有活动性出血点可立即行开胸探查、止血。

（3）疑为引流管阻塞，立即更换引流管。

（4）对迟发性心包积血者可再置心包引流管。

三、监护

（1）密切监护，客观分析病情，做到对患者病情心中有数。

（2）对术后的患者应密切观察心包与纵隔引流量的变化，对持续 2～3 h，成人引流量每小时＞200 mL，儿童每小时＞4 mL/kg 或引流液突然减少或中止者，应警惕心脏压塞的出现。

（3）保持引流管的通畅，对引流多的患者，应每 5～10 min 挤压引流管 1 次，以防凝血块阻塞。

（4）采取措施，预防心脏压塞。术中彻底止血，纠正因体外循环造成的凝血机制紊乱。术后保持引流管通畅,防止引流管扭曲与滑脱。

(5)警惕迟发性心脏压塞的发生,多发生在术后第 7 日,原因有心包引流管拔除较早而心包引流不彻底;或者术后抗凝治疗期间因出血倾向而造成心包积血,此时引流管已拔除,术后2~3 周和术后 3 个月的抗凝治疗期间,均应警惕迟发性心脏压塞这一严重并发症。

(秦晋红)

第二十三节　肺部并发症与灌注肺的监护

一、肺部并发症的监护

由于体外循环及手术创伤,使肺功能受损,产生系列肺部并发症。心血管手术后常见肺部并发症有肺膨胀不全、肺水肿、肺动脉栓塞、呼吸窘迫综合征等。

(一)临床表现

(1)呼吸窘迫综合征血痰、发绀、气道压增高明显。肺部听诊呼吸音低,有粗糙、清脆的爆裂音等。

(2)肺膨胀不全呼吸增快,呼吸性碱中毒等。

(3)肺水肿胸闷、气急、端坐呼吸、肢端发绀、咳白色或粉红色泡沫样痰,肺部听诊可闻及哮鸣音,肺底部可闻湿啰音。

(4)肺动脉栓塞胸部剧烈疼痛、呼吸困难、发绀、咳血痰或咯血。听诊肺部有胸膜摩擦音、支气管呼吸音及水泡音。

(二)治疗及监护

1.呼吸窘迫综合征

(1)使用呼吸机(PEEP)治疗。延长吸气时间,减少呼气时间,使有病肺泡充分充满气体,无病气泡正常排出。

(2)给予血浆或清蛋白,提高胶体渗透压,促使肺间质水肿吸收。

(3)限制液体入量,减轻容量负荷。

(4)使用肝素等抗凝药物,防治弥散性血管内凝血。

(5)使用肾上腺皮质激素等药物,减轻毛细血管通透性,减少肺泡上皮和毛细血管损伤,提高组织耐缺氧能力,促进肺水肿消退。

(6)选用敏感抗生素药物,积极治疗肺部感染。

2.肺膨胀不全

(1)患者清醒后,病情允许,尽早给予半坐卧位。

(2)及时有效清除气道的分泌物。

(3)鼓励患者多咳嗽,定时做深呼吸练习。

3.肺水肿

(1)严格掌握输入液体量及速度,维持循环稳定。

(2)病情允许,给予半坐卧位。

（3）吸入氧浓度适宜的氧气。

4.肺动脉栓塞

（1）密切观察病情变化,抬高下肢。

（2）应用镇痛药物,减轻患者疼痛。

（3）使用肝素等抗凝药物。

二、灌注肺的监护

（一）病因

与呼吸功能不全的病因相似,其最主要原因是体外循环灌注肺毛细血管通透性增加,肺间质静脉压升高,肺毛细血管微栓形成及术中术后缺氧未及时纠正等。

（二）临床表现

灌注肺常发生于术后早期与其他原因所致灌注肺有所不同,临床表现来势凶猛,严重呼吸困难,常见血水样痰或黏血样痰,有时经气管插管向外喷血水样痰。呼吸机辅助呼吸的患者,早期动脉血气分析尚在正常范围,病情继续发展 $PaO_2 < 60$ mmHg,胸部 X 线片示早期肺纹理增多、边缘模糊,中期两肺呈斑状阴影,晚期完全出现白肺。

（三）处理

（1）持续呼气末正压辅助呼吸:PEEP $10 \sim 15$ cmH$_2$O,一般应用 PEEP 10 cmH$_2$O 即可。此类患者需呼吸机辅助呼吸时间较长,多数患者用呼吸机在 7 d 以上,根据胸片肺阴影消失的情况及痰的变化,决定是否撤离 PEEP,撤离时需逐渐进行。

（2）限制晶体入量,适当补充胶体,应用速效利尿剂等。

（3）改善循环状态,选择正性肌力药,同时静脉滴注血管扩张剂,如硝普钠、甲磺酸酚妥拉明等,减轻肺血管痉挛,改善心功能。

（4）大剂量应用山莨菪碱:山莨菪碱具有改善微循环,降低肺毛细血管通透性的作用。其要点:用药需早、量要大,血痰消失后逐渐停药。

（5）肾上腺皮质激素的应用能减少渗血、稳定细胞膜。一般成人每 6 h 给地塞米松 $10 \sim 20$ mg,用药时间相对较长,停药时逐渐减量。

（6）相对延长吸痰间隔时间,尤其在发病初期有大量的血性痰且不会吸净,要求 $1 \sim 2$ h 吸痰一次,注意痰的色、量。

（秦晋红）

第二十四节　老年心力衰竭的监护

一、概述

老年人慢性心力衰竭和其他成人一样,是各种心血管疾病终末阶段的临床表现,其发生与发展是一个进行性的过程,发生率随年龄增长而增加。但老年人存在着心血管结构和功能的增龄变化,往往同时合并多种病因和其他脏器功能异常,使其临床表现具有隐匿性、复杂性、并发症多的特点。心力衰竭按发病缓急可分为慢性心力衰竭和急性心力衰竭,临床上以慢性心力衰竭居多。本节阐述的内容以老年慢性心力衰竭为主。

(一)老年心力衰竭的特点

1.老年心力衰竭的病理生理特点

(1)心排血量较成年患者减少更为明显:正常老年人最大心排血量(17～20 L/min)比成年人(25～30 L/min)明显减少。

(2)容易发生低氧血症:老年患者呼吸功能减退、低心排血量、肺瘀血、肺通气/血流比例失调等原因,容易出现低氧血症,即使轻度心力衰竭就可出现明显的低氧血症。

(3)对负荷的心率反应低下:因窦房结等传导组织的退行性变,老年人心力衰竭时心率可不增快,即使在运动和发热等负荷情况下,心率增快也不明显。

(4)左室舒张功能下降,使左心房压力增高,导致肺循环和体循环静脉瘀血。

2.老年心力衰竭多病因共存

心力衰竭的发生与发展是多种因素共同作用的结果,多种心血管及非心血管性疾病对于心力衰竭的发生、发展及预后产生了重要影响。

对于老年心力衰竭很难用一种或两种疾病去解释其发病原因,与心力衰竭的发生、发展的相关因素非常复杂。多种心血管疾病,如高血压、缺血性心脏病、瓣膜性心脏病、先天性心脏病以及心肌病等是引起心力衰竭的常见原因。

3.老年心力衰竭症状不典型

(1)无症状:可无典型表现,甚至已处于中度心力衰竭可完全无症状,一旦存在某种诱因,就可发生重度心力衰竭,危及生命。

(2)常有非特异性症状:可表现为疲乏无力,运动耐量降低,大汗淋漓,慢性干咳,胃肠道症状明显(厌食、腹部不适、恶心、腹泻等),味觉异常,白天尿量减少,夜尿增多,神经精神症状(精神错乱、易怒、睡眠障碍)突出。

4.并发症多

(1)心律失常:以窦性心动过缓和心房纤颤最多见,室性心律失常、房室传导阻滞亦为常见,这些心律失常可诱发或加重心力衰竭。

(2)肾功能不全:因肾灌注不足而引起少尿和肾前性氮质血症,心肾同时衰竭不仅增加治疗的难度,而且增加了病死率。

(3)电解质及酸碱平衡失调:老年人心力衰竭时因限钠,食欲减退,继发性醛固酮增加及利尿剂等因素,易发生低钾、低镁、低氯等电解质紊乱,还可发生代谢性碱中毒或酸中毒,使病情恶化,加速死亡。

(二)病因

1.病因构成

老年人慢性心力衰竭大多数为多病因性,尤其常见的有老年缺血性心脏病、高血压心肌损害、糖尿病心肌病、退化性钙化瓣膜病、贫血性心肌损害、肺源性心脏病、心肌淀粉样变等。另外,近年来的研究表明,许多其他因素亦与心力衰竭的发生以及发展有关。这些因素包括:年龄、性别、遗传易感性、肥胖、慢性肾功能不全、睡眠呼吸障碍、贫血、慢性阻塞性肺疾病(chronic obstructive pulmonary disease,COPD)、心律失常、过量饮酒等。将这些与心力衰竭的发生、发展相关的因素统称为心力衰竭的广义病因。

2.多病因并存

在老年人慢性心力衰竭中,两种或两种以上心脏病并存的检出率高达 65%,以高血压合并冠心病、冠心病合并肺心病、糖尿病合并冠心病等多见。其中一种心脏病是引起慢性心力衰竭的主要原因,另一种则参与和促进慢性心力衰竭的发生发展。随着年龄老化,多病因慢性心力衰竭比例增大,很难用一两种病因解释。

3.诱因

诱因多样性是老年人心力衰竭的特点。约 90% 的心力衰竭发作或加重是有诱因的,最常见的有感染、心律失常、电解质及酸碱平衡紊乱、过度体力活动、情绪激动、气候骤变、治疗不当等。早期预防、纠正危险因素,减少心力衰竭的发生和加重是护理的首要目标。

(三)临床表现

按心功能不全发生的部位可分为左心衰竭、右心衰竭和全心衰竭。临床上左心衰竭最常见,单纯右心衰竭较少见。

1.症状

(1)呼吸困难:劳力性呼吸困难和呼吸困难可发展为端坐呼吸(端坐呼吸见于左心衰竭严重时),阵发性夜间呼吸困难(常见于入睡 1～2 h 后突感胸闷、气急而被迫坐起),静息性呼吸困难甚至出现急性肺水肿。呼吸困难为左心衰竭最早、最常见的症状。

(2)咳嗽和喘鸣。

(3)心排血量减少可引起乏力、四肢沉重感、夜尿增多、少尿、意识模糊、失眠、头痛、焦虑、记忆障碍、多梦和噩梦。疲劳是心排血量下降引起,运动性的疲劳和衰弱是常见症状,可因休息而消失。

(4)瘀血性肝大可引起上腹部或右上腹憋闷感或钝痛、进食后饱胀感、厌食、恶心和呕吐。

2.体征

左心衰竭会出现体液向肺泡内渗出而造成肺部可闻及湿啰音,在后背肺底部可以听到,随体位可改变。但老年人肺部啰音可呈多样性及不典型性。伴支气管痉挛时,两肺有明显的哮鸣音,类似支气管哮喘。急性肺水肿时,双肺野可闻及粗大的水泡音及哮鸣音,舒张期奔马律。全心衰竭时可有胸腔积液的体征。体循环静脉高压可引起颈静脉怒张,水肿。

多数患者心脏扩大,尤以左心室为主。右心衰竭可导致肝脏增大、肝脏触痛和腹腔积液。压迫肝脏可出现肝颈静脉回流征,压迫中上腹可出现腹颈静脉反流征。右心衰竭所致的水肿通常最先出现在身体的低垂部位。严重的右心衰竭可出现全身性水肿。

(四)治疗原则

老年心力衰竭治疗原则与一般心力衰竭类似,但是治疗时应更加小心谨慎,要注意到老年人器官老化,基础疾病多,药动学与年轻人有差异;老年人使用药物多,要注重药物的相互作用。对老年人而言,要完全祛除导致心力衰竭的病因几乎是不可能的,但应采取积极措施防止心肌进一步损害。

二、护理评估

1.病史评估

(1)患病与诊治经过:有无冠心病等基础心脏疾病史;有无呼吸道感染、心律失常、过度疲劳等诱发因素。询问病程经过,如首次发病的时间;呼吸困难的特点和严重程度;有无咳嗽、咳痰或痰中带血；有无疲乏、头晕、失眠等。以上症状常是左心衰竭患者的主诉。还应了解患者是否有恶心、呕吐、食欲缺乏、腹胀、体质量增加及身体低垂部位水肿等右心衰竭表现。了解相关检查结果、用药情况、效果及心力衰竭分级。

（2）心功能不全的判断：对心功能分级、心力衰竭分期和 6 min 实验进行评估，为治疗、护理提供依据。

1）心功能分级：美国纽约心脏病协会（NYHA）于 1928 年提出并一直沿用至今，是按诱发心力衰竭症状的活动程度将心功能分为 4 级。这种评估方法的特点是以患者的主观感觉为依据，简单易行，临床应用最广，但其结果与客观检查发现并非一致，且个体差异较大。

Ⅰ级：患者患有心脏病，但日常活动量不受限制，一般活动不引起疲乏、心悸、呼吸困难或心绞痛。

Ⅱ级：体力活动轻度受限。休息时无自觉症状，但平时一般活动可出现上述症状，休息后很快缓解。

Ⅲ级：体力活动明显受限。休息时无症状，低于平时一般活动量时即可引起上述症状，休息较长时间后方可缓解。

Ⅳ级：不能从事任何体力活动。休息时亦有心力衰竭的症状，体力活动后加重。

2）心力衰竭分期：2014 年 AHA/ACC 心力衰竭指南已经把关注焦点调整到成人心力衰竭的诊断和治疗上。目前的指南推荐对心力衰竭患者采用 ABCD 分期方法。

A 期：无器质性心脏病或心力衰竭症状，但有发生心力衰竭的高危因素如高血压、心绞痛、代谢性综合征等。

B 期：已有器质性心脏病变，如左室肥厚、左室射血分数降低，但无心力衰竭症状。

C 期：有器质性心脏病且目前或既往有心力衰竭症状。

D 期：需要特殊干预治疗的难治性心力衰竭。尽管采用强化药物治疗，但静息状态时患者仍有明显心力衰竭症状，常反复住院或没有特殊干预治疗不能安全出院。

3）6 min 步行试验：该评估方法的特点是以主观感觉与客观结果为依据，安全、简便、易行。临床上，除用以评估患者的运动耐力和心脏储备功能外，还常用于心力衰竭的治疗效果评价及预后估计。要求患者在平直走廊里尽可能快地行走，测定其 6 min 的步行距离，以此为依据将心力衰竭划分为轻、中、重 3 个等级。

（3）目前病情与一般情况：询问此次发病情况，病情是否有加重趋势；询问患者食欲、饮水量、摄盐量；睡眠状况；有无夜尿增多或尿量是否减少，有无便秘；日常生活是否能自理，活动受限的程度。

2.身体评估

（1）呼吸节律、频率、深度，脉搏、血压、血氧饱和度。

（2）意识与精神状况。

（3）体位、面容与表情、皮肤黏膜有无发绀。

3.关注实验室及其他检查

关注相关阳性结果，根据病情变化，结合护理专业特点，有助于提出护理计划。

4.心理及社会评估

询问患者在近期生活中有无较大的生活事件发生。心力衰竭往往是心血管病发展到晚期的表现。长期的疾病折磨和心力衰竭反复出现，体力活动受到限制，甚至不能从事任何体力劳动,生活上需他人照顾,常使患者陷于焦虑不安、内疚、绝望甚至对死亡的恐惧之中。评估患者不良情绪。

三、主要护理问题

(1)气体交换受损与左心衰竭致肺瘀血有关。

(2)体液过多与右心衰竭致体静脉瘀血、水钠潴留、低蛋白血症有关。

(3)活动无耐力与心排血量下降有关。

(4)潜在并发症:洋地黄中毒、猝死。

(5)皮肤完整性受损与长期卧床或强迫体位、水肿、营养不良有关。

(6)焦虑与慢性病程、病情反复发作呈加重趋势、担心疾病预后有关。

(7)营养失调低于机体需要量与长期食欲下降有关。

四、护理措施

1.一般护理

(1)休息与体位:限制患者的体力和脑力活动,休息可以降低基础代谢,以减轻心脏负荷,利于心功能恢复。有明显呼吸困难时,应卧床休息;劳力性呼吸困难者,应减少活动量,以不引起症状为度。对夜间阵发性呼吸困难者,应给予高枕卧位或半卧位,加强夜间巡视观察。对端坐呼吸者,可使用床上小桌,让患者扶桌休息,必要时双腿下垂。注意体位的舒适与安全,可用枕头或软垫支托肩、臂、骶、膝,以避免受压。必要时加用床栏防止坠床。尽量鼓励患者多翻身、咳嗽,适当地在床上肢体活动,病情恢复期鼓励患者适量活动,保持排便通畅,避免排便时过度用力。

(2)氧疗:吸氧 2~4 L/min,吸氧过程中观察患者的缺氧情况及神志改变,随时检查鼻导管的通畅,保持呼吸道通畅。

(3)饮食及控制钠盐的摄入

1)控制输液速度和总量在 1 500 mL,根据患者的病情及年龄,速度控制在 20~30 滴/分钟或用输液泵控制滴数。心力衰竭患者应注意水的摄入包括液体的入量,一切水质的东西,所有的汤、水、煲、粥、饮料、牛奶、水果都在控制范围,即摄入的液体总量(包括输液量、饮食中的液体成分及饮水量)一般不要超过排出量如汗液及尿量等。

2)心力衰竭患者钠排泄减少,任何方式的摄入钠盐均可加重症状。目前推荐的限盐量为:心功能Ⅱ级每日摄入钠盐(氯化钠) 5 g,心功能Ⅲ级每日摄入钠盐(氯化钠) 2.5 g,心功能Ⅳ级每日摄入钠盐(氯化钠) 1 g,忌食腌制食物。

3)对于血浆蛋白低,蛋白摄入量不低于 1~1.5 g/(kg·d),给予高蛋白、高维生素、低脂肪、易消化食物,注意少食多餐,避免过饱,避免摄入难消化及产气多的食物,戒烟限酒。

4)超重或肥胖的慢性心力衰竭患者应适当减肥,超重的标准是体质量指数为 25~30 kg/m²,肥胖的标准是指体质量指数>30 kg/m²。

2.心理护理

心理应激在心力衰竭的发病中起重要作用,有时甚至诱发肺水肿,同时心力衰竭时所致的呼吸困难使患者感到紧张和恐惧,焦虑和抑郁是一些老年患者中比较常见的不良情绪。具体措施如下所示。

(1)建立和谐的护患关系:在护理过程中要耐心认真倾听和解释,给予患者真诚的关心和安慰,使患者了解与所患疾病相关知识、治疗护理及预防保健措施,消除不良心理反应,保持情绪稳定,以积极乐观的心态接受治疗和护理。

(2)心理支持:要积极、主动地与患者沟通、交流,通过交流掌握患者的心理状况,分析产生不良情绪的主要原因,再针对具体情况,在精神上给予患者鼓励和支持以消除其顾虑。教会患者一些简单的情绪调节方法,例如倾听舒缓的乐曲、深呼吸法、肌肉放松法等进行自我心理调节,保持一种乐观、积极的心态。

(3)家庭及社会支持:来自家庭、社会的支持与鼓励,能让患者感到亲情、友情的温暖,获得心理慰藉,有利于消除不良情绪。

3.疾病监测

密切观察呼吸困难有无改善,观察呼吸的频率、节律、深浅度及血氧饱和度,发绀是否减轻,听诊肺部湿啰音是否减少等。准确记录 24 h 出入量,保持体液平衡。若病情加重,立即报告医师。

4.用药护理

遵医嘱及时、准确用药,观察药物的作用及不良反应。

(1)利尿剂是心力衰竭治疗的基础用药,用利尿剂的过程中要观察 24 h 小便量,必要时每小时观察尿量。还应注意患者服药的依从性、食物对口服药物吸收的影响以及患者钠盐的摄入情况。多数干预措施在早期就应采用,这样才能够保证较好的临床效果。

(2)血管扩张剂,通过扩张血管减少回心血量,降低心脏前负荷,通过扩张动脉,降低体循环阻力和左室射血时的阻力,从而降低心脏后负荷。用药期间要严密观察血压及脉搏变化。

(3)洋地黄药物,应根据年龄、症状、体征、电解质、肝肾功能、心电图表现、体质量、脉搏、心率、心律等情况用药,用药前数脉搏(可数 30 s),用药后及时观察心力衰竭的症状和体征改变状况,记录出入量,注意脉搏和心电图的变化。观察是否出现洋地黄中毒的表现;观察神经精神状况(如烦躁不安、嗜睡、头昏、黄视或绿视);消化系统症状(恶心、呕吐、食欲缺乏);每次给药前测量心率、心律,当成人心率低于 60 次/分钟,要高度警惕洋地黄中毒。洋地黄用量个体差异很大,老年人、心肌缺血缺氧、重度心力衰竭、低钾低镁血症、肾功能减退等情况对洋地黄较敏感。地高辛有认知功能受损及心脏传导阻滞,使用时应严密观察患者用药后的反应,必要时监测血清地高辛浓度。

5.水肿的护理措施

(1)观察水肿的消长程度,每日测量体质量,必要时测量下肢及腹围。准确记录出入量,保持出入平衡。

(2)加强皮肤护理,协助患者更换体位,保持床单元的清洁、干燥、平整,预防压疮的发生。

五、健康指导

1.院内指导

(1)疾病知识指导:向患者介绍本病的表现特点、发生发展、疾病转归、危险因素、预防措施及常见的并发症的预防。

(2)用药指导:告知患者药物的名称、剂量、用法、作用与不良反应。心力衰竭常规应用的药物有强心、利尿、扩血管药物,如地高辛、螺内酯、ACEI、β-阻滞剂等,详细介绍这些药物的注意事项及用药后反应。强调应用洋地黄药物时,服药前要测心率或脉搏 1 min,如脉搏低于

60 次/分钟,脉搏不规则或忽快忽慢时停用,应立即就诊。应用利尿剂后每日观察尿量及体质量并记录,观察血压、脉搏、电解质情况以及水肿消退情况。尤其是应用排钾利尿剂后要观察有无乏力、恶心、呕吐、腹胀等低钾表现。使用血管扩张药物应观察用药前后血压、心率的变化。

(3)休息指导:休息可以减少氧气的消耗、减少回心血量、减慢心率,从而减轻心脏负担。依据心功能分级,注意休息,保证充足睡眠,避免劳累,适当活动,以免发生肢体血栓等并发症。

(4)饮食指导:进食低热量、多维生素、易消化食物,少量多餐,晚餐不宜过饱,避免夜间发生心功能不全。目前由于利尿剂应用,心功能 Ⅰ 级对钠盐限制不必过严,心功能 Ⅱ 级食盐小于 5 g/d,心功能 Ⅲ 级食盐小于 2.5 g/d,心功能 Ⅳ 级食盐小于 1 g/d,适当限制饮水,每天 500 mL 左右。

(5)急救处理指导:告知患者急性左心衰竭时出现缺氧和呼吸困难危险征象时,应立即坐起,双腿下垂,保持镇静,避免因躁动加重心脏负担,立即呼叫,急救治疗。

2. 院外指导

(1)自我保健指导:增强自我保健意识,避免诱发心力衰竭的因素。气候变化时及时增添衣物,预防感冒,防治呼吸道感染;积极治疗引起心力衰竭的疾病,如高血压、冠心病、心律失常等;保持乐观情绪,适当参加力所能及的活动,如散步、太极拳等。

(2)用药与饮食指导:心力衰竭理想的规范化治疗不是一步到位的,是一个长期的过程,达到药物靶剂量(最大耐受剂量)常需要 3~6 个月,甚至 1 年以上的剂量调整过程,达靶剂量后还要维持治疗。告诫患者不要擅自减量和停药,定期测量血压及脉搏。遵医嘱用药,并注意观察用药后的不良反应。出院后坚持心力衰竭饮食原则,不能随意进食和暴饮暴食。

(3)复诊指导:告知患者如出现疲倦、乏力、水肿、上腹饱胀或伴恶心、呕吐、劳动或夜间平卧时发生咳嗽、呼吸困难等情况时,应及时就诊,坚持门诊定期随访。

(4)照顾者的指导:在老年慢性心力衰竭患者居家康复过程中,由于年龄偏大,自我管理能力下降,家庭照顾者的护理质量直接影响到患者的生活质量,因此护士在进行健康教育时不要忽略了家庭照顾者的需求,应该与患者同步实施,使照顾者更好地掌握患者的疾病知识与护理技巧,为老年心力衰竭患者提供全方位的护理,提升患者的健康水平。

具体指导:①指导急性发作期的体位要求及表现;照顾者要对患者的日常饮食进行合理搭配,知道心力衰竭饮食的要求及注意事项,每天记录出入量及体质量并记录,保持出入平衡,观察患者双下肢水肿及皮肤情况;②对照顾者讲解心力衰竭疾病的相关知识,告知心力衰竭的诱因、病情复发或加重的判断及应对措施;③照顾者与老年患者相处密切,应了解老年人的心理状况,多与其沟通、交流,做到理解、支持,避免不良情绪的发生;④照顾者应掌握药物的作用、名称、剂量、服用方法及时间,观察药物的不良反应;⑤稳定期休息与活动:正确指导照顾者为活动自如的患者进行康复训练,老年慢性心力衰竭倾向于选择可以改善心肺功能的有氧运动,如散步、太极拳等;⑥按医嘱陪同随访及复诊。

(秦晋红)

第二十五节　水、电解质及酸碱平衡失调的监护

水、电解质平衡失调是心血管手术后常见的并发症。常见的主要为功能性细胞外液减少，水、钠潴留，低钾、钠血症、代谢性及呼吸性酸碱中毒等。

一、正常值

pH 值：7.35～7.45，<7.35 为酸中毒，>7.45 为碱中毒。

PaO_2：80～100 mmHg。

SaO_2：动脉血氧饱和度，95%～100%。

SB：标准碳酸氢盐，22～27 mmol/L。

BB：缓冲碱，45～55 mmol/L。

BE：碱剩余，代谢性正常值为（+3～−3）mmol/L，>+3 mmol/L 为偏碱，<−3 mmol/L 为偏酸。

TCO_2：二氧化碳总量，24～32 mmol/L。

$PaCO_2$：二氧化碳分压，35～45 mmHg。

K^+：3.5～5.5 mmol/L，<3.5 mmol/L 为低钾血症，>5.5 mmol/L 为高钾血症。

Na^+：135～145 mmol/L，<135 mmol/L 为低钠血症，>145 mmol/L 为高钠血症。

Cl：100 mmol/L。

Mg^+：成人 0.7～1.15 mmol/L，儿童 0.6～0.8 mmol/L。

Ca^+：2.25～2.75 mmol/L。

二、临床表现

（一）水、钠潴留

临床表现为水肿。

（二）低钾血症

患者易出现心律失常、烦躁不安、表情淡漠、反应迟钝、嗜睡等；心电图出现 T 波低平；血钾<3.5 mmol/L。

（三）高钾血症

四肢乏力、麻木；心率减慢、心律失常、传导阻滞，严重者可心搏骤停；心电，图出现 T 波高尖；血钾>5.5 mmol/L。

（四）低钠血症

恶心、呕吐、脉搏细速、血压不稳、眼窝及浅静脉塌陷等。

（五）低钙血症

阵发性肌痉挛、手足搐搦；心律失常、血压下降等。

（六）代谢性酸中毒

pH<7.35，SB<24 mmol/L，BB<45 mmol/L，BE<−3 mmol/L。

（七）呼吸性酸中毒

$PaCO_2$>45 mmHg，pH<7.4，SB 正常。

（八）代谢性碱中毒

PH>7.45，PCO_2 正常或增高，血钾降低，SB、BB 增高，BE>+3 mmol/L。

（九）呼吸性碱中毒

PaCO<35 mmHg，PH>7.4，SB 正常或低于正常。

三、监护

（一）低钾血症

术中、术后定时监测血钾，特别是应用利尿药后尿量多时及时化验血钾。根据血钾化验结果及时补钾。补钾常用计算公式为：缺钾量（mmol）=（理想值 mmol/L－测得值 mmol/L）×0.3×体重（kg）。补钾注意事项：精确配置钾液，每次配置量不宜过多，不应超过 100 mL，高浓度钾应从大静脉输入，走专用通道，防止引起静脉炎。输入钾液速度不宜过快，输入一定量钾液后，复查血钾，根据结果决定补钾速度及量，以免引起高钾血症。禁止静脉推注氯化钾溶液，以免引起心搏骤停。尿量少、肾功能不全者，补钾宜慎重，血钾监测要及时。

（二）高钾血症

（1）一旦监测发现血钾高，立即停止钾盐输入。

（2）迅速给予钙剂对抗高钾。

（3）给予碳酸氢钠碱化血液，使血清钾迅速向细胞内转移。

（4）及时给予利尿药物，使钾随尿排出，降低血钾浓度。

（三）呼吸性酸中毒

迅速查找原因，对症处理。常见原因如痰量多、管道漏气、呼吸机故障、潮气量不足等导致通气不足造成呼吸性酸中毒。

（秦晋红）

第十五章　血液净化护理

第一节　血液透析操作技术及护理

一、概述

血液透析是清除血液中各种内源性和外源性毒素能力强、效率高的血液净化方式之一。血液透析是利用半透膜原理,让患者的血液与透析液同时流过透析膜两侧,借助膜两侧溶质梯度及水压梯度差,通过弥散、对流及吸附来清除毒素,通过超滤清除体内潴留的过多水分,并能同时补充溶质,纠正电解质及酸碱平衡紊乱。当血液进入透析器时,其代谢产物如尿素、肌酐、胍类、中分子物质、过多的电解质便可通过透析膜弥散到透析液中,而透析液中的碳酸氢根、葡萄糖、电解质等机体所需物质则被补充到血液中。

二、原理

1. 弥散

只要溶质在溶剂中浓度分布不均一,即存在浓度梯度,溶质分子与溶剂分子的热运动就会使溶质分子在溶剂中分散趋于均匀,这种分子热运动产生的物质迁移现象(即传质)称为弥散。根据 Gibbs-Donnan 膜平衡原理,半透膜两侧液体各自所含溶质浓度的梯度差及其他溶质所形成的不同渗透浓度可使溶质从浓度高的一侧通过半透膜向浓度低的一侧移动(弥散作用),而水分子则从渗透浓度低的一侧向浓度高的一侧渗透(渗透作用),最终达到动态平衡。影响溶质转运的因素有:溶质浓度梯度、透析膜物理特性、溶质分子特性、血流量、透析液流量、血浆蛋白、透析液温度和血液黏稠度等。

2. 对流与超滤

超滤是指水的对流,以及溶质随着水对流在静水压和渗透压作用下产生的移动,液体在压力梯度作用下通过半透膜的运动称为超滤。超滤是血液透析清除体内过多水分的主要途径。影响超滤的因素有:跨膜压、超滤系数、血流量、血细胞比容、血浆胶体渗透压、透析液渗透压等。对流时物质移动主要由分子大小、膜孔大小来决定。

3. 吸附

吸附是指溶质分子通过正负电荷的相互作用或范德华力与膜表面的亲水基团结合。由于材料的分子化学结构和极化作用,许多材料表面带有不同基团,在正负电性的作用下或在分子间力的作用下,许多物质可以被材料表面所吸附。同时血中某些异常升高的蛋白质、毒物、药物等被选择性吸附到透析膜表面,从而被从血液中清除。吸附作用与溶质和膜间的亲和力以及膜吸附能力、亲水性有关。膜吸附蛋白质后使弥散清除率降低,而且影响膜的通透性和复用。

三、适应证

1. 急性肾衰竭

(1)急性肾衰竭合并高分解代谢者:每日尿素氮(BUN),上升≥10.7 mmol/L,血清肌酐(SCr),上升≥176.8 μmol/L,血钾上升 1～2 mmol/L,HCO_3^- 下降≥2 mmol/L 应立即透析。

(2)非高分解代谢者,但符合下述第一项并有任何其他一项者,即可进行透析。

1)无尿 48 h 以上。

2)BUN≥21.4 mmol/L。

3)SCr≥442 μmol/L。

4)血清钾≥6.5 mmol/L。

5)HCO_3^-<15 mmol/L,CO_2 结合力 13.4 mmol/L。

6)有明显水肿、肺水肿、恶心、呕吐、嗜睡、躁动或意识障碍。

7)误输异型血或其他原因所致溶血、游离血红蛋白>12.4 mmol/L。

2. 慢性肾衰竭

(1)早期透析指征

1)具有尿毒症的临床表现,内生肌酐清除率(Ccr)<10 mL/min;BUN>28.6 μmol/L,或 SCr>707.2 μmol/L。

2)明显贫血,血细胞比容<15%。

3)糖尿病肾病,结缔组织肾病、妊娠、高龄及儿童。

4)并发周围神经病变。

5)高度水肿或伴有肺水肿。

6)出现心力衰竭或尿毒症性心包炎。

7)水钠潴留性高血压。

(2)紧急透析指征

1)严重的电解质紊乱,血清钾>6.5 mmol/L。

2)严重代谢性酸中毒,CO_2-CP<13 mmol/L。

3)急性肺水肿,对利尿药无反应。

3. 急性药物或毒物中毒

在透析治疗之前,应先了解药物或毒物的分子量、蛋白结合率、体内分布容积、可溶性及透析清除谱。凡不与蛋白质结合,在体内分布较均匀,分子量较小的药物或毒物均可采取血液透析治疗。可被血液透析清除的药物或毒物有以下几种。

(1)镇静、安眠及麻醉药:巴比妥类、水合氯醛、地西泮等。

(2)醇类:甲醇、乙醇、异丙醇。

(3)解热镇痛药:阿司匹林、水杨酸类、非那西丁。

(4)抗生素类:氨基糖苷类、四环素、青霉素类、利福平、异烟肼、磺胺类、万古霉素等。

(5)内源性毒素:氨、尿酸、胆红素。

(6)其他:造影剂,卤化物,汞、金、铝等金属,鱼胆,海洛因,地高辛等。

4. 配合肾移植

(1)肾移植前准备。

(2)肾移植后急性排斥反应导致肾衰竭或慢性排斥反应导致移植肾功能失调。

5.其他疾病

(1)严重的水潴留,如肾病综合征、充血性心力衰竭、急性肺水肿、肝硬化腹腔积液。

(2)严重的电解质代谢紊乱,如高血钾、高血镁、高血钙或低血钠、低血钙。

(3)高尿酸血症;高胆红素血症等。

四、相对禁忌证

(1)严重感染伴有休克或低血压(收缩压低于 80 mmHg)。

(2)非容量依赖性高血压,收缩压>200 mmHg(267 kPa)。

(3)严重的活动性出血,如消化道出血、颅内出血等。

(4)由心肌病变导致的肺水肿或心力衰竭。

(5)严重心律失常。

(6)患晚期肿瘤等系统性疾病导致的全身衰竭。

(7)不能合作的精神病患者。

五、诱导透析的目的

最大限度地减少渗透压梯度对血流动力学的影响和导致水的异常分布,通过降低透析效率,增加透析频率,使血浆渗透压缓慢下降,使机体内环境有一个平衡适应过程,减少失衡综合征或急性肺水肿等并发症的发生。

六、诱导透析的方法

1.选择透析器

选择生物相容性好的透析膜,使用小面积低效率透析器。

2.选择透析液

应选择碳酸氢盐透析液。透析液成分及温度可按常规使用,透析液流量一般调节为 500 mL/min,首次透析发生严重失衡综合征时可减少透析液流量至 300 mL/min。

3.调节血流量

首次透析血流量 150～200 mL/min,以后视情况逐渐调高。

4.设置超滤量

首次透析超滤量不应超过 2.0 L,容量负荷重及肺水肿的患者可视情况使用单纯超滤。

5.选择抗凝方式

根据患者的凝血状态及出血倾向选择合适的抗凝方式。

建议首次透析的抗凝药使用小剂量低分子量肝素为宜。

6.安排透析时间

首次透析时间一般以 2 h 为宜,以后每次增加 30～60 min,逐渐增加至 4 h。诱导透析阶段可增加透析频率,采用每日短时日间透析,连续透析 3～4 次,通过多次、短时的诱导透析逐渐过渡到规律性血液透析。

7.选择适当的血液净化方式

对氮质血症显著、病情严重的患者,或心血管功能不稳定的老年患者,难以耐受血液透析治疗时,可以考虑用血液滤过或腹膜透析作为过渡,病情稳定后再转为血液透析。血液滤过和腹膜透析很少产生失衡综合征,对心血管功能影响较小。

七、诱导透析的护理要点

(1)严格执行查对制度,严格执行分区、分机治疗。

(2)了解病情。透析前了解或采集各种化验检查数据,如尿素氮、肌酐、血钾、钠、钙、磷胸部 X 线片及血气分析等;了解有无水肿、肺水肿、腹腔积液、心包积液、视力障碍、运动障碍、感觉异常及意识和精神情况等,还应知道有无冠心病、肝病等并发症;根据患者年龄、病史、症状、体征及各种实验室材料制订的透析方案进行治疗。

(3)全面评估。患者对疾病的认识及对透析治疗的态度、体重、生命体征、出血情况、并发症、合作程度等。

(4)根据患者体内水分潴留情况合理设定超滤量。

(5)由高级责任护士完成新瘘的穿刺、上机、下机等操作,确保治疗的顺利进行,缓解患者的紧张、焦虑心情,增进护患关系。

(6)透析过程中严密观察患者的生命体征及病情变化,重视患者的主诉,及时处理失衡综合征、出血等紧急并发症。

(7)患者出现失衡综合征时,可通过提高透析液钠浓度、注射 50% 葡萄糖注射液等方法治疗。

(8)患者出现胸闷、气促等症状可给予吸氧等对症处理,必要时摇高床头。

(9)患者在透析过程中出现恶心、呕吐、头痛、血压升高等症状不能忍受时,可以立即回血,第 2 d 再继续透析。

(10)使用无糖透析液的糖尿病或透析前进食减少的患者,需监测血糖情况。

(11)加强与患者的沟通,建立良好的护患关系。耐心讲解疾病知识、透析的方法及配合,相关知识包括透析的原理及适应证、透析室规章制度、血管通路的护理、饮食护理等。正确回答患者的问题,做好心理护理,消除患者恐惧的心理,使患者从心理上接受血液透析治疗。

(12)加强透析安全教育,严防脱针、脱管、坠床等意外事件的发生。

(13)根据临床表现、症状、体征等合理评估患者干体重。

(14)告知患者在透析间期有胸闷、气促、四肢无力、口舌发麻、不能平卧及运动障碍等不适症状应及时就诊。

八、维持性血液透析的护理要点

1.透析前

(1)严格执行查对制度:认真查对患者姓名、治疗方式及透析医嘱等。

(2)了解透析间期的病情:了解有无严格控制水分、自我监测血压情况、血管通路的维护情况,了解有无胸闷、气促、头晕、头痛等并发症。

(3)评估患者病情:包括生命体征、血管通路情况、体重增长情况、有无出血情况、心理状况、合作程度等。

(4)上机前准备:清理陪护人;环境整洁;物品齐全,符合无菌要求;机器正常运作;正确安装、预冲管路;根据医嘱正确设置治疗参数、合理选择抗凝方式等。

(5)上机:严格无菌操作,有计划地使用动静脉内瘘,正确使用深静脉导管,妥善固定穿刺针或导管,根据病情调节适当的血流量引血,必要时给预冲量上机。

2.透析中

(1)巡视体外循环

1)上机后查对并记录治疗参数、血流量、透析液温度、动脉压、静脉压、跨膜压、超滤量等。

2)密切观察体外循环管路的连接有无松脱、漏血、漏气现象;观察有无血流量不足、管路凝血情况;密切巡视透析管路上的输液是否完毕。

3)观察机器显示的压力、透析液电导度有无异常变化;机器发出声光报警时应首先消音,以减少对患者及其他人员的不良刺激,并针对原因及时处理。

(2)观察病情变化:密切观察患者的意识、面色、精神状况,对早期发现和早期治疗血液透析并发症具有重要意义。患者出现烦躁不安、头痛、视力模糊、嗜睡、昏迷多与透析失衡综合征、低血糖、低血压、脑血管意外等并发症有关。

(3)监测生命体征:血压监测尤为重要,低血压和高血压是血液透析最常见的并发症,及时发现并处理高血压、低血压及心血管并发症。常规每小时监测 1 次,对于超滤量大、年老体弱的重症患者应加强监测的次数。在透析中、后期出现体温异常,多考虑透析相关性因素,如透析液温度过高、致热原反应、感染性发热等。

(4)保护血管通路:在透析过程中保持穿刺肢体制动,常规每半小时巡视 1 次。患者有凝血功能障碍或血管静脉压高时,穿刺部位易出现渗血;躁动、神志不清或意识模糊的患者因不能配合容易出现脱针、脱管、出血或血肿等情况,均应加强巡视。

(5)实施健康教育:教育患者在透析中如有不适应及时告知医务人员;透析中进食前应摇高床头,严防窒息,食物以不油腻、易消化为宜,避免过饱;透析过程中肝素化抗凝患者应避免抓挠破皮、剔牙等损伤性行为而导致出血情况;有心理抑郁的患者应多沟通,防止透析中发生自行拔针、拔管、自杀等意外事件。

3.透析后

(1)观察透析器及管路的堵塞情况,有凝血情况时应告知医生调整抗凝药用量。

(2)严格消毒透析机表面及内部管路,严防交叉感染。

(3)严密观察穿刺部位压迫止血情况,及时发现并处理渗血,压迫力度适中,保持内瘘血流通畅,压迫 20~30 min 缓慢放松。

(4)下机前发生低血压的动、静脉内瘘患者,下机后应观察 30 min,拆除压迫纱球、检查内瘘功能正常及血压回升至正常后方可离开。

(5)透析后血压偏低患者应卧床休息 5~15 min 再缓慢起床,避免发生直立性低血压,如有头晕等不适症状应卧床休息至缓解。

(6)教育患者加强自我管理

1)严格控制水分摄入,透析期间体重增长不超过干体重的 3%~5%。

2)避免高钾、高磷饮食,适量补充优质蛋白食物。

3)监测并记录血压、体重、尿量及摄入量。

4)遵医嘱服用药物,发生不良反应需及时汇报医务人员。

(7)教育患者自我护理血管通路

1)每 4 h 检查 1 次动、静脉内瘘功能,避免内瘘肢体受压、低血压等导致内瘘堵塞,保持透析当日穿刺部位干燥、清洁。

2)保持深静脉置管伤口处清洁、干燥,密切观察敷料有无渗血、渗液,股静脉置管患者应避免久坐,以免影响导管功能。

(8)透析后应正确磅体重并记录,评估脱水量及干体重是否准确。

(党秀玲)

第二节　维持性血液透析护理

血液透析治疗需要长期甚至终身进行,需要患者在专业医护的科学指导下,学会自我健康管理,如正确维护血管通路、实施合理准确的饮食、调控血压与干体重、调整睡眠、保护皮肤等干预手段,使透析患者延长生存率,提高自我生活质量。

一、维持性血液透析患者血管通路的日常维护

维持性血液透析患者血管通路包括:动静脉内瘘(自体动静脉内瘘、移植血管内瘘)和深静脉留置管(临时置管、长期置管),患者借此行血液透析以维持生命,故血管通路又称为血液透析患者的"生命线"。平时要特别注意对血管通路的自我护理,预防并发症的发生,以延长使用寿命。

1.动静脉内瘘的自我护理

(1)动静脉内瘘术后护理

1)内瘘术后第 2 d 可活动术侧手指,并逐渐增加活动量,术后 3 d 内有肿胀者适当抬高并制动。

2)术后应保持术侧肢体干净,避免潮湿,以防伤口感染;若发现伤口有红、肿、热、痛时,立即与医师联系,及时处理。

3)术后 10 d 左右拆线,拆线后要做血管功能锻炼,以促进内瘘成熟,如握软式健身运动,建议每天早、午、晚、睡前各 1 次,每次 15 min,用力将球握紧,默数 3 s 再放开为 1 次,每天至少 500 次。

(2)动、静脉内瘘日常护理

1)平日衣着要舒适,袖口要宽松,不要佩戴过紧的手表、手链、手镯等。睡觉时尽量平卧或卧向健侧,避免压迫内瘘的手臂,也不可将内瘘的手臂枕于脑后。内瘘侧肢体不能负重。

2)平日保持内瘘侧皮肤的清洁,每次透析治疗前应用肥皂水及清水洗净内瘘皮肤为透析穿刺做好消毒前准备。

3)养成每日用示指、中指和无名指并拢放置于内瘘吻合处触摸有无震颤,每日早、午、晚各 1 次。如出现震颤减弱或消失,自我感觉疼痛、麻木、出血应立即到医院求治。无论任何时间必须第一时间尽早处理,为内瘘复通争取宝贵时间。

4)内瘘侧肢体不能用于测血压、采血、输血等。

5)平日内瘘侧肢体用松紧适合的护腕保护,避免受伤。

6)血管条件不好、不能保证充足透析血流量的患者应经常进行内瘘侧肢体功能锻炼。如握橡皮球、握拳运动,分早、午、晚进行,每次 100 下,一天 300 下,并及时检查内瘘。

7)平日可进行力所能及的家务和轻松的散步、太极拳等,保持心情舒畅,戒烟、酒,减少不

良因素影响内瘘。

8)透析期间应主动与医护人员沟通自我内瘘穿刺点的穿刺安排,做到心中有数,保证内瘘使用的持久性。

9)居家准备一台血压计、体重秤,固定时间测量血压、体重并记录在册,医师将根据血压情况调整降压药的用量,严格控制每日水分摄入量,避免因血压过低对内瘘影响。

10)透析治疗中因内瘘穿刺而致血肿,24 h 内应冷敷,切记不能热敷。或者用土豆片贴敷,根据需要贴敷的部位、范围确定大小。将土豆切成薄片,厚 0.1~0.2 cm,均匀不留缝隙地贴于肿胀的部位,比水肿周边宽出 1 cm,并用胶布或绷带固定住,4~6 h 更换 1 次,血肿较严重者可缩短更换时间,1~2 h 更换 1 次。或者用喜疗妥外擦,促进血液循环及血肿吸收。

11)透析结束时,用适当的力度平行于瘘管压迫穿刺针眼 5 min 以上,再用弹力带固定,时间不宜过长,一般 20~30 min,按压力度以不渗血且在压迫点的近心端摸到血管震颤为宜,松绑后连续观察穿刺点有无渗血。离开医院后内瘘穿刺点发生出血、渗血,可用止血贴在内瘘穿刺口外贴并按压 10~15 min 止血,避免内瘘肢体用力。若渗血不止应到医院救治。

2.临时、长期深静脉置管患者的自我护理

(1)防止感染

1)保持置管处敷料干洁,避免置管处伤口感染。养成良好的卫生习惯,保持口腔及鼻腔卫生,每日注意皮肤清洁,不宜游泳,洗澡时不能淋湿置管处,可用防水敷料覆盖后温水擦浴。保持敷料干燥,水不可流入插管部位,一旦潮湿应及时消毒更换敷料。

2)股静脉留置管只限住院期间使用,留置时间不超过 1 周,患者保持会阴部清洁,干燥,每日清洗会阴 2 次。大、小便不慎污染敷料应及时通知护士予消毒更换敷料。

3)非透析时肝素锁及导管夹处于关闭状态,勿自行调整。避免因松脱造成的出血和感染。

4)居住的环境应保持空气清新舒适,每日开窗通风 2~3 次,每次 30 min,不要到人流杂多的地方,避免发生感染。置管处出现红、肿、热、痛现象应立即就诊。

(2)防止导管堵塞:置管患者不宜剧烈活动,导管不能用于抽血、输血输液等。颈静脉置管处患者睡觉时应侧向健侧,避免压迫置管一侧,患者尽量不要弯腰;股静脉留置管不宜过多起床活动,如久坐、行走,下肢弯曲不要超过 90°,预防血液倒流堵塞导管。

(3)防止导管脱落:穿宽松衣裤,避免套头式衣服,穿脱衣裤时要注意保护留置管。不宜剧烈活动,保证导管勿扭曲受压,妥善固定于皮肤上。导管一旦脱落应立即局部压迫止血15~20 min,并尽快到医院就诊。

二、维持性血液透析患者干体重与水分控制管理

1.干体重的定义

干体重是指患者在透析后既无水钠潴留,也无脱水现象的体重,也就是所谓的水负荷平衡状态的体重。

2.识别干体重的方法

(1)理想干体重:精神良好,没有高血压,手脚没有水肿,腹部及肺部没有积水,走动时没有呼吸困难时的体重即为理想干体重。

(2)干体重过高:维持透析患者透析间期体重增长过多,体内存在过多水分,导致透析间期发生水肿、气促、憋气、夜间睡觉不能平卧,甚至有急性左心衰竭等症状,血容量过多,心排出量

增加,致使高血压难以控制。

(3)干体重过低:透析间期或透后常发生头晕、恶心、呕吐、抽筋等低血压症状,不利于透析的进行,也不利于残存肾功能的保护。

3.透析间期水分的控制

每日清晨起床后自测体重,做好记录,每天体重增加不超过 1 kg。纠正不良饮食习惯,如改含水量多的稀饭、面条等主食为馒头、干饭。有尿者测 24 h 尿量,每日入液量应为尿量加 500 mL;无尿者必须严格控制水钠摄入量。体重在两次透析间期的增加不超过干体重的 3%~5%。研究认为透析间期体重增加超过 4.8%,即反应水盐的过度摄入,与病死率的增加有关。及时与医师沟通,并适当调整干体重。

(1)透析间期水分的计算

1)总入水量的计算:总入水量=饮水量+所吃食物的含水量;食物含水量=食物重量×食物含水量的百分比。

2)两次透析期间体重增加在干体重的 5% 以内,尽量控制在干体重的 3%~4%。

3)仍有尿液者,每日水分摄入量=前一天尿量+500 mL,这其中包括汤、饭、菜中所含的水分。

4)无尿者或少尿者:每日体重增长不超过 1 kg 为原则。

5)常见食物的含水量。90%~100%:水、饮料、牛奶、汤、液体调味品;75%:熟菜、土豆泥、凝乳、牛奶麦片粥;50%:米饭、面条、熟土豆、稠的牛奶麦片粥;25%:炸土豆、稍加烘烤的面食。

6)含水量无或微量的食物:无汤的肉、鱼、蛋、干酪、饼干。

(2)如何避免喝太多水

1)勿吃太咸的食物,做到清淡饮食。

2)尽量将服药时间集中,使用固定的有刻度的水杯喝水以减少喝水量。

3)渴难忍时可以含小冰块、柠檬片、薄荷糖、嚼口香糖或嚼薄荷叶,以保持口腔湿润。

4)以水漱口,重复几次可以缓解口渴、口干。

三、维持性血液透析患者的血压日常监测与维护

心脑血管疾病的并发症是透析人群最常见的致死原因,高血压是最重要的危险因素,其发病率高达 80%。

控制血压可降低心脑血管疾病的发生率及病死率,而透析患者高血压的发病机制是复杂的,多因素的,只有指导患者做好日常血压的监测,并给予针对性的治疗和护理,教会患者进行日常的自我管理,才能提高他们的生活质量,降低病死率。

1.日常血压的监测

患者家中自备血压计,掌握正确测量血压的方法。测血压前,不饮酒,不喝咖啡浓茶,不吸烟,并精神放松,室内温度适宜,安静休息 10 min 后测量,如果使用水银血压计,坐位或卧位,肘部及上臂应与心脏在同一平面。设立血压记录表,每天早、中、晚 3 次监测血压并记录。维持性透析患者高血压的治疗目标是透前控制在 ≤ 140/90 mmHg,透后控制在≤130/80 mmHg。

2.自我管理

(1)生活规律,保证充足的睡眠(每天 7~8 h)。高血压患者易出现紧张、易怒、情绪不稳,

这些又都是使血压升高的诱因,可通过改变自己的行为方式,培养对自然环境和社会良好的适应能力,避免情绪激动及过度紧张,遇事要冷静、沉着,当有较大的精神压力时,可通过参加轻松的业余活动或欣赏音乐等释放压力,从而维持稳定的血压。

(2)严格限制钠盐和水分,控制体重的增长,清淡饮食,摄入钠盐每天 3～5 g。

(3)戒烟限酒,烟酒都是高血压的危险因素,如烟瘾特别大者可逐量减少,如每 2 周减一包烟。

(4)合理服用降压药,了解所用降压药物的名称、主要作用、使用剂量、用法、不良反应及注意事项,严格按照医嘱进行用药,不可自行减量或不按时服用,不能根据自我感觉停药或增减药物,坚持长期服用,才能有效控制血压。

四、维持性血液透析患者的皮肤护理

皮肤瘙痒是维持性血液透析患者常见的症状,其发病机制尚不完全清楚,研究发现,维持行血液透析患者的皮肤存在多种病理性变化。

皮肤肥大细胞增多释放组胺等活性物质;体外循环设备可活化血液中的粒细胞并释放多种生物活性物质;皮肤中钙、镁、磷等矿物质含量增加;微血管病变引起的皮肤损害而产生的皮肤症状;此外与甲状旁腺功能亢进、缺铁性贫血、维生素 A 过多、神经病变有关。

针对上述病因,维持行血液透析患者在日常生活中可采用以下方法,来预防皮肤瘙痒的发生,或减轻皮肤瘙痒症状。

(1)在日常生活中着装要选择柔软、宽松、棉质的衣服,特别是内衣裤,避免穿着毛织品及化纤织品的衣服,以免刺激皮肤引起瘙痒;也要避免穿着紧身衣裤,防止皮肤长时间受压而引起瘙痒。

(2)勤洗手,勤剪指甲,保持皮肤清洁、湿润。皮肤瘙痒需要抓痒时,用指腹不用指甲挠抓,避免抓破皮肤,引起皮肤感染;洗澡水温不宜过高,以温水浴为宜;沐浴时宜用中性及弱酸性沐浴液,不宜用肥皂或刺激性沐浴液;洗浴后涂抹中性润肤霜,保持皮肤滋润不干燥。因为洗澡水温过高或使用碱性沐浴液,都会使皮肤失去皮脂滋润,变得干燥,而使皮肤瘙痒变得更加严重。

(3)皮肤瘙痒难耐时,局部可用冷水、冰毛巾冷敷或柠檬水涂抹有止痒效果,切忌用热水烫;全身皮肤瘙痒时,可进行温水洗浴有一定的止痒效果。柠檬水涂抹止痒的方法是:取新鲜柠檬 1 个,切成 4～5 薄片,泡在温开水 200 mL 中 20 min,取洁净毛巾 1 块,浸泡于柠檬水中,拧半干,轻轻反复涂抹瘙痒部位。

注意水温度不能过冷或者过热,涂抹时用力适中,心前区、腹部不可涂抹,以免引起不适,破溃部位不予涂抹。

(4)保证透析充分性,是缓解皮肤瘙痒的基础,严格执行医嘱,保证透析时间是关键。对顽固的皮肤瘙痒,可根据医嘱采用血液透析加血液灌流、血液透析加血液滤过或免疫吸附等治疗方式,加强毒素特别是中、大分子毒素的清除,缓解皮肤瘙痒。

(5)日常生活中宜选择不增加肌酐、尿素的清淡、易消化、富含维生素及优质动物蛋白的食物;尽量避免食用辛辣、刺激性或易引起过敏的海产品以及其他易引起过敏的食物,对已被证明曾过敏的食品,包括同类食品均应绝对忌食。保持大便通畅,必要时可服用通便的药物,将体内积聚的致敏物质及时排出体外;应戒烟酒,不喝浓茶、咖啡,不食或少食动物内脏、坚果类等高磷的食物。

(6)养成良好的生活习惯,早睡早起,保证充足的睡眠时间,避免精神过度紧张、发怒和急躁;瘙痒严重而导致入眠困难时,可在临睡前进行温水洗浴,必要时根据医嘱加服镇静药,确保充分睡眠。多进行户外活动,但要量力而行,户外活动时减少皮肤直接暴露,避免过多的紫外线照射,但适当的紫外线照射可降低皮肤钙、镁、磷等矿物质含量,从而缓解皮肤瘙痒。

(4)伴有高钙血症、钙磷比值失调、继发性甲状旁腺功能亢进时,要根据医嘱正确、按时服药,如磷结合剂须在进食中服用。全身性皮肤瘙痒可口服抗组胺类药物治疗;高钙血症血液透析时可用低钙透析液进行透析。

五、维持性血液透析患者的睡眠调节与运动

研究发现大多数血透患者存在睡眠障碍,在国外,维持性血液透析患者有关睡眠障碍主诉的占 57％～80％,睡眠呼吸暂停综合征和不宁腿综合征的发生率是普通人群的数倍;在国内,维持性血液透析患者主诉难以入睡的有 74.5％,易醒、早醒的分别有 68％,日间睡眠的有77.1％。

这些异常的睡眠状态对生活质量和健康状况有明显的负面影响,有数据表明这类患者的睡眠障碍可导致病死率的增加。

因此,改变透析患者的睡眠状况尤为关键。而我们也发现,有氧运动可达到恢复体力、延缓衰老、增强食欲、提高抗病能力。鼓励患者学会睡眠自我管理、加强身体锻炼,以提高患者的生活质量。

1.睡眠调节

(1)创造良好的睡眠环境和条件:控制噪声,保持卧室的安静,调整好卧室的温度和湿度(冬季保持在 16 ℃～24 ℃,夏季保持在 25 ℃～28 ℃,湿度保持在 50％～60％),定期通风,保持空气的清新。床单位保持清洁整齐,卧室的光线要暗,创造舒适的条件,从而改善睡眠状况。

(2)自我心理调节:遇到各种难解问题,主动找医务人员或亲朋好友倾诉,表达心理感受,及时进行心理疏导,纠正不良心态,解除思想上的压力。

(3)睡眠卫生宣教:建立有规律的作息时间,尽量有睡意就上床,通过缩短卧床时间,增加自身对睡眠的渴望;避免睡前喝刺激性的饮料如咖啡、茶、酒和睡前在床上阅读刺激性书刊等,去除影响睡眠的不利因素。

(4)睡眠行为疗法:如腹式深呼吸放松法,睡前做按摩、推拿、用温水泡脚等有助于睡眠。如泡脚时,水温不能太热,以 40 ℃左右为宜,泡脚时间也不宜过长,以 30 min 左右为宜,水以浸过踝关节为宜。由于金属易冷,所以泡脚的容器最好用木盆。

(5)保证充分透析:透析相关的皮肤瘙痒、高血压、骨病等也是引起睡眠障碍原因之一,为此要达到透析的充分性,没尿的时候,每周要保证 12～15 h 的透析。有条件的最好是每周2 次血液透析、1 次血液滤过。

2.运动治疗

运动要遵循量力而行、循序渐进和持之以恒的原则。

(1)运动时间:自我感觉良好时运动,空腹时不运动,运动宜在饭后 2 h 进行,穿宽松、舒适、透气的衣服及运动鞋。以有氧运动作为运动的主体,运动中如有不适,立即终止。

(2)运动项目选择:根据个人爱好、环境条件,可选择行走、慢跑、上下楼梯、乒乓球、太极

拳、仰卧起坐、保健操等,还可借助一些专门器械,如沙袋、哑铃、健力器等。

（3）运动量的确定:以不引起心动过速和气促为度,比安静时心率高每分钟 20 次的心率作为靶心率。

（4）运动频率

1）步行。在家中或公园,每次步行 2～3 min,每分钟 60～80 m,休息 2～3 min,这样交替运动,共运动 30 min,避免出现心悸、喘息、下肢无力,逐渐延长步行时间,缩短休息时间,逐步过渡到每日步行 4 km。

2）升降运动。利用楼梯、蹬踏台阶,开始时用手扶住楼梯把手,上下一个台阶,逐渐延长至,上下两级台阶,运动时间逐步延长至每次 5 min、10 min、15 min,再过渡到不用扶把手自己,上台阶,逐步增加台阶高度。

3）局部按摩或全身按摩,有助于促进血液循环,每天 2 次,每次 30 min。

4）使用健力器,每项动作 5～10 次,逐渐增加锻炼时间和锻炼强度。

六、维持性血液透析患者的营养需求及饮食原则

维持性血液透析患者的饮食原则是高热量、优质高蛋白、高钙低磷、低盐低钾、低脂饮食,严格控制水分的摄入和补充适量的水溶性维生素。

1.蛋白质

根据患者每周的透析次数决定蛋白质摄入量。每周透析 3 次的患者,蛋白质供给量为 1.5 g/(kg·d),每周透析 2 次的患者,蛋白质供给量为 1.0～12 g/(kg·d)。患者应尽量选择优质蛋白质(如猪肉类、蛋、鸡肉类),才能充分利用于修补或维持肌肉强壮,豆类(黄豆例外)、核果类、面筋制品、五谷杂粮、面粉制品、红薯、芋头、马铃薯等所含的蛋白质品质较差。

2.补充足够的热量

由于限制蛋白质的摄取,米饭类的摄取量也受到限制,因此容易造成热量不足,这时体内原有的蛋白质分解增加,反而使尿素增加,抵扰力下降,所以活动后必须多食用高热量食物。

3.限制钠盐摄入

体内钠离子过多容易造成血压升高、水肿、腹腔积液、肺积水,导致心力衰竭等。食物中的食盐、酱油、味精、番茄酱、沙茶酱、醋等含有大量的钠,因此平时炒菜时应少放。外出用餐时,可以加用白开水将食物中的盐冲淡。

4.限制钾盐摄入

血钾过高会引起严重的心脏传导和收缩异常,甚至死亡。因此平常应少食用含钾高的蔬菜(如香菇、芥菜、花菜、菠菜、空心菜、竹笋、番茄、胡萝卜、南瓜)及水果(如枇杷、桃子、柳丁、硬柿子、橘子、香蕉等),并避免生食蔬菜沙拉,其他如咖啡、浓茶、鸡精、牛精、人参精、浓肉汤、酱油、代盐等钾的含量亦高,应尽量少吃。

5.限制磷盐摄入

磷的主要功能是强化骨骼,肾衰竭患者由于肾无法正常工作,因此多余的磷会堆积在血中,造成高磷血症,导致皮肤瘙痒及骨骼病变。含磷较高的食物有奶制品、汽水、可乐、酵(健素糖)、动物内脏类、干豆类、全谷类(糙米、全麦面包)、蛋类、小鱼干等也应谨慎避免多食。

6.限制水摄入

尿毒症患者由于尿量少或无尿,经口进入的液体会滞留在体内,造成身体水肿、血压升高、

肺水肿等并发症,因此必须严格限制每天的液体摄入量,通常经口摄入的液体量大约等于全天排尿量加 500 mL。如果出汗多,可酌量增加。患者每天测量体重,以作为自己饮水的参考。

七、维持性血液透析患者营养不良的护理干预

(1)护士在与患者接触的第一次开始就要建立起良好的护患关系,及时收集资料,了解其病情、生活习惯、心理状况、职业、文化程度、经济状况及对疾病的认识与相关知识的掌握,建立一份健康档案。在言行上、情感上认可患者的主诉,对患者热情、诚恳、关心、体贴,取得患者的高度信任。

(2)在对长期维持透析患者进行评估的基础上,根据患者病史、透析情况、消化功能、饮食习惯、尿量、依从性、并发症等制订合适的食谱,尽量做到个体化。在排除器质性病变和透析不充分的情况下,鼓励患者少量多餐,并改进烹饪方式以刺激食欲。对胃肠功能减弱者,嘱其细嚼慢咽少吃油腻食物,鼓励适当运动。

(3)患者因经济状况欠佳或治疗前景不乐观产生悲观心理,应及时给予疏导,生活多给予关照,解除心理障碍,消除悲观情绪。鼓励其多与性格开朗的患者交往,参加社会活动,保持良好心态。利用音乐、电视、适宜的活动或放松术分散患者注意力,减轻情绪障碍,从而增加饮食摄入,提高生活质量。同时经常与家属沟通,告知饮食疗法的重要性,争取家属的配合与支持,为患者营造一个良好的进食环境,以增进食欲。

(4)帮助患者认识疾病的性质、血液透析治疗的目的和原理及饮食注意事项,使患者做到对自己的疾病心中有数,并理解透析饮食的重要性,针对不同病情进行个体化教育,提高患者饮食疗法的依从性。

(5)建立全面的健康教育体系,采用讲座、讨论、看书自学、示教等方法。针对患者存在的问题进行解释,进行针对性教育。在患者待治疗时期,建立联络网跟踪随访,检查执行情况,坚持持续督促全程教育是非常重要的。

(党秀玲)

第三节　临时血管通路护理

一、动静脉直接穿刺技术

动静脉直接穿刺是一种简单快速建立临时性血管通路的方法,由于其并发症较多,以及随着中心静脉插管技术的广泛应用,该方法的临床应用越来越少,不推荐作为血液透析的常规通路。但是我国地域辽阔,经济与医学技术的发展也极不平衡,目前在许多地区尤其是较小的血液透析室或没有中心静脉插管条件的透析单位,动静脉直接穿刺仍可考虑使用。

1.适应证与禁忌证

(1)适应证:在没有中心静脉插管技术与条件的透析室,直接动静脉穿刺作为临时性血管通路用于下列情况。①急性肾衰竭估计恢复时间较短者。②急性肾衰竭估计其动静脉内瘘成熟时间较短者。③急性充血性心力衰竭需紧急透析者。④急性高血钾或中毒需紧急透析者。⑤动静脉内瘘失去功能等待内瘘重建或修补者。⑥维持性腹膜透析患者因腹膜炎等需暂时中

断腹腔灌液者。⑦其他临时性体外循环治疗,如血液灌流、血浆置换等。

（2）禁忌证:①有明显出血倾向的患者。②不能耐受穿刺疼痛的患者。③浅表动静脉纤细,穿刺较难成功者。④患者神志障碍,四肢不易固定者。

2.动脉直接穿刺法

动脉直接穿刺一般用于血液透析室的血液出路。通常选择浅表动脉,包括足背动脉、桡动脉、肱动脉等对于日后需要行,上肢动静脉造瘘的患者,应尽量避免穿刺上肢血管。

（1）穿刺的部位:桡动脉、足背动脉、肱动脉。

（2）优点:操作简单,不需手术,赢取抢救时间,血透后活动自如,并可减少医疗费用。

（3）缺点:局部疼痛明显、血流量不稳定、易出现血肿、HD 结束时需较长时间压迫止血。

（4）直接动脉穿刺方法:根据不同穿刺部位选择适当的体位。常规消毒,铺无菌孔巾,1%利多卡因局部麻醉。术者戴无菌手套,左手用示指和中指（或拇指与示指）固定动脉两端（注意远心端压力应重而近心端压力应轻）,也可以用两指分别放于动脉两侧固定动脉,右手持穿刺针,与皮肤成 25°～45°进针。当穿刺针刺入动脉后,即见有鲜红色血液色的血液涌入针管,然后将针尾适当放低,继续小心前推进少许,以防止针尖脱出。无菌贴固定穿刺针并用透明无菌巾覆盖。

治疗结束时,拔出穿刺针后立即压迫止血,用手压迫,15～20 min,观察已无出血后15～30 min 离开透析室。

（5）直接静脉穿刺法（周围静脉穿刺）。

1）穿刺要点:由于周围静脉相对较细、血流量低。一般只能将其作为血液回路。可供穿刺的周围静脉有肘正中静脉、头静脉、贵要静脉等。其中,最常选择的是肘正中静脉,该静脉是上肢最粗大的浅表静脉,穿刺容易成功,也容易固定。

2）穿刺方法:选择穿刺的静脉,常规消毒,铺无菌巾,周围静脉穿刺不用局部麻醉。穿刺针斜面向上,与皮肤成 25°～45°刺入,穿刺针刺入血管腔时即可见缓慢回血,继续刺入 0.5～10 cm即可。穿刺完后用无菌贴固定,然后用无菌巾覆盖。

（6）动静脉直接穿刺的并发症:①疼痛;②出血与血肿;③动脉瘤;④血栓形成;⑤动脉-静脉瘘形成;⑥血管损伤影响制作内瘘。

3.严格履行告知义务

医生向患者履行告知义务,使者了解动静脉穿刺潜在的风险,让患方自己明确并落实患方申请签字制度,这对医方履行告知义务是一种证明手段。

4.操作流程

为了确保穿刺成功,操作流程如下。

签穿刺同意书→评估病情→选择穿刺静脉→选择穿刺动脉→消毒→穿刺→固定。

5.动静脉直接穿刺须注意事项

（1）要求术者有熟练的穿刺技术,减少患者疼痛,且严格无菌技术操作,防止感染发生。

（2）穿刺部位的选择。一般选取桡动脉,如果一侧穿刺失败应选另一侧,反复在一侧穿刺,刺激局部组织血管,可导致痉挛,难以成功,且易损伤组织。也不能固定在某一点反复穿刺,以免形成瘢痕、硬结,导致穿刺困难。

（3）动脉血流量欠佳时,可旋转针柄,调整针尖的位置达最佳流量时再固定。

（4）动脉直接穿刺行血液透析时,穿刺侧上肢严格制动,对神志不清或烦躁不安不能合作者,需专人看护。

(5)拔针后,用无菌纱布压迫穿刺点 5～10 min,用弹性绷带加压固定压迫 60～120 min,然后可逐步放松绷带,嘱家属或患者 24 h,特别是 4 h 内随时观察穿刺处情况,防止绷带滑脱导致大出血,皮下血肿,影响下次穿刺,甚至有生命危险。

(6)透析中勤观察穿刺点,看有无针眼渗血,透析结束时确实有效的压迫是预防假性动脉瘤的关键。

二、中心静脉临时置管护理

临时性的静脉导管一般用于需要建立紧急血管通路的患者,应用的时间可以是几个小时到几个月。研究表明,如果没有早期计划,75%的初次血液透析患者需要建立临时通路。

1.适应证

(1)急性肾衰竭患者:急性肾衰竭(ARF)公认的开始透析的标准如下。①利尿药难以控制的水超负荷。②高血钾,难以单纯药物控制。③严重的代谢性酸中毒。④出现肾衰竭的严重并发症。

(2)终末期肾衰竭需要紧急血液透析治疗而无成熟的血管通路的患者。

(3)内瘘感染或栓塞,需要建立过渡性临时置管的患者。

(4)原中心静脉留置导管感染或堵塞。

(5)药物过量或中毒需要进行血液透析或血液滤过治疗的患者。

(6)腹膜透析患者因病情需要行临时性血液透析治疗。

(7)肾移植患者出现严重的排斥反应期间需要临时血液透析治疗。

(8)需要临时血液净化治疗的其他患者。

2.禁忌证

中心静脉临时导管置管术不存在绝对的禁忌证,其相对禁忌证如下。①广泛腔静脉系统血栓形成。②穿刺部位感染。③凝血功能障碍。④患者无法配合操作。

3.穿刺部位

(1)颈内静脉:右侧颈内静脉为首选位置;但经皮颈内静脉置管术需要患者在体位上很好地配合,故有明显充血性心力衰竭不能平卧、呼吸困难者不适用。

(2)股静脉:适用于卧床、无法主动配合、不能搬动以及紧急抢救的患者;股静脉留置导管易并发感染且对患者活动造成很大的影响,不宜长时间使用。

(3)锁骨下静脉:应尽量避免使用,因为此部位有较高的穿刺并发症发生率;此外,锁骨下静脉插管导致中心静脉狭窄发生率显著提高,将影响日后 AVF 的效果。

4.留置导管的类型

导管由聚乙烯、聚氨基甲酸酯或硅胶等材料制成,这些材料具有光滑、生物相容性好的特点,不易形成血栓;室温下较坚硬,便于插入,在体内受体温影响变得柔软,不易损伤血管。留置导管在结构上大致可以分为以下几种。

(1)双腔导管、临床上主要使用的是双腔导管,其动脉腔为 2～6 个侧孔,静脉腔开口于导管尖端,两者间有一定距离,使得透析中的再循环减少。

(2)三腔导管。三腔导管是基于补液或输血的需要设计的,但反复地使用补液腔很可能增加导管感染的发生率,故临床不推荐常规使用。

另外,为达到足够的置管深度,减少导管贴壁现象和血流不足的发生,临床建议股静脉留置导管长度应>19 cm,右侧颈内静脉可用 13～19 cm 的导管,左侧颈内静脉则建议使用16～19 cm的导管。因此,在穿刺置管术前对患者情况的充分评估、选择合理的穿刺部位和导管类型是极其重要的。

5.术前评估

(1)环境:中心静脉临时置管术应在治疗室中或有条件的在手术室进行,置管过程中避免不必要的人员走动。

(2)操作者:操作应由经过相关培训的专业医师完成,戴口罩、无菌手套。

(3)患者

1)向患者及家属说明手术的必要性及可能出现的并发症等,并征得其同意,签署知情同意书。

2)评估患者生命体征、意识状态及心理状态是否稳定,能否配合完成操作。

3)评估供置管的中心静脉,外周静脉情况等。

(4)器材及药物:中心静脉穿刺包、合适的导管、2%的利多卡因、肝素、生理盐水、缝线、透气敷料等。

6.中心静脉置管的护理

中心静脉导管的护理对留置导管的使用效果和寿命有直接的影响,建立规范的护理常规能减少导管相关并发症,继而延长导管使用期限,提高患者生活质量。

(1)留置导管的开管护理

1)评估。严格执行三查七对制度,对患者生命体征、心理状态及合作能力进行评估。

2)操作。协助患者取舒适体位,行颈静脉及锁骨下静脉置管的患者取卧位,头偏向置管对侧,可嘱患者戴上口罩以预防感染;股静脉置管的患者可取半卧位或卧位,暴露置管区域。取下敷料,评估穿刺口情况,如周围皮肤有无红肿、渗液、皮下血肿,导管外部有无裂痕,插管长度的变化及缝线固定的情况。戴无菌手套,铺无菌巾,拆除敷料更换无菌手套,常规消毒穿刺局部皮肤,以穿刺口为中心向外进行圆周样消毒,消毒范围直径>5 cm,必须待消毒剂完全干燥后,才能粘贴敷料。取下肝素帽,先用乙醇棉球擦洗管口血迹,然后用浸润有高效碘和乙醇的纱块依次消毒管口,方法为在管口周围旋转擦拭至少15次,无肉眼可见血迹后,再用 5 mL 注射器将动脉端和静脉端管腔内封管的肝素盐水抽出,确定管腔内无血栓后连同注射器丢弃,夹闭管夹,连接透析管路开始治疗。妥善固定管道,整理床单位。

(2)留置导管的封管护理

1)封管液的配制:用 2 mL 注射器吸取普通肝素 50 mg 加生理盐水 1 mL,共备 2 支。

2)封管方法:透析结束后,断开动、静脉端,消毒管口,取生理盐水各 10 mL 正压注入动、静脉端,然后取上述含肝素溶液的注射器连接置管管口,注意必须拧紧注射器,一手打开置管导管的夹子,另一手保持注射器针芯固定,按管腔标识的内径大小推注肝素溶液,推注完所需剂量后用一次性肝素帽旋紧管口。

(3)注意事项

1)严格执行无菌操作。

2)透析过程中严密监测并记录患者的生命体征及意识状态、血流量。

3)开管时若抽吸不顺畅说明有导管堵塞,可适当旋转置管;若仍无法回抽,应考虑管腔血栓形成的可能,告知医生,必要时行溶栓或拔管处理。

4)观察伤口局部是否有红肿、热、痛或渗液,全身反应如寒战、体温升高等,若出现应考虑导管相关性感染的可能。必要时行血培养及有效抗菌治疗,以期导管继续留置使用,否则应拔管处理。

5)定期检测患者的凝血状态,对于有凝血功能障碍、出血倾向的患者,可使用肝素浓度较低的封管液。

7.中心静脉置管特殊并发症的观察与护理

(1)导管感染:广义的导管感染包括皮肤创口感染和导管相关性菌血症。导管感染是置管的透析患者入院的常见原因,也是导致导管拔除和病死率上升的重要危险因素。

1)导管皮肤创口感染表现为伤口周围皮肤红肿、渗液等,进行伤口护理时应注意观察。置管口周围分泌物的涂片染色检查对局部感染具有直接的诊断与病原菌鉴定意义。

2)导管相关性血流感染(CRBSI)患者临床症状为发热、寒战,症状的出现可表现为与透析相关,即透析开始 1~2 h 发热、寒战,持续 5~12 h 消退,下次透析时症状再次出现。临床上最常用的诊断手段为血培养的细菌定量,具体方法是分别从外周静脉和中心静脉导管内各抽取 5~10 mL 血液进行培养和定量分析,当结果显示为同种细菌,且导管内标本菌落数量为外周血的 5~10 倍时,可确诊为导管腔内感染。而诊断导管感染的金指标是以导管尖端作为标本进行细菌培养,但必须拔除导管。

(2)导管尖端细菌培养取标本的方法如下。

1)取下敷料,充分消毒置管伤口及其周围皮肤,确认无肉眼可见的血痂或残胶,消毒液待干。

2)洗手、戴无菌手套;以无菌剪拆除缝线后,拔除置管,无菌纱块压迫穿刺点,注意导管切勿碰触到纱块或皮肤。

3)打开无菌容器,导管垂直于容器上方,用无菌剪刀剪至少 5 cm 导管置入容器内,立即盖上容器。注意无菌操作,避免污染容器或标本引起假阳性。

4)贴上标签并尽快送检。

(3)导管功能不良:指导管血流不足,影响透析充分性。

1)早期导管功能不良:常见于导管贴壁、尖端位置不佳或导管扭转等。可尝试适当旋转导管或改变体位来解决。

2)晚期导管功能不良:主要包括导管腔内血栓形成、管周纤维鞘形成等。血栓形成是导管功能不良的最常见原因,动脉端血栓形成表现为血流不足,静脉端血栓形成则表现为静脉压升高。治疗导管腔内血栓形成的首选方法是尿激酶溶栓;导管纤维鞘形成多见于置管时间>3 个月的患者。

纤维鞘为包绕在导管尖端的纤维蛋白鞘,导致引血困难,但回血时无阻力。造影检查中可在导管的尖端发现充盈缺损,这是诊断纤维鞘形成最常用、最有效的方法,其处理包括尿激酶灌注、纤维鞘剥离术等,若无效可原位更换导管或重新置管。

8.中心静脉临时置管患者的宣教

(1)养成良好的个人卫生习惯。保持插管伤口敷料的清洁干燥,洗浴时应特别注意,若伤口敷料沾湿、卷边或松脱有引起感染的可能,应及时更换。对于留置导管的门诊患者,可以指导洗头、洗澡尽量安排在透析治疗前,因可尽快更换敷料。

（2）保持导管的妥善固定。避免牵拉、拔出置管,穿脱衣物、擦身时应注意动作幅度不要太大;若敷料渗血、导管不慎脱出,可用手压迫出血点 10 min 以上,并尽快到医院处理。

（3）日常避免干重体力活、过度弯腰、用力大便等,以防止血液涌出,堵塞导管。

（党秀玲）

第四节　长期血管通路护理

一、自体动静脉内瘘

1. 概念

自体动静脉内瘘(autogenous arteriovenous fistula,AVF)指通过手术将自体邻近动脉与静脉吻合用于血液透析的一种血管通路。与其他类型透析用血管通路(如人工血管或静脉插管)相比,AVF 一旦成熟后其使用寿命最长且并发症最少。因此成为目前尿毒症患者首选的血液透析通路。

2. 适应证、禁忌证及术式的选择

（1）适应证

1)慢性肾衰竭患者肾小球滤过率<25 mL/min 或血清肌酐>4 mg/dL(352 μmol/L),应考虑实施自体动静脉内瘘成形术。

2)老年患者、糖尿病、系统性红斑狼疮以及合并其他脏器功能不全的患者,更应尽早实施自体动静脉内瘘成形术。

（2）绝对禁忌证

1)四肢近端大静脉或中心静脉存在严重狭窄、明显血栓或因邻近病变影响静脉回流。

2)患者前臂 ALLEN 试验阳性,禁止行前臂动静脉内瘘端端吻合。

（3）相对禁忌证

1)预期患者存活时间<3 个月。

2)心血管状态不稳,心力衰竭未控制或低血压患者。

3)手术部位存在感染。

4)同侧锁骨下静脉安装心脏起搏器导管。

（4）术式的选择:常用动静脉内瘘吻合方式。

3. 手术前后的护理

自体动静脉内瘘成形术是通过外科手术,吻合患者的外周动脉和浅表静脉,使得动脉血液流至浅表静脉,达到血液透析所需的血流量要求、便于血管穿刺,从而建立血液透析体外循环。

（1）术前准备

1)血管选择:预期选择的静脉直径≥2.5mm,且该侧肢体近心端深静脉和(或)中心静脉无明显狭窄、明显血栓或邻近组织病变;预期选择的动脉直径≥2.0mm,选择上肢部位时,应避免同侧存在心脏起搏器,选择前臂端端吻合式,患者同肢体的掌动脉弓应完整。

2)术前宣教:重视术前对于患者的宣教与心理护理教育,建立良好的护患关系,取得患者的信任。向患者说明手术的目的、必要性、原理、过程、术中可能出现的意外和并发症以及各种预防措施,让患者对手术有正确的认识而采取积极合作的态度。告诉患者术前要保护好造瘘侧肢体的血管,避免在该肢体进行抽血、输液,保持造瘘侧皮肤清洁,勿损伤皮肤,以防术后感染。指导患者术前2周开始肢体功能锻炼,例如做握拳运动,每天用热毛巾湿敷该侧血管,以促进血管充盈,促使手术成功。

3)术前备皮:术前1d备皮术侧皮肤,指导患者用肥皂水擦洗干净建瘘肢体的皮肤,修剪指甲,勿抓挠皮肤,以免皮肤破损引起感染,影响吻合口的愈合。

(2)术后护理

1)病情观察:术后24h内密切观察伤口有无渗血、红肿,内瘘有无震颤、可否闻及血管杂音、肢端皮肤温度及颜色等情况。如血管震颤音无或减弱甚至消失则怀疑血栓形成;如伤口明显渗血,可能会导致局部压迫,引起内瘘闭塞;如出现手指发凉、苍白、疼痛、活动受限等为特征的血液供应障碍现象时,应警惕窃血综合征的发生。出现以上情况时,应立即报告医生进行及时处理。

2)一般护理:术后让患者抬高内瘘侧肢体,使其超过心脏的位置,以促进静脉回流,也可在术后1d予红外线照射内瘘侧肢体,距离内瘘侧肢体30~50cm,避免皮肤灼伤,每次2次,每次20~30min,促进血液循环,减轻内瘘侧肢体的肿胀,促进内瘘成熟。保持术侧肢体卫生、干燥,术后2~3d换药1次,10~14d拆线,敷料包扎不宜过紧,松紧度以能扪及震颤为宜,操作过程中严格执行无菌操作。

3)术后宣教:术后向患者说明内瘘侧肢体禁止抽血、输液及测量血压;手术伤口禁止湿水;内瘘侧肢体禁止提重物;注意身体姿势,睡觉时不能压住内瘘侧肢体,衣服袖口宜松,戴手表、手镯等饰物不宜过紧,避免内瘘侧肢体受压;每天至少触摸内瘘4次以上,如发现血管震颤音无或减弱甚至消失,及时告知医护人员进行处理。

4)内瘘锻炼:在术后1周且伤口无感染、无渗血、愈合良好的情况下,每天用术侧手捏握皮球或橡皮圈数次,每次3~5min;术后2周可在吻合口上方10cm处捆扎止血带或血压表袖套轻轻加压至静脉中度扩张为止,每5~20min松开1次,每天可重复3次以促进血管扩张,术侧手做握拳或握球锻炼,每次1~2min,每天可重复10~20次。

4.内瘘的使用及护理

(1)内瘘使用的时机:内瘘成熟至少需要4周,最好等待8~12周再开始穿刺。穿刺前先做血管彩超,血管血流达到600mL/min以上,触摸内瘘震颤感强烈,方可使用,如血流量<600mL/min,静脉还没有充分扩张,强行开瘘容易导致血流不足,原因可能为内瘘成熟不良或发育不全(穿刺因素除外)。

(2)穿刺前评估:血液透析操作护士在穿刺前,需对患者的内瘘做1次检查,如观察有无感染炎症,红斑,皮疹,狭窄和动脉瘤等,以便发现问题及早诊断和治疗。观察内瘘血管走向,以触摸来感受所穿刺血管管壁的厚薄、弹性、深浅及瘘管是否通畅。通畅的内瘘触诊时有较明显的震颤及搏动,听诊时能听到动脉分流产生的粗糙吹风样血管杂音。由于患者对内瘘穿刺缺乏认识,存在焦虑、紧张甚至恐惧等心理,因此,护士不但要沉着、冷静、准确地执行医嘱,还要及时关心患者的心理状况,通过一些言语的关怀给患者心理上的支持,消除患者恐惧心理,树立治疗疾病的信心,主动配合治疗。

(3)穿刺技巧:首先要选直而又有弹性且有较强震颤感的血管段穿刺。针尖距吻合口至少

3 cm 以上，动静脉穿刺点距离 6～10 cm 以上，静脉穿刺点要尽量离开动脉穿刺点，针尖向心方向，一般在 8～10 cm 以上可降低再循环量，提高透析效率。消毒范围以穿刺点为中心，做直径 10 cm 以上环行消毒。穿刺方法分为绳梯法、纽扣法、定点法以及区域法等，首选纽扣法，其内瘘并发症率明显低于区域穿刺法，同时对内瘘血管的长度要求不高，适合中国人，可提倡作为内瘘穿刺的首选方法。穿刺时可采用的是"触摸探索法"。在内瘘远端扎止血带，增加血管阻力，促使血管充盈，管型暴露，增强触摸的感知。穿刺前戴无菌手套，常规消毒穿刺部位皮肤，触摸血管的震颤搏动确定进针的位置（穿刺点上方 1.5～2.0 cm），感知血管走向深浅，然后轻微绷紧穿刺点下方皮肤。右手持穿刺针，针尖斜面向上，位于血管上方进针，针头紧贴皮肤，与皮肤成 40°～45°角，向左手感知到的血管方向刺进，在进针的同时让助手回抽注射器针栓，见有回血，即表示穿刺针已进入血管，再放平针头向前刺入至 2/3，宜穿刺一步到位，勿停顿。有研究指出，穿刺时应手持穿刺针的翼部并保持斜面向上，穿刺针应与皮肤保持 20°～35°角，一旦针头已穿过皮肤，皮下组织和瘘壁可见血液回血，这时应放平针或减小角度，再将针慢慢刺入中心。如果在穿刺过程中遇到阻力或需改变针的位置，可以将针轻轻退出一点再调整角度。

K/DOQI 指导的穿刺方法为清洁皮肤后，向穿刺反方向拉紧皮肤，以 45°角穿刺血管移植物，25°角穿刺自体 AV 内瘘，一旦穿入血管应当斜面向上缓慢进针，迅速将针翻转 180°斜面向下缓慢进针，达到需要的深度将针旋转 180°，固定穿刺针在穿刺时的角度或与穿刺时接近的角度。

（4）内瘘穿刺血肿的护理

1）评估内瘘穿刺处肿胀及疼痛情况：穿刺部位稍稍隆起，无扩大趋势时，用棉球或纱布在穿刺周围加压固定，如有扩大趋势则立即拨出穿刺针，局部用棉球或纱布加压止血，如系内瘘，压迫时不要使内瘘血流量中断，如加压包扎（保证瘘口震颤音）。

2）冷敷肿胀部位。

3）嘱患者回家后用土豆切成薄片沿血管走行贴敷或涂抹喜疗妥药膏，24 h 后热敷。

4）透析过程中注意穿刺点要加压包扎、适时适度放松，观察穿刺点渗血情况。

（5）并发症：内瘘穿刺术的主要并发症为渗血。

1）原因：患者皮肤过于松弛或多次同一部位穿刺。

2）对策：内瘘穿刺针眼渗血的纱线结扎止血法。首先松开渗血部位固定穿刺针柄的胶布，对局部进行消毒处理，戴无菌手套。然后取 1 块无菌敷料，抽取 5～15 根纱线（视出血情况而定），用另一只手捏住纱线的末端，放于穿刺针下，慢慢移至穿刺点，将纱线交叉向上勒紧，力度适宜，以不再渗血为宜，然后用胶布固定纱线。最后用无菌棉球覆盖穿刺点，胶布固定无菌棉球及针柄，可确保血液透析顺利进行。

5. 常见并发症及处理

（1）血栓

1）病因：常与内瘘使用不当有关，多发生在血管狭窄处。高凝状态、低血压、压迫时间过长、低温等是常见诱因。

2）预防：控制体重，每次脱水量不超过体重的 3%～5%，避免因超滤过多而发生低血压；透析过程中脱水不宜过多过快，当血压低于 100/60 mmHg 时要及时处理，严防发生长时间的低血压而导致内瘘血栓形成。避免瘘管受压，避免在瘘管处量血压、输液、抽血，以免损伤血管壁。对使用促红细胞生成素的患者,要及时调整肝素用量;对于高凝状态的患者可根据医嘱应用抗凝药物治疗。

3)护理:指导患者自我观察内瘘,如发现内瘘震颤音减弱或消失,要及时告知医护人员,因为血栓形成 6 h 内,局部血管内采用注射尿激酶等进行药物溶栓可以恢复内瘘功能,超过 6 h 或血栓已经机化可采用取栓术治疗;如果以上方法仍不能挽救内瘘,则只能选择重新造瘘。嘱患者透析结束后要及时松开松紧带,避免长时间加压止血导致内瘘堵塞,松紧带松开方法:透析结束后,用松紧带对穿刺点进行加压包扎,经 15～20 min 松开少许,以不渗血又能扪及震颤为宜,1 h 内松紧带全部松开。睡觉时注意身体姿势,不能压住内瘘侧肢体;衣服袖口宜松,戴手表、手镯等饰物不宜过紧,避免内瘘侧肢体受压。

(2)感染

1)病因:慢性肾衰竭患者营养状态差,抵抗力下降,易引起局部及全身感染。

瘘管附近部位皮肤等感染,以及长期透析患者伴有的免疫功能缺陷。

2)预防:感染部位应禁止穿刺,手臂制动。感染部位禁止热敷,防止感染扩散,发展成全身感染甚至败血症。告知患者,禁止搔抓感染部位,保持造瘘侧皮肤清洁,勿损伤皮肤。指导保持良好的卫生习惯,每次透析前用中性洗手液清洁手臂。穿刺和拔针时严格执行无菌操作,透析后 24 h 内穿刺伤口不能湿水。

3)护理:指导患者自我观察病情,如有发热、畏寒、寒战,需及时返院就医。遵医嘱使用抗生素治疗,观察疗效,初次自体内瘘感染治疗时间至少 6 周。极少数情况下瘘管感染需要立即进行外科手术,切除瘘管可以用自体静脉移植吻合,也可以在缺损部位的近端进行再次吻合。

(3)血管狭窄

1)病因:血管狭窄易发生在瘘口,与手术操作不当或局部增生有关。

2)预防及处理:有条件可行经皮血管内成形术和(或)放置支架;也可再次手术重建内瘘。

(4)血管瘤、静脉瘤样扩张或假性动脉瘤

1)病因:血管比较表浅、穿刺方法不当或内瘘血流量较大。

2)预防:避免在内瘘同一部位进行反复穿刺。避免透析血流过大。

3)处理:禁止在任何类型的动脉瘤上穿刺,其表面较薄弱易于发生破溃及感染。静脉流出道的动脉瘤可采取血管成形术。切除血管瘤,重新吻合血管,重建内瘘。用 PTFE 血管做旁路搭桥手术。

(5)心力衰竭

1)病因:吻合口径大或近心部位的内瘘,在合并贫血、高血压及其他器质性心脏病或慢性心功能不全等基础疾病时,容易发生心力衰竭。

2)预防:一般上臂动、静脉内瘘吻合口直径应限制在 7 mL 以下,同时应积极治疗基础疾病。前臂内瘘发生心力衰竭比较少见,一旦发生,可采用内瘘包扎压迫,必要时采取外科手术缩小瘘口。反复心力衰竭者必须闭合内瘘,改用长期留置导管或腹透的方式治疗。

3)护理:观察病情,如发现患者胸闷、气促等,立即给予吸氧,并告知医生予以处理。指导患者饮食,减少水钠摄入,维持较好的干体重。

(6)肿胀手综合征

1)病因:由于回流静脉被阻断或者动脉血流压力的影响,造成肢体远端静脉回流障碍所致。如果血管吻合后静脉流出道梗阻,动脉血流通过侧支循环流经手部静脉或尺侧静脉(贵要静脉)或深静脉,严重影响手部静脉的回流,可出现较严重的肿胀手。

2)护理:早期可以通过抬高术侧肢体、握拳增加回流,减轻水肿,较长时间或严重的肿胀必须结扎内瘘,更换部位重新制作内瘘。

(7)窃血综合征

1)病因:侧侧吻合或端侧吻合特别是伴糖尿病或其他疾病引起的血管结构异常或动脉粥样硬化的患者,易于发生血管通路相关性的窃血综合征,导致肢体末端缺血,在手术后数小时到数月出现。

2)护理:轻度缺血时患者感觉肢体发凉,测量相应部位皮肤温度下降,可随时间推移逐渐好转,一般对症治疗即可。如果上述治疗不见好转,患者感到手部疼痛及麻木,检查时发现手背水肿或发绀,部分出现手指末端的坏死等病变加重表现,则应当进行外科处理。治疗方式与窃血综合征发生的原因有关,动脉吻合口近心端的狭窄应行血管成形术,但进展性全身动脉钙化的患者除外。高流量引起的窃血综合征需要减少瘘管的流量,传统的吻合口后静脉段结扎并不理想,减小吻合口直径或在远端重新吻合对减少血流量可能更为有效。

(8)高静脉压

1)病因:靠近动、静脉吻合口部位的静脉狭窄导致高静脉压。症状和体征包括瘘臂或手的肿胀,手指发绀。也要注意皮肤发生溃疡及湿疹样等变化。静脉高压症也称为痛指综合征。

2)预防:穿刺应力争一针见血避免出现内瘘肿胀;透析过程中做好管路的固定,对有不合作及躁动的患者要进行约束,以避免出现内瘘肿胀。

3)护理:一旦发现静脉高压即要做出评估,评估内瘘血管的弹性、管路的震颤音强弱;与医疗一起完成再循环测定和做多普勒超声检查。再循环测定方法:透析开始后 30 min,关闭超滤,执行如下步骤。采动脉端(A)和静脉端(V)血液,采血后立即降低血流速到 120 mL/min,减慢血流速后 10 s 关闭血泵立即夹闭采集标本处上方的动脉端,从动脉端采血,代表体循环动脉血(S),解除夹闭,开始透析。

6.患者教育

(1)患者教育的要点

1)透析结束后如何压迫穿刺点。

2)每天透析前用肥皂清洗穿刺部位皮肤。

3)了解通路感染的症状和体征。

4)选择合适的方法锻炼 A-V 内瘘肢体。

5)每天及出现低血压、眩晕后应触摸通路震颤及搏动。

6)如果不能触摸血管通路应当用对侧耳朵听杂音。

(2)患者应当掌握的知识

1)通路侧肢体不能负重。

2)睡觉不能压迫通路侧肢体。

3)告诉穿刺者不断更换穿刺部位。

4)监督穿刺者,穿刺前正确处理穿刺点皮肤。

5)发现通路感染的症状及体征或震颤、杂音改变时及时报告。

7.患者内瘘的自我护理

(1)应懂得瘘管是生命通道,一定要注意保护(须像保护眼睛一样保护)。

（2）可自我触诊监测（自己可将耳朵贴近吻合口或吻合口上，听到像火车一样的隆隆声，声音越大说明越通畅），也可以用手指按在吻合口以上的血管处，可感觉到血管搏动或震颤。

（3）保持内瘘管的前臂清洁，上肢不能压迫，避免测血压、静脉注射、提重物，避免阳光灼烧。

（4）注意做好术后瘘管的自我训练。

（5）穿刺成功后感受有无疼痛和肿胀不适，拔管后注意压迫止血 15～20 min。为最为重要，压力应适度，以不出血且感到血管搏动或震颤为宜，避免局部血肿及血液渗出，以防止发生凝血而致瘘管阻塞。

（6）穿刺失败或肿胀者，应在拔针后冷敷，待出血停止 24 h 后温水热敷。

（7）每天最少 3 次触诊内瘘，检查内瘘是否通畅，一旦血栓形成，如果是在 6 h 以内，可用药溶解血栓，超过 24 h 溶解血栓效果不大。

（8）保持瘘侧皮肤清洁、干燥，防损伤，如有出血或皮肤感染不能自己处理，须马上到医院处理。

二、移植血管内瘘

1.概念

随着血管通路技术不断发展，血液净化患者存活期明显延长，但自体动静脉内瘘远远不能满足当前血管通路的需要。虽然人工血管动、静脉内瘘长期通畅率远低于自体动静脉内瘘，但不能作为血液净化血管通路的首选。但在临床实际中，对一些自身血管条件差如血管弹性差、短缺、闭塞、多次自体动静脉内瘘手术失败，造设标准内瘘比较困难，如糖尿病患者，伴有动脉硬化的高龄患者或血管比较细的病例等，不得不寻求血管替代材料如人工血管等建立血管通路。自从 20 世纪 70 年代开始，人们就开始了对移植血管内瘘的探索，1970 年 Girardet 利用大隐静脉成功地进行了移植血管内瘘成形术，1976 年 Rosenbert 成功利用牛颈静脉建立移植血管内瘘，但因为移植血管长期通畅率较低，且生物相容性较差，限制其使用。20 世纪 70 年代末，Campbell 等报道了聚四氟乙烯（PTFE）在临床上的应用，人造血管的出现使移植血管内瘘进入了一个新的时代。20 世纪 80 年代的许多研究表明，PTFE 具有其他血管材料不可比拟的优点，如取材容易、生物相容性好、容易穿刺、对感染和血栓有一定的抵抗、2 年通畅率达 61%～91% 等。因此，PTFE 成为目前临床上使用最广泛的人工血管材料。

2.移植血管的适应证及禁忌证

（1）适应证

1）上肢血管纤细，不能制作自体内瘘。

2）由于反复制作内瘘使上肢动静脉血管耗竭。

3）由于糖尿病、周围血管病、银屑病等使上肢自身血管严重破坏。

4）原有内瘘血管瘤或狭窄切除后需用移植血管搭桥。

（2）绝对禁忌证：四肢近端大静脉或中心静脉存在严重狭窄、明显血栓或因邻近病变影响。

（3）相对禁忌证：同自体动静脉内瘘成形术。

3.移植血管的材料选择

（1）自体血管：主要是大隐静脉。由于取材较方便、无抗原性、口径较合适，目前临床仍较常用。

（2）同种异体血管：尸体大隐静脉、股动脉、脾动脉、肱动脉以及胎盘脐静脉等，由于取材较困难等，应用越来越少。

（3）异种血管：主要是牛颈动脉。取材较易，但抗原性强、处理工序复杂、价格昂贵，因此，目前较少应用。

（4）人造血管：主要是聚四氟乙烯（PTFE）人造血管。取材容易、形状及口径容易控制、生物相容性好、容易穿刺，是目前应用最广泛的人工血管。

4.手术前后的护理

（1）术前准备

1）患者准备：遵医嘱进行血管彩超，检查血管内径等；做胸部 X 线片、心电图及超声心动图，了解患者心肺功能；抽血检查患者凝血状况；手术当天清洁手术侧肢体，必要时备皮；术前1 周可预防性使用广谱抗生素。

2）人造血管的选择：一般选择直径为 6 mm 的人造血管，可根据患者血管情况和年龄做适当调整，但直径不宜过小，直径过小会导致内瘘通畅率下降。

（2）术后并发症：血清性水肿、血栓形成、感染、心力衰竭、窃血综合征、假性动脉瘤、肿胀手综合征。其中主要表现为血清性水肿。

1）血清性水肿的临床表现：襻式（U 形）移植的发生率可高达 90％以上；表现为移植血管周围弥散性肿胀，血清性水肿多在术后 1～3 d 开始出现，持续 3～6 周可自行消退。

2）血清性水肿的处理：引流；抬高肢体；红外线照射；应尽量采用无肝素或低分子量肝素透析；必要时进行血管造影等方法寻找病因。

（3）术后护理

1）由于 PTFE 属于异物，置入患者体内后会出现不同程度的组织反应，术侧肢体常有水肿，术后可将术侧肢体抬高，以利于静脉回流，减轻水肿，一般第 3～7 d 水肿最明显，2～3 周开始逐渐消退，但也有持续 2～3 个月才消退的情况。

2）由于人造血管内瘘费用较高，且患者一般无自体血管内瘘可供选择利用，所以保护人造血管，预防其感染显得尤为重要。术后 1～3 d 应遵医嘱使用抗生素，2～3 d 换药 1 次（若伤口渗出多，则应随时换药），换药时观察手术伤口情况，及时汇报医生。

3）注意观察人造血管内瘘的通畅情况，若发现血管震颤、血管杂音减弱或消失，应及时通知医生处理。

4）其余同自体动、静脉内瘘。

5.移植血管的穿刺技巧及护理

（1）穿刺要点

1）穿刺前准备：移植的人造血管一般在术后 4～8 周才能与周围组织愈合，所以至少要2～3 个月才能使用。穿刺前应先了解移植血管内瘘的解剖关系，分清楚血流走向，可在用图解的方式标注血流方向，以避免穿刺针位置错误。患者穿刺部位皮肤须严格消毒，操作者戴无菌手套，对穿刺每一个患者必须更换无菌手套。

2）穿刺点的选择：避免在襻式移植血管内瘘的转角处穿刺，以免刺破人造血管，造成血肿，缩短人造血管内瘘的寿命。穿刺点最好离开手术切口 3 cm 以上，避免穿刺时伤及吻合口。

3）穿刺方法的选择：选择绳梯式穿刺模式。穿刺点上端离吻合口 3 cm，下端离"U"形襻管隧道缝合口处 2～3 cm，新的进针点与上次相距 1 cm 左右。动、静脉穿刺点间距应＞10 cm，减少再循环率,使透析充分。为了加大动、静脉穿刺点间距,动脉穿刺点由上向下移行,静脉穿刺点由下向上移行。每次穿刺点要记录,避免下次透析重复穿刺。

4)穿刺的角度:以 40°~45°穿刺比较科学。小角度穿刺时穿刺针在人工血管壁上移行时间延长,对管壁损伤面积大;而大角度穿刺时穿刺针可在人工血管壁上留下圆形穿刺孔,对血管壁损伤明显,不利于人工血管修复,甚至穿透血管。40°~45°穿刺时穿刺部位容易形成"皮瓣",拔针时可以减少穿刺点出血。穿刺针进入血管后,不应旋转角度,以免损伤人造血管内膜。

5)穿刺原则:强调梯度穿刺,避免定点穿刺;靠近动、静脉吻合口 3 cm 不宜穿刺;梯度穿刺每次相隔 1 cm;转弯处约 5 cm 避免穿刺;给穿刺点 2~3 d 的愈合时间;循环使用穿刺段。

(2)拔针注意点

1)拔针时,拔除穿刺针的角度要与穿刺时的角度类似,避免损伤血管内膜。

2)拔针时右手一边轻轻松动穿刺针一边往外拔,左手持纱布块滚球,针尖拔出皮肤后,立即用纱块条轻压穿刺针刺入血管的位置,用拇指指腹按压 10~15min,以能触摸到内瘘搏动为宜,止血后用胶布固定纱块条,避免有松紧带加压包扎,防止人造血管损伤。

3)切忌在针没有完全拔除之前压迫穿刺针孔,以免穿刺针斜面切割血管,并防止穿刺针周围的微血栓遗留在血管腔内。

4)对于难止血者,应延长按压时间。

6. 移植血管的常见并发症及处理

(1)感染:化脓性感染的伤口应行清创,尽量引流脓液,用生理盐水及抗生素冲洗伤口。其余同自体动、静脉内瘘护理。

(2)血清性水肿:主要发生于人造血管移植,襻式(U 形)移植的发生率可高达 90% 以上,表现为移植血管周围弥散性肿胀,血清性水肿多在术后 1~3 d 开始出现,持续 3~6 周可自行消退,随着人造血管制造技术的改进和质量的不断提高,血清性水肿持续时间可逐渐缩短。一般无须特殊处理,在术后尽量抬高术侧肢体,对消肿较慢者,可采用红外线灯照射,每天 2~3 次,每次 20~30 min。术后 1 周内血透肝素化可加重血清性水肿,此时透析应尽量采用无肝素或低分子量肝素透析。对于较大、长期不消退的血清肿,可行手术清除。

7. 动、静脉通路的观察(monitoring)和监测(surveillance)

(1)KDOQI 指南定义

1)Monitoring:指对通路的物理检查,包括视诊、触诊和听诊。

2)Surveillance:指对通路功能进行不同的测试。

(2)动、静脉通路的观察和监测

1)通路评估和临床观察已经建立通路的观察和监测。

2)通路血流量测量:判断通路功能最好的方法。人造血管通路内血流量<600 mL/min,或较基线值下降 25% 以上,均强烈提示出现明显的狭窄。

3)KDOQI 指南建议每月测定,需要特殊设备和受训技师。

4)静态静脉透析压(VDP)测量:对于人造血管通路最具有价值,对于监测自体血管通路几乎没有价值。

5)动态 VDP(在低透析血流量 200 mL/min):结果易受多种因素影响:包括透析血流量、穿刺针直径、透析机类型以及患者的血压。一般血透机安全线为 125 mmHg。

三、长期置管

临时性中心静脉留置导管简便,易于掌握,但保留时间短,并发症多。而一些需要长期透析的患者因曾实施多次动、静脉内瘘术或人造血管搭桥术,无法再用动、静脉内瘘作为血管通路。因此,具有涤纶套的双腔留置导管成为最佳选择,临床上称为永久性留置导管。

1.适应证

(1)肢体血管条件差,无法建立自体动、静脉内瘘者。

(2)心力衰竭不能耐受动、静脉内瘘的患者。

(3)小部分生命期有限的尿毒症患者。

(4)无法建立动、静脉内瘘且不能进行肾移植的患者。

(5)低血压而不能维持透析时血流量的患者。

2.禁忌证

无绝对禁忌证。

(1)患者有严重的出血倾向。

(2)患者存在颈内静脉解剖变异或严重狭窄甚至阙如。

(3)既往在预定插管血管有血栓形成史,外伤史或血管外科手术史。

(4)手术置管部位的皮肤或软组织存在破损、感染、血肿、肿瘤等。

3.材料选择

外源性材料进入血液可导致血小板黏附和聚集于导管表面,形成纤维蛋白鞘和凝血块,从而激活体内凝血机制。

其中导管的材料和硬度是两个重要因素。目前认为最佳的导管材料是聚氨酯,尤其以聚矽氧烷生物材料较好。

目前最常用的是带涤纶毡套的双腔导管。

4.优点与缺点

(1)长期带涤纶套深静脉留置导管的优点。

1)手术相对简单,一般术后第 2 d 可使用,不需成熟期。

2)每次透析不需要静脉穿刺,减少了患者的痛苦。

3)对血流动力学影响小,心脏功能较差的患者适用。

4)除去血栓性并发症相对容易。

(2)长期带涤纶套深静脉留置导管的缺点。

1)血栓形成、感染等并发症常见,使用寿命较动、静脉内瘘和移植瘘低。

2)感染考虑拔管时,创伤较大,特别是导管留置时间长的患者,可能因为粘连而出血。

5.长期带涤纶套深静脉留置导管的并发症

(1)感染、导管感染可分为出口部位感染、隧道感染和导致相关菌血症。导管尖端细菌培养取标本的方法如下。

1)取下敷料,充分消毒置管伤口及其周围皮肤,确认无肉眼可见的血痂或残胶,消毒液待干。

2)洗手,戴无菌手套,以无菌剪拆除缝线后,拔除置管,无菌纱块压迫穿刺点,注意导管切勿碰触到纱块或皮肤。

3)打开无菌容器,导管垂直于容器上方,用无菌剪刀剪至少 5 cm 导管置入容器内,立即盖上容器。注意无菌操作,避免污染容器或标本引起假阳性。

4)贴上标签并尽快送检。

(2)导管功能失效:术后即刻或早期导管功能丧失,主要原因是技术操作问题,常常是导管扭转、贴壁等导致。导管晚期功能丧失通常与血栓形成有关,临床上可采用尿激酶进行溶栓治疗。

(3)中心静脉狭窄:这种并发症较少见。其原因为反复置管,置管时间长,在置管过程中有导管相关性感染等。

6.护理操作常规

(1)透析前的护理:严格无菌操作是防止感染的关键。

1)先拆除包扎敷料,戴无菌手套,铺无菌巾。

2)用安尔碘消毒擦净置管周围皮肤,并观察导管是否牢靠,局部有无红肿、分泌物渗出及出血等情况。若有,应加强局部换药、保持皮肤干燥、可使用少量的莫匹罗星或红霉素软膏,如无异常用无菌纱块覆盖,胶布固定。

3)消毒管口后,用 5 mL 注射器分别抽出动、静脉端上次在封管液,查看有无血凝块及血栓。

(2)透析中应加强观察,及时处理血流不足等情况。血流不足有如下原因。

1)体外因素或体位:导管扭曲、导管侧孔紧贴血管壁,这时解除扭曲、调整导管位置和方向或患者体位。

2)导管堵塞:可采用尿激酶 10 万 U,溶于生理盐水 3~5 mL 分别注入导管的动、静脉管腔内,保留 20~30 min,回抽出被溶解的纤维蛋白或血凝块,如一次无效,可多次重复进行。如导管堵塞不可单用生理盐水推冲,以防血栓入血引起血管栓塞。

3)若出现寒战、发热,怀疑导管感染时应立即通知医生,做血培养,及时对症处理。

(3)透析后封管

1)一般患者透析结束后,用生理盐水 20 mL 分别注入管腔,冲净管内的血液,再各注入相应导管容量各 2 mL 的肝素生理盐水,推注肝素时要缓慢,正压封管,导管口需消毒再盖无菌肝素帽。

2)高凝患者可采用尿激酶 10 万 U+生理盐水 2 mL+肝素 2 mL 进行封管。

3)怀疑导管感染的患者,可采用肝素联合抗生素封管。

7.健康宣教

(1)对患者及家属强调保护导管的重要性和导管脱落的危险性。

(2)耐心指导患者注意个人卫生,保持隧道口及敷料的清洁干燥,洗脸及洗澡时不能沾水,以防隧道口感染。

(3)嘱患者睡觉时取平卧或健侧卧位,以防导管受压而闭塞。

(4)防止剧烈咳嗽,恶心、呕吐致静脉压力增大,使血液反流致导管,增加凝血机会。

(5)避免牵拉,防止导管肝素帽脱落。

(党秀玲)

第五节　肝素抗凝护理

肝素是一种抗凝剂,是由两种多糖交替连接而成的多聚体,在体内外都有抗凝血作用。

一、肝素抗凝主要作用机制

(1)抗凝血:①增强抗凝血酶Ⅲ与凝血酶的亲和力,加速凝血酶的失活。②抑制血小板的黏附聚集。③增强蛋白 c 的活性,刺激血管内皮细胞释放抗凝物质和纤溶物质。

(2)抑制血小板,增加血管壁的通透性,并可调控血管新生。

(3)具有调血脂的作用。

(4)可作用于补体系统的多个环节,以抑制补体系统的过度激活。与此相关,肝素还具有抗炎、抗过敏的作用。

二、肝素在透析过程的应用

(1)体内首剂肝素:于血液透析开始前 3～5 min,按 0.3～0.5 mg/kg 的剂量或遵医嘱从静脉端一次推注。

(2)追加肝素:肝素 4～8 mg/h 或遵医嘱从血液透析动脉管路上的肝素管路端由肝素泵持续输注。

(3)必要时监测有关凝血试验,并酌情调整剂量,使凝血指标维持在相应的目标范围。

(4)血液透析结束前 30～60 min,停止使用肝素。

三、首次肝素剂量的调整

(1)增加肝素剂量:在肝素持续给药时,首剂 2 000 U 肝素并不能使所有患者 WBPTT 或 ACT 延长至基础值的 180%。由于肝素的抗凝作用取决于机体对肝素的反应性、肝素的活性等,使 WBPTT 或 ACT 延长至基础值的 180% 的肝素剂量范围为 500～4 000 U。为确定血液透析时首次肝素剂量,可于注射首次肝素后 3 min 监测 WBPTT 或 ACT,如追加使用肝素,其追加剂量的计算如下:由于 WBPTT 或 ACT 的延长时间与肝素剂量成正比,故如果首剂肝素使 WBPTT 延长了 40 s,则如需使 WBPTT 再延长 20 s,所需追加肝素剂量为首次剂量的 1/2。

(2)减少肝素剂量:下列情况应酌情减少肝素剂量:①基础凝血指标显著延长,血小板功能减退。②短时间血液透析,主要指间歇肝素给药法。

(3)体重的影响:机体对肝素的反应与体重的关系不大,故体重为 50～90 kg 的成人,肝素剂量基本相同。但体重过轻或过重者,肝素剂量应酌情调整。

四、停止给药的时机

肝素的半衰期为 0.5～2 h,平均为 50 min。由于凝血时间的延长与肝素的血浓度成正比,故停药后只要知道某一时间点的 WBPTT,就可以计算出以后任一时间点的 WBPTT。假设肝素的半衰期为 1 h,某一时间点的 WBPTT 为 135 s(基础值为 85 s),WBPTT 延长了 50 s,1 h 后肝素血浓度下降 50%,此时 WBPTT 延长 25 s,也是 1 h 前的 1/2。同理,设肝素半衰期为 1 h,血液透析期间及血液透析结束时 WBPTT 的目标值分别为比基础值延长 80% 和

40%,则应于血液透析结束前 1 h 停药。

五、肝素使用并发症及其防治

1.常见并发症

(1)自发性出血:如硬脑膜下出血、出血性心包炎、消化道出血等。

(2)血小板减少症:可能与来自 IgG 中的肝素依赖血小板聚集因子有关,该因子促进血小板聚集,结果造成血液透析患者血栓栓塞性疾病,同时血小板减少。

(3)过敏反应(发生率较低):荨麻疹、皮疹、哮喘、心前区紧迫感。

(4)高脂血症:使用肝素后,血中脂蛋白脂酶(LPL)升高,LPL 分解血中的中性脂肪,使血中游离脂肪酸增加,中性脂肪下降,高密度脂蛋白(HDL)上升。

(5)其他:脱发、骨质疏松等。

2.并发症防治

正常人肝素半衰期为(37 ± 8) min,尿毒症患者可延长到 $60\sim90$ min。血液透析患者对肝素的敏感性和代谢性有很大的个体差异,故对高危出血患者不宜使用肝素;对有潜在出血危险的患者,可选择低分子量肝素抗凝;对血液透析中突发出血的患者,应立即停用肝素,并给予肝素拮抗剂——鱼精蛋白。鱼精蛋白(mg)与肝素(1 mg=125 U)的比例为 1:2 或 1:1。使用前先用生理盐水将内瘘针内的肝素冲洗干净,再将稀释好的鱼精蛋白缓慢推入,并观察患者的反应,如有异常立即停用。血液透析患者应定期检测血小板、血红蛋白等,一旦发现异常,应停用肝素,并根据医嘱给予其他抗凝方法。

六、肝素抗凝的护理评估

(1)使用肝素前要详细询问患者是否有出血现象,如:皮肤黏膜出血、牙龈出血、眼底出血、痰中带血、女患者月经过多、痔疮出血、透析结束后穿刺部位的凝血情况、透析器残血等;了解和查看患者的病史,注意有无外伤、手术、内出血、最近的血常规报告等;查看前一次血液透析的记录单,了解患者最近使用抗凝的方法及剂量。如果患者最近有出血现象或手术、外伤史,应立即通知医生并遵医嘱使用其他抗凝方法及抗凝剂。

(2)首次行血液透析时,应根据患者的体重及血红蛋白指标给予肝素首次剂量和追加量(应考虑到首次透析为诱导透析,时间短,给予的肝素剂量相应要少)。

(3)肝素使用前必须两人核对。

七、血液透析中抗凝观察和护理

(1)血液透析过程中,应密切观察患者的血压、脉搏、心率,如发现患者生命体征改变或有新的出血倾向,应立即停用肝素,并遵医嘱加用鱼精蛋白中和肝素,肝素与鱼精蛋白的比例为1:1;也可改为无肝素透析。

(2)严密观察追加肝素是否由肝素泵持续输入,观察肝素管路的夹子是否处于开放状态。

(3)严密观察透析管路及透析器内血液的颜色,一旦发现血液色泽变深变暗、透析器中出现"黑线"或透析管路的动静脉滤网中血液呈现泡沫或小凝块,提示肝素用量不足。

(4)严密观察动脉压、静脉压、跨膜压(TMP)。透析器两端的压力变化可提示血凝块堵塞的部位,如动脉压高常提示堵塞出现在增加压力的前方(血泵前),如静脉压及跨膜压高则提示堵塞出现在增加压力的后方(血泵后),一旦突然出现动脉压、静脉压及跨膜压下降,而又非血流量等原因引起,通常提示血液管路及透析器严重凝血,需立即更换透析器或回血,并寻找原因。

(5)血液透析过程中,应维护患者的血流量,一旦患者的血流量不佳(管路有抽吸现象,动脉压力下降),应及时处理。

(6)血液透析结束前30～60 min,关闭肝素泵及肝素管路上的夹子。

八、血液透析后抗凝效果评估

(1)血液透析后对透析器及管路应进行观察和记录:管路动、静脉滤网有否血凝块、透析器有否阻塞、阻塞部位在哪里(透析器动脉端、静脉端、膜束内)、阻塞面积多少等。

(2)观察患者皮肤表面、牙龈、黏膜、伤口等有否出血现象,观察患者大小便有否出血。

(3)患者穿刺部位有否血肿、渗血,注意凝血时间。

九、肝素抗凝后的宣教

由于肝素具有反跳作用,透析结束后仍然会有凝血障碍问题,应向患者做好以下宣教。

(1)避免碰撞、摔倒等外伤。如不慎引起外伤,可局部按压止血;出现皮下血肿,可用冰袋外敷;透析后回家路途中注意防止公交车扶栏等的碰撞、防止急刹车引起的冲击等。如出血量大,进行上述处理后,即刻到医院就诊,并及时出示血液透析病历。

(2)创伤性的检查和治疗(如肌内注射、拔牙等),应在血液透析后4～6 h进行。

(3)避免进食过烫、过硬食物,保持大便通畅,避免用力解大便,以防引起消化道出血。

(4)观察穿刺处有否出血现象,如果内瘘穿刺处出血不止,可局部压迫止血。

(唐永春)

第六节　小剂量肝素抗凝护理

伴有轻、中度出血倾向的患者,血液透析时需用小剂量肝素抗凝。所谓轻、中度出血患者是指伴有心包炎和低出血危险的近期手术患者。

一、小剂量肝素的应用方法

介绍两种小剂量肝素应用方法。

方法一:目标是凝血指标,即全血部分凝血活酶时间(WBPTT)或凝血活化时间(ACT)维持在基础值的140%水平上。具体做法:①血液透析前按常规对透析器和循环管路进行预冲,密闭循环时加入肝素2 500 U,密闭循环10～20 min。②血液透析前先测定WBPTT或ACT的基础值,首次肝素剂量为750 U,3 min后再测定WBPTT或ACT,如WBPTT或ACT未延长至基础值的140%,则追加相应剂量肝素。③开始透析,肝素追加剂量为600 U/h,每30 min检测WBPTT或ACT,然后应用肝素泵持续注入肝素以保持WBPTT或ACT延长至基础值的14%。肝素可使用到透析结束。

方法二:临床上较常用且简便。具体做法:①透析前按常规预冲,密闭循环时加入肝素2 500 U,密闭循环10～20 min。②不给予首剂肝素,将预冲液弃去。③引血后,生理盐水500

mL+肝素 625～1 250 U 在泵前以 100～200 mL/h 的速度持续输注,即每小时输入肝素 125～250 U。④透析结束前 20～30 min 停止输入肝素。⑤一次血液透析所需肝素总量为 625～1 250 U。

二、抗凝前护理评估

(1)评估患者病史,了解患者出血状况及生命体征。

(2)评估患者血管通路,保证足够的血液流量。

(3)评估操作程序和设备、物品准备。

(4)评估患者出血、凝血风险,向患者及家属进行宣教。

三、抗凝中的护理观察

(1)血液透析过程中,应密切观察患者的血压、脉搏、心率,如发现患者生命体征改变或有新的出血倾向,应立即停用肝素,并加用鱼精蛋白中和肝素,肝素与鱼精蛋白的比例为 1∶1;或改为无肝素透析。

(2)血液透析过程中,密切观察透析器动、静脉压的变化并做记录,密切观察血路管和透析器是否有凝血现象。一旦发现透析器或管路颜色变深,或动脉压较前大幅度升高,提示抗凝不足,应行 WBPTT 或 ACT 检查,以调整肝素输注速度。

(3)血液透析过程中,保证足够的血流量(200～250 mL/min),一旦患者的血流量不佳(管路有抽吸现象),应及时处理。

(4)应用小剂量肝素法或无肝素法,透析器均为一次性,并规范预冲,可减少凝血机会。

(5)应用小剂量肝素法,血液透析过程中可用生理盐水定时冲洗管路及透析器,观察管路及透析器的凝血情况,透析过程中应将补充的生理盐水超滤。

(6)冲洗管路时,将泵前血路夹住,打开泵前生理盐水夹,生理盐水快速从血路管到达透析器、静脉滤网,此时可观察整个管路与透析器的颜色、是否存在血凝块。

(7)两种小剂量肝素法的比较:前者比较复杂,肝素剂量不易掌握;后者肝素剂量较少,且简便易行。

(8)小剂量肝素应用时,一次透析时间不宜太长,一般 4 h 左右。

(唐永春)

第七节　无抗凝剂透析护理

血液透析过程中使用抗凝剂的目的是预防循环管路的凝血,但在高危出血或禁忌使用抗凝剂的患者中,需采用无抗凝剂透析,也称无肝素透析。

一、应用指征

(1)活动性出血或有高危出血倾向的患者,如脑出血、消化道出血、严重肝功能损伤或有近期手术、大面积创伤、创伤性检查等。

(2)应用肝素有禁忌证的患者,如肝素过敏、肝素引起血小板减少症等。

二、透析前评估

(1)评估患者病情,了解患者出血状况,如出血量大,要做好配血和备血。

(2)评估患者生命体征,特别是血压。

(3)评估患者血管通路,保证足够流量,减少凝血机会。

(4)评估患者凝血、出血风险。

三、操作和护理

(1)物品准备:内瘘穿刺针、透析器和管路选择一次性的,不宜使用复用透析器。选择生物相容性好的合成膜,如聚丙烯腈膜、EVAL 膜、血仿膜。

(2)按常规预冲透析器、循环管路后,生理盐水 500 mL 加肝素 2 500 U,进行密闭循环 5～10 min。

(3)评估血管通路,保证充足的血流量,防止因血流量不足引起凝血;评估病情,伴有大出血的患者应建立静脉通路、备血、准备抢救物品。

(4)建立通路后,按常规引血,生理盐水再次冲洗。上机后在患者可耐受的情况下,尽可能设置高血流量,血流量应达到 250～300 mL/min 以上。

(5)每 15～30 min 用生理盐水 100～200 mL 冲洗管路和透析器,冲洗时将动脉端阻断,此时生理盐水随血泵快速将管路及透析器进行冲洗。同时观察透析器及管路是否有血凝块,是否有纤维素堵塞中空纤维或黏附在透析器膜的表面,中空纤维的堵塞及大量纤维素附着于透析膜会影响溶质清除效果。

(6)调整脱水量以维持血容量平衡。

(7)无抗凝剂法不能完全避免体外凝血,对严重贫血、血小板减少患者效果较好,无贫血、有高凝状态的患者凝血机会较大,故透析时间一般为 4 h。无抗凝剂透析完全凝血的发生率约 5%。

(8)透析过程中严密观察动、静脉压力,如动、静脉压力发生变化,提示有凝血的可能,可加强冲洗;如动、静脉压力持续上升,应做好回血准备或更换透析器,以防进一步凝血。

(9)透析过程中应观察透析器颜色的变化,如透析器颜色变黑,说明有凝血可能;观察动、静脉壶的张力,张力上升有凝血可能。

(10)为便于观察,动、静脉滤网的液面在 2/3 处较为合理。若发现有血凝块附着于动、静脉管路壁上,不要敲拍透析器,防止血凝块堵塞透析器。

(11)无肝素血液透析时,不应在循环管路输血和输注脂肪乳剂,因两者均可增加透析器凝血的危险。

四、透析后评估

(1)观察透析器的残、凝血程度,及时记录。

(2)详细记录患者透析过程中的病情变化及出血量,包括患者口腔黏膜、皮肤、伤口、大便、小便、各种引流管等,及时向所在科室交班。

（郝 在）

第八节　低分子量肝素抗凝护理

一、作用机制及特点

低分子量肝素(LMWH)由标准肝素经化学或酶学方法降解后分离所得。肝素对凝血因子 Xa 的灭活仅需与抗凝血酶Ⅲ(AT-Ⅲ)结合即能达到，而对凝血酶(因子Ⅱa)的灭活则需与 AT-Ⅲ及因子Ⅱa同时结合才能达到。随着肝素分子量的下降，分子中糖基数减少，与因子Ⅱa 的结合力下降，而与 AT-Ⅲ 的结合力有所增加。肝素的抗栓作用主要与抑制因子 Xa 的活性有关，而抗凝作用(引起出血)则与抑制因子Ⅱa的活性有关。因此，低分子量肝素的抗栓作用保留而抗凝作用较弱，呈明显的抗栓/抗凝作用分离现象，这种现象可以用抗 Xa/抗Ⅱa 比值作为数量上的衡量，标准肝素该比值为 1:1，而低分子量肝素为(2~4):1。低分子量肝素半衰期较长，约为标准肝素的 2 倍，主要经肾脏排泄，在肾衰竭时半衰期延长且不易被血液透析清除。

低分子量肝素抗栓作用以抗 Xa 活性(aXaU)为指标。体外研究表明抗 Xa 活性需在 0.5 aXaU/mL 以上才能有效抗栓，体内实际抗栓作用强于体外测定值。血液透析时维持血浆 aXa 活性在 0.4~1.2 aXaU/mL 较为合适。

二、应用指征

(1)血液净化治疗时防止体外循环系统中发生凝血。

(2)适用于中、高危出血倾向患者进行血液净化治疗时所需的抗凝。

(3)血液净化治疗伴有高血压、糖尿病及心血管系统、神经系统等并发症。

(4)预防深部静脉血栓形成，治疗血栓栓塞性疾病；预防普通外科手术或骨科手术的血栓栓塞性疾病。

三、抗凝药物及方法

由于不同低分子量肝素产生的分子量、组成的纯度及对 AT-Ⅲ 的亲和力等不同，药效学和药动学特性存在较大差异。目前临床上应用的低分子量肝素分子量均在 4 000~6 000。不同的低分子量肝素不可互相替代使用，并严禁肌内注射。在用于预防、治疗血栓栓塞性疾病时可皮下注射。下面介绍几种低分子量肝素。

(一)速碧林(低分子量肝素钙注射液)

速碧林是低分子量肝素，由普通肝素通过解聚而成，1 mL 注射液含低分子量肝素钙 9 500 aXaU。它是一种糖胺聚糖，其平均分子量为 4 300，速碧林具有较高的抗 Xa 和抗Ⅱa活性，具有快速和持续的抗血栓形成作用，在血液透析时预防血凝块形成。应考虑患者情况和血液透析技术条件选用最佳剂量，每次血液透析开始时应从静脉端给予单一剂量的速碧林。

1.建议剂量

(1)没有出血危险的患者应根据体重使用下列起始量。

(2)伴有出血危险的患者血液透析时，速碧林用量可以是推荐剂量的一半。若血液透析时间超过 4 h，可再追加小剂量速碧林，随后血液透析所用剂量应根据初次血液透析观察到的效果进行调整。个体化的低分子量肝素剂量是血液透析抗凝安全的保障。

2.临床配制和使用

将速碧林 0.4 mL+生理盐水 3.6 mL 配制成 4 mL 溶液(含速碧林 4 100 aXaU)。配制好的溶液每毫升含速碧林 1 025 aXaU。血液透析患者如需注射速碧林 3 075 aXaU,则将配制好的速碧林溶液注射患者体内 3 mL 即可,这样剂量准确、安全。

3.速碧林拮抗剂的使用方法

速碧林的拮抗剂为鱼精蛋白,鱼精蛋白主要中和速碧林的抗凝作用,仍保留一些抗凝血因子 Xa 活性。0.6 mL 硫酸鱼精蛋白中和大约 0.1 mL 速碧林。使用鱼精蛋白时应考虑注射速碧林后经过的时间,并适当减少注射剂量。

(二)法安明(达肝素注射液)

法安明是一种含有达肝素(低分子量肝素)的抗血栓剂。1 支单剂量注射器,有 2 500 aXaU、5 000 aXaU、7 500 aXaU 3 种剂量。达肝素是从猪肠黏膜提取的低分子量肝素,其平均分子量为 5 000。达肝素主要通过抗凝血酶(AT)而增加其对凝血因子 Xa 和因子 IIa 的抑制,从而发挥抗血栓形成的作用。达肝素抑制凝血因子 Xa 的能力,相对高于其延长活化部分凝血酶原时间(APTT)的能力。达肝素对血小板功能和血小板黏附性的影响比肝素小,因而对初级阶段止血只有很小的影响。尽管如此,达肝素的某些抗血栓特性仍被认为是通过对血管壁或纤维蛋白溶解系统的影响而形成的。

1.建议剂量

若维持性血液透析患者无已知出血危险、治疗时间不超过 4 h,静脉快速注射 4 000～5 000 aXaU。如超过 4 h,可适当追加剂量。正常情况下,长期血液透析应用本品时,需要调整剂量的次数很少,因而检测抗 Xa 浓度的次数也很少。给予的剂量通常使血浆浓度保持在 0.5～1.0 aXaU/mL 的范围内。对有高度出血危险的急性肾衰竭患者,静脉快速注射 5～10 aXaU/(kg·h),继以静脉输注 4～5 aXaU/(kg·h)。进行急性血液透析的患者治疗间歇较短,应对抗 Xa 进行全面监测,使血浆抗 Xa 活性保持 0.2～0.4 aXaU/mL 的水平。

2.临床配制和使用

法安明 0.2 mL+生理盐水 4.8 mL 配制成 5 mL 溶液(含法安明 5 000 aXaU),这样配制好的溶液每毫升含法安明 1 000 aXaU。如需注射法安明 4 000 aXaU,则将配制好的法安明溶液静脉注射 4 mL 即可。

3.法安明拮抗剂的使用方法

法安明的拮抗剂为鱼精蛋白,鱼精蛋白可抑制达肝素引起的抗凝作用。法安明引起的凝血时间延长可被完全中和,但抗 Xa 活性只能被中和 25%～50%。1 mg 鱼精蛋白可抑制 100 aXaU 达肝素的抗 Xa 作用。鱼精蛋白本身对初级阶段止血有抑制作用,所以只能在紧急情况下应用。

(三)克塞(依诺肝素注射液)

克塞为具有高抗 Xa(100 aXaU/mg)和较低抗 IIa 或抗凝血酶(28 U/mg)活性的低分子量肝素。在不同适应证所需的剂量下,克塞并不延长出血时间。在预防剂量时,克塞对活化部分凝血酶原时间(APTT)没有明显影响,既不影响血小板聚集,也不影响纤维蛋白原与血小板的结合。

1.建议剂量

在血液透析中,为防止体外循环中的血栓形成,克塞的推荐剂量为 1 mg/kg。应于血液透析开始时,在静脉血管通路给予。通常4 h透析期间给药1次即可,但当透析装置出现丝状纤维蛋白时,应再给予0.5~1 mg/kg。

2.临床配制和使用

临床所用剂量的配制方法是将克塞0.4 mL(含克塞40 mg)+生理盐水3.6 mL配制成4 mL溶液,这样配制的溶液每毫升含克塞10 mg。血液透析患者如需注射克塞30 mg,则将配制好的克塞溶液注射3 mL即可。

3.克塞拮抗剂的使用方法

大剂量皮下注射克塞可导致出血症状,缓慢静脉注射鱼精蛋白可中和以上症状。1 mg鱼精蛋白可中和1 mg克塞产生的抗凝作用。

(四)吉派林(低分子量肝素注射液)

吉派林具有AT-Ⅲ依赖性抗Ⅹa因子活性,药效学研究表明吉派林对体内外动、静脉血栓的形成有抑制作用。吉派林能刺激内皮细胞释放组织因子凝血途径抑制物和纤溶酶原活化物,分子量>6 000的制剂影响凝血功能,使APTT略延长。吉派林不作为溶栓药,但对溶栓药有间接协同作用。产生抗栓作用时,出血可能性小。

1.建议剂量

每支吉派林含抗Ⅹa活性2 500 aⅩaU或5 000 aⅩaU,加注射用水至0.5 mL,其平均分子量<8 000。血液透析时该药能预防血凝块形成。每次透析开始时,从血管通道静脉端注入吉派林5 000 aⅩaU,透析中不再增加剂量或遵医嘱。

2.临床配制和使用

将吉派林0.5 mL(含吉派林5 000 aⅩaU)+生理盐水4.5 mL配制成5 mL溶液,则每毫升溶液含吉派林1 000 aⅩaU。血液透析患者如需注射吉派林4 000 aⅩaU,则将配制好的吉派林溶液注射4 mL即可。

3.吉派林拮抗剂的使用方法

硫酸鱼精蛋白或盐酸鱼精蛋白可中和吉派林的作用,1 mg盐酸鱼精蛋白中和1.6 aⅩaU吉派林。鱼精蛋白不能完全中和吉派林的抗Ⅹa活性。

四、护理评估

(1)了解患者病史,评估患者抗凝方法和效果。

(2)血液净化前需对管路和滤器进行规范预冲,以防止凝血。

(3)正确配制低分子量肝素,严格执行两人核对制度,应用剂量正确,确保透析治疗安全进行。

五、护理措施

(1)透析治疗过程中,监测动脉压、静脉压、跨膜压以及管路有无血凝块、透析器有无发黑等。

(2)对易出现糖尿病、高血压并发症的血液透析患者,应首选低分子量肝素。糖尿病易并发心、脑、肾、四肢、血管病变,其动脉粥样硬化发生率高,主要引起冠心病、缺血性或出血性脑血管病。视网膜病变是糖尿病微血管病变的又一重要表现,可分为非增殖型和增殖型两大类,前者主要表现为视网膜出血、渗出和视网膜动、静脉病变;后者在视网膜上出现新生血管,极易破裂出血,血块机化后,纤维组织牵拉,造成视网膜剥离,是糖尿病失明的主要原因。而高血压患者最易出现脑血管意外。

(3)对原有出血可能的危重患者,应用低分子量肝素也可能引起出血。此类患者在应用低分子量肝素过程中要监测 ACT,一旦发现出血可能,立即停止透析,并使用拮抗剂。针对这些患者,为安全考虑,可使用小剂量低分子量肝素或无肝素透析。

(4)加强宣教。透析患者的凝血时间较正常人延长,术后易造成出血,指导患者透析结束后正确按压穿刺点(根据每个患者的不同情况选择按压时间的长短);血压偏高患者下机后应予观察和监测,待血压平稳后才可回家;如血压持续较高,应及时治疗,严防并发症发生。告知患者如出现任何出血现象或不适(如头痛、呕吐、视物模糊、肢体活动障碍、口角歪斜等),应立即与医生取得联系并积极治疗。

(5)告知患者低分子量肝素的保存方法。大多数透析中心让患者自行保管药物,应告知患者肝素冷藏保存的方法。

综上所述,低分子量肝素与普通肝素相比,具有抗凝作用强、出血危险性小、生物利用度高、半衰期长、使用方便等优点。因此,低分子量肝素是一种安全、有效、更适宜长期使用的抗凝剂。

(郝 在)

第九节　局部枸橼酸钠抗凝护理

1961 年,Morita 等首先在血液透析中应用局部枸橼酸抗凝法(regional citrate anticoagulation,RCA)。1982 年,Pinnick 等将局部枸橼酸钠法应用于高危出血患者,并取得了满意的临床效果。枸橼酸钠作为一种局部抗凝剂,克服了肝素全身抗凝所致的出血并发症,无过敏反应及肝素诱导的血小板减少症,并可降低氧化应激水平,延长透析膜寿命,故引起了透析界对该项技术的极大兴趣。

一、抗凝原理

枸橼酸钠与血中游离钙螯合生成难以解离的可溶性复合枸橼酸钙,使血中钙离子减少,阻止凝血酶原转化为凝血酶,从而起到抗凝作用。局部枸橼酸钠体外循环抗凝效果确切,而无全身抗凝作用,尤其适用于高危出血透析患者。

二、抗凝指征

(1)由于局部枸橼酸钠仅有抗凝作用,故可应用于活动性出血或高危出血患者。

(2)因使用肝素引起血小板减少症、过敏反应等严重不良反应者可使用此法。

(3)与无肝素比较,局部枸橼酸钠抗凝时,不需高血流量,因此血流动力学不稳定时也可应用此方法。

(4)局部枸橼酸钠抗凝广泛应用于连续性肾脏替代治疗(continuous renal replacement therapy,CRRT)和持续低效缓慢血液透析(sustained low efficiency dialysis,SLED),也可应用于间歇性血液透析(intermittent hemodialysis)。

（5）有文献认为，在滤器管路寿命、出血风险、改善氧化应激方面，局部枸橼酸钠抗凝优于传统的肝素/低分子量肝素抗凝。

三、使用方法

达到理想抗凝效果的枸橼酸钠浓度是 $3\sim4$ mmol/L，滤器后离子钙浓度一般维持在 $0.25\sim0.35$ mmol/L，而外周血离子钙浓度则需要维持在生理浓度为 $1.0\sim1.2$ mmol/L。理想的枸橼酸钠抗凝方法旨在维持上述指标的预定范围。

1.枸橼酸钠浓度

血液进入透析器时枸橼酸钠浓度维持在 $2.5\sim5$ mmol/L，即可获得满意的体外抗凝效果。

2.输入方法

枸橼酸钠从血液透析管路的动脉端输入，使用时可用输液泵调整和控制输入速度。局部枸橼酸钠抗凝时透析液可采用无钙透析液或普通含钙透析液。采用无钙透析液时，可从患者的外周静脉补充钙剂；采用普通含钙透析液时，不需要补充钙剂。《牛津临床透析手册》列举的典型方案：4%的枸橼酸钠自动脉端每小时输注 190 mL，0.75%的氯化钙自静脉端每小时输入约 60 mL。

3.抗凝过程中的参数监测

注意患者的个体情况并及时监测是保证抗凝有效和减少并发症的必要步骤。RCA 过程中的监测参数至少应包括：

（1）滤器后离子钙浓度：应为 $0.25\sim0.35$ mmol/L。

（2）外周血离子钙浓度：应为 $0.9\sim1.2$ mmol/L。

（3）血气分析、电解质：监测酸碱平衡和钠平衡。

四、操作技术及护理

（1）透析前做好患者的宣教及心理护理。解释 RCA 透析中可能的并发症及有效的处理措施，取得患者的理解与配合。

（2）枸橼酸钠盐水（生理盐水 500 mL＋46.7%枸橼酸钠 5 mL，浓度为 0.66 mmol/L）预冲透析器及透析管路，密闭循环 10 min。

（3）准备输液泵，透析前将枸橼酸钠连接在透析管路的动脉端泵前。

（4）内瘘穿刺针用生理盐水进行预处理，待穿刺成功后即刻连接血路管道。

（5）管路连接后启动血泵，使血流量逐渐上升，并同时启动枸橼酸钠输注泵，根据枸橼酸钠浓度调整输入速度。透析过程中应依据透析器及透析管路凝血情况、静脉压、活化凝血时间及患者临床情况调整枸橼酸钠的输注速度。

（6）机器因自检处于透析液隔离状态时，不需调整枸橼酸钠输注速度。如机器因透析液浓度、断水或其他原因进入旁路状态超过 5 min，则要减慢或停止枸橼酸钠输注，排除原因后恢复枸橼酸钠的输注，若一时难以解决，则采取无肝素透析法。

（7）透析过程中，应密切观察患者的血压、脉搏、心率、动脉压、静脉压、跨膜压，密切观察血路和透析器是否有凝血现象。一旦发现透析器或管路颜色变深，或静脉压较前大幅度升高，应立即采取防凝血措施，并行活化凝血时间检查，以调整枸橼酸钠输注速度。

（8）透析中，应密切观察、询问患者有无唇周、四肢发麻、肌肉痉挛、痉挛等低钙症状。一旦发生低血钙症状,迅速降低输注速度或停止枸橼酸钠的输注。

(9)透析前,准备好患者周围静脉通路,防止低钙血症的发生。如发生低钙血症,不可在透析管路的动、静脉端推注钙剂,因为这样可导致枸橼酸与钙离子结合而引起凝血。

五、并发症及防治

1.高钠血症

1 mmol 枸橼酸含 3 mmol 钠。采用枸橼酸钠抗凝透析时,可适当调整钠浓度,防止高钠血症。

2.代谢性碱中毒

枸橼酸钠进入体内后,参与三羧酸循环,最终生成 HCO_3^-。1 mmol 枸橼酸代谢生成 3 mmol HCO_3^-,透析中可适当降低透析液中碳酸盐浓度,避免代谢性碱中毒的发生。

3.低钙血症

发生率为 5%～10%,常见于患者本身有低钙血症而使用无钙透析液,或患者有严重代谢性酸中毒,透析中因纠正酸中毒而降低了血钙等。采用枸橼酸钠透析前应了解患者的血钙及酸中毒情况。同时,在透析期间应有心电监护,随时测定血钙浓度并建立静脉通路,以防止低血钙的发生。

4.凝血

枸橼酸钠透析时,应严密监测活化凝血时间或观察体外凝血情况,防止凝血的发生。

六、局部枸橼酸钠抗凝的新进展

1.枸橼酸的给药途径

对于连续性肾脏替代治疗中的 RCA,除传统的滤器前输入枸橼酸钠、静脉端输入钙剂外,某些医疗机构将枸橼酸钠预先配入置换液或透析液,获得了良好临床效果。

2.自动化趋势

2010 年初,Szamosfalvi 等报告了可自动在线计算钙剂和透析液/置换液输入量的 SLED RCA 系统,此系统可极大地减轻人工操作的负担。

(李　彬)

第十节　血液透析常见并发症护理

在血液透析过程中或血液透析结束时发生的与透析相关的并发症称为急性并发症。

一、低血压

血液透析中的低血压是指平均动脉压比透析前下降 30 mmHg 以上或收缩压降至 90 mmHg 以下。它是血液透析患者常见的并发症之一,发生率为 25%～50%。

(一)常见原因

1.治疗相关原因

血液透析过程超滤量过多或超滤速度过快、透析液渗透压过低、透析液钠浓度过低或透析液温度过高、透析前使用降压药、因透析器膜的生物相容性而引起过敏反应等。

2.疾病相关原因

糖尿病、低蛋白血症、贫血、心包炎、心肌梗死、心律失常、心力衰竭等患者在治疗过程中发生血流动力学改变或血液容量改变等。

3.患者原因

血液透析间期体重增长过多,导致单位时间脱水速度加大;透析中进食过多过快,增加内脏血管充血;老年患者心血管稳定性差,循环血量增加;糖尿病患者血管弹性下降等。

4.其他原因

失血,常见原因有两大类。

(1)血液透析管道脱落出血、透析器破膜漏血、透析器外壳破裂、体外循环装置端口衔接不严密、动脉压迫不当等。

(2)内脏出血:消化道出血、心包出血、溶血等。

(二)临床表现

典型症状有恶心、呕吐、脉搏加快、血压正常或稍有下降,患者主诉头晕眼花、出冷汗,继而出现面色苍白、呼吸困难、脉搏细速、痉挛等,严重时可出现昏厥、意识障碍。早期因缺氧可出现一些特殊症状,如打哈欠、腹痛、便意、腰背酸痛等。当出现早期症状时应予以重视,及早处理,可以有效防治低血压的发生。

(三)护理评估

(1)评估早期低血压症状:打哈欠、腹痛、便意、腰背酸痛、出汗、心率加快等。

(2)评估透析液温度、电解质、渗透压、超滤量或超滤率、干体重等。

(3)了解透析中患者是否进食、透析前是否应用短效降压药、患者是否存在严重贫血等。

(4)加强高危患者的基础疾病和生命体征的评估和观察,如老年患者及糖尿病、心功能不全患者等。

(四)预防

(1)注意水分和钠离子的摄入,透析间期体重增加控制在 $3\%\sim5\%$。对体重增长过多的患者可适当延长透析时间,防止透析过程中超滤过多、过快,以减少低血压的发生。

(2)对易发生低血压的患者,建议采用调钠透析、钠曲线透析、序贯透析或血容量监测,并适当调低透析液温度,这样可有效防止低血压的发生。

(3)识别打哈欠、便意、腹痛、腰背酸痛等低血压的先兆症状,观察脉压的变化。如发现患者有低血压先兆症状,应先测血压,如血压下降可先快速补充生理盐水。

(4)对年老体弱、糖尿病、低蛋白血症、贫血、心包炎、心律失常等血液透析患者可应用心电监护,随时观察血压变化。透析时改变常规治疗方法,应用容量监测。对血浆蛋白浓度低的患者,应鼓励患者多进食优质动物性蛋白质。透析过程应控制饮食。

(5)及时评估和调整患者的干体重。

(6)血液透析过程应加强观察和护理,防止失血、破膜、溶血和凝血等并发症的发生。

(7)经常、及时给患者进行健康教育,如饮食控制的重要性、低血压的先兆表现、低血压的自我救治以及低血压的自我护理和防范。

(8)有些患者低血压时无明显症状,直到血压降到很低水平时才出现症状,因此透析过程必须严密监测血压。监测血压的时间,应根据患者的个体情况(如老年或儿童、糖尿病患者、体重增长过多的患者、心血管功能及生命体征不稳定患者等)而定。

(五)护理措施

低血压是血液透析过程中最常见的并发症之一,应密切观察,特别是对老年、反应迟钝及病情危重的患者要加强观察,发现低血压应立即治疗和抢救。

(1)给予患者平卧位或适当抬高患者下肢,减慢血液流速,降低超滤率,严重时快速输入生理盐水,待血压恢复正常后,再继续透析。

(2)如患者出现神志不清、呕吐,应立即给予平卧位,头侧向一边,防止窒息。

(3)密切观察血压,根据血压情况增减超滤量。如输入 500 mL 或更多生理盐水仍不能缓解者,应遵医嘱终止透析,并根据病因给予处理。

(4)如低血压症状明显,患者出现意识不清、烦躁不安时,应先补充生理盐水,再测量血压。如低血压未得到控制,可继续补充生理盐水,给高流量吸氧。如未出现血压下降,仅有肌肉痉挛,可减慢血流量,提高透析液 Na^+ 浓度,减少超滤量或使用高渗药物如 50% 葡萄糖、10% 氯化钠或 20% 甘露醇。

(5)大多数低血压是由于超滤过多、过快引起的,补充水分后可很快得到纠正。如补充液体后血压仍旧不能恢复,应考虑心脏疾患或其他原因。

(6)患者血压稳定后,在密切观察血压的同时,应重新评估超滤总量。

(7)对透析中出现低血压的患者,要寻找产生低血压的原因并做好宣教。

(8)透析过程出现低血压的患者,应待病情稳定后方能离开医院。注意防止体位性低血压发生。

(9)向患者及家属做好宣教:控制水分、自我护理和安全防范。

(10)注意观察内瘘是否通畅。

二、肌肉痉挛

血液透析过程中,大约有 90% 的患者出现过肌肉痉挛,大多发生于透析后期。发生肌肉痉挛是提前终止透析的一个重要原因。

(一)常见原因

透析中发生肌肉痉挛的原因还不十分清楚,但与低钠或肌肉低灌注密切相关,也与低钙、低镁、低氧血症、低温透析等有关。肌肉痉挛大多出现在透析后期除水过多的患者,下肢、足部多发,也可发生在腹部。超滤过多、过快,循环血量减少,肌肉过多脱水,为了维持血压、保证重要脏器的供血,四肢的血管出现代偿性收缩而导致肢体缺血也是发生肌肉痉挛的原因之一。

(二)临床表现

肌肉的痉挛性疼痛,一般持续数分钟,患者表现焦虑且疼痛难忍,需要经过按摩痉挛处肌肉,甚至站立才能舒缓疼痛。

(三)护理评估

(1)评估发生肌肉痉挛的诱因。

(2)评估肌肉痉挛部位及肌肉的强硬度。

(3)评估透析液浓度、透析液温度和患者体重增长情况。

(四)预防

(1)对患者进行宣教,控制透析间期的水分增长,体重增加控制在 3%～5%。患者体重增长过多,透析中超滤速度过多、过快(超滤速率大于毛细血管再充盈率)。

(2)对反复发生肌肉痉挛的患者应考虑重新评估干体重,并可通过适当提高透析液钠浓度、改变治疗模式(如序贯透析或血液滤过)等,有效预防或降低肌肉痉挛的发生。

(五)护理措施

(1)发生肌肉痉挛时,首先降低超滤速度,减慢血液流速,必要时暂停超滤。

(2)对痉挛处进行按摩,对需要站立才能舒缓疼痛的患者,必须注意患者安全。

(3)因温度过低引起的痉挛,可适当提高透析液温度,但必须确认患者不存在肌肉低灌注。

(4)根据医嘱输入生理盐水或10%氯化钠或10%葡萄糖酸钙等。

(5)使用高钠透析或钠曲线透析可减少低血压的发生,缓解肌肉痉挛症状。

(6)根据发生肌肉痉挛的原因,对患者进行宣教。

三、电解质紊乱

血液透析过程出现严重的电解质紊乱,往往会危及患者的生命。

(一)常见原因

严重的电解质紊乱常见于血液透析机透析液配比系统或电导度监测系统故障、透析过程中透析液温度异常、透析用水处理不当、透析液配制错误等导致透析液成分或浓度异常。

1.透析液浓度异常

(1)低钠血症:使用低钠透析液透析 30~60 min,患者即可出现烦躁不安、头痛、恶心、欲吐、心率加快、血压下降等症状。低钠会引起血浆渗透压下降,当血浆渗透压低于 120 mmol/L 时会发生急性溶血。

(2)高钠血症:高钠血症可引起血浆渗透压增高,使细胞内和组织水分向血管内移动,造成细胞内脱水。高钠透析 30 min 左右即可出现头痛、烦躁不安、恶心、干渴、痉挛、肺水肿和心力衰竭等严重并发症,严重时可导致昏迷甚至死亡。

(3)高钙和高镁血症:用未经处理或处理不到位的硬水配制透析液会导致高血钙、高血镁。硬水透析 30~60 min 即可出现硬水综合征,表现为烦躁不安、胃部及全身烧灼感、头痛、痉挛、血压升高等。

2.透析液成分异常

(1)水处理系统管道或配置不当,导致某些物质释出。

(2)透析用水维护和质量不够标准,造成透析用水中铝、铜等重金属离子超标,透析用水中氯胺升高等。透析液成分异常出现的症状较晚,表现为贫血、溶血、皮肤瘙痒、颜色变黑等。

(二)护理评估

(1)评估透析液型号、浓度、批号、标识等。

(2)评估透析机电导度的默认值和允许范围。

(3)评估水处理系统的质量。

(4)对"开始透析后不久患者即出现不良反应"应予足够重视,评估患者的主诉和不适症状,及时寻找原因,及时留取血液标本和透析液标本送检。

(三)预防

(1)不同型号的透析液必须有明确、醒目的标识;A、B 液应有明确标识;透析液吸管置入A、B 液浓缩液桶前必须核对。

（2）透析液配制必须两人核对，并记录；剩余透析液合并时必须两人核对。

（3）新的血液透析机安装和调试后，必须进行生化检测。在血液透析开始后不久（30～60 min）即出现不明原因的恶心、头痛、头晕、烦躁等症状时，应尽快进行透析液生化检测。

（4）定期对血液透析机进行维护保养，对监控系统进行检测、校对与定标，以保证血液透析机电导度显示值与实际值的偏差在可接受的范围内。调整浓缩液混合比例泵后，必须进行透析液生化检测后方可进行血液透析。长时间不用的备用机，使用前需消毒和重新检测透析液电解质。

（5）保证透析用水的质量，水处理装置必须按要求定人、定时进行处理和维护，按质控要求定时对水质进行余氯、水质硬度、重金属、细菌等各项指标的检测。

（6）水处理装置日常运行状况由专人负责监管和督查，记录要有监管和督查者双人签名。

（四）护理措施

（1）疑有电解质紊乱时，应立即停止该机的血液透析。寻找原因，安慰患者，降低患者恐惧心理。

（2）留取患者血液标本，立即送检电解质（血清钾、钠、氯、钙和镁），并检测血红蛋白、网织红细胞计数、乳酸脱氢酶等溶血指标。留取透析液标本并送检（血清钾、钠、钙、镁及 pH）。

（3）疑有透析机故障时，必须立即更换透析机；疑有透析液浓度错误时，必须立即更换正常透析液；如发现水处理存在质量问题时，必须停止所有血液透析，严重时应用腹膜透析或CRRT 过渡，以纠正电解质紊乱。

（4）肉眼观察到患者血液已有溶血时，透析器内和体外循环血液管路中的血液不得回输患者体内。

（5）症状严重时给予吸氧、平卧，低钠时输入高渗盐水，输入新鲜血等。必要时应用皮质激素。

（6）严重溶血时出现高钾血症，应积极组织力量进行抢救和处理。进行有效准确的血液透析治疗，必要时行 CRRT 治疗。在恢复透析经 2～3 h 必须复查患者血液生化，直到患者电解质正常、无心力衰竭、无肺水肿，方可终止透析。

（7）评估、分析事发原因，寻找薄弱环节，完善预防制度。

四、凝血

透析器凝血后可以使透析膜的通透性下降而影响透析效果，严重时可堵塞透析管路造成无法继续透析，导致透析患者的血液大量丢失。

（一）常见原因

1.血流量不足

低血流量可使血流停滞。一般体外血流量应控制在 200～300 mL/min，当血流量降低至110 mL/min 以下时，可引起透析器及循环管路凝血。造成血流量不足的原因可能有如下。

（1）血管通路不畅：导管或穿刺针位置不佳，造成血管通路流量不足，血流量下降。当血泵出现抽吸现象时，一方面可能加重血细胞和血小板挤压，破坏凝血因子，激活凝血；另一方面可能产生吸空现象，将空气吸入血液回路中，增加气液接触，从而加重凝血。

（2）管路扭曲或折叠使血流量下降，回路受阻。

(3)机器频繁报警而中断血流后加速凝血。

(4)高凝状态导致血液流速缓慢。

(5)循环血容量不足:一些急性、危重患者出现低血压或透析时超滤速度过快引起血压下降而导致低血容量、血流速度缓慢等。

2.抗凝剂用量不足

血液透析患者的凝血机制极具个体差异性,相同肝素量产生不同效果;不同阶段、不同时期每个人的凝血机制会发生动态变化,也可影响肝素用量而导致凝血。某些人为因素也会导致凝血,如抗凝剂配置错误、抗凝剂用量不足或用量错误、小剂量肝素抗凝。

3.无抗凝透析

对有出血倾向、已有出血或围手术期的患者,透析时一般不用肝素,此时血液经过透析器时,其有形成分容易附着于透析膜上,引发凝血。据报道,无抗凝透析凝血发生率达5%。

4.高凝状态

血液中多种凝血因子浓度升高,抗凝血酶原活性下降,纤溶酶原浓度降低,血小板增加及聚集性、黏附性增强,血液黏滞度升高,有利于血栓形成。

5.血液制品及促红细胞生成素的使用

重组人类促红细胞生成素(rHuEPO)和血液制品是治疗透析患者的贫血、低血容量的有效方法。rHuEPO治疗贫血的同时能增加红细胞计数(RBC),缩短出血时间,改善出血倾向,而RBC升高可导致血流黏滞度增加,易造成血栓形成。

6.透析器重复使用

透析器反复使用时,由于透析结束后没能及时冲洗透析器或没有彻底氧化清除透析器内的血迹、纤维蛋白等,导致透析时透析膜凝血面积或纤维蛋白增多,产生透析器凝血。

7.透析预冲不规范

透析膜未能与水充分亲和,增加了凝血机会。

晚期肿瘤、肾病综合征、多发性骨髓瘤、高热、严重感冒等患者,应注意合理调整肝素剂量,否则易发生凝血。

(二)临床表现

在透析过程中,出现跨膜压和静脉压明显增高,滤器变黑。体外循环血液颜色变暗或滤器动脉端口出现血凝块。体外循环部分可以见到血液红细胞和血浆分离或静脉回路的血液变冷。静脉壶中出现泡沫,继之血凝块形成或静脉壶张力加大、变硬等,均提示透析器凝血。

(三)凝血分级指标

0级:抗凝好,没有或少有几条纤维凝血。

1级:少有部分凝血或少有几条纤维凝血。

2级:透析器明显凝血或半数以上纤维凝血。

3级:严重凝血,必须及时更换透析器及管路。

(四)护理评估

(1)操作者肉眼观察或用生理盐水冲洗后观察,可见血液颜色变深、透析器发现条纹、透析器动静脉端出现血凝块、传感器被血液充满。

(2)体外循环的压力改变:透析器阻塞,引起泵前压力上升,静脉压力下降;静脉壶或静脉穿刺针阻塞,泵前压和静脉压上升;凝血广泛,所有压力均升高。

(五)预防

(1)规范预冲透析器是防止透析器凝血的关键措施之一。

(2)在患者没有出血的状态下,合理规范应用抗凝剂(除非患者病情需要应用无肝素和小剂量肝素治疗)。

(3)维持生命体征的平稳,血液流量能够维持在 $200\sim300\ mL/min$;注意血管通路的准确选择,防止再循环;防止超滤过多、过快,导致血液浓缩。

(4)严密观察血流量、静脉压、跨膜压变化,观察有无血液分层;观察血液、滤器颜色,静脉壶是否变硬,及时发现凝血征兆。

(5)无抗凝、小剂量抗凝或患者有高凝史者,血液透析过程中要保证足够的血液流量;透析过程应间歇(15~30 min)用生理盐水冲洗透析器及血路管,注意观察血路管及透析器颜色、静脉压力变化等。

(6)建议高凝患者血液透析过程不在体外循环中输血液制品或脂肪制剂,减少促凝因素。

(7)透析器的复用应严格按照质控要求进行,充分氧化残存纤维蛋白,如果透析器残血不能完全清除干净,则应丢弃。

(六)更换透析器护理流程

(1)减慢或停止血泵,向患者做简单说明和心理安慰。

(2)预冲新的透析器。

(3)停止血泵,透析液呈旁路。卸下透析液连接端,夹闭动脉管路,利用压力将透析器内残余血回输患者体内。夹闭静脉端管路,连接循环管路和透析器,打开各端夹子,重新启动血液循环。

(4)根据医嘱确定是否加强抗凝;恢复或重新设置治疗参数。

(5)观察患者对更换透析器的反应,及时做好相应护理记录。

(王文婷)

第十一节　血液滤过与血液透析滤过护理

血液滤过(hemofiltration,HF)是指在血液净化过程中不使用透析液,而是在血管通路中持续补充一定量的置换液,与血液充分混合,再以相同的速度进行超滤,以达到清除体内过多的水和毒素的目的。与血液透析相比,血液滤过具有对血流动力学影响小、中分子物质清除率高等优点。

一、血液滤过原理

(一)血液滤过的基本概念

血液滤过是通过对流清除尿毒素,因此它较血液透析(hemodialysis,HD)更接近人体的生理过程。其工作原理是模拟肾小球的滤过和肾小管的重吸收作用。在血液滤过时,血浆、水和溶质的转运与人体肾小球滤过相似,当血液引入滤过器循环时,在滤过器膜内形成正压,而膜外又被施加一定的负压,由此形成了跨膜压(TMP),使水分依赖跨膜压而被超滤。当水通过膜大量移动时,会拖拉水中的溶质同时移动,这种伴有水流动的溶质转运("溶质性拖曳"现象)称为对流,凡小于滤过膜截留分子量(通常为 4 万~6 万)的溶质均可随水分的超滤以对流的方式被清除,血液滤过同时模拟肾小管的重吸收过程将新鲜的含正常电解质成分和浓度的置换液输入体内,以纠正患者水、电解质、酸碱失衡。

(二)影响血液滤过效果的因素

血液滤过清除溶质的有效性取决于水和溶质转运速率,而转运速率又取决于血流量、滤过器面积、滤过膜筛选系数、超滤系数和每次治疗时的置换液总量,与患者的血细胞压积、血清蛋白浓度也有关。血液滤过清除溶质的原理与血液透析不同,血液透析时小分子物质(如肌酐、尿素氮)的清除依靠扩散,通过半透膜扩散的量取决于物质的浓度梯度及物质转运面积系数(mass transfer area coefficient,MTAC)。因此血液透析比血液滤过有更高的小分子物质清除率,而血液滤过对中分子物质的清除率高于血液透析。血液透析滤过(hemodiafiltration,HDF)是将透析与滤过合二为一,弥补两者之不足,实现了一次治疗中既通过弥散高效清除小分子物质,又通过对流高效清除中分子物质,治疗的效果更加理想。这是近年来临床上对维持性血液透析患者推荐的高效短时的血液净化治疗模式。

(三)血液滤过装置

1.血液滤过器

血液滤过器的膜性能是决定 HF、HDF 治疗效果的关键部分,血液滤过膜应有大孔径、高通量,具有很高的超滤系数和通透性。现在临床使用的材质多为高分子合成膜,呈不对称结构,有支持层和滤过层,前者保持膜的机械稳定性,后者保证其良好的通透性,既有利于对流又能进行弥散。然而,用于 HF 或 HDF 的血液滤过器的超滤系数(KUF)必须达到$\geqslant$50 mL/(h · mmHg)的标准,并具有以下特点:①生物相容性好,无毒性。②理化性质稳定。③截留分子量通常$<60\times10^{3}$,能截留血清蛋白。④具有清除并吸附中分子毒素的能力。⑤能截留内毒素。

2.血液滤过机

血液滤过机除了与血液透析机具有相同的动脉压、静脉压、跨膜压、漏血、空气监测等监护装置外,还增设了置换液泵和液体平衡加温装置。新型的血液滤过机均可根据需要选择血液滤过或血液透析滤过的治疗模式。这两种治疗运作时的最大区别在于前者不用透析液,后者则需应用透析液。两者在治疗时都要超滤大量液体并同时补充相应量的置换液,故对液体平衡要求特别高,倘若在治疗时液体置换过量或不足,均可快速导致危及患者生命的容量性循环衰竭,因此确保滤出液与置换液进出平衡是安全治疗的重要环节。

血液滤过机的液体平衡系统有两种类型:一种是重量平衡,另一种是容量平衡。重量平衡法一般使用电子称重系统(置换液为挂袋式),保证输入置换液的重量等于滤出液重量(超滤量另外设定)。容量平衡法采用平衡腔原理,平衡腔是控制液体进出平衡的系统,它是一个容积固定的空腔,由一隔膜将室内的置换液和滤出液分隔在两个互不交通的腔室内,当隔膜移向置换液一侧时,置换液腔室的容积被压缩,迫使一定量的置换液进入患者体内;与此同时,滤出液腔室的容积等量增加,迫使等量的滤出液从滤过器进入该侧的腔室以保持隔膜两边的容量平衡,同时从患者体内超滤出的液体流经测量室以累加超滤量,如此往复运动,在平衡中达到预设的超滤目标。现大多数血液滤过、血液透析滤过的机器以容量平衡取代了重量平衡。以重量平衡法控制液体平衡的机器,通常用于连续性肾脏替代治疗(CCRT)的床旁机。

3.置换液

血液滤过和血液透析滤过时,由于大量血浆中的溶质和水被滤出,因此必须补充相当量的与正常细胞外液相似的置换。血液滤过中通常的超滤量为 $70\sim200$ mL/min,置换液补充量每次约需 $16\sim50$ L。由于输入速度极快,因而对溶液的质量要求很高,必须保证其无菌、无致热原、浓度可以变化、无有机物,且价格低廉。置换液质量是提高血液滤过疗效、减少并发症、改善患者长期预后的重要环节。在早年,血液滤过或血液透析滤过均使用商业生产的袋装灌注液,价格昂贵、操作烦琐、体积大,最大的不足是缓冲液为乳酸盐或醋酸盐,无碳酸氢盐置换液,患者对其耐受差。为提高置换液质量,减少操作中的污染,现今临床上应用较为普遍的在线式血液滤过机,已实现了可即时生成大量洁净无致热原、低成本且更符合生理的碳酸氢盐置换液,这一装置亦便于透析液及置换液处方的个体化。

在线生成置换液方法是指超纯水与成品浓缩液(A 液)和 B 粉(简装)通过比例泵系统配制生成的液体,然后流经机器内置的双聚合膜、聚砜膜或聚酰胺膜的超净滤器(也称细菌滤过器),一部分作为透析液进入血液滤过器完成透析弥散功能,另一部分分流至机器内置的第二个超净滤器,使置换液在输入体内之前,经过双重滤过,滤除内毒素,生成灭菌置换液输入体内。机器内置的超净滤器可耐受每日消毒,以保证在线生成的置换液不被微生物侵袭,达到最大安全程度。机器内置超净滤器使用寿限应根据产品说明书提示,如超限使用,可能会导致因置换液不纯引起的感染。

二、血液滤过和血液透析滤过的方法

(一)血管通路

血液滤过、血液透析滤过的血管通路与血液透析相同,可以应用动静脉内瘘或中心静脉留置导管,但血流量要求较血液透析高,一般需 $250\sim350$ mL/min 的血流量才能达到理想的治疗效果。

(二)置换液补充

置换液可在血液滤过器前或滤过器后输入,不同的方法对可清除物质的清除率及置换液的需求量不一样。

1.前稀释置换法

置换液于滤过器前的动脉端输入,其优点是血液在进入滤器前已被稀释,故血流阻力小,不易在滤过膜上形成蛋白覆盖层,可减少抗凝剂用量,但溶质清除率低于后稀释,要达到与后稀释相等的清除率需消耗更多的置换液。无抗凝剂或小剂量肝素抗凝治疗时,建议选择前稀释置换法。

2.后稀释置换法

置换液于滤过器后静脉端输入。临床上最常用的是后稀释,其优点是清除率高,可减少置换液用量,节省治疗费用。有文献报道,后稀释 HDF 应用较高的置换量对中分子毒素清除率远胜于高流量透析,当置换液输入 100 mL/min 时,β_2 微球蛋白的清除率可以是高流量透析的 2 倍,对骨钙素(Osteocalcin,分子量为 5 800)和肌红蛋白(分子量为 17 200)等中、大分子也能充分清除,对磷的清除亦优于传统的血液透析,而尿素清除率则与高流量透析大致相当。后稀释的缺点是滤过器内水分大量被超滤后致血液浓缩,易在滤过器膜上形成覆盖物,因此后稀释时,总超滤与血流比应<30%,肝素用量也较前稀释多。为提高每次治疗的清除效果,常规治

疗患者通常可选择后稀释置换法。若为无抗凝剂或小剂量肝素治疗的患者或有高凝倾向的患者，不宜选择此法。

3.混合稀释置换法

这是一种较完善的稀释方法。为了最大限度地发挥 HF、HDF 前稀释或后稀释的治疗优点，避免两者之缺点，欧洲一些血液净化中心提倡将置换液分别在前、后稀释的位置同步输入，这样既具有前稀释抗凝剂用量少的优点，又具有后稀释清除率高的优点，不失为一种优化稀释治疗方法。

（三）置换液补充计算方法

血液滤过和血液透析滤过清除溶质的效果还取决于置换液量。临床上应用后稀释血液滤过一次，置换液量一般为 20～30 L。为达到尿素清除指数＞1.2 的标准，超滤量应为体重的 58%；也有研究发现，置换液量为体重的 45%～50% 是比较合适的。

也可根据尿素动力学计算，由于患者蛋白质摄入量的不同，产生尿素氮数量亦不同，其计算公式如下。

每周交换量(L)＝每日蛋白质摄入量(g)×0.12×7/0.7(g/L)

式中 0.12 为每克蛋白质代谢所产生的尿素氮的克数，7 为每周天数，0.7 为滤过液中平均尿素氮浓度。计算出的每周置换液量分 2～3 次在血液滤过治疗时给予。

按此公式计算时未计残余肾功能，若患者有一定的残余肾功能，则所需置换液量可相应减少，按 1 mL 置换液等于 1 mL 肾小球滤过液的尿素清除率计算，假如患者残余肾功能为 5 mL/min，则一日清除率为 7.2 L，故可减少 7.2 L 的置换液。

对前稀释血液滤过量的估计尚无统一的方法。一般建议每次治疗的置换量不低于 40～50 L，或者每次前稀释总滤液量与干体重的比值为 1.3：1 以上，此时能得到良好的清除效果，因此认为应用"前稀释总滤液量/干体重"这个指标可以更加方便地计算和制订充分的治疗剂量。

三、血液滤过和血液透析滤过的临床应用

血液滤过(HF)和血液透析滤过(HDF)与血液透析(HD)相比，至少有两方面的优点，即血流动力学稳定、能清除中、大分子物质。

（一）血流动力学稳定

患者心血管系统对 HF 的耐受性优于 HD。HF 的脱水是等渗性脱水，水与溶质同时排出，体内渗透压变化小。HF 时血细胞比容等变化较小，不像 HD 时体内渗透压变化大、对血压影响也大。另外 HF 能选择性地保留 Na^+，HF 大量脱水时，血浆蛋白浓度相对提高，按照多南平衡选择性地保留 Na^+，使 Na^+ 在细胞外液中维持较高水平，细胞外液的高涨状态使组织和细胞内水分移至细胞外，以保持渗透压的恒定，即使在全身水分明显减少的情况下，也能保持细胞外液的容量，从而使血压稳定。HF 治疗后血浆去甲肾上腺素明显增高，交感神经兴奋性增加，而 HD 治疗后即使发生低血压，血浆去甲肾上腺素也无变化。在 HD 中约 5% 的患者容易发生难治性高血压，即所谓肾素依赖型高血压，而用 HF 治疗时可降低其发生率。

（二）清除大中分子物质

HF 能有效地清除 HD 所不能清除的大中分子毒素，如甲状旁腺素、炎症介质、细胞因子、β_2 微球蛋白等。有研究显示，在两组血液透析患者分别接受 HDF 和低流量 HD 治疗 3 个月

以后,HDF 组治疗前 β_2 微球蛋白的水平要比低通透量 HD 组有明显的下降,并在超过 2 年的研究期间,这种差异始终保持着。无论是前稀释还是后稀释 HDF,当置换液量 <60 mL/min 时,β_2 微球蛋白的下降率要比采用同样膜做 HD 的清除率高(HDF:72.2%;HD:49.7%)。

大量的临床资料及研究证明,HF、HDF 可改善心血管稳定性,改善神经系统症状,增进食欲,减少与透析相关的淀粉样变,清除甲状旁腺素,缓解继发性甲状旁腺功能亢进症,改善促红细胞生成素生成,纠正贫血。因此 HF 或 HDF 除了适用于急、慢性肾衰竭患者外,更适用于有下列情况的慢性维持性血液透析患者。

(1)高血压患者:无论是容量依赖型还是肾素依赖型高血压,血液滤过都能较好地控制之。对于前者,HF 较 HD 能清除更多的液体而不发生循环衰竭。对非容量依赖型高血压或对降压药物有抵抗的高血压,应用 HF 治疗更有利于血压的控制。

(2)低血压患者:血液透析中发生低血压的原因很多,老年患者对血液透析耐受性差,心肌病变、自主神经功能紊乱、糖尿病等患者易发生低血压,HF 治疗能改善低血压症状。

(3)有明显的中分子毒素积聚而致神经病变、视力模糊、听力下降、皮肤瘙痒者。

(4)与透析相关的体腔内积液或腹腔积液。发生率为 5%～37%,原因可能是:①水钠潴留。②腹壁毛细血管通透性增加。③细菌、结核分枝杆菌或真菌感染。④低蛋白血症、心包炎、充血性心力衰竭等。HD 很难使体腔内积液或腹腔积液吸收或消失,HF 则有助吸收。

(5)肝性脑病患者。

(6)药物中毒患者。

(7)高磷血症患者:HDF 对磷的清除远比 HD 有效,能比较好地控制高磷血症。

(8)多脏器功能障碍患者,特别是伴有急性呼吸窘迫综合征(ARDS)、低氧血症者等。

目前临床上为了在一次治疗中能够同时清除大、中、小分子毒素,已大多采用 HDF 治疗,但作者在临床工作中观察到,有一些非容量依赖性高血压及对降压药物抵抗的高血压患者(占高血压血液透析患者的 3%～6%),透析中血压经常居高不下,恶心、头痛难熬,痛苦不堪,应用 HDF 治疗后症状仍不见改善。患者自觉已无希望,但在转为 HF 治疗后,患者在开始 3 次的 HF 治疗中血压就有明显下降,症状也得到明显改善。持续治疗 3 个月后(每周 1 次 HF,2 次 HD),血压达到正常水平,患者再回到每周 3 次的维持性透析,此时应用降压药已能控制住血压,透析中情况良好。这一情况说明对于顽固性高血压及透析中有严重不良反应的患者更适合 HF 治疗。

四、血液滤过和血液透析滤过的并发症

血液透析中所有可能出现的并发症,稍有疏漏都有可能在血液滤过中发生。

(一)常见技术并发症

(1)低血流量。

(2)治疗中 TMP 快速升高。

(3)置换液成分错误。

(4)液体平衡误差。

(5)置换液被污染导致热源反应。

(6)凝血。

(7)破膜漏血。

（二）丢失综合征

HF 或 HDF 在超滤大量水分、清除中分子毒素的同时，也将一些分子量小但是有益的成分清除，如每次滤过可丢失氨基酸约 6 g（分子量仅为 140）、蛋白质约 10 g，患者应在饮食中补足。现在也有厂家通过对透析器膜孔进行技术改良，使透析器的膜孔分布更高、更均等，这种新型的透析器不仅提高了膜对中分子物质的清除效果，同时也能最大限度地减少蛋白质丢失，改善了治疗效果和预后。另有报道，在 HDF 中维生素 C 可下降 45％±14％，其中25％～40％是被对流所清除的；同时，HDF 过程中抗氧化剂的丢失与大量高度氧化的标记物同时出现，这将是一个潜在的问题。

（三）其他

HF 对小分子物质清除不理想，应与 HD 交替治疗。

五、血液滤过及血液透析滤过的护理

血液滤过和血液透析滤过是血液净化治疗中的一种特殊技术。随着这种技术的不断成熟和治疗成本的逐渐下降，HF、HDF 已成为维持性透析患者一种标准的常规治疗模式，在常规透析的同时通常每周或每两周进行一次 HF 或 HDF。因此，血液透析护士应充分了解它的治疗原理、适应证、不良反应及并发症，熟练掌握血液滤过、血液透析滤过的操作流程及机器的操作常规，有针对性地对患者进行密切监测与护理。

（一）治疗前的准备

1.患者准备及评估

对于首次接受血液滤过者，应向患者及家属解释治疗的目的与风险，签署血液透析医疗风险知情同意书。若复用滤过器，还应签署滤过器重复使用知情同意书。

2.滤过器选择和技术参数设置

血液滤过和血液透析滤过清除溶质的效果取决于血流量、滤过器面积、滤过膜筛选系数、超滤率和每次治疗时的置换液总量，因此滤过器选择及技术参数的设置都必须评估和确认，以达到理想效果。

3.滤过器预冲

预冲是否充分会影响滤过器的性能发挥，临床上我们经常遇到的一些问题都与预冲不充分相关，如：①在常规抗凝的前提下，HF、HDF 上机后 1～2 h 即出现跨膜压快速升高，对应的措施是一再地降低置换液输入量，导致一次治疗的置换液总量达不到目标值而影响治疗效果，甚至有时不得不将模式切换至 HD 才能继续治疗。②回血后残血量多。③患者首次使用综合征发生率高等。充分预冲则能改善和预防上述状况的发生。

需要强调的是，滤过器膜内排气流速控制在 80～100 mL/min，先用生理盐水排净透析管路和滤过器血室（膜内）的气体，再将泵速调至 200～300 mL/min，连接透析液接头于滤过器旁路，排净滤过器透析液室（膜外）气体。若机器在线预冲的默认设置未按照这一原则，则会影响预冲效果，因此不建议在线预冲。另外，针对滤过器膜（通常为合成膜）的疏水特性和亚层的多孔性结构，建议加大预冲量，以保证有效清除气泡和不溶性微粒，并建议密闭循环时设置超滤量。将滤过器静脉端朝上，促进透析器膜内微小气泡清除干净，同时通过水的跨膜运动排除膜亚层中的空气，使滤过膜的纵向、横向都能够充分湿化。良好的湿化效果，能使滤过膜微孔的张力达到最大化，治疗时能降低水分、溶质通过半透膜的阻力，提高膜对水和溶质的通透性，在 HF、HDF 治疗中即使输入大剂量的置换液也不容易发生跨膜压快速上升的现象,有助于提高治疗效果。

同时,良好的湿化能改变血液层流性质和切变力,降低血液流动阻力,防止血小板活化和补体激活,提高了滤过膜的抗凝效果,能有效地预防血膜反应。

4.置换液总量设置

首先确定置换液输入方式,无论是前稀释还是后稀释,置换液总量的设置可按照前述的置换液补充的几种方式进行计算。

5.超滤量设置

正确评估患者的干体重,根据其体重增长及水潴留情况设置超滤量。

6.血流量设定

通常 HF 和 HDF 治疗时的血流量要>250 mL/min,因此内瘘穿刺技术要熟练。选择穿刺部位时,必须选择能保证有足够血流量的部位进行穿刺,以获得有效的血流量,否则将影响清除率。但血流量常受患者的血管通路与心血管系统状态的限制,若患者因内瘘狭窄、栓塞而导致血流量不足,应先解决内瘘通路问题,在保证具有足够血流量的前提下再考虑做 HF 或 HDF。如患者因心血管功能低下而不能耐受治疗要求的血流量,可先将血流量设置于能够耐受的流量,通过一段时间治疗后心功能状况得到改善,可再将血流量调节至要求范围。

(二)护理干预

1.密切监视机器运转情况

治疗过程中密切监测动脉压、静脉压、跨膜压和血流量等的变化。HF、HDF 均需补充大量置换液,如果液体平衡有误,则会导致患者发生危及生命的容量性循环衰竭,因此上机前需仔细检查并确认置换液泵管与机器置换液出口端连接严密,没有渗漏,确保患者液体出入量的平衡和保障治疗安全。所有的治疗参数与临床情况应每小时详细记录一次。

2.严密观察患者的意识和生命体征变化

生命体征的波动与变化往往是急性并发症的先兆,护士在巡视中要密切注意患者的主诉和临床反应,如有否恶心、呕吐、心慌、胸闷、寒战、出血倾向等。

3.急性并发症的预防与护理

血液透析的所有并发症都有可能在 HF、HDF 中出现,最需要警惕的有:①液体平衡误差;②置换液成分错误;③置换液被污染导致热源反应;④低血流量;⑤凝血。护士在临床护理操作中要加强责任心,严格执行操作规范,做到操作前、操作中、操作后查对,及时发现隐患,积极预防并发症。如:置换液管与机器置换液出口端连接不紧密而致置换液渗漏,治疗中会出现置换液输入量少于患者体内被超滤的量,若不及时发现,会导致患者脱水过量,有效血容量下降而发生低血压、休克。只有严格查对,才能防患于未然。

4.饮食指导

血液滤过或血液透析滤过在大量清除液体的同时,会丢失大量蛋白质、氨基酸、维生素,患者在饮食中若得不到及时补充,就可能发生因血液滤过治疗而引起的丢失综合征。因此,患者饮食中应增加优质蛋白质的摄入并多食富含维生素的蔬菜。维持性血液透析患者每日每千克体重的蛋白质摄入(dietary protein intake,DPI)为 1.2~1.5 g,而在进行 HF 或 HDF 治疗阶段蛋白质摄入量最好能达到每日每千克体重 1.5 g,其中有 50%~70%是高生物价蛋白质,以补足从滤过液中丢失的营养物质。为保证患者达到这一摄入水平,必须加强对患者的饮食指导和宣教,使患者能充分认识并自觉做到合理饮食。

5.反渗水监测与机器消毒

HF、HDF治疗中大量的水是直接进入血液的,因此保证透析用水的高度洁净至关重要,哪怕是极低浓度的污染都会是致命的。反渗水必须定期做细菌培养和内毒素、水质的检测,使用在线式血液滤过机要注意置换液滤过器的有效期,严格按照厂家规定的寿限使用,以保证在线置换液的品质与安全。

在线式血液滤过机直接将自来水经过炭滤、软化、反渗等步骤制成净化水,再通过高精度的滤过器,使之成为无菌、无致热源的超纯水。

超纯水与浓缩透析液经比例泵按一定的配比混合成置换液,再经过双重超净滤器滤过后输入体内。这一设计完善的净化系统最大的优点是方便,但同时浓缩透析液也必须保证高度的洁净,符合质控标准。有报道,在浓缩透析液污染较严重的情况下,第二级滤器后仍可发现细菌及热源物质。

因此,在线HDF生成置换液时,特别要求使用成品A液和简装B粉装置,以减少浓缩液方面的污染。

6.机器清洗、消毒和日常维护

必须严格遵照厂家要求实施,包括消毒液品种和消毒液浓度都应根据厂家要求选用,以确保每一次消毒的有效性和治疗安全性。停机日需开机冲洗20~30 min,使机器管道内的水静止不超过24 h,以避免微生物的生长。停机超过3 d应重新清洗消毒后再使用。

7.其他

使用挂袋式液体输入时,必须注意袋装置换液的有效期、颜色和透明度。更换置换液时应严格执行无菌操作。另外,在置换液输入体内之前建议装一个微粒滤过器,以杜绝致热原进入体内。

(郝 在)

第十二节 血液灌流护理

血液灌流(hemoperfusion,HP)技术是指将患者的血液引出体外,经过灌流器,通过吸附的方法来清除人体内源性和外源性的毒性物质,达到净化血液的一种治疗方法。

目前常用灌流器按吸附材料分类:活性炭和树脂(合成高分子材料)。以活性炭为吸附剂的灌流器,其特点是吸附速度快、吸附容量高、吸附选择性低,但活性炭与血液接触会引起血液有形成分的破坏,同时炭的微颗粒脱落有引起微血管栓塞的危险。随着科学技术的进步,活性炭灌流器得以改良,采用半透膜材料将活性炭进行包裹,防止炭微颗粒脱落。以树脂为吸附剂的灌流器,对有机物具有较大的吸附能力,选择性高,性能稳定,目前临床应用较广,已应用于多学科和多种疾病的治疗,具有特异性及先进性。

灌流技术与其他血液净化方法联合应用,如血液灌流与连续性肾脏替代疗法(CRRT)、血液透析(HD)或血液透析滤过(HDF)联合可形成不同的杂合式血液净化方法。

一、适应证

1. 急性药物或毒物中毒

当药物或毒物中毒时,利用血液透析也能清除毒物,但仅适用水溶性、不与蛋白质或血浆其他成分结合的物质,且对分子量较大的毒物无效。对大部分毒物或药物,血液灌流效果比血液透析的效果好。

(1)巴比妥类:苯巴比妥、异戊巴比妥、司可巴比妥、甲基巴比妥、硫喷妥钠。

(2)非巴比妥催眠镇静药类:地西泮、甲丙氨酯(眠尔通)、格鲁米特(安眠酮)、硝西泮、利眠宁、水合氯醛、异丙嗪、奥沙西泮。

(3)抗精神失常药:奋乃静、氯丙嗪、氯普噻吨(泰尔登)、阿米替林、硫利达嗪、三氟拉嗪、丙米嗪。

(4)解热镇静药:阿司匹林、对乙酰氨基酚(扑热息痛)、非那西丁、秋水仙碱。

(5)心血管药:地高辛、洋地黄毒苷、奎尼丁、普鲁卡因胺。

(6)除草剂、杀虫剂:氯丹、敌草快、百草枯、有机磷类、有机氯类、氟乙酰胺(灭鼠药)。

(7)食物中毒:如青鱼胆中毒、毒蕈中毒。

(8)其他:士的宁、茶碱、奎宁、苯妥英钠、三氯乙烯。

2. 尿毒症

血液灌流可以清除很多与尿毒症有关的物质,如肌酐、尿酸等,且中分子物质的清除率比血液透析好,但不能清除水分和电解质,因此不能单独用来治疗尿毒症。对尿毒症伴有难治性高血压、顽固性瘙痒等疗效显著。

3. 肝衰竭

对肝衰竭患者血中的芳香族氨基酸、硫醇有机酸酚类和中分子代谢药物有显著的吸附作用,对重症肝炎伴有肝性脑病、高胆红素血症有较好治疗效果。

4. 严重感染

脓毒症或系统性炎症综合征。

5. 其他疾病

银屑病或其他自身免疫性疾病、肿瘤化疗、甲状腺危象等。

二、操作方法

(一)操作前准备

1. 灌流器准备

选择合适的灌流器(灌流器型号具有不同功能),使用前阅读说明书,检查包装及有效期。

2. 建立血管通路

紧急灌流治疗的患者常规选用临时性血管通路,首选深静脉置管(股静脉或颈内静脉)。若维持性血液透析患者需血液灌流联合治疗,则应用其血液透析时的血管通路。

3. 机器准备

根据原治疗中心的设备,可选用 CRRT 机器、血液透析机或血液灌流机。

4. 治疗物品的准备

配套的循环管路、生理盐水、肝素、5%葡萄糖注射液、抗凝剂、穿刺针等。

5.抢救物品和药物的准备

心电监护、抢救车、除颤仪等。

(二)操作程序

1.预冲

(1)预冲方法一:将灌流器静脉端向上垂直固定在支架上,血路管分别连接灌流器的动脉端和静脉端,用肝素生理盐水(500 mL 生理盐水含 2 500 U 肝素)从血路管动脉端、灌流器、静脉端依次排出,流速 200～300 mL/分,预冲肝素生理盐水总量为 2 000～5 000 mL(根据说明书要求)。预冲时轻拍和转动灌流器,排除气泡,排除微小炭粒,保证灌流器充分湿化、肝素化、无气泡。

(2)预冲方法二:将灌流器静脉端向上垂直固定在支架上,血路管分别连接灌流器的动脉端和静脉端,先用 5% 葡萄糖 500 mL 充满血路管和灌流器(使其糖化),再用肝素生理盐水(500 mL 生理盐水含 2 500 U 肝素)预冲,流速 200～300 mL/分,预冲肝素生理盐水总量为 2 000～5 000 mL(根据说明书要求)。预冲时轻拍和转动灌流器,排除气泡,排除微小炭粒,保证灌流器充分湿化、肝素化、无气泡。糖化的目的:使灌流器吸附糖的能力饱和,防止治疗时灌流器吸附人体血液中葡萄糖而导致低血糖发生。

2.抗凝

由于树脂和活性炭具有吸附作用,同时接受灌流治疗的患者病情也有不同,故应根据患者的血红蛋白、凝血状况等合理应用抗凝剂。在护理操作中,除了准确根据医嘱给予抗凝剂外,同时要注意首剂抗凝剂必须在引血治疗前 3～5 min 静脉注射,使其充分体内肝素化。

3.治疗前护理评估

(1)判断患者神志状况,监测生命体征。

(2)对烦躁、昏迷、神志不清等患者应加强安全护理,防止坠床,必要时进行约束。

(3)做好抢救的各种准备工作。

(4)评估患者有无出血情况;糖尿病患者还应评估进食情况,防止低血糖发生。

4.建立体外循环

从动脉端引血,血流量为 50～100 mL/分,灌流器静脉端向上,动脉端朝下。如患者的血压、心率平稳可逐渐增加到 150～200 mL/分。

5.治疗时间

灌流器中吸附材料的吸附能力与饱和度决定了每次灌流的时间。一般吸附剂对溶质的吸附在 2～3 h 内达到饱和。因此临床需要可每间隔 2 h 更换一次灌流器,但一次治疗不超过 6 h。

于部分脂溶性的药物或毒物,在一次治疗后很可能会有脂肪组织中的相关物质释放入血的情况,可根据不同物质的特性间隔一定的时间后再次灌流治疗。

6.治疗结束

灌流结束,根据灌流器的成分,选择空气或生理盐水回血(根据多年临床经验和生产厂家建议,近年来碳罐选择空气回血、树脂罐选择生理盐水回血为宜),血泵速度为 100 mL/分,严密监测,严防空气进入血液。如果是血液灌流和血液透析联合应用,2 h 后灌流器卸除,继续透析治疗。

三、护理干预

1.密切观察患者生命体征的变化

如果患者处于昏迷状态,在治疗后 1 h 会逐渐出现烦躁,应防止坠床,保持呼吸道通畅。如果是血液灌流和血液透析联合应用的患者,在开始引血时,体外循环血量增加,应注意防止低血压的发生。

2.保持体外循环的通畅

注意血路管和灌流器固定牢固,防止导管滑脱,各管路的接头应紧密连接。

3.注意不良反应

若患者在灌流开始后 1 h 出现寒战、发热、胸闷、呼吸困难等反应,可能是灌流器生物相容性所致,建议遵医嘱用地塞米松、给予吸氧,不要盲目卸下灌流器终止治疗,密切观察患者病情,以免延误抢救。

4.严密观察体外循环的情况

观察血液颜色、静脉压、血流量及静脉壶是否有血凝块。

5.联合应用血液透析和血液灌流

若维持性血液透析患者合并急性药物或毒物中毒须联合应用血液透析和血液灌流时,灌流器应置于透析器之前,以免经透析器脱水后,血液浓缩,使血液阻力增大,致灌流器凝血。

6.观察患者是否有出血现象

监测血 APTT、ACT,根据检验结果调节肝素用量。如患者并发出血或有出血倾向时可用鱼精蛋白按 1:2 或 1:1 进行中和。

7.血液灌流结束的回血方法

有 2 种不同观点:①必须空气回血,防止生理盐水回血时将吸附物同时带入患者体内。②为防止空气栓塞必须使用生理盐水回血。

(郝 在)

第十三节　血浆置换护理

血浆置换是通过有效的分离、置换方法迅速地选择性从循环血液中去除病理血浆或血浆中的病理成分(如自身抗体、免疫复合物、副蛋白、高黏度物质、与蛋白质结合的毒物等)同时将细胞成分和等量的血浆替代品回输患者体内。

自开展血浆置换疗法以来,常规应用两种分离技术,即离心式血浆分离和膜式血浆分离。随着血液净化技术的不断发展,离心式血浆分离已逐步被膜式血浆分离所替代。

一、临床应用

(一)适应证

目前血浆置换的诊疗范畴已扩展至神经系统疾病、结缔组织病、血液病、肾脏病、代谢性疾病、肝脏疾病、急性中毒及移植等领域大约 200 多种疾病,其主要适应证如下。

1.作为首选方法的疾病或综合征

冷球蛋白血症、抗肾小球基底膜病、格林-巴利综合征、高黏滞综合征、栓塞性血小板减少性紫癜、纯合子家族性高胆固醇血症、重症肌无力、药物过量(如洋地黄中毒)、与蛋白质结合的物质中毒、新生儿溶血、自身免疫性血友病。

2.作为辅助疗法的疾病或综合征

急进性肾小球肾炎、抗中性粒细胞胞质抗体阳性的系统性血管炎、累及肾脏的多发性骨髓瘤、系统性红斑狼疮(尤其是狼疮性脑病)。

(二)治疗技术及要求

1.血浆置换的频度

一般置换间隔时间为 $1\sim2$ d,连续 $3\sim5$ 次。

2.血浆置换的容量

为了进行合适的血浆置换,需要对正常人的血浆容量进行估算,可按以下公式计算。

$$PV=(1-HCT)(B+C\times W)$$

式中,PV:血浆容量;HCT:血细胞比容;W:干体重;B:男性为 1 530,女性为 864;C:男性为 41,女性为 47.2。例如一个 60 kg 的男性患者,HCT 为 0.40,则 $PV=(1-0.40)(1\ 530+41\times60)$。若血细胞比容正常(0.45),则血浆容积大致为 40 mL/kg。

3.置换液的种类

置换液的种类包括晶体液和胶体液。血浆置换时应用的晶体液为林格液(富含各种电解质),补充量为丢失血浆量的 $1/3\sim1/2$,一般为 $500\sim1\ 000$ mL。胶体液包括血浆代用品和血浆制品。血浆代用品包括中分子右旋糖酐、低分子右旋糖酐、羟乙基淀粉(706 代血浆),补充量为丢失血浆量的 $1/3\sim1/2$;血浆制品有 5%清蛋白和新鲜冰冻血浆。一般含有血浆或血浆清蛋白成分的液体约占补充液 $40\%\sim50\%$。原则上补充置换液时采用先晶后胶的顺序,即先补充电解质溶液或血浆代用品,再补充蛋白质溶液,目的是使补充的蛋白尽可能少丢失。

4.置换液补充方式

血浆置换时必须选择后稀释法。

5.置换液补充原则

等量置换,即丢弃多少血浆,补充多少血浆;保持血浆胶体渗透压正常;维持水、电解质平衡;如应用的胶体液为 $4\%\sim5\%$ 的清蛋白溶液时,必须补充凝血因子;为防止补体和免疫球蛋白的丢失,可补充免疫球蛋白;应用血浆时应注意减少病毒感染机会。

6.抗凝剂

可使用肝素或枸橼酸钠作为抗凝剂。肝素用量大约为常规血液透析的 $1.5\sim2$ 倍。对于无出血倾向的患者,一般首剂量为 $40\sim60$ U/kg,维持量为 1 000 U/h,但必须根据患者的个体差异来调整。枸橼酸钠一般采用 ACD-A 配方,即含 22 g/L 枸橼酸钠和 0.73 g/L 枸橼酸,其用量约为血流速度(mL/min)的 $1/25\sim1/15$。为防止低血钙,可补充葡萄糖酸钙。

二、常见血浆置换术

(一)非选择性血浆置换

1.原理

用血浆分离器一次性分离血细胞与血浆,将分离出来的血浆成分全部去除,再置换与去除量相等的 FFP(新鲜血浆)或清蛋白溶液。

2.适应证

重症肝炎、严重的肝功能不全、血栓性血小板减少性紫癜、多发性骨髓瘤、手术后肝功能不全、急性炎症性多神经炎、多发性硬化症等。

3.护理评估

(1)对患者的体重、生命体征、神志、原发病、治疗依从性进行评估,并做好相应干预措施。准确的体重有助于确定患者血浆置换的总量;对患者依从性的评估,有利于提升患者对治疗的信心和配合程度;评估可能的并发症以确定干预措施。

(2)对设备、器材、药物等进行评估,做好充分准备;对血浆、清蛋白等做好存放和保管。

(3)确认相关的生化检查(凝血指标),操作过程、治疗参数。

(4)对血管通路及血液流量进行评估,确认静脉回路畅通,以免静脉压增高而引起血浆分离器破膜或再循环。

4.操作准备

(1)物品准备:配套血路管、血浆分离器、生理盐水 2 000 mL、心电监护仪等。

(2)药品及置换液准备

1)置换液:置换液成分原则上根据患者的基础疾病制订,如肝功能损害严重、低蛋白血症的患者应适当提高患者胶体渗透压,提高清蛋白成分;血栓性血小板减少性紫癜患者除了常规血浆置换外,可适当补充新鲜血小板;严重肝功能损害患者在血浆置换以后可适当补充凝血因子、纤维蛋白原等。

置换液(以患者置换血浆 3 000 mL 为例)主要有两种配方:①清蛋白 60 g、低分子右旋糖酐 1 000 mL、706 代血浆 500 mL、平衡液 1 000 mL、5%或 10%葡萄糖 500 mL(注:清蛋白根据医嘱稀释于 5%或 10%葡萄糖溶液 500 mL)。②新鲜血浆 1 000 mL、706 代血浆 500 mL、低分子右旋糖酐 500 mL、平衡液 500 mL、5%或 10%葡萄糖 500 mL。以上配方可根据患者病情或需要做适当调整。

2)抗凝剂:由于血浆置换患者大多为高危患者,故在抗凝剂的选择上首选低分子量肝素。

3)葡萄糖酸钙:非选择性血浆置换时,在输入大量新鲜血浆的同时,枸橼酸钠也被输入体内,枸橼酸钠可以与体内钙离子结合,造成低血钙,患者出现抽搐,故可适当补充葡萄糖酸钙。

4)激素:由于血浆置换时输入了大剂量的异体蛋白,患者在接受治疗过程中可能出现过敏反应。

(3)建立血管通路:采用深静脉留置导管或内瘘,动脉血流量应达到 150 mL/min。静脉回路必须畅通,采用双腔留置导管时注意防止再循环。

5.操作过程及护理

血浆置换是一种特殊的血液净化方法,操作治疗时应有一个独立的空间,并有专职护士对患者进行管理和监护。术前向患者和家属做好心理护理和治疗风险意识培训,取得患者的积极配合。

(1)打开总电源,打开血浆分离器电源,开机并自检。

(2)连接血路管、血浆分离器,建立通路循环。

(3)阅读说明书,按血浆分离器说明书上的预冲方法,进行管路及血浆分离器的预冲。预冲的血流量一般为 100~150 mL/min,预冲液体量为 1 500~2 000 mL。用 500 mL 生理盐水加入 2 500 U(20 mg)肝素,使血浆分离器和管路肝素化。

(4)设定各项治疗参数:血流量/分、血浆分离量/小时、置换总量、肝素量、治疗时间等。

(5)建立血管通路,静脉端注入抗凝剂(等待 3~5 min,充分体内肝素化),建立血循环,引血时血流量应 < 100 mL/min。运 转 经 5 ~ 10 min 患者无反应,加大血流量至 100~150 mL/min;启动弃浆泵及输液泵。要求保持进出液量平衡,可将弃浆泵及输液泵流量调节至 25~40 mL/min。

(6)观察血浆分离器及弃浆颜色,判断有无破膜现象发生。一旦出现破膜,立即更换血浆分离器。

(7)治疗过程中严密监测生命体征;随时观察跨膜压、静脉压、动脉压变化,防止破膜;观察过敏反应及低钙反应;观察电解质及容量平衡。

(8)及时记录数据;及时处理各类并发症。

(9)下机前评估:患者生命体征、标本采集、抗凝剂总结、治疗目标值情况。

(10)书写记录,患者转运、交班;整理物品;处理好医疗废弃物及环境。

(二)选择性血浆置换

1. 原理

选择性血浆置换也称为双重血浆置换。由血浆分离器分离血细胞和血浆,再将分离出的血浆引入血浆成分分离器(血浆成分分离器原则上按照分子量的大小进行选择,如胆红素分离器、血脂分离器等),能通过血浆成分分离器的小分子物质与清蛋白随血细胞回输入体内,大分子物质被滞留而弃去。根据弃去血浆量补充相应的清蛋白溶液,清蛋白的相对分子质量为 69 000,当致病物质分子量为清蛋白分子量 10 倍以上时,可采用选择性血浆置换。

2. 适应证

多发性骨髓瘤、原发性巨球蛋白血症、家族性难治性高脂血症、难治性类风湿性关节炎、系统性红斑狼疮、血栓性血小板减少性紫癜、重症肌无力、多发性硬化症、多发性神经炎及移植前后的抗体去除等。

3. 护理评估

同非选择性血浆置换。

4. 操作准备

(1)物品准备:配套血路管、血浆分离机、血浆分离器、血浆成分分离器、心电监护仪等。

(2)药品和置换液准备:生理盐水 4 000 mL、清蛋白溶液 30 g(备用,根据丢弃量补充所需清蛋白)、激素等。

(3)血管通路:同非选择性血浆置换。

(4)抗凝剂应用:同非选择性血浆置换。

5. 操作过程与护理

(1)打开总电源,打开血浆分离机电源,开机并自检。

(2)连接血路管、血浆分离器及血浆成分分离器,建立通路循环。

(3)按照说明书要求预冲血浆分离器、成分分离器及管路。预冲流量为 100~150 mL/min,预冲液量为 2 500~3 000 mL。最后用 1 000 mL 生理盐水加入 2 500 U(40 mg)肝素使血浆分离器、血浆成分分离器和血路管肝素化。

(4)设定各项治疗参数:血流量 mL/min、血浆分离量 mL/h、成分分离器流量 mL/h、血浆置换总量、肝素量、治疗时间等。

(5)建立血管通路，注入抗凝剂，建立血循环，引血时建议血流量＜100 mL/min。运转经5～10 min患者无不适反应，治疗血流量增至120～150 mL/min，启动血浆泵、弃浆泵及返浆泵。

(6)操作中严密监测动脉压、静脉压、跨膜压的变化，以防压力增高，引起破膜。

(7)观察血浆分离器、成分分离器及弃浆颜色，判断有无破膜发生。一旦发生破膜，及时更换。

(8)选择性血浆分离，根据患者体重和病情决定血浆置换总量，根据分子大小决定弃浆量，一次选择性血浆置换会丢弃含有大分子蛋白的血浆100～500 mL。

(9)治疗过程中严密监测体温、脉搏、呼吸、血压；随时观察跨膜压、静脉压、动脉压变化，防止破膜；观察电解质及容量平衡。

(10)及时记录数据；及时处理各类并发症。

(11)达到治疗目标值，下机。

(12)完成护理记录；向患者所在病房交班；合理转运危重患者；整理物品；处理医疗废弃物。

三、并发症及护理干预

血浆置换的并发症同常规血液净化的并发症、血管通路的相关并发症、抗凝的并发症等。与血浆置换特别相关的并发症如下。

1.过敏反应

新鲜冰冻血浆含有凝血因子、补体和清蛋白，但由于其成分复杂，常可诱发过敏反应。据文献报道，过敏反应发生率为0～12％。补充血液制品前，静脉给予地塞米松5～10 mg或10％葡萄糖酸钙20 mL并选择合适的置换液是预防和减少过敏的关键。

治疗过程中要严密观察，如出现皮肤瘙痒、皮疹、寒战、高热时不可随意搔抓皮肤，应及时给予激素、抗组胺药或钙剂，可摩擦皮肤以缓解瘙痒。治疗前认真执行三查七对，核对血型，血浆输入速度不宜过快。

2.低血压

引起低血压的主要原因：置换液补充过缓，有效血容量减少；应用血制品引起过敏反应；补充晶体溶液时，血浆胶体渗透压下降。血浆置换中应注意血浆等量置换，即血浆出量应与置换液输入量保持相等。当患者血压下降时可先输入胶体溶液，血压稳定时再输入晶体溶液。要维持水、电解质的平衡，保持血浆胶体渗透压稳定。当患者出现低血压时可延长血浆置换时间，血流量应控制在50～80 mL/min，血浆流速相应减低，血浆出量与输入的血浆和液体量保持平衡。

3.低血钙

新鲜血浆含有枸橼酸钠，过多、过快输入新鲜血浆容易导致低血钙，患者会出现口麻、腿麻及小腿肌肉痉挛等低血钙症状，严重时发生心律失常。治疗前应常规静脉注射10％葡萄糖酸钙10 mL，注意控制枸橼酸钠输入速度，出现低钙反应时及时补充钙剂。

4.出血

严密观察皮肤及黏膜、消化道等有无出血点，进行医疗护理操作时，动作轻柔、娴熟、熟练掌握静脉穿刺技巧,避免反复穿刺加重出血。一旦发生出血,立即通知医生采取措施,必要时用鱼精蛋白中和肝素,用无菌纱布加压包扎穿刺点,并观察血小板的变化。

5.感染

当置换液含有致热原、血管通路发生感染、操作不严谨时,患者会出现感染、发热等。血浆置换是一种特殊的血液净化疗法,必须严格无菌操作,患者应置于单间进行治疗,要求治疗室清洁,操作前紫外线照射 30 min,家属及无关人员不得进入治疗场所。操作人员必须认真洗手,戴口罩、帽子,配置置换液时需认真核对、检查、消毒,同时做到现配现用。

6.破膜

血浆分离的滤器因为制作工艺的原因而受到血流量及跨膜压的限制,如置换时血流量过大或置换量增大,往往会导致破膜。故应注意血流量为 $100\sim150$ mL/min,每小时分离血浆 $<1\,000$ mL,跨膜压控制于 50 mmHg。预冲分离器时注意不要用血管钳敲打,防止破膜。

四、选择性血浆分离和非选择性血浆分离的比较

(一)非选择性血浆分离

1.优点

可补充凝血因子(使用新鲜冰冻血浆时);排除含有致病物质的全部血浆成分。

2.缺点

因使用他人的血浆,有感染的可能性;因混入微小凝聚物,有产生相应不良反应的可能。必须选用新鲜血浆或清蛋白溶液。

(二)选择性血浆分离

1.优点

对患者血浆容量的改变较小、特异性高,故所用置换量少,约为常规血浆置换量的 1/4,有时甚至可完全不用。这既节省了开支,又减少了感染并发症的发生机会。选择性血浆分离法不但可选择使用不同孔径的血浆成分分离器,同时可根据血浆中致病介质的分子量,选择不同的膜滤过器治疗不同的疾病,如应用 $0.02\sim0.04$ μm 孔径的滤膜治疗冷球蛋白血症、家族性高胆固醇血症等。

2.缺点

因利用分子量大小进行分离(根据膜孔的不同分离),故可能会除去一些有用的蛋白质。

(郝　在)

第十四节　连续性肾替代治疗技术及护理

一、概述

连续性肾替代治疗(CRRT)是每天持续 24 h 或接近 24 h 进行的一种连续性的体外血液净化疗法。近年来 CRRT 技术日趋成熟。有学者认为,CRRT 治疗的目的从提高重症急性肾衰竭的疗效,扩展到各种临床上常见危重患者的急救,广泛应用于急性肾衰竭及多器官功能衰

竭患者,临床应用范围已超出了肾替代治疗的领域,临床疗效评价日益肯定。CRRT 这一名词似乎尚不能完全概括此项技术的实际价值,将 CRRT 改为连续性血液净化治疗(CBP)更符合临床的实际内容。CBP 是指所有连续、缓慢清除水分和溶质的治疗方式的总称。

二、CRRT 常用的治疗模式及原理

1.缓慢连续性超滤(SCUF)

原理是以对流的方式清除溶质和水分,以减轻循环系统的容量负荷。SCUF 不补充置换液,也不用透析液,对溶质清除不理想,不能保持肌酐在可以接受的水平,有时需要加用透析治疗。临床上主要用于顽固性水肿、难治性心力衰竭,特别是心脏直视手术、大面积创伤或大手术复苏后伴有细胞外液容量负荷者。

2.连续性静脉-静脉血液滤过(CVVH)

CVVH 是指采用中心静脉留置导管建立血管通路,利用血泵驱动进行体外血液循环的治疗模式。循环的血液直接通过一个高通量血液滤过器,在滤器前和(或)后输入置换液。CV-VH 采用高通量透析膜的滤器,以过滤作用清除多余的水分,并以对流的原理清除体内的大、中分子物质、水和电解质。CVVH 是目前最常用的治疗模式,临床上常用于败血症、多器官功能衰竭、重症胰腺炎等情况。

3.连续性静脉-静脉血液透析(CVVHD)

CVVHD 是采用中心静脉留置导管建立血管通路,血液由静脉引出,再通过静脉回流,利用血泵驱动进行体外血液循环。CVVHD 的原理是溶质转运主要依赖于弥散及少量对流,因此其清除的溶质分子量相对较小,难以清除大分子的炎症介质和细胞因子等。CVVHD 优于 CVVH 之处:不需要补充置换液,透析液从膜外输入,流向与血流方向相反,逆向输送;清除更多的小分子物质,可以维持血浆尿素氮在 25 mmol/L;每小时平衡液量减少。

4.连续性静脉-静脉血液透析滤过(CVVHDF)

CVVHDF 是采用中心静脉留置导管建立血管通路,血液由静脉引出,再通过静脉回流,应用高通量滤器,透析液逆向输入,同时补充置换液。CVVHDF 在 CVVH 的基础上增加透析以弥补 CVVH 治疗对氮质产物清除不足的缺点,其原理是对流加弥散,不仅增加了小分子物质的清除率,还能有效清除中大分子物质。一般适用于高分解代谢的患者。

5.高容量血液滤过(HVHF)

高容量血液滤过是指持续进行 CVVH,每日输入置换液 50 L,应用高通量滤器,面积 $1.62\sim2m^2$。有学者认为,置换液量<12 L/d 时,患者血浆细胞因子水平、血流动力学和血气参数无变化,而>50 L/d 可以降低血浆细胞因子和细胞炎症因子水平。标准 HVHF 有两种方法:一种是标准 CVVH,超滤量维持在 3~4 L;另一种是夜间标准 CVVH 维持,白天开始超滤量为 6 L/h,超滤总量>60 L/d。HVHF 不仅能改善心脏和循环功能,维持电解质和液体平衡,而且能纠正高代谢状态、酸中毒和肠壁水肿,改善器官血液灌注和功能,重建机体内环境平衡,从而为抗生素、手术及其他治疗创造条件和争取时间,使患者度过危险期。

6.日间连续性肾替代治疗(CRRT)

日间 CRRT 主要在日间进行,各种药物及营养液也主要在日间输入,在日间清除过多水分,使患者在夜间可获得足够的休息,并减少人力消耗。①日间 CRRT 的概念目前未得到公认可考虑使用延长治疗时间的血液滤过或透析滤过更贴切;②目前国内所使用的 CRRT 管路

均没有 SFDA 认证的可复用的许可。

三、CRRT 的技术特点

1. 血流动力学稳定

CRRT 可以连续、缓慢、等渗地清除水和溶质,符合人体的正常生理,保持血流动力学的稳定性。尤其适用于 ICU 的血流动力学不稳定的急性肾衰竭及多器官功能衰竭患者。CRRT 的特点是容量波动小,胶体渗透压变化程度小,基本无输液限制,能随时调整液体平衡,因而对血流动力学影响较小。

2. 溶质清除率高

CRRT 与血液透析相比,其优点为连续性治疗,可缓慢、等渗地清除水和溶质,溶质的清除量等于超滤液中该溶质的浓度乘以超滤液量。

3. 补充液体和胃肠外营养不受限制

CRRT 能根据患者营养需求补充大量液体,为营养支持治疗提供了保障。

4. 清除炎症介质和细胞因子

临床证明,连续性血液滤过还可用于治疗败血症和多器官功能衰竭,可以清除肿瘤坏死因子(TNF-α)、炎性介质(白细胞介素-1、白细胞介素-6、白细胞介素-8)等。主要机制是通过对流和吸附清除溶质。炎性介质的清除与滤器的筛选系数、跨膜压、膜的吸附能力以及治疗剂量有关。大多数学者特别推崇 HVHF,增加治疗剂量(>50 L/d),可大大提高炎性介质的清除率。

四、适应证

1. 在肾疾病中的应用

(1)治疗重症急性肾衰竭并发症:急性肾衰竭伴心力衰竭、急性肾衰竭伴脑水肿、急性肾衰竭伴高分解代谢、急性肾衰竭伴急性呼吸窘迫综合征。

(2)治疗其他肾疾病:慢性肾衰竭合并急性肺水肿、心力衰竭、尿毒症脑病、血流动力学不稳定、多器官功能障碍等;部分严重的肾病综合征患者,利尿药治疗效果不佳,出现严重水钠潴留时,也可应用 CRRT 治疗清除水分,改善患者一般状况。

2. 在非肾疾病中的应用

(1)系统性炎性反应综合征(SIRS)和脓毒血症:SIRS 时各种炎性介质对局部与全身血管张力及通透性产生显著影响,造成微循环紊乱,全身内皮细胞及实质细胞损伤,最终导致机体发生不可逆性休克及多器官功能障碍。CBP 可清除细胞内毒素、部分炎性介质、淋巴因子及补体成分,因而可减轻炎症反应,辅助治疗 SIRS 和脓毒血症。研究证明,连续性血液净化可调剂脓毒症患者的免疫功能异常,重建机体免疫内稳状态,而不仅仅局限于清除炎性介质。

(2)多器官功能障碍综合征(MODS):MODS 患者多存在血流动力学不稳定、高分解代谢和容量超负荷,并且需要营养支持。在其早期应用 CRRT 可明显减少衰竭器官数、缩短 ICU 住院日数。

(3)急性重症胰腺炎:急性重症胰腺炎的发生主要与胰蛋白酶的活化、胰腺组织自身消化等有关,氧自由基、血小板活化因子、前列腺素、白三烯等炎性介质在胰腺组织的损伤过程中起着重要的介导作用。CRRT 能清除细胞因子及炎症介质,还能改善急性重症胰腺炎患者的免疫调节功能,重建机体免疫系统内稳状态,纠正水、电解质及酸碱失衡,为营养及支持治疗创造条件。

（4）急性呼吸窘迫综合征（ARDS）：ARDS的发病机制重要环节是炎性细胞的迁移与聚集，以及炎性介质的释放，作用于肺泡毛细血管，引起其通透性增高，造成肺间质水肿。CRRT治疗ARDS能清除炎性介质、清除肺间质水分，改善肺氧合，减少对呼吸机的依赖；CRRT治疗中的低温可减少氧耗，使二氧化碳产生减少；CRRT置换液中补充碳酸氢钠，可使二氧化碳产生减少，有助于减轻高碳酸血症。

（5）挤压综合征：是指肌肉丰富的肢体或躯干受外界重物挤压或固定体位自体压迫1 h以上而造成的肌肉组织创伤，肌肉发生缺血性坏死，在此基础上出现肾缺血、缺氧，肾血管痉挛，肌红蛋白可变为不可溶性的血红蛋白，沉淀于肾小管内，从而加速急性肾衰竭的发展。CRRT有助于清除血中肌红蛋白，改善患者急性肾衰竭，酸中毒，稳定内环境，改善患者预后。

（6）充血性心力衰竭：在慢性充血性心力衰竭时，由于有效循环血容量减少，激活肾素-血管紧张素-醛固酮等神经-体液系统，血管升压素释放增加，导致动脉血管收缩，肾小管水钠重吸收增加，导致水钠潴留产生水肿。部分顽固性心力衰竭对利尿药、血管扩张药等无反应，CRRT治疗可通过缓慢、连续超滤以清除大量水分、减轻心脏负担，增强心肌收缩力及改善心功能，同时减轻肾间质水肿，增加肾血流量，改善肾功能，阻断心肾恶性循环。

（7）心肺体外循环 fRRT在心脏手术中应用可以明显提高术后心脏收缩比率、收缩末室壁张力、张力速度指数，改善心脏功能；还可增加肺的顺应性，提高肺泡氧分压，促进复苏。

（8）肺水肿、脑水肿、重型颅脑外伤术后：CRRT通过脱水调节血容量，有利于控制心力衰竭；还利用血浆胶体渗透压的作用，将间质、细胞内水分持续、缓慢地回收入血管内，治疗细胞内、间质内水肿。

（9）肝衰竭及肝移植术后：CRRT可迅速降低过度的心脏负荷，维持内环境稳定，同时能够清除部分肝毒性物质。

（10）药物、毒物中毒：CRRT选用大孔径、高通透率的滤过膜，一般分子量<30 kD的药物或毒物只要不与清蛋白结合，都能滤过清除。除了滤过作用，高分子合成膜尚能吸附部分药物，降低其血液浓度。

（11）乳酸酸中毒：乳酸酸中毒是严重休克的代谢标识，近年来已不断有应用碳酸氢盐透析液或置换液进行CRRT治疗严重乳酸酸中毒的报道。多数研究认为，由于CRRT中酸碱紊乱及代谢状态的改善，使乳酸代谢增加，从而血乳酸水平降低。

（12）严重的电解质、酸碱失衡：CRRT置换液电解质成分接近人体细胞外液成分，钠、钾、碳酸氢根离子等水平根据病情调整，有强大的稳定内环境的功能。

五、相对禁忌证

（1）无法建立合适的血管通路。
（2）严重的凝血功能障碍。
（3）严重的活动性出血，特别是颅内出血。

六、置换液

1. 分类

置换液中的缓冲成分有醋酸盐、乳酸盐、碳酸氢盐和枸橼酸盐4种。

（1）醋酸盐置换液具有稳定、可商业化生产、便于贮存等优点，但对心血管系统具有抑制作用，目前临床上较少使用醋酸盐置换液。

（2）乳酸盐与碳酸氢盐置换液在控制尿毒症症状、血流动力学稳定、酸碱平衡控制、对机体代谢及电解质的影响方面两者作用相似。但乳酸盐置换液在乳酸酸中毒及肝功能损害患者中有增加高乳酸血症概率的危险，因此对危重患者的使用受到一定限制。

（3）碳酸氢盐置换液是一种生物相容性较好且较理想的置换液，但碳酸氢盐不稳定，不利于商品化大规模生产及贮存。目前通过改进配置方案，碳酸氢盐不稳定结晶等问题已得到解决，故目前为临床最为广泛使用的一种置换液。

2. 常用配方

目前国外已有商品化的碳酸氢盐置换液用于临床，包括 Prismate、Accusol、Duosol，国内尚无商品化碳酸氢盐置换液。

（1）一般各单位参照 Port 配方自行配制。Port 配方为：第一组为 0.9% 氯化钠注射液 1 000 mL ＋ 10% 氯化钙注射液 10 mL；第二组为 0.9% 氯化钠注射液 1 000 mL ＋ 50% 硫酸镁注射液 1.6 mL；第三组为 0.9% 氯化钠注射液 1 000 mL；第四组为 5% 葡萄糖注射液 1 000 mL ＋ 5% 碳酸氢钠 250 mL。最终的离子浓度分别为 Na^+ 143 mmol/L，Cl^- 116 mmol/L，HCO_3^- 34.9 mmol/L，Ca^{2+} 2.07 mmol/L，Mg^{2+} 1.56 mmol/L，葡萄糖 11.8g/L，根据病情需要加入适量 10% 氯化钾注射液。该配方的缺点是容易导致高糖血症。

（2）有医院在 Port 配方的基础上将其改进，将 0.9% 氯化钠注射液 3 000 mL ＋ 5% 葡萄糖注射液 170 mL ＋ 注射用水 820 mL ＋ 10% 氯化钙注射液 6.4 mL ＋ 50% 硫酸镁注射液 1.6 mL 装入 4L 输液袋，制成每袋 4 000 mL 的成品（A 液部分）。使用前根据患者血钾水平适量加入 10% 氯化钾注射液，与 5% 碳酸氢钠注射液 250 mL（B 液部分）由不同的通路按比例（4 000 mLA 液∶250 mL 5% 碳酸氢钠注射液）同步输入，B 液不与 A 液混合，以免发生离子沉淀。5% 碳酸氢钠注射液在整个治疗过程匀速补充，使酸中毒逐渐纠正。超滤液以用过的输液袋（无菌）收集，置换液和超滤液量均进行计量，保证出入平衡。

3. 置换液的配制和使用原则

不同患者的病情、体内代谢状态不同，应根据患者的具体病情配置置换液，实施个体化治疗。常规每 2 h 检测患者的血气、生化 1 次，以了解患者血液的酸碱及电解质情况，根据检验结果及时调整换液配方。检验结果出现异常应及时复查，必要时每 1 h 检测 1 次；病情稳定时可延长检测时间至每 4 h 1 次。

（1）对于进行 CRRT 治疗的高钾血症患者，可通过降低置换液中钾离子浓度来降低血钾。严重高钾血症行 CRRT 治疗的患者，宜选择透析模式，同时选择最大透析液流量，以最快速度清除过多的钾。在采用无钾透析液或置换液时，应每 2 h 监测血钾 1 次，以免出现低钾血症。

（2）单纯由于血钠升高而导致的高渗状态，血钠下降的速度为 0.5～0.7 mmol/(L·h)，或每日血钠下降不超过原值的 10%。高钠血症的情况下要升高置换液中钠离子的浓度，避免血钠降得过快。

（3）当血钠低于 120 mmol/L 时，需要降低置换液中钠离子的浓度，以免血钠升得过快。

（4）严重酸中毒患者可提高置换液中碱基浓度，以纠正酸中毒。对碱中毒患者可降低置换液中碱基浓度，以清除血液中的多余碱基。由于碱基浓度变化会影响钠浓度，因此需加入 10% 氯化钠注射液来补充。

4. 置换液配置的注意事项

（1）严格无菌操作，配置前应洗手、戴帽子、口罩。

(2)配置前核对药物,配置时注意各种药物剂量的准确性及配伍禁忌。

(3)配置后的置换液必须贴标签,注明配置药名、剂量、日期、时间,并签全名。

(4)配置后的置换液需在4 h内使用。

(5)碳酸氢钠置换液应现配现用。

(6)将每一组置换液利用无菌技术注入静脉高营养袋中,形成密闭状态。

(7)必要时可检测置换液的电解质浓度。

七、并发症

1.低血压

常见原因为超滤时间过早或速度过快;置换液的钠水平太低;目标干体重设置太低;心脏本身病变导致心脏储备能力下降、心排出量减少等。

2.营养物质丢失

临床表现为损失热量、体温下降,大量丢失微量元素和水溶性维生素,使用不含糖的置换液可丢失葡萄糖等。常见原因为使用无糖置换液;伴肾衰竭的糖尿病患者肾灭活胰岛素功能下降;CRRT治疗会使胰岛素受体活性增强、提高外周组织对胰岛素的敏感性;ACEI类药物可增强组织对胰岛素及口服降糖药的反应性。

3.低温

低温常见原因为天气寒冷;室温低;使用低温(<35 ℃)置换液或置换液量大时,使患者热能丢失较多,体温较低;连续24 h进行CRRT,每日置换液用量高达几十升,大量体内血液因体外循环导致热量散发等。

4.出血

出血常见原因为患者的凝血功能异常、血小板减少、肝功能障碍及药物影响;对抗凝药反应的个体差异化等。

5.体外循环凝血

体外循环凝血常见原因为血管通路不畅;循环血容量不足;未及时处理机器报警;机体处于高凝状态等。

6.血栓

血栓常见原因为管路及滤器凝血继续治疗;患者处于高凝状态;抗凝药用量不足等。

7.感染

感染常见原因为与导管留置时间长、无菌技术操作不严、自身抵抗力降低有关;体外循环可成为细菌感染源,管道连接、取样处和管道外露部分成为细菌侵入部位。

8.水平衡障碍

水平衡障碍表现为CRRT治疗中发生的容量负荷增多或减少,或表现为不易纠正的容量负荷问题,出现血压升高、肺水肿或心力衰竭甚至低血压。常见原因为低估了患者体内的容量,制订的净超滤量过低,导致容量负荷过多;液体清除的速度超过了机体调动组织间隙以及细胞外液移动至血管内的速度,导致血压下降。

9.生物相容性和过敏反应

生物相容性和过敏反应是由于使用新透析器而产生的一组症候群。临床上分为两型:A型(即刻过敏反应)和B型(非特异性胸背痛)。A型的临床表现为:常发生在透析开始的5~

30 min,包括呼吸困难、焦虑不安、荨麻疹、皮肤瘙痒、流涕、腹部痉挛、血管性水肿等。B 型的临床表现为:一般在透析开始的前 1 h 出现,主要表现为胸痛伴或不伴背痛,少数伴有不同程度的恶心、皮肤瘙痒和难以表达的不适感。

八、护理要点

CRRT 治疗前需评估患者病情、意识、生命体征、血管通路、最新的血气及生化等检验结果、出入液体量、使用药物治疗情况、输液速度、合作程度等。

1.监测病情及生命体征

(1)严密观察患者血压、心率、中心静脉压、血液饱和度等参数,重点观察超滤量与血压变化的关系,超滤速度根据血压的变化情况适当调整,血压降低应适当减慢超滤的速度,血压下降较快应暂停超滤。密切观察患者神志、意识的变化,当患者出现心率、血压等异常时,应立即对患者的病情重新评估,及时通知医生调整治疗方案。

(2)监测体温变化

1)将 CRRT 治疗的患者安置于室温调节设施良好的病室内,严密监测体温变化及体温下降的程度,观察末梢循环温度及患者有无寒战、发热等症状。

2)对于多发性创伤、烧伤、急性重症胰腺炎等患者,因大多伴有体温升高的表现,在 CRRT 治疗中由于大量置换液的输入以及体外循环丢失热量造成的低温,有助于患者降低体温,有利于患者的康复。

3)但对于体外正常或体温不升的患者常出现畏寒或寒战,尤其在环境温度较低的情况下,此时应采取提高室内温度并保持在 22 ℃~25 ℃,有自动加温装置的机器须及时调整加温挡。还可采取为患者加盖被褥、使用暖风机等保暖措施。

4)准确记录 24 h 出入量及超滤量,警惕因有效循环血量不足或末梢灌注差导致体温过低。

5)大量置换液的输入更可能发生热原反应,在配制和更换置换液时应严格无菌操作。

(3)监测患者的血气、生化等指标,根据检验结果及时调整置换液配方,维持内环境的稳定。

2.计算液体出入量

(1)单位时间内患者的出入量包括外周输液量、口服量、尿量、引流量、非显性失水量;体外循环预冲及回输的液体量、钙剂输入量或碳酸氢钠输入量;超滤量。

(2)正确评估患者的容量状况,全面了解机体总水量、循环量、细胞外液量。重症患者可通过测定中心静脉压、肺动脉楔压、心排出量等来确定循环容量。

(3)设定液体平衡目标,将超滤量和置换液量均衡分配在预定的治疗时间内超滤完成。

(4)计算和设定单位时间内要求实现的液体平衡计划,根据患者的血压、中心静脉压的变化进行调整。

3.监测液体平衡

(1)CRRT 机器具有自动液体平衡系统,通过置换液泵和超滤泵来控制置换液的补入速度和滤出液的滤出速度,依靠置换液称和废液称的称重连续动态地监测液体出入的平衡,从而避免治疗中出现液体补入过多或液体丢失过多。

(2)对每一患者准确评估其临床情况及危重程度,严密监测液体进出量。另外,要避免配置大量置换液时出现差错导致的容量和电解质失衡。

(3)出入量平衡＝同期入量(置换液量＋静脉输液量＋口服量)－同期出量(同期超滤液量＋尿量＋引流量＋其他液体丢失量)。

(4)当机器频繁出现平衡报警时,应认真检查、妥善处理,警惕出现液体不平衡。

(5)使用碳酸氢钠作缓冲剂时,应根据患者的血气结果通过容量控制泵控制输入速度,将5％碳酸氢钠用并联的发生于基础的置换液同步输入。

4.观察机器运作

合理设置血泵速度,准确监测循环压力,密切观察机器显示的压力变化及治疗参数,根据病情及时调整治疗参数,及时处理机器报警,避免血泵停转,消除或延缓凝血的发生。

5.巡视体外循环凝血情况

在CRRT治疗过程中,严密监控抗凝效果,及时调整抗凝剂用量或改变抗凝方式。观察滤器及管路内血液颜色变深、变黑或静脉壶变硬等凝血征兆时,勿强行继续治疗,需及时更换管路及滤器,避免突然发生堵管导致血液丧失。对高凝患者,应定期检查血细胞比容,必要时给予适当的抗凝治疗。

6.血管通路护理

妥善固定管路,躁动、意识不清的患者应适当约束,以免发生脱管等意外事件。严格按导管的管腔容量封管,存在出血倾向或高凝状态的患者按医嘱给予个体化封管。

7.皮肤护理

CRRT治疗中定时协助患者翻身,以免固定体位时间过久而发生压疮。

8.出血与凝血监测严

密监测患者的凝血功能,保证滤器后活化凝血时间(ACT)维持于 200～250 s,活化部分凝血活酶时间(APTT)正常值为 25～35 s,以防滤器发生凝血,延长滤器的使用寿命。CRRT治疗中重点观察原有的出血情况,同时观察患者有无置管部位、皮肤黏膜、口腔、鼻腔、伤口、引流液、大小便等出血情况,患者有出血倾向或凝血功能异常需及时汇报医生,调整抗凝药用量或改变抗凝方式,必要时应用止血药等处理。

9.预防感染

(1)严格无菌操作是预防感染的重要措施,包括使用血管通路、体外循环管路采集血标本处、配置置换液、更换置换液等操作。

(2)预防导管相关性感染

1)在开管及封管操作时应避开放的导管口长时间暴露于空气中,避免不必要的开放导管进行采血、肠外营养、反复静脉注射等治疗。

2)导管出口处局部每天 1 次换药,当敷料有渗液、渗血、潮湿或被污染应随即换药,换药前应观察置管部位有无红、肿、分泌物等感染迹象。

3)严密监测患者有无出现发冷、高热、寒战等症状,未查找出其他部位的感染灶时,需高度怀疑导管相关感染。

4)一旦怀疑导管感染,应停止使用导管,并进行血液和(或)分泌物病原学培养,如培养结果阳性,推荐在选择敏感抗生素治疗的同时,尽快拔除导管。

(3)联台 CRRT 治疗时,护理不同患者之间应注意洗手或手消毒。

(4)为感染耐药菌株的患者或传染病的患者进行 CRRT 治疗时,应做好呼吸道隔离及接触隔离,在患者病单位应有明显的隔离标识。

(5)进行有可能接触患者血液的操作前,应穿隔离衣;接触患者血液或体液时,应戴手套;接触患者后的手套、隔离衣或患者血液、体液污染物应单独封口包装后再放入医用垃圾装运站中。

(6)可重复使用的机器、设备应做到一物一用一消毒。

10.预防营养物质流失

(1)经常监测超滤液和血液中的电解质、营养素及药物浓度,及时在置换液中加以补充,可避免这些物质的负平衡。

(2)在透析时停用胰岛素,监测血糖,密切观察病情变化,发生心悸、出冷汗等低血糖症状时,及时处理。

(3)根据血糖监测结果,调整置换液中葡萄糖和胰岛素的用量。

11.正确填写 CRRT 治疗记录单

记录患者的病区、床号、姓名,治疗方式及时间,抗凝方式及剂量,超滤量,机器型号,滤器型号,管路类别,血管通路情况,生命体征,置换液配方、电解质浓度、置换量,血气、生化等检验结果,治疗过程中的病情变化。

(党秀玲)

第十六章 中医护理

第一节 中医康复护理的基本内容

在整体观念指导下的中医康复护理体现在日常生活起居、精神、用药、训练、饮食、康复环境和预防常见并发症等方面。其一般护理包括生活起居护理、饮食护理、情志护理、功能护理、褥疮护理和外治护理。

一、起居护理

保持良好的康复环境：良好的康复环境有利于患者的治疗和康复，护理人员应为患者创造一个安静、整洁、舒适、有利于治疗和休息的环境。

（1）无障碍设施，即以坡道设施或电梯替代阶梯，从而解决使用轮椅者或其他代步器（如使用拐杖、助行器等）行动困难者的行走障碍。

（2）病室应保持安静，避免噪声。噪声可使患者产生烦躁、惊悸等情绪，对患者的身心健康十分有害，不利于病情的康复。

（3）病室应整洁保持空气新鲜，经常通风，及时排除秽浊之气。应根据季节和室内的空气状况而决定每日通风的次数和每次持续的时间。阳虚和易受风邪侵袭者，在通风时应注意不使其直接当风。病室的整洁有利于患者的康复，室内布置应力求简单、整齐，易于清洁消毒。患者要注意个人卫生的保持。

（4）病室温、湿度应适宜，一般以 18～20 ℃为宜。阳虚和寒证患者多畏寒肢冷，室温宜稍高；阴虚和热症患者多躁热喜凉，室温可稍低。病室的湿度以 50％～60％为宜。阴虚症和燥症患者，湿度可适当偏高；阳虚症、湿症患者，湿度宜偏低。

（5）病室应保持光线的充足，以使患者感到舒适愉快。但根据病情的不同，也应适当调节。热症、肝阳亢盛、肝风内动的患者，光线宜稍暗。病室、厕所的房门应当以轨道推拉式门为宜。对偏瘫、截瘫或视力障碍者来说，这样的进出比较方便。

（6）门把手、电灯开关、水龙头、洗面池等的高度均应低于一般常规高度；房间的窗户和窗台的高度也应略低一些，以便于肢体残疾或久病不能站立者在轮椅上进行日常生活活动。此外，窗口位置低一些，可以使轮椅乘坐者直接观望到户外的景色，以减轻心理障碍因素。在厕所、楼道中应设有扶手，以便于功能障碍患者的行走、起立、如厕等活动的扶助。如果条件允许，对高位截瘫者还可以使用"电子环境控制系统"装置，通过用口吹气的气控方法来协助解决开关灯、电视、窗帘等日常生活动作。

另外，遵循科学的生活规律也很重要：①制订合理的作息制度，要因时、因地、因人、因病制订不同的作息时间。作息时间多因季节而异，如春季是万物生发的季节，阳气升发，应晚睡早起，患者睡眠时间宜短；夏季是万物繁茂的季节，阳气旺盛，天气炎热，昼长夜短，应晚卧早起，中午暑热最盛之时应午睡；秋季是万物成熟的季节，阳气始敛，阴气渐长，应早卧早起；冬季是万物收藏的季节,阴寒盛极,阳气闭藏,应早睡晚起,延长睡眠时间。②进行适当的活动和锻炼。在患者病情允许的情况下,凡能下地活动的患者每天都要保持适度的活动。适度的活动能促进气血流畅,使筋骨坚实,提高神经系统兴奋性,增强抗御外邪的能力,有利于机体功能的恢复。尤其对脑力劳动者,适当的运动更有利于疾病的康复。若因患病而偏于安逸,则易使气血郁滞,不仅不利于病情的康复,甚至还能诱发一些并发症的出现。

二、饮食护理

饮食调护是指在治疗疾病的过程中,对患者进行营养和膳食方面的护理和指导。饮食调养不仅是给患者提供足够的营养,更重要的是通过合理的饮食调养,更好地促进康复。中医学十分重视饮食与人体健康的关系,认为科学的食谱和良好的饮食习惯是健康长寿的关键之一。而对于患病之人,饮食的调护更是疾病治疗中必不可少的辅助措施。食物也同中药一样,具有四气五味和升降沉浮的特性,因而许多食物具有治病、补体的作用。利用饮食调护配合治疗是中医学的一大特色。饮食调护得当,可以缩短疗程,提高疗效。尤其是慢性疾病和重病恢复期的饮食调护,对于疾病的康复更是具有举足轻重的作用。

(一)饮食调养

饮食性味要根据病情而定,如根据患者消化系统功能状态分别以流质、半流质、普通饮食等。还要根据辨症和患者习惯,适当调节食物温度,切勿过冷过热。饮食不能偏嗜,这一点在疾病康复阶段更加重要,要根据病情需要合理调配,才能起到促进康复的作用。过食肥甘厚味会化痰生热,易发疮疡;过食辛辣,使胃肠积热,大便干燥,甚至痔疮出血;肠胃疾患康复期或老幼虚弱患者均宜少食多餐。饮食还要注意清洁卫生,易消化而富有营养。

(二)饮食宜忌

疾病有寒热虚实之分,食物也多有偏性。有于病相宜,有于病为害,得宜则补体,为害则成疾。在疾病治疗过程中的食物选择,应根据患者的病情、体质、服药、季节、气候、饮食习惯等诸方面的因素,合理选择饮食。寒症忌生冷、瓜果等凉性食物,宜食温性热性食物;热症忌辛辣、醇酒等热性食物,宜食凉性、津液丰富类食物;阳虚症忌寒凉食物,宜食温补类食物;阴虚症忌温热食物,宜食清补类食物。

三、情志护理

言语开导了解患者的心理状态,通过正面的说理疏导,引导患者自觉地戒除不良心理因素,从而改变患者的精神和身体状况。要及时地解除患者对病情及所面临功能障碍的各种不良情绪,帮助患者多了解一些正面的医疗案例,使其丢掉思想包袱,树立战胜疾病的信心。对于患者遇到的困难,应积极帮助解决。患病之人,其情志也会受到影响,容易出现焦虑、沮丧、恐惧、愤怒等情绪。这些反映和变化,均可加重患者的病情,并影响患者在康复治疗及训练中的主动程度。因此,帮助患者从各种不正常的心态中解脱出来,对于疾病的康复非常重要。

(一)根据情志需要施护

疾病的折磨会使人感情脆弱,感觉过敏,易激怒,故需要更多的关怀、同情与安慰。病后长期卧床,也容易无休止地猜想、思考,会感到烦闷、无聊,产生与世隔绝的孤独感,极需要与人交流。护理人员应每日适时与患者交谈,帮助患者解除思想上的困扰。对于不合理的或现有条件不可能办到的事情,应给以耐心地解释和说服。

（二）根据不同情志特点施护

不同患者，由于文化素养、社会地位、人际关系、经济状况、婚恋家庭、性格特点、习惯喜恶等不同，发病后心理状态差异极大。儿童期、青春期、更年期、老年期的心理状态各不相通，必须根据具体情况选择易被接受的方式。即使是同一病症，心理变化亦相差甚远。同属精神疾患，癫狂患者大多心胸狭窄，性格怪僻，护理人员要语言谨慎，严防刺激患者而诱发狂躁；而惊恐忧郁患者，又疑神疑鬼，怵惕不安，护理人员宜用暗示、宽慰、释疑的语言和行为消除以上状况。护理人员必须掌握中医情志致病的特点而因人施护。

（三）根据不同病程变化施护

同一患者在疾病的不同发展阶段所遇到的实际问题不同，故心理变化各异。如癌症患者，疾病初期，未确诊之前，主要表现为不安和焦虑情绪；确诊后，患者感到震惊，在不得不接受事实后，则感到悲观、沮丧、绝望，是情绪最恶劣的时刻；随着病情进展，又不得不忍受手术、放疗等痛苦，情绪容易变得抑郁、孤独，不愿再与人谈预后和病情；死亡逐渐逼近，就会变得丧失信心，厌世轻生，产生绝望的心理。护理人员必须了解他们的情志变化，在不同的情绪波动中，给患者以不同形式的安慰和支持，帮助他们平稳、毫无遗憾地度过人生最后历程。

四、功能护理

对于伤残或疾病留下后遗症的患者，应尽量通过康复功能训练，促进患者代偿机制的形成，使之能够生活自理，能独立完成日常生活。无论何种训练，均应在康复护理人员的护理下有程序、有规律地进行，应循序渐进，不能操之过急。

（一）避免过度疲劳

患者病情较严重时应以休息为主，可保持体力，有助于恢复健康；而适当的活动可使经络通畅，气血流通，提高脏腑功能，增强抵抗外邪的能力。因此，病后的适当活动，无论是主动，还是被动，都是十分重要的，但要根据患者的病情轻重、体质强弱、个人爱好而适当安排其休息与活动。不宜过分强调休息，毫不活动，也不可过度劳累。活动少容易导致并发症的出现，活动量过大则加重患者心肺负担，易诱发疾病的再次发作。一般情况下，老年体弱及手术以后等重患者应卧床休息，一切生活活动如翻身、二便等均由护士帮助。大病初愈也应避免劳累；体虚者可多休息，适当做轻度的娱乐性质的活动；慢性病患者每晨应做体操、打太极拳、散步等；心脏病患者要规定适度的活动量，避免剧烈活动。

（二）功能训练护理

对不同的功能障碍应采取不同的护理训练。偏瘫康复期应护理起坐、站立、行走、平衡功能等训练。训练前应给患者按摩肢体，放松肌肉，以提高训练效果。训练时动作用力要适度，每次训练后，辅以针灸、按摩、热熨等方法，使之尽快消除疲劳。外伤后3～4周，肿胀疼痛消失后便可开始功能训练。训练时，护士先轻轻揉搓患肢，以促进局部代谢，再用轻柔和缓的动作帮助患者活动关节，范围由小到大，尽量达到关节活动最大范围，以避免关节挛缩及肌腱粘连。痹证所致关节活动不利者可选用气功、太极拳、八段锦等功能训练。对肺系疾患的康复护理，一方面应教患者学会各种气功呼吸训练方式；另一方面则应做好对症护理，如气短胸闷时，可以抹胸、捶背、按摩膻中穴等。

（三）日常生活能力训练护理

目的是使患者能独立完成日常生活，训练时从每件生活小事入手教起，内容包括起床卧床、洗脸漱口、脱衣穿衣等。先将每件事分解成若干个小动作,依次练习,待分解动作熟练后,再将一系列动作做连贯性练习,练熟后,再用实物如筷子、饭碗等。衣服应该不用纽扣,根据体态缝制合体服装。配装假肢者,则需教护其穿戴假肢和习惯训练。

(四)职业训练护理

应按照患者的功能恢复的程度和将来可能承担职业的类似环境来护理,重在进行进入工作岗位前的训练,训练程序应按照由简单到复杂,由较短时间到较长时间逐步进行。在正常人看来是极其容易的事情,在病残者就可能显得十分困难,故教护需要耐心,长时间反复训练才能成功。我国传统的各种艺术性的职业训练,如工艺品制作、刻字、刺绣、缝制、编织、剪纸等,皆适宜于下肢功能障碍患者的训练,可充分发挥其上肢的功能。智力教育性的职业训练,如阅读、书写、绘画、打字等则能训练患者思维条理,记忆精确。各种娱乐性职业训练,如琴、棋等,可以陶冶情操,训练思维与应变能力。

五、压疮护理

长期卧床的偏瘫、截瘫及其他重病、慢性病患者,由于单一体位及床上活动的减少而极易发生压疮。因此,需要护士以高度的责任心和警惕性,预防压疮发生。一旦发生压疮,应及时采取积极有效的医疗护理措施,促其尽快痊愈。

1.压疮的预防

对易于发生压疮的部位如腰骶部、臀部等部位予以衬、垫、包、温水洗等方法加以保护。搬动患者时,需将患者先抬离床面,避免拖拉,以免损伤皮肤。勤而有效的翻身、改变体位、肢体关节的被动活动以及应用各型气垫床等,均可取得良好效果。

2.压疮的处理

(1)瘀血红润期:受压部位的皮肤每日先用热水浸湿的软毛巾轻轻擦洗,再用纱布蘸 10% 樟脑乙醇或 50% 乙醇或当归红花酊在局部做按摩,每日 2～4 次,重症患者每 4h 按摩 1 次,或采用红外线照射、中草药外敷等方法。

(2)水疱形成期:要处理好水疱,防止破溃感染。一般采取在无菌操作下抽出水疱内液体或用针具刺破水疱后将其中液体放出,注意表皮不要除去,留以覆盖创面,防止感染。如创面湿润,可每日照射红外线两次。

(3)溃烂期:要处理好创面换药,进行有针对性的抗感染,以促进局部组织的生长。在全身治疗的基础上,清除创面的分泌物及坏死组织;清洗可用生理盐水、0.2% 呋喃西林液或复方秃毛冬青溶液清洗创面和周围皮肤,洗后外敷生肌玉红膏,以去腐生肌。

六、外治护理

(一)热熨法的护理

热水袋的温度不宜超过 $60\,℃～70\,℃$,热熨前局部可先涂上一层凡士林以保护皮肤。用热熨法时要随时观察所熨部位的皮肤颜色,操作方法、部位和时间应严格掌握。操作前应向患者解释治疗的目的,操作中不宜过多暴露患者的肢体,以防感受外寒而加重病情。此外,凡热证、实证、局部感觉障碍者,不宜用热熨。

(二)熏洗法的护理

操作时要注意保暖,熏蒸时药液不可太烫,以防烫伤。对包扎部位熏蒸时,应揭去敷料,熏洗完毕,有伤口者换药后再行包扎,或者更换消毒敷料后再包扎。

(三)贴药法的护理

烘烤膏药不宜太热,以膏药柔软能揭开、不烫手为度,以免粘贴时烫伤局部皮肤及药膏外溢。掺有麝香、丁香等辛香药物时,更不宜多烤,以免失去药效。敷贴膏药周围皮肤如有发红、起疹、水疱、痒痛等状况,一般为过敏所致,应随即取下,暂停敷贴。除去膏药后,局部可随即用有机溶剂擦拭干净。

(李潇瞳)

第二节　中医康复护理的基本特点

一、整体护理

整体护理是以现代护理观为指导,以护理程序为框架,根据患者身心、社会、文化的需要,提供优质护理,同时必须整体地对待各系统内部与各系统之间的关系。护理的对象是人,每个人与周围环境交换着物质、能量和信息,特别是与周围的其他人相互作用,以及受家庭和所在群体的影响。因而,要想维护机体的平衡,或在失衡时恢复平衡,不能只限于对机体内各系统或各器官功能的协调平衡,更要注重环境中其他人、家庭、社区,甚至更大的群体对该机体的影响,只有这样才能使个体或某一群体的整体系统功能更好地运转。如此整体地对待人体内部与周围环境的关系,正是现代护理学所要遵循的一大准则。

因自然条件施护人体与自然界的变化有密切联系的,一年之中的季节变化、寒来暑往、雾露雨雪等都不可避免地影响着人体的阴阳升降、气血周流及脏腑虚实,因此护理工作必须顺应自然规律。如康复病室应四季如春,清爽宜人。夏季炎热要通气降温,中等亮度,光线柔和,使人愉快恬静,宜用蓝绿色光、冷色窗帘,给人以凉爽舒适的感觉;冬季则要加温保暖,用较强灯光、暖色窗帘;长夏暑湿,应通风去潮;秋冬干燥,应喷雾洒水;春夏宜发散阳气,让患者多做户外活动;秋冬阳气敛藏,多在室内活动。疾病亦有旦慧昼安、夕加夜甚等时辰变化,每种病又有季节性的多发与加重等不同情况,护理皆应顺应四时,主动施护。还可利用本地区自然条件,充分开展自然疗法,如洗温泉、闻花香、听鸟语、游山玩水、钓鱼荡舟,都能使患者心旷神怡,筋骨舒通,利于康复。

因社会环境施护人的社会属性是人类有别于其他生物的一个重要因素,社会环境在人类疾病的发病及疾病的恢复过程中所起的作用越来越为医学界所重视,社会环境的各种因素刺激人的感官,影响人的情志,而对疾病的康复产生或有利或不利的影响。良好的环境因素使患者情志舒畅,促使患者早日康复;负面的环境因素对患者情志产生不利影响,不仅影响患者机体内环境的恢复,严重的还会影响患者对康复训练的主动配合程度。护理人员必须熟悉患者的社会地位、婚恋、家庭、朋友等人际关系,以及经济条件、性格特点、个人喜好等,做细致的思想工作,解除不良心理状态。即使疾病大致相同的人,由于社会条件不同,对待疾病的态度也千差万别,故必须综合各方面条件而施护。

因机体整体施护人体与自然界是一个整体,人体本身也是一个有机的整体,表现在五脏六腑、四肢百骸的密切联系及形神共存的关系上,无论在生理上,还是在病理上,都是紧密联系、互相影响的。精神状态正常使机体处于一个稳定的内环境之中,对于外界环境的变化,能够及时地做出调整,所谓"正气存内,邪不可干";相反,精神萎靡、七情内伤则有碍于疾病的恢复。护理人员必须经常观察患者的精神状态,通过适当的方式避免和消除患者紧张、恐惧、忧愁、绝望等一切不良精神因素,掌握心理护理知识。

人的形体亦是统一整体,如眼疾多有肝气不舒、肝血亏虚等全身病变,宜舒调情志。此外,还要注意人体不同部位之间密切联系的关系,如瘿瘤患者多有胃热阴伤、能食易饥的症状,护理则应给予丰富营养,三餐之间还要配合滋阴清凉饮料。要防止头疼护头、脚疼护脚的局部观点。

二、辨证护理

中医康复护理,是利用中医传统的技术方法,配合现代康复医学的相应方法,帮助患者恢复衣食住行等方面的生活能力和社会适应能力,促使患者康复的专门护理措施。在中医整体观念指导下的辨证施护是中医护理的突出特点,除了针对患者疾病的医药护理之外,中医护理学还特别注重对患者的全面护理,具体表现为对日常生活起居、精神、饮食、康复环境等各个方面的护理。

护理工作始终贯穿于整个康复过程。在身心医学的时代,康复护理具有其他医疗活动所不可替代的作用。由于患者往往存在着心理和躯体的双重残障,因此他们需要的不仅仅是药物和仪器的治疗,更需要精神和心理上的护理。在康复过程中,对患者给予系统化的全面护理,有助于降低患者心理上的负担,同时也能防止并发症的出现,并调动患者以最佳状态配合治疗,促进其功能尽早恢复。

康复护理有别于其他护理内容,其护理对象主要是存在各种身心功能障碍的患者,如老年病、慢性病和热病瘥后诸证等患者。它不同于中医临床护理,临床护理多需要依靠药物、医疗器械及各种设施才能发挥操作技术,而康复护理多具有"看护"、"养护"、"教护"、"防护"的特点,适合鼓励患者进行自我康复训练,可因地制宜地开展家庭康复病房和各级基层康复护理,指导患者自由支配时间进行康复训练,以促进其早日康复。

三、综合护理

康复期病情复杂,对于以后的功能状态影响较大,很多患者留下终身残疾,慢性病患者随时可能发生并发症,有的因疾病影响而致心理障碍。护理必须综合各种因素,了解患者的病情特殊性,根据病残部位,预防挛缩和畸形,预防各种并发症,将多种护理措施综合使用。

一般护理与特殊护理相结合:康复期患者除一般的常规护理外,对于特殊情况还应结合特殊措施进行特殊护理。如偏瘫、截瘫等长期卧床的患者,应抓住预防并发症这一重要环节,如褥疮、肺部感染、二便的处理等。如为了防止老年患者出现便秘,宜按时给服润肠丸之类药物,或中药灌肠;小便功能障碍,易发生泌尿系统的并发症,应服利尿药物,或导尿、热水熏蒸等配合进行;亦可用针刺、按摩、耳针、热熨等方法进行护理,保持大小便通畅。呼吸系统的疾病,除常规护理外,还应及时给患者翻身、拍背、抹胸、指压、针刺,帮助患者排痰;哮喘发作则要紧急护理,药雾吸入、针刺、热熨均可使用。

多种护理方法相结合:康复期患者应采取综合护理,如饮食护理、心理护理、运动健身等,以最大限度地恢复健康。神经系统疾病患者常有失语、吞咽困难、便秘、瘫痪等,同时留下精神创伤,故在护理方面不仅要注意形体的护理,如皮肤清洁的护理,要常翻身擦澡,更换内衣预防褥疮的出现;二便也应特别注意,以免并发其他疾病;还应注意饮食护理,宜清淡饮食,多吃蔬菜瓜果,合理营养,适当摄入蛋白质,增强体质;吞咽困难者,还要耐心喂给流食等食品;要配合适当功能训练,按摩患肢以防止萎缩,或恰当选用艾灸、热敷、药熨、拔罐、耳针等各种辅助护理手段。同时,要重视心理情志的护理,适当安排患者的娱乐活动,增加生活的兴趣。

自我护理、家庭护理与医院护理相结合:自我护理,即从患者自身的角度着手,充分发挥患者的主观能动性,自我护理对促进患者功能障碍的早日恢复有重要作用,主要内容为恬淡怡心、注意饮食起居、积极主动地进行功能锻炼等。家庭护理主要指患者家属对患者的护理,如宋代陈直《养老奉亲书》提出老人住室、床褥、起居、饮食安排、行动需人照顾;元代邹弘《寿亲养老新书·卷二》的古今嘉言善行七十二事;清代石光樨等《仁寿编》中有关对父母、叔侄、兄弟、夫妻等在疾病恢复期的相互照顾和护理等。家属护理不仅要无微不至地照料患者的形体,同时对于患者的精神状态要适当引导,杜绝患者的悲观、绝望情绪,以免影响机体功能的恢复。医院护理是护理的主体,由护理人员担任。康复护理人员需经过专业的训练,具备一定的特殊技能,如各种功能训练、体位摆放等。康复护理人员负责各种康复方法的实施,在一定程度上预防各种并发症的发生,从护理技术操作、功能运动训练,到精神饮食调养等各方面进行综合护理。康复效果不仅与医生的诊断、医疗相关,而且与护理工作实施得当与否也有密切的关系。将自我护理、家庭护理与医院护理有机地结合起来,相互配合与补充,是中医康复护理的特色之一。

(高婷婷)

第三节 咳 嗽

咳嗽是指因外感或内伤而导致的肺失宣降,肺气上逆作声,或咳吐痰液的一种病证。有声无痰为咳,有痰无声为嗽,有痰有声为咳嗽,一般多为痰、声并见,难以截然分开,故统称咳嗽。咳嗽既是肺系多种疾病的一个症状,又是独立的病证。

凡急慢性支气管炎、急慢性咽炎、支气管扩张、肺炎等,以咳嗽为主要表现者,或其他疾病如肺脓肿、肺结核等兼见咳嗽者,均属本病症的讨论范围,可参考本节辨证施护。

一、病因病机

咳嗽之病因有外感六淫和内邪干肺两大类。

1. 外感六淫

气候突变,人体卫外功能减退或调摄失宜,六淫外邪及烟尘秽浊之气由口鼻或皮毛乘虚而入,侵袭肺卫,致肺失宣降,气道不利,肺气上逆而做咳。六淫皆能令人咳,但风为六淫之首,他邪多与风邪相合侵袭人体,故临床多有风寒、风热、风燥等不同证型的咳嗽。

2. 内邪干肺

内伤咳嗽总由脏腑功能失调,内邪干肺所致。包括肺脏自病和他脏及肺。

(1)肺脏自病:肺系多种疾病迁延不愈,肺脏虚弱,阴伤气耗,肺主气功能失调、肃降无权,肺气上逆发为咳嗽;或肺气亏虚,气不化津,津聚成痰,肺失宣降,气逆而咳嗽;或肺阴不足,肺失满润,甚则阴虚火旺,虚火灼津成痰,痰阻气道,肺气失于肃降而上逆做咳。

(2)他脏及肺:情志、饮食、禀赋等因素均可导致脏腑功能失调,内邪干肺,肺失宣降,肺气上逆发为咳嗽。① 情志失调:肝气郁结,气郁化火,气火循经,上逆犯肺,肺失宣降而致咳,又称为"木火刑金"。② 饮食不节:如过食生冷、辛辣刺激、肥甘厚味、嗜好烟酒等,伤及脾胃,脾失健运,无以输布水谷精微,酿湿生痰,痰湿阻气,肺气上逆,发为痰湿咳嗽;痰湿郁久化热,痰热壅肺,则可发为痰热咳嗽。

二、常见症候要点

1.外感咳嗽

(1)风寒袭肺症状:咳嗽声重有力,咽痒气急,咳痰稀薄色白,常伴鼻塞,流清涕,头痛,肢体酸楚,或见恶寒发热,无汗等表证,舌苔薄白,脉浮或浮紧。

(2)风热犯肺症状:咳嗽频剧,声重气粗或咳声嘶哑,喉燥咽痛,痰黏色白或黄稠,咯吐不爽,常伴鼻流黄涕,口微渴,头痛汗出,肢楚,或有发热、恶风等表证,舌质红,苔薄黄,脉浮数或浮滑。

(3)风燥伤肺症状:干咳,连声作呛,无痰,或痰少而黏难咳,或痰中夹有血丝,伴咽干喉痒,唇鼻干燥,口干,初起或伴鼻塞,头痛,身热等症,舌质干红而少津,苔薄白或薄黄,脉浮数。

2.内伤咳嗽

(1)痰湿蕴肺症状:咳嗽反复发作,咳声重浊,痰多易咳,黏腻或稠厚成块或稀薄,色白或带灰色,晨间或食后咳痰甚,进肥甘食物加重,因痰而嗽,痰出咳平,伴胸闷,脘痞,呕恶,纳差,腹胀,乏力,大便时溏,舌苔白腻,脉濡滑。

(2)痰热郁肺症状:咳嗽气粗,或喉中有痰声,痰多质黏或稠黄,咯吐不爽,或有热腥味,或咯血痰,伴胸胁胀满,咳时引痛,面赤,或有身热,口干而黏欲饮,舌质红,苔薄黄腻,脉滑数。

(3)肝火犯肺症状:气逆咳嗽阵作,咳时面红目赤,烦热咽干,咳引胸痛,可随情绪波动增减,常感痰滞咽喉,量少质黏难咳,或痰如絮条,口干口苦,胸胁胀痛,舌红或舌边红,苔薄黄少津,脉弦数。

(4)肺阴亏耗症状:干咳,咳声短促,痰少黏白,或痰中夹血丝,或声音逐渐嘶哑,伴口干咽燥,或午后潮热,颧红,手足心热,夜寐盗汗,神疲乏力,日渐消瘦,舌红少苔,脉细数。

三、主要护理问题

1.咳嗽

咳嗽与邪气犯肺、肺失宣肃、肺气上逆有关。

2.咳痰

咳痰与外感时邪、脏腑失调、痰浊内生有关。

3.潜在的并发症

潜在的并发症咯血。

四、辨证施护

1.病情观察

(1)观察咳嗽的时间、节律、性质、声音以及加重因素。

（2）观察并记录痰液的色、质、量、味及咳痰情况等。正确留取痰标本并及时送检,取清晨漱口后,咳出的第一口痰为宜。

（3）观察体温、呼吸等生命体征变化,若出现高热不退、呼吸困难、咳痰腥臭、咯血或脓血相间,或出现胸闷喘憋、胸胁引痛、头晕头痛、尿量减少,或出现体温骤降、四肢不温、心慌、悸动不安、汗出、嗜睡等情况,应立即汇报医生,配合抢救。

2. 生活起居护理

（1）保持病室洁净、空气新鲜,定时开窗通风,温度为 18 ℃~22 ℃,相对湿度 50%~60%,并根据病情辨证调节。避免烟尘、花粉、异味刺激,禁止吸烟。

（2）根据气候变化适当增减衣服,忌直接当风,防复感。盗汗者,应及时擦干汗液,更换湿衣被。及时清理痰液。

（3）注意休息,避免劳累。在病情许可的情况下,适当进行散步、打太极拳等锻炼。

（4）鼓励患者有效咳痰,先漱口或饮少量水湿润咽部,深吸一口气,屏气 1~2 s,再用力咳嗽,将深部的痰咳出;可进行胸部叩击,在肺野进行,从肺下叶开始,避开乳房、心脏、骨突处,叩击力度以患者不感到疼痛为宜,手法以发出空而深的拍击音为度,每次 15~20 min,叩击时可用单层薄布保护,避开纽扣或拉链,防止皮肤发红或破损;可进行体位引流,指导患者取合适体位,使病变部位处于高位,引流支气管开口向下,间歇作深呼吸后用力将痰咳出,同时轻拍两侧背部,于饭前进行,每日 1~3 次,每次约 15 min,引流后清洁口腔分泌物。痰黏难咯时,协助患者取半卧位,定时翻身,或用空心掌自下而上、由外向内轻叩患者背部;严重咳痰不畅、有窒息危险时,予以吸痰或气管切开;病重痰多者宜侧卧,定时更换体位;年老体弱排痰无力者,若痰液已在咽部,可用吸引器引出。

（5）辨证起居:风燥伤肺者,干咳剧烈时,协助患者取坐位或半卧位,舌尖抵上腭,或少量饮水润喉,以减轻咳嗽;痰热郁肺者,应注意加强口腔护理。

3. 饮食护理

饮食以清淡、易消化、富营养为原则。忌肥甘厚味、辛辣刺激、粗糙之品,戒烟酒。多食新鲜果蔬。鼓励患者多饮水。

辨证施食如下。

（1）风寒袭肺者,饮温热,以宣肺散寒之品为宜,如葱白、生姜、紫苏叶等,可服杏仁粥、杏仁奶以止咳,忌收涩之品。

（2）风热犯肺者,以清热化痰止咳之品为宜,如白萝卜、梨、枇杷、甘蔗、荸荠、川贝、竹沥水等,干咳作呛、痰少质黏难咯者,可食川贝蒸梨或以金银花、枇杷叶适量,泡水代茶,以润肺化痰止咳。

（3）风燥伤肺者,以疏风润燥之品为宜,如紫苏叶、桑叶、淡豆豉、银耳、梨、黄瓜、番茄、油菜等,可频饮甘蔗汁、酸梅汤、五汁饮（白萝卜汁、鸭梨汁、生姜汁、炼乳、蜂蜜,调匀）等。

（4）痰湿蕴肺者,以健脾化湿之品为宜,如赤小豆、薏苡仁、白扁豆、山药等,忌助湿生痰之品,可常以莱菔汁、陈皮水代茶饮,以理气化痰。

（5）痰热郁肺者,以清热化痰之品为宜,如丝瓜、冬瓜、梨、荸荠、海蜇等,可多食苹果汁、鲜芦根水、竹沥水、枇杷叶粥、海带汤、雪梨羹汤等。

（6）肝火犯肺者,以清肝泻火之品为宜,如芹菜、白菊花等,可服绿豆汁、绿豆百合粥、鲜藕汁、雪梨汁、麦冬炖梨饮等凉润之品。

（7）肺阴亏耗者，以滋阴润肺止咳之品为宜，如银耳、百合、麦冬、甲鱼等，可食雪梨汁、枇杷汁、甘蔗汁、百合莲子粥、天门冬粥等，忌燥热之品，恢复期宜食鸡汤、猪肉、牛奶等以助正气。

4.用药护理

（1）祛痰止咳口服药宜空腹服，服药后不要立即饮水，并观察咳嗽、咳痰情况。

（2）咳嗽剧烈时可即刻给药，如杏苏止咳露、止咳合剂等。

（3）多数祛痰药对黏膜有刺激性，有消化道溃疡者慎用。

（4）若痰中带血，可遵医嘱给予三七粉或白及粉冲服，或用白茅根、藕节水、鲜芦根煎汤送服，以凉血止血。

（5）辨证施药：风寒袭肺者，汤药不宜久煎，宜温服，服药后略加衣被，使微微汗出。热退后更衣，忌汗出当风；风热犯肺者，汤药宜温服。药后观察汗出和体温情况，以微汗、热退脉静、身凉为佳；风燥伤肺者，桑杏汤宜偏凉服，杏苏散宜偏温服，服后卧床休息片刻；痰热郁肺者，汤药宜偏凉服，可用鲜芦根、竹茹煎水代茶，以清热化痰；肺阴亏耗者，汤药宜少量多次频服。

5.情志护理

病程较长者，予以安慰和鼓励，消除思想顾虑，增强康复信心，可采用五音疗法，选择《喜洋洋》《花好月圆》《紫竹调》等徵调乐曲。肝火犯肺者，应劝慰患者忌怒，保持心情舒畅，避免情绪激动，可采用五音疗法，选择《阳春白雪》《小胡笳》等商调乐曲。

6.咳嗽咳痰对症处理

（1）拔罐：取肺俞、天突、膻中、中府等穴。风寒袭肺者，加风门、大杼穴；风热犯肺者，加大椎穴；痰湿蕴肺者，加脾俞、丰隆穴；肺阴亏耗者，加照海、太溪穴，先闪罐，再留罐5～10 min，每日1次。

（2）穴位按摩：先按揉肩颈部和背部，再顺时针方向指揉肺俞、风门、大杼、天突、膻中、中府、脾俞、丰隆等穴，再指揉胸部，每日1次，每次半小时。咳喘重者加定喘穴。

（3）穴位贴敷：取肺俞、天突、膻中、大椎、膏肓、丰隆、脾俞等穴，药物主要包括白芥子、苏子、莱菔子、贝母、款冬、桑白皮、白前、沉香、甘草等，于三伏天的初伏、中伏、末伏第1 d或第2 d贴敷，每次贴敷4～6 h，共贴敷3次。

（4）艾灸：风寒袭肺、痰湿蕴肺者，可进行督灸，自大椎至腰俞穴；或取肺俞、大椎、天突、膻中、风门、丰隆穴，温和灸或雷火灸；或取大椎、肺俞、风门穴，隔姜灸。

（5）刮痧：自大椎至至阳穴刮拭督脉，自大杼至肺俞穴刮拭两侧膀胱经，自天突至膻中穴刮拭任脉，点刮中府、尺泽、列缺、合谷穴，以出痧为度。

（6）中药热熨：用苏子、白芥子、香附、芫英各30 g，细辛10 g，食盐30 g，食醋少许，在脊柱及其两旁或啰音密集处来回推熨，开始可隔衣而熨，待布袋温度下降可直接贴背部，每日2次。

五、健康教育

（1）平时注意气候变化，防寒保暖，防外感。

（2）发病期间，保持室内洁净、空气新鲜。注意口腔清洁，被褥轻软，衣服宽大合身。饮食有节，富营养，忌辛辣香燥肥甘之品，戒烟限酒。

（3）缓解期加强锻炼，如散步、练呼吸操、打太极拳、游泳等。对于虚寒体质、慢性支气管炎等患者，提倡冬病夏治与扶正固本。

（李潇瞳）

第四节 喘 证

喘证是以呼吸困难,甚至张口抬肩,鼻翼翕动,不能平卧为主要临床表现的病证。喘即气喘、喘息,轻者表现为呼吸困难,不能平卧;重者稍动则喘息不已,甚则张口抬肩,鼻翼翕动;严重者可持续不解,发生喘脱危象,表现为喘促持续不解,烦躁不安,面青唇紫,肢冷,汗出如珠,脉浮大无根。

凡喘息型支气管炎、肺部感染、肺炎、肺气肿、肺源性心脏病、心源性哮喘、肺结核、硅肺以及癔症等,以呼吸困难为主要临床表现者,均属本病症的讨论范围,可参考本节辨证施护。

一、病因病机

喘证的发生多与外邪侵袭、饮食不当、情志失调、久病劳欲等因素有关。

1.外邪侵袭

外感风寒或风热之邪,未能及时表散,邪蕴于肺,壅阻肺气,肺气不得宣降,因而上逆作喘。

2.饮食不当

或恣食肥甘生冷,或嗜酒伤中,脾失健运,痰湿内生,上扰于肺,阻遏气道,气机不利,肃降失常,发为喘促。或湿痰久郁化热,或肺火素盛,痰受热蒸,痰热交阻,肺气上逆作喘。

3.情志失调

情志不遂,忧思气结,肝失条达,气失疏泄,肺气闭阻,或郁肝,肝气横逆,乘于肺脏,肺气不得肃降,升多降少,气逆而喘。或惊恐伤及心肾,气机逆乱,喘出于肺。

4.久病劳欲

(1)久病伤肺:慢性咳嗽、哮证、肺胀、肺痨等肺系病证,久病肺虚,气阴不足,气失所主,而致短气喘促。后期,肺之气阴不能下荫,则由肺及肾,肾元亏虚,肾不纳气而喘促不已。

(2)久病伤脾:中气虚弱,肺气失于充养,亦可导致气虚而喘。

(3)劳欲伤肾:精气内夺,肾之真元伤损,根本不固,不能助肺纳气,气失摄纳,逆气上奔为喘。若肾阳衰弱,水泛无主,犯肺凌心,肺气上逆,心阳不振,亦可致喘。

二、常见症候要点

1.实喘

(1)风寒袭肺症状:喘息,呼吸气促,胸部胀闷,咳嗽,痰多稀薄色白,兼有头痛,鼻塞,无汗,恶寒,或伴发热,口不渴,舌苔薄白而滑,脉浮紧。

(2)表寒里热症状:喘咳上气,胸胀或痛,息粗,鼻煽,咳而不爽,吐痰黄稠,烦闷,身痛,有汗或无汗,口渴,舌边红,舌苔薄白或薄黄,脉浮数或滑。

(3)痰热郁肺症状:喘咳气涌,痰黏稠色黄,或夹血色,伴胸中烦热,身热,有汗,渴喜冷饮,面红,咽干,尿赤,大便秘结,舌质红,舌苔黄或腻,脉滑数。

(4)痰浊阻肺症状:喘而胸闷,痰多色白,纳呆呕恶,口黏不渴,困倦,舌苔厚腻,脉滑。

(5)肺气郁痹症状:每遇情志刺激诱发喘咳,起病突然,呼吸短促,息粗气憋,胸闷胸痛,咽中有异物感,或失眠心悸,平素忧思抑郁,舌苔薄,脉弦。

2.虚喘

(1)肺虚症状:喘促短气,气怯声低,喉有鼾声,咳声低弱,咳吐稀痰,自汗,畏风,易感冒,或见咳呛,痰少质黏,烦热而渴,咽喉不利,面红,舌质淡红或有苔剥,脉软弱或细数。

(2)肾虚症状:喘促日久,气息短促,呼多吸少,动则喘甚,气不得续,或小便余沥,或咳遗尿,或面青肢冷,舌淡苔薄,脉细无力。

(3)喘脱症状:喘逆剧甚,张口抬肩,鼻翼翕动,端坐不能平卧,稍动则喘剧欲绝,心慌动悸,烦躁不安,面青唇紫,汗出如珠,脉浮大无根,或见间歇,或模糊不清。

三、主要护理问题

1.胸闷气促

胸闷气促与邪气壅肺、气失宣降或精气不足、肺肾摄纳失常有关。

2.咳痰不爽

咳痰不爽与邪气壅肺、气失宣降有关(见咳嗽病证)。

3.生活自理下降

生活自理下降与肺肾两虚、喘促难平、无力施为有关。

4.潜在的并发症

潜在的并发症喘脱。

四、辨证施护

1.病情观察

(1)观察呼吸的频率、节律、深度,呼气与吸气的时间比例等。

(2)观察面色、唇甲发绀程度,气喘发作的时间和诱因。如患者出现喘息鼻煽,胸高气促,张口抬肩,汗出肢冷,面色青紫,脉浮大无根为喘脱危象,应及时报告医生。

(3)观察神志、体温、脉搏、出汗、心率、血压、心律、尿量等,发热患者还需注意观察热势变化。喘脱患者每15~20 min巡视一次,认真记录。

(4)伴有剧烈咳嗽者,注意痰色、痰量、气味、咳吐的难易程度等。

2.生活起居护理

(1)病室保持清洁、安静,空气新鲜、阳光充足,温度保持在18 ℃~20 ℃,相对湿度在55％~60％为宜,室内空气每日消毒1次,避免灰尘及烟味刺激,禁止吸烟,严格探视。

(2)卧床休息,注意安置舒适卧位,不宜疲劳及过量运动。喘息较重者取半卧位或端坐卧位,背后放垫枕,持续低流量给氧,氧流量1~2 L/min,以减轻呼吸困难,必要的功能检查在床边完成。症状缓解后,方可适当下床活动。

(3)喉间痰多者,帮助患者勤换体位,可轻拍其背部,指导患者掌握有效咳嗽、咳痰、深呼吸的方法。若痰液黏稠时可频饮温开水,以减轻咽喉部的刺激。在心肾功能正常的情况下,每日饮水1 500 mL以上,必要时遵医嘱行雾化吸入,痰液黏稠无力咳出者可行机械吸痰。

(4)保持口腔卫生,每日清洁口腔2次,有助于预防口腔感染、增进食欲。

(5)辨证起居:风寒袭肺者,室温宜略高,平时注意随气候增减衣物,适寒温,避外邪,切忌对流风,尤其是做好胸背部保暖,以免寒邪从肺俞入侵,加重病情;风热犯肺者,可安置在背阴凉爽病室内,湿度宜高,衣被不宜过厚,汗出后及时更换衣物,慎防着凉;水饮凌心者,病室宜温暖,若患者心悸喘咳,胸闷,不得平卧,应采取半卧位;肺虚作喘者,间歇吸氧,做呼吸操、打太极拳、练八段锦,以调节呼吸功能;肾虚作喘者,宜劳逸结合,节制房事,以免肾水亏虚,水火不济,加重病情。

3.饮食护理

饮食有节,以清淡、富营养为原则,宜食化痰之品,如冬瓜、陈皮、梨、枇杷等,多饮水。忌海腥发物、辛辣煎炸、膏粱厚味之品。

辨证施食如下。

(1)风寒袭肺者,宜食温肺散寒之品,如生姜、葱白、豆豉等,可食用灵芝汤,每周 2～3 次,忌生冷瓜果。

(2)表寒里热者,宜食散寒、清热、宣肺之品,如生姜、葱白、荸荠、丝瓜等,可用鲜芦根 4 g 煎煮 40 min 后去渣,取芦根水加入大米 30 g 煮成粥食用。

(3)风热犯肺者,宜食清凉润肺之物,如梨、枇杷、萝卜、荸荠等,可用川贝母、冰糖研末开水冲服,或食用丝瓜花蜜饮,每日 2～3 次。

(4)痰热郁肺者,宜食清热化痰之品,如荸荠、丝瓜、白萝卜等,可饮梨汁、荸荠汁。

(5)痰浊阻肺者,宜食化痰降气之品,如生姜、丝瓜、肉桂等,可食用橘皮杏仁饮,忌过甜、过凉的食物。

(6)肺气郁痹者,宜食行气解郁之品,可用木蝴蝶、厚朴花各 3 g 泡水代茶饮,忌食滋腻滞气或有补气作用之品,如豆类、番薯等,以免加重病情。

(7)水凌心肺者,宜食温阳化饮之品,如新鲜的胎盘或紫河车等,亦可配合利水消肿之品,如赤小豆,应限制钠盐和水的摄入,忌饱餐。

(8)肺虚者可食用补肺健脾之品,如党参、沙参、黄芪、山药等,可用山药 60 g、薏苡仁 60 g 加入大米煮粥食用;肾虚者,宜食补益肾精之物,如核桃、芝麻、猪腰、甲鱼等,饮食宜低盐;喘脱者,待病情稳定后应加强饮食调护,宜食用高热量、高维生素、高蛋白之品,如禽类汤、牛奶、蔬菜汁等,或直接用营养素配制要素饮食。

4.情志护理

本病缠绵难愈,患者精神负担较重,常易出现焦虑、抑郁等情绪,应鼓励家属常伴患者左右,给予患者情感支持,增强其治疗疾病的信心。肺气郁痹者,每遇情志刺激容易诱发喘咳,故尤须重视情志护理,平时应加强开导、鼓励患者吐露真情,向患者解释本病之成因,指导患者将内心思虑的焦点转移分散,如参加适量的社会、体育活动,增加业余爱好,或选择具有怡悦情志、疏肝解郁的音乐,如《光明行》《春天来了》《雨打芭蕉》等。喘脱者,应及时稳定情绪,缓解畏惧恐慌心理。

5.用药护理

(1)汤药一般宜温服。服药后注意观察胸闷、气促、咳痰等症状是否改善。

(2)喘证患者慎用镇静剂,喘促剧烈时,遵医嘱正确使用气雾剂。

(3)辨证施药:表寒里热者,药后以微汗为佳,并注意观察患者的缺氧情况、呼吸的深度和频率;肺气郁痹者,所用药物多属芳香走窜之品,不宜久煎,中病即止,平常可服逍遥丸;痰热郁肺者,可遵医嘱予二陈丸、半夏止咳糖浆,以化痰降气平喘,痰稠难咳者,可用鲜竹沥水送服川贝粉 3 g,以清热化痰;喘脱者,可遵医嘱予独参汤或静脉注射参附注射液,以回阳救逆。

6.胸闷喘促对症处理

(1)耳穴埋籽:取平喘、肺、肾上腺、交感等穴,每次选取 2～3 穴,3 d 更换 1 次。

(2)穴位按摩:实喘者取膻中、列缺、肺俞等穴,风寒者加风门,痰热者加丰隆,喘甚者加定天突;虚喘者取膏肓、肺俞、气海、肾俞、足三里、太渊、太溪等穴。

（3）艾灸：实喘者取定喘、膻中、肺俞、大椎、合谷等穴，虚喘日久、反复发作者加肾俞、命门、足三里等穴，着肤灸。

（4）拔罐：风寒者取大椎、肺俞穴，风热者取大椎、肺俞、风池等穴，痰浊者取足三里、中脘、内关等穴，肾虚者取气海、命门、肾俞等穴，可与风门、厥阴俞、膻中等穴交替使用。

五、健康教育

（1）起居有常，增强体质，防外感。① 加强气功锻炼，以固根本，活动量根据个人体质强弱而定，不宜过度疲劳。② 保证充足的睡眠。居室环境要简洁，避免杂乱、油烟和灰尘等刺激，睡眠时衣被要轻松，不宜太热。③ 合理膳食，提高机体抗病能力。平时应节饮食，少食甜黏肥腻之品，以免助湿生痰。戒烟酒，忌辣刺激类食品。④ 注意四时气候变化，气候变化时尤需慎风寒，随时增减衣服，外出时戴口罩和围巾，以免感受外邪而诱发咳喘。

（2）喘证发作时，遵医嘱使用急救气雾剂，并教会患者正确使用。

（3）及时治疗上呼吸道感染等疾病，防止喘病的发作。平时可根据个人情况服用适量扶正固本的食物，如党参、红枣等。

（4）恢复期指导患者进行呼吸肌功能锻炼，改善肺功能。如果有慢性严重缺氧状况的，嘱患者坚持长期低流量、低浓度氧疗，氧疗时间不少于 15 h，提高生活质量。

（李潇瞳）

第五节　肺　胀

肺胀是多种慢性肺系疾患反复发作，迁延不愈，导致肺气胀满，不能敛降的一种病证。临床表现为胸部膨满，憋闷如塞，喘息上气，咳嗽痰多，烦躁，心悸，面色晦暗，或唇甲发绀，脘腹胀满，肢体浮肿等。其病程缠绵，时轻时重，经久难愈，严重者可出现神昏、痉厥、出血、喘脱等危重证候。

一、病因病机

肺胀的发生，多因久病肺虚，痰浊潴留，而致肺不敛降，气还肺间，肺气胀满，每因复感外邪诱使病情发作或加剧。

1.久病肺虚

如内伤久咳、支饮、哮喘、肺痨等肺系慢性疾患，迁延失治，痰浊潴留，壅阻肺气，气之出纳失常，还于肺间，日久导致肺虚，成为发病的基础。

2.感受外邪

肺虚久病，卫外不固，六淫外邪每易乘袭，诱使本病发作，病情日益加重。

二、常见症候要点

1.外寒里饮

症状：咳逆喘满不得卧，气短气急。咳痰白稀，呈泡沫状。口干不欲饮，面色清暗，头痛，恶寒，无汗，舌体胖大，舌质暗淡，苔白滑，脉浮紧。

2.痰浊阻肺

症状:胸满,咳嗽痰多,色白黏腻或呈泡沫,短气喘息,憋闷如塞,面色灰白而暗,唇甲发绀,舌质暗红或暗紫,苔腻或浊腻,脉弦滑。

3.痰热郁肺

症状:咳逆喘息气粗,胸满烦躁,咯痰黄或白,黏稠难咯,身热,溲黄,便干,口渴欲饮,舌质红或边尖红,舌苔黄或黄腻,脉滑数或浮滑数。

4.痰蒙神窍

症状:意识蒙眬。表情淡漠,嗜睡,或烦躁不安,或昏迷,谵妄,咳逆喘促,咳痰黏稠,或黄黏不爽,或伴痰鸣,唇甲青紫,舌质暗红或淡紫或紫绛,苔白腻或黄腻,脉细滑数。

5.肺肾阴虚

症状:呼吸浅短难续,甚则张口抬肩,咳嗽,痰白如沫,咯吐不利,胸满闷窒,声低气怯,心慌,形寒汗出,或腰膝酸软,小便清长,舌淡或暗紫,苔白润,脉沉细虚数无力。

6.阳虚水泛

症状:咳喘不能卧,咯痰清稀,胸满气憋,面浮,下肢肿,甚则一身悉肿,腹部胀满,尿少,纳差,心悸,怕冷,面唇青紫,舌胖质暗,苔白滑,脉沉细滑或结代。

三、主要护理问题

1.胸闷气促

胸闷气促与痰气搏结、痰阻气道、肺失宣降有关。

2.咳痰不爽

咳痰不爽与痰浊壅塞、痰液黏稠、气虚无力有关。

3.生活自理下降

生活自理下降与肺肾两虚、喘促难平、无力施为有关。

4.饮食调养的需要

与气阴两虚、生化乏源有关。

5.潜在并发症

潜在并发症神昏、痉厥、出血、喘脱。

四、辨证施护

1.病情观察

(1)密切观察生命体征、喘息、浮肿、咳嗽、咯痰、尿量等变化。

(2)出现神志恍惚、面色青紫、痰声辘辘、四肢发凉时,报告医师,配合处理。

(3)出现面赤谵语、胸中闷胀、烦躁不安、舌强难言时,报告医师,配合处理。

(4)出现神志不清、气促、冷汗、四肢厥冷、脉微欲绝时,报告医师,配合处理。

2.生活起居

(1)病室保持清洁、安静,空气新鲜、阳光充足,温度保持在 18 ℃～20 ℃,相对湿度在55%～60%为宜,室内空气每日消毒 1 次,避免灰尘及异味刺激,禁止吸烟,严格探视。

(2)卧床休息,喘息较重者取半卧位或端坐卧位,持续低流量给氧,必要的功能检查在床边完成,做好痰液引流。症状缓解后,可适当下床活动。

(3)喉间痰多者,勤换体位,可轻拍其背部,以助排痰。

（4）顺应四时，根据天气变化及时增减衣物，勿汗出当风；注意卧床休息，缓解期可先行室内活动，根据病情逐渐增加活动量，如打太极拳、做呼吸操等增强体质，改善肺功能。

3.饮食护理

饮食宜清淡富营养，多食果蔬，忌辛辣刺激、生冷、油腻、海膻发物等。痰浊壅肺者宜食莱菔子、白果、粳米同煮粥，早晚温热服之；痰热郁肺口渴，舌红津伤者，可多予梨汁、荸荠汁、莱菔汁；肺肾气虚者缓解期可服蛤蚧、沙参百合粥、黄芪党参粥等；阳虚水泛浮肿明显者应忌盐，水肿消退后可进低盐饮食，或食用鲤鱼赤豆汤、薏苡仁粥、大枣粥等以利水湿。汗出较多者，可多饮淡盐水，进食含钾丰富的食物，如橘子、香蕉等；腹胀纳呆者可用山楂、炒麦芽少许代茶饮。

4.情志护理

经常与患者沟通，了解其心理问题，及时予以心理疏导。采取说理开导、顺情解郁、移情易性等方法对患者进行情志护理，并注意充分发挥患者社会支持系统的作用。可采用音乐疗法，选用商调、羽调音乐，如选用《阳春白雪》《黄河》《金蛇狂舞》等曲目可助长肺气；可欣赏《梅花三弄》《船歌》《梁祝》等曲目，以促使肾气隆盛。

5.用药护理

伴外感风寒者汤药应热服；痰浊壅肺、阳虚水泛者汤剂宜温热服；脾肾阴虚、痰热郁肺者宜温凉服。痰蒙神窍者应慎用镇静剂，以免抑制呼吸。服药后注意观察神志、呼吸、胸闷、咳嗽、咳痰、发绀、浮肿等症状是否改善，应用利尿剂者注意小便量。

6.对症处理

阳虚水泛者可艾灸大椎、肺俞、脾俞、命门、足三里、三阴交等穴以温阳化气行水。痰蒙神窍者可针刺水沟、间使、内关、丰隆等穴开窍豁痰。虚证患者可灸足三里，亦可自我按摩肾俞、涌泉等穴，或取神门、肝、肾、皮质下、内分泌、肾上腺、平喘、肺等耳穴进行耳穴埋豆治疗。将三伏贴贴于肺俞、大椎、风门、天突、膻中等穴，常用于缓解期治疗。阴虚内热，或肺部感染有热象者，宜在针刺后拔火罐，在起针后，用较大火罐或广口玻璃瓶拔于大椎与两肺俞之间，如患者消瘦，可用小火罐于两侧肺俞穴处，留罐 10 min 左右。

五、健康教育

（1）生活起居有常，避风寒，勿过劳，禁烟酒，注意情志调理。

（2）进行适当的锻炼，如散步、打太极拳、做呼吸保健操，以增强体质；可自我按摩印堂、合谷、内关、迎风、足三里、三阴交、涌泉等穴，以促进气血运行，增强体质；可进行耐寒训练，如入秋后开始用凉水洗脸等，提高机体抵御风寒的能力。

（3）饮食宜清淡、易消化、富营养，忌肥甘厚腻、生冷煎炸、海膻发物之品，水肿者应低盐或无盐饮食。

（4）进行家庭氧疗。

（5）预防感冒，出现发热、咳嗽、咳痰、呼吸困难、胸闷、发绀等临床表现应及时就诊。

（李潇瞳）

第六节 腰 痛

腰痛又称"腰脊痛",是指腰部因外感、内伤或挫闪等,导致腰部气血运行不畅,或失于濡养,引起以腰部一侧或两侧疼痛为主要表现的病症。

腰部指背部十二肋骨以下、髂嵴以上。腰痛为患者的一种自觉症状,常是多种疾病的一个症状,亦可作为一个独立病证。凡腰肌纤维炎、强直性脊柱炎、腰椎骨质增生、腰椎间盘病变、腰肌劳损等腰部病变以及某些内脏疾病,以腰痛为主要临床表现者,均属本病症的讨论范围,可参考本节辨证施护。

一、病因病机

腰痛的发生多与感受外邪、跌仆闪挫、劳欲体虚等因素有关。

1. 感受外邪

风寒湿热是外感腰痛的重要致病因素,其中以湿邪致病者为多。

2. 跌仆闪挫

暴力扭转,坠堕跌打,或体位不正,腰部用力不当,屏气闪挫,跌仆外伤,损伤肾和经络,劳损腰府筋脉气血,气血运行不畅,腰府气机壅滞,瘀血留着而致腰痛。

3. 劳欲体虚

先天禀赋不足,加之劳累过度,或久病体虚,或年老体衰,或房事不节,或气郁化火,耗伤真阴,以致肾精亏损,无以濡养腰府筋脉而致腰痛。

二、常见病症要点

1. 寒湿腰痛

症状:腰部冷痛重着,转侧不利,逐渐加重,静卧痛不减,每遇阴雨天或腰部感寒后加剧,痛处喜暖,得热为舒,体倦乏力,或肢末欠温,食少腹胀,舌质淡,苔白腻,脉沉而迟缓。

2. 湿热腰痛

症状:腰部疼痛,重着而热,每于夏季或腰部着热后痛剧,遇冷痛减,活动后或可稍轻,口渴不欲饮,口苦烦热,身体困重,尿色黄赤,或午后身热,微汗出,舌红,苔黄腻,脉濡数或弦数。

3. 瘀血腰痛

症状:腰痛如刺,痛处固定,痛处拒按,日轻夜重,轻者俯仰不便,重则不能转侧,面暗,或伴血尿,舌质青紫或暗紫或有瘀斑,脉涩。

4. 肾虚腰痛

(1)肾阴虚症状:腰部隐隐作痛,酸软无力,喜按喜揉,缠绵不愈,心烦少寐,口咽干燥,面色潮热,手足心热,舌红少苔,脉弦细数。

(2)肾阳虚症状:腰痛隐隐,腰膝酸软无力,喜按喜揉,遇劳则甚,卧则减轻,常反复发作,伴畏寒冷,少气乏力,面色白,少腹拘急,舌质淡胖,脉沉细无力。

三、主要护理问题

1. 腰痛

腰痛与感受外邪,经脉受阻,或久病体弱,肝肾亏虚,或跌仆闪挫,损伤筋脉有关。

2.肢体麻木

肢体麻木与寒湿凝滞,或筋脉损伤,气滞血瘀有关。

3.生活自理下降

生活自理下降与腰部疼痛,活动受限有关。

4.焦虑

焦虑与反复腰痛、病情危重或迁延有关。

四、辨证施护

1.病情观察

(1)对急性发作期的患者,观察和评估疼痛发作的部位、时间、特点、性质与强度、有无牵涉痛及诱发疼痛,疼痛剧烈者遵医嘱及时用药缓解疼痛。

(2)观察患者腰痛与气候变化的规律,是否与冷、热、阴、晴等气候因素相关,并做好记录。

(3)检查疼痛部位有无红、肿、热、血液循环障碍,观察疼痛时有无伴随症状,准确记录患者病情,发现异常立即报告医生。

2.生活起居护理

(1)病室环境安静,保证患者充足的休息时间。

(2)腰部不可过度负重,改变体位时注意保护腰部。取放物品时应避免大幅度的弯腰和旋转,动作宜慢,养成屈膝下蹲的习惯以保护腰部。

(3)注意腰背部保暖,可适当按摩或拍打腰部以促进血液循环,避免因感受外邪而诱发腰痛。

(4)将日常物品置于患者伸手可取的地方。

(5)辨证起居:寒湿腰痛患者病室防湿防寒,宜向阳温暖、干燥且避风,鼓励患者多晒太阳,温差变化大时要适当增减衣被,活动后若出汗较多及时更换湿冷衣服;湿热腰痛患者病室宜清爽、通风,避免高温、潮湿的环境,尤其是夏末秋初,湿热较重,尽量不在户外做较剧烈的活动和锻炼,忌腰部热敷;瘀血腰痛患者病室宜清净舒适,避免腰部负重,防闪挫等,忌久坐或久卧;肾阴虚腰痛患者病室宜清洁、安静,避免对流风,以防感冒;肾阳虚腰痛患者病室宜阳光充足,温暖避风,房事有节,注意劳逸结合,适当锻炼,可选择散步、打太极拳等健身运动。

3.饮食护理

饮食宜清淡易消化,忌油腻、辛辣及厚味之品。急性发作期饮食宜清淡,多食含纤维素丰富的蔬菜和水果,防止便秘;慢性缓解期饮食宜进食滋补肝肾的食物,如羊肉、大枣等,禁烟酒,忌浓茶、咖啡等刺激食物。多饮水,每日尿量维持在1 500 mL左右,特别是外感湿热腰痛或内伤腰痛兼下焦湿热者,多饮水可促使湿热之邪从小便排出。

辨证施食如下。

(1)寒湿腰痛患者,宜食用温性食品,如排骨、鸡肉、蛋类等,亦可配利湿之品,如扁豆、薏苡仁、鳝鱼等;湿热腰痛患者,宜食用清热祛湿之品,如白菜、芹菜、马齿苋、丝瓜、茄子等,可食用冬瓜薏仁汤。

(2)瘀血腰痛患者,宜食用活血食物,如红糖、山楂、韭菜、黑木耳等,可食用三七丹参粥、桃仁粥。

(3)肾虚患者,宜食用补肾之品,如核桃肉、山药、莲子、黑豆、芝麻等。肾阴虚患者宜多食滋阴之物,如虫草、甲鱼等,可食用甲鱼汤、猪骨虫草汤;肾阳虚患者多食温阳补肾之品,如羊肉、大枣、花生等,可食用羊肉炖山药。

4.情志护理

由于腰痛影响活动,患者极易悲观生愁,护士应鼓励患者积极乐观,配合治疗。关注患者情绪变化,进行思想疏导,使用言语开导法做好安慰工作,使患者保持情绪平和。加强患者的健康宣教,向患者介绍疾病相关知识及本病治愈的实例,让患者了解用药、治疗的作用及注意事项,树立战胜疾病的信心。与患者多交流沟通,用移情疗法转移或改变患者的焦虑情绪,舒畅气机、怡养心神。疼痛剧烈出现情绪烦躁者,可指导患者运用安神静志法,让其闭目静心,全身放松,平静呼吸,以达到周身气血流通舒畅。

5.用药护理

(1)急性发作期患者,应遵医嘱及时给予患者药物止痛。

(2)遵医嘱服药,勿随意增减药量或停药。

(3)辨证施药:寒湿腰痛者,中药汤剂宜饭后热服;湿热腰痛及瘀血腰痛者,中药汤剂宜饭后温服;肾虚腰痛者,中药汤剂宜饭前空腹服用。

6.腰痛的对症处理

(1)穴位按摩:取大椎、肾俞、承山、殷门、委中等穴,寒湿、湿热者配足三里、三阴交等穴,瘀血者配血海、人中等穴,肾虚者加命门、志室、太溪等穴,每穴按摩1 min,每日1次,每次10～15 min,每10次为1疗程。

(2)艾灸:取阿是穴、肾俞、命门、委中等穴,寒湿、湿热者配足三里、三阴交等穴,瘀血者配志室、血海、腰眼等穴,肾虚者加命门、腰阳关、太溪等穴,着肤灸或温和灸,每次取3～5穴,每穴灸10～15 min,每日1次,每7次为1疗程。

(3)拔罐:取大椎、肾俞、关元俞、承山、殷门、委中等穴,寒湿、湿热者配足三里、环跳、昆仑等穴,瘀血者配志室、腰眼、阿是穴等穴,肾虚者加志室、命门、太溪等穴,留罐,每次拔罐10～15 min,每日1次。

五、健康教育

(1)合理体位。注意在日常生活中保持腰椎的正确姿势,坐姿时应选择高且有靠背的椅子,卧位应选择硬板床。在一定的时间内应随时调节体位,切勿长时间处于一种姿势。学习省力的姿势,如搬重物时尽量采取屈膝下蹲,避免直腿弯腰搬物,同时重物应尽量靠近身体。

(2)劳逸适度,不可强力负重,避免在腰椎侧弯及扭转时突然用力,如不可避免时,应先做热身运动,以增强脊柱抵抗能力,避免腰部跌仆、闪挫。节制房事,以防肾精亏损,肾阳虚败。经常活动腰部,或进行腰部自我按摩、打太极拳、练八段锦等活动,有助于腰痛的康复。

(3)勿坐卧湿地。暑季湿热郁蒸之时,应避免夜宿室外,贪冷喜凉。勿冒雨涉水,劳作汗后及时擦拭身体,更换衣服,或饮用生姜红糖茶,以发散风寒湿邪。

(4)急性腰痛应及时治疗,愈后注意休息调养,以巩固疗效。慢性腰痛除药物治疗外,注意腰部保暖,避免腰部损伤。

(5)掌握正确咳嗽、打喷嚏的方法,避免腹内压增大而诱发或加重疼痛。

(6)腰背肌功能锻炼。①飞燕式锻炼:患者俯卧位,双下肢伸直,两手贴在身体两旁,下半身不动,抬头时上半身向后背伸,每日3组,每组10次。逐渐增加为抬头上半身后伸与双下肢直腿后伸同时进行,腰部尽量背伸形似飞燕,每日 5~10 组,每组 20 次。②五点支撑锻炼:患者取卧位,以双手叉腰作支撑点,两腿半屈膝 90°,脚掌置于床上,以头后部及双肘支撑上半身,双脚支撑下半身,成半拱桥形,当挺起躯干架桥时,膝部稍向两旁分开,速度由慢而快,每日 3~5 组,每组 10~20 次。适应后增加至每日 10~20 组,每组 30~50 次。五点支撑可锻炼腰、背、腹部肌肉力量。

(7)腰托使用健康指导。①腰托的选用及佩戴:腰托规格要与自身腰的长度、周径相适应,其上缘须达肋下缘,下缘至臀裂,松紧以不产生不适感为宜。②佩戴时间:可根据病情掌握佩戴时间,腰部症状较重时应随时佩戴,轻症患者可在外出或较长时间站立及固定姿势坐位时使用,睡眠及休息时取下。③使用腰托期间应逐渐增加腰背肌锻炼,防止腰部肌肉萎缩。

(李潇瞳)

第七节　痹　证

痹证是由于风、寒、热等邪气闭阻经络,影响气血运行,导致四肢关节、肌肉等处发生疼痛、重着、酸楚或关节屈伸不利、僵硬、肿大、变形等症状的病证。轻者病在四肢关节肌肉,重者可内舍于脏。凡风湿性关节炎、类风湿性关节炎、骨关节炎、风湿热、坐骨神经痛、骨质增生等疾病以痹证为主要临床表现者,均属本病证的讨论范围,可参考本节辨证施护。

一、病因病机

痹证的发生多由于正气不足,感受风、寒、湿、热之邪所致。外因多与感受风寒湿邪、风湿热邪有关,内因多与劳逸失度、久病体虚有关。

1. 外因

(1)感受风寒湿邪:由于居处潮湿、冒雨涉水、睡卧当风、贪凉露宿、气候寒冷潮湿,风寒湿邪乘虚侵袭人体,注于经络,留于关节,使气血痹阻而为痹。其中以风为主者,因风性善行而数变,故痹痛游走不定而为行痹;以寒为主者,因寒凝气滞,使气血运行不畅,故疼痛剧烈而为痛痹;以湿为主者,因湿性滞重着,故使肌肉、关节麻木,重着肿胀而成着痹。

(2)感受风湿热邪,或郁久化热:感受风热之邪,与湿相并,而致风湿热合邪为患;或素体阳盛而蕴热;或阴虚阳亢之体感受外邪后,易从热化;或风寒湿痹日久不愈,邪留经络关节蕴而化热,以致风湿热邪闭阻经络关节,出现关节红肿疼痛、发热等症而成热痹。

2. 内因

(1)劳逸失度:劳欲过度,将息失宜,精气亏损,卫外不固;或激烈活动后体力下降,防御功能降低,汗出肌疏,腠理开合失司,外邪乘袭。

(2)久病体虚:年老体虚,气血亏虚,肝肾不足,肢体筋脉失养;或病后、产后气血不足,腠理疏松,外邪乘虚而入。

二、常见病症要点

1. 风寒湿痹

(1)行痹症状:肢体关节酸痛,游走不定,关节屈伸不利,或见恶风发热,苔薄白,脉浮。

(2)痛痹症状:肢体关节疼痛较剧,痛有定处,得热痛减,遇寒痛增,关节不可屈伸,局部皮色不红,触之不热,舌苔薄白,脉弦紧。

(3)着痹症状:肢体关节重着,酸痛,或有肿胀,痛有定处,手足沉重,活动不便,肌肤麻木不仁,苔白腻,脉濡缓。

2.风湿热痹(热痹)

症状:关节疼痛,局部灼热红肿,得冷稍舒,痛不可触,多兼有发热、恶风、口渴、烦闷不安等全身症状,苔黄燥,脉滑数。

三、主要护理问题

1.关节疼痛

关节疼痛与风、寒、湿、热邪痹阻经络,气血运行不畅有关。

2.生活自理能力下降

生活自理能力下降与痹证久治不愈,肢体疼痛、关节畸形、活动困难有关。

3.焦虑

焦虑与对疾病缺乏正确认识或肢体疼痛、活动困难影响生活质量有关。

4.潜在并发症

痿证与肝肾精血亏虚,筋脉肌肉失养,久痹成痿有关。

5.潜在并发症

心悸与痹证日久,内舍于心有关。

四、护理措施

1.病情观察

(1)观察患者疼痛的部位、性质、程度及与气候变化的关系。

(2)观察患者皮肤、体温、脉搏、舌象、伴随症状变化等,以辨别病邪的偏盛,了解关节是否有强直畸形、其活动受限的程度。

(3)风湿热痹者,观察有无胸闷、心悸、水肿、脉结代等症状,以识别是否出现"心痹"重证。

2.生活起居护理

(1)病室应清洁干燥,阳光充足,空气流通,温度适宜,避免阴暗潮湿。注意保暖,随气候变化及时增衣添被。

(2)急性期患者应卧床休息,减少关节活动。肢体疼痛可用软垫保护,采取舒适卧位,以减轻患者的疼痛。

(3)患者睡硬板床为宜,注意经常变换卧位,同时保持关节功能位置,避免受压发生畸形。

(4)病情稳定,疼痛减轻后,应鼓励和协助患者进行肢体活动。关节不利或强直者,应定时做被动活动,然后从被动到主动,由少而多,由弱而强,循序渐进以加强肢体功能锻炼,恢复关节功能。

(5)长期从事水上作业及出入冷库者,要尽量改善工作环境。

(6)辨证起居:行痹者,病室应温暖向阳,避风干燥;痛痹者,病室温度可稍高,阳光充足;着痹者,病室宜温暖而通风干燥,避免阴暗潮湿;风湿热痹者,病室宜凉爽,温度不宜过高。

3.饮食护理

饮食应以高热量、高蛋白、高维生素、易消化的食物为主,忌生冷、肥甘厚腻之品。

辨证施食如下。

(1)痹证急性期特别是兼有发热时,饮食应以清淡为主,久病正气亏虚时可适当滋补。

(2)风寒湿痹者,宜食温热食物,忌食生冷之品。

(3)行痹者,以祛风除湿之品为宜,如豆豉、丝瓜、蚕蛹、荆芥粥、葱头粥等,可常饮用药酒,如五加皮酒、国公酒、木瓜酒、蛇酒等。

(4)痛痹者,以温经散寒通络之品为宜,如当归羊肉汤、乌头粥,或加用茴香、桂枝、生姜、花椒等调料。

(5)着痹者,宜食用健脾祛湿之品,如扁豆、茯苓粥、车前饮、赤小豆粥、鳝鱼、鲤鱼等,可常用薏米粥等。

(6)风湿热痹者,宜食用清热祛湿之品,如芹菜、绿豆、马兰头、苋菜、冬瓜、香蕉、苦瓜、菊花茶等,忌辛辣刺激、煎炒、油腻等食品,禁烟酒。

4.情志护理

不良情绪可导致疼痛加重,故应加强情志护理,关心、体贴、耐心地帮助患者,减轻患者的心理压力,使患者情绪稳定、心境良好、精神放松,树立战胜疾病的信心。痹证病程较长,缠绵难愈,加之还需要一定时间的绝对卧床休息,生活自理困难,患者易出现情绪消沉,忧思抑郁,甚至悲观失望,应积极给予其情志疏导,消除悲观忧伤的情绪,增强信心,积极配合治疗。

5.用药护理

(1)严格按医嘱给药,并严密观察用药后的反应。

(2)应用生川乌、草乌、附子等有毒性的药物时,应从小剂量开始,逐渐增加,并须先煎乌头经 30~60 min,再与其他药物合煎。服药方法:取药汁加白蜜稍煎,分两次温服。服药后要加强巡视,观察有无毒性反应,如发现患者唇舌发麻、头晕、心悸、脉迟、呼吸困难、血压下降等症状时则为乌头中毒反应,应立即停药,并报告医生及时抢救。

(3)应用全蝎、蜈蚣等药性峻猛、毒副作用较大的虫类药物,可研末装入胶囊内吞服。

(4)辨证施药:中药汤剂宜饭后温服,行痹者,可用热粥或黄酒为引,以助药力;着痹者,服药后加服薏米粥以除湿和胃。

6.关节疼痛的对症处理

(1)穴位按摩:行痹和痛痹者,上肢可取肩髃、曲池、尺泽、合谷、外关穴,下肢可取环跳、阳陵泉、足三里、三阴交、膝眼、委中、风市穴进行穴位按摩;着痹者,可加用足三里、商丘等穴位以振奋脾土化湿;风湿热痹见发热者,可按摩曲池、大椎、合谷等穴。

(2)局部温热疗法:痛痹者可采用艾灸、隔姜灸、熏蒸、热敷、热熨、拔火罐、中药离子导入法、药熨法、温泉浴、红外线照射等对症治疗。

(3)中药贴敷:风寒湿痹者,可用生川乌、生半夏、生南星各 15 g,肉桂、樟脑各 10 g,共研细末,每次取适量摊在普通膏药中,敷贴患处,还可贴麝香止痛膏或伤湿止痛膏等;风湿热痹者,可用青敷膏、双柏散、金黄散、四黄散等外敷,以消肿止痛,也可用活地龙 10 余条,加白糖适量捣烂,敷红肿处,以达清热解毒之功。

五、健康教育

(1)指导患者避免诱发本病的原因,如季节变化、受寒着凉、涉水冒雨、汗出当风、久居湿地等,注意防寒保暖,改善生活及工作环境,保持室内干燥、阳光充足。

（2）积极防治外感疾病，如感冒、扁桃体炎、牙龈炎等。

（3）指导患者加强体育锻炼，如练八段锦、打太极拳等，以增强体质。加强肢体功能锻炼，防止痹症的发生或迁延复发。

（李潇瞳）

第八节　面　瘫

面瘫俗称口眼歪斜，本病在任何年龄均可发生，但以青壮年为主见，本病发病为单纯性的面颊筋肉迟缓，无半身不遂，神志不清等症状。

一、病因病机

中医认为发病多由肌体正气不足，脉络空虚，卫外不固，风寒或风热乘虚侵袭，以致经气阻滞，经筋失养，经筋功能失调，筋肉纵缓不收而发病。

二、常见病症要点

1. 风寒袭络

症状：突然口眼歪斜，眼睑闭合不全，兼见面部有受寒史，舌淡苔薄白。

2. 风热袭络

症状：突然口眼歪斜，眼睑闭合不全，继发于感冒发热，或咽部感染史，舌红苔黄腻。

3. 风痰阻络

症状：突然口眼歪斜，眼睑闭合不全，或面部抽搐，颜面麻木发胀，伴舌红苔黄腻。

4. 气虚血瘀

症状：口眼歪斜，眼睑闭合不全，日久不愈，面肌时有抽搐，舌淡紫，苔薄白。

三、主要护理问题

1. 疼痛

疼痛与经气阻滞，经筋失养有关。

2. 焦虑：担心面容的改变

焦虑与邪气乘虚侵袭脉络，导致经络痹阻有关。

3. 咀嚼困难

咀嚼困难与气血运行不畅，经脉肌肉失于濡养有关。

4. 潜在感染的风险

口腔感染、眼部感染。

四、辨证施护

1. 病情观察

（1）观察患者口眼歪斜的程度和方向。

（2）观察患侧眼睑闭合的程度。

（3）注意观察面肌痉挛患者抽搐发生的时间、性质、程度等情况。

2.生活起居护理

（1）病室避免对流风，慎避外邪，注意面部和耳后保暖，热水洗脸，外出佩戴口罩。

（2）患者保持口腔清洁，餐后漱口，遵医嘱予清热解毒类中药汤剂口腔护理，预防感染。

（3）保护眼睛：闭眼、注意休息，保证充足睡眠，减少用眼。外出时戴墨镜，睡觉时用眼罩或盖纱布块等保护措施。遵医嘱给患者患侧眼睛滴眼药水或涂药膏，既可以起到润滑、消炎、营养眼睛的作用，又可以预防眼睛感染。

3.饮食指导

（1）风寒袭络证：宜食辛温祛风散寒的食品，如大豆、葱白、生姜等。忌食凉性食物及生冷瓜果等食品。

（2）风热袭络证：宜食疏风清热的食品，如丝瓜、冬瓜、黄瓜、赤小豆等。忌辛辣燥热的食品。

（3）风痰阻络证：宜食通阳泄浊的食品，如海参、海蜇、荸荠、白萝卜、百合、桃仁、蘑菇、柚子等。忌食肥甘厚味的食品。

（4）气虚血瘀证：宜食益气活血的食品，如桃仁等。忌食辛香行窜、滋腻补血的食品。

4.情志护理

关心尊重患者，疏导其紧张情绪，鼓励家属多陪伴患者，建立良好的社会支持关系，共同帮助患者正视疾病。指导患者倾听舒心的音乐或喜悦的相声，抒发情感，排解悲观情绪，达到调理气血阴阳，建立良好的社会支持系统，共同帮助患者正视疾病。鼓励病友间相互交流治疗体会，提高认知，调摄情志，增强信心。

5.用药护理

中药宜温服，忌生冷、辛辣等食物，中药与西药服用时间间隔半小时以上。

6.对症处理

（1）口眼歪斜的对症处理。①指导患者面肌运动，包括：抬眉训练、闭眼训练、耸鼻训练、示齿训练、努嘴训练、鼓腮训练等。②遵医嘱采用红外线照射患侧面部。③遵医嘱采用中药面部湿敷及中药面部熏洗。④遵医嘱进行穴位按摩，取患侧太阳、承浆、阳白、鱼腰、承泣、四白、地仓、颊车、印堂、翳风、迎香等穴。

（2）眼睑闭合不全的对症处理。①眼部护理：注意眼部卫生，擦拭时尽量闭眼，由上眼睑内侧向外下侧轻轻擦拭。②在睡觉或外出时应佩戴眼罩或有色眼镜，避免强光刺激眼球。③遵医嘱给予营养、润滑、抗感染眼药水滴眼或眼膏涂眼，以保护角膜及预防眼部感染。④遵医嘱穴位按摩，取患侧太阳、阳白、鱼腰、承泣、四白、印堂等穴。⑤遵医嘱穴位注射，取足三里、三阴交等穴。

（3）颜面麻木的对症处理。①遵医嘱于患侧面部中药湿敷及中药熏洗。②指导患者面肌运动训练，包括：抬眉训练、闭眼训练、耸鼻训练、示齿训练、努嘴训练、鼓腮训练等。③遵医嘱穴位按摩，取患侧太阳、承浆、阳白、鱼腰、承泣、四白、地仓、颊车、印堂、迎香等穴。④遵医嘱耳穴贴压，取面颊、肝、口、眼、皮质下等穴以及翳风、迎香等穴。⑤遵医嘱穴位贴敷，取患处颊车、地仓、太阳、翳风等穴。

五、健康教育

积极进行面肌康复训练。

1.抬眉训练

抬眉动作的完成主要依靠枕额肌额腹的运动。嘱患者上提健侧与患侧的眉目,有助于抬眉运动功能的恢复。用力抬眉,呈惊恐状。每次抬眉 10～20 次,每日 2～3 次。

2.闭眼训练

闭眼的功能主要依靠眼轮匝肌的运动收缩完成。训练闭眼时,嘱患者开始轻轻地闭眼,两眼同时闭合 10～20 次,如不能完全闭合眼睑,露白时可用示指的指腹沿着眶下缘轻轻地按摩 1 次,然后再用力闭眼 10 次,有助于眼睑闭合功能的恢复。

3.耸鼻训练

耸鼻运动主要靠提上唇肌及压鼻肌的运动收缩来完成。

4.示齿训练

示齿动作主要靠颧大小肌、提口角肌及笑肌的收缩来完成。嘱患者口角向两侧同时运动,避免只向一侧用力练成一种习惯性的口角偏斜运动。

5.努嘴训练

努嘴主要靠口轮匝肌收缩来完成。行努嘴训练时,用力收缩口唇并向前努嘴,努嘴时要用力。口轮匝肌恢复后,患者能够鼓腮,刷牙漏水或进食流口水的症状随之消失。训练努嘴时也同时训练了提上唇肌、下唇方肌及颏肌的运动功能。

6.鼓腮训练

鼓腮训练有助于口轮匝肌及颊肌运动功能的恢复。鼓腮漏气时,用手上下捏住患侧口轮匝肌进行鼓腮训练。患者能够进行鼓腮运动,说明口轮匝肌及颊肌的运动功能可恢复正常,刷牙漏水、流口水及食滞症状消失。此方法有助于防治上唇方肌挛缩。

(李潇瞳)

第九节　眩　晕

眩晕是以自觉头晕眼花,视物旋转动摇为临床特征的一类病证。眩为目眩,即视物昏花,模糊不清,或眼前发黑;晕为头晕,即感觉自身或周围景物旋转不定。两者常同时并见,故统称为"眩晕"。其轻者闭目可止,重者如坐车船,旋转不定,不能站立,或伴有恶心、呕吐、汗出、面色苍白等症状,严重者可突然仆倒。眩晕是临床常见病证,多见于中老年人,亦可发于青年人。本病可反复发作,妨碍正常工作及生活。严重者可发展为中风或厥证、脱证而危及生命。凡高血压病、动脉硬化症、梅尼埃综合征、贫血、椎-基底动脉供血不足以及神经衰弱等以眩晕为主要临床表现,均属本病证的讨论范围,可参考本节辨证施护。

一、病因病机

眩晕的病因主要由内伤所致。主要病因有情志失调、饮食不节、久病体虚、劳欲过度或跌仆损伤等。

1.情志失调

长期忧郁恼怒太过伤肝,肝失条达,气郁化火,火盛伤阴,肝阴暗耗,风阳升动上扰清窍,所致眩晕;忧思太过,伤及脾胃,气血生化乏源,清窍失养所致眩晕;或惊恐伤肾,肾精亏虚,髓海失养,亦可发为眩晕。

2.饮食不节

嗜食肥甘厚味,饥饱无度,或过食生冷,损伤脾胃,脾失健运,水湿内停,聚而成痰,痰饮水湿上犯清窍而眩晕;或饮食不节,脾胃亏虚,气血生化乏源,清窍失养所致眩晕。

3.体虚年高

久病不愈,耗伤气血,或失血之后,虚而不复,或脾胃虚弱,不能健运水谷,生化气血,以致气血两虚,气虚则清阳不升,血虚则清窍失养,故而导致眩晕。

4.劳倦肾亏

房事过度,阴精亏虚,或年高肾精亏损,髓海不足,不能生髓充脑,髓海空虚,清窍失养而致眩晕。

5.跌仆损伤

跌仆坠损,头颅损伤,血溢成瘀,阻滞经脉,而致气血不能上荣于头目,清窍失养导致眩晕。

二、常见症候要点

1.肝阳上亢

症状:性情急躁易怒,眩晕耳鸣,头胀头痛,每因烦劳或恼怒而头晕、头痛加剧,面色潮红,少寐多梦,口干口苦,腰膝痠软,头重足飘或肢体震颤,颜面潮红,舌质红,苔黄,脉弦细数。

2.痰浊中阻

症状:眩晕,头重如裹,胸闷恶心,呕吐痰涎,食少多寐,舌淡胖苔白厚腻,脉濡滑。

3.气血亏虚

症状:头晕目眩,劳累则甚,气短声低,神疲懒言,面色淡白,唇甲不华,发色不泽,心悸少寐,饮食减少,舌淡胖嫩,且边有齿印,苔少或薄白,脉细弱。

4.肾精不足

症状:头晕而空,健忘耳鸣,腰酸遗精,齿摇发脱。偏于阴虚者,少寐多梦,额红咽干,烦热形瘦,舌嫩红,苔少或光剥,脉细数;偏于阳虚者,精神萎靡,四肢不温,形寒肢冷,舌质淡,脉沉细无力。

5.瘀血阻窍

症状:眩晕时作,反复不愈,头痛,唇甲紫黯,舌有瘀点、瘀斑,伴有善忘,夜寐不安,心悸,精神不振及肌肤甲错等,脉弦涩。

三、主要护理问题

1.眩晕

眩晕与素体肝肾阴虚、肝阳上亢,或暴怒伤肝、风阳上扰,或脾虚、气血不足、脑髓失养、脑失血荣有关。

2.烦躁易怒

烦躁易怒与情志刺激,肝阳上亢有关。

3.头痛

头痛与肝阳上扰头目或瘀血阻络、气血不畅有关。

四、辨证施护

1.病情观察

(1)观察眩晕发作或加重的原因,以及眩晕的特点如时间、程度、性质、伴随症状如头痛、呕吐等以助辨病。

(2)注意观察眩晕患者发作前的先兆症状,如胸闷、泛恶、视物昏花等。

(3)严密观察病情变化,定时监测血压,若出现血压升高,头晕加重、头痛、肢体麻木、语言不利等症状时,应及时报告医生。

(4)外伤所致眩晕患者,应注意观察血压、瞳孔、呼吸、神志等变化,如出现异常及时报告医生处理。

2.生活起居护理

(1)病室环境宜安静,光线宜柔和,空气新鲜。避免强光、噪声,减少陪客探视。

(2)发作时要卧床休息,闭目养神,尽量减少头部的转侧活动,特别是不宜突然猛转头,或突然、剧烈的体位改变,平时避免作旋转动作,防止眩晕加重或昏仆。

(3)眩晕轻症患者,可轻度活动,但不宜过度疲劳,应保证充足睡眠。严重眩晕者,绝对卧床休息,防止发生意外。

(4)眩晕伴发呕吐患者宜采取正确体位,以防止发生窒息。

(5)经常反复发作的患者,外出不宜乘坐高速车、船,避免登高或高空作业,以免发生危险。

(6)呕吐痰涎者做好口腔护理,协助患者用温开水或淡盐水漱口以保持口腔清洁,每日1次。

(7)辨证起居:气血亏虚者,注意休息,以免过劳耗伤气血,室温宜暖,防止外邪乘虚而入;肾精不足者,应慎房事,劳逸结合。肾阴虚者,病室宜凉爽湿润,肾阳虚者,病室宜温暖向阳。

3.饮食护理

饮食宜清淡,易消化,低脂、低盐饮食,少食多餐,可多食蔬菜、水果、豆类食物,如芹菜、山楂果、柚子、黄豆等。忌食辛辣、肥腻、生冷过咸之品,如肥猪肉、凉菜、咸鱼、葱、姜、辣椒等,戒烟、戒酒。防止暴饮暴食,肥胖患者要适当控制饮食。

辨证施食如下。

(1)肝阳上亢者,宜平肝潜阳之品,平时多食海带、山楂、萝卜、芹菜、豆类、鱼类、瓜果蔬菜等,忌食辛辣、动物内脏及动火生风滞气之品,如辣椒、葱、蒜、公鸡肉、虾、蟹等。

(2)痰浊中阻者,宜清淡化痰之品,忌食油腻和肥甘厚味、生冷之物,以防助湿生痰,可指导患者多食薏苡仁、冬瓜、赤小豆等清热利湿之品。

(3)气血亏虚者,宜进补,以富含营养、易于消化的食物为佳,如蛋类、奶类、鱼类、瘦肉、猪血、红枣、桂圆、黑芝麻等,亦可配合食疗粥,如黄芪粥、党参粥、薏米粥、莲子红枣粥等。

(4)肾精不足者,宜多吃补肾填精之品,如胡桃、黑芝麻、黑豆、百合、猪肾等。偏阴虚者,可多食甲鱼、海参、蜂蜜、银耳等补益肾精、滋阴润燥,忌食海腥、羊肉之物;偏阳虚者,可给羊肉、胡桃仁等补肾助阳,忌生冷。

4.情志护理

情绪激动或忧思恼怒都可诱发或加重眩晕。加强对患者的心理保护,避免不良情志刺激。向患者讲解经常发怒等情绪波动会加重病情,影响健康,教会患者自我调控、制怒的方法:如躲避法、转移法、释放法、理智制怒法等。可以通过自我心理调整缓解不良心情,以保持心情舒畅。可根据眩晕不同证型进行辨证选乐,如肝阳偏亢者,可给予商调音乐,有良好制约愤怒和稳定血压作用,如《江河水》《汉宫秋月》等;如阴虚阳亢者,可给予羽调音乐,其柔和清润的特点可有滋阴潜阳的作用,如《二泉映月》《寒江残雪》等。

5.用药护理

(1)汤药宜温服,早晚各一次,服药时嘱患者少量频服、热服以防呕吐。

(2)眩晕发作前一小时服药,有助于减轻症状。

(3)服药后宜静卧休息,闭目养神,使药物起效。

(4)眩晕伴呕吐严重服药困难者,可将药液浓缩或采取少量频服的方法,必要时可鼻饲给药。

6.对症处理

(1)眩晕的对症处理。①耳穴埋籽:可选择神门、肝、脾、肾、降压沟、心、交感穴位埋籽,每穴留置2～3 d,嘱患者每日自行按揉50次,以有痛感为度,两耳交替进行,5次为一疗程。②穴位按摩:可选择百会、风池、上星、头维、太阳、印堂等穴位,每次20 min,每晚睡前1次。③穴位贴敷:可选择双足涌泉穴,每日1次。④搓揉耳郭:高血压引起的眩晕可予双手搓揉耳郭降压沟以助降压,双手以拇指示指分别捏着双耳耳轮,示指在内,拇指在外,搓揉耳郭8～16次。

(2)呕吐痰涎的对症处理。穴位按摩:可按揉双侧内关、合谷、足三里等穴止吐或点揉两侧内关穴各3 min,可有效缓解因颈源性眩晕引起的恶心、心慌症状,起到镇静安神的作用。

五、健康教育

(1)病室保持安静舒适,空气新鲜,光线不宜过强。

(2)眩晕轻者可适当休息,不宜过度疲劳。眩晕急性发作时,应卧床休息,闭目养神,减少头部晃动,切勿摇动床架,症状缓解后方可下床活动,动作宜缓慢,防止跌倒。

(3)避免强光刺激,外出时佩戴变色眼镜,不宜从事高空作业。

(4)指导患者自我监测血压,如实做好记录,以供临床治疗参考。

(5)指导患者正确选择清淡、高维生素、高钙、低脂肪、低胆固醇、低盐饮食,提倡戒烟限酒。

(6)指导患者适当选择降压操等进行功能锻炼,在眩晕缓解期,可在医师指导下进行眩晕康复操功能锻炼。

(李潇瞳)

第十节　胃　痛

胃痛,又称胃脘痛,是以上腹胃脘部近心窝处疼痛为主要表现的病症。因胃脘部位接近心窝,故历代中医文献中所谓的"心痛""心下痞痛",多指胃痛而言。

凡急、慢性胃炎,消化性溃疡,胃下垂,胃神经症(神经官能症),胃癌等疾患以上腹部疼痛为主症者,均属本病症的讨论范围,可参考本节辨证施护。

一、病因病机

胃痛的病因主要是外邪犯胃、饮食不节、情志失调及脾胃虚弱。

1.外邪犯胃

外感寒、热、湿诸邪,内客于胃,导致胃脘气机郁滞,不通则痛。其中,寒邪最易犯胃。

2.饮食不节

暴饮暴食或饥饱无度,均可损伤脾胃,令胃失和降,不通则痛。

3.情志失调

肝为刚脏,性喜条达而恶抑郁。忧思郁怒皆能伤肝,肝失疏泄胃寒作痛。

4.脾胃虚弱

素体脾胃虚弱,或劳倦内伤,或久病不愈,可致脾阳不振,中焦虚寒,或胃阴不足,胃失濡养而发胃痛。

二、常见病症要点

1.寒邪客胃

症状:胃痛暴作,甚则拘急作痛,恶寒喜暖,得温痛减,遇寒痛增,口淡不渴,或喜热饮,舌淡,苔薄白,脉弦紧。

2.饮食停滞

症状:胃脘疼痛,胀满不消,疼痛拒按,嗳腐吞酸,得食更甚,或呕吐不消化食物,其味腐臭,吐后痛减,不思饮食,大便不爽,矢气及便后稍舒,舌苔厚腻,脉滑或实。

3.肝气犯胃

症状:胃脘胀闷,攻撑作痛,脘痛连胁,遇烦恼郁怒则痛作或痛甚,大便不畅,嗳气、矢气则舒,苔多薄白,脉沉弦。

4.肝胃郁热

症状:胃脘灼痛,痛势急迫,喜冷恶热,得凉则舒,心烦易怒,泛酸嘈杂,口干口苦,舌红苔黄,脉弦数。

5.瘀血阻滞

症状:胃脘疼痛,痛有定处,痛如针刺,拒按,食后加剧,入夜尤甚,或见吐血、黑便,舌质紫黯或有瘀斑,脉涩。

6.胃阴亏虚

症状:胃脘隐隐灼痛,似饥而不欲食,口燥咽干,五心烦热,消瘦乏力,大便干结,脉细数。

7.脾胃虚寒

症状:胃痛隐隐,绵绵不休,空腹痛甚,得食则缓,喜温喜按,劳累或受凉后疼痛发作或加重,泛吐清水,纳差,神疲乏力,手足不温,大便溏薄,舌淡苔白,脉虚弱或迟缓。

三、主要护理问题

1.胃脘疼痛

胃脘疼痛与邪犯胃腑,胃失和降,不通则痛有关。

2.恶心、呕吐

恶心、呕吐与胃失和降,胃气上逆有关。

3.饮食调养的需要

与饮食不节,损伤脾胃,气血生化乏源有关。

4.焦虑

焦虑与胃痛反复发作迁延不愈有关。

5.潜在并发症

呕血、便血与热伤胃络,血不循经,或脾气虚弱,气不统血有关。

四、辨证施护

1.病情观察

(1)观察患者胃痛的部位、性质、程度、时间及规律。

(2)观察诱发因素与饮食、气候、情志、劳倦的关系。

(3)观察患者有无呕血及便血,及时做大便隐血试验。

(4)密切观察患者的疼痛面色、血压、脉搏等变化,注意出血先兆,若出现面色苍白、大汗淋漓、血压下降等表现,及时报告医生进行抢救。

(5)中年以上患者,胃痛经久不愈,经常便血,日渐消瘦,应考虑癌变的可能。

2.生活起居护理

(1)病室环境宜清洁、安静、空气流通,注意生活有规律。

(2)胃脘痛剧或伴有出血症状、急腹症者,应绝对卧床休息,平常可适当活动,但应注意劳逸结合,保证充足的睡眠。

(3)保持口腔、皮肤的清洁卫生。

(4)辨证起居:寒邪客胃、脾胃虚寒者,病室宜温暖向阳,慎风寒,防外感,注意休息,不妄作劳,可使用热水袋温熨胃脘部;肝气犯胃者,病室宜凉爽通风,痛剧时卧床休息,痛减时应参加活动,如做广播体操、打太极拳、练气功、习八段锦等;肝胃郁热者,病室宜凉爽舒适,注意保持口腔卫生;胃酸过多、口舌生疮者,用淡盐水漱口;瘀血阻滞者,卧床休息,勿令过劳;胃阴亏虚者,病室宜湿润凉爽。

3.饮食护理

饮食以清淡、易消化、富有营养、少食多餐为原则。饮食宜软、烂、热、少渣。忌生冷、肥甘、油腻、辛辣、煎炸、香燥、过咸、过酸、硬固食物,忌烟酒、浓茶、咖啡等。注意饮食卫生,避免暴食暴饮。疼痛、呕吐剧烈,或呕血、便血量多者,应暂禁食,胃痛发作时宜进清淡而富有营养的流质或半流质饮食,如牛奶、米汤、藕粉、稀粥等;恢复期改为软饭或面食。胃酸过多者,不宜食过酸的食物,如柠檬、食醋、梅子等。

辨证施食如下。

(1)寒邪客胃者,宜用姜、葱、胡椒、芥末、大蒜等温热的食物,忌生冷、油腻之品,食疗方可选生姜红糖茶、高良姜粥(高良姜15 g,粳米50 g,煮粥)。

(2)饮食停滞者,应严格控制饮食,痛剧时暂予禁食,食物以宽中和胃、消食导滞之品为宜,如白萝卜、柑橘、山楂、麦芽等。

(3)胃脘胀满疼痛欲吐者,可用盐汤探吐以涌吐宿食。

(4)肝气犯胃者,宜多食行气之品,如香橼、萝卜、柑橘、月季花、佛手、玫瑰茶、金橘饼等,忌食南瓜、豆类、红薯等壅阻气机的食物,悲伤郁怒时禁食。

（5）肝胃郁热者，饮食应多予疏肝泄热之品，如绿豆汤、金橘饮、荷叶粥、菊花饮、苡仁莲子粥、栀子仁粥等，忌辛辣烟酒、烤熏甜腻之品，注意食后不可即怒，怒后不可即食。

（6）瘀血阻滞者，饮食应予行气活血之品，如果茶、山楂等，忌食煎炸、粗糙、硬固之品。

（7）胃阴亏虚者，宜多食益胃养阴生津之品，如百合、银耳、甲鱼、雪梨、莲藕、荸荠、麦门冬粥、益胃汤等，忌辛香温燥之品及浓茶、咖啡等。注意补充津液，多饮水或果汁，或以石斛汤、麦冬汤代茶饮。

（8）脾胃虚寒者，饮食宜温热，多食温中健脾之品，如桂圆、大枣、山药、羊肉等，胃痛时可饮生姜红糖茶，食疗方可取姜汁羊肉汤、姜橘椒鱼羹。

4. 情志护理

稳定患者的情绪，消除各种不良因素刺激，避免精神紧张，可用转移注意力、做深呼吸等方法，以缓解疼痛。肝气犯胃者，指导患者采用以情制情疗法，疏导情绪，调摄精神，避免恼怒忧思，主动参加社会及文娱活动，多听轻缓音乐、下棋、读报、登山等，怡情放怀，以使气机顺畅。肝胃郁热者，应避免五志化火引起胃热炽盛而致胃痛。瘀血阻滞者，患者常因疼痛或出血，精神紧张或悲观，应做好情志护理，安慰患者，树立信心。

5. 用药护理

（1）胃药、抑酸药宜饭前服；消导药宜饭后服。

（2）慎用肾上腺皮质激素和非甾体抗炎药等。未明原因前，慎用止痛剂，以免掩盖病情及加重对胃黏膜的损害。

（3）辨证施药：寒邪客胃者，中药汤剂宜热服，以祛寒止痛；肝气犯胃者，汤药宜温服，若疼痛持续不解，可口服沉香粉、延胡粉各 1 g，以理气止痛；饮食停滞者，中药汤剂宜温服，便秘者可用番泻叶泡水代茶饮，或大黄粉 3～5 g 冲服；肝胃郁热者，中药汤剂宜凉服，痛甚者可用延胡粉 3 g、黄连粉 1 g 温水送服，以泄热理气止痛；瘀血阻滞者，中药汤剂宜温服，痛如针刺者，可遵医嘱给三七、延胡粉各 1.5 g 口服，出血者可加服白及粉 15 g，温开水或藕粉羹调服；胃阴亏虚者，中药汤剂宜久煎，偏凉服，少量频服，痛时可服肉桂粉 1 g、延胡粉 2 g，以温中止痛；脾胃虚寒者，中药汤剂宜热服，服药后宜进热粥、热饮，以助药力。

6. 胃脘疼痛的对症处理

（1）穴位按摩：取中脘、天枢、气海、胃俞、合谷、足三里等穴，每穴按摩 1～2 min，以局部穴位透热为度，每日 2 次，每 7 日为 1 个疗程；胃痛发作时，可指压内关、足三里等穴位，直到得气后 5～10 min 或疼痛缓解、基本消失为止。

（2）穴位敷贴：取中脘、胃俞、足三里、梁丘等穴，隐痛取中脘、建里、神阙、关元等穴；胀痛取气海、天枢等穴；一般敷贴 6～8 h，每日 1 次，每 5～7 d 为 1 个疗程；胃寒者取肉桂、丁香、乳香各 15 g 研末，用甘油适量调和成糊状敷于神阙穴，每日 1 次，共 7 d。

（3）耳穴埋籽：取脾、胃、交感、神门、内分泌等穴，每日自行按压 3～5 次，每次每穴 1～2 min。

（4）艾灸：寒邪犯胃、脾胃虚寒者取中脘、神阙、气海、关元、足三里等穴，每处灸 10～15 min，每日 1～2 次，每 7～10 d 为 1 个疗程。

（5）拔火罐：取脾、胃俞、肾俞、肝俞等背俞穴，留罐时间一般为 10～15 min，每日 1 次，每 7～14 d 为 1 个疗程。

（6）热药熨：寒邪犯胃、脾胃虚寒者可用中药热敷或热熨胃脘部，每次 15～30 min，每日

1～2 次,至疼痛缓解。

(7)TDP 电磁波治疗:取中脘、神阙、足三里等穴,每穴照射 45 min,每日 1 次,1 周为 1 个疗程。

(8)足浴:脾胃虚寒证胃痛者,取中药足浴方煎煮泡足,每次 30 min,每日 2 次,共 2 周。

五、健康教育

(1)平时注意饮食有节,加强体育锻炼,适当参加健身活动,以增强体质。慎起居,适寒温,防劳倦,畅情志。

(2)指导患者和家属了解本病的性质,掌握控制疼痛的简单方法。遵医嘱按时服药。

(3)胃痛期间注意饮食调摄,养成良好的饮食习惯,定时进餐,勿过饥过饱、过冷过热,少食生冷、油腻、辛辣、煎炸之物,戒烟酒,并注意饮食卫生。

(4)病愈后需坚持合理饮食,查明胃痛原因,积极治疗原发疾病。若中年以上患者反复发作日久,迁延不愈,应定期检查,以防癌变。

(李潇瞳)

第十一节　感　冒

感冒是一种常见外感病证,以鼻塞、流涕、喷嚏、头痛、恶寒、发热、全身不适等为主要表现。常因起居不慎、气候反常时由风邪兼夹时令之气侵袭人体,或从口鼻而入,或从皮毛而入,引起肺卫功能失调。四季均可发病,尤以冬、春季节为多。现代医学中的普通感冒、流行性感冒、上呼吸道感染,皆可参照本节进行辨证施护。

一、病情观察

1.证候特点

根据感邪性质及症状表现可分为风寒束表、风热犯表、暑湿袭表。

2.发热

注意发热类型、程度及经过。感冒轻者多为低热或中等热度,经过 1～3 d 后,逐渐平复。重者高热不退,喘促气急,唇甲青紫,甚则咯血,部分患者出现神昏谵妄,小儿可发生惊厥。

3.排出物

鼻涕由白转黄,由稀转稠,或痰转黄稠,为寒邪入里化热之势;发现患者汗出热退,乃病退之象;若见汗出热不解,或冷汗淋漓,大汗不止,皆病进之兆。

4.症情变化

感冒一般起病较急,病程短,少则 3～5 d,多则 7～8 d,症状不重,少有传变。若未及时控制亦有转化为咳嗽、心悸、水肿等其他病证者。

5.特殊人群

小儿感冒,易见夹痰、夹滞、夹惊的兼夹证。老人感冒常致旧病复发,或病情恶化。时行感冒呈流行性发病,传染性强,全身症状显著,且可以发生传变,入里化热,合并他病。

二、辨证施护

本病总的护治原则是解表祛邪。

(一)风寒束表

1. 证候特点

恶寒重,发热轻,无汗头痛,肢体酸楚,鼻塞声重,时流清涕,咽痒咳嗽,痰稀薄色白,口不渴或喜热饮;舌淡红,苔薄白而润;脉浮或浮紧。

2. 护治原则

辛温解表。

3. 代表方剂

荆防败毒散。

4. 护理措施

(1)给药:本方能驱散寒邪,宣降肺气。药宜轻煎热服,药后加衣盖被,可食热粥或热饮以助药力。取微汗出,勿使大汗淋漓而伤阴亡阳。汗后尤须避风,以防复感风寒而加重病情。中成药可选午时茶、通宣理肺丸等。

(2)起居:注意保暖防寒,室温宜偏暖,酌加衣被。恶寒身痛者宜多休息,勿劳倦。

(3)饮食:宜清淡、半流食,忌生冷、油腻食品。可佐蒜、椒等以调味,助药力祛邪。轻者可自服生姜、葱白、芫荽煎汤,或生姜红糖茶、姜糖苏叶饮以发汗散寒。

(4)适宜技术:协助医师做好针灸治疗,可选列缺、迎香、曲池、风池、合谷等穴,用泻法,并可加灸。①汗出不畅者,可点按大椎、曲池穴以透邪发汗。②高热无汗且又有恶寒感觉者不可冷敷或酒精擦浴,以防毛窍闭塞而邪无出路,可配合针刺退热,用泻法,取大椎、曲池、风池、合谷等穴。③鼻塞不通可推按鼻的两侧至鼻根,指压或针刺迎香穴。④头痛时可推拿百会、太阳、风池等穴,或贴敷头痛部位。

(二)风热犯表

1. 证候特点

身热较著,微恶风,汗出不畅,头胀痛,鼻塞,流黄浊涕,口渴欲饮,咽喉红肿疼痛,咳嗽,痰黄黏稠;舌红,苔薄黄,脉浮数。

2. 护治原则

辛凉解表。

3. 代表方剂

银翘散。

4. 护理措施

(1)给药:本方可发散风热之邪,并能宣肺止咳、利咽喉。病情轻者可每日1剂,2～3次服用;重者每日2剂,每6 h服1次。汤药宜温服,药后观察出汗、体温、伴随症状的变化。若汗出热退身凉脉静则为正可胜邪,不必尽剂。若高热持续不退,应警惕热极生风,防止高热惊厥变证的发生,应遵医嘱坚持服药。成药可用银翘解毒片、羚翘解毒丸、桑菊感冒冲剂等。

(2)起居:室温宜凉爽,避免直接吹风。发热身痛者宜卧床休息。

(3)饮食:宜清淡易于消化,忌食油腻、辛辣食物,戒酒戒烟。发热口渴者可予温开水或清凉饮料,补充津液。也可食用多汁蔬果,如清凉的黄瓜、西瓜、苦瓜等;食疗方如绿豆汤、五汁饮、桑菊薄荷饮、金银花露、荆芥粥。

（4）对症：①便秘者服用麻子仁丸，或番泻叶泡水代茶饮，或推拿天枢穴，或顺时针方向摩腹，健脾助运，保持大便通畅。②高热者可予以物理降温，如温水擦浴、冰袋冷敷，亦可用十宣或大椎穴放血退热。③汗出较多者及时用干毛巾擦拭周身，更换衣被，忌当风。

（三）暑湿袭表

1.证候特点

常见于夏季或长夏之季，出现身热，微恶风，汗少，肢体酸重或疼痛，头昏重胀痛，咳嗽痰黏，鼻流浊涕，心烦口渴，或口中黏腻，渴不多饮，胸闷，泛恶，小便短赤；舌苔薄黄而腻，脉象濡数。

2.护治原则

清暑祛湿解表。

3.代表方剂

新加香薷饮。

4.护理措施

（1）给药：本方既可清解暑热，又可化湿和中，使暑湿之邪从汗外解。服药后要观察汗出情况，微汗即可。暑湿夹寒感冒或兼见中焦诸症者，可用成药藿香正气丸（片、水、软胶囊）等。

（2）起居：居室凉爽通风，保持空气新鲜流通。整洁舒适，湿度偏低。

（3）饮食：宜清淡易消化，可多食绿豆粥、薏仁米粥等。忌食生冷、油腻、过甜、煎炸食品，以防止伤脾碍胃。可将鲜藿香、鲜佩兰洗干净后开水泡代茶饮；或薏苡仁、白扁豆煮汁饮用；或选清络饮清热化湿。

（4）适宜技术：头身困重、发热者可配合刮痧法，部位取夹脊两侧、背部胸胁处、肘窝、腘窝等。拧挤施术部位可选印堂、太阳、颈等处，或按压内关穴，以缓解脘闷、呕吐、恶心、咽痛等症。

三、健康教育

1.起居调护

保持室内空气流通，或选用食醋熏蒸法、消毒香熏法等作空气消毒。气候突变时增减衣物，行住坐卧须防外邪。

2.预防为先

时行感冒的病邪以时行病毒为主，解表达邪又很重视清热解毒，其流行期间广泛应用板蓝根、大青叶、菊花、金银花等。常用食物如葱、大蒜、食醋亦有预防作用。时行感冒患者应注意呼吸道隔离，其暴发流行时，感染者众多，小儿、老年体弱者应少去公共场所。

3.防止食复

感冒初愈，胃纳欠佳，切忌暴饮暴食。多饮水以补充津液，以助汗源。因小儿"脾常不足"，感冒易夹食积，故应限制食量，接受乳食喂养的患儿可暂时减少哺喂次数。

4.运动强体

积极参加体育锻炼，多做户外活动，或坚持耐寒训练，如冷水洗面等，以增强机体适应气候变化的调节能力。至于感受外邪后是否发病，与机体正气的强弱有着密切的关系，如素体气虚或阴虚之人感邪后有表证并现气虚或阴虚之象，应该选用补中益气汤或加减葳蕤汤等补气滋阴扶正祛邪。

5. 病后调养

平时或患病期间，皆应节制房事，清心寡欲，保持心情舒畅。易患感冒者，坚持按摩迎香、风池等穴；表虚自汗者，应及时扶正固表，如常服玉屏风散；有慢性病的老年人应按时服药，坚持治疗，达到祛邪外出不伤正，扶助正气不恋邪的目的。

（高婷婷）

第十二节　心　悸

心悸是指气血阴阳亏虚或痰饮瘀血阻滞心脉，心失所养，心脉不畅，引起心中自觉悸动，惊惕不安，不能自主的一种病证。心悸包括惊悸和怔忡两方面。可由于情绪激动、惊恐、紧张、过度劳倦、饮食过饱、外邪入侵、大便努责等因素诱发心悸发作。现代医学中的风湿性心脏病、肺源性心脏病、冠状动脉粥样硬化性心脏病、贫血、甲状腺功能亢进等各种原因引起的心律失常，以心悸为主症时，均可参照本节辨证施护。

一、病情观察

1. 证候特点

观察心悸的起病急缓与病情轻重，可分为虚证和实证。一般起病急、病情重者为实证；起病缓，病情时轻时重者多为虚证。根据证候性质的不同，实证可分为水饮凌心、心血瘀阻；虚证可分为心虚胆怯、心血不足、阴虚火旺、心阳不足。

2. 分类

观察心悸的发作、持续时间、有无诱因、发作频度等，以进一步辨别惊悸和怔忡的不同。一般而言，因惊而悸，因劳累、惊恐而发作，时作时止，病情较轻者为惊悸；无所触动而悸，或终日悸动，稍劳尤甚，病情较重者为怔忡。

3. 检查

观察患者心肌酶谱、心电图及血压等变化，以助诊断和判别病情进退。

二、辨证施护

本病总的护治原则当分清虚实，虚证以补益为主，实证以祛邪为主。

（一）心虚胆怯

1. 证候特点

心悸，善惊易恐，少寐多梦，气短乏力，舌淡，苔薄白，脉细弦。

2. 护治原则

养心安神，镇惊定志。

3. 代表方剂

安神定志丸。

4. 护理措施

（1）给药：汤剂温服，宜早晚服。睡眠困难者，可加酸枣仁、红糖煎水服；心烦者可用竹茹、贝母煎水饮。因朱砂有毒,无论是汤剂还是丸药含朱砂时,均要小剂量,且不可久服。

(2)起居:环境安静,整洁,避免噪声和强光,生活有规律,避免精神刺激。

(3)饮食:宜食龙眼肉、猪心、山药等益气之品,忌咖啡、烟、酒等刺激性食物。

(4)适宜技术:对阵发性心悸,发作时脉搏明显加速而无结代者,可试用以下方法控制:心悸憋气法、引吐法、压迫眼球法、压迫颈动脉窦法;选用按压神门、内关、心俞等穴位以止悸。或用耳穴埋豆心、肾、副交感等穴,以镇惊安神,消除心悸。

(二)心血不足

1.证候特点

心悸,头晕,失眠,健忘,倦怠无力,面色无华。舌淡红,脉细弱。

2.护治原则

补血养心,益气安神。

3.代表方剂

归脾汤。

4.护理措施

(1)给药:汤剂应浓煎,宜饭后温服。服药时间应与用餐时间相隔一定时间。

(2)起居:注意劳逸结合。随天气变化及时增减衣服,以防损伤心气。

(3)饮食:应给予营养丰富、补益心脾之品,如山药、大枣等。忌食生冷、刺激、肥甘等食物。

(4)适宜技术:除选择神门、内关、心俞等穴位外,可配合脾俞、足三里等穴以健脾生血。

(三)阴虚火旺

1.证候特点

心悸,五心烦热,少寐,头晕目眩,口干颧红,舌红少苔或无苔,脉细数。

2.护治原则

滋阴清火,养心安神。

3.代表方剂

天王补心丹。

4.护理措施

(1)给药:汤药宜温服,睡前可增服一次成药。服用天王补心丹时,忌胡荽、大蒜、萝卜、鱼腥草、烧酒。

(2)起居:生活起居有节,节制性生活。

(3)饮食:宜清补为主,如多食鸡蛋、龟、鳖等滋阴潜阳类食物。忌食烟酒、辛辣刺激之品,以防耗阴助热。选用莲子心沸水泡后代茶饮,有清心除烦的功效。

(4)情志:耐心疏导患者,克服急躁情绪,保持宁静的心态,避免情志刺激。

(四)心阳不足

1.证候特点

心悸,胸闷,心痛隐隐,动则尤甚,畏寒肢冷,面色苍白,舌淡,苔白,脉沉迟。

2.护治原则

温补心阳,安神定悸。

3.代表方剂

桂枝甘草龙骨牡蛎汤。

4.护理措施

(1)给药:汤剂宜空腹温服,如服药后胃脘不适,可改在饭后服用。若使用洋地黄类药物应注意观察心率、心律、食欲等,洋地黄类药物可引起心律缓慢(每分钟低于 60 次)、恶心、呕吐、头痛、绿视、黄视等毒性反应。使用利尿类药物时应注意有无电解质紊乱的情况。

(2)起居:环境安静,室温偏高,注意保暖,病情严重者绝对卧床休息。心悸发作严重,呼吸困难伴有痰声,咯血及下肢浮肿者,可采取半卧位。

(3)饮食:宜益气温阳之品,如海参、羊肉、胡桃肉等,忌生冷。食疗方如瓜蒌薤白粥。

(4)适宜技术:可按压心俞、神门、内关等穴位,以温通心阳。

(五)心血瘀阻

1.证候特点

心悸,胸闷胸痛,唇甲青紫,舌紫暗,有瘀斑瘀点,脉结代。

2.护治原则

活血化瘀,理气通络。

3.代表方剂

桃仁红花煎。

4.护理措施

(1)给药:汤剂宜浓煎温服,或用红花泡茶代饮,有助于温通血脉。

(2)起居:病室安静,减少探视。胸闷胸痛者,绝对卧床休息,吸氧。

(3)饮食:宜清淡,忌肥甘厚腻、辛辣酸涩之品且不宜过饱。心悸伴有失眠者可常食酸枣仁粥,伴有心痛者可用黑、白木耳炖服。

(4)情志:保持心情愉悦,气血畅行,可减轻心悸心痛。避免情绪激动。

(5)对症:针刺或指压心俞、膈俞、内关等穴位,以活血行气。患者若出现胸闷心痛,脉搏乍疏乍疾,可遵医嘱予以冠心苏合丸、速效救心丸等舌下含化。

(六)水饮凌心

1.证候特点

心悸,眩晕,胸闷,气喘,咳吐大量泡沫样痰,或浮肿,恶心,尿少,苔白腻,脉滑数。

2.护治原则

振奋心阳,化气行水。

3.代表方剂

苓桂术甘汤。

4.护理措施

(1)给药:汤药宜浓煎,少量多次温服。严格按服药时间和剂量用药。服药期间应忌食生冷之品,并戒烟酒。

(2)起居:注意防寒保暖,病室宜温暖、空气新鲜。

(3)饮食:宜少吃多餐,多食易消化、益气温阳、化气行水的食物,如新鲜蔬菜、藕粉、赤小豆、牛肉、羊肉等。水肿者,给予低盐或无盐饮食。选食山药冬瓜粥、茯苓葫芦粥。

(4)对症:气喘胸闷严重者宜半卧位,吸氧。长期卧床者做好皮肤护理,防止压疮。

三、健康教育

(1)增强体质,适当参加体力活动,注意劳逸结合。避免剧烈的活动,如在活动中出现心悸等不适感,应立即停止运动。重症心悸患者,如动则心悸、气短、脉结代者,应以休息或卧床休息为宜。

(2)避免外邪侵袭,防寒、暑变化诱发或加重心悸。积极预防感冒,防治心肌炎。

(3)保持心情愉快,避免七情刺激而诱发心悸。

(4)饮食有节,勿食过饱。少食动物脂肪及高胆固醇食物,如肥肉、动物内脏、蛋黄等,忌烟酒、浓茶、咖啡、辛辣之品。

(5)积极治疗引起心悸的原发病,如冠状动脉粥样硬化性心脏病、肺源性心脏病等。

(高婷婷)

第十三节　中　风

中风又名卒中,是因气血逆乱,脑脉痹阻或血溢于脑所致,以猝然昏仆,不省人事,伴有口眼㖞斜,语言不利,半身不遂,或不经昏仆而仅见口眼㖞斜、半身不遂为主症的疾病。常见的病因有忧思恼怒,饮酒无度,或恣食肥甘,纵欲劳累或起居不慎等。中风分中经络和中脏腑,常见于四十岁以上的中老年人,四季皆可发病,以冬春两季最为多见。本病因病情重,病死率高,致残率高,所以除综合治疗外,加强护理是提高临床治愈率,降低死亡率和病残率的重要环节。现在医学中的脑出血、脑梗死、脑血管痉挛等多种脑血管疾病,均可参照本节辨证施护。

一、病情观察

1.神志状况

中风后神志清楚还是昏迷,对本病的预后有较大影响,应密切观察并详细记录。根据患者发病后有无神志改变,可分为中经络和中脏腑。中经络病情轻浅,一般无神志昏蒙症状;中脏腑除中经络症状外,常有神志昏蒙表现,病情深重。中脏腑根据病情轻重,可分为闭证和脱证。

2.症情变化

中风常伴有痰涎壅塞的现象,故应随时观察患者的呼吸情况,防止因痰涎堵塞呼吸道而发生意外,危及生命。密切注意患者生命体征、尿量变化,若发生头痛、颈项强直、呕吐、呕血、抽搐、瞳孔散大、手撒肢逆等表现,应报告医师及时处理。

3.后遗症

中风急性期过后,常有偏瘫、偏盲、语言不利,二便失禁等后遗症状,一般病后 3 个月经适当的治疗与康复训练,恢复得较快。

二、辨证施护

中经络以祛风通络、滋养肝肾为主;中脏腑以息风泻火、豁痰开窍为先。

(一)中经络

1.肝阳暴亢,风火上扰

(1)证候特点:半身不遂,口舌㖞斜,言语不清,偏身麻木,眩晕头痛,面红目赤,口苦咽干,心烦易怒,尿赤便干,舌质红,舌苔薄黄,脉弦有力。

（2）护治原则：平肝泻火，息风通络。

（3）代表方剂：天麻钩藤汤。

（4）护理措施

1）给药：汤药宜凉服。

2）起居：空气流通，病室安静整洁，严格限制探视，避免噪声及强光刺激。眩晕重者应闭目静卧，减少活动。

3）饮食：宜清淡甘寒之品，如绿豆、芹菜、菠菜、冬瓜等。忌食助火之物，如羊肉、狗肉、猪头肉、韭菜、大蒜等。

4）情志：避免一切不良情绪刺激，尤其突发此病而产生的恐惧、急躁、忧虑情绪。

5）适宜技术：入睡困难者，可睡前按摩涌泉穴。按时给予患侧肢体按摩和早期被动运动，如手足屈伸、关节屈伸及旋转、外展、内收等，以促进患肢的血液循环。

2.痰热腑实，风痰上扰

（1）证候特点：突发半身不遂，口舌㖞斜，言语不清，偏身麻木，腹胀，大便秘结，头晕目眩，咳痰多而稠，舌质红，舌苔黄腻，脉弦滑。

（2）护治原则：通腑化痰。

（3）代表方剂：星蒌承气汤。

（4）护理措施

1）给药：汤药宜空腹温服。服药后观察患者反应，一般药后 3～5 h 泻下 2～3 次稀便即可，说明腑气已通，不需再服。若服完上药后，未见大便，可报告医师，继续服药。

2）起居：空气流通，但避免冷风直吹，病室温度不可太高。卧床者定时翻身拍背以利痰液排出。

3）饮食：宜清热润燥、化痰利水之物，如萝卜、绿豆、丝瓜、冬瓜、香蕉等。忌食辛辣刺激、肥甘厚腻等助火生痰之品，如羊肉。痰多者，可多饮温开水及果汁等，并定时翻身拍背，以促进痰液的排出。

3.经络空虚，风邪入中

（1）证候特点：平素及发病前常有眩晕，手足麻木，肌肤不仁，突然口眼㖞斜，语言不利，口角流涎，甚则半身不遂。或兼见恶寒发热、肢体拘急、关节酸痛等症，舌苔薄白，脉浮弦或弦细。

（2）护治原则：益气活血，祛风搜络。

（3）代表方剂：大秦艽汤。

（4）护理措施

1）给药：汤药宜温服。

2）起居：病室要求温暖避风，汗多时应及时更换衣被。注意保暖，尤其患肢。头晕目眩者减少下床活动。

3）饮食：宜食益气、健脾、通络之品。食疗方举例：黄芪桃仁粥，黄芪 50 g，桃仁 10 g，地龙 2 g，粳米 100 g，白糖少许。

4）对症：手足肿胀者，应使血液畅通，抬高患肢以减轻肿胀程度，或用温热的水浸泡患肢使舒筋活络而消肿。

4.肝肾阴虚，风阳上扰

（1）证候特点：平素头晕头痛，耳鸣目眩，少寐多梦，腰膝酸软，突然一侧手足沉重麻木，舌强语謇,口眼㖞斜,半身不遂,舌质红,苔薄黄,脉弦滑或弦细而数。

(2)护治原则:育阴息风活络。

(3)代表方剂:镇肝息风汤。

(4)护理措施

1)给药:汤药宜早晚空腹服。经治疗后症状减轻者,可常服杞菊地黄丸以滋补肝肾,巩固疗效。

2)起居:病室宜凉爽通风,但避免凉风直吹。合理安排作息,保证充足的睡眠。

3)饮食:宜清淡,以养阴清热为主,如百合莲子薏仁粥。忌生冷、肥甘油腻之品。

4)情志:加强情志护理,避免情志刺激,切勿惊恐、郁怒,防止复中。

5)适宜技术:帮助患者在床上做被动运动,以缓解肢体的拘挛,如肩部的外旋、上提,前肩的伸展、旋后,手指的伸展、外旋及握手,大腿内旋及关节的协调动作等运动。

(二)中脏腑

1.闭证

(1)证候特点:突然昏仆,不省人事,牙关紧闭,口噤不开,两手握固,大小便闭,肢体强痉为闭证共有表现。阳闭者兼有面赤身热,气粗口臭,躁扰不宁,苔黄腻,脉弦滑而数者;阴闭者兼有面白唇暗,静卧不烦,四肢不温,痰涎壅盛,苔白腻,脉沉滑而缓者。

(2)护治原则:清热息风,辛凉开窍;温阳化痰,醒神开窍。

(3)代表方剂:至宝丹合羚羊角汤,涤痰汤或苏合香丸。

(4)护理措施

1)给药:中药宜少量多次频服。可用吸管进药,或浓煎后滴入,尽量防止呛咳,必要时采用鼻饲法。

2)起居:若患者肢体强痉拘挛,躁动不安,应将指甲剪短,双手握固软物,并加床档,以免自伤或跌倒。卧床者定时翻身并按摩受压部位以防压疮的发生。

3)饮食:忌肥甘油腻生湿助火之品。宜给予白菜汤、萝卜汤、芹菜汤、小米粥、面汤、橙汁等。进食可采取鼻饲法。

4)对症:①大便秘结者可予生大黄粉溶化鼻饲以通腑泄热。②小便闭者,应导尿或用针刺法利尿。③高热神昏者,可针刺十宣放血,或针刺大椎、曲池、陶道等穴。④强痉的肢体可轻轻按摩,或用加味止痉散以止痉通络,并保持肢体的功能位置,切忌强劲拉伸,以防损伤肌肉或骨折。

2.脱证

(1)证候特点:突然昏仆,不省人事,目合口张,鼻鼾息微,手撒肢冷,大小便自遗,舌痿,脉微欲绝。

(2)护治原则:温阳化痰,醒神开窍。

(3)代表方剂:参附汤。

(4)护理措施

1)给药:汤药宜灌服或鼻饲。可给予参附注射液或生脉注射液静脉滴注,以回阳固脱。

2)起居:四肢厥冷者应保暖,适当给予热水袋或增加衣被。对二便失禁者,勤换衣服,注意皮肤护理,防止压疮的发生。

3)对症:可用艾灸神阙、气海、关元等穴位,每次 20 min,有利于回阳固脱。用石菖蒲煎液浸湿纱布覆盖口部,即有开窍、宁心、安神之功。

(三)后遗症

1.半身不遂

(1)气虚血滞,脉络瘀阻

1)证候特点:半身不遂,肢软无力,语言謇涩,口眼㖞斜,面色萎黄,舌歪,舌质淡紫,苔薄白,脉细涩。

2)护治原则:益气养血,化瘀通络。

3)代表方剂:补阳还五汤。

4)护理措施:①汤药宜温服。②注意保暖,应避风寒。注意劳逸结合,不宜过于疲倦。③饮食宜清淡,营养丰富,易消化,忌肥甘厚腻。④适宜技术:鼓励患者坚持功能锻炼,对无自主运动能力者,帮助做伸屈、抬肢等被动运动;对自主运动能力不全者,可指导患者在床上做自我屈伸运动、抓握等,待自主运动能力逐步恢复后再下床运动。亦可给予推拿按摩法,常用穴位如曲池、合谷、环跳、阳陵泉、足三里、颊车、委中、承山、风池、阴陵泉、三阴交等。出现自主运动后,以自主运动为主、被动运动为辅,由健肢带动患肢,可根据自身情况选做脚踩木棍、手指爬杆、手搓核桃等活动。

(2)肝阳上亢,脉络瘀阻者:

1)证候特点:半身不遂,患肢僵硬拘挛,头痛眩晕,急躁易怒,舌歪,舌红绛,苔黄,脉弦。

2)护治原则:平肝潜阳,息风通络。

3)代表方剂:镇肝息风汤。

4)护理措施:①汤药宜早晚空腹服。②休息和锻炼时间要有规律,不宜过于疲倦,起居宜避风寒。③饮食宜清淡,营养丰富,易消化,忌肥甘厚腻。④劝导患者平时应注意克制自己的情绪,勿激动,学会"制怒",减少复发因素。鼓励患者积极参与多样化的娱乐活动,分散对疾病的注意力。⑤根据肢体功能损伤的程度采取不同的方法,循序渐进,逐渐加强活动量。功能锻炼时,上肢应多做前臂、腕、指的伸指动作;卜肢应多做伸屈外展动作。

2.语言不利

(1)证候特点:舌强言謇,或音暗失语,口眼㖞斜,伴有肢体麻木或半身不遂,心悸,气短,舌歪,舌质暗或淡,脉弦滑或沉细。

(2)护治原则:搜风化痰宜窍。

(3)代表方剂:解语丹或地黄饮子。

(4)护理措施

1)给药:汤药宜温服。

2)情志:稳定患者情绪,避免七情刺激。

3)适宜技术:针刺廉泉、哑门、承浆、大椎等穴,帮助语言謇涩者恢复。

3.口眼㖞斜

(1)证候特点:口眼㖞斜,或舌歪,语言不利,口角流涎,咀嚼不利,患侧眉低眼垂,舌苔白腻,脉弦滑。

(2)护治原则:祛风除痰通络。

(3)代表方药:牵正散。

(4)护理措施

1）给药：汤药宜温服。

2）情志：保持患者稳定的情绪，防止复中。

3）饮食：宜清淡，忌肥甘油腻辛辣之品。

4）对症：口眼㖞斜者，可按压地仓、颊车、下关、合谷等穴，或予穴位贴敷法：白附子15 g，蝎尾15 g，僵蚕30 g研细末，酒调涂患处，以活血通络。

三、健康教育

1.调畅情志

保持情绪稳定，避免恼怒。不受外界因素的干扰，有利于心气的平和，正气的恢复。

2.合理饮食

饮食宜清淡，忌食肥甘辛辣之品，戒烟酒。

3.起居有常

生活规律，劳逸结合。摄生有度，固其本源。

4.防治结合

出现头痛、头晕、肢麻等先兆症状时，及早就医。对有家族遗传史和形肥体胖者更应积极预防。积极治疗各种可能诱发中风的原发病，如高血压、糖尿病等。

（高婷婷）

第十四节 泄 泻

泄泻是以大便次数增多，粪质稀薄，甚至泻如水样为特征的一种病证。一般大便溏薄而势缓者为泄，大便清稀如水而直下者为泻。一年四季均可发生，但以夏、秋季节较为多见。本病与现代医学之腹泻含义相同，可见于多种疾病中，如急、慢性胃肠炎，肠结核，过敏性结肠炎，胃肠功能紊乱等，若以腹泻为主症者，均可参照本节辨证施护。

一、病情观察

1.症候特点

根据发病急缓，病势轻重，可分为暴泻和久泻。起病急、病势重者为暴泻，根据其感邪性质及症状表现可分为寒湿泻、湿热泻、伤食泻；起病缓、病势轻者为久泻，根据其症候表现，分为肝郁泻、脾虚泻、肾虚泻。

2.排出物

观察大便性状和伴发症，以辨寒热虚实。粪质清稀如水，腹痛喜温，多属寒证；粪质黄褐，味臭较重，肛门灼热，多属热证；病势急骤，脘腹胀痛，腹痛拒按，多属实证；病程较长，腹痛喜按，多属虚证。

3.症情变化

观察体温、脉搏、呼吸、血压，并详细记录。若出现眼窝凹陷，口干舌燥，皮肤干燥、弹性差等症状，多为伤阴之象。如见呼吸深长，烦躁不安，恶心、呕吐，四肢厥冷，少尿或无尿，为阳气外脱征象，应立即报告医师进行抢救。

二、辨证施护

本病总的护治原则是运脾化湿,暴泻者治宜分利,久泻者治宜扶正。

(一)暴泻

1. 寒湿泻

(1)证候特点:泻下清稀,甚则如水样,腹痛肠鸣,脘闷食少,或兼恶寒发热,头痛,肢体酸痛,苔薄白或白腻,脉濡缓。

(2)护治原则:芳香化湿,解表散寒。

(3)代表方剂:藿香正气散。

(4)护理措施

1)给药:汤药宜热服,服后加衣被,以利汗出。

2)起居:病室宜温暖,注意腹部保暖,多着衣被,保持室内空气清新,注意通风。

3)饮食:宜温热、清淡,可给炒米粉、炒面粉,以燥湿止泻。忌食生冷瓜果。

4)适宜技术:腹部热敷或艾灸脐部,按压中脘、天枢、上巨虚、阴陵泉等穴位。

2. 湿热泻

(1)证候特点:腹痛即泻,泻下急迫,或泻而不爽,粪色黄褐而臭,肛门灼热,或烦热口渴,小便短赤,舌苔黄腻,脉濡数或滑数。

(2)护治原则:清热利湿。

(3)代表方剂:葛根芩连汤。

(4)护理措施

1)给药:汤药宜饭后服。

2)起居:病室宜凉爽干燥,通风良好。发热者应卧床休息。

3)饮食:多予水果汁或瓜果煎汤饮,以清热利湿。食疗方举例:加味竹叶粥,鲜竹叶 40 g,生石膏 50 g,扁豆 15 g,荷蒂 1 个,粳米 100 g,砂糖少许。

4)对症:取中脘、天枢、上巨虚、阴陵泉等穴位按压,忌灸。肛门灼热疼痛者,可予苍术、黄柏煎水坐浴,擦干后再涂以黄连膏。

3. 伤食泻

(1)证候特点:腹痛肠鸣,泻下粪便臭如败卵,泻后痛减,大便伴有不消化之物,脘腹痞满,嗳腐吞酸,不思饮食,舌苔黄腻或垢浊,脉滑。

(2)护治原则:消食导滞。

(3)代表方剂:保和丸。

(4)护理措施

1)给药:方药宜饭后服用。泻下不畅者,为使积食尽快排出,可予大黄、枳实煎水内服。

2)起居:保持病室空气新鲜,床褥保持清洁,被污染的衣被应及时更换清洗。

3)饮食:病情严重者控制饮食,甚则暂时禁食,待宿食泻净后才可进细软或半流质饮食,少食多餐。食疗方如曲米粥,神曲 15 g,粳米 100 g,煮粥服食。

(二)久泻

1. 肝郁泻

(1)证候特点:每因抑郁恼怒,或情绪紧张之时,即发生腹痛泄泻,便后腹痛略减,再痛再泻,平时多有胸胁胀闷、嗳气食少,舌淡红,脉弦。

(2)护治原则:抑肝扶脾。

(3)代表方剂:痛泻要方。

(4)护理措施

1)给药:汤药宜温服。

2)起居:病室宜凉爽通风,症状缓解时,可多参加室外活动,以增强脾胃功能。

3)饮食:常食金橘饼、陈皮等,以疏肝利气,忌生冷瓜果。食疗方举例:莱菔子粥,莱菔子10 g,粳米适量,煮粥服食。

4)情志:加强情志护理,避免劳倦忧虑和抑郁恼怒,保持心情舒畅。

5)适宜技术:若胃痛较甚,可按压中脘、期门、足三里、阳陵泉等穴位。

2.脾虚泻

(1)证候特点:大便不实,时溏时泻,每因稍进油腻或劳累之后,则便次增多,甚则夹有不化之物,饮食减少,脘腹胀闷不适,面色萎黄,肢倦乏力,舌淡苔白,脉细弱。

(2)护治原则:健脾益胃。

(3)代表方剂:参苓白术散。

(4)护理措施

1)给药:汤药宜空腹热服。

2)起居:动静结合,劳逸适度。适当锻炼以通调脏腑,增强体质。

3)饮食:有节,少食多餐,温热细软,多食健脾补中之品,忌生冷油腻之品。食疗方举例:大麦芽 30 g,鸡内金 30 g,文火炒黄研末,加少许白糖,温开水冲服。

4)适宜技术:按压脾俞、中脘、天枢、足三里等穴位,以健脾止泻。小儿可配合推拿和捏脊疗法。

3.肾虚泻

(1)证候特点:泄泻多在黎明之前,脐腹隐痛,肠鸣即泻,泻后则安,腰膝酸软,形寒肢冷,舌淡苔白,脉沉细。

(2)护治原则:温肾健脾,固涩止泻。

(3)代表方剂:四神丸。

(4)护理措施

1)给药:汤药宜空腹热服,若睡前或夜间服用,效果更佳。

2)起居:病室温暖向阳,多加衣被,黎明前如厕,应穿好御寒衣物,以免受凉。根据病情和患者体质,鼓励患者适当参加运动。

3)饮食:多食胡桃、狗肉等以温补肾阳,忌生冷硬固之品。食疗方举例:加味金樱子粥,金樱子 10~15 g,山药 150 g,芡实 50 g,粳米 100 g。先煎金樱子取汁,再同山药、芡实、粳米煮为粥,温食。

4)适宜技术:按压脾俞、章门、天枢、足三里、肾俞、命门、关元等穴位,以温肾止泻。

三、健康教育

1.生活规律

起居有节,不露宿湿地,根据气候变化及时增减衣被,注意腹部保暖。加强体育锻炼,增强脾胃运化功能。

2.饮食习惯

加强饮食调养,定时定量,少食多餐,不可过食生冷。指导患者进行饮食疗法。小孩应合理喂养,添加辅食不宜太快,宜渐次增加。

3.讲究卫生

保持个人卫生,饭前便后洗手,禁食不洁及腐败食物,防止"病从口入"。保持肛周清洁,小儿若出现红臀者,可遵医嘱给予清热解毒中药液熏洗或外敷。

4.调畅情志

保持情绪安定,切忌烦躁郁怒,尤其对肝气郁滞腹泻患者。

(高婷婷)

第十五节　黄　疸

黄疸是由感受湿热疫毒,肝胆气机受阻,疏泄失常,胆汁外溢所致,以目黄、身黄、小便黄为主要表现的病症,其中以目黄最为突出。本病与现代医学中黄疸意义相同,现代医学中病毒性肝炎、肝硬化、胆石症、胆囊炎等,以黄疸为主要表现者,均可参照本节进行辨证施护。

一、病情观察

1.证候特点

观察起病急缓、病程长短及黄色特点,以辨别阴黄和阳黄。起病急、病程短、黄色鲜明如橘者,为阳黄;起病缓,病程长,黄色晦暗如烟熏者,为阴黄。根据感邪性质的不同,阳黄分为热重于湿、湿重于热。阴黄分为寒湿、脾虚。急黄为黄疸的凶险类型,起病急骤,变化迅速,黄色强烈如金者,多为急黄,应及时抢救治疗。

2.颜色

观察黄疸颜色之加深或消退,是病情进退的主要指征。如黄色加深,是病情加重的趋势,黄色减退则为病情缓解的表现。

3.症情变化

黄疸经久不退或失治,应观察胁下有无积块和触痛,腹壁有无青筋暴露,腹胀大等转为臌胀的征象。

二、辨证施护

黄疸总的护治原则是化湿邪,利小便。

(一)阳黄

1.热重于湿

(1)证候特点:身目俱黄,黄色鲜明,或见发热,口渴,脘腹胀满,食少纳呆,厌油腻,恶心呕吐,大便秘结,小便短赤。舌红,苔黄腻,脉弦数。

(2)护治原则:清热通腑,利湿退黄。

（3）代表方剂：茵陈蒿汤。

（4）护理措施

1）给药：汤药宜饭前稍凉服。

2）起居：病室宜偏凉，空气新鲜，通风良好。"人卧血归于肝"，患者应多卧床休息，重症绝对卧床，直至黄疸基本消退，方可逐渐起床活动。及时清理呕吐污物，以免秽浊之气影响进食环境。

3）饮食：宜清淡，偏凉，易消化，如西瓜、梨、藕、芹菜、西红柿、赤小豆等。勿过食酸味或多用辛燥香窜之品如芥末等，防伤肝气。有呕吐、腹泻等胃肠道症状者，给予山楂、萝卜等食品开胃、助消化。

4）对症：可予通关法：瓜蒂为末，如大豆许，吹鼻中。阳黄多具传染性，应根据诊断加以隔离。严格执行消化道和血源的隔离制度，按时消毒餐具、衣物和居室，谨慎输血和用药，并限制患者活动范围。

2.湿重于热

（1）证候特点：身目俱黄，黄色不如前者鲜明，无发热或身热不扬、头身困重、恶心、呕吐、苔腻、脉濡缓。

（2）护治原则：利湿化浊，清热退黄。

（3）代表方剂：茵陈五苓散。

（4）护理措施

1）给药：汤药宜饭前温服，呕恶者少量多次分服，或加数滴姜汁于舌面。

2）起居：湿为阴邪，得温则行，病室宜温热，阳光充足。

3）饮食：宜偏温、清淡，营养丰富。忌生冷、油腻之品，忌醇酒。取蒸煮少煎炸的烹饪方法，以利于食物消化吸收。

4）适宜技术：黄疸消退缓慢者，可予双侧内关、足三里、合谷等穴位点穴，或配合体育、气功等疗法等加强退黄之力。

（二）急黄

1.证候特点

发病急骤，黄色迅速加深，其色如金。高热，烦渴，神昏谵语，皮肤瘙痒，烦躁抽搐。舌红绛，苔黄燥，脉弦滑。

2.护治原则

清热解毒，凉血开窍。

3.代表方剂

犀角散。

4.护理措施

（1）给药：汤药浓煎，少量频服。

（2）起居：绝对卧床休息，加设床栏。等患者病情好转后，再适当下床活动。做好口腔及皮肤护理。

（3）饮食：应予流质，病情好转后再改为半流质。忌辛辣、油腻、海腥之物。

（4）对症：高热者可予物理降温；高热昏迷者可遵医嘱灌服安宫牛黄丸、紫雪丹等，或用茵陈、栀子、大黄、甘草煎汤，保留灌肠，每日1次以泄热退黄；出现便血、皮肤紫斑者，可予三七粉口服;烦躁不安者,应加床栏,防止发生意外。

(三)阴黄

1.寒湿阻遏

(1)证候特点:身目俱黄,黄色晦暗如烟熏。脘闷或腹胀,纳呆,便溏。舌淡,苔白腻,脉濡缓。

(2)护治原则:温中化湿,健脾和胃。

(3)代表方剂:茵陈术附汤。

(4)护理措施

1)给药:汤药宜温热服。

2)起居:防寒保暖,随季节变化随时增减衣被,病室整洁、向阳。

3)饮食:宜温热,可食香蕉、西瓜、冬瓜等食物利湿退黄。汤汁不宜多服,忌生冷甜腻碍胃之品。

2.脾虚血亏

(1)证候特点:身目俱黄,黄色浅淡。病程长。纳少,腹胀,便溏,神疲畏寒。舌淡,苔白,脉濡细。

(2)护治原则:健脾养血,利湿退黄。

(3)代表方剂:黄芪建中汤。

(4)护理措施

1)给药:汤药宜饭前热服。不用变质、过期及有损肝脏的药物,尤其原有慢性肝病及老年患者,较易发生药物性肝病。

2)起居:病室宜温热、向阳、整洁。患者应注意防寒保暖,随季节变化增减衣被。注意皮肤清洁,防止因皮肤瘙痒而抓伤破损或致使感染,必要时可涂止痒剂。便溏者保持肛周清洁,常用温水清洗或涂以液状石蜡等。

3)饮食:宜温补,多食鱼、肉、禽、蛋等血肉有情之品。忌油腻、硬固之品。

三、健康教育

(1)黄疸具有传染性,应加强防疫措施。保持公共环境的整洁,注意动物管理和水源管理,消除隐患,防止疾病传播。

(2)食饮有节,勿嗜酒,勿进食不洁之品及恣食辛热肥甘之物,饮食宜清淡。

(3)因急慢性疾病引起的黄疸,应积极治疗原发病。

(4)本病易反复发作,应做好患者的思想工作,消除顾虑。

(高婷婷)

第十六节　水　肿

水肿是肺、脾、肾三脏功能失调、全身气化功能障碍致使体内水液潴留,泛滥肌肤,表现以头面、眼睑、四肢、腹背,甚至全身浮肿为特征的一类病证。水肿有阴水、阳水之分。阳水多实,多伤于外感风邪、疮毒、水湿之邪;阴水多虚或虚实夹杂,多由饮食劳倦、禀赋不足、久病体虚所致。现代医学中的急慢性肾炎、肾病综合征、充血性心力衰竭、营养不良、内分泌失调等出现的水肿,均可参考本节辨证施护。

一、病情观察

1.证候特点

观察起病急缓、病程长短及肿起部位,以辨别阴水和阳水。①阳水起病较急,肿多由上而下,继及全身,肿处皮肤绷紧光亮,按之凹陷即起,兼见烦热、口渴、小便赤涩、大便秘结等表、热、实证。②阴水常积渐而成,病势缓,病程长,肿多由下而上,继及全身,肿处皮肤松弛,按之凹陷难复,兼见不烦渴、小便少但不赤涩、大便溏薄、神疲气怯等里、虚、寒证。

2.水肿情况

观察水肿的部位、起始部位、程度、消长规律等情况,以助判清病情进退。①观察水肿的部位是肿在四肢抑或胸腹腰背。②水肿的起始部位是从眼睑、面部开始,还是从足踝、下肢肿起。③水肿的程度是否呈凹陷性水肿,随按随起或是按之难复。④观察水肿的消长有无规律可循,肿势消退迅速或是逐渐加重,甚至出现胸腔积液、腹腔积液。

3.排出物

观测排出物的色、质、量、味的变化,注意每日有无尿液排出,是否混浊或见血尿;大便是否通畅;若有呕吐物,是否夹杂痰涎、不消化食物或血液。

4.症情变化

若见尿量增加、体重降低、水肿减轻等则说明病情向愈;严重者可见尿闭或尿少,恶心,呕吐,口有秽味,鼻衄,牙宣,头痛,抽搐,神昏谵语等危象。密切观察有无头晕、气喘、心悸、少尿、呕恶、畏食等症状,防止关格、癃闭、心悸、眩晕等发生。可有乳蛾、心悸、疮毒、紫癜以及久病体虚史。

二、辨证施护

本病主要护治原则是发汗、利尿、泻下逐水。

(一)阳水

1.风水相搏

(1)证候特点:眼睑浮肿,继则四肢及全身皆肿,来势迅速,多有恶寒发热,肢节酸楚,小便不利等症。偏于风热者,伴咽喉红肿疼痛,舌质红,脉浮滑数。偏于风寒者,兼恶寒、咳喘,舌苔薄白,脉浮滑或浮紧,如水肿较甚,亦可见沉脉。

(2)护治原则:祛风解表,宣肺利水。

(3)代表方剂:越婢加术汤。

(4)护理措施

1)给药:药宜轻煎热服,药后予热稀粥或热饮,加衣盖被,以助药力,并观察药后汗出情况及尿量变化。

2)起居:急性期宜卧床休息,对严重水肿的患儿应限制活动。衣着冷湿及时更换,御寒避暑,预防外感。

3)饮食:宜富含蛋白质、清淡易消化的食物,忌过咸、辛辣、肥甘之品。外感症状明显者予半流食。食疗方如赤小豆汤频饮,以助利尿消肿。

4)对症:头面浮肿甚者可用浮萍煎水熏蒸促汗消肿。掌握发热情况,注意有无恶寒、咽喉肿痛、舌脉变化等以区分寒热,帮助诊断及用药。

2.水湿浸渍

(1)证候特点:全身水肿,下肢明显,按之没指,小便短少,身体困重,胸闷,纳呆,泛恶,苔白腻,脉沉缓,起病缓慢,病程较长。

(2)护治原则:健脾化湿,通阳利水。

(3)代表方剂:五皮饮合胃苓汤。

(4)护理措施

1)给药:药宜温服,记录 24 h 小便量。

2)起居:病室宜安静,环境清新,阳光充足。勿久居阴冷潮湿之所,勿长期从事水中作业。发作期宜取卧位,抬高下肢,以利减轻浮肿。观察水肿的肿势,症状减轻可适当活动,以利舒筋活络。

3)饮食:宜健脾利水渗湿之品,如鲫鱼、薏苡仁粥等,适当限制水的摄入量。

4)对症:可采用其他各种措施帮助水肿消散,如冬瓜水煎汤洗浴、外用膏药敷贴脐部,使水邪从小便而出。或于肾区及少腹区轻轻揉按,以促使邪从小便而去。

3.湿热壅盛

(1)证候特点:遍体浮肿,皮肤绷紧光亮,胸脘痞闷,烦热口渴,小便短赤,或大便干结,舌红苔黄腻,脉沉数或濡数。

(2)护治原则:清热利湿,疏理气机。

(3)代表方剂:疏凿饮子。

(4)护理措施

1)给药:服用湿热疏利汤剂,分治表里水气从二便而去,记录药后小便量及大便次数。服用峻下逐水剂,应注意药量、方法、时间的准确,并观察药后反应,每日 1 次,清晨空腹服下,记录大便次数,以肿退为度,中病即止。

2)饮食:饮食节制,忌醇酒及肥甘厚味。宜清淡饮食,频频欲呕者在舌上滴生姜汁以助止呕。水肿严重者予低盐或无盐饮食。尿少尿黄者多予清凉饮料,如绿豆汤、西瓜汁等清热解毒,利水消肿。大便干结者多予粗纤维食物,如芹菜等以通便泄热,便后糜粥自养。

3)对症:可采用保留灌肠,用清热软坚剂,如大黄、牡蛎等使水邪从大便而泄,灌肠后记录大便次数及水肿的减轻效果。

(二)阴水

1.脾阳虚衰

(1)证候特点:身肿日久,腰以下为甚,按之凹陷不易恢复,脘腹胀闷,纳减便溏,面色不华,神疲乏力,四肢倦怠,小便短少,舌质淡,苔白腻或白滑,脉沉缓或沉弱。

(2)护治原则:温阳健脾,利水祛湿。

(3)代表方剂:实脾饮。

(4)护理措施

1)给药:汤药温服以散邪。

2)起居:病情允许可在阳光下适当活动,肿甚者应卧床休息。

3)饮食:宜富于营养,宜薄滋味,尤其疾病后期,应少食多餐以免增加脾胃负担。忌生冷、烈酒,少食产气食物,如牛奶、豆类、红薯等。食疗方如鲤鱼汤、玉米须煎水服,以健脾利水。淡酒可少量饮用有助温通阳气。

4)对症:泛恶欲呕者可指压内关、合谷等穴降逆止呕,或在舌上滴生姜汁以助止呕。

2.肾阳衰微

(1)证候特点:水肿反复消长不已,面浮身肿,腰以下甚,按之凹陷不起,尿量减少或反多,腰酸冷痛,四肢厥冷,怯寒神疲,面色白,甚者心悸胸闷,喘促难卧,腹大胀满,舌质淡胖苔白,脉沉细或沉迟无力。

(2)护治原则:温肾助阳,化气行水。

(3)代表方剂:真武汤。

(4)护理措施

1)给药:温阳药不宜辛热太甚以防耗阴。小儿及服药有困难者,可缓慢灌服或鼻饲给药,以防呛入气管。散剂可装入胶囊吞服或蜂蜜水调服。

2)起居:全身浮肿明显者宜卧床静养,待病情允许后再适当锻炼,循序渐进增加活动量,以不疲劳为度。保证充分休息和睡眠,节欲保精。心悸喘促者可予舒适卧位,以改善症状。

3)饮食:宜富于营养,可予乳类、蛋类、黑芝麻等补肾利水之品,酌情加用紫河车、龟甲胶、鹿角胶等血肉有情之品,以填补精血。必要时需鼻饲饮食,注意温度、数量、时间的监护。宜低盐或无盐饮食,戒烟限酒,忌辛辣、海腥等食物以防水肿复起。严格控制进水量,以"量出为入"的原则。记录24 h出入量,以判断水肿消长情况及肾功能改善程度,为辨证用药和调整液体数量提供依据。

4)适宜技术:全身水肿严重者通常宜灸不宜针,以免流水不止而导致感染,取水分、气海、三焦俞、脾俞、肾俞、阴陵泉等穴,施以灸法以温阳利水。或用耳针,可选脾、肾、肝、皮质下、膀胱、腹、大肠等耳穴,中等刺激。

三、健康教育

1.水肿忌盐

肿势较重者应予无盐饮食,轻者予低盐饮食,肿退之后以偏淡饮食为宜。

2.调摄起居

生活环境潮湿者,应迁居干燥处。平时应避免冒雨涉水,注意保暖,多进行户外活动,接触日光,减少感冒的发生。减少噪声刺激,尤其小儿防止惊恐伤肾。

3.个人卫生

保持皮肤清洁,避免搔抓破损,预防肌肤疮痍。月经期、妊娠期的妇女注意每日清洗会阴,防止逆行感染。

4.节欲保精

劳逸结合,节制房事。晚婚少育,患病者勿妊娠。保证睡眠充足,休息勿劳。

5.治原发病

积极治疗心悸、臌胀、癃闭、乳蛾、丹痧、龋齿等疾病,早期发现,彻底治疗,以免诱发水肿病。

（高婷婷）

第十七节　消　渴

消渴是以多饮、多食、多尿、身体消瘦或尿浊、尿有甜味为主要症状的病证。消渴发病率高,病程长,并发症多,是严重危害人类健康的病证之一。儿童罹患本病者,一般病情较重。本病常由素体阴虚,复因饮食不节,情志失调,劳欲过度所导致。其病机是阴虚燥热,主要受累脏腑为肺、胃、肾。日久可出现胸痹、中风、水肿、痈疽等多种并发症。

现代医学中的糖尿病、尿崩症、甲状腺功能亢进等,可以参照本节辨证施护。

一、病情观察

1.证候特点

消渴病的多饮、多食、多尿"三多"症状往往同时存在,根据其程度轻重不同有上、中、下三消之分,一般以多饮症状突出者为上消,属燥热伤肺;多食症状突出者为中消,属胃燥津伤;多尿症状突出者为下消,属肾阴亏虚。

2.并发症

消渴病久常并发眩晕、肺痨、胸痹心痛、中风、白内障、雀目、耳聋、疮疖痈肿等,亦有先见并发症而"三多"症状不显著者,因而早期发现头晕、气喘、心悸、胸前区憋闷疼痛、手足麻木疼痛、视物模糊不清、皮肤瘙痒、易生疮疡等,更有临床意义。

3.症情变化

观察饮水量、食量、尿量及体重的变化,及时发现烦渴、头痛、呕吐、呼吸深快、口有异味,甚或昏迷厥脱危象。更应密切观察儿童患者。

二、辨证施护

消渴护治原则为养阴润燥。

（一)上消(肺热伤津)

1.证候特点

口渴多饮,口舌干燥,尿频量多,烦热多汗,舌边尖红,苔薄黄,脉洪数。

2.护治原则

清热润肺,生津止渴。

3.代表方剂

消渴方。

4.护理措施

(1)给药:中药宜按时服用,煎剂宜温服。观察记录用药反应。

(2)起居:保持居室冷暖适宜,环境安静、光线柔和、空气清新。注意劳逸适度。轻者可随意活动,或进行有规律的适当运动,以不感到疲劳为度,避免懒动;重者应卧床休息,给予生活照顾。

(3)饮食:以清淡为宜,少食油炸、油煎食物,多食能清热养阴生津之品,如苦瓜、黄瓜、冬瓜、萝卜、番茄、白菜及适量的瘦猪肉、鸡蛋等。注意控制食量。忌服含糖饮料及含糖口服液。

(4)对症:①口干烦渴者,可用鲜芦根、天花粉、麦冬、沙参等泡水代茶饮,或西瓜嫩皮煎水饮用。或常饮牛奶、羊奶、马乳,每次 50 mL,每日 3 次,以生津止渴。②保持大便通畅,可食芹菜、甜杏仁、萝卜等通便果蔬,必要时可予少量番泻叶用开水泡后代茶饮。③皮肤干燥、瘙痒,应避免搔抓、烫洗,可用润肤类油膏涂擦。外阴瘙痒可用苦参、蛇床子煎水或洁尔阴清洗。

(二)中消(胃热炽盛)

1.证候特点

多食易饥,口渴,尿多,形体消瘦,大便干燥,苔黄,脉滑实有力。

2.护治原则

清胃泻火,养阴增液。

3.代表方剂

玉女煎。

4.护理措施

(1)给药:汤剂宜温服。准确记录食量、尿量、饮水量,每周测体重 1～2 次,以了解治疗效果和病情进退。若用药后出现头晕、心慌、无力、汗出、饥饿甚至昏迷等虚脱表现,应及时处理。

(2)起居:衣着宽松,不穿过紧的衣物、鞋袜,根据季节变化适时增减衣物,不可贪凉,尤其在寒冷季节要注意四肢末端保暖,以免血行瘀滞。发生疮疡时,应避免抓抠,保持局部清洁,可外用如意金黄散。

(3)饮食:控制饮食,宜定时定量进食,防止患者私自添加食物。多食粗粮、杂粮,如燕麦、荞麦、玉米,适量食用瘦肉、蛋类、鱼类、乳类食物以补充营养。饥饿时可予黄豆、生花生嚼食,或予新鲜叶类蔬菜充饥。忌食油腻、甜食、辛辣,禁烟酒。患者多喜冷恶热,但不可过食生冷之品,以防再伤脾胃。

(4)情志:患者若烦躁、焦虑、易怒,应予以开通、疏导。消除轻视、麻痹、无所谓的思想。配合音乐、舞蹈、色彩、香花、声疗、旅游等疗法,使之克服紧张、烦闷之感,保持精神舒畅,心情愉悦,促进身心功能的恢复。

(5)对症:胃脘不适或便秘难下,不宜针刺,可行局部按摩。用红外线等理疗温度不宜过高,以防烫伤。

(三)下消(肾阴亏虚)

1.证候特点

尿频量多,混浊如脂膏,或尿甜,腰膝酸软,乏力,头晕耳鸣。口干唇燥,皮肤干燥,舌红少苔,脉沉细数。

2.护治原则

滋阴固肾。

3.代表方剂

六味地黄丸。

4.护理措施

(1)给药:严格执行给药的时间、途径和药量,记录服药后的效果和反应。防止患者私自减量或漏服。

(2)起居:根据体力进行适当活动,不可过劳,要节制房事。

(3)饮食:宜滋阴补肾食物,如枸杞粥、桑椹汁、五味子炖蛋。控制食量及饮水量。

(4)对症:①注意观察患者视力、听力及全身情况,尽早发现白内障、耳聋、眩晕等,及时诊治。若见舌强语謇、半身麻木不遂、口眼㖞斜等中风表现，积极救治。②可按摩足少阴肾经、足厥阴肝经及任督二脉，艾灸肾俞、关元、复溜、三阴交等穴。按摩肾、输尿管、膀胱、胃、小肠、胰腺、心、肝、肾上腺、甲状旁腺、坐骨神经等足底反射区。③饮用醴泉及冰泉之水，或温泉浴，每次 30～60 min，以利疗养康复。

(四)下消(阴阳两虚)

1.证候特点

小便频数，混浊如膏，甚至饮一溲一，面容憔悴，耳轮干枯，腰膝酸软，形寒畏冷，阳痿或月经不调，舌淡苔白，脉沉细无力。

2.护治原则

温阳滋阴，益肾固摄。

3.代表方剂

金匮肾气丸。

4.护理措施

(1)给药：汤剂宜文火久煎。药液应温服，病重可随煎随服。

(2)起居：尽量避免长途跋涉，减少活动，病重者应卧床休息，禁房事。

(3)饮食：选用强壮补肾之品，如韭菜、黑豆、黑芝麻、猪胰粥、杜仲炒腰花等。控制饮食及饮水量。

(4)对症：①观察眼睑、下肢、足趾，尽早发现水肿、脱疽。②密切注意患者面色、神志、呼吸、脉象变化，若见烦渴面红，头痛，恶心，口有异味，呼吸深快，或神昏迷蒙，四肢厥冷，脉微数疾等阴虚阳浮或阴阳离决危象，积极救治。③松静功、内养功和强壮功等选用一种，长期坚持修炼。④体疗可以根据患者体质状况选择散步、慢跑、游泳、划船、骑自行车等运动项目，传统体疗的康复操、五禽戏、八段锦、太极拳等独具特色，亦可以选用。本法可以与音乐、空气、森林、日光疗法配合提高疗效。

三、健康教育

1.起居规律

尤其中年以后，形体肥胖、多食肥甘厚味、坐卧少动、房事不节者，尤易发病。节制房事和生育，免伤肾气。注意个人卫生，保持全身和局部清洁，防止损伤，尤其要注意口腔、外阴、足部的防护。积极运动锻炼，循序渐进，促进疾病康复。

2.合理饮食

定时定量进食，食谱宜多样化，向患者耐心解释控制饮食的作用和重要性。

3.应急处理

坚持正规治疗，学会自测血糖和尿糖的方法，学会应对低血糖的情况，当出现心慌、冷汗、手抖，甚至昏倒时，应立即给予患者糖水服用以缓解症状。

4.注重预防

提高认识，及早防治各种并发症，如雀盲、痈疽、水肿、中风、厥证、耳聋、肺痨等，提高生活质量。

(高婷婷)

第十七章　消毒供应中心感染预防与控制

第一节　消毒供应中心一次性使用无菌物品的管理

一、一次性使用无菌物品的管理

修订的《医院感染管理规范(试行)》中,对一次性无菌医疗用品的管理更为明确,要求医疗机构在使用一次性无菌医疗用品的管理中必须达到以下要求。

(1)医院所用一次性使用无菌医疗用品必须由设备部门统一集中采购,使用科室不得自行购入。

(2)医院采购一次性使用无菌医疗用品,必须从取得省级以上药品监督管理部门颁发的《医疗器械生产企业许可证》《工业产品生产许可证》《医疗器械产品注册证》和卫生行政部门颁发的卫生许可批件的生产企业,或取得《医疗器械经营企业许可证》的经营企业购进合格产品;进口的一次性导管等无菌医疗用品应具有国务院药品监督管理部门颁发的《医疗器械产品注册证》。

(3)每次购置,采购部门必须进行质量验收,订货合同、发货地点及货款汇寄账号应与生产企业或经营企业相一致,并查验每箱(包)产品的检验合格证、生产日期、消毒或灭菌日期及产品标识和失效期等;进口的一次性导管等无菌医疗用品应具有灭菌日期和失效期等中文标识。

(4)医院保管部门专人负责建立登记账册,记录每次订货与到货的时间、生产厂家、供货单位、产品名称、数量、规格、单价、产品批号、消毒或灭菌日期、失效期、出厂日期、卫生许可证号及供需双方经办人姓名等。

(5)物品存放于阴凉干燥、通风良好的物架上,距地面≥20 cm,距墙壁≥5 cm;不得将包装破损、失效和霉变的产品发放至使用科室。

(6)科室使用前应检查小包装有无破损、失效,产品有无不洁净等。

(7)使用时若发生热原反应、感染或其他异常情况,必须及时留取样本送检,按规定详细记录,报告医院感染管理科、药剂科和设备采购部门。

(8)医院发现不合格产品或质量可疑产品时,应立即停止使用,并及时报告当地药品监督管理部门,不得自行做退货和换货处理。

(9)一次性使用无菌医疗用品用后必须按当地卫生行政部门的规定进行无害化处理;禁止重复使用和回流市场。

(10)医院感染管理科须履行对一次性使用无菌医疗用品的采购、管理和回收处理的监督检查职责。

在有关一次性使用无菌医疗用品的用后处理中还规定,医务人员必须把用后的锐器(针头、穿刺针等)放入防渗漏、耐刺的容器内,并做好无害化处理。

二、一次性使用无菌物品入库的工作

1. 一次性使用无菌物品入库的工作流程

(1)凡是进入库房的物品应暂时放在待检区,经过检验、登记后才能进入到储存的区域。

(2)对根据计划领物入库的一次性使用无菌物品进行质量验收。包括验收每箱产品的检验合格证、生产日期、消毒或灭菌日期及产品标识和失效期;进口的一次性使用无菌物品应具有灭菌日期和失效日期等中文标识;物品外包装清洁,标记清楚。没有污渍、水渍、破损、变形、霉变。

(3)进行入库登记内容包括入库日期、生产厂家、供货单位、产品名称、数量、规格、单价、产品批号、灭菌日期、失效期、出厂日期、供需双方经办人姓名。

2. 一次性无菌物品存放

(1)存放于专用库房内,环境清洁阴凉干燥、通风良好。温度适宜在18 ℃~22 ℃,湿度≤60%。

(2)物品的柜架必须离地高20~25 cm,离天花板50 cm,离墙远5 cm处。

(3)物品在库房储存中,以大包装形式存放。

(4)物品应分类码放,固定摆放位置(货架号、层次号和货位),并设有标牌。

(5)物品按有效日期顺序码放和发放。接近失效期的先发,远期后发。

三、一次性使用无菌物品出库的工作

1. 出库登记

(1)建立物品出库记录和物品出库记录单。

(2)每次发物出库及时填写记录单,记录发送物品日期、科室、物品名称、规格、数量、发物人、接物人等内容。

(3)定时进行出库物品记录和物资清点。

2. 退货区物品的处置

(1)不合格物品,应放置在退货区。使用科室退回的不合格物品、过期物品、储存运输中损坏的物品均应放在退货区。并立即报告科室负责人进行处理。

(2)非物品质量问题可进行换货,例如包装破损、标记不清、效期过近等问题。

(3)引起不良反应的物品质量问题,应停止使用。并由医院及时报告当地药品监督管理部门,不得自行做退、换货处理。

(4)退货区物品处理之后,及时退出库房。

四、消毒供应中心的库房分类及功能

1. **库房分类**

消毒供应中心库房可分为一次性使用物品库房和物资库房两类。一次性使用无菌物品库房存放无菌物品,如注射器、输液器、输血器、清洁纱布辅料等物品。物资库房存放化学消毒剂、清洗剂等杂用器具物品。

2. **库房的管理**

(1)专人管理,禁止无关人员进入库房。

(2)合理制定领物计划,经由科室领导审批后上报医院。

（3）规定库房物资储备的最低限量和最高限量,保证物品供应充足。

（4）库房物资管理和物资录入工作分别安排专人承担。

（5）每月清点盘库,账物应相符。

（牛鹏姣）

第二节　消毒供应中心应急预案

消毒供应中心的应急预案按影响程度、处理急缓、发生类型分4类:第一类是突发公共卫生事件,无菌物品供应应急预案指引;第二类是职业暴露应急预案指引;第三类是停电、停水、停蒸汽应急预案指引;第四类是灭菌器故障应急预案指引。

一、突发公共卫生事件,无菌物品供应应急预案指引

1.正常工作时间

（1）工作人员接到通知需要供应大量无菌物品时,应即时报告护士长。

（2）护士长调配人员组建应急供应小组,根据突发公共卫生事件的所需物品,15 min 内准备齐全并送至临床科室,做好物品出库记录。

（3）组织人员制作补充库存物品,保证随时供应到位。

2.节假日时间

（1）工作人员接到通知需要供应大量无菌物品时,应即时报告当班组长,由当班组长报告护士长。

（2）护士长指导当班组长调配人员组建应急供应小组,根据突发公共卫生事件的所需物品,15 min 内准备齐全并送至临床科室。

（3）当班组长组织人员制作补充库存物品,保证随时供应到位。

二、发生职业暴露应急预案指引

（1）受伤后,立即在伤0周围持续轻轻挤压出血液,然后用肥皂水和清水冲洗,再用碘酒或碘伏消毒,必要时进行伤口处理。

（2）报告护士长,由护士长负责登记并向院感部门汇报后,以确定是否需要接受 HIV、HBV、HCV 等血源性传播疾病的检查和随访,确保在第6周、第3个月、第6个月、第12个月接受跟踪检测。

（3）以文件的形式对事故进行详细记录。其内容包括该锐器的名称、型号、事故发生的地点并分析事故发生的原因。

（4）若病原不明或病原已确诊为 HIV 或 HBV、HCV 等,应依据国家卫健委制定的规章采取预防措施。若病原为 HIV,应在2 h 内采取措施。

（5）被 HBV 阳性患者血液、体液污染的锐器刺伤,应在24 h 内注射乙肝疫苗高价球蛋白,同时进行血液乙肝标记物检查,阴性者皮下注射乙肝疫苗 10 μg、5 μg、5 μg(0 个月、1 个月、6 个月间隔)。

三、停电、停水、停蒸汽应急预案指引

1.有计划地停电、停水、停蒸汽

(1)接到停电、停水、停蒸汽通知,护士长应根据停止时间重新安排工作,调整工作时间,将调整的工作安排告知各岗位工作人员,组长落实岗位职责,保证在停止供应前完成工作。

(2)提前告知各临床科室,以便得到科室的配合。

(3)在即将到停止电、水、蒸汽供应时间,组长应检查电源、供水开关、蒸汽阀的情况,并向护士长报告检查情况。

(4)如停止时间过长未能正常运转,应报告护理部并联系附近医院寻求支援。

2.突然停电、停水、停蒸汽

(1)立即关闭电源、蒸汽阀门,通知总务处值班人员进行维修,同时报告护士长。

(2)恢复供电、供水、供蒸汽后,组长应打开电源、水阀、蒸汽阀,观察水压和蒸汽压力的数值。

(3)如停止时间过长未能正常运转,应报告护理部并联系附近医院寻求支援。

(4)节假日由当班护士负责通知医院行政总值班负责对外联系消毒,包括安排运送车辆。

(5)护士长负责全面工作调配,护士负责装卸车,消毒员负责外出消毒,以确保供应全院消毒物品。

(6)CSSD应备有一次性或有效期较长的各种消毒包以应急。

四、灭菌器出现故障应急预案指引

1.安全附件损坏失灵应急预案指引

(1)灭菌器开机前发现安全附件异常、数值不准确,严禁开启灭菌器。

(2)灭菌运行时出现仪表数据异常,消毒员应即时按紧急切断装置,关闭灭菌器开关、蒸汽阀门、电源。

(3)下列情况属于安全附件失灵:安全阀失灵:超过额定工作压力时不能自动起跳泄压。减压阀失灵:减压后压力超过设置的压力。压力表失灵:指针不在"零"位,灭菌时指针失灵,玻璃破损。

(4)报告护士长并及时记录压力的数值及处理过程。

2.超高温超高压状态应急预案指引

(1)灭菌器在运行中出现温度和压力异常,启动本预案。

(2)超高温:腔体内温度达到135.5 ℃,并迅速上升到136 ℃或以上。

(3)超高压:腔体内压力达到设定工作压力后,并持续上升接近"红色警戒范围"。

(4)消毒员判断后即时按下紧急切断装置,确认压力没有继续上升,并同时报告护士长。

3.压力容器事故应急预案指引

(1)事件发生时,当班护士立即切断电源、气源、水源和关闭设备,停止一切操作,同时报告护士长。

(2)护士长应以最快的速度赶到现场,指挥紧急事故的救灾工作,同时向医院总值班请示汇报,以达到多方面的援助(后勤、保安、设备等部门)。

(3)救灾工作应将防止或降低人身伤害放在首位。迅速疏散人员,如有受伤人员,立即通知急诊科进行紧急抢救。

五、环氧乙烷气体泄漏的应急预案指引

(1)发现有环氧乙烷气体泄漏,应立即戴上防毒面具,关闭电源开关和送气开关,打开门窗和排气扇,使环氧乙烷尽快排尽,及时查找漏气的原因并进行修理。

(2)工作人员出现中毒症状,应立即离开现场,至通风良好处休息,严重者应立即进行治疗。

(牛鹏姣)

第三节　消毒隔离管理基本措施

CSSD是污染医疗器械高度集中的场所,必须有效地控制导致医院感染的污染源及传播途径,确保工作人员的职业安全和消毒灭菌物品的质量,避免医源性感染。有效切断污染源的接触传播、空气传播途径,是消毒隔离管理措施的关键环节。

一、控制污染危险因素的基本做法

在控制污染危险因素的措施中,最基本的做法是根据物品感染危险和区域分类原则做到四个分开,即人员、物品、设备、区域分开。

(1)人员分开指在进行污染、清洁或接触无菌物品操作时,人员的工作岗位相对固定。工作人员必须相应采取不同消毒隔离措施和防护措施。如工作人员需要负责不同区域中的工作,在转换工作岗位时必须经过卫生处理措施,如进行洗手或更鞋、更衣。

(2)物品分开指工作流程中运转和使用的各类器械、材料物品,必须划分为污染、清洁、无菌三类。各类物品只能在相应的区域中使用和流动。

(3)设备分开指在消毒供应中心的设备、装备在使用中必须分开管理。在工作流程中运转循环使用的设备、装备从洁净度低的工作流程流转到洁净度高的流程时,必须经过有效的清洗消毒处理。如果从洁净度高的流程流转到洁净度低的工作流程时,可以直接转换使用。

(4)区域分开指污染物品、清洁物品、无菌物品的处理和存放区域必须分开管理。即污染物品在污染区进行操作和暂存,消毒后的清洁物品在清洁区处理和储存,无菌物品在洁净区储存。

二、消毒供应中心环境管理的基本要求

(1)应保持环境无尘,地面无水迹。

(2)采用湿式的清洁方法。日常保洁采用清水擦拭,污染区台面及容易接触污染的设备部位可使用消毒剂擦拭。地面被血液和体液污染时应及时使用消毒液擦拭。

(3)建立保洁工作制度,规定保洁人员的职责及工作内容,明确保洁工作的程序,一般应按照洁净区、清洁区、污染区顺序进行。

(4)应规定卫生保洁用具的更换频率和消毒方法,如抹布、拖布头等用具。每次使用后的用具应清洗、消毒、晾干。

(5)应规定各区域地面、墙面、家具、卫生间等处卫生保洁的频次。一般每天进行2～3次

地面和台面卫生保洁。另外，每天开始工作前，必须保证进行 1 次卫生保洁工作。

（6）规定各类清洁剂和除污用品的种类和使用方法，避免对设备和设施造成损坏。例如去污粉不能擦拭不锈钢表面等。

（牛鹏姣）

第四节　消毒供应中心工作区域的消毒隔离

一、去污区

去污区是集中处理污染医疗器械、物品的区域，是消毒供应中心（central sterile supply departmen，CSSD）控制感染的重点区域。包括工作人员进出缓冲间、污染物品接收区、分类台、清洗区、污物回收车清洗、消毒及存放间。

1.感染控制的目标

及时安全去除污染器械上的污染物，避免医源性交叉感染的发生。

2.感染控制的原则

（1）工作人员按照标准预防的原则做好个人防护。

（2）工作人员严格按照消毒隔离技术原则进行操作。

（3）去污区气压为 0～5 Pa，传递窗处于关闭状态，防止气流逆行。

（4）所有物品彻底清洗、消毒后，方可进入清洁区。

（5）运送污染的布类时应放在密闭容器内，并彻底清洗、消毒。

3.缓冲间

该区为半污染区，是去污区人员出入的通道。供工作人员洗手、更衣和换鞋，该区内的污染防护服与清洁物品应分类放置，污染的防护服每天要清洗、消毒，防止交叉感染。

4.接收区

此区是污染回收车及污染物品的物流通道。清洁物品、工作人员不得由此通过。物品不得逆行，门的内侧为污染区，外侧为清洁区。

5.分类台

分类台是污染医疗器械接收分类的工作台，是污染程度最严重的区域，工作人员每次接收后，及时用消毒液消毒台面，每天下班前对工作台面彻底清洗消毒。

6.清洗区

此区包括处理污染物品的清洗池、操作台及周围的工作区域。感染途径以接触、飞沫、气溶胶传播为主，工作人员操作时应戴面罩，尽量保持水面下操作。

7.清洁设施

清洗消毒机、超声清洗器、高压水枪等使用后保持机器表面清洁。

8.洗车间

回收车及回收箱每天在洗车间内进行彻底清洁。有血液或体液污染时，应先用消毒液抹拭后再清洗。

二、检查包装及灭菌区

该区要求有较高的空气洁净质量,进入此区域的物品,必须为清洁物品。

1.感染目标的控制

在包装过程中,防止清洁医疗器械被再次污染,保证待灭菌医疗器械的清洁质量。

2.感染控制的原则

(1)工作人员进入此区应洗手、换鞋,穿专用工作服及戴圆工作帽。

(2)保持该区域空气清洁,有空调及机械通气设施,换气次数>8 次/小时。气压为 5~10 Pa。

3.缓冲间

缓冲间是工作人员进出包装区的通道。工作人员在此区内洗手、更衣、戴圆帽。

4.传递窗

传递窗包括接收去污区的清洗后物品的传递窗和对外清洁物品的传递窗。传递窗应为双门互锁窗,非使用的时候处于关闭状态。

5.包装台

主要用于器械检查、摆放、组合、包装和各种器械灭菌前的准备工作。每天工作前后认真做好清洁,保持包装台及物品清洁无尘埃、无棉絮纤维等杂物。

三、无菌物品存放区

此区是存放、保管及发放无菌物品的区域。包括重复使用的无菌物品及拆除外包装的一次性医疗物品。

1.感染控制的目标

在存放运输无菌物品过程中,确保无菌物品不被污染。

2.感染控制的原则

(1)严格遵守无菌物品管理原则,确认灭菌物品质量后,方可放入无菌物品架。

(2)取放无菌包时尽量用灭菌筐,减少手接触无菌包次数。无菌包落地或误放入不洁之处,即视为受到污染,需重新灭菌。

(3)无菌物品存放架或存放柜应距地面高度为 20~25 cm,离墙 5~10 cm,距天花板 50 cm。

(4)无菌物品发放按照"先进先出"的原则。

(牛鹏姣)

第五节 标准预防

一、标准预防的概念

标准预防即"将患者的血液、体液、分泌物、排泄物均视为具有传染性,都需要进行隔离,不论是否具有明显的血迹污染或是否接触过非完整性皮肤与黏膜。"根据这一原则应将"所有污染器材视为具有传染性"。标准预防的特点:既要防止血源性疾病的成本,也要防止非血源性疾病的传播;它强调双向防护,既防止污染器械上的微生物传给工作人员,又防止工作人员将污染的微生物传至清洁物品及环境。

二、标准预防的隔离措施

标准预防所采用的隔离预防方法是在普通预防措施的基础上,根据不同传播途径的特性而设计的接触、空气、飞沫隔离。

接触隔离:预防通过直接或间接接触而传播的病原体,如多重耐药菌、志贺痢疾杆菌、甲型、戊型肝炎病毒及婴儿的肠道病毒感染等。

空气隔离:预防通过空气中的微粒核和(或)飘浮的尘埃而传播的疾病,如水痘、麻疹和结核等。

飞沫隔离:预防各种经飞沫而传播的疾病。飞沫可通过咳嗽、打喷嚏、谈话或因某些医疗操作(如行支气管镜检查、吸引等)而产生,因其颗粒直径大而传播距离近,所以不需要特殊的通风和空气消毒设置。许多细菌性和病毒性疾病可通过飞沫传播,如流感、脑膜炎球菌感染,以及腺病毒感染、百日咳、链球菌感染(或肺炎)、小儿猩红热等。

三、标准预防的主要内容

标准预防所采用的预防措施被归纳为下列各项。

(1)医务人员在接触患者的血液、体液、分泌物、排泄物及其污染物品后,不论是否戴手套,都应认真洗手,而且在下述情况下必须立即洗手:①摘除手套后;②接触两个患者之间;③可能污染环境或传染他人时。

(2)医务人员接触患者的血液、体液、分泌物、排泄物,以及黏膜、非完整性皮肤和污染物品前均应戴手套。

(3)在操作中传染性物质有可能发生喷溅时医务人员必须戴眼罩、口罩和穿防护衣,以防止污染皮肤、黏膜和衣服。

(4)被患者的血液、体液、分泌物和排泄物污染的医疗用品和仪器设备应及时做好清洁处理,以防止传染性病原扩散;重复使用的仪器和设备在用于另一个患者前应进行清洁和适当的清洁基础上的消毒或灭菌。

(5)医务人员在进行各项医疗、护理操作,以及环境的清洁、消毒时,应严格遵守各项操作规程。

(6)锐利的器具和针头要小心处置,以防刺伤。操作时针头套不必重新套上,在必须重新套上时应用工具而不用手。用过的一次性注射器、针头、刀片和其他锐利物品应放入置于附近的适当的防水耐刺的容器内。可重复使用的尖锐物品也应放在防水耐刺的利器盒内,以便安全运送至相关的再处理部门。

四、标准预防的实施方法

1. 消毒供应中心人员洗手和手消毒指征

(1)接触可能被污染的物品后应洗手。

(2)脱掉手套应洗手。

(3)离开污染区时应洗手。

（4）进行环境卫生整理后应洗手。

（5）制作清洗、消毒物品前应洗手或用手消毒剂。

（6）在洁净区接触无菌物品前应洗手或用手消毒剂。

2.洗手与戴手套

（1）消毒供应中心工作人员洗手的方法

1）在流动水下，使双手充分淋湿。

2）取适量肥皂（皂液），均匀涂抹至整个手掌、手背、手指和指缝。

3）认真揉搓双手至少 15 s,应注意清洗双手所有皮肤，包括指背、指尖和指缝,具体揉搓步骤如下所示。

a.手掌相对,手指并拢,相互揉搓。

b.手心相对,双手交叉指缝相互揉搓,交换进行。

c.掌心相对,双手交叉指缝相互揉搓。

d.弯曲手指使关节在另一手掌心旋转揉搓,交换进行。

e.右手握住左手大拇指旋转揉搓,交换进行。

f.将五个手指尖并拢放在另一手掌心旋转揉搓,交换进行。

4）在流动水下彻底冲净双手,擦干,取适量护手液护肤。

（2）戴手套的方法

A.打开手套包,一手掀起口袋的开口处。

B.另一手捏住手套翻折部分（手套内面）取出手套,对准五指戴上。

C.掀起另一只袋口,以戴着无菌手套的手指插入另一只手套的翻边内面,将手套戴好。然后将手套的翻转处套在工作衣袖外面。

（3）脱手套的方法

A.用戴着手套的手捏住另一只手套污染面的边缘将手套脱下。

B.戴着手套的手握住脱下的手套,用脱下手套的手捏住另一只手套清洁面（内面）的边缘,将手套脱。

C.用手捏住手套的里面丢至医疗废物容器内。

（4）手套分类:手套分为工业橡胶手套、医用乳胶手套、薄膜手套。

A.工业橡胶手套耐磨损,防刺伤,防渗功能强,柔软性差。不方便清洗操作。

B.医用乳胶手套薄且柔软,防渗功能差,细菌等病原微生物可能穿透手套,引起皮肤过敏。

C.一次性薄膜手套由聚氯乙烯制成,防渗功能强,不易引起皮肤过敏。但易破损。

（牛鹏姣）

第六节　消毒供应中心职业防护管理

消毒供应中心工作人员在工作中常常接触被患者血液、体液、分泌物污染的物品,并经常使用各种方法进行消毒灭菌,这些因素对其身心健康不利。

一、CSSD 职业安全的影响因素

1.生物性危害

(1)艾滋病(acquired immune deficiency syndrome,AIDS):全球 AIDS 的流行仍在继续,HIV 感染者和死亡者的数目居高不下。我国亦呈现快速增长趋势,美国统计的 270 例患 AIDS 医务工作者中,232 例为护士,占 85.9%,表明护士受职业感染的危险最大。消毒供应中心护士每天要清洗各种穿刺包,易发生职业暴露,CSSD 护士在工作中感染 HIV 的可能性与利器刺入的部位、注入的血量、血中病毒滴度及患者基础疾病严重程度有关。另外 CSSD 护士工作强度大,体力消耗较多,导致体力透支,机体抵抗力下降,如有 HIV 侵入,极易引起感染。

(2)传染性肝炎:最常见、危害性最大的是乙型病毒性肝炎和丙型病毒性肝炎。CSSD 护士在工作中极易感染乙型肝炎病毒(HBV),丙型肝炎病毒(HCV),她们感染病毒性肝炎后,不仅使自己的身心健康受损,影响工作和生活,而且易传染给家人、同事。

2.物理性危害

(1)锐器伤害:锐器伤是指在工作时间内由针头及其他一切锐器所造成的使皮肤出血的意外伤害。在 CSSD,导致锐器伤的主要器具有缝针,注射器针头、刀片、剪刀、各种穿刺针等。

(2)噪声污染:灭菌过程中蒸汽压力过大、真空泵发出的噪声,开关门的声音,灭菌完毕后的报警声,会使人的唾液、胃液分泌减少,胃酸降低,从而易患溃疡病。

(3)高温及烫伤:暴露在过高的温度下是致病的另一因素,持续的高温环境可导致中暑,还有导致肾脏、循环系统疾病及脑卒中的危险。

3.化学性危害

工作人员在工作中接触各种消毒剂,轻者刺激皮肤引起接触性皮炎、过敏性鼻炎、哮喘、重者中毒或致癌。常用的消毒剂有甲醛,过氧乙酸、戊二醛、含氯消毒剂,这些挥发性消毒剂,对人体的皮肤黏膜、呼吸道、神经系统均有一定程度的影响。

4.运动功能性损害

CSSD 护士每天下收、下送、接送手术室的消毒包,这些繁重的体力劳动,使躯干在负重时,腰部受力最大也最集中,腰背肌肉长期超负荷工作,肌肉产生代偿性肥大、增生。此外,下收时的频繁弯腰,易使腰部肌肉形成损伤性炎症。

5.心理社会危害

CSSD 护士的心理损害主要由于工作强度大、劳累、生活缺乏规律引起,灭菌班存在高温作业,易造成身心紧张性反应,导致心情压抑、焦虑、疲劳感及情绪低落等不良心理状态,危害护士的健康。

二、CSSD 职业防护措施

(1)护士提高防护意识,采取有效的保护措施:护理人员在接触被患者血液、体液、分泌物污染或可能污染的物品前,均应戴橡胶手套、口罩、帽子,脱掉手套后立即按六步洗手法洗手。工作人员患有渗出性疾病或皮炎时,应禁止直接处理、清洗、包装和接触消毒灭菌的器具。血液或体液意外进入眼睛、口腔,立即用大量清水或生理盐水冲洗。

(2)可疑暴露于乙型肝炎病毒(HBV)、丙型肝炎病毒(HCV)及人类免疫缺陷的病毒(HIV)感染的血液或体液时,尽快于暴露后做基线检测、专家评估,给予暴露预防(PEP)血液监测。跟踪期间特别是最初的 0～12 周,指导护理人员不献血及母乳喂养,性生活时戴避孕套。被 HBV、HCV 阳性患者的血液或体液污染的锐器刺伤后,应在 24 h 内去防保科抽血查乙肝、丙肝抗体,必要时抽取患者血液进行对比,同时注射乙肝免疫高价球蛋白,按 1 个月、3 个月、6 个月接种乙肝疫苗。被 HIV 阳性患者的血液或体液污染的锐器刺伤后,应在 24 h 内到防保科抽血查 HIV 抗体。按 1 个月、3 个月、6 个月复查,同时口服拉米夫定每日 1 片,并通知医务处、护理部、院内感染办公室进行登记、上报、随访。

(3)护士被血液或体液污染的针头刺伤后,立即挤出伤口内的血液,反复用肥皂水清洁伤口,并在流水下冲洗 5 min,再用碘酒和酒精消毒,必要时去外科进行伤口处理。

(4)CSSD 定期请设备科检修和保养仪器设备,消毒员每日进行清洁保养,每周进行一次一级保养,在使用灭菌器前先排尽管道内的冷凝水,灭菌过程中观察各仪表变化情况,防止蒸汽过大。

(5)在灭菌室内安装中央空调,并对房间进行改造,采用环保隔热材料,使室内温度能下降至人体耐受的温度,出锅时,护士戴厚的帆布手套,夏季穿长袖衣裤,以防烫伤。

(6)CSSD 工作人员在接触配备消毒液时戴口罩、手套、帽子、穿长袖工作服,必要时戴防护眼镜,器械浸泡消毒时,取放物品必须轻、稳,防止消毒液溅入眼内或皮肤上,清洁物品时应戴防水口罩、眼罩、手套、袖套、帽子、防水鞋、穿围裙。

(7)工作中利用人体力学原理,适当休息,减少不必要的损伤,训练腰部肌肉力量,增加肌肉抗疲劳的能力。对疼痛部位进行理疗。

(牛鹏姣)

第七节 医院环境的消毒

一、医院环境微生物污染

(一)医院物体表面微生物污染状况及与医院感染的关系

医院环境特别是物体表面是一个巨大的储菌库,物体表面存在着多种多样的细菌、真菌、病毒、衣原体等微生物。大多数病原体可以通过附着在微滴、皮屑或灰尘颗粒上而分散在病区空气中,也可以最终沉淀在地板以及柜子、窗帘、床单、电脑、电话和所有诊疗设备表面,还有一些病原菌,如假单胞菌属多聚集在如水槽、淋浴和浴缸等潮湿的地方,而难辨梭状芽孢杆菌和耐万古霉素肠球菌(VRE)则常污染厕所或便桶。

国外对物体表面微生物污染的关注较早。20 世纪 70 年代前,医院感染控制人员对医院物体表面进行常规采样监测。结果显示,医院物体表面细菌污染很普遍,病房内地面和其他物体表面普遍受到潜在致病菌如金黄色葡萄球菌、肠球菌和革兰阴性细菌污染,但这并不能说明物体表面微生物污染是医院感染的来源。美国 CDC 和美国医院协会认为医院感染率与空气或环境物体表面一般微生物污染水平无关,因而不再提倡对医院物体表面进行连续的常规监测。但是,近年来物体表面污染在医院感染传播中的作用重新受到重视,认为特别是患者诊疗区域频繁接触的物体表面,在病原体传播过程中发挥重要作用。研究显示,具有流行病学意义的能够导致医院感染的微生物检出率往往很高,某些病原菌包括艰难梭菌芽孢、耐万古霉素肠球菌(VRE)、耐甲氧西林金黄色葡萄球菌(MRSA)、肺炎克雷伯菌和鲍曼不动杆菌,在干燥的物体表面可以存活4～5个月或更长时间,诺沃克病毒和流感病毒以及真菌如白念珠菌,也能持续在医院的环境中存活很长时间,这使它们有机会被重新转移并传播到患者身上。Dr. Bo7ce 等对 MRSA 感染患者周围的 10 个常接触表面进行病原微生物培养,发现平均有 59％的接触表面被 MRSA 污染,其中以床架(100％被污染)、血压计袖带(88％被污染)、电视遥控器(75％被污染)、床头柜(63％被污染)、洗手盆(63％被污染)被污染的程度较严重。另一项研究表明,感染 MRSA 和 VRE 的风险与患者所住的病房前一位患者是否感染 MRSA 或 VRE 有关。

这从另一个角度证实了环境中的 MRSA、VRE 可以导致 MRSA、VRE 的医院内感染。物体表面微生物污染可以通过直接接触的传播方式将病原菌传播给患者,同时还能间接的经由医务人员的手进行病原菌的传播。Dr. Hayden 等对没有直接接触 VRE 感染患者,但触及过患者病室内物体表面的医务人员手套取样,发现有 52％被 VRE 污染。一项在实验室模拟条件下的研究证明,微生物从物体表面到手的传播效率为 27.59％～65.80％,为物体表面微生物污染能通过医务人员的手间接导致院内感染的可能性提供了有利的证据。中国疾病预防控制中心在"全国医院消毒与感染控制监测项目"中开展了医院频繁接触的物体表面细菌菌落总数和(条件)致病菌监测,在随机采样监测的情况下,我国医院有 5％以上的物体表面细菌总数超标明显;部分科室甚至有 5％以上的物体表面细菌总数超过 103 CFU/cm²,物体表面(条件)致病菌检出率在 8.3％～30.1％,特别是在 ICU 和血透室检出率很高,且发现(条件)致病菌检出率与菌落总数呈正相关。综上数据说明,医院内病原体可以通过污染物体表面直接以及间接传播给患者,是医院内病原体传播的主要途径之一,尤其邻近患者诊疗区域频繁接触的物体表面上的病原菌在医院内感染的过程中起着重要作用。

(二)物体表面消毒在医院感染控制中的作用

清洁是用清水或去污剂清除物体表面的污垢及部分微生物的过程,它是维护医院环境的一项基础工作。许多研究结果表明,清洁是减少医院感染干预措施中的一个重要组成部分,但是清洁只能移除病原体,并不能彻底阻断病原体的传播。清洁巾在对环境进行清洁时,很容易使病菌从一个表面转移到另一个表面,反而造成了污染。Dr. Barker 等的研究表明,诺如病毒污染的物表用清洁剂清洗后,物体表面 100％仍有诺如病毒的污染。不仅如此,抹布清洗后再擦干净的表面,原来干净的表面也沾染有诺如病毒,而且清洁人员的手也被污染。

消毒是指清除或杀灭人体表面和外部环境中的病原微生物或其他有害微生物,使之达到无害化的一个过程。大量研究显示,物体表面消毒能够减少病原微生物负载水平,消毒后微生物菌落总数会显著降低,致病菌的检出率也会显著降低,并可杀灭或清除已污染的致病性微生物和多重耐药菌,对切断病原菌传播途径,减少医院感染具有重大意义。Mahamat 人在一系列研究中,发现在对 MRSA 感染或定植患者的病房使用含氯消毒剂进行终末消毒后,医院内MRSA 的感染率下降 27％,而在第二年 5 月份停止此项措施后换用普通清洁剂做终末除菌,MRSA 的感染率增加 28.1％。充分证明了环境的清洁消毒对减少医院内感染的重要性。

在控制传染病和医院感染的暴发流行的过程中,提高环境物体表面的消毒效果对控制医院感染暴发至关重要。医院感染暴发现场研究发现,仅对环境进行清洁是不够的,致病菌如鲍曼不动杆菌、艰难梭菌、MRSA、铜绿假单胞菌和 VRE 等引起的医院感染暴发期间,在对患者进行隔离、接触预防、加强手卫生及单纯清洁环境物体表面往往不能控制这些感染的暴发。当将单纯清洁改为用含氯消毒剂（500～600 mg/L）对物体表面进行消毒后，能降低物体表面的污染，检出致病性微生物的平板上平均菌数就会明显降低。

Dr. Markogiannakis 等的研究结果已证实，在多耐药不动杆菌属感染发病率高的重症病区，加强环境表面以及医用仪器的清洁消毒、手卫生和对医护人员的教育，可降低多耐药不动杆菌属感染的发病率。在关闭该病区并且对它进行彻底消毒后的 4 个月中，多耐药不动杆菌属感染的发病率为 0。其他类似研究发现，无论是对病区所有病房环境物体表面或仅对艰难梭菌相关腹泻患者所在的病房物体表面用含氯消毒剂进行消毒均能控制艰难梭菌相关腹泻的流行。在另一项对骨髓移植病房有艰难梭菌相关腹泻流行的干预试验表明，在将用于患者病房环境物体表面消毒的消毒剂从季铵盐改为次氯酸盐溶液后，骨髓移植患者中与艰难梭菌有关腹泻的发病率显著的降低，从每 1 000 例患者住院日发病 8.6 例降为 3.3 例，而重新改为季铵盐后，每 1 000 例患者住院日发病又恢复到 8.1 例。所以，物体表面消毒对于减少病原微生物负载水平，杀灭或清除已污染的致病性微生物和多重耐药菌，控制医院感染暴发具有重要作用。在目前手卫生依从性较低的情况下，物体表面的消毒，尤其是对感染的重点部门、患者诊疗区域频繁接触的物体表面消毒显得尤为重要。

二、空气消毒

空气是很多感染性疾病的传播媒介，由于空气中微生物多以气溶胶形态存在，颗粒小，可以随着气流运动扩散，因此，空气消毒是医院感染防控的重要措施，对医院感染防控的高危区域来说更是如此。医院应根据临床科室的感染风险评估结果，采取适宜的空气消毒措施，使其室内空气质量符合国家相应标准的要求。室内空气消毒主要手段包括过滤或静电除菌、消毒剂熏蒸、喷雾及臭氧、紫外线杀菌等。

近年来，国内外空气消毒也在研发一些新技术，如等离子体技术、光催化、溶菌酶、金属离子抗菌剂等，我国在中草药如艾烟空气消毒方面也有积极探索，但尚未在医院内广泛使用，其杀菌效果也有待提高。等离子体空气消毒的原理是电晕线在高压正脉冲电源作用下产生正脉冲电晕放电，形成稳定的等离子体，微生物经过等离子体区域时，受到高强度电场效应，高速粒子击穿效应的作用，并受到等离子体云中高能紫外线光子和活性自由基的作用，破坏菌体蛋白质和核酸而死亡，从而达到消毒目的。

纳米光催化材料的空气净化原理是在一定强度的紫外线照射下，使二氧化钛固体表面生成空穴，同时也生成电子空穴使水分子氧化，电子使空气中的氧还原，生成活性基团·OH 和氧负离子，OH 氧化能力较强，使得有机物质和有害气体起氧化还原反应，分解成水和 CO_2，具有净化空气的能力。常用的半导体纳米粒子有二氧化钛氧化锌、硫化镉、三氧化钨、铷等，其中以二氧化钛最为常用。人工负离子空气净化的原理是将直流高压电源的输出端与电晕线连接，当接通电源时，电晕线可产生大量的空气负离子，微生物在高能紫外线光子和活性自由基的作用下，菌体蛋白质和核酸被破坏而死亡。

近年来，除了空气消毒技术的革新，在管理和技术要求方面，我国也出台了一系列技术规范和标准，如《医疗机构消毒技术规范》《医院洁净手术部建筑技术规范》《医院空气净化管理规范》《公共场所集中空调通风系统卫生规范》《公共场所集中空调通风系统清洗消毒规范》等，对医疗机构各类区域空气消毒作出了明确规范要求。

（一）手术室

手术室按照建设类别可分为洁净手术室和非洁净手术室，分别采取不同的消毒方式对空气进行消毒处理。洁净手术室采取空气洁净技术，对手术室空气进行循环、过滤，按照不同洁净级别的设计要求，通过空气的初效过滤、中效过滤和高效过滤，减少空气中的尘埃颗粒及微生物，达到消毒目的。我国住房和城乡建设部与国家市场监督管理总局联合发布的《医院洁净手术部建筑技术规范》对洁净手术部建设与管理进行了详细的规定，特别要求负压手术室顶棚排风口入口处以及室内回风口入口处均必须设高效过滤器，并应在排风出口处设止回阀，回风口入口处设密闭阀。正负压转换手术室，应在部分回风口上设高效过滤器，另一部分回风口上设中效过滤器；当供应负压使用时应关闭中效过滤器处密闭阀，当供应正压使用时，应关闭高效过滤器处密闭阀。非洁净手术室可选用下列设备或装置进行消毒空气：安装循环风紫外线空气消毒器或静电吸附式空气消毒器、紫外线杀菌灯，以及其他能使消毒后空气中的细菌总数 ≤4 CFU/（15/30 min，直径 9 cm 平皿）、获得国家卫健委消毒产品卫生许可批件或在省级卫生计生行政部门备案的其他空气消毒产品；也可选择安装空气净化消毒装置的集中空调通风系统。

（二）隔离病房

隔离病房分为两类，一类为传染病隔离病房，用于传染源隔离，主要执行消毒隔离措施，预防病原微生物从患者及其污染区域向外扩散，防止感染发生。另一类为保护性隔离病房，主要是保护免疫力低下的易感患者处于相对洁净的环境中，免于微生物侵袭，如重症监护病房、骨髓移植病房等，这类环境可采取净化空调系统对空气进行净化消毒处理，使之达到相应的洁净度要求；同时，选择使用的空气消毒产品应能使消毒后空气中的细菌总数 ≤4 CFU/（15/30 min；直径为 9 cm 的平皿）。使用空气洁净技术的隔离病房，应保证空气流向由洁到污并使污染区域保持相对负压。

（三）传染病病房

传染病病房可选用的空气净化消毒方式包括通风、循环风紫外线空气消毒器或静电吸附式空气消毒器净化消毒、紫外线灯照射消毒、化学消毒液喷雾或熏蒸消毒，以及其他能使消毒后空气中的细菌总数 ≤4 CFU/（5 min；直径为 9 cm 的平皿）且获得国家卫健委消毒产品卫生许可批件或在省级卫生计生行政部门备案的其他空气消毒产品；也可在集中空调通风系统加装净化消毒装置进行空气净化消毒。需要注意的是，呼吸道传染病患者所处场所应该选用以下方法：负压隔离病房，安装空气净化消毒装置的集中空调通风系统等；受客观条件限制的医院可采用通风，包括自然通风和机械通风，宜采用机械排风，通过稀释，降低空气中病原微生物浓度，减少或消除感染风险。

（四）普通病房及相关区域

医院内普通病房及相关区域的空气消毒一般情况下通风即可，也可采用循环风紫外线空气消毒器或静电吸附式空气消毒器、紫外线杀菌灯、化学消毒液等进行消毒，以及选取获得国家卫健委消毒产品卫生许可批件或在省级卫生计生行政部门备案的其他空气消毒产品；必要时，也可选用集中空调通风系统装置进行空气净化消毒。

（五）集中空调系统

集中空调系统宜设置去除送风中微生物、颗粒物和气态污染物的空气净化消毒装置，其新风应直接取自室外,不应从机房、楼道及天棚吊顶等处间接吸取新风。集中空调系统的新风口应设置防护网和初效过滤器,送风口和回风口应设置防虫媒装置,设备冷凝水管道应设置水封。中央空调的通风系统清洁十分重要,但由于清洁面积大且纵横交错,容易成为卫生死角,由此造成的室内空气污染问题严重。传统人工清洁方式费时费力,且清洁效果不佳,已不能满足现实的需要,利用机器人进行清洁的空调清洁业正在悄然兴起。集中空调系统加湿方式宜选用蒸汽加湿,选用自来水喷雾或冷水蒸发的加湿方式应有控制军团菌等繁殖的措施。集中空调使用过程中,要严格注意预防引发军团菌等的感染,措施包括:开放式冷却塔的设置应远离人员聚集区域、建筑物新风取风口或自然通风口,不应设置在新风口的上风向,宜设置冷却水系统持续消毒装置;开放式冷却塔应设置有效的除雾器和加注消毒剂的入口等。在日常监测中,集中空调系统冷却水和冷凝水中不得检出嗜肺军团菌,并应对集中空调系统相关部位进行定期清洗。当空气传播性疾病暴发流行时,应每周对运行的集中空调系统的开放式冷却塔、过滤网、过滤器、净化器、风口、空气处理机组、表冷器、加热(湿)器、冷凝水盘等设备或部件进行清洗、消毒或者更换。近年来静电等离子加光催化中央空调清洁技术将静电等离子技术和光催化技术结合起来,为解决中央空调空气污染问题提供了一种可供选择的新方法。

三、物体表面消毒

(一)消毒关注的重点部位

越来越多的研究表明,医院住院患者诊疗区域内频繁接触的物体表面在医院感染病原微生物传播过程中具有重要意义,因此医院在物体表面消毒工作中应对物体表面分类管理,区别对待,重点加强频繁接触物体表面的消毒。我国《医院消毒卫生标准》和《医疗机构消毒技术规范》均对医院物体表面分类提出了要求,包括低度危险的诊疗用品(如血压计袖带、听诊器等)、频繁接触的物体表面(如治疗车、床栏、床头柜、门把手、灯开关、水龙头等)、患者生活卫生用品(如毛巾、面盆、痰盂(杯)、便器、餐饮具等,室内用品如桌子、椅子、凳子、床头柜等)、床单元(含床栏、床头柜等)。要求部分物体表面以清洁为主,频繁接触的表面定期清洁和(或)消毒,遇明显污染随时去污、清洁与消毒。感染性疾病科、重症监护病区、保护性隔离病区(如血液病病区、烧伤病区)等重点科室、耐药菌及多重耐药菌污染的诊疗场所应做好随时消毒和终末消毒。并特别要求,拖布(头)和抹布宜清洗、消毒,干燥后备用,推荐使用脱卸式拖头。物体表面的消毒方法,采用中、低效的消毒剂消毒。美国 CDC 和 HICPC 联合发布的《医疗卫生机构环境感染控制指南》将环境物体表面分为两大类,一是医疗表面(如医疗仪器按钮或把手、推车、牙床等),二是卫生表面(如地板、墙面、桌面等)。卫生表面分为两类,一是很少接触的表面(如地面、天花板等),二是频繁接触的表面(如桌面、门把手、窗栏杆、灯开关等)。

(二)医院物体表面消毒的频率

各国在物体表面消毒的频率上并无统一的规定。美国《医疗机构消毒灭菌指南》建议每天1 次或每周 3 次,我国《医院消毒卫生标准》将医院环境和物体表面分为Ⅰ、Ⅱ、Ⅲ、Ⅳ类,并对物体表面的细菌总数限值做了规定。要求物体表面应保持清洁,当受到肉眼可见污染时应及时清洁、消毒。对治疗车、床栏、床头柜、门把手、灯开关、水龙头等频繁接触的物体表面应每天清洁、消毒。人员流动频繁、拥挤的诊疗场所应每天在工作结束后进行清洁、消毒。感染性疾病科、重症监护病区、保护性隔离病区(如血液病病区、烧伤病区)、耐药菌及多重耐药菌污染的诊疗场所应做好随时消毒和终末消毒。《医疗机构消毒技术规范》要求,低度危险性诊疗用品如血压计袖带、听诊器等,患者生活卫生用品如毛巾、面盆、痰盂(杯)、便器、餐饮具等,室内用品如桌子、椅子、凳子、床头柜等,床单元(含床栏、床头柜等)的表面均以保持清洁为主,或进行定期清洁和(或)消毒,遇污染应及时清洁与消毒,患者出院、转院或死亡进行终末消毒。物体表面无明显污染时,采用湿式清洁。在感染高风险的部门如手术部(室)、产房、导管室、洁净病房、骨髓移植病房、器官移植病房、重症监护病房、新生儿室、血液透析病房、烧伤病房、感染疾病科、口腔科、检验科、急诊等病房与部门的物体表面特别提出要求,应保持清洁、干燥,每天进行消毒,遇明显污染随时去污、清洁与消毒。"全国医院消毒与感染控制监测项目"监测结果显示,重点科室频繁接触的物体表面可能需加强消毒频次。因为研究发现,物体表面在消毒 8 h 后细菌总数即显著升高,33%的物体表面超过 10 CFU/cm²,而细菌总数>10 CFU/cm² 的物体表面(条件)致病菌的检出率高于≤10 CFU/m² 样本的 2.3 倍,因此建议频繁接触的物体表面每天至少应消毒 2 次以上。

(三)消毒方法

对医院内物体表面进行清洁消毒的方法有很多,主要包括擦拭消毒、喷雾消毒和紫外线照射等。擦拭消毒法是指用布或其他擦拭物浸以消毒剂溶液后,通过依次往复的物理机械动作,将消毒剂涂抹至拟消毒物品表面,从而降低或消除其病原微生物的数量。传统的擦拭消毒法消毒时,要求使用干净的抹布或其他擦拭物浸消毒剂溶液,作用至所用消毒剂要求的时间后,再用清水擦洗,去除残留消毒剂,以减轻可能引起的腐蚀、漂白等损坏作用。常用于擦拭的消毒剂有 75%乙醇、含氯制剂和季铵化合物等。在消毒剂溶液配制使用过程中,需要定时监测消毒液有效浓度,以保证消毒效果。虽然传统的擦拭消毒法,费用低、效果好,但也存在费时费力等缺点,并且使用后的抹布由于医院内晾晒空间不足,难以达到有效晾干,长期处于潮湿状态,容易形成二次污染。目前许多医院使用商品化的消毒湿巾进行擦拭消毒。

消毒湿巾以非织造布、织物、无尘纸或其他原料为载体,纯化水为生产用水,适量添加防腐剂等辅料,并浸有特定浓度对手、皮肤黏膜、物体表面、医疗设备表面或生产设备表面具有清洁消毒作用的消毒液。与传统的擦拭消毒法相比,消毒湿巾使用非常方便,可以放置在患者床边或挂在治疗车上、操作台面等,即取即用,"清洁-消毒"在擦拭过程中可一步完成,使用后即可抛弃,减少了复用环节,不仅节约人力、时间,还能避免交叉污染。许多研究比较了使用抹布与使用消毒湿巾对物体表面进行擦拭消毒的效果,结论却存在显著差异。有学者研究表明:使用浸有双链季铵盐的消毒湿巾后物体表面细菌数与使用前比较差异有统计学意义,且其消毒持续效果优于使用 500 mg/L 含氯消毒剂和使用 75%乙醇擦拭后的消毒效果。有人则认为含氯消毒剂与复合双链季铵盐湿巾的消毒效果没有统计学差异(P>0.05)。有人等使用某种一次性消毒湿巾对重症 ICU 物体表面进行消毒后,MRSA 及鲍曼不动杆菌检出率与清洁前比较,差异无统计学意义。作者认为含有季铵盐类的消毒湿纸巾在运送保存过程中很容易受到温度、pH、有机物和拮抗物等环境因素的影响,从而降低消毒效果。由此提醒消毒湿纸巾的推广应建立在规范化使用的基础上。GonzaleEA 等用纱布浸清水和用浸有苄索氯铵、柠檬酸、次氯酸钠、过氧化氢、邻苯基苯酚/邻苯基对氯苯酚 5 种消毒液的商品化消毒湿巾分别擦拭被金黄色葡萄球菌、枯草杆菌芽孢和产芽孢梭状芽孢杆菌芽孢污染的麻醉器械,结果表明,用清水擦拭去除器械表面细菌的效果与用消毒湿巾擦拭并无太大差别;消毒湿巾的湿润度对消毒效果有较大影响。无论是采用传统的擦拭消毒法消毒还是使用消毒湿巾进行擦拭消毒,都需要注意以下几点:①不耐湿的物品表面不能应用该方法实施消毒处理;②擦拭时应防止遗漏;

③污物可导致消毒剂有效浓度下降,因此表面污物较多时,应适时更新消毒液或消毒湿巾,以防止污物中的病原体对消毒剂溶液或消毒湿巾的污染。喷雾消毒法包括普通喷雾消毒法和气溶胶喷雾消毒法。普通喷雾消毒法指用普通喷雾器喷洒消毒液进行表面消毒的处理方法,各种农用和医用喷雾器均可应用。气溶胶喷雾消毒法指用气溶胶喷雾器喷雾消毒液进行空气或物体表面消毒的处理方法,雾粒直径 20 μm 以下者占 90％以上。由于所喷雾粒小,浮于空气中易蒸发,可兼收喷雾和熏蒸之效。喷雾时,应使用产生雾粒的直径在 20 μm 以下的喷雾器。常用于喷雾消毒的消毒剂有过氧乙酸和过氧化氢等。室内采用喷雾消毒时,喷前需将食品、衣被及其他不需消毒的物品收叠放好,或用塑料膜覆盖防湿,并关好门窗;喷雾时,按自上而下、由左向右顺序喷雾。喷雾量以消毒剂溶液可均匀覆盖在物品表面或消毒液的雾团充满空间为度。作用经 30～60 min,打开门窗通风,驱除空气中残留的消毒液的雾粒及气味。消毒过程中,消毒人员应佩戴防护口罩、眼镜,穿防护服,站在上风向,特别注意防止消毒剂进入呼吸道。

紫外线属低能量电磁波,是一种不可见光,杀菌波长范围为 200～270 nm,杀菌中心波长为 253.7 nm。紫外线具有强大的杀菌能力,只要直接照射,强度足够可杀灭各种微生物,可引起细菌细胞内成分,核酸、蛋白与酶变性,使核酸中的胸嘧啶形成二聚体,致使其死亡。但是有些微生物对紫外线具有抗性,其中以真菌孢子为最强,细菌芽孢次之,繁殖体为最敏感,但有少数例外,如藤黄八叠球菌对紫外线的抗性比枯草杆菌芽孢还强。紫外线穿透力极弱,遇到障碍物,照射强度可明显减弱,当空气中含尘粒 800～900 个/cm³ 时,只能透过 70％～80％,空气中水分含量也可影响其穿透力,紫外线在水中的穿透随其厚度增加而降低,水中有机质和无机盐均可影响其穿透力。而且,照射强度与照射距离平方呈反比,因而杀菌力随之减弱。紫外线消毒时,应注意消毒环境的温度,适宜于 20 ℃～40 ℃,可发挥其最佳杀菌作用:紫外线灯管应定期清洁,防止尘埃沉积;并注意个人防护,避免紫外线直接照射。紫外线杀菌剂量计算的公式是:紫外线照射剂量[μWs/cm² = 紫外线辐照强度(μW/cm²)X 照射时间(s)]。虽然紫外线杀菌作用取决于辐照剂量,但是紫外线的辐照强度是关键,如果辐照强度低于 40 W/cm² 时,即便延长时间使其达到杀菌剂量,仍不能将其杀灭。一般情况下,在辐照强度大于 70 μW/cm² 时,杀灭细菌繁殖体的剂量为 10 000 Ws/cm²;杀灭病毒和真菌的剂量为 50 000～60 000 μWs/cm²;杀灭细菌芽孢的剂量为 100 000 μWs/cm²;杀灭真菌孢子的剂量为 350 000 μWs/cm²。一般物体面可用功率为 30 W 紫外线灯距离 1m 处照射 15～20 min。对某些纸张、票据、化验单等污染物品可采用低臭氧高强度紫外线消毒器,短距离(1～2 cm),照射强度可达到 7 500～12 000 μW/cm²,在 30 s 内对所照射的部位可达到消毒要求。

(牛鹏姣)

第八节　手消毒

一、外科手消毒

外科手消毒是手术前医务人员手与前臂的消毒过程,包括外科手术前医务人员用肥皂(皂液)和流动水洗手,再用手消毒剂清除或者杀灭手部暂居菌和减少常居菌等环节。

（一）外科手消毒应遵循以下原则

先洗手，后消毒；不同患者手术之间、手套破损或手被污染时，应重新进行外科手消毒。

（二）洗手方法与要求

洗手之前应先摘除手部饰物，并修剪指甲，长度应不超过指尖；取适量的清洁剂清洗双手、前臂和上臂下 1/3，并认真揉搓。清洁双手时，应注意清洁指甲下的污垢和手部皮肤的皱褶处；流动水冲洗双手、前臂和上臂下 1/3；使用干手物品擦干双手、前臂和上臂下 1/3。

（三）外科手消毒方法

1. 冲洗手消毒方法

取适量的手消毒剂涂抹至双手的每个部位、前臂和上臂下 1/3，并认真揉搓 2～6 min，用流动水冲净双手、前臂和上臂下 1/3，无菌巾彻底擦干。流动水应达到相关要求。特殊情况水质达不到要求时，手术医师在戴手套前，应用醇类手消毒剂在消毒双手后戴手套。手消毒剂的取液量、揉搓时间及使用方法遵循产品的使用说明。

2. 免冲洗手消毒方法

取适量的免冲洗手消毒剂涂抹至双手的每个部位、前臂和上臂下 1/3，并认真揉搓直至消毒剂干燥。手消毒剂的取液量、揉搓时间及使用方法遵循产品的使用说明。

（四）外科手消毒设施

1. 应配置洗手池

洗手池设置在手术间附近，水池大小、高矮适宜，能防止洗手水溅出，池面应光滑无死角易于清洁。洗手池应每日清洁与消毒。

2. 洗手池及水龙头的数量

应根据手术间的数量设置，水龙头数量应不少于手术间的数量，水龙头开关应为非手触式。

3. 应配备清洁剂

肥皂应保持清洁与干燥。盛放皂液的容器宜为一次性使用，重复使用的容器应每周清洁与消毒。皂液有浑浊或变色时及时更换，并清洁、消毒容器。

4. 应配备清洁指甲用品

可配备手卫生的揉搓用品。如配备手刷，手刷应柔软，并定期检查，及时剔除不合格手刷。

5. 手消毒剂

应在卫生行政部门备案，有效期内使用。

6. 手消毒剂的出液器

应采用非手触式。消毒剂宜采用一次性包装，重复使用的消毒剂容器应每周清洁与消毒。

7. 应配备干手物品

干手巾应每人一用，用后清洁、灭菌；盛装消毒巾的容器应每次清洗、灭菌。

（五）注意事项

(1)不应戴假指甲，保持指甲和指甲周围组织的清洁。

(2)在整个手消毒过程中应保持双手位于胸前并高于肘部，使水由手部流向肘部。

(3)洗手与消毒可使用海绵、其他揉搓用品或双手相互揉搓。

(4)术后摘除外科手套后，应用肥皂（皂液）清洁双手。

(5)用后的清洁指甲用具、揉搓用品如海绵、手刷等,应放到指定的容器中;揉搓用品应每人使用后消毒或者一次性使用;清洁指甲用品应每日清洁与消毒。

二、卫生手的消毒

卫生手消毒是指手的预防性消毒的过程。医务人员用手消毒剂揉搓双手,以减少手部暂居菌的过程。

(一)原则

洗手与卫生手消毒应遵循以下原则:①手部有血液或其他体液等肉眼可见的污染时,应用肥皂(皂液)和流动水洗手;②手部没有肉眼可见污染时,宜使用速干手消毒剂消毒双手代替洗手;③医务人员在下列情况时应先洗手,然后进行手卫生消毒:接触患者的血液、体液和分泌物以及被传染性致病性微生物污染的物品后;直接为传染病患者进行检查、治疗、护理或处理传染患者污物之后。

(二)规范

我国《医务人员手卫生规范》规定在下列情况下,医务人员可根据上述原则选择洗手或使用速干手消毒剂。

(1)直接接触每个患者前后,从同一患者身体的污染部位移动到清洁部位时。

(2)接触患者黏膜、破损皮肤或伤口前后,接触患者的血液、体液、分泌物、排泄物、伤口敷料等之后。

(3)穿脱隔离衣前后,摘手套后。

(4)进行无菌操作、接触清洁、无菌用品之前。

(5)接触患者周围环境及物品后。

(6)处理药物或配餐前。

(三)方法

医务人员卫生手消毒应遵循以下方法。

(1)取适量的速干手消毒剂于掌心。

(2)每个步骤认真揉搓双手至少15 s,应注意清洗双手所有皮肤,包括指背、指尖和指缝,具体揉搓步骤为:①掌手相对,手指并拢,相互揉搓;②手心相对,双手交叉指缝相互揉搓,交换进行;③掌心相对,双手交叉指缝相互揉搓;④弯曲手指使关节在另一手掌心旋转揉搓,交换进行;⑤右手握住左手大拇指旋转揉搓,交换进行;⑥将五个手指尖并拢放在另一手掌心旋转揉搓,交换进行。

(3)揉搓时保证手消毒剂完全覆盖手部皮肤,直至手部干燥。

四、卫生手消毒设施

应配备合格的速干手消毒剂,并应方便医务人员使用。卫生手消毒剂应符合下列要求:①应符合国家有关规定;②宜使用一次性包装;③医务人员对选用的手消毒剂应有良好的接受性,手消毒剂无异味、无刺激性等。

三、手消剂的进展

手消毒剂是应用于手消毒的化学制剂,如乙醇、异丙醇、氯己定、碘伏等。

（一）醇类

当手未被致病菌明显玷污时，醇类手消毒剂是国际权威卫生机构推荐使用的最佳手部卫生用品。目前大多数以醇类为基础的手消毒剂含有乙醇、丙醇或异丙醇或两种成分的复方。醇类的抗菌活性主要是使蛋白质变性。60%～80%的醇类抗菌活性最强，浓度越高，有效性越低，这主要是由于蛋白质在缺水的情况下不容易变性。醇类在体外实验中对 G＋和 G 细菌（包括多种耐药菌如 MRSA 和 VRE）、结核菌和多种霉菌都有非常好的杀菌作用，然而对芽孢和原生动物虫卵没有活性。乙醇很容易灭活亲脂性病毒和许多亲水性病毒（如腺病毒、鼻病毒和轮状病毒，但不包括甲型肝炎病毒，对乙型肝炎病毒的杀灭效果尚有争议），杀灭真菌孢子则需要适当延长时间。

醇类不是好的清洁剂，当手脏或有明显可视的含蛋白质的物质时，不推荐使用醇类，建议使用肥皂和水洗手。醇类用于皮肤能快速杀菌，但是没有持久（残留）活性。氯己定、季铵盐或三氯生加入醇类配方可产生持久活性。频繁使用酒精做手消毒会导致皮肤干燥，除非加入保湿剂和其他护肤因子。例如解决酒精干燥的问题可以通过添加 1%～3%的甘油和其他护肤因子。即使含有保湿剂，耐受度较好的醇类手消毒剂也会引起破损（切口、磨损）皮肤的刺痛。伴有浓烈香味的醇类手消毒剂会导致很多呼吸道过敏的医护人员难以耐受。醇类手卫生产品受很多因素的影响，包括醇类的种类、浓度、接触时间、使用酒精的量和使用醇类时手是否湿润等，少量（0.2～0.5 mL）酒精洗手并不比普通肥皂和水洗手更有效。理想用于手消毒的酒精量未知，且可能因为不同配方有所不同。然而通常如果揉搓双手不到 10～15 s 双手感觉干，则说明使用酒精的量不够。酒精性湿纸巾只含有少量酒精，与肥皂和水洗手比较有效性并不高。医院中常用的醇类手消毒液包括液体剂、凝胶和泡沫剂。很少有数据显示各种类型手消毒剂的相对有效性。一个小型研究发现乙醇类凝胶在降低医护人员手部菌落的有效性方面低于液体剂。最近研究发现相同的结论，液体剂在降低医护人员手部菌落上显著性优于测试凝胶。但目前已经发现新一代的凝胶配方比以前的版本有更好的抗菌有效性。更多的关于酒精液体和凝胶对降低医院相关性感染的有效性研究有待开展。此外值得考虑的是医务人员的依从性，即如果体外实验有效性低的凝胶使用更加广泛，则其总体使用效果也许更好。尽管醇类手消毒剂具有显见的益处，但它确实存在局限性，最突出的一点是醇类手消毒剂使用后不能从手上移走污垢和其他污物，也不能杀死类似炭疽或艰难梭菌之类的细菌孢子。最新的研究重点是提高手消毒剂对难杀死、无包膜病毒的效果。已经有几项研究报告描述了醇类手消毒剂在杀死无包膜病毒方面的有效性，这些手消毒剂均是在醇消毒的基础上，增添了可加强醇对特殊病毒杀灭效果的成分。

（二）氯己定

氯己定本身难溶于水，但其葡萄糖酸的形式是水溶性的。抗菌活性似乎是黏附并破坏细胞浆膜，导致细胞内容物沉淀。氯己定的即刻抗菌活性比酒精慢。它具有很好的抗 G 菌作用，对 G 和霉菌的作用较弱，对分枝杆菌作用小，对芽孢无效。体外实验显示对有包膜的病毒如疱疹病毒、HIV、巨细胞病毒、流感病毒和呼吸道合胞病毒有效，但明显对无膜的病毒如轮状病毒、肠道病毒和腺病毒有效性较低。氯己定的抗菌活性不受有机物质包括血液的影响。因为氯己定是阳离子分子，它的活性会被天然肥皂、各种无机阴离子、阴离子的表面活性剂及含阴离子乳化剂的护手霜减弱。葡萄糖酸氯己定已被大量用于手卫生产品。氯己定通过皮肤吸收很少见。使用 1%及以上浓度的氯己定应注意避免接触眼睛，因为氯己定可以导致结膜炎和严重的角膜损伤。因为耳毒性,应避免在内耳和中耳的手术中使用。应避免和脑组织与脑膜接触。皮肤刺激和浓度有关,频繁使用 4%氯己定洗手易导致皮炎。过敏反应不常见。偶然的几起医院感染暴发和氯己定污染有关。氯己定耐药也有报道。

氯己定具有明显的残留活性。低浓度(0.5%~1%)的氯己定加上酒精比单纯酒精具有显著性的残留活性,且氯己定具有很好的安全性。目前医院使用的手消毒剂,多数是酒精与氯己定的复合制剂,除了这两种主要成分,还有很多其他的成分,如护肤成分等。复合制剂可以增加消毒效果。因为酒精作用快,但持续时间短;而氯己定作用起效慢,但持续时间较长,两者合用可以互补。外科手消毒用有效含量≥2 g/L 氯己定—乙醇(70%,体积比)溶液,使用方法及作用时间应遵循产品使用说明。

(三)氯二甲酚

氯二甲酚的抗菌作用是使细菌的酶明显失活,并破坏细胞壁。体外实验对 G+和 G 菌、分枝杆菌和许多病毒有同等的活性作用。氯二甲酚对铜绿假单胞菌的作用较小,加入二胺四乙酸乙醇(EDTA)可以增加对假单胞菌属和其他病原体的活性。将氯二甲酚用于外科洗手,有报道称 3%氯二甲酚和 4%葡萄糖酸氯己定相比较具有即刻和持久活性。而另外有研究发现氯二甲酚的即刻和持久活性比葡萄糖酸氯己定和碘伏差。不同研究之间的分歧可能是由于所含浓度、配方的不一致性或是否含有 EDTA 所致。有研究总结认为氯二甲酚作用没有葡萄糖酸氯己定和碘伏快,而残留活性比葡萄糖酸氯己定弱。氯二甲酚的活性受有机物的影响较小,但易被非离子表面活性剂中和。氯二甲酚一般耐受性较好,相关过敏不常见会被皮肤吸收,有效浓度为 0.3%~3.75%。

(四)六氯酚

六氯酚是双酚类化合物,包括两个酚基团和三个氯。抗菌活性和引起微生物重要酶系统失活有关。六氯酚是抑菌剂,对金黄色葡萄球菌有很好的作用,但对 G 杆菌、霉菌和分枝杆菌的作用较弱。对六氯酚用于洗手和术前消毒液的研究证实单次洗手后已有适当的作用。多次使用后六氯酚有几小时的持久活性,并逐渐降低手上的菌落(累积效应)。事实上重复使用 3%六氯酚,药物会被皮肤吸收,婴儿洗澡和常规使用 3%六氯酚洗手,血液六氯酚水平为百万分之 0.1~0.6。早在 20 世纪 70 年代,使用六氯酚婴儿洗澡有时会产生神经毒性(黄斑变性)。结果 1972 年美国 FDA 警告六氯酚不再常规用于婴儿洗澡。而医院内不再使用六氯酚婴儿洗澡后,大量的调查发现和医院相关的金葡菌感染事件明显上升了。很多例子说明重新使用六氯酚进行婴儿洗澡后,感染的发生率下降。然而目前的指南建议不要使用六氯酚进行婴儿洗澡,因为存在潜在的神经毒性。美国 FDA 未将六氯酚归于安全和有效的抗菌消毒剂,因为皮肤吸收率和毒性作用高,含有六氯酚的产品应该避免使用。

(五)碘和碘伏

从 1800 年起,碘已经被广泛认为是有效的消毒剂。然而因为碘会刺激皮肤及引起皮肤着色问题,碘伏因其杀菌有效性已大部分替代碘。碘分子快速渗透细胞壁,导致蛋白合成困难和细胞膜改变。碘伏为有效碘、碘化物或三碘化物和高分子聚合物。碘分子的量("游离碘")确定了碘伏的抗菌活性。碘和各种聚合物结合可以提高碘的溶度,并可促进碘离子持续释放,降低皮肤的刺激。碘伏的抗菌活性会受到 pH、温度、暴露时间、有效碘浓度、有机物和无机物化合物(如酒精和清洁剂)的影响。

碘和碘伏对 G+、G 菌和很多芽孢形式的细菌(梭菌属、杆菌属)有效,对分枝杆菌、病毒和霉菌也有效。然而用于消毒的碘伏浓度通常不能杀死芽孢。人体实验已经证实这类消毒剂可以降低可能来源于医护人员手上的微生物。在美国 FDA 中将 5%～10% 的碘伏归为安全和有效的医护人员手消毒剂。碘伏使用后的持久活性有很多争议。有研究显示持久活性为 6h，但是很多其他的研究证实使用碘伏洗手后持久活性为 30～60 min。在人体实验中，碘伏的活性会被有机物如血液或唾液显著性降低。大多数用于手卫生的碘伏含有 7.5%～10% 聚维酮碘。含更低浓度聚维酮碘的碘伏也有很好的抗菌活性，稀释会提高游离碘的浓度。然而游离碘的量越大，皮肤刺激性也越大。碘伏对皮肤的刺激和产生的过敏反应比碘少，但是比其他消毒剂在手卫生中引起的接触性皮炎要多。偶尔由于工艺原因会出现 G 杆菌的污染，并导致感染的爆发或假爆发。外科手消毒用碘伏消毒液原液擦拭揉搓作用至少 3 min。

（牛鹏姣）

第九节　医疗器械的清洗

所谓清洗，是去除医疗器械、器具和物品上污物的全过程。医院消毒和医院感染管理的相关规范或标准中明确规定，使用后的医疗器械必须彻底清洗干净后再进行消毒灭菌处理。残留在医疗器械上的有机物，可阻碍消毒灭菌因子的穿透，为残存的微生物创造生长繁殖条件，久而久之在医疗器械表面形成生物膜，妨碍或延迟消毒灭菌因子与微生物有效接触，致使消毒灭菌失败。并且残留在器械表面的污物经消毒灭菌后形成陈旧污渍，更难清洗。因此，清洗为医疗器械消毒灭菌起到了清除障碍的作用，是医疗器械消毒灭菌前处理的必要过程。清洁是用物理或化学方法使无生命物体上污染的有害微生物达到安全水平的操作。但是目前在医疗器械的清洗消毒工作中，对于何为"清洁"无统一的标准，原因是缺乏统一、简单、易于操作的测试污染物的方法。一般认为，"清洁"至少需满足以下条件：物品上的生物负荷降低，去除了有机物、无机污染物。

一、清洗对医疗器械生物负荷的影响

清洗过程最显而易见的好处，就是能大大降低物品上的生物负荷，尤其是对管腔型器械，如肠镜、胃镜、支气管镜、血透管路等各种纤维内镜、复用导管等。这类医疗器械由于材质特殊，构造精密，管腔窦道多，不耐高温、高压、易腐蚀，且该类器械定期地暴露于胃肠分泌液、血液、唾液、粪便、胆汁、尿液等有机质中，极易携带病原微生物，如使用后未经恰当的清洗消毒灭菌处理，可能埋下交叉感染隐患。如软式内镜由于其接触部位，微生物污染较大，很多研究发现，通过手工清洗，一般肠镜平均可降低 4 个对数值微生物。而胃镜的平均微生物污染量为 106 CFU/件，清洗后可降低 2～4 个对数值。

二、清洗对医疗器械灭菌有效性的影响

灭菌是否可达到无菌保障水平，取决于待灭菌器械上污染的微生物数量和类型、有机和无机污染物的数量，以及有机和无机污染物对灭菌过程的影响。对此已做过大量的临床研究。实验结果表明，由 $CaCO_3$ 晶体包裹的枯草杆菌黑色变种芽孢被湿热和干热灭活的时间分别增加 14 倍和 600 倍，环氧乙烷灭菌时间则更长。如采用低温等离子体灭菌技术、过氧化氢汽化

灭菌技术及环氧乙烷灭菌技术在同时有有机物和无机物污染时灭活微生物的效果,发现污染物很容易形成晶体形式,导致灭菌难以成功。虽然晶体样物质会大大妨碍灭菌成功,但实际临床上晶体样物质很容易被清洗去除。也有实验表明,使用压力蒸汽灭菌器各项检测指标均合格时,清洗不干净的器械经过一个灭菌周期仍能检测出细菌生长,而清洗检测合格的医疗器械灭菌效果则全部合格。

三、影响清洗效果的因素

(一)污染物的分类及其清洗要点

污染物可分为水溶性污染物(盐类、酸类等)、油脂类污染物(脂肪、油、皮脂等)、色素类污染物、蛋白类污染物(血液、体液、脓液等)、石灰质类污染物及沉积物(钙质沉淀物、水垢、蛋白结垢等)、锈渍、色点以及微生物(细菌、真菌、芽孢等)。不同污染物的清洗过程是不同的。水溶性盐类污染物,水洗即可完全去除。油脂类污染物,则需依靠清洗剂中表面活性成分将其乳化,或有机溶剂将其溶解后,方能去除。天然色素类污染物,可用机械外力冲散,或使用吸附剂将其吸附出来,选用何种方式去污色素类污染物,主要取决于污染物粒径大小。蛋白类污染物,较难去除,如血液、体液等,尤其是经热力或化学药剂作用,致其蛋白变性后,则更难除净。有文献报道,蛋白污染物及所有带羧基的物质,易发生蛋白质交联反应,易固着于带羧基的纤维物品上(如棉布)。石灰质污染物及沉积物,只有用含碱耦合剂反复漂洗,方可去除。可漂白类污染物,如果渍、酒渍和茶渍等,可用化学漂白剂将其去除。

(二)水质对清洗效果的影响

水质的影响,清洗器械使用自来水冲洗,自来水中含氯化物和钙、镁离子等杂质,对金属器械有腐蚀性。在日常器械检查中,发现不锈钢金属器械表面呈现针刺状的生锈孔,孔的周围有红褐色的腐蚀斑点,就是氯腐蚀的结果。

(三)消毒剂对清洗效果的影响

被朊毒体、气性坏疽及突发原因不明的传染病病原体污染的可重复使用的医疗器械使用后,需先消毒后清洗。含氯消毒液的氯离子对不锈钢器械有很强的腐蚀性,长时间、高频率浸泡或不彻底？冲洗都会破坏不锈钢的保护层,形成点状锈蚀、应力裂纹锈蚀等,这都是器械生锈的主要原因。一些氧化较强的消毒剂还可致蛋白质变性,使污物更牢固地附着于器械表面,增加清洗难度。

(四)清洗剂对清洗效果的影响

自来水清洗可保持血迹等污染物潮湿,适用于污染较轻、无机物污染、表面光滑物品的清洗,对软化或去除干结的污染物无效。绝大多数的医疗器械均不同程度被患者的血液、体液及分泌物等有机物污染,因此,彻底清洗医疗器械必须使用清洗剂。清洗剂根据其功能可分为两大类:化学清洗剂与酶清洗剂。

清洗时使用化学清洗剂可保持血迹等污染物潮湿、松解干结污染物,但需在机械配合下去除污染物。在使用过程中,应注意清洗剂的腐蚀性和适用范围,防止其对金属器械,尤其是精密医疗仪器的腐蚀。含酶清洗剂,是具有生物活性的蛋白质物质,可有效地分解和去除干结或湿润的污染物。含酶清洗剂分为单酶和多酶两种,可以有效迅速分解污染物中的多种有机物质。含酶清洗剂的 pH 呈中性,基本无腐蚀性。但是,清洗剂中的酶成分本身就是蛋白质,且无消毒功能,若长时间存放,容易滋生细菌。业界曾对清洗剂和含酶清洗剂的概念有过混淆,认为含酶清洗剂就是清洗剂。我国规定,医疗机构必须对内镜采取酶洗。欧洲消化内镜协会指南在消化内镜附件消毒的操作规程中也强调了酶洗的重要性。后来研究不断证实,不应以是否酶洗作为指标,而应强调清洗剂的清洗效果、安全性、材料兼容性等。ISO15883 关于清洗机的系列标准中,已采用"清洗剂"而不是"含酶清洗剂"的概念。

医用清洗剂与普通清洗液的区别:①强调安全性;②主要针对医疗器械,而非餐饮具、织物等;③有一定的去除水中 Ca^{2+}、Mg^{2+} 离子的作用,降低水的硬度;④表面活性剂的品格较高;⑤pH 更偏近于中性;⑥有防止污物再次沉积的作用。清洗剂由表面活性剂和辅助成分组成,是增强和提高清洗效果的制剂,应不含有研磨剂,具有无毒、无腐蚀、可自然降解、无附着、无残留等特点。根据 pH 不同可将清洗剂分为三类:①碱性清洗剂,pH>7.5,对各种有机物有较好的去除作用,如血、粪便等,不锈钢金属器械主要选择弱碱性清洗剂(pH 7~10);②中性清洗剂,pH 6.5~7.5,对金属无腐蚀;③酸性清洗剂,pH<6.5,对无机固体粒子有较好的溶解去除作用。另外,清洗器械直选用液态型清洗剂,不得使用研磨剂类产品例如去污粉等。不同的清洗剂不得混合使用。材质为塑料和铝制品的器械,不得使用酸性清洗剂处理。

四、润滑剂的使用

润滑剂,主要成分为水溶性乳化天然矿物油,具有很低的表面张力、较高的表面活性、高度的疏水性和较好的抗剪切力性能。使用润滑剂可减少器械磨损,延长器械使用寿命。清洗完成后,器械未上油或上油不完全,导致不能有效隔绝潮湿气体及其他有害化学物质,缺乏润滑的关节部位在使用后易形成机械磨损,最终产生摩擦锈蚀。传统器械保养方法是用渗透液状石蜡的纱布擦拭清洗好的器械及其关节部位。但是液状石蜡不溶于水,在压力蒸汽灭菌过程中可阻碍蒸汽穿透,使器械达不到灭菌要求。"润滑剂应为水溶性,与人体组织有较好的相容性。不破坏金属材料的透气性、机械性及其他性能。"由于无法测定使用中润滑剂的浓度,在反复多次使用后,润滑剂有可能被稀释,需注意及时更换。

五、除锈剂的使用

器械生锈主要是氧气在酸性条件下具有较强的氧化能力,在湿的酸性空气中二氧化碳或水溶液中氧气将单价铁氧化成二价铁,进一步氧化成三价铁。国内器械生锈现象普遍原因与手术器械的材质有关,更与未能将有机物污染彻底清除有关,有机物的存留和锈斑的附着直接导致消毒灭菌失败,增加交叉感染的风险。美国手术室护理协会(AORN)组织推荐与建议:"目测"仍是唯一被大家所认可的有效、直接、快速地检测锈渍的方法,而使用 4 倍或 5 倍的放大镜观察会更直接。轻度锈渍是指镜下观察器械咬合面或关节处有轻度锈点、锈斑;中度锈渍是指肉眼观察器械咬合面或关节处有锈迹、锈斑;重度锈渍是指肉眼观察器械咬合面或关节处明显锈蚀、锈迹、麻斑。若器械上出现锈渍,及时有效的除锈是非常必要的。除锈剂一般通过氧化还原反应去除器械上锈渍。除锈剂属于化学试剂,有一定刺激性,使用时需注意个人防护。

六、预处理在医疗器械清洗消毒中的作用

临床上使用后的医疗器械由于某些原因,需很长一段时间才能被送到消毒供应中心,因而不能获得及时有效地处理。使用后的医疗器械表面会残留血液、分泌物等污染物,如果不能及时清洗,残留的污染物容易在医疗器械表面或难以清洗的部位干涸,增加医疗器械的清洗难

度,降低清洗质量。另外,有机物中的某些成分可以腐蚀金属表面的镀层,如血液等污染物中含有大量的钾、钠、氯等离子,容易造成金属器械的氧化腐蚀,增加清洗难度且缩短医疗器械的使用寿命。预清洗过程可以保证污染物的湿润,降低使用后医疗器械的生物负荷和污染程度以及尽可能降低血液等有机污染物对器械的腐蚀,提高医疗器械的清洗消毒效率,节约成本并延长器械的使用寿命。

医疗器械预清洗方法包括含酶保湿剂法和沉水箱法。含酶保湿剂法指直接将含酶保湿剂喷在器械表面,放入运送容器,然后将器械密闭运送到消毒供应中心进行集中处理;含酶保湿剂法中的多酶可以分解器械上的污染物,操作简单、器械运输方便,但其成本相对较高。沉水箱法是指将使用过的器械关节打开后放入网篮内,将网篮沉入配制好的多酶清洗剂密闭箱中,盖上密封盖,并锁上自毁锁(保持完整性),等待消毒供应中心的工作人员收取;沉水箱法操作相对复杂,需要配备水箱,且增加器械运送负担,但成本相对较低。通常预处理是通过多酶清洗剂的浸泡来完成的,多酶清洗剂主要清洗原理是通过酶的分解作用,将大分子不溶于水的污染物分解成小分子及可溶于水的物质,从而达到清洗的目的。多酶在清洗过程中不断地被消耗,在接触到污染物完成其酶促功能后无法再生,因此,多酶清洗剂只能现配现用,不可重复使用。正确的预清洗可有效提高医疗器械的清洗消毒效率。有研究表明,预清洗组与无预清洗组相比,医疗器械上残留血液和内毒素合格率有统计学差异。彻底的预清洗减少了由于清洗消毒不合格造成的院内感染,提高外科床位的周转率,延长器械使用寿命,也进一步降低医院成本,提高医院收益。

七、ATP 生物荧光法在医疗器械清洗效果评价中的应用

目前临床上尚无统一的方法评价医疗器械的清洗效果。常用的清洗效果评价方法有目测法、潜血试验、蓝光试验、细菌培养计数法和 ATP 生物荧光法。目测法是通过肉眼或借助放大镜观察医疗器械表面有无污染物,该方法受人为因素影响较大,且肉眼只能看到 $>50\ \mu m$ 的污染物。潜血试验是利用血红蛋白中的含铁血红素部分催化过氧化物分解生成氧,使色原物质呈色的原理。目前有根据这个原理制成的测试纸供临床使用,对血清的敏感性可达到 $5\ mg/L$,蓝光试验是由于血液富含过氧化物酶可通过酶反应监测残存血液,该方法可检测出 $0.1\ \mu g$ 热变性的残留血液。细菌培养计数法是医疗器械清洗效果的传统检测方法,可反映细菌污染水平。

ATP 生物荧光法是基于荧光素在荧光素酶的参与下与 ATP 反应生成荧光素氧化产物发出荧光的原理,荧光强度与 ATP 的量成正比。ATP 广泛存在于各类生物体中,是生物体的能量来源,含量较为稳定。ATP 生物荧光法不仅可反映细菌的污染水平,还可反映医疗器械上的血液和其他有机物的污染程度,能科学评价医疗器械的清洗效果;且 ATP 生物荧光法具有操作简单方便、获得结果快速以及灵敏度高等特点,目前在临床得到广泛运用。然而不同品牌或同一品牌不同型号的 ATP 检测仪之间量程、灵敏度以及精确度差异较大,对于清洗效果合格无统一的评判标准。

(牛鹏姣)

第十节　医疗器械的消毒灭菌

　　器械安全是医疗质量安全的核心,医疗器械的清洗消毒灭菌是确保器械安全的关键。1968 年 EarleH. Spaulding 设计了一种用于指导医疗器械消毒灭菌的方案,一直以来被保留、改良、并被消毒和医院感染控制专业人员在实施消毒或灭菌时成功应用。Spaulding 相信如果根据医疗器械使用时的感染危险度而将医疗器械分为高度危险性、中度危险性和低度危险性三类的话,那么医疗器械消毒灭菌的要求就很容易被理解。美国 CDC 的《手卫生和医院环境控制指南》《医务人员和公共卫生人员 HIV 和 HBV 感染预防指南》和《医疗机构环境感染控制指南》中都使用了这一术语,我国《医院消毒卫生标准》和《医疗机构消毒技术规范》都引用了上述术语。高度危险性医疗器材是指进入正常无菌组织、脉管系统或有无菌体液(如血液)流过,一旦被微生物污染将导致极高感染危险的器材,如手术器械、心导管、植入物等。中度危险性医疗器材是指接触黏膜的器材,包括消化内镜、气管镜、呼吸机管道等。低度危险性医疗器材是指与完整皮肤接触但不与黏膜接触的器材,如听诊器、血压计袖带等。为规范我国医疗器械清洗消毒灭菌工作,确保器械使用安全,预防和控制器械相关院感事件的发生,要求二级以上医疗机构"应采取集中管理的方式,对所有需要消毒或灭菌后重复使用的诊疗器械、器具和物品由 CSSD 回收,集中清洗、消毒、灭菌和供应";医疗器械的再处理应符合"使用后及时清洗、消毒、灭菌的程序";"进入人体无菌组织、器官、腔隙,或接触人体破损的皮肤、黏膜、组织的医疗器械应进行灭菌;接触皮肤、黏膜的医疗器械应进行消毒";明确了我国医疗器械的清洗消毒灭菌管理要求。《医院消毒卫生标准》规定了医院使用医疗器械的评价要求"高度危险性医疗器械应无菌;中度危险性医疗器械的菌落总数应≤20 CFU/件(CFU/g 或 CFU/100 cm²),不得检出致病性微生物;低度危险性医疗器械的菌落总数应≤200 CFU/件(CFU/g 或 CFU/100 cm²),不得检出致病性微生物";强调"重复使用医疗器械的清洗程序应按 WS3102—2016执行,有特殊要求的传染病病原体污染的医疗器材应遵循 WS/367 的规定进行处理";"高度危险性医疗器械使用前应灭菌;中度危险性医疗器械使用前应选择高水平消毒或中水平消毒;低度危险性器械使用前可选择中、低水平消毒或保持清洁。耐湿、耐热的医疗器械应首选压力蒸汽灭菌;带管腔和(或)带阀门的医疗器械应采用经灭菌过程验证装置(PCD)确认的灭菌程序或外来器械供应商提供的灭菌方法。不耐热、不耐湿的医疗器材应选择经国家卫生行政部门批准的低温灭菌方法"。《医疗机构消毒技术规范》规定医疗机构使用的医疗器械应符合"进入人体无菌组织、器官、腔隙,或接触人体破损皮肤、破损黏膜、组织的诊疗器械、器具和物品应进行灭菌。接触完整皮肤、完整黏膜的诊疗器械、器具和物品应进行消毒";要求"耐热、耐湿的手术器械,应首选压力蒸汽灭菌,不应采用化学消毒剂浸泡灭菌。耐热、耐湿医疗器械应首选压力蒸汽灭菌。不耐热、不耐湿医疗器械应采用低温灭菌方法。不耐热、耐湿医疗器械应首选低温灭菌方法,无条件的医疗机构可采用灭菌剂浸泡灭菌。耐热、不耐湿医疗器械可采用干热灭菌方法。外来医疗器械医疗机构应要求器械公司提供器械清洗、包装、灭菌方法和灭菌循环参数,并遵循其灭菌方法和灭菌循环参数的要求进行灭菌。医疗机构应要求器械公司提供植入物的材质、清洗、包装、灭菌方法和灭菌循环参数,并遵循其灭菌方法和灭菌循环参数的要求进行灭菌"。软式内镜的高水平消毒:目前国内外用于软式内镜高水平消毒的消毒剂有邻苯二甲醛、戊二醛、过氧乙酸、酸性氧化电位水、二氧化氯等,使用中要关注消毒剂对内镜的损伤以及消毒剂残留可能对患者的影响。

近年来软式内镜是否应灭菌的争议越来越多,尤其是美国发生十二指肠镜相关多重耐药菌感染后,美国FDA要求软式内镜生产厂家重新考虑软式内镜的设计,并要求其必须满足临床使用。目前,有部分医院对内镜采用环氧乙烷灭菌。接台腔镜器械的灭菌:近年来随着微创手术的推广应用,越来越多昂贵、复杂的腔镜器械在医院大量使用,由于这些腔镜器械需要每天重复多次使用,如何确保使用后清洗效果、如何实现器械的快速灭菌和周转是当前医疗机构面临的难题。目前能满足接台腔镜器械快速灭菌和周转的方法主要是过氧化氢低温等离子灭菌技术。该灭菌技术设备昂贵,一般医院没有经费配置;且灭菌效果影响因素多,临床使用中常常因为器械清洗不干净、干燥不彻底、包装材料选择错误、过度装载等原因导致灭菌失败。环氧乙烷灭菌和低温蒸汽甲醛灭菌主要是灭菌周期太长,不能满足接台手术的需求。一些基层医院无奈之下选择过氧乙酸,甚至戊二醛浸泡或熏蒸灭菌,给器械安全留下严重隐患。

口腔器械消毒灭菌:口腔诊疗器械种类繁多,形状复杂,使用频繁,污染严重,消毒灭菌较难。口腔诊疗器械被认为是乙型肝炎病毒(HBV)、丙型肝炎病毒(HCV)、艾滋病病毒(HIV)等血液传播性疾病和消化道传染病的传播媒介。为规范我国口腔诊疗器材的消毒灭菌工作,原卫生部于2005年下发《医疗机构口腔诊疗器械消毒技术操作规范》,要求各级各类医疗机构必须高度重视口腔诊疗器械消毒工作,将口腔诊疗器械消毒质量纳入医疗质量和医疗安全管理,口腔器械清洗消毒灭菌相关国家标准和行业标准也在制定中。

植入物的快速灭菌:美国手术室注册护士协会(AORN不认同对植入型器械做快速灭菌,因为这种灭菌增加了手术部位受感染的风险。相反,此协会建议,仔细计划、库存管理和与供货者合作很重要。美国医疗器械促进协会(AAMI)规定,植入型医疗器械不能被快速灭菌。如果它们必须要做快速灭菌,就意味着在得知它们的生物指示物结果前就放入了患者体内,那么必须要做好植入物提前放行的记录。并且,必须填好植入物提前放行例外表格。

(牛鹏姣)

第十一节　灭菌物品包装材料

一、医用包装材料相关标准

包装即无菌屏障系统,是医院医疗器械及物品在重复使用过程中,为保持物品在转运、储存直至患者使用之前的无菌状态,依据不同情况而采用的包装容器、包装材料、器械保护辅助物及进行操作的总称。目前世界各国尤其是发达国家,对选择最终灭菌医疗器械包装材料和包装方式愈加重视。无菌操作和手术器械的清洁、无菌程度直接关系到患者的术后恢复,而与之密切相关的手术器械包装问题在近几年越来越被人们关注。手术器械包装材料的研究已成为热点问题。美国食品药品监督管理局(FDA)将无菌包装材料列为第Ⅱ类(有潜在风险)的医疗器械。手术中使用受污染的器械,其结果可能是致命的。因此,消毒供应中心人员除了选择合适的包装材料之外,还应该掌握如何构建无菌屏障以保护无菌包内物品免受污染。最终医疗器械包装的目标是能进行灭菌操作,能够提供有效的微生物阻隔,灭菌前、后对医疗器械无任何损坏,并且灭菌后能在一定期限内维持无菌环境。随着我国国家卫生行业标准的日益完善,医院感染管理控制重视程度的不断提高,对手术器械灭菌包装要求也愈加严格,同时也大力推动了医用灭菌包装材料的发展。

(一)国际标准

1950 年美国成立软包装协会(PFA)是由软包装制造者和供应者组成的国家贸易协会,该行业生产的包装用于食品、保健品的包装和由纸张、薄膜、铝箔材等这些材料组成的工业产品。1994 年成立软包装协会的灭菌包装制造者理事会(SPMC)。SPMC 和 AAMI 定期发布包装标准和试验方法。欧洲标准 EN868-1 是由欧洲委员会和欧洲自由贸易协会授权欧洲标准委员会 CEN/TC102"供医用的灭菌器材"技术委员会编制。1997—1999 年陆续发布了 EN868-1 至 EN868-10 等一系列标准和试验方法。EN868-2 是医院用各种包裹材料的要求和实验方法,EN868-4 是医院用纸袋的要求和实验方法,EN868-5 是医院用纸塑袋的要求和实验方法,EN868-8 是医院重复使用的灭菌箱的要求和实验方法。

1997 年卫生保健灭菌技术委员会(ISO/TC198)制定了 ISO11607-1—1997《最终灭菌医疗器械包装》,用于灭菌医疗器械的包装。2006 年欧洲标准委员会(CEN)和国际标准化组织委员会(ISO)发布新版的国际标准 ISO11607-1《最终灭菌医疗器械的包装第 1 部分:材料、无菌屏障系统和包装系统的要求》和 ISO11607-2《最终灭菌医疗器械的包装第 2 部分:成型、密封和装配过程的确认要求》。同时废止了 EN868-1,保留了 EN868-2 至 EN868-10 并进行了部分修改,可一个或多个用来证实符合 ISO11607-1 中规定的一个或多个要求,为具体包装材料和预成形无菌屏障系统的确定提供指导。该标准已被美国、欧洲和其他地区采用。目前国际上还包括国际材料试验协会(ASTM)对透气屏障材料的医用包装的泄漏及软包装密封胀破试验的一些测试方法。

(二)国内标准

国内相关标准测试方法还包括对纸和纸板定量的测定、耐破度、抗张强度吸水性、硫酸盐、透气度、纸浆亮度、抗张强度等的测试。

二、医用包装材料的使用现状

目前常用的包装材料有棉布、平纸、皱纹纸、纸塑袋、无纺布、硬质灭菌容器等。国内医用包装市场棉布占有率约为 70%,无纺布约 10%,皱纹纸约 7%,其他约 13%。

(一)棉布

棉布是最传统、最简单的手术器械包装材料,具有柔软性好、利于穿透等特点,但结构疏松,阻菌屏障效果较差,存在一定的医院感染风险。但国内目前仍在大量使用,使用纺织品材料包装的无菌物品需严格按照行业标准要求执行。环境的温度、湿度达到 WS310.1 的规定时,使用普通棉布材料包装的无菌物品有效期宜为 14 d;未达到环境标准时,有效期不应超过7 d。由于使用全棉布灭菌包会因为重复灭菌而增加医疗成本,缩短再生器材正常的使用寿命,不利于医院感染的控制,现在全棉布正逐渐被其他包装材料所替代。

(二)皱纹纸

皱纹纸微生物屏障性能略好于平纸,是最早出现的棉布替代品。由于孔径较小,医用皱纹纸有比棉布更好的微生物屏障性能;可直接作为包装材料或用于硬质容器的内包装材料。由于经过皱化,使其具有了拉伸变形性,具备像纺织材料一样的性能,在包裹时不易被拉破,蒸汽灭菌中不会因挤压而在真空和正压过程中变形开口。但应注意变湿后机械性能进一步下降，应避免灭菌包沾染液体，灭菌时充分干燥。

（三）纸塑袋

纸塑袋是由纸与高分子塑料膜经热合作用而制成的专用包装袋。既有透气功能又有可视功能的预成型无菌屏障系统。纸塑包装袋/卷材适用于压力蒸汽灭菌和环氧乙烷灭菌，但不适用于干热灭菌和等离子灭菌；纸塑袋具有密封性能良好、灭菌有效期较长、能够延长器械正常使用寿命、减轻护理工作量以及降低医疗费用成本等诸多优点。但其有一定的局限性，单面透气是最大的限制，需穿透才能达到灭菌目的。一些器械易产生冷凝水时，最好使用纸袋或包装材料包裹。

（四）无纺布

无纺布又称非织造布，是由定向的或随机的纺织纤维和（或）无纺纤维联结而构成。医用无纺布由聚丙烯制造，通过纺粘-溶喷-纺粘的复合过程而形成，其中的溶喷层形成高效微生物过滤屏障。其撕裂强度和湿态抗张强度略高于纸，干态抗张强度低于纸，干态和湿态爆破强度高于纸，拉伸变形性和皱纹纸差不多，疏水性能好，能避免包装材料对液体的吸收。

（五）特卫强

特卫强是一种高密度聚乙烯为基材纺织而成的综合性能较高的特殊材料，它结合了纸、布和薄膜所具有的特点。最主要的特点是可用于过氧化氢低温等离子灭菌，但不能耐受压力蒸汽的高温高压。含天然纤维的材料如平纸、皱纹纸、纺织材料、纸塑袋、全纸袋都不能用于过氧化氢低温等离子灭菌。所以，不能高温灭菌的器械经特卫强包装后可通过过氧化氢低温等离子灭菌器达到灭菌的目的。

（六）硬质灭菌容器

硬质灭菌容器是金属材质，具有包装规范、灭菌彻底、无菌存储期长、有利于器械的保护、性价比高等优点。有研究报道，使用硬质灭菌容器作为包装材料，相比全棉包布平均可以节省12.33元/（台·次）。需要注意的是使用进口灭菌器的医院可使用标准灭菌箱，这样可避免过量装载或小装载效应；避免因冷凝水造成的灭菌失败。按照行业标准的要求，有效期为6个月。在我国硬质灭菌容器正逐步取代传统包装方式。硬质灭菌容器以其独具的优点，能够规范灭菌器械的包装质量、提供高质量的无菌手术器械并能有效降低医疗器械再处理成本、保护精密器械。因此，作为一种高性能的新型最终灭菌包装器械，硬质灭菌容器逐渐受到专家和临床工作者的认可，并在医院中推广和使用。硬质灭菌容器有强大的发展前景和广阔的使用空间，并且现在的生产厂商越来越多，已经形成了良性竞争，这必然会加速硬质灭菌容器的发展。

随着医疗手术器械包装材料的发展，绿色包装材料的灭菌效果越来越得到人们的认可。由于原材料成本的不断上涨，以及全社会都在倡导的环保节能意识，绿色包装将会成为共识。绿色包装是在保证其基本性能和良好灭菌效果的前提下，尽可能做到节省包装材料；包装材料可回收利用，对环境无污染。由于医疗器械的特殊性，回收利用一直被大家所忽视，虽然一些研究也找到了解决方法，如应用多层材料取代单层材料，但随着包装材料的不断发展，多层材料可能被更加先进的材料所取代。

（牛鹏姣）

第十二节 高压蒸汽灭菌技术

压力蒸汽灭菌法是将蒸汽输入到专用灭菌器内处于很高的压力之下,使蒸汽穿透力增强、温度提高达到快速杀菌效果。到目前为止,尚无任何一种灭菌方法能完全代替压力蒸汽灭菌法。

一、灭菌原理

压力蒸汽杀菌的基本要素是作用时间、作用温度及饱和蒸汽等三大要素。饱和蒸汽必须满足干燥(含湿气<10%)和纯净(含冷空气<5%)。压力蒸汽之所以有强大的杀菌作用,主要是蒸汽处于一定压力之下,升高蒸汽温度和冷凝水体积缩小1870倍,迅速穿透物品内部;另外蒸汽冷凝成水时能释放潜伏热,常压下把1 g水从零度加热到100 ℃需消耗418.4 J热能,而再把1 g 100 ℃水继续加热成蒸汽则需要消耗2259.4 J热能,这种温度计测不出的热能称作潜伏热。这种潜伏热在蒸汽接触冷的物体时冷凝成水时就释放热量给物体,使物体温度迅速增高。

二、特点

压力蒸汽灭菌主要特点是杀菌谱广、杀菌作用强、灭菌效果可靠、热穿透力强、温度高、作用迅速、处理后随即进行干燥、无任何残余毒性,适用于包括液体在内的各种不怕热物品的灭菌,但只能处理不畏湿热物品,需要专门设备,不易穿透油剂、粉剂。

三、设备分类

压力蒸汽灭菌设备根据其冷空气排除方法不同分为下排气式压力蒸汽灭菌器和预真空(含脉动真空)式蒸汽灭菌器及正压排气灭菌器等不同类型。预真空(含脉动真空)式包括普通型和快速型。

四、操作前准备

1. 物品清洗与干燥

凡需压力蒸汽灭菌的医疗用品必须进行清洗处理。目的是除污染、除赃物、除热源。污染严重物品应先消毒达到安全无害再进行清洗,清洗后的物品应进行充分干燥。

2. 物品分类与包装

清洗后的物品先进行检查、分类,然后按要求进行包装、常用的包装材料有棉布、无纺布、皱纹纸、纸塑包装袋、硬质容器等,根据物品选择合适的包装材料。

3. 物品的摆放与装量

同类物品摆放在一起,灭菌包竖放。包的上下左右应留有空间,容器通风孔打开并置上下方向;布类物品放上层,金属及其他物品放下层;大包在上,小包在下;物品勿接触灭菌器内壁;物品装量应控制在灭菌器容积的90%,不宜装载过满。

4. 夹层预热

蒸汽进入夹层达到规定压力,冷空气自动排出,同时将柜室四壁预热,防止蒸汽进入内层形成冷凝水。

5. 排除冷凝水

蒸汽进入灭菌柜室内,逐渐可将柜内冷空气和冷凝水排出。

五、操作方法

(1)检查水、电是否通畅。

(2)打开阀门进行排气,排除残留的冷凝水。

(3)检查密封圈及前封板和门板有无杂质和损坏,清洁空气过滤器。

(4)做 B-D 试验,合格后准备消毒灭菌。

(5)设备提示"启动"时,打开密封门,按装载要求摆放好待灭菌的包。

(6)关闭密封门,选择程序,启动运行程序。

(7)灭菌过程中,操作人员应随时监测,如有异常,应及时处理。

(8)灭菌结束后,待室内压力回零后方可开门。戴防护手套,取出物品。有孔器皿灭菌结束后要关闭气孔。

(9)做好灭菌过程监测、记录、存档。

(10)灭菌工作完成后,关闭电源,清洁环境。

六、效果监测

压力蒸汽灭菌效果受诸多因素的影响,如设备的质量和故障、蒸汽质量、残留冷空气、物品包装或摆放不当等都会造成灭菌失败。加强对消毒效果监测是确保灭菌质量的可靠手段。压力蒸汽灭菌柜的监测现在已有了一套科学有效的方法。

1. 工艺监测

压力蒸汽灭菌工艺监测包括消毒设备故障检查,确保灭菌温度、灭菌时间和蒸汽质量不出问题,灭菌物品处理必须正确。工艺监测可显示灭菌器是否正常运转,可直观灭菌运行情况,及时发现问题,但是不能监测每个灭菌物品是否真正达到灭菌,故不能代替其他监测方法。

2. 化学监测

化学监测法用于日常灭菌效果监测,是利用某些热敏化学物质与其他辅料配制成印墨,经过特殊工艺印制在特定的纸上而成。在规定的饱和蒸汽温度下,作用到预定时间,将印迹颜色变化与标准色比较,判定是否达到灭菌基本要求,间接指示灭菌效果。使用过程中应专卡专用,防止受潮,正确判定结果。

3. 生物监测

利用热抗力强的细菌芽孢制成生物指示剂,经压力灭菌处理后,再检验芽孢存活情况以判断灭菌效果,用作蒸汽灭菌效果的监测。生物指示剂所用细菌芽孢为嗜热脂肪杆菌(ATCC7953 或 SSIK31)芽孢,每个菌片含细菌芽孢数为 $5 \times (10^5 \sim 10^6)$ cfu/片,D_{121} 值为 1.3~1.9 min。按国家标准和消毒技术规范的规定进行监测,做到按期、按规定的样本量进行,并设阳性对照,正确进行结果判定,每次监测结果都应记录在案备查,所有监测器材应具有国家级有效的批准文号,以保证其质量符合相关标准。

4. 高压蒸汽灭菌效果监测

每个月随机抽取 3 个气管切开包,送至医院感染管理与疾病控制科进行微生物学监测,并出具检测报告,备案保存。

七、注意事项

1. 冷空气的排除要彻底

压力蒸汽灭菌器内存在冷空气不仅影响蒸汽的穿透性,亦影响升温,即使蒸汽压力达到要求,温度也升不到预定值。

2. 物品包装要正确

压力蒸汽灭菌包大小合适,一般以 30 cm×30 cm×40 cm 为宜,预真空压力蒸汽灭菌器内灭菌包最大为 30 cm×30 cm×50 cm。灭菌物品的包装材料基本要求是具有良好的透气性,并可防止各种微生物的进入。

3. 灭菌包摆放合理

灭菌器内冷空气能否顺利排出和蒸汽顺利穿透与灭菌包的摆放密切相关。灭菌包应分层放置,一律竖放,包与包之间留有一点空隙,最好将灭菌包放在铁丝框内,金属类物品包应放在下层,金属盆、盘、碗等应处于竖立的位置,玻璃瓶、管等应将开口向下或侧放,储槽、带孔的金属盒应将侧孔打开,使侧孔处于上下位置。

4. 防止敷料包引起超热蒸汽

压力蒸汽在一定压力下,其温度比较恒定。若温度超过相应压力下的温度值的 2℃ 即为超热蒸汽。超热空气同干热空气一样不能冷凝、不能释放潜伏热、穿透力差、灭菌效果也差。为防止超热蒸汽,在敷料包放入灭菌柜内后,通蒸汽预热夹层时棉织品不能过于干燥,应关好柜门。

5. 防止蒸汽不饱和

正常的饱和蒸汽含湿量不超过 10%,含空气不超过 5%。若蒸汽中含水雾过高或掺入冷空气使蒸汽达不到饱和从而影响灭菌效果。

6. 严格执行操作规范

关好柜门,检查安全阀后再通蒸汽;开或关蒸汽控制阀动作要轻,防止损坏;要经常清洗排气口,防止排气不畅;定期检修设备,按规定进行效果监测;操作人员要进行岗前培训,持证上岗。

(牛鹏姣)

第十三节　低温等离子灭菌技术

一、物理性质

随着温度的升高,物质由固态变成液态,进而变成气态,当继续向气体施加能量时,分子中原子获得足够的能量,开始分离成自由电子,形成一种新的物态体系,即等离子体。等离子体(电浆)是低密度的电离子体云,是根据物质固态、液态、气态基础上,提出的物质第四态。等离子体是近年出现的一种新的物理灭菌技术。

二、灭菌原理

1.电子云成分的作用

氧化性气体等离子成分中含有大量活性氧、自由基团等活性物质,这些自由基团极易与微生物体内蛋白质和核酸物质发生反应至微生物死亡。

2.紫外线的作用

等离子体激发形成过程中,由于辉光放电,可放出大量紫外线,低温等离子体也能产生紫外线。这种高能紫外光子(3.3～3.6 V)可被微生物的核酸所吸收引起核酸破坏从而导致微生物死亡。

三、适用范围

低温等离子灭菌主要用于怕热医疗器材的消毒灭菌。

1.内镜灭菌

低温等离子灭菌技术在 45～75 min 范围,实现对怕热的内镜达到灭菌要求。

2.不耐热器材灭菌

某些直接进入人体内的高分子材料对消毒方法要求极高,不能耐受高温灭菌。如心脏外科材料、一些人工器官以及某些需置入到体内的医疗用品。

3.其他

各种金属器械、玻璃器械和陶瓷制品等的灭菌。

四、灭菌周期

灭菌周期由两个阶段组成,第一灭菌期和第二灭菌期。

1.第一灭菌期

1 次注射:过氧化氢从汽化器传送到药盒。

1 次汽化降压:舱室内和汽化器/冷凝器内压力降低。

1 次舱室降压:从过氧化氢溶液中除去水分,将浓过氧化氢溶液留在冷凝器中。

1 次传送:浓过氧化氢溶液传送到舱室,在舱室里渗入器械。

1 次扩散:过氧化氢通过装载物的包装传至器械表面并进入器械管腔。

1 次等离子降压/第 1 次等离子:等离子功率施加至电极屏和等离子发生。

1 次通风:舱室通风卸压至大气压。

2.第二次灭菌期

重复第一灭菌期各步骤。

五、效果监测

低温等离子体消毒效果监测目前尚未列入《消毒技术规范》,相关标准尚未出台,其监测内容和方法主要依据生产企业提出的企业标准。

1.工艺监测

(1)设备检查:按照使用说明书提出的注意事项认真检查消毒设备各部件是否处在正常状态,检查设备运行程序设置,保持其正常运行。

(2)灭菌物品检查:低温等离子体灭菌包装目前是由生产企业提供的硅树脂包装盒,有专用包装材料,不得使用替代品。检查灭菌器械干燥情况,特别是器械管腔及缝隙内不得存留任何水分。灭菌物品必须平放在架子上,灭菌物品要同时有混合材质,不能只放金属类器械,灭菌袋的透明面在同一方向,物品之间留适当空隙。

2.化学监测

(1)指示器材:过氧化氢低温等离子体灭菌专用化学指示剂为指示胶带和指示卡,其色带和色块印墨能与过氧化氢气体反应变色,指示过氧化氢气体浓度,并不能直接反映消毒效果。

(2)监测方法:化学指示卡放入灭菌包内,指示胶带贴于包外,灭菌处理后,指示色块由紫红色变为黄色即指示过氧化氢气体浓度合格。

3.生物监测

(1)生物指示剂:生物监测指示剂为嗜热脂肪杆菌(ATCC7953)芽孢菌片。

(2)监测方法:灭菌前,将生物指示剂放入灭菌包内中心位置,经过正常灭菌周期后,马上从灭菌器中取出生物指示剂,检查化学显示物的变色情况,由紫红色变成金黄色或者青铜色,顶盖完全下压,直到紧扣内瓶,用碎管夹用力挤压生物指示剂,直到培养基内瓶破碎,将生物指示剂放入 55 ℃~60 ℃的生物培养箱中培养。同时使用一支生物指示剂作为阳性对照,记录 24 h 和 48 h 的观察结果。

(3)结果判定:经培养后,若灭菌后的生物指示剂保持紫色不变,且阳性对照由紫色变为黄色,则判定灭菌合格;都变为黄色则表示灭菌不合格;若阳性对照仍为紫色,则为监测失败。最后一次观察后,马上丢弃所有的生物指示剂。在丢弃生物指示剂之前,为去除污染,所有阳性结果和阳性对照生物指示剂应经灭菌后方可丢弃,以达到无害化处理。

六、影响因素

影响低温等离子灭菌效果的因素主要如下。

1.温度

保持 50 ℃~55 ℃的温度,有助于等离子体活性。

2.负压值

负压值控制在 0.5~0.7 torr,有利于等离子体气体穿透性,确保灭菌包内物品的灭菌效果。

3.有机物

各种有机物都有可能阻挡等离子体与物品的接触,所有灭菌器械必须保持清洁。

4.干燥

灭菌环境必须干燥,否则会中断灭菌过程。

5.包装

采用专用低温灭菌包装材料,目前尚不能用普通包装材料。

七、注意事项

使用等离子体灭菌技术必须注意以下几点。

(1)灭菌物品必须清洁干燥,带有水分湿气的物品易造成灭菌失败。

(2)能吸收水分和气体的物品不可用等离子体进行灭菌,因其可吸收灭菌腔内的气体或药物,影响等离子体质量,如纸类、海绵、棉布、油类、粉剂等。

(3)带有<1 mm 细孔的长管道或死角器械消毒效果难以保证,主要是等离子体穿透不到

管腔内从而影响消毒效果,器械长度＞400 mm 亦不能用 Sterrad 系列灭菌器处理,因为灭菌器腔内容积有限。

(4)灭菌物品必须用专门包装材料和容器包装。

(牛鹏姣)

第十四节　环氧乙烷灭菌

一、物理性质

环氧乙烷又称为氧化乙烯或氧丙烷,属于杂环类化合物。其分子式为 C_2H_4O,低温下为无色透明液体,4 ℃时密度为 0.89,沸点为 10.8 ℃,常温下为无色带有醚刺激性气味的气体,气体的蒸汽压高,30 ℃时可达 141 kPa,这种高蒸汽压决定了环氧乙烷熏蒸消毒时穿透力较强。由于环氧乙烷穿透力强、扩散性好,可穿透牛皮纸、聚酯薄膜、聚乙烯和聚氯乙烯薄膜等包装材料,有利于灭菌和物品的保存。

二、灭菌原理

环氧乙烷气体通过对蛋白质上的羧基(-OOH)、氨基(-NH₂)、羟基(-OH)等发生反应,使微生物(包括细菌芽孢)失去新陈代谢所需的基本反应基,致使微生物死亡。环氧乙烷对微生物的杀灭能力强,杀菌谱广,可以有效杀灭各种微生物并且是良好的杀虫剂。微生物对环氧乙烷的抗力由强到弱依次为细菌芽孢、结核分枝杆菌、细菌繁殖体、病毒、真菌,但抗力悬殊不像其他消毒剂那么大,细菌芽孢与细菌繁殖体之间只差 2～5 倍。

三、灭菌周期

环氧乙烷灭菌器的特定周期大多是由以下阶段组成,准备阶段(预热、预真空、预湿)、灭菌阶段(刺破气罐、灭菌、排气)、通气阶段及灭菌过程完成、通气。

四、操作方法

(一)准备

(1)检查下水箱是否已充满水。

(2)检查电源选择是否已置于手动位置。

(3)检查电源或蒸汽阀、循环泵、真空泵、加药阀、放空阀是否置于关的位置。

(二)装箱

(1)开总电源。

(2)开气泵,气泵压力确认,并在此后灭菌过程中始终维持在此范围内。

(3)开门。

(4)检查门封条是否完好,并给门封条上机油。

(5)装箱(注意:灭菌物品与柜体之间应保留 10～25 cm 间隔)。

(6)关门后再打开开门封充气阀。

（三）加热

(1)开电热,再开循环泵。

(2)当灭菌室温度达到灭菌规定温度时(胶柄、木柄 40 ℃～45 ℃),先把电热开关关掉,再把循环泵关掉。

（四）灭菌室抽真空

(1)检查灭菌柜内温度是否确实达到灭菌的温度。

(2)确认压力值设定范围(－60～＋55 kPa)。

(3)开真空泵和真空阀。

(4)监视压力表,当灭菌室压力达到预真空压力时,关真空阀再关真空泵。

（五）加湿

当箱体内湿度低于 30％时,就先加湿。

（六）加消毒气（每次 20～30 min）

(1)确定加药量。

(2)抽真空后,温度达到指定范围内,再打开气体钢瓶阀。

(3)开加药阀(加药时应缓慢加入,以每次 20～30 min 为准,确保灭菌气体完全汽化)。

(4)当消毒气加入压力会逐渐增加到 50～55 kPa 时,先关闭加药阀再关闭钢瓶阀。

（七）保温（灭菌）

(1)确认水箱温度、箱体温度、压力、湿度等显示值都在规定范围内,再开始设定灭菌时间,再打开记录仪开定时钟。

(2)将控制盘上的手动挡位开到自动挡位,确保当灭菌室温度低于灭菌温度时,系统自动打开循环泵直到达到灭菌温度。

（八）换气（清洗）

(1)当灭菌完毕报警时,说明灭菌时间到。

(2)先开真空泵再开真空阀。

(3)监视压力表,当灭菌室压力达到规定真空度时,先关真空阀再关真空泵。

(4)开放空阀,确认压力表数值回到 0。

(5)关闭放空阀。

(6)换气每次 10～15 min:按照上述(1)～(5)的步骤循环抽空,共循环 3 次。

(7)监视压力表,当压力表为 0 时,开真空泵和真空阀,经 10～15 min 后,关真空阀、真空泵和放空阀。

（九）出箱

(1)检查灭菌压力是否确实为 0。

(2)先检查关闭门封充气阀和真空阀再打开门封的放气阀,再开真空泵。

(3)真空泵工作 5 s 后,将门封吸入阀开、关 1 次。

(4)关真空泵和吸入阀。

(5)开门。

(6)出箱。

五、效果监测

1.工艺监测

一是检查消毒设备各个硬件部分是否正常,二是检查灭菌物品包装是否合格,三是监测各项灭菌参数(用药量、温度、湿度和作用时间)是否达标。

2.化学监测

常用环氧乙烷灭菌化学指示卡作为日常消毒效果监测。在每个灭菌包内放置化学指示卡,待灭菌后使用时打开包装查看化学指示卡变色是否达标,以间接判断灭菌是否合格。

3.生物监测

使用国际标准菌株,即枯草杆菌黑色变种(ATCC9372)芽孢制作环氧乙烷灭菌生物指示菌片,配以特殊恢复培养液,用以监测环氧乙烷消毒效果。使用时将菌片一式两份,布放在代表性部位,灭菌后在无菌条件下将菌片放于恢复培养液内,培养 48 h 观察结果。若所有菌片全部无菌生长且阳性对照生长正常则可判定灭菌合格。

六、适用范围

环氧乙烷不损害灭菌的物品且穿透力很强,故多数不宜用一般方法灭菌的物品均可用环氧乙烷消毒和灭菌,如电子仪器、光学仪器、医疗器械、书籍、文件、皮毛、棉、化纤、塑料制品、木制品、陶瓷及金属制品、内镜、透析器和一次性使用的诊疗用品等。环氧乙烷是目前最主要的低温灭菌方法之一。

七、影响因素

环氧乙烷消毒效果主要受浓度、作用温度、相对湿度和作用时间等四大因素的影响。除此之外,有机物保护和物品性质对环氧乙烷消毒效果亦有影响。

1.温度

环氧乙烷用量在 440 mg/L,相对湿度恒定不变的条件下,作用温度为 5 ℃,对布片上枯草杆菌黑色变种芽孢杀灭 90% 需要 5 h,温度增加到 37 ℃ 则只需要 12 min;如果将温度由 40 ℃增加到 55 ℃,杀菌效果几乎没有增加。

2.相对湿度

主要指灭菌室内相对湿度、微生物本身干燥度和灭菌物品的含湿量。一般情况下,相对湿度在 60%～80% 范围比较常用。

3.浓度

用药量增效规律亦局限在一定范围内并且受温度制约,如在 10 ℃～40 ℃范围内,当温度恒定在某一温度点,浓度增加 1 倍,杀菌作用时间缩短 1 倍,但当温度在 40℃以上时则增效不明显。

4.作用时间

消毒剂作用时间影响规律是其他作用因子不变的情况下,随着作用时间的延长杀菌效果增加。

5.其他影响因素

大量脓血会影响环氧乙烷的穿透,所以环氧乙烷灭菌的物品必须是清洁干燥。

八、注意事项

1.禁止烟火

使用和存放环氧乙烷的环境应远离火源,不可有明火,禁止吸烟,阴凉通风。

2.投药速度合适

使用安瓿瓶给药时应用布包好轻轻敲碎,不要猛敲,均匀投入,不要过猛。

3.防止泄露

环氧乙烷灭菌柜或塑料袋切记要关闭扎紧,不能有漏气。检查漏气可用 1‰酚酞的饱和硫代硫酸钠溶液浸湿试纸贴于可能漏气处。若有漏气,则试纸条变红色。

4.安全区排放残气

灭菌结束时打开灭菌器门之前应先关闭电灯、打开窗户,塑料袋打开时应残气顺风排到户外。

（牛鹏姣）

第十五节　医疗废物处理

一、医疗废物分类

医疗废物是指医疗卫生机构在医疗、预防、保健以及其他相关活动中产生的具有直接或间接感染性、毒性以及其他危害性的废物。医疗废物是一种危害极大的特殊废物,这些废物主要来自患者的生活废弃物、医疗诊断、治疗过程中产生的各类固体废物,它含有大量的病原微生物、寄生虫和其他有害物质。在我国,医疗机构大多集中在城市中心区域,如果对这些医疗废物不加以管理并合格处理,其中含有的传染性物质、有毒有害物质等必然会造成严重环境污染,给群众身体健康、生命安全和生存环境带来巨大威胁,目前医疗废物的处置问题已引起世界各国广泛重视。

医疗废物共分五类,并列入《国家危险废物名录》。医疗废物中可能含有大量病原微生物和有害化学物质,甚至会有放射性和损伤性物质,因此医疗废物是引起疾病传播或相关公共卫生问题的重要危险性因素。

(一)感染性废物

携带病原微生物具有引发感染性疾病传播危险的医疗废物,包括下列几点。

(1)被患者血液、体液、排泄物污染的物品,包括:棉球、棉签、引流棉条、纱布及其他各种敷料,一次性使用卫生用品、一次性使用医疗用品及一次性医疗器械,废弃的被服,其他被患者血液、体液、排泄物污染的物品。

(2)医疗机构收治的隔离传染病患者或者疑似传染病患者产生的生活垃圾。

(3)病原体的培养基、标本和菌种、毒种保存液。

(4)各种废弃的医学标本。

(5)废弃的血液、血清。

(6)使用后的一次性使用医疗用品及一次性医疗器械视为感染性废物。

（二)病理性废物

在诊疗过程中产生的人体废弃物和医学试验动物尸体,包括下列几点。

(1)手术及其他诊疗过程中产生的废弃的人体组织、器官等。

(2)医学实验动物的组织、尸体。

(3)病理切片后废弃的人体组织、病理蜡块等。

（三)损伤性废物

能够刺伤或割伤人体的废弃的医用锐器,包括下列几点。

(1)医用针头、缝合针。

(2)各类医用锐器,包括:解剖刀、手术刀、备皮刀、手术锯等。

(3)载玻片、玻璃试管、玻璃安瓿等。

（四)药物性废物

过期、淘汰、变质或被污染的废弃药品,包括下列几点。

(1)废弃的一般性药品,如抗生素、非处方类药品等。

(2)废弃的细胞毒性药物和遗传毒性药物,包括致癌性药物,如硫唑嘌呤、苯丁酸氮芥、萘氮芥、环孢霉素、环磷酰胺、苯丙氨酸氮芥、司莫司汀、三苯氧氨、硫替派等;可疑致癌性药物,如顺铂、丝裂霉素、阿霉素、苯巴比妥等;免疫抑制剂。

(3)废弃的疫苗、血液制品等。

（五)化学性废物

具有毒性、腐蚀性、易燃易爆性的废弃化学物品,包括以下几点。

(1)医学影像室、实验室废弃的化学试剂。

(2)废弃的过氧乙酸、戊二醛等化学消毒剂。

(3)废弃的汞血压计、汞温度计。

二、医疗废物的管理

《医疗废物管理条例》中规定医疗卫生机构应当及时收集本单位产生的医疗废物,并按照类别分置于防渗漏、防锐器穿透的专用包装物或密闭容器内。医疗废物专用包装物、容器,应当有明显的警示标识和警示说明。医疗卫生机构应当建立医疗废物的暂时贮存设施、设备,不得露天存放医疗废物;医疗废物暂时贮存的时间不得超过2 d。医疗废物集中处置单位的贮存、处置设施,应当远离居(村)民居住区、水源保护区和交通干道,与工厂、企业等工作场所有适当的安全防护距离,并符合国务院环境保护行政主管部门的规定。医疗废物集中处置单位应当至少每2 d到医疗卫生机构收集、运送一次医疗废物,并负责医疗废物的贮存、处置。医疗废物的收集及运送包括下列几点。

(1)按类别分置于专用包装物或容器内,确保包装物或容器无破损、渗漏和其他缺陷,破损的包装应按治疗废物处理。

(2)废物盛放不能过满,大于3/4时就应封口,封口紧实严密,注明科室和数量。

(3)分类收集,禁混;禁漏;禁污(利器放入利器盒内,非利器放入包装袋内)。

(4)运送时防止流失、泄漏、扩散和直接接触身体;运送医疗废物应使用防渗透、防遗撒、无锐利边角、易于装卸和清洁的专用运送工具,各种包装和运送工具应有专用医疗废物标识。

(5)建立医疗废物暂存处、设备,不得露天存放,并设专人负责管理。

(6)做好登记,内容包括来源、种类、重量和数量、交接时间、最终去向及经办人签名等,资料保存三年。

(7)对垃圾暂存处、设施及时清洁和消毒处理,禁止转让买卖医疗废物。

(8)医疗垃圾存放时间不得超过 2 d,每日工作结束后对运送工具进行清洁消毒。

(9)发生医疗废物流失、泄漏、扩散和意外事故发生时,应在 48 h 内及时上报卫生行政主管部门;导致传染病发生时,按有关规定报告,并进行紧急处理。

三、医疗废物处理处置技术

采用高温热处理方式,使医疗废物中的有机成分发生氧化分解反应,实现无害化和减量化。该技术主要包括热解焚烧技术和回转窑焚烧技术,热焚烧技术分为连续热解焚烧技术和间歇热解焚烧技术。提过程中产生的烟气,通常含额拉物,二氧化硫氮氧化物、家化制、萧化生、直全的号本为医疗原物桥物、精等)和二感英等。在行染物制成及持放过程中,二电英、酸性气体和重金属等行染物持欣次度出北到相应的污染控制要求,废水排放达到消毒和净化要求,焚烧残渣的热为威库低于 81 ℃。

(一)医疗废物非焚烧处理技术

1.高温蒸汽处理技术

高温蒸汽处理技术利用水蒸气释放出的潜热使病原微生物发生蛋白质变性和凝固,对医疗废物进行消毒处理。该技术主要包括先蒸汽处理后破碎和蒸汽处理与破碎同时进行两种工艺形式。废物热本机器汽处过程中主要产生气以及少量废水固体废物等。大气污染物主要为坝排气和高温蒸汽处理过程中产生的挥发性有机污染物和恶臭。

2.化学处理技术

化学处理技术利用化学消毒剂对传染性病菌的灭活作用,对医疗废物进行消毒处理。医疗废物化学处理工艺流程包括进料、药剂投加、化学消毒、破碎、山料等工艺单元。化学消毒通常选用石灰粉作为消毒剂,pH 控制在 11.0~12.5。医疗废物化学消毒过程中主要产生废气,以及少量废水、固体废物和噪声等。大气污染物主要为进料和破碎过程中产生的挥发性有机污染物、恶臭和病原微生物。

3.微波处理技术

微波处理技术通过微波振动水分子产生的热量实现对传染性病菌的灭活,对医疗废物进行消毒处理。采用医疗废物微波处理技术或微波与高温蒸汽组合技术的工艺。微波发生源频率采用 915 MHz±25 MHz 或 2 450 MHz±50 MHz。微波处理的温度不低于 95 ℃,作用时间不少于 45 min。若采用加压消毒,微波处理的物料温度应低于 170 ℃,以避免医疗废物中的塑料等含氯化合物发生分解,造成二次污染。医疗废物微波处理过程中主要产生废气,以及少量废水、固体废物、噪声和微波辐射等。大气污染物主要为破碎和微波消毒处理过程中产生的挥发性有机污染物、恶臭和病原微生物。

(二)医疗废物处理处置新技术

1.电子辐照技术

电子辐照技术是通过高能脉冲破坏活体生物细胞内的脱氧核糖核酸,改变分子原有的生物学或化学特性,对医疗废物进行消毒。该技术目前已应用于医疗用品消毒领域。

2.高压臭氧技术

高压臭氧技术是以臭氧为消毒剂,在高压作用下进行医疗废物的消毒处理。影响该技术应用的关键因素是臭氧的浓度水平。通过电脑程控装置,确保处置舱的臭氧浓度达到一定浓度。该技术适用于感染性、损伤性和部分病理性医疗废物的处理。该技术已在一些国家得到应用。

3.等离子体技术

等离子体技术通常包括两种方式,一种是通过直流高压产生快脉冲高能电子,达到破膜、分子重组、除臭和杀菌的效果;另一种是通过对惰性气体施加电流使其电离而产生辉光放电,在极短时间内达到高温使医疗废物迅速燃烧完全。该技术具有减容率高、适用范围广、处置效率高、有害物质产生少等特点。

4.磁化裂解技术

磁化裂解装置处理腔内,强制通入序号设定量的磁化空气,磁化气流在150 ℃～250 ℃的密闭腔内,形成等离子体。磁化裂解过程是指有机固体废物在空气被磁化的条件下,点火后(150～250 ℃)热量开始氧化、分解,然后高温燃尽有机气体达标排放。该技术具有高效减量及低能耗作用,残余灰分重量为原来的2%左右,一般固废焚烧发电要用大量燃料能维持1000 ℃以上高温,而磁化裂解低温运行,大幅度节省能源消耗,同时避开产生二噁英温度低条件(340 ℃～850 ℃)。

四、医疗废物的检测和评价

《医疗废物化学消毒集中处理工程技术规范》(试行)中关于检测、评价及评估,要求设备在安装及检修后必须经国家环境保护总局认可的检测单位,采用生物学方法对处理后残渣进行消毒效果检测合格后方可运行,严禁在未经检测或检验不合格的情况下进行医疗废物化学消毒处理。在运行过程中,应采用同样的方法对消毒效果进行检测并不定期进行抽样测试,检测频率至少为2次/年。

医疗废物化学消毒处理效果生物指示剂检测指标可采用枯草杆菌黑色变种芽孢(ATCC9372)作为代表性菌种。在实验室条件下,通常参照《消毒技术规范》进行模拟现场试验,判定标准为枯草杆菌黑色变种芽孢的平均杀灭对数值＞4.00,达到消毒合格要求。

(牛鹏姣)

第十六节 消化道传染病的消毒

一、概述

消化道传播疾病是指传染病病原体污染食物、水源或食饮具,易感者于进食时病原体侵入消化道而获得感染的疾病,如甲型肝炎、戊型肝炎、脊髓灰质炎、手足口病、霍乱、伤寒、痢疾、细菌和病毒感染性腹泻等。除污染的食物、水源或食饮具外,手在消化道传染病传播途径中也发挥媒介的作用,大多数消化道传染病都可经粪-手-口途径传播,部分消化道传染病虫媒机械传播也起一定作用,如霍乱、伤寒和细菌感染性腹泻等。

消化道传染病在我国流行形势依然比较严峻,尤其是在农村基层地区,特别是儿童等弱势群体中。我国甲乙类传染病中霍乱、甲型肝炎、戊型肝炎、痢疾、伤寒和副伤寒等消化道传染病报告发病 227 401 例,报告发病率为 16.69/10 万;丙类传染病中手足口病、其他感染性腹泻病居报告发病数的前 2 位,占丙类传染病报告发病总数的 87.3%;报告死亡数较多的为手足口病、其他感染性腹泻病,占丙类传染病报告死亡总数的 92.50%。由于感染性腹泻发病率高、流行极其广泛,对人类尤其是儿童健康危害严重,是导致儿童营养不良、生长发育障碍和成人劳动力大量损失的重要因素,给社会带来沉重的经济负担,已成为全球尤其是发展中国家的重要公共卫生问题。感染性腹泻按其病因分类可分为细菌性、病毒性和寄生虫性腹泻,以细菌和病毒最为主要。细菌中最常见的有志贺菌、沙门菌、弯曲菌、霍乱弧菌、副溶血性弧菌、致泻性大肠埃希菌、梭状芽孢杆菌、蜡样芽孢杆菌、金黄色葡萄球菌和耶尔森菌等。病毒中已相继发现和确认的有呼肠病毒科(轮状病毒)、腺病毒科(肠腺病毒)、杯状病毒科(诺如病毒和札幌样病毒)、星状病毒科(星状病毒)和冠状病毒科。据 WHO 估计,全世界每天约有数千万人发生感染性腹泻,平均每天死亡 2.5 万人,儿童所占比例尤其突出。我国感染性腹泻病的发病率一直居消化道传染病首位全年均有病例报道。全人口的腹泻病发病率在 0.17~0.70 次/人·年,5 岁以下儿童则在 2.50~3.38 次/人·年。全年有 2 个流行高峰,第一个高峰在第 6~8 个月,多为细菌性病原感染,第二个高峰在第 11~12 个月,多为病毒性感染。

二、消毒

消化道传染病的防控需采取综合措施,消毒在消化道传染病防控中可发挥重要作用。对患者分泌物和排泄物及其病原微生物可能污染的环境物体表面、手、生活饮用水、食品加工工具、餐饮具等进行消毒,可阻断该类传染病的进一步传播。在无消化道传染病流行时,特别是在旱灾、洪涝、地震等自然灾害发生后,做好生活饮用水消毒,食品加工工具和餐饮具的清洁消毒,经常接触的物体表面清洁消毒,粪便垃圾的无害化处理,加强手卫生措施,对消化道传染病的预防具有重要意义。

(一)手卫生

手部卫生在消化道传染病预防控制中具有重要作用。有研究表明,在实验室模拟条件下,革兰阳性细菌、革兰阴性细菌和病毒(PDR-1pHage)从物体表面到手的传播效率为 27.59%~65.80%,从手到嘴唇的传播效率为 33.90%~40.99%。Meta 分析表明,手卫生(洗手或手消毒)干预措施可降低 31%(19%~42%)胃肠疾病的发病。通过流动水、肥皂或洗手液洗手,可达到较好地去除手部病原微生物效果。近年来,宣称具有抗菌作用的肥皂和洗手液在市场上越来越多,在去除手部病原微生物的同时,可达到一定的抑菌效果,但与普通肥皂和洗手液在消化道传染病预防方面的作用仍然值得进一步探讨。

近年来,含乙醇、氯己定或双链季铵盐类的快速免洗手消毒剂越来越多地应用于医疗机构医务人员的手卫生,在手部无明显污染物的时候使用,取适量的快速手消毒剂,双手揉搓 1 min 左右,对手部微生物可达到很好的消毒效果,具有方便快速的特点,有的手消毒剂还有护肤成分。虽然,快速免洗手消毒剂尤其是季铵盐类消毒剂对肠道病毒的消毒效果仍有争议,但大量文献报道,快速手消毒剂可大大提高医务人员手卫生的依从性,并且可显著降低医院感染的发生率。快速手消毒剂,也可用于社区消化道传染病的预防,特别是在无流动水不方便洗手时使用非常方便,可达到预防消化道传染病传播的目的。

（二）物体表面消毒

微生物在物体表面可存活较长时间,如诺如病毒可存活 1 周以上且可通过污染的物体表面传播到手,进而传播到消化道。对频繁接触的物体表面进行清洁和消毒,在消化道传染病防控方面也具有重要意义。对物体表面的消毒,常用的消毒剂一般为含氯消毒剂、过氧乙酸、二氧化氯等。近年来出现的复方季铵盐类消毒剂,对物体表面具有很好的消毒效果,并且对人体无刺激性和长期健康损害,可应用于消化道传染病预防和控制。但由于其价格仍相对较高,对肠道病毒的消毒效果仍存在争议,限制了其在传染病消毒工作中的应用。

（三）生活饮用水消毒

一些消化道传染病的暴发疫情,往往是生活饮用水污染导致,做好生活饮用水消毒对预防和控制消化道传染病意义重大。特别是旱灾、洪涝和地震等自然灾害后,生活饮用水的消毒,可有效预防消化道传染病。

近年来,在继续广泛采用含氯消毒剂进行灾后饮用水消毒的同时,在汶川地震、玉树地震灾区小型饮用水应急集中处理设备也开始应用,中国疾控中心环境所于 2008 年开展了洪涝灾害地区饮用水应急消毒模式试点项目,小型饮用水应急集中处理设备主要由预处理单元、超滤单元、反渗透单元、消毒单元组成,所有单元由自动控制系统统一管理,并采用自动化控制技术组合而成,该类设备可显著消除生活饮用水源微生物污染,也能够去除部分物理和化学等因素污染。设备具有对水源的质量要求低,易于对水质进行质量控制和维护管理等特点,具有很好的社会效益和经济效益。

（四）食品加工工具和餐饮具消毒

食品加工工具和餐饮具是传播消化道传染病的重要途径,餐饮具污染的主要途径有以下4 种:被传染患者或病原携带者所污染,饭店、餐厅、托幼机构和学校食堂等公共场所使用的餐饮具,作为公用的餐饮具,被消费者反复使用,有可能被传染病患者或病原携带者污染;受到不清洁的洗碗水或洗碗布(抹布)的污染;苍蝇、蟑螂等医学昆虫的污染,苍蝇和蟑螂的身体可以携带多种致病菌,它们在取食等活动中可将病原菌污染餐饮具;受到不清洁的物体或空气的污染,餐饮具应放置地方不当而接触污染物,以及暴露在污染的空气,也会造成污染。因此,无论是否发生消化道传染病的流行均需做好清洁和消毒。餐饮具消毒有多种方法,首选物理消毒方法,物理消毒包括煮沸消毒、蒸汽消毒、红外线消毒等,化学消毒是使用含氯消毒剂或过氧乙酸等化学消毒剂达到杀灭微生物的效果。

（牛鹏姣）

第十七节　接触传播疾病的消毒

一、概述

接触传播是指易感者通过物理接触人员或物体而导致感染性病原体的传播。直接接触传播,是指在感染者或携带者与易感者之间通过体表至体表直接接触及物理传递而导致的传播。间接接触传播,是指易感者接触被污染的中间对象(如污染的手、物体表面)而导致微生物的传播。接触传播疾病主要包括急性流行性结膜炎、沙眼衣原体感染等，某些呼吸道和消化道疾病也可通过接触传播，如霍乱、流行性感冒、手足口病等。

埃博拉出血热也属于接触传播疾病，是由埃博拉病毒引起的一种急性出血性传染病，接触传播是本病最主要的传播途径，可以通过接触患者和感染动物的血液、体液、分泌物、排泄物及其污染物感染。病例感染场所主要为医疗机构和家庭，在一般商务活动、旅行、社会交往和普通工作场所感染风险低。医护人员、患者家属或其他密切接触者在治疗、护理患者或处理患者尸体过程中，如果没有严格的个人防护措施，容易受到感染。接触自然疫源地或实验室的感染动物可以导致人的发病。据文献报道，埃博拉出血热患者的精液中可分离到病毒，故存在性传播的可能性，有动物实验表明，埃博拉病毒可通过气溶胶传播。虽然尚未证实有通过性传播和空气传播的病例发生，但应予以警惕，做好防护。

二、消毒

消毒对控制接触传播疾病的进一步传播非常有效，应对患者血液、体液、分泌物和排泄物及其病原微生物可能污染的环境物体表面、物品等进行消毒，并加强手卫生措施。由于埃博拉出血热病死率高，在无防护情况下密切接触传播率高，2014 年的西非疫情引起了国际社会的广泛关注，中国也加入了援助西非抗击埃博拉的行动之中，派出了大批医疗和公共卫生人员，协助西非国际防控埃博拉疫情。埃博拉出血热需要采取综合的防控措施，及时发现、诊断和严格隔离控制患者、密切接触者隔离医学观察、加强个人防护与感染控制等是防控埃博拉出血热的关键措施。

消毒在埃博拉出血热防控工作发挥非常重要作用，包括对患者排出的污染物（血液、分泌物、呕吐物、排泄物等）及其可能污染的物品和环境物体表面的消毒，手卫生和手消毒等。针对埃博拉出血热，在选择消毒方法时，需综合考虑埃博拉出血热和病毒的基本特征。埃博拉病毒属丝状病毒科，为不分节段的单股负链 RNA 病毒。病毒有脂质包膜，包膜上有呈刷状排列的突起，主要由病毒糖蛋白组成。埃博拉病毒对热有中度抵抗力，在室温及 4 ℃存放 1 个月后，感染性无明显变化。普通环境表面可存活 6 d，60 ℃灭活病毒需要 1h。该病毒对紫外线、γ 射线、甲醛、次氯酸、酚类等消毒剂和脂溶剂敏感。美国疾控中心建议选择美国环保局注册的可用于亲脂病毒消毒的消毒剂，相当于中效以上消毒剂。世界卫生组织（WHO）和无国界医生组织（MSF）均推荐 0.5%（5 000 mg/L）含氯消毒剂对污染物及其污染物品进行消毒。英国卫生部推荐 1.0%（10 000 mg/L 含氯消毒剂对污染物及其污染物品进行消毒，无肉眼可见污染物推荐 0.1%含氯消毒剂消毒。

感染后患者血液中可维持很高的病毒含量，发病 3 d 后传播能力最高，患者血液中埃博拉病毒 RNA 拷贝量可超过 10^8。感染后不同时期，在患者的血液、唾液、泪液、汗液、尿液、粪便，以及男性患者的精液和女性患者的乳汁中可检出病毒或核酸。由于埃博拉出血热患者的血液体液等污染物中病毒载量非常高，对污染物及污染的环境物品表面处理时应特别注意，先清除污染物然后对污染的环境物品进行消毒。少量污染物可用一次性吸水材料（如纱布、抹布等）蘸取0.5%～1%的含氯消毒液（或能达到高水平消毒的消毒湿巾）小心移除，大量液体污染物应使用含吸水成分的消毒粉或漂白粉完全覆盖或用一次性吸水材料完全覆盖后，用足量的0.5%～1%的含氯消毒液浇在吸水材料上消毒，作用 30 min 以上，小心清除干净，清除过程中避免接触污染物，污染物按医疗废物集中处置。纯液体污染物可用吸湿材料的消毒巾、吸附型消毒粉、漂白粉进行消毒后清理。半固体或混合污染物,可用吸附型含氯消毒粉或漂白粉进行消毒后清理。

（牛鹏姣）

第十八节　呼吸道传染病的消毒

一、概述

呼吸道传染病是指病原体存在于空气中的飞沫或气溶胶中,从人体的鼻、咽、气管和支气管等呼吸道感染侵入而引起的有传染性的疾病。在我国法定报告传染病中,可通过呼吸道传播的疾病占 35%,包括鼠疫、传染性非典型性肺炎、甲型 H1N1 流感、人感染高致病性禽流感、麻疹、肺炭疽、肺结核、流行性脑脊髓膜炎、百日咳、白喉、猩红热、流行性感冒、流行性腮腺炎、风疹、水痘等。根据国际卫生条例,国际社会关注的可能引起突发公共卫生事件的呼吸道疾病包括:SARS;新亚型引起的流行性感冒,包括人感染禽流感;肺鼠疫;可导致大规模暴发或高发病率/死亡率的新型急性呼吸道传染病。

我国法定传染病疫情显示,按传播途径对甲乙类传染病的分类统计,除传染性非典型肺炎和白喉无发病、死亡报告外,呼吸道传染病发病 981 585 例死亡 2 420 人;报告发病率为 72.04/10 万,报告死亡率为 0.18/10 万。丙类传染病中流行性感冒报告 195 723 例,流行性腮腺炎报告 182 833 例,风疹报告 8 133 例。

对呼吸道传染病传播模式的理解一直在不断发展,直到目前,传染性呼吸道气溶胶的定义和分类仍在演变中,其对于指导实施感染控制措施的含义尚未明确。传染性呼吸道气溶胶是指包含了传染性颗粒物的呼吸道气溶胶,一般将其分为两类:一是飞沫,直径大于 5 μm 的呼吸道气溶胶;二是飞沫核,直径小于或等于 5 μm 的呼吸道气溶胶。传染性病原体经空气传播指由于包含了传染性病原体的飞沫核长时间大范围地悬浮在空气中,所导致的疾病传播。经空气传播可以进一步分为专门经空气传播和优先经空气传播。专门经空气传播是指在自然通风状态下,病原体只通过飞沫核沉积传播(如肺结核)。优先经空气传播,是指病原体可通过多种途径传播,但主要通过飞沫核传播(如麻疹、水痘)。

目前的证据表明,大部分的急性呼吸道疾病的传播模式是通过飞沫进行,经飞沫传播主要通过感染者(传染源)在咳嗽、打喷嚏和说话时传播。当这些含有病原微生物的飞沫在短距离(通常小于 1m)范围内在空气中扩散,进入他人的眼结膜、嘴巴、鼻子、喉咙或咽喉黏膜时发生传染。但在特殊情况下,对某些病原体来说也会通过接触传播(包括手污染导致传播),如 SARS、流行性感冒、副流感和呼吸道合胞病毒等,以及通过不同大小的呼吸道气溶胶近距离传播。在特定情况下,SARS、流行性感冒和其他呼吸道病毒感染可能发生近距离的飞沫核传播,如在房间通风不足的情况下,进行与病原体传播相关的引发气溶胶的操作,且没有恰当使用个人防护设备,这种类型的传播一直被称为"机会性经空气传播",不同于典型的经空气传播,典型的经空气传播是指远距离的传播。

二、消毒

呼吸道传染病的预防控制需采取综合措施,包括患者和密切接触者管理、医疗机构感染控制措施、环境清洁消毒、疫苗接种保护易感人群、良好的个人卫生习惯等等。大量研究表明,患者和密切接触者管理在降低急性呼吸道疾病传播方面具有重要意义,包括早期发现、报告、隔离呼吸道传染病患者,追踪并管理密切接触者。医疗机构感染控制措施包括预检分诊、环境控制措施、标准预防和针对传播途径的额外隔离预防措施、环境清洁消毒、个人防护等。在医疗机构中,足够的通风和合理的患者安置,在防止呼吸道传染病在医疗机构的传播显得格外重要。通过自然通风和(或)排气风扇来加强患者安置房间的通风状况是非常重要的感染控制措施,也可将呼吸道传染病患者安置在负压隔离病房。个人防护装备应该在其他预防控制策略的前提下应用,如标准预防、接触传播预防措施、飞沫传播预防措施或者空气传播预防措施。消毒在预防和控制呼吸道传染病方面虽然发挥的作用有限,但有针对性地开展消毒工作,在阻断呼吸道传染病的进一步传播方面具有重要意义。

1. 空气消毒

我国在应对呼吸道传染病时,一般首先考虑的是进行空气消毒。在 2002 年 SARS 流行期间,过度消毒现象普遍存在,比如在有人的情况下对室内进行喷洒消毒,对室外空气和环境进行消毒等。近年来已不存在有人条件下对室内空气和环境物体表面进行喷洒或喷雾消毒的现象,而主要用于室内空气和环境物体表面的终末消毒。室内空气和环境物体表面的终末消毒,对控制呼吸道传染病病原体的进一步传播具有重要意义。但在我国,空气消毒被认为是呼吸道传染病重要的预防措施,紫外线灯在医疗机构大量存在和使用,各种原理的循环风空气消毒机大量上市,并逐渐在医疗机构推广使用,同时有空气消毒作用的空气净化器逐渐进入居民家庭。但是,对呼吸道传染病来说,除了有明确的空气传播病原体污染之外,是否一定需要对空气进行消毒,哪些场所和情况下需进行空气消毒,以及如何科学开展空气消毒需进一步探讨,空气消毒对预防和控制呼吸道传染病的作用也仍需进一步研究和评估。合理的环境通风对降低呼吸道传染疾病病原体的传播可能具有更重要意义。针对紫外线灯空气消毒,WHO《医疗机构易发生流行及大流行的急性呼吸道感染预防与控制指南》指出,只有有限的证据表明,在卫生保健环境中使用紫外线照射杀菌能够防止急性呼吸道疾病病原体从患者传播给卫生保健工作者或其他患者。在有或无其他预防措施的情况下,使用紫外线照射空气消毒方法能否减少卫生保健机构中特定急性呼吸道疾病病原体在护理过程中从患者传播给卫生保健工作者,仍需进一步研究。此外,尚需进一步评估在此环境中使用紫外线照射杀菌的潜在危害和成本效益。

2. 综合卫生措施

已有较多的研究表明,综合卫生措施(手卫生、物体表面清洁消毒,特别是针对儿童和有儿童的家庭进行干预)可预防呼吸道病毒的传播,尽管这些结论有相当的潜在混杂因素,但通过改善卫生措施确实可以减少其他家庭成员传染给孩子。在公共场所,咳嗽、打喷嚏等礼仪也被包括 WHO 在内的国内外指南所推荐。通常,引起急性呼吸道疾病的病毒和细菌可通过说话、咳嗽、打喷嚏等活动排出,形成气溶胶,一部分可沉降在环境物体表面,或通过手污染环境物体表面,这些致病性微生物可在环境中存活较长时间(从几小时到几天),可以通过清洁减轻环境的生物负荷,使用消毒剂杀灭传染性病原体。环境清洁和消毒可大大减少受污染的表面或物体上病原体的数量,从而切断传播链。对于可通过接触传播的呼吸道传染性病原体,污染的和频繁接触的物体表面的清洁和消毒是重要的控制方法。消毒的对象包括患者用过的医疗设备、经常接触的环境物体表面、餐饮具、被服衣物和废弃物等。无需对外环境进行大范围的消毒。清洁必须在消毒之前进行,应先清除有机物质(患者的排泄物、分泌物、污垢以及泥土等)。常用的医院消毒剂包括:次氯酸钠、医用酒精、双链季铵盐、过氧化物类消毒剂。不能在有人的房间或空闲房间喷消毒剂(即喷雾),会导致健康损害。

3.消毒剂超雾化装置

近年来,出现了过氧化氢、二氧化氯等消毒剂超雾化喷雾消毒装置,其采用高速涡轮装置,将消毒剂超雾化成直径<10 μm 的干雾颗粒,有的干雾颗粒甚至能小到 0.3 μm。干雾颗粒不会聚合成较大的液滴,不会产生冷凝,对温湿度依赖性小,在消毒处理过程中,基本不会改变湿度。干雾颗粒不会破裂附着而使表面潮湿,不腐蚀设备、仪表仪器。消毒剂的使用量远低于普通气溶胶喷雾消毒剂量,且效果更好,在一定浓度和时间下,可同时对无人条件下的密闭空间空气和环境物体表面达到很好的消毒效果,可有效杀灭细菌芽孢。

在呼吸道传播疾病终末消毒中具有很好的应用价值,可降低交叉感染的风险。

(牛鹏姣)

第十九节　血液体液传播疾病的消毒

一、概述

血液体液传播疾病是指病原体存在于携带者或患者的血液或体液中,通过应用血制品及其污染的医疗器械、不洁注射、分娩或性交等传播的疾病,包括乙型肝炎、丙型肝炎、艾滋病、梅毒、成人 W 细胞白血病等 20 多种疾病。经血液传播疾病是一个世界性问题,并且医源性感染越来越引起国内外的重视,已成为严重的公共卫生问题。丙型肝炎是慢性血液传播疾病中最常见的疾病,据 WHO 估计全球丙型肝炎感染率约为 3%,约有 1.5 亿人患有慢性丙肝,每年新发丙肝病例 300 万～400 万。我国估计丙型肝炎抗体阳性者约 760 万。多种危险因素可导致丙型肝炎的感染,如静脉吸毒、输血、不安全注射、手术、口腔治疗、针灸及血液透析、文身及穿刺、多性伴和性病等。近年来,一系列丙型肝炎聚集性病例的报道引起了我国对血液传播疾病医源性感染的重视。

二、消毒

血液体液传播疾病的预防控制策略包括鼓励无偿献血、加强血液制品管理、安全注射、避免共用注射器、避免不洁性行为等。消毒在医源性感染的预防工作中可发挥重要作用。研究表明,医源性感染的危险因素主要包括重复使用注射器、共用医药瓶、血液透析、侵入性诊疗等,就诊者在诊疗过程中由于医疗器械重复使用、未经消毒或消毒不严格等不规范医疗操作导致感染,因此应加强重复使用的医疗器械的消毒灭菌,规范血液透析管理和消毒。

透析室的消毒隔离措施不严是造成血透感染的最根本原因。意大利的研究显示,在透析病房未采取任何措施之前,透析者中的丙型肝炎感染率为 25%～39.4%;后来对透析设备进行严格消毒,2 年后丙型肝炎的年感染率降低至 0.54%。比利时对丙型肝炎患者采取严格的分管分机透析和消毒措施后,54 个月使丙型肝炎的感染降低为 0。沙特阿拉伯的研究显示,护理丙型肝炎患者后护士的洗手液中丙肝病毒的检出率为 23.75%,如果护士不注意手卫生,为其他患者进行静脉穿刺后,就有可能造成丙型肝炎的传播。

据国内有关省市血透室的专项检查表明,目前血透室主要存在的消毒隔离问题包括:①消毒方法错误或消毒不到位;②违反无菌操作和手卫生;③违规复用一次性透析器、传染患者混用透析机;④环境卫生不合格,分区布局、流程不合理等。因此,医务人员应加强手卫生,严格遵守无菌操作规程。每次透析结束后,应当对透析单元内透析机等设备设施表面、物品表面进行擦拭消毒,对透析机进行有效的水路消毒,对透析单元地面进行清洁,地面有血液、体液及分泌物污染时使用消毒液擦拭。乙型肝炎病毒、丙型肝炎病毒、梅毒螺旋体及艾滋病病毒感染的患者应当分别在各自隔离透析治疗间或者隔离透析治疗区进行专机血液透析,治疗间或者治疗区、血液透析机相互不能混用。

(牛鹏姣)

第二十节　老年患者医院感染

随着年龄的增长,老年人身体功能逐渐衰退,都伴有不同程度的基础疾病,如高血压、糖尿病、冠心病、慢性阻塞性肺部疾病、肿瘤等,故而老年人住院率高,且住院时间较长,加上导管、血管内装置等侵入性操作增加,导致医院感染在老年人群中的风险明显增加,大于 70 岁的老年,人罹患医院获得性感染的可能性是其他人群的 5 倍。显然,老年人群作为医院感染的重要高危人群,是医院感染控制的重大挑战。除医院外,老年人感染还存在一些特殊的罹患地,即养老院或长期护理等养老机构,这些机构由于人员的聚集性特点和构成的特殊性,可导致某些感染的暴发流行,在感染控制方面具有特殊意义。因此,需要认识老年人群对医院感染的重要性,规范老年患者护理,积极做好预防和治疗工作。

一、老年人医院感染的易感因素

(一)年龄相关的免疫系统功能下降

年龄相关的固有免疫和获得性免疫功能下降即免疫衰老,可导致老年人罹患感染的风险增加。免疫衰老是由基因严格控制的渐进的自然过程,老年人细胞免疫和体液免疫功能都会发生改变。T 细胞是机体免疫功能的基础,其中记忆 T 细胞对既往暴露过的抗原发生反应,而初始 T 细胞可以对新的病原产生反应并进行增殖,随着年龄增长,记忆 T 细胞增加,初始 T 细胞减少。CD_8^+T 细胞是初始 T 细胞输出的重要标志物,在应对外来抗原感染中起重要作用。

随着年龄增加,数量明显减少,因此机体对未接触过的新型抗原的免疫应答明显减弱,这是老年人易发生感染的物质基础。此外,随着年龄增长,淋巴细胞总数减少,尤其 T 淋巴细胞减少明显,全身淋巴结中的淋巴细胞和淋巴滤泡均减少,仅为中青年的 50% 左右,免疫监视功能降低,致使老年人恶性疾病发病率增加,也增加了感染的风险。

（二）年龄相关的器官结构和功能变化

随着年龄增加，老年人主要器官功能下降，机体代谢能力发生改变，细胞变形和功能减退，致使机体各系统器官功能下降。

1. 呼吸系统

随着年龄增加，呼吸道组织结构发生退行性变，如鼻、喉黏膜发生不同程度的萎缩变质，黏膜加温及湿化气体功能、喉头反射和咳嗽反射减弱，使得上呼吸道保护性反射减弱，病原体易于进入下呼吸道；气管、支气管黏液纤毛功能下降、咳嗽反射减弱、肺组织弹性减退，分泌物易潴留，容易引发或加重感染。此外，老年人肺通气功能下降，肺容量平均每平方米体表面积每年减少 4.5 mL，70 岁老年人的肺活量与青年人相比减少 25%，肺通气功能下降增加了感染的危险。

2. 泌尿系统

随着年龄增加，老年人排尿反射障碍，残留尿量增多，加上各种原因引起的尿路梗阻，均可导致尿液潴留，细菌容易黏附繁殖，诱发尿路感染。自身免疫功能下降和基础疾病如糖尿病、高血压、慢性肾脏疾病等致机体抵抗力降低，以及尿道插管和器械检查操作等，均增加了尿路感染的危险。

3. 胃肠道

随着年龄增加，老年人胃肠黏膜萎缩、分泌黏液减少，唾液腺、胃、肠、胰腺等的消化液分泌也减少；胃肠反射功能降低，胃肠平滑肌张力减弱，蠕动减少且力量减弱，直接导致消化功能下降；腹肌、盆底肌和肛门内外括约肌收缩功能降低，导致慢性便秘等疾病，可引起胃肠功能紊乱，诱发或加重多种疾病。此外，老年人群缺血性肠病发病率大大增加，尤其是患动脉硬化、心功能不全的老年患者，导致肠壁血流减少，使肠壁营养障碍；而肿瘤、创伤等可导致肠黏膜屏障损害，容易导致细菌和毒素移位，引发或加重感染。

4. 皮肤和软组织

随着年龄增加，老年人皮肤和软组织自然老化，生理功能逐渐减退。老年人皮肤厚度减少、萎缩，真皮上层的微小血管密度减少，皮脂腺和汗腺分泌减少。老化的皮肤和软组织新陈代谢率降低，皮肤完整性和防御能力下降，增加了皮肤和软组织感染的危险。

（三）常伴有不同程度的基础疾病

老年人常伴有多种慢性基础疾病，如糖尿病、慢性肾功能不全、心功能不全、慢性阻塞性肺病、脑血管病、肿瘤等。基础疾病在老年人感染的易感性方面起着至关重要的作用，其重要性甚至超过年龄因素本身。例如，大多数老年人伴有不同程度的慢性阻塞性肺病，胸廓活动受限，呼吸肌脂肪增加，导致气道收缩率下降，小气道管壁狭窄，影响肺功能，增加了感染的危险；高糖血症可引起机体多种防御机制受损，微循环异常、细胞因子和趋化因子水平升高、补体功能抑制、吞噬作用和细胞内杀灭作用降低等，因此皮肤和软组织感染、尿路感染、肺炎在老年糖尿病患者中极为常见。

二、老年人常见医院感染

（一）肺炎

肺炎是老年人常见感染性疾病，对 5 299 例 65 岁及以上老年患者调查显示，医院获得性肺炎发病率 481%，其中非 ICU 患者和 ICU 患者发病率分别为 4.72% 和 21.43%。医院获得性肺炎老年患者往往病情严重,而且预后较差,是导致老年患者死亡最常见的感染性疾病,如脑卒中患者中 10％死于吸入性肺炎。吸入性肺炎在老年患者中占重要地位,尤其在患中枢神经系统疾病的老年患者中常见。吸入性过程大多发生在进食和睡眠过程中,吸入性时如果将咽喉部位的定植菌带入下呼吸道,就可导致肺部感染。老年肺炎患者中约 40％并无明显的吸入性病史,多为隐性吸入性,急性脑卒中的患者中就有 2％～25％存在隐性吸入性。

除吸入性因素外,老年人医院获得性肺炎的发生还有其他易感因素:①呼吸道组织结构退行性变可引发或加重感染;②年龄增长导致的生理状态的改变导致呼吸道病原体定植和误吸,如老人鼻部软骨弹性降低,吸入性阻力增加,用口呼吸比例增加,容易导致口咽部干燥,加之存在口咽部慢性病灶或口腔卫生差,病原体易于在上呼吸道定植和繁殖,易引起支气管-肺部吸入性感染;喉、咽腔黏膜萎缩,感觉减退所引起的吞咽障碍,使食物容易呛入下呼吸道;③合并多种基础疾病,容易诱发老年患者肺炎发生的常见疾病有糖尿病、慢性阻塞性肺病、充血性心力衰竭、脑血管病、肿瘤、营养不良、痴呆、帕金森病等,如脑血管病等可造成控制吞咽反射的神经障碍而导致吞咽困难,或可造成颅内压增高致喷射性呕吐而反流误吸;④年龄增长带来的免疫老化也易导致老年患者呼吸道感染的发生;⑤其他呼吸道感染性疾病流行,如流行性感冒;⑥其他因素如气管切开、机械通气、留置胃管、使用激素或免疫抑制剂、行动障碍、长时间卧床、睡眠障碍而长期使用安眠药、长期吸烟等均可增加老年患者肺炎的易感性。医院获得性肺炎老年患者感染的主要病原菌为金黄色葡萄球菌、铜绿假单胞菌、肺炎克雷伯菌、大肠埃希菌肺炎链球菌等,且多重耐药菌常见。

(二)尿路感染

尿路感染是老年人常见的感染性疾病之一,且容易反复发作。老年男性从 65～70 岁的 2％～4％增加到 81 岁以上时的 22％;女性更年期后由于雌激素减少易患尿路感染,65～75 岁老年女性患病率为 20％,80 岁以上则增加至 20％～50％;75 岁以后男女尿路感染的发病率无明显差异。因此,老年患者是医院获得性尿路感染的高危人群,国外研究发现长期护理机构中 70 岁老年人细菌尿的发病率达到了 50％。尿路感染也是老年患者发生继发性菌血症的常见病因。

老年人尿路感染易感因素:①自身免疫功能低下和抵抗力降低,加之器官衰老萎缩,排尿反射障碍,残留尿量增多,这是老年人尿路感染的主要原因之一。②导尿、留置导尿、膀胱镜检查、泌尿系统手术等可引起尿道损伤,把前尿道的致病菌带入膀胱或上尿路而引起感染,这是老年患者发生尿路感染最直接的原因;有调查显示,留置导尿的 60 岁及以上老年患者尿路感染率达 26.5％,且留置导尿时间越长,感染率越高,留置导尿时间＜7 d 和≥14 d,感染率分别为 6.25％和 58.33％。③合并多种基础疾病,如糖尿病、高血压、慢性肾脏疾病、慢性腹泻、长期使用肾上腺皮质激素等使机体抵抗力下降,另外脑血管疾病等引起排尿障碍、常留置导尿,导致尿路感染的发生率明显增高。④尿路梗阻,如老年人前列腺增生、肾及输尿管结石、泌尿道肿瘤、尿路狭窄等可引起尿液潴留,细菌容易繁殖而产生感染。⑤泌尿系统畸形或功能异常,如膀胱突出症、膀胱憩室、巨大输尿管等,容易使膀胱的含菌尿上行到肾盂,增加感染风险。

目前,引发老年人尿路感染的主要病原菌包括革兰阴性杆菌(大肠埃希菌、肺炎克雷伯菌、铜绿假单胞菌)、革兰阳性球菌(肠球菌属、金黄色葡萄球菌、表皮葡萄球菌)及真菌(白色假丝酵母菌、热带假丝酵母菌),且对大部分常用抗生素均表现出较高的耐药性。尿路感染病原体种类随着留置导尿管时间延长而增多,呈混合感染。

(三)胃肠道感染

老年人感染性腹泻也是常见医院感染之一。随着抗生素特别是广谱抗生素的广泛应用，抗生素相关性腹泻(antibiotic associate diarrhea，AAD)的发病率和死亡率逐年增高已成为医院内腹泻的最重要原因。

老年患者是 AAD 的高发、高危人群，原因包括：①抗生素使用，几乎所有的抗生素都可能诱发 AAD，诱发 AAD 频率较高的抗生素依次为第三代头孢菌素、碳青酶烯类、克林霉素；②老年人肠道菌群老化，肠内益生菌如双歧杆菌、乳酸杆菌等不同程度的减少，肠道菌群的稳定性下降，抗生素的应用进一步破坏了肠道微生态平衡，导致耐药菌优势繁殖，因重症感染联合使用抗生素的高龄老年危重患者更易发生 AAD；③合并多种基础疾病、机体免疫功能低下等。艰难梭状芽孢杆菌是 AAD 最常见的致病菌，主要的临床表现为腹泻、发热和腹痛，严重或持续性感染可导致危及生命的并发症，如败血症、中毒性巨结肠、肠穿孔甚至死亡。

(四)皮肤和软组织感染

常见的老年人皮肤软组织感染包括蜂窝织炎(特别是小腿)、丹毒、毛囊炎、压力性损伤、带状疱疹等。老年人皮肤完整性和防御能力下降，原因包括：①老年人皮肤和软组织自然老化；②合并多种基础疾病，如糖尿病和恶性肿瘤等疾病可以进一步削弱机体免疫功能，高脂血症和高血压等可以减少皮肤的血流，血液循环不畅使其皮肤防御能力下降及愈合能力减弱，增加病原侵入的机会等；③营养不良和肥胖均可使皮肤的防御能力下降；④创伤、手术等致皮肤和黏膜屏障功能受损等。

在卧床不能活动的老年患者中，压力性损伤等皮肤感染常见，可导致局部感染、蜂窝织炎、菌血症和骨髓炎等。压力性损伤是发生在皮肤和(或)潜在皮下软组织的局限性损伤，通常发生在骨隆突处或皮肤与医疗设备接触处。压力性损伤是全球不同的健康保健机构特别是 ICU 病房存在的常见健康问题，压力性损伤的易发部位为骶骨和脚跟。多种病原均可导致压力性损伤感染，也可引起混合感染，包括革兰阳性菌、革兰阴性菌和厌氧菌等，表面溃疡拭子和深部组织培养结果的一致性往往不理想，后者结果更加可靠。

三、老年患者医院感染的预防措施

(一)误吸的防护

误吸是指进食或非进食时在吞咽过程中有数量不一的液体或固体食物或分泌物和血液进入到声门以下的气道，而不是随着吞咽动作顺利进入食管。误吸是老年人医院获得性肺炎重要的危险因素，保证老年人进食安全，预防误吸的发生非常重要。

误吸的防护：①正确、及时、动态地评价老年患者进食情况。②对照顾者进行预防误吸的健康教育。③保持正确的体位：意识清楚患者进食时，采取坐位或半卧位，病情不允许则采取侧卧位，进食后不要立即躺下；意识障碍的老年患者在餐中和餐后 1 h 保持半卧位，或采取侧卧位，或头偏向一侧；进食后避免进行刺激咽喉部的操作如吸痰、口腔检查等，以免引起恶心而致误吸。④经口进食的护理：选择合适的食物，如轻度吞咽困难、能经口进食的老年患者应以半流质食物为宜，避免进食流质引起呛咳，进食干硬有渣食物则难以吞咽；老年患者进食应在安定的状态下缓慢进行，避免引起其精力分散而致呛咳；对于刚睡醒或意识障碍转清醒的老年患者，应当给予适当的刺激，让其在良好的清醒状态下进餐。⑤鼻饲护理：鼻饲喂养方式有重力滴注、营养泵输入两种，临床采用营养泵连续输注的方式，可减少误吸的发生；鼻饲前应先吸痰,为避免刺激引起呕吐,鼻饲中及鼻饲后 30 min 内尽量不吸痰;鼻饲前要检查鼻饲管的位置是否正确;鼻饲食物的总量由少到多,逐渐加量,速度不宜过快;胃内残留量≥100 mL,停止营养液输注;营养液温度在 40 ℃左右较合适,以免冷热刺激而致胃痉挛造成呕吐。⑥康复训练:鼓励老年患者早期进行吞咽功能训练;长期卧床鼻饲的老年患者,鼓励并协助其做床上肢体活动、坐轮椅室外活动等主动或被动的活动,以加速胃肠蠕动。

(二)老年性尿失禁的护理

尿失禁是由于膀胱括约肌损伤或神经功能障碍而丧失排尿自控能力,使尿液不自主地流出,以老年患者最为多见。老年性尿失禁可造成皮肤糜烂、泌尿系统感染等。

尿失禁的防护:①积极治疗病因,改善尿失禁。②观察老年患者尿失禁症状,尽可能减少不必要的卧床以纠i正诱因,防止尿道感染。③睡前限制水分摄取,避免使用利尿性饮料。④尿失禁护理用具的选择:女性患者无皮肤损伤的或男患者阴茎萎缩的,选择纸尿裤,注意及时更换纸尿裤保持局部皮肤清洁干燥;男性患者还可使用接尿器、保鲜袋接尿等方式,注意松紧适度,避免引起阴茎缺血水肿,及时更换防止侧漏;严重尿失禁患者应留置导尿,做好留置导尿的护理;保持病床整洁干燥,定时排尿,注意会阴部卫生及皮肤护理,避免压疮及局部皮肤感染。⑤康复训练:盆底肌肉运动又称凯格尔(Kegel)运动,适用于女性压力性尿失禁。

(三)压力性损伤的防护

压力性损伤一般表现为局部症状,但严重压力性损伤可伴有继发感染,严重者可导致败血症,出现全身症状,甚至死亡是老年人残疾和死亡的一个重要原因。治疗压力性损伤花费很高,而且持续影响患者的健康状况以及生活质量、健康保健资源和医疗费用,因此预防压力性损伤是公认的最经济的举措。压力性损伤的防护参考第九章第六节皮肤软组织部位感染。

压力性损伤的防护:①建立对老年人皮肤评估的制度,对易发生压力性损伤的老年患者制定预防措施;②鼓励和协助老年患者经常更换体位以减少或消除局部组织的压力,为其翻身时避免推、拖、拉动作,防止产生较大摩擦力而增加对压力性损伤的易感性;③半卧位时,注意在老年患者的膝下或足下垫楔形垫,防止身体下滑产生的剪切力而造成的压力性损伤;④保护骨隆突处和支持身体空隙处,在身体空隙处垫软垫等;长期卧床老年患者可使用充气式床垫,但仍需经常为患者更换体位;⑤正确使用石膏、绷带、夹板、牵引或其他矫正器械及氧气面罩等所有引起对皮肤压迫的医疗用品,仔细观察局部和肢端皮肤的颜色、温度的变化情况,重视患者的主诉并作及时调整;⑥避免潮湿等环境理化因素的刺激,保持床铺清洁、干燥、平整、无褶皱;⑦鼓励老年患者活动,经常进行温水擦浴,促进血液循环;⑧改善机体营养状况,给予高热量、高蛋白、富含维生素的饮食;⑨根据压力性损伤分期(美国的 7 期分类方法)选择治疗辅料。

(牛鹏姣)

第二十一节　新生儿与婴幼儿医院感染

新生儿和婴幼儿是医院感染的高危人群。婴幼儿由于生理性发育不健全、免疫功能不完善,加上原发疾病的侵袭,容易发生医院感染。新生儿尤其是早产儿自身免疫功能不完善,抵御外来微生物侵袭的能力较低且随着新生儿学科的快速发展,危重新生儿救治水平大幅提升,侵入性操作增多,增加了发生医院感染的风险。新生儿重症监护室(NICU)的医院感染发生率高达8%～40%,尤其是低出生体量及早产儿,NICU早产新生儿医院感染发生率达15.49%,显著高于母婴同室(DRI)早产新生儿的11.80%,而NICU、DRI足月产新生儿医院感染发生率相近,分别为0.55%和0.57%。新生儿医院感染导致住院时间延长和住院费用增加,约30%的低出生体重及早产儿因发生感染而死亡,增加了围产期死亡率。新生儿及婴幼儿医院感染的预防和控制,是医院感染管理工作的重中之重。

一、新生儿与婴幼儿医院感染的易感原因

(一)非特异免疫功能尚未发育完善,随着年龄的增长逐渐成熟

1.屏障功能差

新生儿和婴幼儿皮肤角质层薄嫩、黏膜柔嫩,易破损,尤其是早产新生儿皮肤角化层和真皮层均较薄,加之新生儿脐残端的创面,皮肤屏障功能脆弱。新生儿和婴幼儿肠黏膜通透性高、胃液酸度低、胆酸少使消化液的杀菌力弱。新生儿和婴幼儿血-脑屏障功能不全。婴幼儿期淋巴结发育不全,缺乏吞噬细菌的过滤作用,不能将感染局限在局部淋巴结,屏障作用较差。

2.固有免疫细胞功能暂时性低

新生儿单核/巨噬细胞功能可呈暂时性低下,因为新生儿单核细胞发育虽已完善,但因缺乏血清补体、调理素、趋化因子,其趋化、黏附、吞噬、氧化杀菌、产生细胞因子能力和抗原提呈能力均较成人差。新生儿受分娩的刺激,出生后12h外周血中性粒细胞计数较高,72 h后渐下降,继后逐渐上升达成人水平。新生儿中性粒细胞趋化性和黏附性低,备解素、纤维结合蛋白、溶菌酶含量低,吞噬和杀菌能力不足,早产儿更为明显。NK细胞的表面标记CD56于出生时几乎不表达,整个新生儿期也很低,NK活性于生后1～5个月时达成人水平,抗体依赖细胞介导的细胞毒性作用(ADCC)功能仅为成人的50%,1岁时达到成人水平。

3.免疫分子含量低

新生儿各种补体成分均低于成人,对细菌抗原的调理作用差。母体的补体不传输给胎儿,新生儿补体经典途径(CH50、C3、C4和C5)活性是其母亲的50%～60%,生后3～6个月达到成人水平。补体旁路激活系统的活性低下者更多,各种成分发育更为落后,B因子和备解素仅分别为成人的35%～60%和35%～70%。早产儿补体经典和旁路途径均低于足月儿。新生儿其他免疫分子也低于成人,如新生儿血浆纤连蛋白浓度仅为成人的1/3～1/2,早产儿更低。

(二)特异性免疫功能低下,尚未建立免疫记忆

1.特异性细胞免疫

胎儿的细胞免疫功能尚未成熟,因而对胎内病毒感染(巨细胞病毒)还不能产生足够的免疫力,故胎儿期可长期带病毒,甚或引致胎儿宫内发育畸形。出生时T细胞自身发育已完善,成熟T细胞占外周淋巴细胞的80%,出生时淋巴细胞数目较少,6～7个月时超过中性粒细胞的百分率,6～7岁时两者相当,此后随年龄增长,逐渐降至老年的低水平。外周血淋巴细胞计数可反映T细胞数量,但早产儿的T细胞数量少,对有丝分裂原反应较低,至1月龄时T细胞数量可赶上足月儿。新生儿T细胞表达CD25和CD40配体较成人弱,辅助B细胞合成和转换lg促进吞噬细胞和CTL的能力差。新生儿及婴儿期CD_4^+标记的Th细胞相对较多,且以Th2为主,CD_8^+细胞毒性/抑制性T细胞较少,CD_4^+/CD_8^+比值高达3～4。故Th2类细胞功能相对亢进,其分泌的细胞因子占有相对优势。约2岁后CD_4^+/CD_8^+比值和Th1、Th2分泌

的细胞因子水平才接近成人水平。新生儿 T 细胞产生 TNF 和 GM-CSF 仅为成人的 50%，IFN-γ、IL-10 和 IL-4 为 10%～20%。随抗原反复刺激，各种细胞因子水平逐渐升高。如 IFN-γ 于生后 175 d 即达到成人水平。

2. 特异性体液免疫

B 细胞功能在胚胎早期即已成熟，但因缺乏抗原及 T 细胞多种信号的辅助刺激，新生儿 B 细胞产生抗体的能力低下，出生后随年龄增长特异性体液免疫才逐步完善。胎儿期和新生儿已有产生 IgM 的 B 细胞，男孩于 3 岁时，女孩于 6 岁时，IgM 达到成人血清水平。脐血 IgM 水平增高，提示宫内感染。IgM 分子量较大，不能通过胎盘，新生儿体内含量很低，因此容易感染革兰阴性菌。

胎儿和新生儿没有产生 IgG 和 lgA 的 B 细胞。新生儿体内 IgG 主要来自母体，大量 IgG 通过胎盘是在妊娠的后期，胎龄越小，其含量越低，胎龄小于 32 周的胎儿或早产儿的血清 IgG 浓度低于 4 mg/mL(400 mg/d)，而足月儿血清 IgG 高于其母体 5%～10%，因此早产儿更易感染。新生儿自身合成的 IgG 比 IgM 慢，分泌 IgG 的 B 细胞于 2 岁时才达成人水平，因此出生后 3～5 个月婴幼儿血清 IgG 降至最低点，10～12 个月时体内 IgG 为自身产生，8～10 岁时达成人水平。IgG 亚类随年龄增长而逐渐上升，IgG2 代表细菌多糖的抗体，其上升速度在 2 岁以内很慢，因此在该年龄阶段容易患荚膜细菌感染。IgA 发育最迟，至青春后期或成人期才达成人水平。IgA 分子量较大，不能通过胎盘，新生儿体内含量很低，分泌型 IgA 于新生儿期不能测出 2 个月时唾液中可测到，2～4 岁时达成人水平，因此新生儿易患消化道及呼吸道感染。

(三)器官的结构和功能生理性发育尚未成熟

1. 呼吸系统

婴幼儿鼻腔中没有鼻毛，鼻腔较成人小而短，后鼻道狭窄，黏膜柔嫩，血管丰富，易于引起上呼吸道感染，且发生感染时，容易发生鼻道堵塞；婴幼儿耳咽管宽、直而短，呈水平位，患鼻咽部炎症时，易引发中耳炎。小儿呼吸系统形态学发育从孕第 5 周开始，孕 17～27 周支气管分支延长形成呼吸管道，肺的呼吸部分和毛细血管生长，孕 28～35 周，末端呼吸道加宽并形成肺泡小囊，孕 36 周至出生后 3 岁出现有完整的毛细血管结构的肺泡，肺泡表面扩大，肺呼吸部的主要发育在出生后。肺泡直径在早产儿仅 75 μm，足月新生儿为 100 μm，远低于成人的 250～350 μm，肺泡数约 2 500 万，仅为成人的 8%，肺泡面积仅为 2.8 m²，因此新生儿和婴幼儿较成人气体交换单位少。新生儿、婴幼儿的气管、支气管较成人狭窄，缺乏弹力组织，软骨柔弱，细支气管无软骨，呼气时受压，可导致气体滞留，影响气体交换。新生儿、婴幼儿咳嗽反射弱，气管、支气管壁黏液分泌不充分，黏膜干燥，纤毛运动功能差，加之分泌型 lgA 较低、肺泡巨噬细胞功能较差，故易患呼吸道感染。

2. 消化系统

新生儿和婴幼儿口腔黏膜薄嫩，血管丰富，唾液腺不够发达，口腔黏膜干燥，易受损伤和局部感染。新生儿和婴幼儿食管呈漏斗状，黏膜纤弱，腺体缺乏，弹力组织及肌层不发达，食管下段括约肌发育不成熟，控制能力差，常发生胃食管反流，易引起误吸。婴儿胃平滑肌发育尚未完善，贲门和胃底部肌张力低，幽门括约肌发育较好，因此易发生幽门痉挛出现呕吐。

新生儿和婴幼儿的胃酸和消化酶、胆汁、胰液分泌少且酶活力低下，消化功能差，易发生消化道功能紊乱。胃酸分泌少，对进入胃内的病原微生物杀灭能力较弱。肠道分泌型 IgA 较低,肠黏膜肌层发育差,肠壁薄、通透性高,屏障功能较差,肠内毒素等可经肠黏膜进入体内,引起全身感染和变态反应性疾病。新生儿出生时胃肠道是无菌的,48 h 后开始有菌定植。生后7 d 内为微生物定植的第一阶段,以兼性厌氧菌如肠杆菌、肠球菌、链球菌等占主导;7 d 后,因兼性厌氧菌的生长消耗氧气,使厌氧菌增殖,严格厌氧菌如双歧杆菌、拟杆菌、梭状芽孢杆菌的数量开始超过兼性厌氧菌。婴儿肠道正常菌群脆弱,容易受外界因素影响而菌群失调,或可导致内源性感染,或无法拮抗入侵的致病性微生物引起感染。

二、新生儿常见医院感染

(一)出生前感染

新生儿从母亲血液通过胎盘获得的感染,如弓形虫、风疹病毒、巨细胞病毒、单纯疱疹病毒、柯萨奇病毒、水痘病毒、HIV 等,不属于医院感染范畴。凡母亲生殖道病原体上行感染,或取绒毛标本、羊膜囊穿刺、脐带取血等有创操作时消毒不严导致胎儿感染,或产前吸入性因胎膜早破等原因而污染的羊水发生肺部感染等,均属于医院感染。产前感染性肺炎常见病原体为大肠埃希菌、金黄色葡萄球菌、克雷伯菌、李斯特菌和支原体等。

(二)分娩时感染

孕妇产道是有菌的,当胎儿吸入了母亲产道内污染的分泌物可引起肺部感染。产时感染性肺炎发病时间因不同病原体而存在差异,一般是在出生数日至数周后发病。常见病原体为大肠埃希菌、肺炎链球菌、克雷伯菌、李斯特菌和 B 族链球菌等。产钳等助产时损伤胎儿皮肤等也可导致皮肤和软组织感染,甚至引发新生儿败血症。病原体以革兰阴性杆菌为主。胎儿分娩时接触产道内含有巨细胞病毒(CMV)、衣原体等病原体的分泌物也可引起感染性疾病。

(三)出生后感染

产后,病原体可通过皮肤黏膜、脐部创面、呼吸道、血液和母乳等感染新生儿。DRI 新生儿一般情况较 NICU 新生儿好,但其处于一个开放环境中,与父母、医务人员以及探视亲友接触机会多,因此非侵入性交叉感染机会较多,新生儿皮肤感染、上呼吸道感染发生率较高。NICU 新生儿处于一个相对较小的环境中,与父母亲人接触受到一定限制,因此非侵入性医源性的交叉感染概率相对减少,但侵入性操作增多致医源性交叉感染机会有所增加,新生儿下呼吸道感染、败血症、尿路感染、菌血症发生率显著高于 DRI 新生儿。

新生儿败血症是新生儿期最为严重的感染性疾病之一发病率较高,可达到 0.1%～1.0%,出生体重越轻,发病率越高,极低出生体重儿可达 16.4%,长期住院者可高达 30%,病死率 1.3%～5.0%,是新生儿死亡的主要原因之一。新生儿败血症的病原菌随年代、地区不同,主要为革兰阳性球菌(凝固酶阴性葡萄球菌、金黄色葡萄球菌、肠球菌、链球菌等)、革兰阴性菌(克雷伯菌、大肠埃希菌、鲍曼不动菌、铜绿假单胞菌等)和真菌(白假丝酵母菌)。新生儿产后感染性肺炎常见病原体为大肠埃希菌、肺炎克雷伯菌、铜绿假假单胞菌、金黄色葡萄球菌、表皮葡萄球菌、白假丝酵母菌以及呼吸道合胞病毒、支原体等,主要通过呼吸道、血行或医源性途径传播。由于断脐消毒不严等原因,破伤风梭状芽孢杆菌可侵入脐部引起新生儿破伤风,该病病死率高,但目前随着我国接生技术和医疗水平的提高,发病率已明显降低。

三、婴幼儿常见医院感染

婴幼儿医院感染最常见的部位为呼吸道、胃肠道和皮肤软组织。

（一）呼吸道感染

呼吸道感染是婴幼儿时期最常见的疾病，儿科门诊患儿中约 2/3 患呼吸道感染，住院患儿则有 1/3 患呼吸道感染，而婴幼儿死亡原因中，有 1/3 是由于呼吸道感染。呼吸道感染的病原体种类繁多，如病毒、细菌、霉菌、衣原体、支原体等。上吸道感染大多由病毒引起，主要有呼吸道合胞病毒、鼻病毒、流感病毒、副流感病毒、腺病毒等；细菌仅占上呼吸道感染的 10％且多为病毒感染后继发，最常见为溶血性链球菌，其次为肺炎链球菌、流感嗜血杆菌等。婴幼儿是医院获得性肺炎（HAP）的易感人群。婴幼儿 HAP 的病原菌主要为革兰阴性菌，前 3 位依次为肺炎克雷伯菌、大肠埃希菌、铜绿假单胞菌，此外，金黄色葡萄球菌也较常见。真菌感染通常发生在免疫缺陷患者。

（二）胃肠道感染

婴幼儿因机体防御功能低、消化系统发育不成熟、肠道微生态动态平衡尚不稳定，以及食物和餐具污染、抗生素使用、肠道外感染（如血流感染、肺炎、尿路感染、皮肤感染）等因素，容易罹患感染性腹泻，6 个月至 2 岁发病率较高。其中病毒性腹泻至少占 40％，常见致腹泻病毒包括轮状病毒、肠道腺病毒、诺如病毒、肠道病毒等。细菌性腹泻病原体包括致腹泻大肠埃希菌、空肠弯曲菌、耶尔森菌、金黄色葡萄球菌、变形杆菌、铜绿假单胞菌以及艰难梭状芽孢杆菌等。致腹泻的真菌有白假丝酵母菌、曲霉菌、毛霉菌等。

四、新生儿和婴幼儿医院感染预防措施

医疗护理的缺陷，经医务人员污染的手直接或间接接触传播是新生儿和婴幼儿医院感染的重要传播途径，应重视新生儿和婴幼儿护理。

（1）建立健全的规章制度与护理操作规范和安全程序，包括病房消毒隔离制度、配奶间消毒隔离制度、探视制度、新生儿沐浴感染预防与控制标准操作规程、新生儿配奶感染预防与控制标准操作流程、暖箱、呼吸机的消毒流程等。

（2）重视手卫生和手消毒，严格执行洗手和手消毒是预防新生儿和婴幼儿医院感染的基本措施。如医护人员在接触每个婴儿前后特别是接触破损皮肤及各种分泌物前后都应严格按要求洗手；手部未消毒不能触摸导管插管部位。

（3）严格无菌操作，尽量减少侵入性操作。气管插管患儿应重视人工气道的管理和无菌操作技术的培训，尤其是吸痰技能，应采用密闭式吸痰，吸痰时注意无菌操作，动作轻柔，避免损伤皮肤黏膜。经外周置入中心静脉导管与深静脉置管时尽可能最大化的无菌屏障，皮肤消毒，敷贴潮湿、松动应及时更换。

（4）严格落实消毒隔离制度，设隔离室与非隔离室，感染患儿与非感染患儿分开放置，加强对早产儿及非感染患儿的保护性隔离。当发现多重药耐药菌感染、传染病或疑似传染病、特殊或不明原因感染患儿时，应立即进行严格单间隔离，实施标准预防和基于疾病传播途径的隔离预防，加强环境、物体表面、空气、暖箱、呼吸机等的消毒。

（5）应加强新生儿和婴幼儿医院感染的监测与管理，尤其是新生儿病房。对病房空气、物体表面、暖箱、奶具、呼吸机管道、医护人员手等进行监测，实施早期干预和防范。

（牛鹏姣）

第二十二节　免疫缺陷人群医院感染

免疫缺陷病(immunodeficiency disease,ID)是指免疫系统中任何一个成分(免疫器官、免疫活性细胞、免疫活性分子)或多个成分的缺乏或功能缺陷导致免疫功能障碍,引起机体防御功能下降或部分下降,并由此而引起的一组临床综合征。因遗传因素,如基因突变、缺失等所致免疫功能缺陷称为原发性免疫缺陷病(PID)。PID 主要见于婴儿和儿童,是一组遗传性、种类繁多的病症,涉及固有免疫系统和获得性免疫系统各组分。PID 虽属于罕见病,但致死及致残率却极高,给社会带来重要影响。美国、法国等国家有明显症状 PID 的患病率可达 1/2 000 活产婴。因后天因素如其他疾病基础上(慢性感染、恶性肿瘤等)、放射线照射、免疫抑制剂长期使用及营养障碍等,引起免疫系统暂时或持久的损害,所致的免疫缺陷称为获得性或继发性免疫缺陷病(SID)。继发性免疫缺陷病可以是细胞免疫缺陷,也可以是体液免疫缺陷或两者同时发生。由于器官移植、大手术的开展、恶性肿瘤放化疗等多方面的因素,以及 HIV 的感染与流行,继发性免疫缺陷人群日益增多。

免疫缺陷病导致患者抗感染能力、免疫稳定功能、免疫监视能力降低。免疫缺陷患者对感染的易感性增加,感染多由环境中微生物或患者自身的微生物群落引起,这些微生物在正常机体不致病或致病力很低,但在免疫缺陷患者中常导致反复、持续、严重的感染,或两次感染之间无间歇,或形成多重感染。由于医疗卫生事业的发展,严重基础疾病、恶性肿瘤患者等 SID 患者以及 PID 患者的生存时间明显延长,导致免疫缺陷病患者医院感染逐渐增多,成为医院感染控制需要关注的一大高危人群。

一、免疫缺陷类型

(一)原发性免疫缺陷病分类

1.联合免疫缺陷病(combined immunodeficiency,CID)

特征为 T 细胞和 B 细胞均可能有明显缺陷,兼有抗体免疫缺陷和细胞免疫缺陷,一般均有外周淋巴细胞减少,包括 TB+严重联合免疫缺陷病(T 细胞缺陷、B 细胞正常)、TB-严重联合免疫缺陷病(T 细胞和 B 细胞均缺如)、Omenn 综合征,以及 CD40 缺陷等。CID 占 PID 的 10%。

2.抗体缺乏为主的免疫缺陷病

特征为抗体生成及抗体功能缺陷,一般均有血清免疫球蛋白的减少或缺乏,包括严重低丙种球蛋白血症伴 B 细胞显著减少或缺乏,血清 IgG 和 lgA 重度减少伴 B 细胞的正常、减少或显著减少,血清 IgG;和 lgA 重度减少、IgM 正常或增高、伴 B 细胞数目正常,以及特异性抗体缺陷伴正常 Ig 和 B 细胞数等。单纯免疫球蛋白或抗体为主的 PID 发生率占总 PID 发生率的 65%。

3.其他定义明确的免疫缺陷综合征

先天性胸腺发育不全、DiGeorge 综合征,免疫-骨发育不良,高 IgE 综合征,以及肝静脉闭塞病伴免疫缺陷等。

4.免疫失调性疾病

免疫缺陷伴色素减退,家族性噬血细胞淋巴增生综合征,以及自身免疫综合征等。

5.吞噬细胞数量和(或)功能先天性缺陷

严重先天性中性粒细胞减少症,Kostmann 综合征,周期性中性粒细胞减少、X 连锁中性粒细胞减少/骨髓增生,以及常染色体慢性肉芽肿病等。吞噬细胞和(或)中性粒细胞缺陷占总 PID 发生率的 10%。

6.固有免疫缺陷

无汗外胚层发育不良伴免疫缺陷,疣、低丙球血症、感染、先天性骨髓粒细胞缺乏综合征,以及疣状表皮发育不良等。PID 中,固有免疫缺陷<1%。

7.自身炎症性疾病

家族性地中海热,TNF-a 受体相关性周期热综合征,高 IgD 综合征,以及家族性冷诱发性自身炎性反应综合征等。

8.补体缺陷

Clq、Clr、Cls、C2、C4、C3、C5、C6、C7、C8a、C8p、C9 缺陷,C1 抑制物缺陷,以及备解素缺陷等。补体缺陷占 PID 的 5%。

(二)继发性免疫缺陷病分类

根据发病原因不同可将继发性免疫缺陷分为继发于某些疾病的免疫缺陷和医源性的免疫缺陷两大类。

1.继发于某些疾病的免疫缺陷

(1)感染:许多病毒、细菌、真菌及原虫感染常可引起机体免疫功能低下,如麻疹病毒、风疹病毒、巨细胞病毒、严重的结核分枝杆菌感染均可引起患者 T 细胞功能下降,尤其是 HIV 引发的 AIDS 最为严重。

(2)恶性肿瘤:患恶性肿瘤特别是淋巴组织的恶性肿瘤常可进行性地抑制患者的免疫功能,尤其是已广泛转移的恶性肿瘤患者常出现明显的细胞免疫与体液免疫功能低下。

(3)其他可导致蛋白质丧失、消耗过量或合成不足的基础疾病:患慢性肾小球炎、肾病综合征、急性及慢性消化道疾病及大面积烧伤或烫伤时,蛋白质包括免疫球蛋白大量丧失;患慢性消耗性疾病时蛋白质消耗增加;消化道吸收不良和营养不足时,蛋白质合成不足。蛋白质丧失、消耗过量或合成不足均可使免疫球蛋白减少,体液免疫功能减弱。

2.医源性导致的免疫缺陷

(1)长期使用免疫抑制剂、细胞毒性药物和某些抗生素:大剂量肾上腺皮质激素可导致免疫功能全面抑制。抗肿瘤药物(叶酸拮抗剂和烷化剂)可同时抑制 T 细胞和 B 细胞的分化成熟,从而抑制免疫功能。某些抗生素如氯霉素能抑制抗体生成和 T 细胞、B 细胞对有丝分裂原的增殖反应。

(2)放射线损伤:放射线治疗是恶性肿瘤及抑制同种组织器官移植排斥的有效手段。而大多数淋巴细胞对 γ 射线十分敏感。大剂量的放射性损伤可造成永久性的免疫缺陷。

二、主要免疫缺陷类型常见感染

(一)中性粒细胞减少症

中性粒细胞减少指外周血循环中中性粒细胞绝对值低于正常值,1 岁以上和成人<1.5×10^8/L,出生后 2 周至 1 岁的婴儿小于 1×10^8/L。周期性中性粒细胞减少症患者外周血中性粒细胞绝对值通常以 21 d 左右为周期发生波动,一般降至最低持续经 3~10 d 逐渐升至正常

或稍低于正常值。当中性粒细胞降至 $0.5 \times 10^8/L$ 以下时,则为重症中性粒细胞缺乏症,患者一般病情较严重,感染的危险增加。

先天性中性粒细胞减少症于 1956 年首次由 Kostmann 报道,因此严重的先天性中性粒细胞减少症又被称为 Kostmann's 综合征,可表现为多种遗传方式,包括常染色体显性及隐性遗传、散发和 X 连锁隐性遗传等。继发性中性粒细胞减少症常为药物诱发,如肿瘤放疗、化疗治疗药物,某些患者自身存在一些易患因素,如特异体质、过敏反应或免疫源性等因素,可使药物所致中性粒细胞减少更易发生。白血病、骨髓瘤以及淋巴瘤等对骨髓的浸润可直接导致中性粒细胞的生成减少。中性粒细胞减少症患者可继发严重感染,如重症肺炎、败血症等,如不及时治疗,病死率较高。中性粒细胞减少症患者有 20%～30% 发生菌血症,主要是革兰阴性杆菌,其中肠杆菌科和假单胞菌的某些菌属是最主要的致病菌,通常来自患者自身的肠道菌群。当应用抗肿瘤药物或 X 线放射等治疗时,会加重肠道黏膜上皮的损伤,导致微生物更易侵入血液循环。

近年来,革兰阳性菌的感染在中性粒细胞减少患者中有增多趋势,报道较多的是表皮葡萄球菌、温和口腔链球菌和棒状杆菌。如果患者长期使用外置静脉内导管,则易从皮肤来源获得感染。中性粒减少症患者长时间的中性粒细胞减少还会增加真菌感染的概率。最常见的是白假丝酵母菌,主要是由于频繁使用强有力的抗菌药物;光滑假丝酵母菌和近平滑假丝酵母菌的感染常与静脉内置管有关;都柏林假丝酵母菌或克鲁斯假丝酵母菌也是常见感染酵母菌,且由于其天然对抗真菌药物耐药,治疗困难,预后差。中性粒细胞缺乏症患者真菌感染也与住院期间环境有关,如烟曲霉和黄曲霉感染,是存在于空气中的曲霉孢子吸入性,导致快速进展性肺炎。中性粒细胞受损患者潜伏感染的病毒可活化,最常见的是骨髓移植后的 CMV 活化感染。白血病治疗过程中单纯疱疹病毒复活也常发生。

(二)T 细胞免疫缺陷

原发性 T 细胞免疫缺陷较为少见,约占新生儿的万分之一,多因胚胎期胸腺发育不全所致 T 细胞数量减少或功能障碍,或联合低丙种球蛋白血症所致。继发性的 T 细胞免疫缺陷临床较为常见,主要是在恶性肿瘤化疗或移植术后使用皮质激素、免疫抑制剂的患者,血液透析患者,以及 HIV 感染患者。T 细胞免疫缺陷患者易发生病毒或其他胞内寄生微生物感染。T 细胞免疫缺陷患者对胞内菌易感,如结核分枝杆菌、堪萨斯分枝杆菌主要通过呼吸道导致感染;龟分枝杆菌可经污染的水或手术器械传播,引发伤口局部感染,甚至菌血症;胞内鸟分枝杆菌主要来自胃肠道和呼吸道,可致胃肠道、呼吸道感染或播散性疾病;单核细胞增生李斯特菌可引起菌血症,甚至进展到李斯特菌脑膜炎。表浅真菌感染在 T 细胞缺陷患者中较少出现,而深部真菌感染和播散性真菌感染反而较常见,如荚膜组织胞质菌病、球孢子菌和隐球菌感染,主要发生在大剂量使用免疫抑制剂或艾滋病患者中。大多数病毒感染发生在白血病治疗或移植后免疫抑制剂的使用过程中,主要病原体有 CMV、人疱疹病毒 6 型(HHT-6)或 8 型(HHT-8)、HSV 和 VZV 等。此外,弓形虫、隐孢子虫病、贝氏等孢子球虫和微孢子虫等对 T 细胞缺陷患者都是重要的寄生虫病原菌。如果辅助性 T 细胞缺乏而导致抗体生成不足,患者也对化脓性细菌易感,如金黄色葡萄球菌、肺炎链球菌等。

(三)低丙种球蛋白血症

IgG 能通过胎盘主动转运,新生儿血清 IgG 水平与母亲相当,出生后随着母体来源 IgG 的迅速下降,且婴儿自身合成 IgG 能力低下,婴儿在 4～6 月时血清 IgG 水平达到最低点,称为

"生理性"低丙种球蛋白血症。如果婴儿免疫球蛋白合成低下的状况一直持续到 18～36 个月，称为婴儿暂时性低丙种球蛋白血症，其中一部分患儿可表现出反复感染。原发性低丙种球蛋白血症是原发性免疫缺陷病中最常见的一组疾病，X 连锁无丙种球蛋白血症是常见类型之一。性肿瘤、白血病等则可引起继发性低丙种球蛋白血症。严重低丙种球蛋白血症患者可发生反复的化脓性感染。链球菌和流感嗜血杆菌是最主要的致病菌。分枝杆菌和衣原体感染也较常见，常引起呼吸道感染。弯曲杆菌属、隐孢子虫在患者中的持续感染高于正常人群，可导致胃肠道症状。患者还常发生慢性寄生虫感染，如利什曼病和锥形虫病。

三、免疫缺陷患者医院感染的预防措施

(一)做好保护性隔离及消毒工作，预防感染

尽可能安排层流洁净病房，无条件时将患者置于病室墙角的一侧。对病室的地面、家具等每天擦拭消毒、每天紫外线消毒室内空气、定时开窗通风。使病房尽可能减少微生物存在。给予无菌食物和饮水。工作人员严格执行无菌操作制度，患有呼吸道疾病或咽部带菌者避免接触患者。加强探视患者家属的管理工作，患有上呼吸道感染的家属不得进入病室。

(二)患者皮肤、口腔护理

皮肤是保护机体，防止病原体侵入的第一道防线。临床护理过程中要保持患者皮肤的清洁干燥，尤其是颌下、腋下、颈部、腹股沟等皮肤皱褶处，做好压疮防护经常检查患者皮肤有无红肿、脓疱及压伤等。口腔也是病原体侵入机体的途径之一。由于免疫缺陷患者免疫功能低下，容易为口腔内微生物大量繁殖创造条件，引起口腔炎，甚至由于感染导致并发症的发生。因此，要重视口腔护理，保持口腔清洁。

(三)患者饮食护理

免疫缺陷病患者身体抵抗力差，营养状况不佳，应给予高热量、高蛋白、高维生素、低脂肪饮食，少食多餐，定时定量。

(四)抗菌约物、免疫球蛋白及疫苗等的使用

对于中性粒细胞缺乏患者最大的危险致病因子是来自自身的正常菌群感染，尤其当使用抗微生物制剂抑制这些菌群时可用黏霉素来预防；也可单用制霉菌素减少口腔和肠道的真菌定植。T 细胞免疫缺陷、低丙种球蛋白血症患者可用免疫球蛋白进行积极保护。根据免疫缺陷类型，合理选择疫苗接种，如 T 免疫缺陷儿童可接种麻疹、腮腺炎、风疹疫苗、水痘疫苗等，但须注意减毒活疫苗通常列为禁忌。脾切除前可进行 23 价肺炎链球菌多糖疫苗的预防性接种，流感嗜血杆菌 B 型结合疫苗和脑膜炎疫苗也可推荐。

(牛鹏姣)

第二十三节　医务人员医院感染

医务人员职业暴露是指医务人员在从事诊疗护理活动过程中接触有毒、有害物质，或传染病病原体，从而损害健康或危及生命的一类职业暴露。医院医务人员包括医生、护士、临床检验科人员和医疗机构相关人员及实验室研究人员。由于其职业性质的特殊性，具有感染性疾

病易感者和感染源的双重身份,是医院感染高风险的人群之一。医务人员职业感染血源性传播疾病的危险性是普通人群的 2～19 倍。

医务人员在诊疗、护理活动过程中,既可通过直接接触患者血液、体液、分泌物、排泄物等,经破损的皮肤黏膜或被含病原体的锐器刺伤导致感染,也可通过间接接触病原微生物污染的环境、物品、水、食物等引起感染,还可通过飞沫或空气途径如谈话、咳嗽、咳痰、支气管镜检查等导致感染性疾病传播。

经呼吸道传播的结核分枝杆菌、流感病毒、麻疹、SARS-COV 等,经接触传播的 CMV、HSV、风疹病毒、金黄色葡萄球菌等经消化道传播的诺如病毒、沙门菌属等,以及经血液、体液传播的 HIV、HBV、HCV 等,这些病原体均可通过职业暴露导致医务人员医院感染。近年来,我国 HIV 感染者和 AIDS 患者数量继续增加,已进入流行期与发病期并存的阶段。伴随着临床上 HIV 感染者及 AIDS 患者的不断增多,医务人员因职业感染 HIV 的风险越来越大,艾滋病职业暴露的情况不断发生。

一、医务人员医院感染常见部门和高危人群

(一)急诊室医务人员

急诊室是医院中潜在危险性较高的科室,属职业暴露高发区域。由于急诊室工作的特殊性,抢救患者时须分秒必争,往往缺乏急诊患者的相关信息,大多也来不及做传染病的相关检测,而且急诊接诊的患者大多病情危急,须进行的侵袭性操作多,加大了急诊室医务人员被职业暴露感染的机会。

(二)外科医师和手术室医务人员

手术室是集手术、治疗、检查、抢救于一体的场所手术人员直接接触患者血液、体液等污物的机会相对较多,接触缝合针、刀片、剪刀、注射器、输液器等医疗锐器物机会亦较多,手术人员是医院锐器伤发生率最高的职业群体。手术室医务人员是发生职业暴露的高危人群。

(三)门诊输液室医务人员

门诊输液室是人群相对集中,流动性比较大的一个场所。由于患者多,病种杂,陪客多,一些急慢性传染病及病原携带者常混杂其中,通过咳嗽、喷嚏等污染空气,输液室的地面及其他环境污染机会也多。输液室医务人员与患者近距离接触,而且在拔针、穿刺、分离针头时均存在锐器伤危险。加之,输液室医务人员由于工作繁忙、防护依从性差,成为发生职业暴露的高危人群。

(四)口腔科医务人员

口腔科与其他科室不同,口腔专科治疗时医护患几乎零距离接触,治疗过程中高速旋转的手机及超声洁牙机使用时,口腔内的唾液和血液向四周飞溅,可喷溅或污染医务人员的眼结膜、口、鼻黏膜,还可直接污染医护人员的手及器械,此外牙钻在高速旋转时所产生的携带患者血源性病毒的气溶胶对诊室的空气、物体表面造成很大的污染。口腔操作中使用尖锐器械较多,在使用车针、探针、扩大针、刮治器等锐利器械时,易发生锐器伤。对口腔常规器械如牙钻、口镜、探针等检测结果显示,HBsAg 检出率分别为 21.74%、2121%、20.83%。口腔印模也高频率受到 HBV 污染,在 206 份口腔印模中有 9.2% 的标本呈 HBsAg 阳性,说明口腔患者中 HBsAg 携带者的唾液内含有较高浓度的 HBV,传染性极强。因此,口腔医务人员成为易受感染的高危人群。

（五）内镜室医务人员

内镜包括胃镜、结肠镜、十二指肠镜和支气管镜等，是疾病诊断和治疗的重要工具。内镜室护士在进行各种检查和治疗过程中不可避免要接触患者的分泌物、血液和排泄物，如果防护措施不当，极有可能发生职业暴露。同时，在操作和清洗器械时也有可能出现针刺伤或诊疗器械伤害。

（六）消毒供应科医务人员

消毒供应中心是医院内承担各科室所有重复使用诊疗器械、器具和物品清洗消毒灭菌以及无菌物品供应的部门。供应中心在回收、交换物品过程中要清点各种器械，这些物品往往带有血液、体液和其他污物使用单位往往未做初步处理，其中还经常带有一些针、刀片等锐利器械，有被刺伤的可能。如果不合理使用防护用品，缺乏自我防护知识，易导致消毒供应科医务人员职业暴露感染。

（七）检验科医务人员

医院检验科的主要任务是对血液、体液和组织液、排泄物等标本进行相关诊断指标的检测，如 HBV、HAV、HCV、HIV、梅毒螺旋体和结核分枝杆菌等各种病原体指标的血清学检测，其中不乏传染性较高的标本，因而检验科医务人员面临很大的感染风险。

二、医务人员医院感染常见暴露因素及常见感染

（一）锐器伤与经血传播性疾病

血源性传播疾病是造成医务人员医院感染的主要原因，可通过皮肤刺伤、皮肤接触、黏膜接触等途径感染。医务人员日常工作经常接触刀剪、各种针头等锐器，由于传递、安装和拆卸，医务人员极易受到锐器伤害。

医务人员职业暴露中锐器伤发生率占首位，污染的锐器伤是导致医务人员发生血源性传播疾病的最主要职业暴露因素，其次是意外直接接触血液经破损的皮肤或黏膜造成的感染。美国每年至少有 100 万次锐器伤，健康的医务人员感染 80%～90% 是由锐器伤所致。各种血源性传播病原体都可经污染锐器伤传播给医务人员。最常见职业性血源性传播疾病病原体为 HIV、HBV、HCV，职业暴露后感染的概率分别达到 0.25%～0.4%、6.0%～30.0%、0.4%～6.0%，此外还有梅毒、疟疾、CMV 和弓形虫。

1. HIV

我国共报告现存活艾滋病病毒感染者和患者约 43.4 万例。HIV 感染者尤其是无症状 HIV 感染者和"窗口期"感染者对医务人员构成巨大的威胁。因针刺伤感染 HIV 只需 0.1 mL 血液，医务人员被 HIV 污染的针头刺伤后发生 HIV 感染的概率为 0.33%，黏膜表面暴露感染 HIV 的概率为 0.09%。锐器伤后获得 HIV 的风险虽然很低，但是一旦被 HIV 感染，后果严重。

2. HBV

据 WHO 估计，全球约有 2.4 亿慢性 HBV 感染者（HBsAg 阳性持续至少 6 个月）。我国是 HBV 高发地区，HBsAg 携带率约为 7.3%。医务人员感染 HBV 是普通人群的 5～6 倍。医务人员 HBV 暴露最常见的感染途径是针刺伤和锐器刺伤。针刺伤发生时，一般只需 0.002 mL 带有 HBV 的血液就足以使受伤者感染注射后仍仍可导致易感者 HBV 感染。医务人员被 HBV 污染的针头刺伤后发生 HBV 感染的概率可高达 30%。

3. HCV

据 WHO 统计,全球 HCV 感染率约为 3‰,每年新发 HCV 约 3.5 万例。在我国健康人群抗 HCV 阳性率为 0.7%～3.1%,约 3 800 万人。HCV 感染隐匿性强,症状不明显,且同样存在检测"窗口期",因此 HCV 是医务人员职业暴露感染的主要血源性传播病原体,医务人员总感染率高于一般人群。HCV 职业性传播危险性高于 HIV 但低于 HBV,被 HCV 污染的锐器刺伤感染 HCV 的概率为 1.8%。有报道抗-HCV 和 HCVRNA 阳性血所污染的针头每刺破 100 次,就有 10 次血清转阳。法国的一项研究对医生和护士职业感染 HCV 的危险度进行了估计。仅仅有一次暴露性操作时,外科医生感染 HCV 的概率为 $(0.42～4.20)/10^6$,护士为 $(0.0298～0.2980)/10^6$;外科医生的年累计感染 HCV 的概率为 0.01%～0.1%,而护士为 0.0054%～0.054%。

(二)皮肤黏膜暴露与经血传播性疾病及其他感染性疾病

医务人员的皮肤黏膜经常暴露于患者的血液或体液(包括精液、阴道分泌物、滑液、脑脊液、胸膜液、心包积液腹膜液、羊水、唾液等)中,存在着医务人员与患者双向传播的危险。此外,医务人员的皮肤黏膜也经常间接接触病原微生物污染的医院环境。因此,医务人员接触各种病原体的概率远高于普通人群,医务人员皮肤黏膜暴露除了引起血源性传播疾病,还可能导致其他病原体感染如金黄色葡萄球菌、铜绿假单胞菌等。

(三)呼吸道暴露与呼吸道感染性疾病

医院环境中患者的呼吸道分泌物、伤口脓液、排泄物、皮肤碎屑等干燥后形成菌尘,可通过咳嗽、喷嚏、清扫整理、人员走动、物品传递等扬起而污染空气及周围环境。此外,一些医疗器械如呼吸机、雾化器、吸引器等在操作过程中也会把病原体播散到空气中。被污染的空气可直接引起呼吸道感染,传播呼吸道疾病。医务人员长期处于这种污染的环境中,存在被感染的危险。

1.流感病毒

流感病毒是急性呼吸道传染病,主要经飞沫传播,传播速度快。医院病室通风不良及医务人员个人防护意识差,可引起医务人员感染甚至引起医院内流感暴发流行。近年来,全球持续发生动物禽流感疫情和人间病例。人可通过直接接触禽流感病毒感染的家禽及其粪便或直接接触禽流感病毒引起感染,也可通过飞沫传播或经过眼结膜和破损皮肤引起感染。

2.SARS-CoVS

ARS-CoV 在鼻分泌物、咽漱液中检出的阳性率较高,最具有传染性的传播途径是近距离飞沫传播和密切接触。SARS-CoV 感染潜伏期为 2～14 d,初期即有传染性但感染初期发病情况难以明确,就诊时不能与其他患者区分,因此增加了医务人员职业暴露的危险性。

3.MERS-CoV

MERS-CoV 是严重呼吸道传染性疾病中东呼吸综合征的病原体,人畜共患,于 2012 年 9 月 WHO 首次通报。目前全球共有 25 个国家和地区报告 MERS 病例,总计 1 211 例,其中死亡 492 例,病死率达 40.63%。

MERS 作为一种新发疾病,目前其感染途径及传播模式仍不是很清晰大量 MERS 的家庭及医院聚集性疫情,表明 MERS-CoV 能够通过人传人的方式传播。对 MERS 病例检测发现其体内 MER-CoV 载量高,病毒常储存在人的下呼吸道中。人发病后 MERS-CoVRNA 在血液中出现的时间为 13～30 d,而尿液为 30 d,口、鼻为 22 d,气管为 30 d,说明 MERS-CoV 在人体内存在时间长,可通过呼吸道飞沫或接触传播。医源性传播已经成为中东及欧洲 MERS-CoV 的主要特征,并造成 MERS 病例数的急剧增加。根据 ECDC 的 MERS 风险评估显示,约 1/4 的确诊病例为医务人员,绝大多数来源于医院感染。MERS-CoV 医院内感染传播效率较高,医务人员接触病毒的机会更多,是该病的高风险人群。

三、医务人员医院感染的预防措施

(一)医务人员职业暴露的控制原则

1. 对职业暴露的风险评估

医务人员职业暴露的控制应该遵循职业病防治的优先等级原则,事先应根据职业危害的类别进行风险评估,以确定医务人员接触职业风险的水平和性质。风险评估的目的是评价工作活动和工作环境导致工作人员暴露于血液、体液或污染物品、环境的危险性。考虑的因素包括:①暴露于血液、体液或污染物品、环境的频率;②接触废弃针头和注射器的数量和频率;③暴露和重复暴露的因素;④综合考虑工作场所规划、设计和工作流程,估计暴露于血液、体液、身体物质或污染材料的危险;⑤得到相关医疗和急救服务的可能性;⑥员工的安全工作流程知识和培训水平;⑦个人防护用品的提供和使用;⑧设备的适宜性;⑨个人的危险因素如皮肤损伤、皮炎和湿疹等。

2. 对职业暴露的风险控制

(1)管理控制:通过制定政策限制危害的暴露,如组建职业安全预防委员会、制定职业暴露预防计划、制定教育培训计划、使用安全设备、接种疫苗和健康监护等。

(2)消除风险和风险替代:在工作场所中彻底消除危险因素是控制职业暴露危害的最有效途径,如果无法消除风险,可考虑实施较低风险的操作。例如,减少不必要的注射优先考虑同样能达到有效治疗的其他方法(如口服、肛塞),以此减少血液或其他感染源的潜在暴露。

(3)个人防护装置:使用手套、防护口罩、防护服、护目镜等个人防护装置,在医务人员和危害因素之间设置屏障和过滤。

(4)行为控制:通过医务人员的行为管理以控制危害的暴露,如不必给用过的针头重新戴上帽套、接触血液、体液或污染物品等做好相应的防护。

(5)工程控制:使用合适的机械、设备和方法来隔离危害物或将其移出工作场所预防员工暴露,如使用锐器盒,尽可能隔绝医务人员与锐器的接触,减少锐器伤害。

(二)医务人员职业防护的主要措施

1. 加强职业安全管理

(1)建立完善的职业安全防护制度并严格执行是杜绝职业暴露的有效措施之一。制定工作流程、操作规范、职业暴露应急预案、职业伤害的干预措施以及督导与考核制度;建立登记和报告制度以及医务人员健康档案,做好预防接种和健康监护。

(2)注重职业安全防护教育和培训。将职业安全防护知识纳入培训计划,通过岗前培训、专业考核等,使医务人员充分认识所从事工作职业暴露感染的危险性和危害性,增强自我防护意识,自觉执行防护措施,正确使用防护装置。

(3)配备职业安全防护设备。各部门尤其是易发生职业暴露感染的科室,应配备各种个人防护装置,并定期检查防护装置的性能和存放数量使用或损坏后及时更换或补充;存放点应方便取用。

2.不同传播途径感染性疾病的职业防护措施

(1)接触传播疾病的职业防护措施:全球广泛采用标准预防降低医务人员接触传播疾病职业暴露危害。主要措施如下。

1)个人防护用品使用:接触患者的血液、体液、分泌物、排泄物或受到上述物质污染的物品时,应戴手套,手上有伤口时应戴双层手套;如果诊疗过程中,医务人员的衣服或暴露的皮肤可能接触到患者的血液、体液、分泌物、排泄物时,应穿防护服;进行可能产生血液、体液、分泌物、排泄物的喷洒或飞溅的诊疗操时,应戴口罩、护目镜和面罩。

2)手卫生:接触患者的血液、体液、分泌物、排泄物或受到上述物质污染的物品后应摘除手套,洗手和(或)手消毒。

3)利器管理:推荐使用具有防刺性能安全注射装置;在进行侵袭性诊疗、护理操作过程中,保证光线充足,操作视野清晰,防止被针头、缝合器、刀片等锐器刺伤或划伤;禁止弯折或徒手接触使用过的利器;一次性的锐器禁止针头回帽,需要重复使用的锐器,用单手回套的方式处理,使用过的利器应放在锐器盒中。

4)物体表面,环境、衣物清洁与消毒:定期清洁与消毒医院环境、门把手、床头桌等经常接触的物体表面是清洁消毒的重点,清洁与消毒人员应戴手套处理,清洁后要实施手卫生;处理和运输被血液、体液、分泌物、排泄物污染的被服、衣物时应密封运送,防止医务人员皮肤暴露、污染工作服和环境。

5)急救:急救场所需要进行心肺复苏时,应用简易呼吸囊或其他通气装置代替口对口人工呼吸方法,避免唾液等分泌物。

(2)飞沫传播疾病的职业防护措施:在标准预防的基础上,还应增加飞沫传播隔离措施。

1)可能的情况下,医务人员与患者之间的距离应保持在1 m以上并注意防护。

2)医务人员与患者近距离(1 m以内)接触,应戴帽子、医用防护口罩。

3)医务人员应严格执行隔离病室的区域流程,在不同的区域,穿戴不同的防护用品,离开时按照要求摘脱,并正确处理使用后物品。

4)脱去个人防护用品后,应当立即进行手卫生。

(3)空气传播疾病的职业防护措施:在标准预防的基础上还应增加空气隔离预措施。

1)医务人员应严格执行隔离病室的区域流程,在不同的区域,穿戴不同的防护用品,离开时按照要求摘脱,并正确处理使用后物品。

2)医务人员进入空气传播隔离病房,应佩戴呼吸保护装置如医用防护口罩,应确保每次使用前都进行口罩的密合性试验达标。

3)脱去个人防护用品后,应当立即进行手卫生。

3.职业暴露后的处理

(1)及时局部处理。

(2)事故记录与报告。

(3)及时风险评估。

(4)预防性治疗。

(5)定期随访。

(6)咨询服务与教育。

（牛鹏姣）

第十八章 基础护理技术

第一节 静脉输液护理

静脉输液是利用大气压和液体静压的物理原理,将一定量的无菌溶液或药液直接输入静脉的方法。

一、静脉输液的目的

1. 补充水分和电解质,维持酸碱平衡

常用于各种原因导致的脱水、酸碱平衡失调等患者,如剧烈呕吐、腹泻、大手术后等患者。

2. 补充营养,供给热能

常用于慢性消耗性疾病,胃肠道吸收障碍、禁食及不能经口进食者。

3. 补充血容量,改善微循环,维持血压

常用于严重烧伤、大出血、休克等患者。

4. 输入药物,治疗疾病

常用于各种中毒、严重感染等患者。

二、常用溶液及作用

(一)晶体溶液

晶体溶液的分了量小,在血管内存留时间短,对维持细胞内外水分的相对平衡有重要作用,可有效纠正体内的水、电解质失调。

1. 葡萄糖溶液

用于补充水分和热能,也常作为静脉给药的载体和稀释剂。常用溶液有5%葡萄糖溶液、10%葡萄糖溶液。

2. 等渗电解质溶液

用于补充水分和电解质,维持体液容量和渗透压平衡。常用溶液有0.9%氯化钠溶液、5%葡萄糖氯化钠溶液、复方氯化钠溶液(林格液)等。

3. 碱性溶液

用于纠正酸中毒,调节酸碱平衡。常用溶液有5%碳酸氢钠溶液、11.2%乳酸钠溶液等。

4. 高渗溶液

用于利尿脱水,消除水肿,同时可降低颅内压,改善中枢神经系统的功能。常用溶液有20%甘露醇、25%山梨醇、25%~50%葡萄糖溶液等。

(二)胶体溶液

胶体溶液的分子量大,在血液内存留时间长,能有效维持血浆胶体渗透压,增加血容量,改善微循环,提升血压。常用的胶体溶液有如下。

1. 右旋糖酐

右旋糖酐为水溶性多糖类高分子聚合物。常用溶液有两种：一种是中分子右旋糖酐，可提高血浆胶体渗透压，扩充血容量；另一种是低分子右旋糖酐，可降低血液黏稠度，改善微循环及抗血栓形成。

2. 代血浆

其作用与低分子右旋糖酐相似，扩容效果良好，输入后循环血量和心排出量均增加，急性大出血时可与全血共用。常用溶液有羟乙基淀粉（706 代血浆）、聚维酮、氧化聚明胶等。

3. 浓缩白蛋白注射液

浓缩白蛋白注射可提高胶体渗透压，补充蛋白质，减轻组织水肿。

4. 水解蛋白注射液

水解蛋白注射液可补充蛋白质，纠正低蛋白血症，促进组织修复。

（三）静脉高营养液

静脉高营养液能供给患者热能，维持正氮平衡，补充多种维生素和矿物质。常用溶液有复方氨基酸、脂肪乳剂等。

三、常用输液部位

静脉输液时，应根据患者的年龄、神志、病情急缓、病程长短、静脉情况、输入溶液种类、输液时间长短、即将进行的手术部位、体位及合作程度等情况选择合适的穿刺部位。

（一）周围浅静脉

1. 上肢浅静脉

常用的有肘部浅静脉（肘正中静脉、贵要静脉、头静脉）、手背静脉网。其中，手背静脉网是成人静脉输液的首选部位，肘正中静脉、贵要静脉、头静脉还可用于经外周中心静脉置管（PICC）的穿刺部位。

2. 下肢浅静脉

常用的有踝部浅静脉（大隐静脉、小隐静脉）、足背静脉网。小儿常用足背静脉输液，成人因下肢静脉有静脉瓣，容易形成血栓而增加静脉栓塞和血栓性静脉炎的危险，故不主张选择足背静脉输液。

（二）头皮静脉

头皮静脉输液常用于小儿静脉输液。小儿头皮静脉具有分支多，互相沟通交错成网，浅表、不易滑动、便于固定的特点。进行头皮静脉输液既不影响病儿保暖，又不影响肢体活动。较大的头皮静脉有颞浅静脉、额静脉、耳后静脉、枕静脉。

（三）颈外静脉、锁骨下静脉

颈外静脉和锁骨下静脉管径粗大，不易塌陷，中心静脉导管插入后保留时间长，故常用于中心静脉置管、需长期持续静脉输液或需要静脉高营养的患者。

四、常用静脉输液法

（一）周围静脉输液法

1. 目的

同静脉输液目的。

2.用物

(1)密闭式静脉输液法:注射盘1套,另备止血带、小垫枕、治疗巾、输液贴或胶布、启瓶器、砂轮、瓶套、输液标签、输液记录卡、根据医嘱准备药液、输液器、输液架;必要时备夹板及绷带。

(2)静脉留置针输液法:同密闭式静脉输液法,另备静脉留置针,透明敷贴。

(3)开放式静脉输液法:同密闭式静脉输液法,另备开放式输液瓶。

3.操作方法

(1)密闭式静脉输液法:即将一次性无菌输液器插入密闭输液瓶(袋)进行输液的方法。其操作方法如下。

1)核对检查:核对输液单与医嘱;检查溶液标签上的名称、浓度、剂量和有效期,溶液瓶盖有无松动、瓶身有无破裂或塑料瓶(袋)有无渗液,对光线检查溶液有无变色、浑浊、沉淀、絮状物等。

2)配制药液:根据医嘱填写输液标签,倒贴在输液瓶(袋)上(勿遮盖瓶签);玻璃瓶装溶液,启开瓶盖中心部分,套上瓶套,常规消毒瓶塞(塑料瓶装溶液,拉开瓶塞保护盖,常规消毒瓶塞;塑料袋装溶液,常规消毒塑料袋开口处),按医嘱加入药物。

3)备输液器:检查输液器在有效期之内,型号合适,外包装无破损、密封良好;打开输液器包装,将输液管和通气管针头取出插入瓶塞至针头根部。

4)核对解释:携用物至患者床旁,核对床号、姓名,解释输液目的及配合方法,以取得合作;备好输液贴或胶布。

5)首次排气:关闭调节器,拧紧头皮针,倒挂输液瓶于输液架上,一手持头皮针和调节器,一手倒置茂菲滴管,抬高滴管下端输液管,打开调节器,使液体流入滴管内,待茂菲滴管内液面为1/2～2/3满,迅速倒转滴管,使液体缓慢下降,当液体流入头皮针管内即可关闭调节器,将输液管吊挂妥当。

6)扎带消毒:协助患者取舒适卧位;选择静脉,在穿刺静脉肢体下垫小垫枕及治疗巾,于穿刺点上方6 cm处扎止血带;常规消毒穿刺部位皮肤、待干。

7)再次核对:再次核对床号、姓名及药液。

8)再次排气:打开调节器,排尽空气,关闭调节器,检查无气泡,去除头皮针针帽。

9)穿刺固定:嘱患者握拳,左手拇指固定静脉,右手持针柄,使针头斜面向上并与皮肤成15°～30°,从静脉上方或侧方刺入皮下,再沿静脉方向潜行刺入,见回血后,将针头顺血管方向潜行再送入少许。"三松"(松开止血带、嘱患者松拳、松调节器),待液体滴入通畅后,分别固定针柄、针梗及头皮针下段输液管,必要时用夹板绷带固定肢体。

10)调节滴速:根据患者的年龄、病情及药物性质调节输液速度。①一般成人为40～60滴/分钟,儿童为20～40滴/分钟。②对年老、体弱、婴幼儿、心肺功能不良者输入速度宜慢;脱水严重、血容量不足、心肺功能良好者输液速度可适当加快。③一般溶液的输入速度可稍快,高渗盐水、含钾药物、升压药输入速度宜慢。

11)整理嘱咐:取出止血带、小垫枕和治疗巾,协助患者取舒适卧位,将床旁呼叫器置于患者易取处,交代输液过程中的注意事项。

12)核对记录:再次查对患者的床号、姓名、药名、浓度、剂量、给药时间及给药方法;在输液卡上记录输液的时间、药物、滴速、签名后挂于输液架上。

13)巡视观察:输液过程中密切观察有无输液反应,穿刺部位有无肿胀,及时处理输液故障,保证输液通畅。

14)更换液体:核对第二瓶(袋)液体,常规消毒瓶塞(管口)或撕去消毒瓶塞贴,从上瓶(袋)中拔出输液管及通气管针头,迅速插入第二瓶(袋)中,观察输液通畅,确保滴管下端输液管无空气。

15)拔针按压:输液完毕,关闭调节器,轻轻揭去针柄及头皮针管处输液贴,轻压穿刺点上方,快速拔针,按压片刻至无出血。

16)整理记录:协助患者取舒适体位。整理床单位,清理用物,洗手、记录。

(2)静脉留置针输液法:静脉留置针又称为套管针,其外套管的材料与血管相容性好,且柔软、无刺激,可减少穿刺的次数,有利于保护静脉,减轻反复穿刺给患者带来的痛苦;保持静脉的畅通,便于治疗和抢救。它适用于需长期静脉输液及静脉穿刺困难的患者。

1)输液准备:同密闭式静脉输液法 1)~3)。

2)核对解释:携用物至患者床旁,核对床号、姓名,解释输液目的及配合方法,以取得合作;备好胶贴及透明敷贴,注明穿刺日期、时间及穿刺者姓名。

3)排气连接:将输液瓶倒挂在输液架上,排尽空气,检查并取出静脉留置针,将输液器上的头皮针插入留置针的肝素帽内。

4)扎带消毒:协助患者取舒适卧位;选择弹性好、粗直的静脉,在穿刺静脉肢体下垫小垫枕及治疗巾,于穿刺点上方 10 cm 处扎止血带;常规消毒穿刺部位皮肤、待干。

5)再次核对:再次核对床号、姓名及药液。

6)旋转套管:取下针套,旋转针芯松动外套管,以免粘连,调整针头斜面。

7)静脉穿刺:排尽留置针内空气,关闭调节器。嘱患者握拳,绷紧皮肤,固定静脉,一手持留置针针翼,针尖斜面向上,使针尖与皮肤成 15°~30°进针,见回血后放平针翼,降低穿刺角度,沿静脉方向再进针 0.3~0.5 cm。左手持 Y 接口,右手后撤针芯 0.5 cm,持针座将外套管全部送入静脉内。

8)三松固定:松开止血带和调节器,嘱患者松拳,待输液通畅后一手固定针翼,一手将针芯抽出,用无菌透明敷贴固定留置针,用胶贴固定三叉接口、头皮针及输液管。

9)调速整理:调节滴速、核对记录、整理嘱咐及巡视观察均同密闭式静脉输液法。

10)输毕封管:输液完毕,关闭调节器,拔出头皮针,常规消毒肝素帽,用注射器向肝素帽内注入封管液,一边推注一边退针,直至针头全部退出,以确保正压封管,夹闭留置针。

11)再次输液:常规消毒肝素帽,将排好气的输液器头皮针头全部插入肝素帽内,调节滴速,完成输液。

12)拔留置针:去除胶贴和敷贴,关闭调节器,拔出留置针,按压至不出血。

13)整理记录:同密闭式静脉输液法。

(3)开放式静脉输液法:将药液倒入开放式输液瓶内进行输液的方法。优点:可随时添加药物,能灵活更换药液种类及数量。缺点:较易污染。开放式静脉输液法适用于抢救时及儿科患者输液。

1)按密闭式静脉输液法准备溶液,松开瓶塞,打开输液瓶包,一手持输液瓶,并折叠输液管,另一手按取用无菌溶液法先倒入 30~50 mL 溶液,冲洗输液瓶和输液管,以减少输液反应,然后倒入所需溶液量,盖好瓶盖,排尽管内空气,关闭调节器,连接头皮针备用。

2)开放式静脉输液法同密闭式静脉输液法穿刺输液。

3)输液过程中如需添加溶液,溶液瓶勿触及输液瓶口,以免污染输液瓶;如需在输液瓶中加药,应用注射器抽吸药液,取下针头,避免针头脱落至输液瓶内污染药液,在距输液瓶口约1 cm处注入药液,并轻轻摇匀后盖好瓶盖。余同密闭式静脉输液法。

4.注意事项

(1)严格执行无菌操作和查对制度,预防感染及并发症,杜绝差错事故发生。

(2)根据病情、用药原则及药物的性质合理安排输液顺序。如需加入药物,应注意配伍禁忌。

(3)对需要长期输液的患者,应注意保护和合理使用静脉,一般从四肢远端小静脉开始,避开静脉瓣及关节。

(4)输液前必须排尽输液管及针头内的空气,输液过程中应在药液滴尽前及时更换输液瓶(袋),输液完毕应及时拔针,严防造成空气栓塞。

(5)输液过程中应加强巡视,认真倾听患者的主诉,严密观察输液情况,注意有无局部或全身反应,以便及时处理输液故障及输液反应,保证输液顺利进行。

(6)采用留置针输液时,应严格掌握留置时间,一般可保留3～5 d,最多不超过7 d,并注意保护相应肢体,一旦发现针管内有回血,应立即用肝素液冲洗,以免堵塞管腔。若出现静脉炎、液体渗漏及皮下血肿等情况,应及时拔针。

(7)保持输液器及药液的无菌状态,连续输液超过24 h,应每日更换输液器。

(二)头皮静脉输液法

头皮静脉输液是小儿静脉输液的常用方法。小儿头皮静脉具有分支多、互相沟通交错成网、浅表不易滑动的特点。对小儿进行头皮静脉输液既不影响患儿保暖,又不影响肢体活动。临床常选择颞浅静脉、额静脉、耳后静脉、枕静脉。穿刺时,应注意对头皮静脉、动脉进行鉴别。

1.目的

同静脉输液法。

2.用物

同周围静脉输液法,另备注射器、无菌生理盐水、头皮针。

3.操作方法

(1)输液准备:同密闭式静脉输液法。

(2)核对解释:携用物至患儿床旁,核对床号、姓名,向患儿或家属解释输液目的,以取得合作。

(3)挂瓶排气:挂输液瓶于输液架上,排尽空气,备输液贴。

(4)选择静脉:使患儿仰卧或侧卧,头垫小枕。助手站在患儿一侧或脚端,固定其头部及肢体。操作者立于患儿头端选择较粗直的头皮静脉。

(5)消毒皮肤:用75%乙醇消毒局部皮肤,待干。

(6)穿刺固定:注射器抽取适量生理盐水,连接头皮针,排尽空气,以一手拇指、示指分别固定静脉两端,一手持头皮针柄,沿静脉向心方向几乎平行进针,见回血后,再进针少许,缓慢推入少量生理盐水,确定针头在血管内后,用输液贴固定针头。

(7)调节滴速:分离注射器,连接输液器,待液体滴入通畅后,调节滴速,一般不超过20滴/分钟。

(8)核对记录:同密闭式静脉输液法。

(9)整理巡视:为患儿安置舒适卧位,整理床单位,清理用物,告知注意事项,加强巡视。

4.注意事项

(1)在操作过程中应密切观察患儿的面色及一般情况,以及时发现病情变化。

(2)对长期输液的患儿,应经常更换卧位,以防发生压疮及坠积性肺炎。

五、输液泵的应用

输液泵是一种电子输液控制装置,它通过作用于输液导管达到控制输液速度的目的。常用于需要严格控制输入液量和药量的情况,如危重患者、心血管疾病患者及婴幼儿的治疗和抢救。使用输液泵可将药液均匀、精确、持续地输入患者体内,常用于输入升压药物、抗心律失常药物和静脉麻醉等。使用时,可根据患者的具体情况设定输液速度、输液总量,以达到调节滴速、控制入量、治疗疾病的目的。当输液遇到阻力、15 s内无药液滴入或电源中断时能自动报警。如输液发生故障,电磁开关能将输液管道立即关闭,以保证患者安全。输液泵的种类很多,其主要组成与功能大体相同。

操作方法如下。

(1)将输液泵固定在输液架上。

(2)接通电源,打开电源开关。

(3)按密闭式静脉输液法准备药液,排尽空气。

(4)打开泵门,将输液管放置在输液泵的管道槽中,关闭泵门。

(5)遵医嘱设置每毫升滴数,以及输液量限制。

(6)按常规穿刺静脉后,将输液针头与输液泵连接。

(7)确认输液泵设置无误后,按"开始/停止"键,启动输液。

(8)当输液量接近预先设定的"输液量限制"时,"输液量显示键"闪烁,提示输液结束。

(9)终止输液时,再次按"开始/停止"键,停止输液。

(10)按"开关"键,关闭输液泵,关闭电源开关,打开泵门,取出输液管。

注意事项如下。

(1)经常巡视,注意输液泵的工作是否正常,及时发现和处理输液泵的故障。

(2)严密观察液体输注情况,防止空气栓塞的发生。

(3)应规范使用输液泵,做好输液泵的维护和保养。

六、常见输液故障及排除方法

(一)溶液不滴

1.针头滑出血管外

液体注入皮下组织。表现:局部肿胀、疼痛。处理:立即拔针,更换针头,另选静脉重新穿刺。

2.针头斜面紧贴血管壁

表现:液体滴入不畅或不滴,局部无肿胀,有回血。处理:调整针头位置或适当变换肢体位置,直到点滴通畅为止。

3.针头阻塞

表现:溶液不滴,轻轻挤压输液管有阻力、无回血。处理:立即拔针,更换针头,另选静脉重新穿刺。

4.压力过低

因输液瓶位置过低或患者周围循环不良引起。表现:滴速缓慢或不滴,局部无肿胀,有回血。处理:适当抬高输液瓶或放低患者肢体位置。

5.静脉痉挛

因穿刺肢体暴露在冷的环境中时间过长或输入的液体温度过低引起。表现:液体滴入不畅或不滴,局部无肿胀,有回血。处理:用热毛巾或热水袋热敷穿刺部位上端血管,以缓解静脉痉挛。

(二)茂菲滴管内液面过高

1.滴管侧壁无调节孔

可将输液瓶取下并倾斜瓶身,使插入瓶内的针头露出液面,待溶液缓缓流下,直至滴管露出液面时,再将输液瓶挂回输液架上,继续输液。

2.滴管侧壁有调节孔

可夹闭滴管上端的输液管,打开调节孔,待滴管内液面降至滴管露出液面时,关闭调节孔,松开滴管上端输液管,继续输液;也可采用与滴管侧壁无调节孔相同的方法进行处理。

(三)茂菲滴管内液面过低

反折茂菲滴管下端的输液管,用手挤捏滴管,使液体流至滴管内,待滴管内液面升至1/2～2/3高度时,松开滴管下端输液管即可。

(四)茂菲滴管内液面自行下降

输液过程中,如茂菲滴管内液面自行下降,应检查滴管上端输液管与茂菲滴管的衔接是否紧密,有无漏气或裂隙,必要时更换输液器。

七、输液反应及护理

(一)发热反应

发热反应是输液过程中最常见的一种输液反应。

1.原因

因输入致热物质引起。多由于输液器灭菌不彻底或被污染,已过有效期;输入的液体或药物制剂不纯、灭菌不彻底或已经过期、变质;输液过程中未严格执行无菌技术操作等。

2.临床表现

多发生于输液后数分钟至1 h,表现为畏寒、寒战及发热。轻者体温在38 ℃左右,可于停止输液后数小时内恢复正常体温;严重者初起寒战,继之高热,体温可达40 ℃以上,并伴有恶心、呕吐、头痛、脉速等全身症状。

3.预防

严格执行查对制度和无菌技术操作,认真检查溶液及药液的标签、质量、外包装等,检查输液器具的生产日期、有效期及外包装是否完好、不漏气。

4.护理措施

(1)反应轻的患者可减慢输液速度或停止输液,严重的患者应立即停止输液,及时通知医生。

(2)遵医嘱给予抗过敏药物或激素治疗。

（3）密切观察病情及体温变化。

（4）对症处理，寒战时适当调节室温，注意保暖，可适当增加盖被或给热水袋；高热时可给予物理降温。

（5）保留剩余药液和输液器，以便进行检测，查找发热反应的原因。

（二）循环负荷过重（急性肺水肿）

1．原因

由于输液速度过快，短时间内输入过多液体，使循环血量急剧增加，心脏负荷过重引起。

2．临床表现

在输液过程中，患者突然出现呼吸困难、胸闷、气促、咳嗽、咯粉红色泡沫样痰；严重时，痰液可从口、鼻涌出，听诊肺部布满湿啰音，心率快且节律不齐。

3．预防

输液时应严格控制输液速度和输液量，对心肺功能不良的患者、年老体弱的患者及婴幼儿更应慎重，并密切观察。

4．护理措施

（1）发现肺水肿症状，应立即停止输液，并通知医生进行紧急处理。

（2）协助患者取端坐位，两腿下垂，以减少下肢静脉血液回流，减轻心脏负担。

（3）给予高流量吸氧，氧流量为 6～8 L/min，以增加肺泡内压力，减少肺泡内毛细血管渗出液的产生；同时，湿化瓶内加入 20％～30％乙醇湿化氧气，以降低肺泡内泡沫的表面张力，使泡沫破裂消散，从而改善肺部气体交换，减轻缺氧症状。

（4）遵医嘱给予镇静剂、强心剂、利尿剂和扩血管药物，以舒张周围血管，加速体液排出，减少回心血量，减轻心脏负荷。

（5）必要时进行四肢轮扎，用止血带或血压计袖带适当加压四肢，以阻断静脉血流，但要保证动脉血流畅通。每隔 5～10 min 轮流放松一侧肢体上的止血带，可有效减少静脉回心血量，待症状缓解后，再逐渐解除止血带。

（三）静脉炎

1．原因

长期输入高浓度、刺激性较强的药物，静脉内长时间留置刺激性强的输液导管，引起局部静脉壁的化学炎性反应；输液过程中未严格执行无菌技术操作，导致局部静脉感染。

2．临床表现

沿静脉走向出现条索状红线，局部组织发红、肿胀、灼热、疼痛，有时伴有畏寒、发热等全身症状。

3．预防

严格执行无菌技术操作，对血管壁有刺激性的药物应充分稀释后再应用，并减慢输液速度，防止药物漏出血管外，静脉内置管时间不宜过长，同时，要有计划地更换静脉穿刺部位，以保护静脉。

4．护理措施

（1）停止在发生静脉炎的血管处输液，抬高患肢并限制活动。

（2）局部用 50％硫酸镁溶液或 95％乙醇热湿敷，每日 2 次，每次 20 min。

（3）超短波理疗，每日 1 次，每次 15～20 min。

(4)中药治疗,将如意金黄散加醋调成糊状,局部外敷,每日2次。

(5)合并感染者,遵医嘱给予抗生素治疗。

(四)空气栓塞

1.原因

输液时空气未排尽,输液管连接不紧或有裂隙;加压输液、输血时,无人守护,液体输完未及时更换药液或拔针,导致空气进入静脉,发生空气栓塞。

进入静脉的空气形成空气栓,随血液循环进入右心房再到达右心室。若空气量少,则被右心室压入肺动脉并分散到肺小动脉内,最后经毛细血管吸收,损害较小;若空气量大,空气在右心室内阻塞肺动脉入口,使血液不能进入肺内进行气体交换,引起机体严重缺氧而危及生命。

2.临床表现

患者感到胸部异常不适或胸骨后疼痛,随即出现呼吸困难和严重发绀,伴濒死感。听诊心前区可闻及响亮、持续的"水泡声"。心电图可表现为心肌缺血和急性肺心病的改变。

3.预防

输液前,认真检查输液器的质量,并将输液管内的空气排尽;输液过程中,应加强巡视,以便及时更换输液瓶或添加药液;输液完毕,及时拔针;加压输液、输血时,应安排专人守护。

4.护理措施

(1)立即停止输液,通知医生进行抢救。立即给患者安置左侧卧位和头低足高位,使肺动脉的位置低于右心室,让阻塞肺动脉入口的气泡向上飘移至右心室尖部,以避开肺动脉入口,随着心脏的舒缩,将空气混成泡沫,使较大的气泡破碎,分次小量进入肺动脉内,逐渐被吸收。

(2)给予高流量氧气吸入,纠正缺氧状态。

(3)如果患者置有中心静脉导管,可经导管抽出空气。

(4)严密观察病情变化,发现异常及时处理,并作好病情的动态记录。

(曾彩云)

第二节　排尿护理

一、排尿的评估

(一)正常尿液的观察

1.尿量

与次数成人24 h的尿量为1 000～2 000 mL,平均约为1 500 mL。一般成人日间排尿3～5次,夜间排尿0～1次,每次尿量为200～400 mL。

2.颜色

正常新鲜尿液呈淡黄色或深黄色。当尿液浓缩时,可见量少色深。尿液的颜色还受到食物和药物的影响,如进食大量胡萝卜或服用维生素 B_2 后,尿液呈深黄色。

3.透明度

正常新鲜尿液澄清、透明,放置后可因尿盐析出沉淀而出现微量絮状沉淀物,但加热、加酸或加碱后,尿盐溶解,尿液即可澄清。

4. 比重

尿比重与尿中所含溶质呈正比,也受饮水量和出汗量的影响。尿比重的高低反映肾脏的浓缩功能。成人正常情况下,尿比重为 1.015～1.025。一般尿比重与尿量呈反比。

5. 酸碱性

正常人尿液呈弱酸性,pH 为 4.5～7.5,平均为 6。尿液的酸碱性受饮食种类的影响,如进食大量肉类时尿液偏酸,进食大量蔬菜时尿液偏碱。

6. 气味

正常尿液的气味来源于尿内的挥发性酸。尿液久置后,因尿素分解产生氨而出现氨臭味。

(二)异常尿液的观察

1. 尿量与次数

(1)多尿:指成人 24 h 尿量经常超过 2 500 mL。常见于糖尿病、尿崩症患者。

(2)少尿:指成人 24 h 尿量少于 400 mL 或每小时尿量少于 17 mL,常见于心脏、肾脏疾病和休克等患者。

(3)无尿或尿闭:指成人 24 h 尿量少于 100 mL 或 12 h 内无尿。常见于严重的心脏、肾脏疾病、休克和急性肾衰竭等患者。

(4)膀胱刺激征:主要表现为尿频、尿急、尿痛且每次尿量少。常见于膀胱及尿路感染等患者。

2. 颜色

(1)血尿:尿液中含有红细胞称为血尿。血尿颜色的深浅与尿液中所含红细胞量的多少有关。尿液中含有大量红细胞,尿液呈洗肉水色或血色称为肉眼血尿。在显微镜下,每高倍视野超过 3 个红细胞称镜下血尿。血尿常见于急性肾小球肾炎、输尿管结石、泌尿系统肿瘤、结核、感染等患者。

(2)血红蛋白尿:尿中出现游离血红蛋白。尿液呈酱油色或浓茶色。常见于溶血、恶性疟疾和阵发性睡眠性血红蛋白尿等患者。

(3)胆红素尿:尿液中含有胆红素。尿液呈黄褐色或深黄色,振荡尿液后泡沫也呈黄色。常见于阻塞性黄疸和肝细胞性黄疸以及砷氯仿中毒等患者。

(4)脓尿:尿液中含有脓细胞、炎性渗出物或细菌等。新鲜尿液呈白色混浊或云雾状,主要见于泌尿系统感染如肾盂肾炎、膀胱炎等患者。

(5)乳糜尿:尿液中含有淋巴液。尿液呈乳白色或米汤样。常见于丝虫病及肾周围淋巴管梗阻等患者。若乳糜尿中含有血液,使尿液呈酱油色,则称为乳糜血尿。

3. 透明度

正常尿液清澈、透明。若尿中含有红细胞、脓细胞和大量上皮细胞、管型、黏液等,排出的新鲜尿液即可出现混浊,加热或加酸、加碱后混浊不变。常见于泌尿系统感染等患者。

4. 比重

在非水代谢紊乱情况下,高比重尿可见于脱水、糖尿病、急性肾炎等患者,低比重尿可见于尿崩症,慢性肾炎等患者。若尿比重持续在 1.010 左右,提示肾功能严重障碍。

5. 酸碱反应

酸中毒、痛风、白血病的尿液可呈酸性。严重呕吐、碱中毒、膀胱炎患者的尿液可呈碱性。

6.气味

新鲜尿液有氨臭味,提示尿路感染。糖尿病酮症酸中毒时,因尿内含有丙酮,尿液有烂苹果味。

二、排尿异常及其护理

(一)尿失禁

尿失禁是指排尿失去意识控制或不受意识控制,尿液不自主地流出。

1.分类

(1)真性尿失禁(完全性尿失禁):指膀胱稍有尿液便会不自主地流出,膀胱处于空虚状态,表现为持续滴尿,又称为空虚性尿失禁。主要原因是脊髓初级排尿中枢与大脑皮质之间的联系受损,如昏迷、截瘫等患者;还可见于因手术或分娩等原因引起的膀胱括约肌损伤或支配括约肌的神经损伤、病变所致膀胱括约肌功能障碍。

(2)假性尿失禁(充溢性尿失禁):指膀胱内的尿液充盈达到一定压力时即可不自主地溢出少量尿液。当膀胱内压力降低时排尿立即停止,但膀胱仍呈胀满状态,尿液不能排空。主要由于脊髓初级排尿中枢活动受到抑制所致。多见于前列腺增生、尿道狭窄。

(3)压力性尿失禁(不完全性尿失禁):指当腹部压力增加如咳嗽、打喷嚏时,少量尿液不自主地排出。主要由于膀胱括约肌张力减低、盆底肌肉和韧带松弛。

2.尿失禁患者的护理

(1)心理护理:首先要尊重、理解患者,及时给患者提供必要的帮助,消除患者的不良情绪,树立战胜疾病的信心。

(2)皮肤护理:保持患者会阴部皮肤的清洁干燥,保持病床的清洁与干燥,特别要注意观察患者会阴部皮肤状况,做到勤观察、勤整理、勤清洗、勤更换,有效减少或避免压疮发生。

(3)外部引流:女患者可用女式尿壶紧贴外阴接取尿液,或使用一次性成人尿布垫和纸尿裤;男患者可使用尿壶接尿,也可用阴茎套连接集尿袋,接取尿液,但此种方法不宜长期使用。

(4)导尿管留置术:长期尿失禁的患者,可采用留置导尿管的方法持续导尿或定期放尿,避免尿液浸湿床褥,刺激皮肤产生压疮。留置导尿管过程中,夹闭导尿管,定时开放,可以辅助锻炼膀胱壁的肌肉张力,重建膀胱功能。

(5)室内环境:定期打开门窗通风换气,去除不良气味。

(6)健康教育

1)鼓励患者适当摄入液体:在病情的允许下,指导患者每日白天摄入 2 000～3 000 mL 液体,以促进排尿反射,预防泌尿系统感染。

2)训练膀胱功能:定时使用便器,开始白天每隔 1～2 h 使用一次便器,以后逐渐延长间隔时间,以训练有意识排尿。

3)锻炼盆底肌:指导患者进行收缩和放松盆底肌肉的训练,以增强控制排尿的能力。具体方法:患者可取立、坐、卧位,试做排尿(排便)动作,缓慢收紧盆底肌肉,再缓慢放松,每次 10 s,连续做 10 次,每天可练习数次,以患者不感到疲劳为宜。在病情许可的情况下,鼓励患者做床上翻身、抬腿运动或下床活动,以增强腹部肌肉张力。

(二)尿潴留

尿潴留(retention of urine)是指大量尿液存留在膀胱内不能自主排出。膀胱容积可增至

3 000～4 000 mL,膀胱高度膨胀,可至脐部。患者主诉下腹部胀痛、尿意强烈但排尿困难。体检可见耻骨上膨隆、可扪及囊性包块,叩诊呈实音,有压痛。

1.分类

(1)机械性梗阻:指膀胱颈部或尿道有梗阻性病变,引起排尿障碍。如前列腺增生、前列腺肿瘤、膀胱颈肿瘤、尿道损伤、尿道狭窄、尿道结石等。

(2)动力性梗阻:指由于排尿动力障碍引起,而无机械性梗阻病变的情况。常见原因包括中枢和周围神经系统的病变,如脊髓或马尾损伤、肿瘤、糖尿病等造成的神经性膀胱功能障碍。

(3)其他:如排尿姿势改变、缺乏隐蔽的环境、长时间憋尿等。

2.尿潴留患者的护理

(1)心理护理:安慰患者,做好解释工作,有助于消除患者紧张和焦虑等不良情绪,使其积极配合治疗和护理。

(2)提供隐蔽的排尿环境:如用屏风或围帘遮挡、关闭门窗、请无关人员回避等。

(3)调整体位和姿势:在病情许可的情况下取适当的姿势排尿。酌情协助卧床患者取适当体位如略抬高上身或坐起。

排尿时鼓励患者身体前倾,以增加腹压。尽量使患者以习惯的体位和姿势排尿。对需要绝对卧床或维持特殊体位的患者,应事先有计划地训练床上排尿或特殊体位排尿,以免因不适应排尿姿势的改变而导致尿潴留。

(4)诱导排尿:利用某些条件反射诱导排尿,如让患者听流水声,或用温水冲洗会阴部或坐浴等。

(5)热敷、按摩:热敷、按摩下腹部,可解除肌肉紧张、促使排尿。膀胱高度膨胀时,按摩应注意力度、以免造成膀胱破裂。

(6)穴位针灸:采取针刺中极、曲骨、三阴交穴或艾灸关元、中极穴等方法,刺激排尿。

(7)药物治疗:积极治疗原发病;避免药物使用不当造成尿潴留。必要时遵医嘱肌内注射氯化卡巴胆碱等药物治疗。

(8)健康教育:教育患者预防尿潴留,如养成定时、及时排尿的习惯,前列腺增生患者勿过度劳累和饮酒,并注意预防感冒等。

(9)导尿术:如经上述处理仍不能解除尿潴留者,可采用导尿术。

四、与排尿有关的护理技术

(一)导尿术

导尿术是在严格无菌操作下,将无菌导尿管经尿道插入膀胱引出尿液的技术。

1.一次性导尿术

(1)目的:①为尿潴留患者放出尿液,以减轻痛苦。②为尿失禁患者引流尿液,保持会阴部清洁干燥。③协助临床诊断,如留取无菌尿标本,做细菌培养;测量膀胱容量、压力及检查残余尿,进行尿道或膀胱造影等。④治疗膀胱或尿道疾病,为膀胱肿瘤患者进行膀胱内化疗等。

(2)素质要求:仪表端庄,服装整洁,动作轻稳、正确,无菌观念强。

(3)操作流程

1)评估:①患者病情,意识状态、导尿的目的,患者年龄、性别等;②患者会阴部情况。膀胱充盈度等;③患者的心理状态及合作程度;④环境是否符合导尿要求。

2)计划：①护士准备：仪表端庄，着装整洁，修剪指甲，洗手，戴口罩；②用物准备：外阴消毒包：弯盘1个、一次性手套(或指套2只)、治疗碗(内置棉球10余个、血管钳或镊子一把)；无菌导尿包：治疗碗、弯盘、导尿管2根(8号和10号)、血管钳2把、小药杯1个(内置棉球若干)、液状石蜡棉球瓶、标本瓶1个，洞巾1块、纱布数块(男患者使用)；其他：小橡胶单和治疗巾1套或一次性尿垫、无菌持物钳和容器1套，无菌手套1副，浴巾、消毒溶液、便盆和便盆巾、必要时备屏风、治疗车、快速手消毒液；男患者导尿时加无菌纱布数块；③患者准备：了解操作目的，愿意配合。根据患者自理能力，嘱其清洗外阴，不能自行清洗者由护士给予清洗；④环境准备：室温合适，酌情关闭门窗，屏风或围帘遮挡患者。

(3)实施

1)前期工作：①核对解释：备齐用物至床旁，核对并解释操作目的和配合要点；②准备工作：关闭门窗，拉好围帘或屏风遮挡患者；放便盆于同侧床尾床旁椅上，打开便盆巾；③安置体位：松开床尾盖被，帮助患者脱去对侧裤腿，盖在近侧腿部，并盖上浴巾，对侧腿用盖被遮盖；患者取屈膝仰卧位，双腿略外展，暴露外阴部；④垫巾置盘；臀下垫小橡胶单和治疗巾，检查并打开外阴消毒包，弯盘置于会阴处，治疗碗置于弯盘后。

2)女性患者一次性导尿术：①初次消毒：左手戴一次性手套，右手持血管钳夹消毒液棉球消毒阴阜、大阴唇，左手分开大阴唇，消毒小阴唇和尿道口，污棉球置于弯盘内；②开包倒液：在患者两腿之间打开导尿包外层包布，用无菌持物钳展开内层包布，用无菌持物钳取小药杯置床尾内层包布边缘，倒消毒液于药杯内；③铺巾润管：戴无菌手套，铺洞巾，使洞巾和内层包布形成一无菌区，按操作顺序排列好用物，选择合适的导尿管，用液状石蜡棉球润滑导尿管前端；④再次消毒：左手拇指、示指分开并固定小阴唇，右手持血管钳或镊子夹取消毒液棉球，依次消毒尿道口、两侧小阴唇，再次尿道口。污棉球及消毒用的血管钳放于弯盘内，左手仍固定小阴唇；⑤插管导尿：嘱患者深呼吸，右手将无菌治疗碗(内有导尿管和弯血管钳)移至近会阴处，用血管钳夹持导尿管前端对准尿道口轻轻地插入尿道4~6 cm，见尿液流出再插入1 cm，左手下移固定导尿管，将尿液引流入治疗碗内。

2)男性患者：①初次消毒：左手戴手套，右手持血管钳夹消毒液棉球消毒阴阜、阴囊、阴茎。用无菌纱布裹住阴茎，将包皮向后推，露出尿道外口。自尿道口向外旋转擦拭尿道口、龟头及冠状沟次数；②开包倒液、铺巾润管：同女患者导尿术；③再次消毒：左手用无菌纱布裹住阴茎将包皮向后推，露出尿道口，用消毒液棉球再次消毒尿道口、龟头及冠状沟；④插管导尿：左手继续持无菌纱布固定阴茎并提起，与腹壁成60°角。嘱患者深呼吸，操作者右手持血管钳夹住导尿管前端，对准尿道口轻轻地插入20~22 cm，见尿液流出后再插入约2 cm，将尿液引流入弯盘内；⑤拔管整理：导尿毕，夹闭导尿管末端，轻轻地拔出导尿管，撤下洞巾，擦净外阴。脱手套，撤去导尿包、小橡胶单和治疗巾。协助患者穿好裤子，安置舒适卧位；整理床单位，撤去屏风或拉开围帘，酌情开窗通风；清理用物；测量尿量，送检尿标本(必要时)。

(4)注意事项：①严格执行无菌技术操作原则，防止泌尿系统感染；②注意保护患者隐私，维护患者自尊，操作前做好解释工作，注意采取保暖措施防止患者受凉；③选择光滑和粗细适宜的导尿管。插管和拔管时注意动作要轻柔、准确，避免损伤尿道黏膜；④为男患者插导尿管时，因膀胱颈部肌肉收缩产生阻力，应稍停片刻，嘱患者做深呼吸后，再慢慢插入；⑤为女性患者导尿时，若导尿管误入阴道，必须更换导尿管，重新消毒尿道口后再插入；⑥对膀胱高度膨胀且又极度虚弱的患者，首次放尿量不得超过1 000 mL。

因大量放尿可导致腹腔内压力突然降低,大量血液滞留在腹腔血管内,引起患者血压突然下降导致虚脱;还可使膀胱内压突然降低,引起膀胱黏膜急剧充血而发生血尿。

2.导尿管留置术

导尿管留置术是指在导尿后,将导尿管保留在膀胱内持续引流出尿液的技术。

(1)目的:①用于抢救休克、危重患者时准确记录尿量,测量尿比重,以密切观察病情的变化;②为盆腔内脏器手术患者引流尿液,以排空膀胱,可避免术中误伤;③某些泌尿系统疾病手术后的患者留置导尿管,可用于持续引流和冲洗;同时减轻手术切口的张力,促进伤口愈合;④对昏迷、瘫痪等尿失禁患者或会阴部有伤口的患者留置导尿管,可保持会阴部的清洁干燥,预防压疮的发生;⑤夹闭尿管,定时放尿,为尿失禁患者进行膀胱功能训练。

(2)素质要求:仪表端庄,服装整洁,动作轻稳、正确,无菌观念强。

(3)操作流程

1)评估、计划:同一次性导尿术;另备一次导尿包(内含无菌手套、气囊导尿管、集尿袋、注射器、消毒棉球、润滑油等)、无菌生理盐水等。

2)实施:①核对准备:同一次性导尿术,检查并打开无菌导尿包外层包装,取出外阴初步消毒包,初次消毒。打开无菌导尿包,戴无菌手套,整理用物、铺巾、润滑导尿管与再次消毒同一次性导尿术。②检查连接:检查气囊导尿管,导管末端连接集尿袋,润滑导尿管;其余同一次性导尿术行导尿术。③按导尿术:插入导尿管。④气囊固定:将气囊导尿管插入膀胱,见尿液流出后再插入 7~10 cm。根据导尿管上注明的气囊容积向气囊注入等量的生理盐水,轻拉导尿管有阻力感,证实导尿管已固定于膀胱内;先将导尿管夹闭,移去洞巾。⑤固定集尿袋:将集尿袋固定于床边低于膀胱的高度(其他同一次性导尿);开放导尿管,尿液自动引流入集尿袋中。⑥整理用物、洗手记录、拔除导尿管:同一次性导尿术。⑦核对解释:核对患者,解释拔除导尿管的原因及可能出现的不适;⑧用物准备:治疗巾或一次性垫巾、弯盘、注射器、一次性手套等。⑨垫中置弯盘:垫巾于臀下,弯盘置于外阴旁。⑩拔除导尿管:揭去固定导尿管的胶布;戴手套、排空集尿袋中的尿液;用注射器充分抽尽气囊内的生理盐水;关闭导尿管夹,嘱患者放松并做排尿动作、轻轻地拔出导尿管,将导尿管与集尿袋放入黄色垃圾袋或弯盘中;■整理、观察:整理床单位与用物;观察拔除导尿管后患者能否自行排尿、排尿有无不适、尿液情况等;针对性健康教育;洗手,记录。

3.注意事项

(1)保持引流通畅:引流管要妥善固定,避免受压、扭曲、堵塞。

(2)防止逆行感染:①保持尿道口清洁:女患者用消毒棉球擦拭外阴和尿道口,男患者用消毒棉球擦拭尿道口、阴茎头和包皮,每日 1~2 次;②每日定时更换集尿袋,及时观察并排空集尿袋,注意记录尿量;③长期留置导尿患者,普通导尿管每周更换 1 次,硅胶导尿管可适当延长更换时间;④患者如离床活动,需注意安置好引流管和集尿袋,高度应在耻骨联合以下,以防尿液逆流,导致泌尿系统感染;⑤在病情允许的情况下,可鼓励患者多饮水,每日摄水量在 2 000 mL 以上,达到自然冲洗尿道预防尿路感染的目的。

(3)注意倾听患者的主诉并观察尿液情况,每周查 1 次尿常规。如发现尿液混浊、沉淀,有结晶时,应及时进行膀胱冲洗。

(4)训练膀胱功能:可采用间歇式夹管使膀胱定时充盈和排空,以促进膀胱功能的恢复。一般每 3~4 h 开放 1 次。

(5)健康教育:向患者及家属解释留置导尿管的目的和护理方法,使其认识到预防泌尿系统感染的重要性。

(二)膀胱冲洗术

膀胱冲洗术是将无菌溶液经导尿管或耻骨上膀胱造瘘管注入膀胱内,然后再经导管排出体外,如此反复多次将膀胱内残渣、血液、脓液等冲出,防止感染或堵塞尿路的治疗方法。

1.目的

(1)保持留置导尿管的患者尿液引流通畅。

(2)清除膀胱内的血凝块、黏液、细菌等异物,预防感染。

(3)治疗某些膀胱疾病,如膀胱炎、膀胱肿瘤等。

2.素质要求

仪表端庄,服装整洁,动作轻稳、正确,无菌观念强。

3.操作流程

(1)评估:①患者的病情、临床诊断年龄、性别、膀胱冲洗的目的;②患者的意识、心理状态、自理能力及治疗情况;③患者会阴部情况、膀胱的充盈度;④环境是否符合膀胱冲洗的要求。

(2)计划

1)护士准备:仪表端庄、着装整洁,修剪指甲,洗手,戴口罩。

2)用物准备:同导尿术和导尿管留置术。另备:①治疗盘内备无菌治疗碗 2 个、无菌镊子 1 把、75％酒精棉球数个、无菌膀胱冲洗装置 1 套、输液调节器 1 个、便器及便器巾;②常用冲洗溶液生理盐水,0.02％呋喃西林溶液、3％硼酸溶液、0.1％新霉素溶液、氯己定溶液,温度 38 ℃～40 ℃。

3)患者准备:理解膀胱冲洗的目的、注意事项,情绪稳定,愿意配合。

4)环境准备:关闭门窗,拉好围帘或用屏风遮挡患者。

(2)实施:①核对解释:备齐用物至床旁,核对并解释操作目的和配合要点;②行导尿术:按导尿术插入导尿管,按导尿管留置术固定导尿管,排空膀胱;③准备液体:打开膀胱冲洗装置,将针头插入已消毒瓶塞的无菌溶液,将冲洗液瓶倒挂于输液架上,排气后关闭导管;④连接导管:将导尿管与引流袋分开,消毒导尿管口和引流管接头,与 Y 形管连接,主管连接冲洗导管,其余两管分别连接导尿管和引流管;⑤放液冲洗:关闭引流管,打开冲洗导管,使液体滴入膀胱,调节滴速;待滴入 200～300 mL 或患者有尿意时,关闭冲洗导管,打开引流管,等灌洗液全部流出后,夹闭引流管,反复多次至冲洗液澄清透明为止;⑥消毒连接:冲洗完毕,取下冲洗导管,再次消毒导尿管口和引流管接口处并连接;⑦安置整理:清洁外阴部,固定好导尿管,位置低于膀胱;⑧整理用物:协助患者取舒适卧位,整理床单位,清理用物;⑨洗手记录:洗手,脱口罩,记录。

4.注意事项

(1)严格执行无菌技术操作原则。

(2)冲洗过程中,仔细观察患者反应,冲洗速度不宜过快,以免造成患者不适,如患者感觉疼痛、腹胀或引流液有出血现象,应立即停止冲洗,并报告医师处理。

(3)冲洗时,引流液必须多于滴入量,如果出现引流液滴速减慢甚至停止时,可能是导尿管内有脓块或血块阻塞,可增加冲洗次数或更换导尿管。

(曾彩云)

第三节　排便护理

食物进入消化道后经过胃和小肠的消化吸收,剩余残渣贮存于大肠内,除一部分水分被大肠吸收外,其余均经细菌发酵和腐败作用后形成粪便排出体外。粪便的性质、形态可反映消化系统的功能。护士通过对患者排便活动,粪便的观察,可以及时了解患者的病情,也可为诊断和治疗,护理提供依据。

一、排便的评估

(一)正常粪便的观察

1.量与次数

每日排便量与食物的种类、数量及消化器官的功能有关。一般成人每日排便 1～3 次(婴幼儿 3～5 次),平均量 150～200 g。

2.形状与颜色

正常成人粪便柔软成形,呈黄褐色或棕黄色,婴儿粪便呈黄色或金黄色。颜色深浅主要由粪胆素决定。药物和饮食可影响粪便颜色,如服用活性炭、中草药、铋剂、铁剂、摄入动物血后粪便呈无光泽黑色;食入大量绿色蔬菜粪便呈暗绿色。

3.内容物

粪便内容物主要是食物残渣和脱落的上皮细胞、细菌及机体代谢废物,如胆色素衍生物和钙、镁、汞等盐类。

4.气味

粪便气味是由于蛋白质经细菌分解发酵而产生,气味因摄入食物的种类而异。

(二)异常粪便的观察

1.次数

成人每日排便超过 3 次或每周少于 3 次且形状改变,为排便异常。

2.形状

当出现消化不良或急性肠炎时,患者的粪便表现为糊状或水样;当出现便秘时,患者的粪便表现为干结坚硬、栗子样;当直肠、肛门狭窄或肠道部分梗阻时,患者的粪便表现为扁平状或带状。

3.颜色

柏油样便见于上消化道出血;暗红色便见于下消化道出血;陶土色便见于胆道完全梗阻;果酱样便见于阿米巴痢疾或肠套叠;粪便表面有鲜血或便后有鲜血滴出见于直肠息肉、肛裂或痔疮霍乱、副霍乱粪便呈白色"米泔水"样。

4.内容物

粪便中混有大量黏液常见于肠炎;粪便中伴有脓血常见于直肠癌、痢疾等;肠道寄生虫感染粪便中可见蛔虫、蛲虫或绦虫等。

5.气味

严重腹泻的患者粪便呈恶臭味;下消化道溃疡、恶性肿瘤患者粪便呈腐臭味;消化不良粪便呈酸臭味;上消化道出血呈腥臭味。

二、排便异常及其护理

（一）便秘

便秘（constipation）是指正常排便形态改变，排便次数减少，粪质干硬，排便困难。

1. 原因

某些器质性病变；排便习惯不良或生活习惯改变；饮食结构不合理；滥用缓泻剂、栓剂、灌肠等。

2. 症状与体征

腹痛、腹胀、排便次数减少、粪便干硬；触诊腹部硬实紧张，有时可触及包块，肛诊可触及粪便。

3. 预防和解除便秘的护理的措施

（1）心理护理：了解患者心理及排便习惯，解释便秘的原因及护理措施，消除患者思想顾虑及紧张情绪。

（2）提供适宜的排便环境：为患者提供隐蔽的环境及充裕的排便时间。患者排便时，应避免干扰。若患者必须在病室内使用便器，则用屏风或围帘遮挡，并请探视者暂时避开，以消除患者的紧张情绪。

（3）采取适当的排便姿势：适当的排便姿势有助于腹肌收缩，增加腹内压，促进排便。在病情许可的情况下，患者可取坐位或蹲位。能下床的患者，可扶助下床在床旁或卫生间排便。不能下床的患者，可适当抬高床头，以便于排便。

（4）腹部按摩：患者排便时，可按结肠解剖位置由升结肠、横结肠、降结肠、乙状结肠进行环形按摩，力量由轻到重，再由重到轻，刺激肠蠕动，增加腹压，促进排便。

（5）遵医嘱口服缓泻剂：遵医嘱给予口服缓泻剂，如蓖麻油、番泻叶、液状石蜡、硫酸镁等。但应注意缓泻剂不宜长期使用。

（6）正确使用简易通便剂：常用的有开塞露、甘油栓、肥皂栓等，通过软化粪便，润滑肠壁，刺激肠蠕动而促使排便。

（7）灌肠术：若经上述措施处理无效时，则需采用灌肠术。

（8）健康教育：①向患者讲解有关排便知识，养成定时排便习惯的重要性；②建立良好的饮食习惯，多吃蔬菜、粗粮等富含膳食纤维的食物，多饮水，适当摄取油脂类食物；③安排适当活动，如散步、体操、打太极拳等。

（二）腹泻

腹泻（diarrhea）是指肠蠕动增快，排便次数增多，粪便稀薄不成形，甚至呈水样。

1. 原因

饮食不当或使用泻剂不当；消化系统发育不成熟；情绪紧张焦虑；胃肠道疾病；某些内分泌疾病等。

2. 症状与体征

排便次数增多；粪便松散或呈液体样；排便时伴有腹痛、肠痉挛、疲乏、恶心、呕吐，有急于排便的需要和难以控制的感觉。

3. 护理措施

（1）心理护理：根据患者情况给予合理的安慰和解释，以消除焦虑不安的情绪；帮助患者做好清洁护理,使其身心舒适。

(2)去除病因:停止进食被污染的饮食。对肠道感染的患者可遵医嘱给予抗生素治疗。

(3)卧床休息:休息可以减少体力消耗,减少肠蠕动,同时要注意腹部保暖。

(4)饮食护理:鼓励患者多饮水,酌情给予清淡、流质或半流质饮食。腹泻严重时可暂时禁食。

(5)皮肤护理:做好肛周皮肤清洁护理,每次便后用软纸擦净肛门,再用温水清洗,肛门周围涂以油膏,减少局部刺激,以保护肛周皮肤。

(6)预防水、电解质紊乱:遵医嘱使用止泻剂,并补充电解质等。必要时可采取静脉输液,以维持体液和电解质平衡。

(7)密切观察病情:注意观察粪便的颜色、次数、性质,及时记录,需要时留取标本送检。疑为传染病时,按肠道隔离原则护理。病情危重者还应注意生命体征的变化。

(8)健康教育:①向患者解释引起腹泻的原因和防治措施;②教育患者多饮水,饮食宜清淡,并注意饮食卫生;③指导患者观察排便情况,有异常时能及时与医护人员联系。

(三)排便失禁

排便失禁(fecal incontinence)是指由于肛门括约肌不受意识控制而不自主地排便。

1.原因

神经肌肉系统的病变或损伤如瘫痪、精神障碍、胃肠道疾患、情绪失调等。

2.症状与体征

患者不自主地排出粪便。

3.护理措施

(1)心理护理:护士应尊重患者,及时开导与安慰患者,消除患者自卑、紧张、焦虑等不良情绪。

(2)保持室内空气清新:定时开窗通风换气,除去室内不良气味,使患者舒适。

(3)皮肤护理:重点保护肛周皮肤清洁,及时更换被污染的被单和衣裤,保持床铺清洁、干燥、平整;病床上加铺一次性尿布,患者可使用成人纸尿裤;使用期间。要注意经常更换,每次更换时用温热水清洗会阴部,必要时可在肛门周围涂油膏给予保护;同时要注意观察患者骶尾部皮肤情况,定时翻身按摩,防止压疮的发生。

(4)帮助患者重建控制排便的能力:了解患者排便时间、规律,观察排便的表现,酌情给患者使用便器。如果患者因进食刺激肠蠕动而引起排便,则应在进餐后及时给予便器;如患者排便无规律,则可定时给患者使用便器,以试行排便;指导患者进行肛门括约肌及盆底部肌肉收缩锻炼,帮助患者重获排便的控制能力。

(5)健康教育:①向患者及家属解释排便失禁的原因及肛周皮肤护理方法;②指导患者及家属饮食卫生知识;③教会患者肛门括约肌及盆底肌肉收缩锻炼的方法;④若病情允许,鼓励患者每日摄入足量的液体。

(四)肠胀气

肠胀气(flatulence)是指胃肠道内有过多的气体积聚,不能排出。患者腹部膨隆,感觉腹胀、腹痛。

1.原因

食入过多的产气食物;吞入大量的空气;肠蠕动减少;肠道梗阻及肠道手术。

2.症状与体征

患者表现为腹胀、腹痛、呃逆、肛门排气过多、腹部膨隆、叩诊呈鼓音。当肠胀气压迫膈肌和胸腔时，可出现气急和呼吸困难。

3.护理措施

(1)心理护理：向患者解释肠胀气的原因、治疗及护理措施，缓解其紧张不安的情绪。

(2)促进排气：轻微胀气时，可行腹部热敷或腹部按摩、针刺疗法。严重胀气时，遵医嘱给予药物治疗或行肛管排气。

(3)适当活动：鼓励患者在病情允许下进行适当的活动，如床上翻身、下床活动等。教会患者腹部按摩的方法，以促进肠蠕动，减轻肠胀气。

(4)健康教育：指导患者调整食谱，注意合理的饮食，尽量不食用易产气的食物和饮料，如豆类、糖类食物、碳酸饮料等。

三、与排便有关的护理技术

(一)灌肠术

灌肠术(enema)是将一定量的溶液由肛门经直肠灌入结肠，以帮助患者清洁肠道、排便、排气，或由肠道供给药物或营养，达到确定诊断和进行治疗目的的技术。

根据灌肠目的不同可将灌肠分为不保留灌肠和保留灌肠。不保留灌肠可分为大量不保留灌肠、小量不保留灌肠和清洁灌肠。为达到清洁肠道的目的，反复使用大量不保留灌肠，则为清洁灌肠。

1.大量不保留灌肠术

(1)目的：①排便排气：刺激肠蠕动，软化粪便，排出肠内积气，解除便秘和肠胀气；②清洁肠道：为手术、检查或分娩做准备；③减轻中毒：稀释、清除肠道内有毒物质，减少肠道吸收；④高热降温：灌入低温液体，为高热患者降温。

(2)素质要求：仪表端庄，服装整洁、动作轻稳、准确。

(3)操作流程

1)评估：①患者病情、意识状态、临床诊断、灌肠目的、排便情况；②患者肛周皮肤、黏膜情况；③患者心理状态、对灌肠的理解与合作程度；④病室环境是否适合灌肠术。

2)计划：①护士准备：着装整洁，修剪指甲，洗手，戴口罩；②用物准备：治疗盘内灌肠筒1套(内盛灌肠溶液)、肛管(24～26号)、弯盘、血管钳、液状石蜡、棉签、卫生纸、水温计、小橡胶单和治疗巾(或一次性尿垫)、一次性手套、便盆及便盆巾、输液架、屏风、绒毯。

3)患者准备：了解大量不保留灌肠的目的及配合要点，学会深呼吸以配合术中操作，排空膀胱。

4)环境准备：酌情关闭门窗，保持合适的温度，遮挡患者。

(3)实施

1)核对解释：备齐用物至床旁，核对并解释操作目的和配合要点。

2)准备工作：关闭门窗，拉好围帘或屏风遮挡患者。

3)安置体位：协助患者取左侧卧位，屈膝，脱裤至膝部，臀部移至床沿。

4)垫巾置盘：臀下垫小橡胶单和治疗巾，弯盘置于臀边。

5)插管灌液：一手分开臀部，显露肛门，嘱患者深呼吸，另一手持肛管轻轻地插入直肠7～

10 cm。固定肛管,松开血管钳,使灌肠液缓缓流入。

6)观察夹管:观察灌肠筒内液面下降的情况及患者的反应,待溶液即将灌完时夹管。

7)拔出肛管:用卫生纸或纱布包住肛管轻轻地拔出,放入弯盘内,擦净肛门,弯盘移至护理车下层,脱手套。协助患者取舒适卧位,嘱咐患者尽量保持5～10 min后再排便。

8)安置患者:排便后及时取出便盆,观察粪便排出情况,撤去小橡胶单和治疗巾,协助患者穿裤,询问患者感受,安置舒适体位。

9)整理用物:整理床单位,清理用物,拉开围帘或撤去屏风,开窗通风。

10)洗手记录:洗手,在体温单大便栏处记录患者排便情况。

(4)注意事项:①妊娠、急腹症、严重心血管疾病、消化道出血等患者禁忌灌肠;②准确掌握灌肠溶液的温度、浓度流速、压力和溶液的量;③肝性脑病患者,禁用肥皂水灌肠,以减少氨的吸收;伤寒患者,溶液量不得超过500 mL,压力要低(即液面距肛门的高度不超过30 cm);充血性心力衰竭或水钠潴留的患者,禁用0.9%氯化钠溶液灌肠,以减少钠的吸收;④灌肠过程中应严密观察患者的病情变化,如出现脉速、面色苍白、出冷汗、剧烈腹痛、心慌气急等症状时,应立即停止灌肠,并与医师联系,给予紧急处理;⑤灌肠时患者如有腹胀或便意时,应嘱患者做深呼吸以减轻不适;⑥降温灌肠时,应保留30 min后再排出。排便后隔30 min测量体温并记录。

2.小量不保留灌肠法

小量不保留灌肠法适用于腹部或盆腔手术后患者、危重者、年老体弱、小儿及孕妇。其目的如下。

(1)软化粪便,解除便秘。

(2)刺激肠道蠕动,排出肠道内气体,减轻腹胀。

3.保留灌肠术

保留灌肠是将药液注入结肠或直肠内,通过黏膜吸收达到治疗疾病目的的灌肠治疗方法。用于镇静、催眠或治疗肠道感染。

保留灌肠术应注意以下事项:①以肠道抗感染为目的灌肠时宜在晚睡前进行,因活动减少,药液易于保留。②保留灌肠前嘱患者先排便,以排空肠道,利于药液吸收。③根据病变部位确定肛管插入深度和体位。慢性细菌性痢疾病变部位多在乙状结肠和直肠,应取左侧卧位;阿米巴痢疾病变多在回盲部,应取右侧卧位。④肛门、直肠、结肠手术后患者、便失禁患者不宜进行保留灌肠。

4.清洁灌肠

清洁灌肠是指反复多次进行大量不保留灌肠,以彻底清除肠道内容物的方法。目的是为直肠、结肠检查和手术做肠道准备。操作方法一般是首次用0.1%～0.2%肥皂液灌肠,其后几次用生理盐水,直至排出液清澈、无粪质为止。液面距离肛门高度不超过40 cm。

(二)口服药物清洁肠道法

口服高渗溶液可造成肠道内高渗环境、增加肠道内水分,软化粪便,加速排便以达到清洁肠道的目的。口服药物清洁肠道法适用于直肠、结肠检查和手术前的肠道准备。

1.口服甘露醇导泻法

患者术前3 d进食半流质食物,术前1 d进食流质食物,术前1 d 14:00口服20%甘露醇500 mL与5%葡萄糖液1 000 mL的混合液。之后便会反复自行排便,术日晨再进行清洁灌肠。

2.口服硫酸镁导泻法

患者术前 3 d 进食半流质食物,每晚口服 50％硫酸镁 10～30 mL。术前 1 d 进流质食物,术前 1 d 14:00 口服 25％硫酸镁 200 mL(50％硫酸镁 100 mL 与 5％葡萄糖盐 100 mL),然后再服温开水 1 000 mL。一般服用 15～30 min 后即反复自行排便,2～3 h 内即可排便 2～5 次。

(三)简易通便法

简易通便法适用于年老、体弱及久病卧床便秘患者。

1.开塞露法

开塞露用甘油或山梨醇制成,装在塑料容器内,使用时将封口端剪去,先挤出少许液体润滑开口处。患者取左侧卧位,深呼吸,放松肛门外括约肌,将开塞露的前端轻轻地插入肛门,将药液全部挤入,嘱患者尽量保留经 5～10 min 排便。

2.甘油栓法

甘油栓是用甘油和明胶制成的栓剂。使用时手垫纱布或戴手套,捏住甘油栓底部轻轻地插入肛门至直肠内,再用手抵住肛门处轻轻地按摩。保留 5～10 min 后排便。

3.肥皂栓法

将普通肥皂削成圆锥形(底部直径约为 1 cm,长为 3～4 cm),使用时手垫纱布或戴手套,将肥皂栓蘸热水后插入肛门。如有肛门黏膜溃疡、肛裂及肛门剧烈疼痛者,不宜使用肥皂栓通便。

(四)肛管排气法

肛管排气法是指将肛管从肛门插入直肠以排出肠道内积气,减轻腹胀的方法。肛管排气法的操作流程如下。

1.评估

评估患者肠胀气的程度、已采取的护理措施、检查肛门部位皮肤黏膜的状况、患者的心理反应及合作程度。

2.用物

治疗盘内备肛管、玻璃接头、橡胶管、玻璃瓶(内盛水 3/4 满)、瓶口系带、润滑剂、棉签、胶布、别针、卫生纸、弯盘,必要时备屏风。

3.实施

(1)携用物至床旁,核对解释,协助患者取侧卧位或仰卧位。

(2)将瓶系于床边,橡胶管一端插入玻璃瓶液面下,另一端与肛管相接。

(3)润滑肛管前段,轻轻地插入直肠 15～18 cm,用胶布固定。橡胶管留出足以翻身的长度,用别针和橡皮圈将橡胶管固定于床单上。

(4)观察和记录排气情况,如有气体排出时,瓶内可观察到水泡逸出;如排气不明显时,应协助患者更换体位及按摩或做腹部热敷以促进排气。

(5)保留肛管时间一般不超过 20 min。因为长时间留置肛管会降低肛门括约肌的反应,甚至导致肛门括约肌永久性松弛。必要时可间隔经 2～3 h 再重复插肛管排气。

(6)拔出肛管,清洁肛门。整理床单位,询问患者感受,清理用物,做好记录。

(曾彩云)

第四节　口服给药护理

一、口服给药的特点

口服给药是指将药物经患者口服后,被胃肠道吸收、利用,以达到防治和诊断疾病的作用。该法为最方便及较安全的用药法,但不适用于急救患者,对于意识不清、呕吐不止的患者也不适用此法给药。

二、安全有效用药指导

患者出院后如需继续服药,护士应做好有关药物使用的指导,确保患者用药的安全。一般患者常用药物指导介绍如下。

(1)抗生素及磺胺类药物需在血液内保持有效浓度,应准时服药。

(2)对牙齿有腐蚀作用或使牙齿染色的药液,应用吸水管,避免药液与牙齿接触,服后漱口,如稀盐酸溶液、铁剂、糖浆等。

(3)服用铁剂时忌饮茶,以免形成铁盐,妨碍铁剂的吸收。

(4)止咳糖浆服后暂不饮水,以防降低疗效;若同时服多种药,则最后服用止咳糖浆。

(5)磺胺类和发汗类药服后要多饮水,可减少磺胺类药结晶引起肾小管堵塞;增强发汗类药的疗效。

(6)健胃药在饭前服,可刺激味觉感受器,使消化液分泌增多,增加食欲。

(7)助消化药和对胃黏膜有刺激性的药宜在饭后服,利于食物消化、减少药物对胃壁黏膜的刺激,如胃蛋白酶、亚铁丸、红霉素等。

(8)强心苷类药应在服药前测脉率和脉律(或心率和心律),如脉率少于每60次/分钟或节律出现异常时,应暂停用药并立即与医生联系。

三、口服给药方法

(一)护理评估

(1)患者的年龄、意识状态、是否留置鼻饲管、有无呕吐等。

(2)患者的遵医行为、心理反应及合作程度。

(二)护理准备

(1)护士:洗净双手,戴口罩、工作帽,工作服清洁整齐。

(2)用物:常用药物、药匙、量杯、滴管、乳钵、药杯、小药卡、纸巾、服药本、发药车、水壶等。

(3)患者:向其解释,明确用药目的;助其舒适卧位;必要时洗手。

(4)环境:安静整洁,光线充足,温湿度适宜。

(三)护理实施

1.取药

(1)固体药用药匙取。

(2)水剂药用量杯。一手拇指置于所需刻度处,另一手持药瓶(标签放于手心),将药液摇匀,倒药液于量杯所指刻度;倒药液时注意使量杯所需刻度与视线相平,倒毕用纸巾将瓶口擦净,药瓶放回原处。取用两种以上的药液时,量杯应洗净再用,药液应分装药杯。

(3)药液不足 1 mL 用滴管吸取。

(4)油剂药液或不足 1 mL 药液确保剂量准确。先在杯中加少量冷开水,然后加入药液,以免药液附着杯壁而影响服药剂量。

(5)个人专用药要求单独取放。注明姓名、床号、药名、剂量,以防发生差错。

2.配药

(1)查对:查对服药执行单和小药卡,确保安全用药。

(2)配药:根据服药执行单上的床号、姓名、药名、浓度、剂量、时间、方法进行配药。先配固体药,放于药杯内;口含药用纸包另放;然后配水剂药。

(3)再查对:药物全部配好,配药者按服药执行单或小药卡重新查对一遍,另一护士再次核实,正确无误后待发。

3.发药

发药应按照规定时间,备好开水,送药到患者床旁;按照发药卡,视患者的病情、年龄等,灵活掌握不同的方法。

(1)合作的患者:护士认真查对后,为患者倒水,待患者服后方可离开。麻醉药、催眠药、抗肿瘤药更应注意观察。如患者不在或因故暂时不能服药,应将药带回保管;本班不能执行时应做好交班。

(2)不能合作的患者:危重患者:不能自行服药的危重患者应喂服;鼻饲者,将药研碎用温开水溶解后从胃管内灌入,再注少量温开水冲净。

儿童患者:①婴儿:可用塑胶滴管或塑胶注射器给药,抬高婴儿头及肩,用拇指压下颌使口张开,将滴管或注射器置于舌中央,轻滴药物至舌上,给药速度宜慢避免哽塞;婴儿哭时不可喂药,以免呛入气管及呕吐;不可将药与乳汁混合哺喂。②幼儿:可直接用药杯或汤匙喂药,从嘴角顺口颊方向慢慢倒入;如不合作,可将小匙留在口中片刻,待咽下后再取出,或轻轻捏动双颊,使之吞咽,切勿捏住双侧鼻孔喂药,以免药液吸入呼吸道,造成气管内异物,甚至发生窒息;也可让其自行服药;无禁忌证的情况下,服药后可给患儿喜爱的饮料。③年长儿:应训练其自愿服药,耐心说服,不可粗暴强迫,并尽量改善药物的苦涩味。

沟通障碍的患者:若患者听力或语言不通,护士与患者难以进行沟通时,要求发药护士除进行药物查对外,必须确认患者,并用非语言沟通技巧帮助患者服药。

4.整理

患者服药后,收回药杯放入消毒液浸泡,然后集中冲净擦干、消毒备用;油类药杯先去油污再做上述处理。目前临床多采用一次性药杯,一次性药杯用后消毒后做毁型处理。

5.注意事项

(1)取药时必须保证方法正确,以确保药物剂量准确。

(2)配药时严格执行查对制度,防止差错事故的发生,保证患者用药安全。

(3)发药的过程要把握 3 个环节:①发药前了解患者的有关情况,如做特殊检查、手术等必须禁食者暂时不发药,并做好交接班;②发药时患者提出疑问,护士要认真听取,重新核对,确认无误后耐心地做解释,再给患者服药;③发药后观察患者服药的治疗效果和不良反应,有异常情况应及时与医生联系,酌情处理。

（曾彩云）

第五节 吸入给药护理

吸入给药法是指用雾化装置将药液形成细小的雾滴,通过鼻或口吸入呼吸道达到预防和治疗疾病的作用。吸入的药物除了对呼吸道产生局部作用外,还可通过肺组织吸收而产生全身疗效。

一、护理评估

①患者的病情、呼吸系统功能状况、自理能力。②患者的心理反应及合作程度。

二、护理准备

1. 护士

洗净双手,戴口罩、工作帽,工作服清洁整齐。

2. 用物

手压式雾化吸入器;超声雾化吸入器、冷蒸馏水、水温计、电源插座、纸巾、所需药物等。常用吸入药物有:①抗生素,如庆大霉素、卡那霉素,可控制呼吸道感染,消除炎症;②祛痰药,如α-糜蛋白酶、乙酰半胱氨酸(易咳净),可稀释痰液,帮助祛痰;③平喘药,如氨茶碱、沙丁胺醇(舒喘灵),可使支气管扩张,解除支气管痉挛;④糖皮质激素,如地塞米松,与抗生素同用,增加抗炎效果,减轻呼吸道黏膜水肿。

3. 患者

向其解释治疗目的,助其取坐位、半坐卧位或侧卧位。

4. 环境

安静、整洁、温湿度适宜。必要时用屏风或拉帘。

三、护理实施

(一)超声波雾化吸入法

超声波雾化吸入法是应用超声波声能,使药液变成细微的气雾由呼吸道吸入,以达到改善呼吸道通气功能和防治呼吸道疾病作用的治疗技术。

1. 目的

(1)治疗急慢性呼吸道炎症、哮喘。

(2)减轻呼吸道炎症所致的水肿。

(3)吸入药物和温暖湿润的气体,减少呼吸道的刺激,改善咳嗽症状,如全麻手术后、呼吸道烧伤、配合人工呼吸器的使用等。

(4)间歇吸入抗癌药物治疗肺癌。

2. 仪器结构

超声波雾化吸入器由超声波发生器、水槽、晶体换能器、雾化罐、透声膜、螺纹管和口含嘴或面罩组成。

3. 作用原理

超声波发生器通电后输出高频电能,使水槽底部晶体换能器发生超声波声能,声能透过雾化罐底部的透声膜,作用于罐内的液体,使药液表面的张力和惯性受到破坏,成为微细雾滴,通过导管随患者深而慢的吸气进入呼吸道。

4.雾化特点

雾量大小可以调节;雾滴小而均匀,直径<5 μm;患者感觉温暖舒适;治疗效果好,药液可吸到终末细支气管和肺泡。

5.操作步骤

(1)雾化器准备:将超声波雾化吸入器主机与各附件连接;在水槽内加入冷蒸馏水,液面高度约3 cm,要求浸没雾化罐底部的透声膜。

(2)药液准备:将药液用生理盐水稀释至30～50 mL,加入雾化罐内,盖紧水槽盖。

(3)吸入治疗:将治疗车推至患者床旁,核对患者并解释,取得合作;接通电源,调整定时开关至15～20 min处,打开电源开关,指示灯亮后,调节雾量开关(大档雾量3 mL/min、中档雾量2 mL/min、小档雾量1 mL/min);有气雾喷出时将口含嘴放入患者口中或将面罩罩住患者口鼻,嘱患者做深而慢的吸气;治疗毕,取下口含嘴或面罩,先关雾化开关,再关电源开关,以防损坏电子管。

(4)协助、整理:协助患者擦干面部,取舒适卧位,感谢患者合作;倒净水槽内余水并擦干,整理用物;雾化罐、螺纹管浸泡于消毒液中1 h,再洗净晾干后备用,口含嘴或面罩应消毒,个人专用。

6.注意事项

(1)目前临床使用的超声波雾化吸入器的型号有多种,使用时要严格执行使用说明。

(2)治疗前,检查机器各部件,确保性能良好,连接正确,机器各部件的型号一致。

(3)水槽底部晶体换能器和雾化罐底部的透声膜薄而脆,安放时动作要轻,以免破损。

(4)水槽和雾化罐内切忌加温水或开水,连续使用时注意测量水温,超出60 ℃时应换冷蒸馏水。

(5)治疗过程中需加药液时,不必关机,直接从盖上小孔内添加药液即可;若要加水入水槽,必须关机操作。

(6)使用口含嘴吸入的患者,应嘱其闭嘴,以保证治疗效果。

(二)氧气雾化吸入法

1.目的

①预防和控制呼吸道感染,消除炎症,减轻水肿。②解除支气管痉挛,改善通气功能。③化痰液,促进咳嗽,帮助祛痰。

2.用物

氧气雾化吸入器:常用的氧气雾化吸入器为射流式雾化器,当高速氧气气流通过毛细管时,在管口产生负压,将药液自邻近小管吸出,同时被毛细管口高速的气流撞击,形成细小的雾滴,并随气流喷出。

3.操作要点

连接氧气装置与雾化器,氧气湿化瓶内不放水,调节氧流量达6～8 L/min。

4.注意事项

①严格执行查对制度及消毒隔离制度;②使用前,先检查雾化器,以确保各部件完好,无松动;③氧气湿化瓶内不放水,以防液体进入雾化器内使药液稀释;④在氧气雾化吸入过程中,应注意安全用氧,严禁接触烟火及易燃品。

(三)手压式雾化吸入法

1.概述

将药液预置于雾化器内的送雾器中,利用雾化器内腔的高压,将其倒置用拇指按压雾化器顶部,将阀门打开,药液便从喷嘴喷出。雾滴直径为 $2.8\sim4.3\mu m$,其喷出速度甚快,80%雾滴会直接喷洒到口腔及咽部黏膜吸收。

临床主要用于吸入拟肾上腺素类药、氨茶碱或沙丁胺醇等支气管解痉药,平息或缓解支气管哮喘和喘息性支气管炎的哮喘症状。

2.操作步骤

该操作较简单,可教会患者自行使用。

(1)取下雾化器保护盖,充分摇匀药液。

(2)将雾化器倒置,接口端放入双唇间,平静呼气。

(3)在吸气开始时,按压气雾瓶顶部,使之喷药,随着深吸气的动作,药雾经口吸入。

(4)尽可能延长屏气(最好能坚持 10 s 左右),然后呼气,每次 1~2 喷;两次使用间隔时间一般为 3~4 h。

(5)喷雾器用后放在阴凉处(30 ℃以下)保存;其塑料外壳应定期用温水清洁,个人专用。

(曾彩云)

第六节　注射给药护理

常用注射法包括皮内注射、皮下注射、肌内注射及静脉注射。注射给药的优点是药物吸收快,血药浓度迅速升高,吸收的量也较全。适用于需要药物迅速发生作用或因各种原因不能经口服用药的患者。此外,某些药物易发生首过效应不适宜口服,也只能选择注射给药。

一、注射原则

(1)严格执行查对制度。按"三查""八对"的要求,把好药液质量关,发现药液变色、沉淀、混浊、失效,安瓿有裂痕等现象,则不能应用。同时注射多种药物,应注意配伍禁忌。

(2)严格遵守无菌操作原则。注射场所空气清洁;护士在注射前必须洗手、戴口罩;要铺无菌盘;注射部位皮肤从注射点向外螺旋式消毒,范围宜大,一般直径>5 cm。消毒液可用 2%碘酊和 70%乙醇或 0.5%碘伏;2%碘酊消毒干后需用 70%乙醇脱碘,0.5%碘伏消毒则不用脱碘。

(3)选择合适的注射器和针头。根据药液的量、黏稠度和刺激性的强弱选择合适的注射器和针头,空筒与活塞无裂缝、不漏气;针头型号合适、锐利、无钩、无弯曲;注射器与针头衔接必须紧密;一次性注射器的包装应密封,且在有效期内。

(4)选择合适的注射部位。应避免损伤神经和血管;选择注射部位的皮肤应无炎症、化脓感染、硬节、瘢痕及皮肤病等。

(5)药液应现配现用。注射药液应在规定时间内临时配制和抽取,立即注射,以防药物效价降低或污染。

（6）排尽空气防止意外。注射前注射器内应排尽空气，特别是静脉注射，以防空气进入血管形成气栓；排气时要防止浪费药液。

（7）检查回血缓慢推药。进针后注射药液前，应轻轻旋转活塞，检查有无回血。皮下及肌内注射无回血方能注药，若有回血，应拔出针头重新进针；静脉注射必须见到回血方可推药。

（8）应用无痛注射技术。分散患者注意力，去除患者心理顾虑；取合适体位，使肌肉松弛；做到"两快一慢"，即进针和拔针快、推药液慢，刺激性强的药液应选择长针头深注射；同时注射多种药液应先注射无刺激性或刺激性小的药，后注入有刺激性或刺激性大的药。

（9）严防交叉感染做好个人防护。要做到一人一注射器，一人一止血带，一人一消毒巾；使用后的注射器禁止重新盖帽，使用过的针头应立即丢入尖锐物收集箱；一次性注射器及针头用后必须做消毒、毁形处理（环保部门专人执行）。

二、注射用物

（一）注射盘

指放置注射用物的治疗盘。内置：皮肤消毒液（2％碘酊和70％乙醇或0.5％碘伏）、无菌棉签包、无菌棉球罐、无菌持物镊、弯盘、砂轮；静脉注射时加止血带、消毒巾、胶布等。

（二）无菌盘

在清洁干燥的治疗盘上，铺上无菌巾，形成无菌区域，放置抽吸好药液的无菌注射器。

（三）注射器

注射器分为玻璃和塑料两种制品，其中塑料注射器为一次性使用。其规格有 1 mL、2 mL、5 mL、10 mL、20 mL、30 mL、50 mL、100 mL 等多种。注射器由空筒和活塞两个部分组成，空筒前端为乳头，空筒上标有容量刻度，活塞后部为活塞轴、活塞柄。

（四）针头

常用针头型号为 4 号、5 号、5.5 号、6 号、6.5 号、7 号、8 号、9 号等数种。针头由针尖、针梗、针栓 3 部分组成（针尖、针梗为无菌区域）。注射器和针头结构。

（五）药物

常用的注射药剂型有溶液、油剂、混悬液、结晶、粉剂（结晶和粉剂溶解后使用）。

三、药液抽吸技术

（一）从安瓿内吸取药液（包括小安瓿和大安瓿）

1.查对药液

药液经"三查""八对"后，将安瓿顶端药液弹至体部。

2.打开安瓿

用70％乙醇消毒安瓿颈部及砂轮，在安瓿颈部划一锯痕，拭去玻璃细屑，用无菌棉球或纱布按住颈部，折断安瓿（若安瓿颈部上方有蓝点标记，可不用砂轮划痕，消毒后直接折断安瓿）。

3.抽吸药液

持注射器，使针头斜面向下插入安瓿内的液面下，针栓不可进入，抽动活塞，进行吸药，吸药时不得用手握住活塞，只能持活塞柄和活塞轴。

4.排尽空气

抽吸完毕，将针头垂直向上，轻拉活塞，使针头内药液进入注射器内，使针乳头置于最高处,并使气泡聚集于乳头内,稍推活塞,排尽空气。排气后,将针头保护在安瓿内,再将套好安瓿的注射器置于无菌盘内,待查对后注射。

(二)从密封瓶内吸取药液

查对后,除去铝盖中心部分,消毒瓶塞,待干。注射器抽吸与所需药液等量的空气注入瓶内,以增加瓶内压力,避免吸药时形成负压,倒转药瓶及注射器,使针头在液面下,吸取药液至所需量,以示指固定针栓,拔出针头。排出注射器内的空气后,再按小安瓿吸药法处理。

(三)结晶、粉剂或油剂注射剂吸取药液

结晶和粉剂药先用注射用水或其他溶媒溶化,待充分溶解后吸取。混悬液先摇匀再吸取;油剂应根据其药物性能经加温或用两手对搓后再抽吸。油剂和混悬液使用时应选择稍粗长的针头,抽吸药液的方法与安瓿、密封瓶相同。

四、常用注射技术

(一)护理评估

(1)患者的年龄、病情、用药过敏史、注射部位的皮肤和皮下组织、静脉血管的情况。

(2)患者的遵医行为、心理状态、能配合的程度。

(二)护理准备

1.护士

洗净双手,戴口罩、工作帽,工作服清洁整齐。

2.用物

注射盘内置所需型号的注射器、针头:①皮内注射用 1 mL 注射器、4～4.5 号针头;②皮下注射一般用 2 mL 注射器、5.5～6 号针头;③肌内注射一般用 2～5 mL 注射器、6～7 号针头;④静脉注射一般用 10～50 mL 注射器、6.5～8 号针头和同型号的头皮针。经查对确认的药物、消毒液(2%碘酊、70%乙醇或 0.5%碘伏)、无菌棉签、无菌棉球、无菌持物镊及其放置的容器、弯盘、砂轮、肾上腺素;无菌盘等。静脉注射时加止血带、胶布、消毒巾。

3.患者

向其解释治疗目的,助其取相应体位并教会配合的方法。

4.环境

安静、整洁、温湿度适宜;备屏风或拉帘,注射室备专用注射凳。

(三)护理实施

1.皮内注射

(1)定义:指将少量药液注入患者表皮与真皮之间的方法。临床常用于药物过敏试验、预防接种、局麻先驱步骤。

(2)常用部位:药物过敏试验用前臂掌侧下段内侧,因该部位皮肤较薄,易于进针且肤色较淡,易于辨别皮试结果;卡介苗接种部位常选择上臂三角肌下缘。

(3)操作步骤:以药物过敏试验为例。

1)查对备药:在治疗室据注射卡进行"三查""八对",抽吸好药液置于无菌盘内。

2)核对解释:携备好的用物及药物至患者床旁,称呼核对患者;询问药物过敏史,患者无此药物过敏史,说明注射目的和操作中可能出现的感觉。

3)定位消毒:于前臂掌侧下段内侧皮肤,用 70%乙醇消毒(如患者乙醇过敏则用生理盐水

擦拭局部)待干。

　　4)再次查对:核对患者的姓名、床号、药物,确认药液无气泡。

　　5)进针注药:左手绷紧注射部位皮肤,右手持注射器,针尖斜面向上与皮肤约呈5°角刺入皮内,待针头斜面全部进入皮内后,放平注射器,左手拇指固定针栓,注入药液0.1 mL,局部形成一圆形隆起的皮丘,皮肤发白,毛孔变大。

　　6)快速拔针:拔针后切勿按揉注射部位。

　　7)操作后查:再次核对患者的姓名、床号、药名。

　　8)观察计时:与患者核对时间,嘱其休息,勿离开病室,如有不适,立即呼叫;观察20 min。

　　9)整理记录:感谢患者合作;整理床单位,协助患者取舒适体位,清理用物、洗手;20 min后判断并记录皮试结果。

　　10)对照试验:当皮试结果不能确认或怀疑假阳性时,用对照试验。方法是:用另一注射器和针头,在另一侧前臂掌侧下段内侧注入0.1 mL生理盐水,20 min后对照观察反应。

　　(4)注意事项:①询问患者用药过敏史,如有对所用药物过敏者,应不做皮试,并与医生联系;②忌用酊消毒皮肤,以防影响局部反应判断及与碘过敏反应混淆;③把握好进针角度,以免药液注入皮下。

　　2.皮下注射

　　(1)定义:指将少量药液注入皮下组织的方法。临床常用于药物治疗、预防接种、局麻药的注射等。

　　(2)常用部位:上臂三角肌下缘、上臂外侧、腹部、后背,大腿外侧方。

　　(3)操作步骤如下。

　　1)查对备药:在治疗室据注射卡进行"三查""八对",将抽吸好药液的注射器置于无菌盘内。

　　2)核对解释:携注射用物及药物至患者床旁,核对并称呼患者,再次解释操作目的,指导其配合的方法。

　　3)定位消毒:选择好注射部位,消毒皮肤,待干。

　　4)再次查对:进针前查对患者的姓名、床号、药物,确认药液无气泡。

　　5)快速进针:左手绷紧皮肤,右手侧握式持针,示指固定针栓,针尖斜面向上与皮肤呈30°～40°角,迅速刺入针头的2/3长度。

　　6)查回血注药:轻轻抽动活塞,见无回血,固定针头,缓慢注入药液。

　　7)拔针按压:注射毕,快速拔针;同时以无菌棉签或棉球轻压针刺处。

　　8)操作后查:再次核对所用药物及患者的床号、姓名。

　　9)整理记录:感谢患者合作,协助患者取舒适体位,清理用物,洗手记录。

　　(4)注意事项:①侧握式持针时,示指只能固定针栓,不可触及针梗,以免污染;②进针角度不宜超过45角,避免刺入肌层;③皮下注射不宜用刺激性强的药物;④长期皮下注射者,应更换注射部位,以防局部产生硬结,保证药物吸收的最好效果。

　　3.肌内注射

　　(1)定义:指将一定量的无菌药液注入肌肉组织的方法。临床主要用于药物治疗。

　　(2)注射部位及定位法:肌内注射部位有臀大肌、臀中小肌、股外侧肌、上臂三角肌。

　　1)臀大肌注射定位:①"十"字定位法:从臀裂顶点向左或右划一水平线,然后从髂嵴最高点做一垂直线,把臀部分为 4 个象限,其外上象限避开内下角(髂后上棘与大转子连线)为注射区;②联线定位法:取髂前上棘与尾骨联线的外上 1/3 处为注射部位。

2)臀中肌、臀小肌注射定位:①三横指定位:取髂前上棘外侧三横指处为注射部位(注意用同身寸);②示指中指定位法:将操作者的示指、中指指尖分别置于髂前上棘和髂嵴的下缘处,两指和髂嵴即构成一个三角区,示指与中指形成的角内为注射部位。

股外侧肌注射法定位:取大腿中段外侧,位于膝上 10 cm、髋关节下 10 cm,约 7.5 cm 宽处为注射部位。

上臂三角肌注射定位:取上臂外侧,肩峰下 2～3 横指。此部位注射方便,但只能用于小量药液注射。

(3)操作步骤如下。

1)查对备药:在治疗室据注射卡进行"三查""八对",将抽吸好药液的注射器置于无菌盘内。

2)核对解释:携注射用物及药物至患者床旁,核对称呼患者并做解释工作。

3)安置体位:①臀部:侧卧位时下腿屈曲上腿伸直,使肌肉放松;俯卧位时两足尖相对;仰卧位用于病情危重及不能翻身的患者,限于臀中小肌注射;②上臂三角肌:注射侧肢体手叉腰使三角肌显露;③股外侧肌:以自然坐位为宜。注射时,用屏风或拉帘遮挡患者。

4)定位消毒:选择好注射部位,消毒皮肤,待干。

5)再次查对:进针前核对患者姓名、床号、药物,确认药液无气泡。

6)轻稳进针:左手拇指和示指绷紧皮肤,右手以握笔式姿势持注射器,中指固定针栓,针头与皮肤呈 90°角,以手腕带动手臂,用力适中迅速进针,针梗勿全部刺入。

7)～10)同皮下注射步骤的 6)～9)。

(4)注意事项:①注射时,针梗切勿全部刺入,以防不合作者躁动,使针梗弯曲或折断;②多种药物同时注射,须注意配伍禁忌;③2 岁以下婴幼儿不宜用臀大肌注射。因为婴幼儿在未能独立行走前,臀部肌肉发育不完善,臀大肌注射有损伤坐骨神经的危险。应选用臀中、小肌处注射;④注射刺激性强的药物选用长针头深注射;⑤如为多个患者同时进行肌内注射,没有准备无菌盘时,应备好注射用物和药物至患者床旁,核对无误后,先帮患者遮挡、定位消毒,再吸药注射;注射器自取出直到注射结束方可放下,不可将吸好药液的注射器置于治疗盘内,以防可能发生的污染。

4.静脉注射

(1)定义:自静脉注入药液的方法。临床常用于注入药物治疗疾病、补充能量、注入造影剂做诊断性检查等。

(2)注射部位:常用静脉注射的部位有上肢肘窝贵要静脉、正中静脉、头静脉和手背静脉;下肢的足背、踝部静脉等。

(3)操作步骤如下。

1)查对备药:在治疗室据注射卡进行"三查""八对",将抽吸好药液的注射器连接头皮针,排气后置于无菌盘内。

2)核对解释:携注射用物及药物至患者床旁,核对称呼患者并做解释工作。

3)定位消毒:选择粗、直、弹性好的血管,避开静脉瓣,在被穿刺肢体下垫消毒巾,于穿刺点上方 6～10 cm 处扎止血带,用 0.5% 碘伏消毒(或用 2% 碘酊消毒皮肤待干,以 70% 乙醇脱碘)。

4)再次查对:进针前核对药物、患者、床号,检查并确认药液无气泡。

5)轻稳进针:必要时嘱患者轻握拳,左手拇指绷紧静脉下端皮肤,右手持针柄,针头斜面向上与皮肤约20°角,自静脉上方或侧方刺入皮下,再沿静脉方向潜行刺入静脉。

6)回血注药:查见回血后,将针头平行进入少许,松开止血带,嘱患者松拳,固定针柄,缓慢推药。

7)～9)同皮下注射操作步骤的7)～9)。

(4)注意事项:①长期静脉注射者要保护血管,注意有计划地使用静脉,由远心端向近心端处选择血管进行注射;②根据药物性质及病情,掌握推药速度;经常检查回血,观察患者及注射局部情况;随时听取患者主诉;③注射对组织有强烈刺激的药物,应另备一盛有无菌生理盐水的注射器和头皮针,穿刺后,先注入少量生理盐水,确认针头在血管内,再接有药液的注射器(针头不动)进行注射,以防药液外溢于皮下组织中而发生坏死;④因抗肿瘤药对人体有较大的危害性所以在配制和抽吸药液时,要戴一次性手套,使用"层流细胞毒安全柜",以保护护士的健康。

(5)静脉穿刺失败的常见原因及处理:①针头斜面未全部进入血管或刺破血管壁,部分药液溢出至皮下。判断依据:可有回血,针头处局部隆起,患者有疼痛感。②针头刺破静脉的对侧管壁,部分药液溢出至深层组织中。判断依据:可有回血,无局部隆起,主诉疼痛。③针头穿破或没穿破静脉壁进入深层组织。判断依据:无回血、注入药物无隆起,主诉疼痛。

以上3种静脉穿刺失败原因,无论出现哪种情况,都应立即拔针,以无菌棉签或棉球压迫局部,再选择血管重新穿刺(注意更换针头)。

5.股静脉注射

股静脉注射主要用于急救时加压输液、输血或采集血标本。

(1)注射定位:股动脉内侧0.5 cm处。

(2)操作步骤如下。①备物解释:备齐用物至患者床旁,向患者做解释工作,取得合作。用屏风或拉帘遮挡患者。②安置体位:操作者位于穿刺侧,患者仰卧,下肢伸直略外展。③准确定位:由髂前上棘和耻骨结节之间划一联线,股动脉走向和该线中点相交,股静脉位于股动脉内侧0.5 cm处。④严格消毒:局部皮肤以0.5%碘伏消毒(或2%碘酊及70%乙醇消毒),同时消毒操作者左手的示、中指,扪及股动脉搏动,并固定。⑤抽血或注药:右手持10 mL或20 mL无菌干燥的注射器接7～8号针头或吸有药液的注射器,针头与皮肤呈90°或45°角,在股动脉内侧0.5 cm处刺入,抽出暗红色血,固定针头,根据需要抽血或注入药物。⑥拔针压迫:抽血或注药毕拔针,以无菌纱布加压止血3～5 min。⑦整理记录:感谢患者合作,安置患者于舒适体位,处理用物,洗手、记录。

(3)注意事项:①严格执行无菌操作,防止感染;②如误入股动脉(抽出鲜红色血),应立即拔出针头,用无菌纱布紧压穿刺处5～10 min,直到无出血为止。

(曾彩云)

第七节　普通胃镜检查的护理配合

普通胃镜检查是上消化道内镜检查的一种,通过此检查可直接观察食管、胃、十二指肠炎症、溃疡或肿瘤等的性质、大小、部位及范围,并可行组织学或细胞学的病理检查。

一、适应证

(1)有明显消化道症状,但不明原因者。

(2)上消化道出血需查明原因者。

(3)疑有上消化道肿瘤,但 X 线钡餐检查不能确诊者。

(4)需要随访观察的病变,如溃疡病、萎缩性胃炎、胃手术后及药物治疗前后对比观察等。

(5)需做内镜治疗者,如摘取异物、急性上消化道出血的止血、食管静脉曲张的硬化剂注射与结扎、食管狭窄的扩张治疗等。

二、护理配合内容及要点

(一)护理配合要求

1.术前准备

术前评估充分,排除禁忌证;各项须知告知详细并签署知情同意书;用物准备齐全。

2.术中配合

密切观察患者的反应,与医生配合娴熟,全过程器械无污染,患者隐私得到保护。

3.术后指导

注意事项交代详细,密切观察有无并发症。

(二)护理配合内容

1.术前准备

(1)用物准备

1)常规用物:牙垫、弯盘(治疗巾)、面巾纸、灭菌注射用水、酒精纱布、注射器(20 mL 或 50 mL)、专用注水瓶、止血钳(夹取有滤纸片)、病理标本瓶、样本固定液、祛泡剂、幽门螺杆菌试剂、医用检查手套、床侧预处理用物。

2)附件:活检钳。

(2)仪器准备

1)内镜准备及测试:将内镜连接光源和主机,做好白平衡,检查内镜图像,注水和注气,吸引功能正常。

2)内镜工作站测试:确保内镜工作站、计算机图像储存系统、打印机、病理条码打印机功能正常。

3)检查负压吸引装置,调节压力,保证有效持续吸引,确认抢救药物及抢救设备在功能状态。

(3)患者准备

1)操作前首先要了解病史、检查目的、其他检查情况,有无内镜禁忌证,有无药物过敏史及急慢性传染病。

2)向患者讲其检查目的、必要性配合检查须注意的事项,签写《内镜检查知情同意书》。

3)嘱患者术前禁食、禁水 6~8 h,疑有幽门梗阻者需遵医嘱适当延长禁食时间或胃肠减压。

4)检查前半小时口服局麻药,检查前 5~10 min 用 2‰利多卡因咽部喷雾 2~3 次或予麻醉霜一勺,5~10 mL,嘱患者自己多次少量吞服。

2.术中配合

(1)协助患者取左侧卧位,双腿屈曲,松开领口及腰带,头部略向后仰,使咽喉部与食管成一直线。

(2)佩戴义齿及眼镜的患者应将其取下,患者口边置弯盘(治疗巾),嘱患者咬紧牙垫。

(3)胃镜检查过程中安抚患者,嘱调整呼吸,口水自然流出,积极配合胃镜检查。

(4)配合活检:检查活检钳的开闭情况,以抛物线式递给医师插入钳子管道,在内镜直视下打开钳瓣,紧贴组织后即关闭,用纱布包裹同时避免纱布触碰钳瓣头端组织,防止黏液及血液飞溅。

(5)取出的活检组织黏附于滤纸上,不同部位的活检分瓶放置,检查结束后与医生核对无误后放置在标本瓶(4‰甲醛溶液)内,标贴标本条码,填写病理申请单。

3.术后处理

(1)内镜床侧预处理、复用附件清洗消毒、一次性附件不重复使用,避免交叉感染。

(2)帮患者取下牙垫,用面巾纸将口腔周围黏液擦拭干净。

(3)指导患者 2 h 后进食进水,可进温凉流质或半流质饮食。

(4)告知患者检查的相关注意事项,及出现严重不适,立即来院就诊。

(5)按内镜病理标本处理流程送检病理标本。

(6)整理床单位,地面有污物及时处理,保持检查室内清洁。

(三)护理配合要点

(1)严格掌握适应证,根据检查的目的选择适合的内镜,做好检查前评估。

(2)备齐用物,确保内镜功能完好,内镜工作站正常运行。

(3)检查中动作轻柔,密切观察患者生命体征及患者反应,防止患者咬伤内镜。

(4)检查完毕按内镜清洗消毒规范做好床旁预处理,并给患者交代注意事项。

(5)检查前做好患者的心理护理,告知其配合技巧,提升患者检查过程中的配合程度。

三、注意事项

(1)掌握禁忌证,有以下疾病的患者禁做胃镜检查:①严重心、肺疾病,如严重心律失常、心力衰竭、严重呼吸衰竭及支气管哮喘发作等;②各种原因所致休克、昏迷等危重状态;③急性食管、胃、十二指肠穿孔,腐蚀性食管炎的急性期;④神志不清、精神失常不能配合检查者;⑤严重咽喉部疾病、主动脉瘤及严重颈胸段脊柱畸形等。

(2)检查前 1~2 d 间禁烟,因为吸烟可增加呼吸道分泌物产生,引起咳嗽影响胃镜的顺利插入。

(3)检查中密切观察患者的生命体征,严防突发疾病导致的不良后果。

(4)进镜过程中,胃镜抵达咽喉部时,患者会出现刺激性的恶心不适,此时嘱患者做吞咽动作,配合医师将胃镜顺利地插入。动作需轻柔,严防造成食管的损伤。

（5）检查结束后嘱患者禁食、水 2 h，以免引起呛咳或误入气管引起吸入性肺炎。

（6）检查后少数患者可有咽喉疼痛或异物感，嘱患者不要用力咳嗽，以免损伤咽喉部黏膜。症状明显者可遵医嘱口含相应的药物，如含片等减轻症状。

（曾彩云）

第八节　普通肠镜检查的护理配合

肠镜检查是经肛门将肠镜循腔插入至回盲部，从黏膜侧观察结肠病变的检查方法，不但可以清楚地发现肠道病变，还可对部分肠道病变进行治疗，是诊断和治疗大肠疾病安全有效的方法。

一、适应证

（1）原因不明的慢性腹泻、便血及下腹疼痛，疑有结肠、直肠、末端回肠病变者。

（2）钡剂灌肠有可疑病变需进一步确诊断者。

（3）炎症性肠病的诊断与随访。

（4）需做止血及结肠息肉摘除等治疗者。

（5）结肠癌术前诊断、术后随访，息肉摘除术后随访。

（6）大肠肿瘤的普查。

二、护理配合内容及要点

（一）护理配合要求

1.术前准备

护理工作应该做到术前评估充分、各项须知告知详细并签署知情同意书，患者肠道是否准备充分，用物准备是否齐全。

2.术中配合

密切观察患者反应，操作过程做到手法熟练，无多余动作，全过程器械无污染，患者隐私得到保护。

3.术后指导

护理人员术后在遵医嘱行护理的同时，应该告知患者及家属检查后注意事项，密切观察有无并发症。

（二）护理配合内容

1.术前准备

（1）用物准备

1）常规用物：灭菌水、酒精纱布、润滑油、注射器（20 mL 或 50 mL）、床侧预处理用物、隔离巾、面巾纸、专用注水瓶、止血钳（夹取有滤纸片）、病理标本瓶、样本固定液、祛泡剂、医用检查手套。

2)附件:肠镜活检钳。

3)结肠镜检查专用裤。

（2）仪器准备

1)内镜准备及测试:将内镜连接光源和主机,做好白平衡,检查内镜图像,注水和注气,吸引功能正常。

2)内镜工作站测试:确保内镜工作站、计算机图像储存系统、打印机、病理条码打印机功能正常。

3)检查负压吸引装置,调节压力,保证有效持续吸引,确认抢救药物及抢救设备在功能状态。

（3）患者准备

1)收集病史,介绍患者须知,争取患者配合。操作前首先要了解病史、检查目的、其他检查情况,有无内镜禁忌证,有无药物过敏史及急慢性传染病。向患者说明检查目的、必要性、配合检查须注意的事项,签署《内镜检查知情同意书》。

2)嘱患者检查前 3 d 进食无渣或少渣半流质饮食,检查前一天进流质饮食,若疑为肠息肉,准备做电切术者禁食牛奶及乳制品。禁服影响凝血功能的药物。

3)肠道准备:将聚乙二醇(PEG)20～30 g 溶于 2 000～3 000 mL 水中,于术前 4 h 口服,直至排出液清亮为止。

4)遵医嘱给予患者肌内注射地西泮。

5)术前半小时用阿托品 0.5 mg 肌内注射或山莨菪碱 10 mg 肌内注射。

6)更换肠镜专用裤。

7)肥胖患者或腹部较大患者可使用腹带固定。

2.术中配合

1)协助患者取左侧卧位,双腿微曲,腹部放松,嘱患者尽量在检查中保持身体不要摆动。

2)术者先做直肠指检,了解有无肿瘤、狭窄、痔疮、肛裂等。

3)肠镜检查过程中医生要向肠腔注入少量的空气,扩张或者暴露肠腔,此时患者会感腹胀及排便感,此时应安抚患者,嘱调整呼吸,积极配合肠镜检查。肠镜检查过程中,注意观察患者面色,安抚患者,必要时根据医嘱协助患者改变体位或进行腹部按压使肠镜顺利插入。

4)检查活检钳的开闭情况,以抛物线式递给医师插入钳子管道,在内镜直视下打开钳瓣,紧贴组织后即关闭,用纱布包裹活检钳后抽出,同时避免纱布触碰钳瓣头端组织。

5)取出的活检组织黏附于滤纸上,不同部位的活检分瓶放置,检查结束后与医生核对无误后放置在标本瓶(4%甲醛溶液)内,标贴标本条码,填写病理申请单。

3.术后处理

1)内镜床侧预处理,复用附件清洗消毒,一次性附件不重复使用,避免交叉感染。

2)指导患者稍事休息,观察 15～30 min 再离去,术后 3 d 内进少渣饮食。

3)告知患者结肠镜检查后腹痛,与操作过程中注气有关,应适当走动,肛门排气后可缓解,若出现持续腹痛加重不缓解,面色苍白,心率增快,血压下降,提示并发肠出血,肠穿孔,应及时报告医生,协助处理。

4)如结肠镜检查过程中取病理活检,告知及时取病理报告的相关注意事项。

5)告知患者出现严重不适,立即来院就诊。

6）整理床单位，地面有污物及时处理，保持检查室内清洁。

（三）护理配合要点

（1）严格掌握适应证，根据检查的目的选择适合的内镜，做好检查前评估。

（2）备齐用物，确保内镜功能完好，内镜工作站正常运行。

（3）检查中动作轻柔，密切观察患者生命体征及患者反应，及时发现有无肠穿孔、肠出血等并发症。做好患者心理护理，告知其配合技巧，提升患者检查过程中的配合程度。

（4）检查完毕按内镜清洗消毒规范做好床旁预处理，并向患者交代注意事项。

三、注意事项

（1）检查前做好评估，掌握禁忌证，有以下疾病的患者禁做肠镜检查：①严重心肺功能不全、休克及精神病患者；②急性弥漫性腹膜炎、腹腔脏器穿孔、多次腹腔手术、腹内广泛粘连；③肛门、直肠严重狭窄者；④急性重度结肠炎，如急性细菌性痢疾、急性重度溃疡性结肠炎及憩室炎等；⑤妊娠妇女；⑥极度虚弱，不能支持术前肠道准备者。

（2）镜检中的注意事项

1）肠道检查一般平均需要 15 min，由于患者个体差异或者大肠、直肠有异常，相应的检查时间会延长，护士应及时向患者解释，密切观察患者的其他情况，严防意外发生，并做好应急的准备工作，协同医生进行抢救。

2）为了便于进镜或者观察肠黏膜的形态，医生必要时要向肠腔注入少量的空气，以扩张或者暴露肠腔，此时患者会感到腹胀及排便感，护士应及时地向患者宣教，帮助患者顺利通过检查。

3）对于高危患者，应密切观察生命体征及肠道的变化，发现问题及时配合医生进行处理。

4）严格执行无菌技术操作规程，避免交叉感染。

（3）肠镜检查后的注意事项：肠镜检查是一项侵入性操作，会造成肠内积气、腹痛、腹胀。护士应告知患者，排出积气后腹胀、腹痛会自行消除。若持续性加重不缓解者，应及时报告医生，再行诊治。在症状缓解前，患者不得离开医院。如检查后突发腹胀及大量鲜血便，应及时就诊，必要时留院观察病情，以防意外发生。

（曾彩云）

第八节　胶囊内镜检查术的护理配合

胶囊内镜全称为"智能胶囊消化道内镜系统"，又称"医用无线内镜"。其工作原理是受检者通过口服内置摄像与信号传输装置的智能胶囊，借助消化道蠕动使之在消化道内运动并拍摄图像，医生利用体外的图像记录仪和影像工作站，了解受检者的整个消化道情况，从而对其病情做出诊断。胶囊内镜扩展了消化道检查的视野，克服了传统的插入式内镜所具有的耐受性差及不适用于年老体弱和病情危重患者，可作为消化道疾病尤其是小肠疾病诊断的首选方法，被医学界称为 21 世纪内镜发展的革命与方向。

一、分类

胶囊内镜分为小肠胶囊内镜、食管胶囊内镜、结肠胶囊内镜三类。

二、优点

1. 扩展视野

全小肠段真彩色图像拍摄，清晰微观，突破了小肠检查的盲区，大大提高了消化道疾病诊断检出率。

2. 安全卫生

胶囊为一次性使用，有效避免了交叉感染。胶囊外壳采用耐腐蚀医用高分子材料，对人体无毒、无刺激性，能够安全排出体外。

3. 舒适自如

只需吞服一颗胶囊，检查过程无痛、无导线，也无须麻醉，不耽误正常的工作和生活。

4. 操作简单

告别烦琐的操作、清晰简便。医生只需回放胶囊所拍摄到的图像资料，即可对病情做出诊断。

三、适应证

（一）小肠胶囊内镜适应证

自 2003 年胶囊内镜在我国应用以来，小肠疾病的诊断率明显提高，中华医学会消化内镜分会小肠学组制订的胶囊内镜临床应用规范，更明确地规定了胶囊内镜的禁忌证适应证以及注意事项。

1. 不明原因的消化道出血

对于慢性、急性、复发性消化道出血，应用于经胃镜、结肠镜检查无阳性发现者；既往通过常规手段，未能查明消化道出血原因，特别适用于老年体衰患者；不能耐受肠系膜动脉血管造影，小肠钡剂灌肠等有创检查者。

2. 不明原因的缺铁性贫血

其作为消化道出血检查的筛选，主要由于小肠血管畸形、钩虫等寄生虫病，还有小肠肿瘤及克罗恩病等导致贫血表现。

3. 疑似克罗恩病或监测并指导克罗恩病的治疗

胶囊内镜可用于小肠克罗恩病的初次诊断、监控复发、明确病变的范围及程度、评估药物治疗效果、评价手术疗效。

对于年轻患者，腹痛、腹泻、贫血及 C-反应蛋白增高等临床表现疑似克罗恩病者尤为注意进行筛查。

4. 疑似小肠肿瘤

小肠肿瘤最常见的临床表现为不明原因的消化道出血或贫血占 80%。小肠恶性肿瘤包括间质瘤、腺癌、类癌、黑色素瘤、淋巴瘤和肉瘤等；良性肿瘤包括血管瘤、错构瘤和腺瘤等。

5. 监控小肠息肉病综合征的发展

胶囊内镜作为一项无创检查手段，在非家族性腺瘤性息肉病、非 Peutz-Jeghes 综合征患者中，尤其是对检出＜5mm 的息肉方面更具优势。对于家族性腺瘤性息肉病和 Peutz-Jeghes 综合征等遗传性息肉病的患者,需要定期随访和监控,则胶囊内镜更具优势。

6.聚似或难以控制的吸收不良综合征(如乳糜泻等)

小肠吸收不良综合征原因较多,胶囊内镜可通过直接观察了解病情,胶囊内镜下特殊表现为小肠黏膜的自身改变,即表现为绒毛萎缩(扇贝样、裂隙状、马赛克型、环状皱襞消失等),有文献表明其诊断乳糜泻的敏感度和特异度分别达到 89% 和 95%。

7.检测非甾体消炎药相关性小肠黏膜损害

胶囊内镜有助于清晰地展示药物对小肠黏膜损伤,包括充血、红斑、糜烂、溃疡等。提示相关性小黏膜破损检出率较高,可达 55%～68%,明显超出其他检查方式。

8.临床上需要排除小肠疾病者

需要排除无明显证据证明疾病为小肠病变者,但存在不明原因腹泻、腹痛及消瘦等症状者,可行此项检查进行排除。

(二)食管胶囊内镜适应证

(1)疑似 Barrett 食管:Barrett 反流性食管炎并发症系癌前病变,其腺癌的发生率较正常人高 30～50 倍。表现为呈现均匀粉红带灰白的食管黏膜出现胃黏膜的橘红色,分布可为环形、舌形或岛状。

(2)疑似食管炎:对于胃灼热、反酸、胸骨后烧灼样痛、咽炎等患者可予以此项检查。

(3)疑似食管静脉曲张:对于肝硬化病史,不耐受胃镜检查者,可予以胶囊内镜检查,但准确程度及对曲张静脉的评估较胃镜差。

(4)需要食管内镜检查但不愿接受或不能耐受胃食管镜检查者。

(三)结肠专用胶囊内镜主要适应证

(1)需要接受结肠镜检查,但不能耐受或条件不允许者。

(2)结肠镜检查无法到达回盲瓣,同时无消化道梗阻者。

(3)溃疡性结肠炎的随访,以及指导治疗。

(4)普通人群的结肠病变筛查。

四、禁忌证

胶囊内镜检查虽然无创、痛苦少,但也存在禁忌证,其最大并发症就是胶囊滞留,表现为胶囊在消化道内存留 14 d 以上,所以可导致胶囊滞留的疾病及状况均应引起重视。

1.绝对禁忌证

无条件手术或拒绝任何腹部手术者(一旦胶囊滞留可能无法通过手术取出)。

2.相对禁忌证

(1)已知或怀疑有消化道梗阻、狭窄及瘘管。

(2)心脏起搏器及体内植入其他电子仪器。

(3)吞咽困难。

(4)孕妇。

五、并发症

主要的并发症是胶囊不能顺利通过肠道,即胶囊滞留所带来的风险。

(1)胶囊滞留大多数无明显症状,一旦发生可能诱发急性肠梗阻。

(2)吞咽不适、误吸、环咽部嵌顿及其他可能发生的并发症,特别是对于年幼儿童或者有吞咽障碍者。

(3)也有胶囊滞留于 Zenker 憩室,胶囊破裂甚至引起小肠穿孔。

六、术前准备

胶囊内镜检查能够直接观察消化道黏膜表现,实时观察,特别应用于小肠疾病的检查,无创,少痛苦,但其对消化道清洁程度要求较高,其诊断的准确性受到食物残渣、气泡等影响,小肠运转时间过长也会影响观察,由于不能对发现病灶进行清洗,观察受到限制,所以术前准备尤为重要。

另外,由于胶囊内镜检查可能发生胶囊滞留及诊断的不确定性,检查前应对患者予以告知并签署知情同意书。

(一)术前准备

1.小肠胶囊内镜检查

(1)检查前 10～12 h 需禁食或进清流质饮食。

(2)检查前夜行肠道清洁准备。

(3)术前半小时服用适量祛泡剂,以减少泡沫对视野的影响。

(4)不推荐使用肠胃促动药。目前研究不支持促动力药能够帮助提高全小肠检查完成率。

2.食管专用胶囊内镜检查

(1)胶囊内镜检查前禁食 2 h。

(2)饮用少量水(10mL 左右)帮助胶囊内镜吞服。

(3)检查过程:患者取仰卧位或可采用"五分钟"法:吞服胶囊后 2 min 取仰卧位,继 2 min 取 30°半卧位继 1 min 取 60°半卧位。最后坐位 15 min。

3.结肠专用胶囊内镜检查

(1)检查前一天进清流质饮食。

(2)检查前夜行肠道清洁准备。

(3)检查过程中加服小剂量磷酸钠溶液(45～55mL),通过增加肠蠕动使胶囊尽早进入结肠。

(4)吞服胶囊后 1 h 胶囊尚未通过幽门者,建议给予肠胃促动药或经胃镜将胶囊送入。

(二)肠道清洁准备

胶囊内镜检查过程、肠道准备的好坏直接影响胶囊拍摄图片的清晰度,因此,胶囊内镜的肠道准备至关重要。

1.对受检者的要求

(1)检查前两天进无渣食物。

(2)检查前夜进全流食,检查前 15 h 禁食。

(3)检查当天,用水溶解聚乙二醇电解质散(即 PEG,如和爽、恒康正清),口服 2～3 包,喝水 2 000～3 000 mL。建议第一次 40 min 内服用 600～1 000 mL,剩余部分 2 h 内服完。

(4)肠道准备完毕后 1 h 内禁食(包括水、药物)。如有条件,可服用 50 mL 10% 的二甲基硅油(消泡剂),20 min 后用 150 mL 清水吞服胶囊。

(5)吞服胶囊后,2 h 内禁食、禁水,2 h 后可喝少量清水(100 mL 以下)。

(6)实时监控下,胶囊进入小肠 2 h 后,受检者可进简单食品(如饼干、蛋糕),待检查完毕后恢复进食。

2.特殊情况下的处理

(1)老年受检者、便秘者及胃肠动力不足受检者,可将清肠分为 2 次进行,检查前一天晚上服用 2 包聚乙二醇电解质散,溶于 2 000 mL 清水中,检查当天早上再行服用 2 包聚乙二醇电解质散,溶于 2 000 mL 清水中,分别在 1.5~2 h 服完。

(2)若受检者胃动力不足,可在服用二甲硅油后服用适当胃动力药物增加胃动力处理,如口服吗丁啉(日常用量)或注射甲氧氯普胺(胃复安)。

(3)对于便秘受检者,有条件的情况下,可在清肠前(检查前一天 21:00 前)服用蓖麻油 20~30 mL 或进行灌肠。

七、操作过程

胶囊内镜是一种新型检查方法,做好耐心的解释工作,争取赢得受检者的信任,消除受检者紧张焦虑恐惧的心理,检查前 24 h 禁烟,以免咳嗽影响肠道蠕动。受检者应着装宽松。与受检者签知情同意书。穿戴图像记录仪,检查时将数据记录仪通过导线与粘贴于患者腹部体表的阵列传感器电极相连。吞服胶囊后,按时记录相关症状并监视数据记录仪上闪烁的指示灯,确定检查设备的正常运行,调节天线阵列位置,操作步骤完成准备工作。避免受外力的干扰。不能接近任何电磁波区域,如 MRI 或业余电台,在极少情况下因电磁波干扰而使某些图像丢失,在服用胶囊 2 h 后可饮清水,4 h 后可以进少许清淡食物。胶囊内镜工作 8 h 后且胶囊停止工作后可由医生拆除设备,如果受检者自行解下设备归还,还应详细地指导其在脱图像记录仪时注意后边的天线阵列。在持放、运送、自行拆除所有设备时,要避免冲击、震动或阳光照射,否则会造成数据信息的丢失。嘱受检者观察胶囊内镜排出情况,强调胶囊排出前切勿接近强电磁区域,勿做 MRI 检查。一般胶囊内镜在胃肠道内经 8~72 h 随粪便排出体外,若受检者出现难以解释的腹痛、呕吐等肠道梗阻症状或检查后 72 h 仍不能确定胶囊内镜是否还在体内,应及时联系医师,必要时行 X 线检查,在胶囊电池耗尽时或胶囊经回盲瓣进入结肠(小肠胶囊内镜)或自肛门排出体外(结肠胶囊内镜)后将数据记录仪从患者身上取下,并连接到可进行数据处理的工作站。数据记录仪中的图像资料最终下载至工作站中,并由相关软件进行处理。读片中典型图片和视频可被单独注释及保存。工作站具有显示胶囊走向轨迹的模拟定位功能,对帮助小肠内病灶的定位有一定参考意义。

八、护理措施

(一)术中护理

(1)准备工作就绪,患者用少量清水吞服胶囊,检查正式开始。

(2)连续进行实时监控,密切观察胶囊是否进入小肠,如发现吞服胶囊 1 h 后仍未进入小肠,一直停留在胃内,要及时与医生取得联系,必要时采用干预措施,如服用胃动力药或胃镜下送入,以避免胶囊电池在胃腔耗电过多。

(3)待胶囊进入小肠后,停止实时监控,指导患者自行观察记录仪上的图像指示灯,非住院患者不必留在医院内,患者只需每 15 min 查看记录仪的图像指示灯是不是每秒 2 次的闪烁频率,以确认胶囊是否正常工作,如果停止闪烁,指导患者调整背心内天线的位置并确认设备接收到图像,如仍无效,应记录时间,立即通知医生。

(4)当检查时间超过 6 h,图像指示灯停止闪烁,表示检查结束,患者应返回内镜室,由护士拆卸记录装置,关闭记录仪电源,并检查设备是否完整。

(5)吞服胶囊内镜后 4 h 内禁食,4 h 后可进普食(尽量延迟进食时间)。若检查过程中患者出现腹痛、恶心、呕吐,则需立即与医生联系,必要时行 X 线检查。

(6)在检查全过程中,患者可日常活动,但不得接近强电磁场,不得剧烈活动。

(二)术后护理

(1)检查结束后一般 8~12 h 间胶囊会排出,告知患者注意回收并交还,确认收到胶囊后,可为患者提供检查报告。

(2)胶囊内镜本身并无动力,它从体内排出依靠的是小肠的动力,如果患者 72 h 不能肯定胶囊排出体外,并且出现无法解释的腹痛、呕吐或其他肠道阻塞症状时,应及时与医生联系,并做好腹部 X 线检查准备。

(3)胶囊排出后,协助医生做好设备的维护,立即给电池充电,将 CF 卡的数据拷贝传至新建的文件夹内,确认无误后及时清空 CF 卡内全部数据。

(韩淑爱)

第九节 超声内镜检查术的护理配合

超声内镜检查术包括直视下超声及非直视下超声检查。直视下超声检查包括各种消化道系统检查的超声内镜,经内镜活检孔道导入各种微型超声探头。术中超声扫查、非直视下超声检查,包括非直视下直肠超声检查、经鼻食管超声扫查、经鼻胃超声扫查、经皮胆管超声扫查、经皮胆囊超声扫查、经乳头胆管内超声扫查、经乳头胰管内超声检查、经乳头胆囊内超声扫查。

一、分类

经过几十年的发展进步,现有的超声内镜种类繁多,依据不同的标准,可分为不同类别。

(一)常用的分类

(1)按照应用范围分为:超声胃镜、超声肠镜、超声腹腔镜等。

(2)按照扫描方式分为线阵扫描超声内镜和扇形扫描超声内镜。

(3)按照探头运动方式分为电子扫描式超声内镜和机械旋转式超声内镜。

(4)按照器械结构分为:超声电子内镜、彩色多普勒超声内镜、三维超声镜等。

(二)超声内镜仪及其辅助设备

目前常应用于临床的超声内镜仪及其辅助设备品种繁多,大致分为三大类:即诊断用超声内镜、微型导管式超声探头、特殊超声内镜。大部分可用于对胆、胰疾病的诊断与治疗,最常选用的有以下几种。

1.超声内镜

用于胆管和胆囊的诊断,用单晶片机械扇形扫描探头,尤其是探头的直径和硬性部位都宜用小型,在十二指肠腔内能较自由地进行各种方向的切面扫查,特别是显示胆总管下段病灶时作横切和斜切扫查。探头频率首选变频探头,频率范围为 5～20 MHz。

2.管内超声微探头

用于经十二指肠乳头的胆管内超声或经 PTCD 扫查。目前多选用带导丝的无囊型固定式探头,频率多为 12～30 MHz,直径为 2 mm 左右。

3.彩色多普勒超声内镜

彩色多普勒超声内镜(color doppler ultrason,doppler color mode ,ECDUS)以线阵扫描型为主,部分探头采用中央穿刺槽式,穿刺针道显示清楚,也可清晰显示扫描区血管和脏器的血流情况。主要用于胆管和胆囊占位性病变的诊断、穿刺活检和治疗。

4.穿刺超声内镜

主要对消化道、肝脏和胰腺病灶行超声内镜引导下细针穿刺活检术(EUS guided FNA)以及穿刺抽液注射药物和置管引流术。机型有线阵型扫描和扇形扫描,前者穿刺较容易,但不易显示胰腺和病灶全貌,后者显示胆管和胆囊清楚,针道和针尖显示困难。较先进的机型为线阵和凸阵扫描彩色多普勒穿刺超声内镜,有抬钳器适合支架的安置。

二、适应证

(1)确定消化道黏膜下病变起源及性质:黏膜下层及任何黏膜层以下的,及消化道管壁外正常器官导致的外压性隆起的鉴别诊断。

(2)消化系统肿瘤的术前分期:主要是观察浸润胃肠道壁的深度及周围淋巴结状况。

(3)巨大胃皱襞评价。

(4)消化性溃疡愈合质量的判断。

(5)食道胃静脉曲张内镜下治疗疗效的判断和预测(如食道周围曲张静脉侧枝大小和曲张静脉内的血流方向)。

(6)胆、胰系统疾病:包括胆胰占位、良/恶性胰腺病变、胰胆结石及十二指肠壶腹部位病变等。

(7)纵隔占位、盆腔占位的病变病情判断。

(8)淋巴结扫描及活检。

(9)活检穿刺诊断和治疗:腹腔神经节阻滞术、胰腺囊肿引流术、超声引导消化道肿瘤切除肿瘤标记、细针注射、定向植入放射性粒子治疗腹腔内肿瘤等。

三、禁忌证

超声内镜的一般禁忌证同胃肠镜检查。

1.绝对禁忌证

(1)在严重心肺疾病不能耐受检查者。

(2)休克等危重状态者;疑有消化道穿孔者;严重精神病者;咽喉部、胃、食管急性炎症,特别是腐蚀性胃炎者;明显胸主动脉瘤、脑血管疾病者。

2.相对禁忌证

巨大食管憩室者;明显食管静脉曲张者;高位食管癌者;严重脊柱高位畸形者;急性上呼吸道感染者;心脏等重要脏器功能不全者;高血压未控制者;出血倾向者。

四、并发症

1. 检查时并发症

(1)消化道出血、穿孔。

(2)食管贲门黏膜撕裂症。

(3)咽喉部损伤、咽炎、穿孔、皮下气肿。

(4)麻醉药过敏。

(5)胃腔内注水过多导致窒息、吸入性肺炎。

(6)心脑血管意外。

2. 治疗时并发症

(1)病灶化脓性感染、败血症。

(2)胰腺穿刺造成胰瘘、胰腺假性囊肿、胰源性腹腔积液。

(3)胆管穿刺导致胆汁外漏。

(4)误穿血管导致大出血。

(5)肿瘤种植转移。

(6)腹腔神经丛阻滞导致直立性低血压、腹泻及截瘫。

五、术前准备及操作过程

内镜检查前应做好充分准备,医患均应做好准备工作,才能较顺利地将检查、诊断及治疗做好,把握适应证、禁忌证,并注意防止并发症。

(一)医患术前准备

(1)患者需空腹4~6 h,检查前一日晚餐进食少渣易消化的食物。

(2)术前应了解患者的病史、辅助检查结果,内镜及其他影像资料,确定是否适合检查,除禁忌证外,须熟练掌握一般消化道内镜的操作技术和十二指肠镜的操作要点,并具有一定的体表超声经验和超声解剖知识。

(3)向患者交代检查目的、必要性、相关风险及配合检查须注意的事项,消除患者的顾虑。注意术前签手术知情同意书等相关文件。

(4)用药:术前15~30 min口服二甲硅油等祛泡剂;肌内注射东莨菪碱20 mg;精神紧张者可肌内注射或缓慢静脉注射地西泮5~10 mg;行上消化道检查者需要含服利多卡因胶浆局部麻醉及润滑。

(5)上消化道超声内镜患者通常取左侧卧位,头稍后仰,解开衣领,双下肢微曲,放松腰带,行结肠超声内镜检查者,术前应清洁肠道准备。

(6)操作步骤:超声内镜插入消化道后,根据病灶情况采用直接接触法、水囊法或水囊法合并无气水充盈等方法,对消化道黏膜下病变、肿瘤及邻近脏器进行扫描检查。结合多普勒超声内镜可检测血流速度和血流量并能显示血流方向。

(二)超声探查方式

1. 直接接触法

在不充盈水囊等情况下,超声探头与病灶黏膜直接接触进行扫查,该法适用于病变较大或消化道周围器官。对胃肠壁外的病变显示较好,对较大的黏膜下肿物也能较好显示,但对胃肠壁自身显示不清,需吸尽周围所有的气体,使探头与黏膜紧密接触,以排除气体对超声波传导的干扰。应注意避免过度用力,以防探头对组织造成压力过大,从而影响观察。

2.水囊法

向探头外水囊内注入无气水 3～5 mL,用水囊接触黏膜,根据需要调节注入水囊的水量。但应注意若水量较多,压力过大会影响消化壁层次的观察。

3.浸泡法

向消化腔注入无气水,病变浸泡在水中,一般检查部位如注入 400～600 mL 脱气水,胃腔内胃肠壁充分展开,探头浸泡于水中,使其与扫查目标拉开一定距离,便于调焦,利于被扫查对象的清晰显示。

4.水囊法加浸泡法

先插至检查部位,吸进胃腔空气,注入 400～600 mL 脱气水,使已充水的水囊浸泡水中,适合胃底、胃体中上部及临近脏器检查。不同检查部位扫查方法的选择:直接接触法多用于扫查心脏、主动脉、纵隔、脾脏、胆囊、右肾、肝脏;水囊法多用于扫查食道壁、胰头、胆总管;注水法用于扫查胃壁、肠壁、门静脉、胰体和胃尾、十二指肠壁、瓦特氏壶腹;水囊加浸泡法用于胃底、胃体中上部及临近脏器检查。

六、护理措施

(一)心理护理

患者因超声胃镜时间较长,存在恐惧和紧张心理。护士应先向患者和家属做耐心细致的解释,让患者了解检查的目的和方法,检查配合要求,消除紧张情绪。

(二)检查前准备

检查前禁食 8 h、禁水 2 h,口服利多卡因胶浆,取下义齿。

(三)检查配合

患者取左侧卧位,护士位于患者头侧,注意保持患者头部不动。在插镜时患者有恶心反应,指导患者缓慢深呼吸,防止口圈脱出;嘱患者让口水自嘴角自然流出,勿吞咽,以免呛咳,及时处理呕吐物防止误吸、窒息。

(四)检查后护理

检查结束后,擦净患者嘴角及面部,协助患者下床休息,告知注意事项。检查后 2 h 可进食。由于咽喉部不适或疼痛,宜进半流食或软食,避免进食生硬、粗糙、辛辣等刺激性食物。

(韩淑爱)

第十一节　社区老年人的保健护理

一、社区老年护理保健的内容

社区老年护理保健内容是综合性的卫生和社会服务,包括:保健、预防、医疗、康复、社会服务等多方面全方位的服务,主要内容有:①了解老年人生理、心理特点及本社区老年人的健康需求;②老年病防治;③举办老年人保健知识讲座;④进行老年人健康状况调查并分析研究;⑤兴办老年福利事业,并促进社会家庭对老年人的关照。

1.建立健全社区老年护理保健体系

(1)建立老年社区三级预防保健网:第一级预防是病因预防,第二级预防是临床前期预防,第三级预防是临床预防。通过普及社区护理,加强社区护士的培训,推广康复护理,开设老年咨询门诊、日间医院、家庭病床等社区服务,将老年社区三级预防保健网工作落到实处。

(2)兴办老年护理福利事业:发动社会力量大力创建以老年护理为主的老人护理院、托老院、老年康复院、临终关怀医院等。

(3)建立以社区为中心的家庭养老服务体系:居家养老是社区老年保健的最主要方式之一。推进以政府为指导、以社会为中心、完善家庭养老的社会化养老服务体系,可以使老年人不出家门就可以享受所需要的生活照料、医疗保健、康复护理、精神慰藉、健康教育和疾病预防等融为一体的社区老年保健护理。

2.加强对社区重点老年人群的护理

(1)高龄老年人:这些老人往往身患多种疾病,生活不能自理,需要经常访视,定时联系。指导老年人周围的人照顾、观察老年人,告诉他们发现问题如何处理等。

(2)独居老年人:要定期上门送医送药,给予生活护理及心理护理,尽量引导老年人接触社会,减少孤独感。

(3)丧偶老年人:帮助其正确对待丧偶这一自然现象,提高心理承受能力。必要时将丧偶老年人每日的活动安排得充实有序,以转移情绪。当老年人十分悲痛时,要鼓励其学会释放、发泄。支持丧偶老年人再婚,以满足感情上的需要。

(4)老年精神障碍者:老年人中的精神障碍者主要是痴呆,痴呆老年人对社区护理的依赖明显高于其他老年人群。社区护士要注意对痴呆老年人进行安全护理、日常生活护理。

(5)近期出院的老年人:老年人刚出院时,对在家继续治疗和护理的方法并不熟悉,此时若有不慎,易导致疾病复发。所以,社区护理人员要掌握本区域内近期出院老年人的情况,及时随访、指导。

3.对社区老年人进行教育

通过举办不同内容的学习班,开展各种形式的健康教育活动,传播基本医学知识、康复知识,增强老年人自我保健意识。

4.建立社区老年人健康档案

通过建立社区老年人健康档案可以及时发现主要的护理问题,为制订社区护理计划提供依据。完整的社区老年人健康档案分为个人健康档案、家庭健康档案、社区健康档案。

5.对老年人生命质量进行评价

通过对老年人生理、心理和社会功能各方面生命质量的综合评价,能间接地反映社区护理质量,为社区护理工作指明方向。

二、社区老年人常见的健康问题和护理

(一)老年人的安全防护

1.防止跌倒

在老年人的活动过程中,最常发生的意外事件就是跌倒。跌倒会导致老年人机体组织或

轻或重的损伤,以及随之而来给老年人及家庭带来的诸多问题,如软组织损伤、骨折导致的卧床不起以及由此引发的一系列机体变化。因此,预防跌倒应成为社区护理工作的一个重点内容。评估老年人存在哪些跌倒危险因素进行有针对性的干预,其目的是消除或减少跌倒的危险因素。

(1)老年人跌倒的危险因素:环境因素如地滑、活动空间不足、照明不良、环境不熟悉、设施缺少扶手等;身体因素如视力减退、心脑血管疾病、骨质疏松、步态失调、服用药物等;衣着方面如裤子过长、鞋过大、鞋底过滑。

(2)跌倒的预防措施:①房间、盥洗室内地面应防滑、干燥、平整,浴室内设扶手、尽量使用坐便器,走廊、转角部位有良好照明,不在老人的居室及活动范围内堆放杂物。家中物品放置应相对固定,不宜经常变更。②老年人醒后不要立即起床,先在床上静坐片刻,然后再下地行走。起、坐等姿势改变时,动作应缓慢,身边人可适时提供帮助。对反应迟钝、有直立性低血压或服用有致跌倒危险药物的老人,睡前将便器置于床旁,避免夜间单独去厕所。活动不便者活动时应使用拐杖等助行器,外出要有人陪伴。刮风、下雨、下雪等天气不宜到室外活动。③老人衣着应舒适合体,尤其是裤子和鞋不要过于宽大,鞋底应防滑,以免活动时跌倒。④运动时避免突然、过猛运动头部。因为头部的动作幅度过大,会导致颈动脉供血不足而发生急性脑缺血,引起晕厥。⑤老年人洗澡不要用过热的水,由于机体调节能力下降,体温调节和血管舒缩功能较差,用过热的水洗澡会使全身皮肤的毛细血管扩张,导致心、脑等机体重要器官供血不足而发生意外。因此老年人要温水洗澡,必要时有家人守护。

2.安全用药的护理

由于老年人的肝、肾功能减退,使药物的代谢速度减慢,药物在体内容易蓄积而产生毒性作用。同时,老年人大多患有多种慢性疾病,服用药物的种类较多。因此,老年人的用药安全是值得关注的问题。除一般的药物护理外,社区护士应增强对社区内老年慢性病患者用药的管理意识。勤家访、多沟通,全面了解老年人的服药状况,重点观察某些容易导致机体损伤的药物服用情况,如长期服用阿司匹林对胃肠道黏膜的损伤、补充钙剂出现的尿道结石等,针对老年人服药过程容易出现的特殊问题给予个别指导,加强用药监督,提高其用药的安全性。

(1)增强老人服药的依从性:严格按医嘱服药,不要擅自改变药量和服药时间,也不要擅自停服或加服药物。家属应协助监督老年人准确合理用药,以保证老年人的用药安全。

(2)掌握药物的不良反应及禁忌证:老年人及其家庭成员应对老年人服用药物的作用和不良反应有基本了解,服用多种药物时,注意药物配伍禁忌和服用要求,注意观察用药后的反应,特别是开始服用一种新药时更要注意,发现异常及时就医。

(3)掌握正确的服药时间和方法:根据老年人的具体情况,用能够理解的语言将服药方法、时间和剂量在药物的包装上注明,如"饭前""睡前"等,服用量应用形象的语言,如"1片""半片"等,不宜使用抽象的计量单位,如克、毫克等,防止服药过量或误服。服药时除特殊情况外,应避免卧床服药,宜采取站姿或坐姿,有利于药物下行,防止发生呛咳。

(4)药物要分类放置:内服药与外用药、常用药与急救药均要分开放置。经常服用的药物和急救药物应分别置于老年人易于取放的位置,急救药品可随身携带。

(5)常用药物的储存与保管:根据药物说明书的要求对药物进行妥善保管。大部分药物应在干燥、常温、避光的条件下保存,生物制剂应冷藏,如胰岛素。要经常检查药物的有效期,过期变质的药物应妥善处理。

3.防止坠床

老年人的床不宜过高,床高不宜超过 60 cm,以方便老年人安全起身和平卧。对于睡眠翻身幅度过大或是身材高大的老年人,应避免其在移动身体时失去重心而坠床,必要时加设床栏,如没有专用设备,可在床两侧放置椅子,必要时夜晚有人陪护睡眠。

4.注意进食安全

老年人由于神经反射减退,吞咽肌群不协调,咀嚼困难,唾液分泌减少,进食时容易出现呛噎甚至窒息。因此老年人进食应注意力集中,避免进食的同时看报、看电视等,同时喂食时或进食时不应速度过快,每口吃的食物要量少、质精、便于消化,进食干食时,要有汤水随需而饮。进食时体位要合适,一般采取半卧位或坐位。老年人的视力差,容易误食及误饮非食品,因此家人应注意防范。

5.避免烫伤

老年人由于感觉迟钝,皮肤对冷及热的敏感性下降,在使用热水袋时应避免发生烫伤,使用热水袋时水温应低于 50 ℃,并加用布套等保护,避免直接接触皮肤,使用时间不宜超过 30 min。

6.外出的安全防护

老年人由于反应性和协调性差,在遭遇危险时不能及时的判断和采取应急措施,躲闪车辆的反应慢,因此社区护士及家属应劝导老人注意遵守交通安全,在穿过马路时走人行横道、天桥及行人隧道等。老年人身体平衡能力和稳定性差,在发生意外时容易受伤,因此,出门时最好有亲友陪伴,并避免在夜间外出及在能见度较差的路面上行走。对于记忆力减退、认知功能下降的老人,应随身携带写有家庭住址及家庭成员联系方式的卡片,避免老年人在外出时发生走失。

(二)老年人的休息与睡眠

1.老年人睡眠特点

(1)老年人休息时间增多,睡眠时间相对减少。睡眠质量容易受个人身体状况和周围环境的影响。大多数老年人睡眠浅、易惊醒,也有些老年人表现睡眠过多或睡眠倒错(日睡夜醒),睡眠质量不良会直接影响身体健康状况,甚至导致疾病的发生。老年人的睡眠习惯因人而异,但总体上夜间的睡眠时间较其他年龄段人群减少。

(2)情绪对老年人的睡眠影响较大,尤其内向型性格的老人在遇到问题时睡眠质量较差。另外,疾病导致的身体不适或疼痛、夜尿频繁、更换环境等都是影响老年人睡眠的常见因素。

2.促进睡眠的措施

养成定时作息的习惯。为提高夜间睡眠质量,应注意白天睡眠不宜过多。晚餐后避免喝含咖啡因的饮料,适当控制饮水量,就寝前热水泡脚。要选择适宜的寝具和柔软干燥的被褥,枕头要高低合适、软硬适中。创造有利于睡眠的环境,如卧室温度、灯光、声音等,睡前尽量不看有刺激内容的电视,如家中有问题或事情也不宜在晚间告知老人。白天进行适量的运动有助于夜间睡眠,但不要在睡前进行。可适当选择一些有助于睡眠的食物,如小米、苹果、莲子、核桃、红枣、牛奶、龙眼等。若出现影响睡眠的症状,如疼痛、咳嗽、瘙痒、夜尿频繁、呼吸困难等,应及时治疗。

3.老年人常见的睡眠问题及护理

(1)入睡困难:是老年人最大的睡眠问题。很多老人经常服用镇静剂来帮助睡眠。但长期服用镇静剂会产生机体功能抑制、影响胃肠蠕动、产生药物依赖等不良作用,因此应尽量避免服用药物助眠,必须用时应遵医嘱服用,并且尽量交替使用,避免一种镇静剂长期服用。

(2)睡眠呼吸暂停综合征:睡眠呼吸暂停综合征是在睡眠过程中发生的自我抑制、没有呼吸的现象,是老年人(尤其是老年男性)容易出现的睡眠期疾病。睡眠呼吸暂停综合征被认为是高血压、冠心病、脑卒中的危险因素,且与夜间猝死关系密切。除上呼吸道局部解剖异常的原因外,肥胖是此病主要的诱发因素。另外,老年人中枢神经系统调节能力减退、呼吸肌群力量减弱以及中枢对低氧的敏感性降低等特点都增加了睡眠呼吸暂停综合征发生的概率。

避免睡眠呼吸暂停综合征的最主要措施是保持呼吸道通畅,养成侧卧睡觉的习惯,睡前避免饮酒或服用镇静剂。另外,适当增加一些体力活动,避免过胖,积极治疗相关疾病。

(三)老年人的排泄问题

1.便秘

由于老年人消化系统功能减退,导致咀嚼、肠道蠕动减弱等生理性老化,使便秘的发生率远远高于其他人群;同时由于老年人心血管系统老化及该系统疾病的发生特点,便秘导致的排便费力成为威胁老年人生命安全的高危因素。便秘时排便过于用力或蹲便时间过长、站起过猛,可导致血压突然升高,心肌耗氧量增加,易突发脑血管意外或心肌梗死。对于老年人,尤其是患有心、脑血管疾病或高血压的患者,要特别注意防止便秘。对于预防老年人的便秘应重点做到以下几方面。

(1)饮食:预防便秘,首先应从饮食入手。定时定量,保证每日都有一定量的食物和水摄入,有助于形成规律的胃肠蠕动。食物成分中膳食纤维要占有相当比例,如粗粮和粗加工的主食,全麦面粉、玉米、燕麦等;蔬菜和水果,韭菜、芹菜、香蕉等。吞咽困难的老人可将蔬菜磨成糊状。无特殊疾病限制者,每日应充分饮水,尤其是晨起空腹先饮一大杯白开水或蜂蜜水,可以湿润消化道,预防便秘。

(2)促进排便的措施:养成定时排便的习惯,鼓励老人在有便意的时候及时排便,即使没有便意也应坚持定时排便,利用生物反馈的方法,定时有意识地诱导排便,如排便困难切不可过于用力,以免发生意外。对卧病在床的老人,冬季床上排便的便器应加温后使用,必要时使用塑料材质的充气便器,以免便器低温造成会阴部及肛门括约肌的紧张,造成排便困难和疼痛。

(3)便秘时的处理措施:可以采取简易通便术帮助排便,如开塞露、甘油栓等。一般便秘应尽量少用或不用口服泻药,如需应用也应短期服用,长期应用会导致营养吸收障碍和药物依赖。必要时可采取灌肠术解除排便困难。

(4)合理运动:适当的运动可以有效地预防便秘,因此应鼓励老年人适当运动,避免久坐久卧。对于卧床、高龄或患病的老人,可以在床上做腹部按摩:仰卧,下腹部顺时针沿结肠走行环形按摩,以促进肠道蠕动,这种按摩每日做2~3次,每次5~10 min。

(5)健康教育:告知老年人便秘的危害,在饮食、运动、饮水、排便习惯方面的要点以预防便秘以及患有便秘时的处理方法。

2.尿失禁

排尿问题困扰着很多老年人,尤其是尿失禁。除去疾病的原因,衰老使尿失禁发生率随年龄的增加而增长。据统计,有 15%～30% 的老年人经受着尿失禁的困扰,65 岁以上的人约10% 患有尿失禁。高龄老人由于脑血管疾病、中枢神经系统病变等原因,尿失禁的发生率往往高于这个比例,特别是卧床不起的老年人中几乎半数以上存在尿失禁。由于尿道的解剖学特点,盆底肌肉的松弛,老年女性的尿失禁更加普遍,约有1/3的成年女性存在压力性尿失禁。老年人对膀胱的控制能力和对尿道括约肌的控制能力会随年龄的增加而减退,老年男性由于前列腺肥大使下尿路梗阻导致膀胱过度充盈、老年女性的萎缩性尿道炎和阴道炎、中枢神经病损如脑卒中后遗症或阿尔茨海默病等,均可导致尿失禁的发生。与其他年龄段的人相比,老年人的反应迟缓、行动不便等也是尿失禁发生率增加且程度加重的原因之一。虽然尿失禁对大多数老年人的生命活动无直接影响,但由此导致的身体异味、局部皮肤损伤、反复发作的尿路感染等问题,可使老年人产生孤僻、抑郁等心理问题,直接影响着老年人的生活质量。因此,老年人的尿失禁问题逐渐受到了越来越多专业人员的关注。针对老年尿失禁的预防与护理应重点做到以下几点。

(1)尽早进行相应的肌力锻炼,以防止盆底肌和尿道括约肌松弛。锻炼方法简单易行:收缩会阴部肌肉(憋尿动作)5 s左右,然后彻底放松。将此动作反复进行,每日坚持数次,以不感觉过度疲劳为宜,坚持进行此锻炼,对纠正尿失禁十分有效。

(2)对于行动不便的老人,应提供方便的如厕条件,如缩短居室与厕所的距离,设置良好的照明等。如不方便去厕所,应将便器放于易取处。

(3)积极治疗原发疾病,如泌尿系统感染和尿路梗阻。

(4)尿失禁者常以减少饮水量来减少排尿次数和排尿量,从而使尿液浓缩,容易发生泌尿系统感染,加重尿失禁的程度。同时,饮水过少还可引起老年人脱水、电解质代谢紊乱,甚至增加发生血栓的危险性。因此,应重视饮水的问题,每日应保证饮水量为1 500~2 000 mL。饮水尽量安排在白天,睡前避免过多饮水。

(5)对由于中枢系统病变引起的尿失禁,应使用尿布兜裹或成人纸尿裤并及时更换,注意会阴部皮肤的清洁护理,防止皮炎和压疮的发生。必要时可留置导尿管。对于尿道括约肌松弛导致的女性压力性尿失禁可行无张力阴道吊带术和经闭孔无张力阴道吊带手术可有效缓解尿失禁给中老年女性带来的痛苦。

(四)老年人的饮食与营养

老年人的营养和一般成人的营养有许多共同之处。但是,由于老年人的组织器官和生理功能发生了一系列老化改变,他们对饮食的适应性较差,对营养也有较高的要求,因此,饮食和营养要适应老年人生理功能下降和老化改变的特点。同时,人体过早地衰老以及许多老年性疾病都与营养有关,合理的营养不仅可以防止早衰,而且对很多疾病具有预防和治疗作用。

1.饮食搭配合理,营养平衡

(1)热量:老年人由于活动量减少、基础代谢率降低、生理活动缓慢,需要的热量相应减少,一般为青年人的70%,每人每日的总热量为4 184~8 368 kJ,体型高大者可适当增加。

(2)蛋白质:老年人的蛋白质利用率下降,易引起负氮平衡,应注重膳食中蛋白质的补充,以优质蛋白为主,其主要来源有鱼虾、瘦肉、蛋类、奶类、豆制品等食物。一般每日每千克需要蛋白质1~1.5 g,其中优质蛋白质应占蛋白质总量的30%以上,肾功能差的老人应根据病情控制其入量。

(3)脂肪:老年人对脂肪消化吸收较慢,过多的脂肪可在血、组织里堆积,不利于健康,故对脂肪的摄取应适当限制,每日烹调油以25 g为宜。

(4)碳水化合物:碳水化合物的主要来源为谷粮类的淀粉。碳水化合物分单糖、双糖和多糖。单糖中果糖最甜,并在体内不易转化为脂肪,是老年人的优选品,果糖存在于水果,蜂蜜中。因老年人体内胰岛素对血糖的调节功能降低,食糖过多容易发生血糖升高,血脂增加。老年人对碳水化合物的摄取量每日为 $150\sim250$ g,根据情况作适当增减。

(5)维生素:老年人应注重补充维生素的补充,特别是维生素 A、维生素 C、维生素 E、维生素 B,如维生素 C、维生素 E 有降低胆固醇和抗衰老的作用。维生素主要来源于蔬菜和水果。

(6)矿物质、无机盐:老年人对钙的吸收和利用率降低,在饮食上应适当选一些含钙多的食物,如鱼、蛋、豆类及奶制品;在饮食中增加含磷、铁丰富的食品;老年人应低盐饮食,以免增加肾脏负担及引发高血压等,每日食盐量＜8 g,高血压患者应控制在 5 g 以下。

(7)饮水:鼓励老年人多饮水,一般每日饮水量在 1 500 mL 左右为宜,饮水可以稀释血液、降低血液黏度、降低血液循环的阻力,避免脑血管疾病、便秘、泌尿系统感染的发生。

2.合理烹调

由于老年人牙齿缺损,咀嚼肌的张力低下而导致咀嚼能力减弱,因此,为老人烹制的食物,应将食物加工成易咀嚼、易消化吸收、易摄入的状态。烹调以清淡、软烂,易于消化为主,注意食物的色、香、味,以促进食欲,同时注意烹调的时间和温度,减少营养成分的破坏。

3.注意饮食卫生

老年人由于抵抗力差,应特别注意饮食卫生,保持餐具及炊具的卫生,防止病从口入。不吃烟熏、烧焦、过度腌制、发霉的食物,防止癌症的发生。

4.合理安排进餐的时间和量,养成良好的进食习惯

老年人每日进餐需定时、定量,不少于三餐,三餐的间隔以 $4\sim5$ h 为宜,由于老年人肝脏合成糖原的能力降低,糖原储备减少,对低血糖的耐受力差,常常感到饥饿,同时老年人的食量减少,因此必要时每日可食 $4\sim5$ 餐。饮食应定量、少量多餐、不宜过饱,饮食要有规律、不偏食、不暴饮暴食、不宜食用过冷或过热及辛辣刺激的食物。

5.做好进食的照料

老年人进餐应环境清洁,空气新鲜,有自理能力的老年人,应鼓励其自己进餐,对卧床的老年人要根据其病情及体力的情况采取适当的辅助措施,协助老年人在床上进餐,完全不能自行进餐者,应喂食。进餐后应及时协助老年人漱口及清洁面部。

(五)卧床不起老人的护理

老人卧床不起是指因长期患病、伤残、衰老而导致的日常生活能力减退,部分或完全需要他人帮助的一种现象,包括长期卧床、坐椅及只能在室内活动。老年人卧床不起,不仅影响自身的生活质量,同时也给社会和家庭带来了沉重负担。因此,重视老人卧床不起的预防以及卧床不起后的康复护理,是保证老年人生活质量的一个重要部分。

1.卧床不起分级

老年人卧床不起分为三级。①卧床前期(A 级):室内生活能自理,但无人扶持不能外出;②卧床期(B 级):室内生活需有人扶持,以床上活动为主;③长期卧床期(C 级):全日生活均在床上。65 岁以上卧床时间超过 6 个月的老人被称为长期卧床老人或卧床不起老人。

2.卧床不起的原因

绝大部分卧床不起是由身体疾病引起的。常见的疾病是脑血管疾病、衰老和骨折,其他为阿尔茨海默病、关节病、帕金森病、心力衰竭、晚期癌症等。还有一部分卧床不起是由于家庭和社会环境的原因引起的,如老年人对他人依赖性增强、外出活动缺乏必要的帮助、缺乏方便外

出的工具或缺乏合适的交通工具等。同时,居住的环境如高层住宅、房屋结构和室内陈设等也是影响老年人活动的因素。

3. 卧床不起的预防指导

(1)首先是病因的预防,预防脑卒中、骨折等引起卧床不起的疾病,帮助和告诫老人改变不良的生活习惯和饮食习惯,定期去医院检查身体,按时服药,重视对血压的监测。

(2)日常生活中应注意防止跌倒,适当补钙,防止骨质疏松。

(3)防止闷坐,近年来十分重视忧郁和闷坐在卧床不起中的作用。由于孤独、忧郁、活动范围小、生活内容单调会使老人自我封闭而一味地闷坐,久而久之引起活动能力下降,出现废用综合征,导致卧床不起。要设法解除老人的孤独,增加交流,同时创造条件扩大老年人的生活空间和活动范围,丰富老人的生活内容。

(4)居住环境的设计要充分考虑老年人活动时的安全,如灯光、室内陈设、地面及室内布置等。

4. 卧床不起的康复与护理

(1)对于疾病导致的卧床不起老年患者,应尽早开始康复训练,尤其是日常生活能力的训练。避免过度照顾,注意激发老人的残存功能。在保证安全的前提下,鼓励老人做自己力所能及的事情,设法调动老人生活的积极性。

(2)对久病不起的老人,应对其提供具体的指导,床垫不宜过软,帮助老人保持舒适卧姿。每 2～3 h 翻身 1 次,并按摩受压部位的皮肤,防止压疮发生。保持皮肤清洁,经常更换床单、内衣,勤晒被褥。如病情允许,应定时扶靠坐起。

(3)增加营养,预防呼吸系统和泌尿系统的感染及循环功能衰竭,注意观察大小便,必要时帮助导尿,用润肠剂缓解便秘,防止用力排便引起血压骤升。

(六)老年人常见的心理行为问题及护理

1. 典型的心理行为表现

老年人常因为退休、丧偶、再婚、丧子(女)以及家庭不和睦等因素引起一些心理问题,加之神经系统的退行性病变,表现为一些比较典型的心理行为表现如下。

(1)心理孤独:造成老年人孤独的原因有很多,例如,退休在家,离开了工作岗位和长期相处的同事,终日无所事事,孤寂凄凉之情油然而生;儿女分开居住,缺少社交活动;丧偶或离婚,老来孑然一身;行动或交通不方便。老年人最怕孤独,因为孤独使老人处于孤立无援的境地,很容易产生一种被遗弃感,继而使老人对自身存在的价值表示怀疑并开始抑郁和绝望。

(2)失落感:老年人由于社会角色的改变,心理上会产生一种失落感,从而表现出两种情绪:有的沉默寡言,表情淡漠,情绪低落,凡事都无动于衷;有的急躁易怒,易发脾气,对周围的事物看不惯,为一点小事而发脾气。

(3)心理空虚:这种问题多见于退休不久或对退休缺乏足够思想准备的老人。他们从长期紧张、有序的工作与生活状态突然转入到松散、无规律的生活状态,一时很难适应,他们感到时间过得很慢、难以打发。伴随"空虚感"而导致的问题往往是情绪的低沉或烦躁不安,这种恶劣的心境如果旷日持久,容易加速衰老,有时可以达到使人想死的程度,对老年人的身心健康威胁很大。

(4)情绪改变:老年期是人生旅途的最后一段,也是人生的"丧失期",如丧失工作、丧失权力和地位、丧失金钱、丧失亲人、丧失健康等。一般而言,老年人的情感趋于低沉,与他们的历史经历和现实境遇是分不开的。另外,由于大脑和机体的衰老,老人往往产生不同程度的性情改变,如说话啰嗦、情绪易波动、主观固执等,少数老人则变得很难接受和适应新生事物,怀念过去,甚至对现实抱有对立情绪。老年人的性情改变,常常加大了他们与后辈和现实生活的距离,导致社会适应能力的缺陷。

(5)记忆力减退:不少老人时常为自己的记忆力不好而深感苦恼,例如,出门忘记带钥匙、炒菜忘了放盐、刚才介绍过的客人转眼便叫不出人家的名字、转眼便不知手表、眼镜放在哪里等。老年人记忆力减退的特点是对新近接触的事物忘得很快,医学上称"近事遗忘",而对往事却记忆犹新。记忆力减退是大脑细胞衰老、退变的常见现象,严重时可能是阿尔茨海默病的一种表现。

(6)抑郁:抑郁是老年人常见的情绪和心理失调表现。抑郁多由于老年人受到慢性疾病的困扰及死亡的威胁而产生恐惧心理而导致;也有的老人因生活单调、失去配偶、家庭不和、内心空虚而产生;还有的老人由于退休后生活方式的改变、社会交往减少、缺乏归属感所致。严重抑郁会使人经常产生轻生的念头,应该引起高度的注意。

2.社区老年人的心理护理

社区护士在对老年人进行疾病护理时,应同时进行心理护理。因为心理问题往往对疾病的发生、发展有直接的影响。尤其是老年人,往往身患多种慢性病,心理问题容易出现,所以,要重视这一人群的心理健康教育。

(1)定期开展健康教育:有针对性地介绍疾病的基本知识、治疗及康复情况,帮助老年人正确认识疾病,增强自我保健和自我照顾的能力。对有心理问题的老人,护士要耐心地进行疏导工作,使其认识衰老的客观规律,增加其对生活的信心。教育老年人要树立正确的生死观,从生活中寻找生存的意义和乐趣,从而提高生活质量,消除或减少各种心理问题。

(2)帮助老年人保持与社会的接触:社区护士应多给予老年人特别的关心,要主动与老人沟通,帮助他们适应新的生活方式,使其生活充满情趣。通过各种方式帮助他们走向社会、多参加社会活动,不要因离开工作单位而使自己封闭,应组建新的交际圈,多参加能发挥自己才智的公益活动,以积极的方式延缓自身的衰老进程。在身体状况允许的情况下,鼓励老年人参加社区内组织的一些活动,如唱歌、跳舞、听音乐、打太极拳、练气功等。

(3)帮助老年人主动创造和谐的家庭环境:老年人身边关心、亲近的人越多,生活就越充实,因此,要维持家庭关系和谐。老年人在家中应注意爱唠叨、喜欢老生常谈、批评孩子不讲究方式方法等问题,学会凡事多体谅别人,不要一味感情用事;同时也要培养自己接受新知识的能力,主动与孩子们交流,缩小代沟带来的隔阂,对孙辈要慈爱而不放纵,与老伴沫濡相敬,共同享受老年时光。社区护士在护理工作中,多与老年人的家庭成员保持联系,教育家属密切配合,多关心体贴老人,特别是一些丧偶及患有身体疾病的老人,要多给老人一些精神关怀和物质帮助,尽量多花时间与老人共享天伦之乐。

(4)帮助老年人保持愉快心境:老年人要学会挖掘自身的快乐,为自己创造快乐的生活。应保持积极乐观的生活态度,注意培养自己的幽默感,多听相声、小品,经常开怀大笑,学习用幽默的方式对待烦恼。

(5)教育老年人要宽容待人:"仁慈"的心怀对健康有促进作用。"仁慈"就是心地善良,待人宽厚,"仁者寿"已被无数长寿老人的实践所证实。对人宽厚、帮助别人,不仅有益于别人,也有益于自身。邻里之间要互相帮助团结友爱,努力营造一个善良友好的生活环境,对自己的身心健康会有很大的帮助。

(6)强化老年人智力:鼓励老年人多动脑、多用脑。学习、用脑,不仅可以充实自己,更重要的是可以延缓大脑衰老。进入老年后应该学习的东西还很多,如自我保健知识、育儿知识、烹饪技术等。同时老年人还可以了解国内外大事,了解社会变更,更新观念,紧跟时代的步伐,既丰富了自己的生活,也锻炼了智力。

(7)教老年人学会制怒:适当地宣泄不良情绪是健康所必需的。因此,老年人在生活中应提醒自己"无故加之亦不怒,从容应付大变故",同时还要注意不要让一些负面情绪长时间存在,要学会用正确方法释放情绪,成为情绪的主人。

(李玉翠)

第十二节 社区康复护理

随着人类疾病谱的改变、老年人口的增加,慢性病和意外伤残等的并发症和后遗症也愈显突出。由于经济的不断发展,人们对生活质量有了更高的追求,为了使这些人残而不废,更好地融入社会生活,实现个人价值,社区康复护理的重要作用日渐凸显,社区康复护理的开展范围与实施质量,直接关系到社区残障人员的康复水平和生活质量。

一、社区康复护理的基本概念

社区康复护理是指在社区层次上,护理人员应用整体护理服务理念,利用社区的人力、物力及技术资源,以社区和家庭为场所,在康复治疗师的指导下,对社区内的伤、病、残者进行基础护理和各种专门的功能训练,帮助伤、病、残者恢复生理功能和生活能力,减少残疾,实现残疾人的全面康复和回归社会。

二、社区康复护理的对象、内容、基本方法

(一)社区康复护理的对象

1.残疾人

根据1991年颁布的《中华人民共和国残疾人保障法》,残疾人是指在心理、生理、人体结构上,某种组织、功能丧失或者不正常,全部或部分丧失以正常方式从事某种活动能力的人。包括视力残疾、听力残疾、语言残疾、肢体残疾、智力残疾、精神残疾、多重残疾的人。世界卫生组织按残疾的性质、程度和影响将残疾区分为残损、残疾和残障。①残损:指心理上、生理上、解剖结构上或功能上的任何丧失或异常,是生物器官系统水平上的残疾,如智力残损、语言残损、听力残损、认知残损、视力残损、运动残损等。②残疾:由于残损使能力受限或缺乏,以致患者不能按正常的方式和范围进行活动,如运动残疾、生活自理残疾、技能活动残疾、交流残疾等等。③残障:由于残损或残疾,限制或阻碍一个人完成在正常情况下应能完成的社会作用,是社会水平的残疾,如定向识别残障、社会活动残障、行动残障等。残疾人在功能、社会生活等方面存在不同程度的潜力,通过有效的康复,其功能水平可以得到改善,恢复一定的生活、学习、工作能力,部分残疾人能够实现生活自理,重返社会。

2.老年人

老年人经历着一个自然衰退的过程。其机体的脏器存在不同程度的退行性改变,其自身生理功能退化,新陈代谢水平降低,便显出失聪、失明、痴呆、行动不便等,一些疾病,特别是冠心病、高血压、慢性骨关节疾病引起的功能障碍而致残疾。老年残疾人在多方面存在着不同程度的康复需求,康复护理的措施有利于延缓衰老过程,提高老年人的生活质量。

3.慢性疾病患者

慢性病的病程缓慢进展或反复发作,致使一些脏器的正常生理功能出现不同程度的影响和限制,在社区中,具有康复护理的需求,而且很多慢性病患者更多的时间是在家中,社区护士可以通过康复治疗和护理帮助其进行一些恢复功能的锻炼,同时可以防止疾病的恶化、并发症的发生,改善全身状况。

4.急性伤病后及手术后的患者

急性伤病后及手术后的患者,无论是处在早期、恢复期还是后遗症期,只要存在功能障碍,就是康复护理的对象。早期康复既能加速功能恢复,增强体质,减少并发症,又能预防后遗症。

(二)社区康复护理的工作内容

1.康复医疗服务

主要为残疾人提供诊断、功能评定、康复治疗、康复护理、家庭康复病床等服务。

2.训练指导服务

社区康复护理人员要学习和掌握综合康复治疗计划的各种有关的功能训练技术与方法,按照运动处方的要求,选择、决定运动项目和运动量,对不同个体进行有计划、针对性的功能训练,防止并发症的发生,包括物理疗法、作业疗法、言语矫正、心理治疗以及假肢、生活辅助用具的使用方法。

3.心理疏导服务

由于突发伤造成个体残障的事实,会给患者带来巨大的心理创伤,因此,残疾人和慢性病患者常有各种心理问题,甚至出现精神障碍和行为异常。康复护理人员通过了解、分析、劝说、鼓励和指导等方法,帮助残疾人树立康复信心,正确面对自身残疾,积极配合康复治疗;鼓励残疾人亲友理解、关心残疾人,支持、配合康复训练。

4.知识普及服务

为康复对象及其亲友举办知识讲座,开展康复咨询活动,发放普及读物,传授残疾预防知识和康复训练方法,使服务对象获取相关的康复知识和技能,提高服务对象的康复意识,消除或减轻影响健康的危险因素,促进康复目标的实现,预防残损的发生。社区护士还应根据社区中常见的、危险的致残因素,有针对性地开展残疾预防工作。

5.用品用具服务

根据残疾人的需要,提供用品用具的信息、选购、租赁、使用指导和维修等服务,使康复对象有效地利用辅助器具进行功能训练和日常生活活动能力的训练。

6.转介服务

掌握当地康复资源,根据服务对象在康复医疗、康复训练、心理支持及用品用具等方面不同的康复需求,联系有关机构和人员,提供有针对性的转介,做好登记,进行跟踪服务。

7.营养护理

社区康复护理人员根据康复患者的疾病、体质或伤残过程中营养状况的改变情况,判断造成营养缺乏的不同原因、类型,并结合康复功能训练中基本的营养需求,制定适宜的饮食营养护理计划。应包括有效营养成分的补充、协助患者进食、指导饮食动作、训练进食,使康复患者的营养得到保障。

(三)社区康复护理的基本方法

1.物理疗法

物理疗法是指用光、热、电、磁、声、气体、水等物理因子作用于机体,进行保健和疾病治疗,简称理疗。它可预防和减少手术后并发症、后遗症、功能障碍、残疾的发生;预防老年慢性心肺疾病的发生、发展;预防和治疗压疮;解除或减轻病变所产生的疼痛;改善关节功能等。常用的有光疗法、电疗法、超声波疗法、磁疗法、水疗法。

2.运动疗法

是在物理治疗中利用力学的因素(躯体运动、牵引、借助器械的运动等)缓解患者症状或改善功能的一种治疗方法,亦称治疗性训练。运动疗法可加强中枢神经系统、内分泌和代谢功能的调节,提高心血管和呼吸系统的功能,达到强化功能、促进肢体康复、改善精神和心理状态的作用。常用的运动疗法有医疗体育、耐力运动、拳术与气功等。

3.作业疗法

作业疗法是为复原患者的功能,有目的、有针对性地从日常生活活动、职业劳动、认知活动中选择一些作业,对患者进行训练,缓解症状和改善功能的一种治疗方法。作业疗法能够帮助因躯体、精神疾患或发育障碍造成的暂时性或永久性残疾者,最大限度地改善与提高自理、工作及休闲娱乐等日常生活能力,提高质量,回归家庭与社会。常用的有家务活动训练、日常生活行动训练、职业性劳动训练、工艺作业、假肢穿戴后的活动训练等,以增强躯体、心理、社会等方面的功能。

4.言语矫治

言语矫治是指通过各种手段对有语言障碍的患者进行矫治,以恢复或改善其言语能力的治疗方法。采用的方法有发音器官的训练,如伸舌、卷舌、鼓腮、吹口哨等;另外还有构音练习、模仿练习、朗读、会话练习等。

5.中国传统康复治疗技术

中国传统康复治疗技术包括按摩、针灸、气功、五禽戏、八段锦、太极拳等。这些传统康复技术在我国康复实践中取得显著功效。

6.心理疗法

心理疗法是一种心理调整和干预,是通过语言、表情动作、行为向患者施加心理上的影响,以求解决其心理上的矛盾,达到改变其行为、思想,实现治疗疾病的目的。常用的康复心理疗法有支持性心理疗法、生物反馈疗法、认知疗法、合理情绪疗法、危机干预疗法等。

三、护理程序在社区康复护理中的应用

康复的最终目的是提高服务对象的生活质量。康复护理过程是病、伤、残者再学习的过程,要尽快地将康复的技能和方法教授给患者及其家人,使他们提高生活活动能力、职业适应能力等,以便最终回归社会。要实现康复目标,执行康复护理的护士必须具有相关的专业知识和科学的工作方法,而这工作方法即是护理程序,其护理程序分为:康复护理评估、康复护理诊断、康复护理计划、康复护理实施、康复护理评价五个阶段。

1.社区康复护理评估阶段

康复护理评估阶段即收集、量化、分析社区康复护理对象的资料，并与正常标准进行对照，找出护理问题，为制定社区康复护理措施提供参考依据的过程。通过对患者及其家属的询问、观察和体检，了解病史、生活方式、家庭情况、患病（致残）过程、治疗经过、期望目标、康复经历、自身优势及不足、健康问题及反应、目前功能残存情况、日常生活活动能力、康复潜能及影响因素、精神状态及有否并发症等内容，建立康复对象档案。康复护理评估是社区康复护理的基础，是制定康复计划的前提，应贯穿于社区康复护理的始终，包括目标评估、实施过程评估和效果评估三部分内容。

2.社区康复护理诊断阶段

康复护理诊断是对康复对象个人、家庭或社区现存的或潜在的康复问题以及康复过程中的问题的一种临床判断。康复护理诊断是护士制定康复护理计划、选择康复护理措施的基础，是达到护理职责范围内应达到的预期康复目标。康复护理诊断应在明确疾病诊断后，重视疾病引起的功能丧失，反映患者现存的或潜在的健康问题，如功能水平、障碍的性质、障碍程度和范围，要对康复对象的活动功能、心理状态、生活方式、职业与社会环境等资料进行综合分析和评估，力求对患者、家庭、康复治疗人员都具有指导作用。

3.社区康复护理计划阶段

计划是护理过程中的具体决策，是对患者实施护理的行动指南。它以护理诊断为依据，根据全面、系统、细致的调查了解，找出个体不同的护理问题，确定护理目标，以使康复对象尽快地恢复功能、重返社会。护理计划应科学、明确、具体、全面、切实可行，具有个体差异性、动态发展性，以利落实综合康复治疗计划。

4.社区康复护理实施阶段

此阶段是实际解决患者康复问题的过程。依靠护理人员的聪明才智、专业知识、熟练的操作技能和强烈的责任心，根据整体康复计划，采用适当的方法、措施，逐项落实，以达预期目的。在执行护理计划过程中，要充分发挥患者及家属的积极性，与其他医护人员相互协调配合，熟练运用各项护理操作技术，密切观察执行计划后患者的反应，有无新的问题发生，及时收集资料，迅速、正确处理一些新的健康问题与病情变化。

5.社区康复护理评价阶段

康复护理评价是经过一定的疗程实施后，有计划、系统地将实施康复护理计划后所得到的患者的康复状况的信息与预定的护理目标逐一对照，用以确定拟订的护理目标是否实现的程度，是整个康复护理程序的最后一步。评价的目的在于检验存在的问题是否得到改进，帮助再次发现问题，引出其他护理诊断，使护理活动持续进行。护理程序是系统、动态、人际互动的过程。社区护理人员，与患者接触最多，了解最深，也最清楚患者的病情变化及心理动态，在康复护理过程中，若发现新问题、新情况应及时与康复医师、各专业有关人员联系，必要时可以改变原计划和实施手段，以保证护理工作的有效实施。

四、社区残疾人及疾病后遗症患者的康复护理

（一）社区残疾人的康复护理

1.康复护理目标

改善生理功能、社会功能、职业功能，使其能够生活自理，回归社会，积极生活。对残疾严

重、老年患者等,在不能达到上述目标的情况下,最大限度地实现其生活自理,保持现有功能或延缓功能衰退,提高生活质量,指导训练残疾人正确使用辅助器,鼓励残疾人多活动,避免继发残障。

2.康复护理措施

(1)改善康复环境:理想的康复环境有利于实现康复目标,因此应为残疾人提供良好的居住和社会环境,保障残疾人的安全和舒适。对于环境设施的最基本要求是无障碍设施,如房间、厕所等房门应当以推拉式为宜;电灯开关和水龙头等设施的高低应低于一般常规高度;厕所、走廊应设有扶手,便于残疾人的行走和起立。

(2)进行康复训练指导:帮助康复对象进行日常生活活动训练(饮食训练、更衣训练、床上运动训练、个人卫生训练、移动训练)和职业能力训练。

(3)指导并发症的防治和意外伤害的防范:根据康复对象的病情和体质,应采取必要的安全护理措施,对于压疮、呼吸系统、泌尿系统、骨与关节的并发症进行相应的预防和护理,对于坠床、摔伤、骨折、脱臼等意外伤害进行必要的防范。

(4)提供心理支持和疏导:通过心理访谈,了解患者的心理问题,运用心理学方法,帮助残疾人调整不良的心理状态,正确面对自身残疾,树立康复信心;鼓励残疾人的亲友理解、关心残疾人、支持并配合康复训练。

(5)指导矫形器和辅助器具的使用:指导残疾者正确使用义肢、手杖、轮椅等辅助器具,以补偿功能不足。

(6)普及康复知识,进行残疾预防的宣传教育:针对残疾患者,残疾预防的目的是减少和控制并发症及二次损伤;传授残疾人及其家属残疾预防的知识、康复训练的手法、防止意外事故发生的策略。

(二)疾病后遗症的社区康复护理

1.社区偏瘫患者的康复护理

偏瘫是脑卒中患者的主要后遗症,也常见于头部外伤、脑肿瘤和脑外科手术后。偏瘫患者的主要表现是肢体运动功能障碍,轻度偏瘫患者虽然尚能活动,但走起路来,往往上肢屈曲,下肢伸直,瘫痪的下肢走一步划半个圈,这种特殊的走路姿势,叫做偏瘫步态;严重者常卧床不起,丧失生活能力,伴有失语、压疮、便秘、泌尿系统感染等并发症。按照偏瘫的程度,可分为轻瘫、不完全性瘫痪和全瘫。轻瘫:表现为肌力减弱,肌力4~5级,一般不影响日常生活;不完全性瘫:较轻瘫重,范围较大,肌力2~4级;全瘫:肌力0~1级,瘫痪肢体完全不能活动。

(1)康复护理目标:通过康复训练,防止并发症,减少后遗症,最大限度恢复发挥残余功能,调整心理状态,积极配合和参与康复训练和自我护理,进行职业训练,实现回归社会。

(2)康复护理措施:康复护理措施具体如下。

1)保持良好的功能位置:对于偏瘫患者的护理,在发病初期应注意保持良好的功能位置,包括卧位和肢体摆放,减少患侧肢体受压,采取健侧卧位与平卧位交替的方法,每1~2 h翻身1次,减少患侧卧位,预防肢体受压。

2)功能锻炼:早期康复训练在促进患肢功能恢复及提高日常生活能力方面,显著优于单纯药物治疗及恢复期再行功能锻炼,因此应早期开展偏瘫患者的功能锻炼,早期的康复训练包括按摩、被动运动、主动运动等。按摩包括按、摩、揉、捏四法,顺序应由远心端至近心端,先轻后重、由浅及深、由慢而快,每日2次,每次20 min;被动运动包括肩、肘、指、髋、膝、踝关节的屈曲、伸展及抬举活动;主动运动是当患者神志清楚,生命体征平稳后即可开展,主动运动应在护士或康复治疗师指导下进行,每日 2～3 次,主要训练方法有 Bobarth 握手、桥式运动、床上移行等。恢复期的功能锻炼包括坐卧练习、站立训练、行走练习、日常生活训练等,使患者达到生活自理或半自理。对于失语、失忆患者,言语表达功能障碍者,护理人员应鼓励家属与其对话,强化患者的应答能力,以锻炼患者语言功能,提高患者思维能力。

3)心理护理:护理人员要耐心解释和安慰患者,让他们了解疾病的转归及各种康复锻炼的意义,以增强信心。心理康复要贯彻始终,以心理康复促进功能康复。在进行护理时,要从患者心身整体进行,并注意顺应患者个性,稳定情绪,减少应激,重视患者家属和亲友对患者心理作用。

4)饮食护理:因功能锻炼,患者消耗一定能量,而疾病恢复需较多营养。所以,必须进食高蛋白、高热量、高维生素等营养丰富食物,注意应低盐、低脂、低糖、低胆固醇饮食,忌暴饮暴食,忌吸烟、酗酒。

5)健康教育:向患者及家属讲解疾病的知识和预防并发症的措施,训练患者家属掌握一些必要的康复训练方法及基础护理知识包括压疮、便秘、呼吸道感染、泌尿系统感染的预防及护理等。进行有关家庭环境的改造指导,以满足偏瘫患者日常生活活动的需要。

2.脊髓损伤患者的康复护理

脊髓联系着大脑与其支配的躯体部分,脊髓损伤时可部分或完全阻断大脑与其支配的躯体之间的联系,导致相应的功能障碍,脊髓损伤所导致的瘫痪是一种严重的残疾,常造成截瘫或四肢瘫的后果。脊髓损伤康复需要漫长的过程,社区康复是脊髓损伤康复的主要方式。脊髓损伤康复期患者主要存在活动障碍、排泄功能异常、自理能力下降或丧失、脊髓损伤及长期卧床造成的多种并发症,以及因残疾导致的焦虑、忧郁、悲观等心理问题造成社交上、生活上、职业上的诸多障碍,给家庭和社会带来沉重的负担。

(1)康复护理目标:最大限度恢复受损的肢体功能,促进生活自理;防止并发症的发生,如已发生并发症,减少或消除并发症导致的不适;给予患者及家属心理支持,使其正确对待残疾,积极参加康复训练。

(2)康复护理措施

1)脊髓损伤后的2～4周内的急性不稳定期的康复护理措施:做好皮肤护理,防止压疮;指导深呼吸训练和有效咳痰,防止坠积性肺炎和肺不张;进行下肢的按摩和被动运动,防止深静脉血栓的形成;保持卧位时关节的功能位,适度进行关节活动,防止瘫痪肢体的关节挛缩和畸形。

2)脊髓损伤后的4～8周内的急性稳定期的康复护理措施:进行转移训练,主要包括床上支撑、移动,仰卧位到坐位,坐位到仰卧位,仰卧位翻身等训练项目,以及站立训练、步行训练、轮椅到床、轮椅到便器的转移训练等。训练应循序渐进,并做好患者的监护。

3)脊髓损伤2～6个月的中后期的康复护理措施:除高位截瘫外,所有患者均应训练日常生活的能力,如进食、梳头、刷牙、洗脸、剃须、更衣等动作;对不能恢复步行的患者应加强残存肌力和全身耐力的训练,对于损伤部位较低、上肢功能健全的患者,应进行轮椅技能训练;可能恢复步行的患者应有步骤地进行卧位训练、坐位练习、站立练习、原地踏步练习、步行练习、上下台阶练习。

4)其他康复护理要点:脊髓损伤造成神经源性膀胱,可分为两类:一是以膀胱肌肉痉挛、膀胱容量缩小、不随意的排尿次数增加而尿量不等为特点的上运动神经源性膀胱;二是膀胱肌肉瘫痪、膀胱容量增大、有微弱的排尿肌收缩而无排尿反射的下运动神经源性膀胱。针对神经源性膀胱应进行排尿训练,尽量采取站立或坐位的排尿姿势,通过听流水声音等诱导排尿反射,培养定时排尿的习惯,有尿管的患者应间歇放尿,鼓励患者多饮水,防止泌尿系统感染及泌尿系统结石的发生。给予患者高蛋白、高热量的饮食,纠正患者的营养不良。给予患者以心理支持,调适不良情绪,树立战胜疾病和坚持锻炼的决心,使患者积极参与康复计划的实施,建立新的生活方式。防止体位性低血压、骨质疏松等并发症。做好居家护理的安全防护,防止患者发生坠床、摔伤和烧烫伤。

(李玉翠)

第十三节　护理体检的准备和基本方法

一、护理体检前的准备

(一)用物准备

治疗盘内置有体温计、手电筒、压舌板、听诊器、棉签、弯盘、记录用纸和笔等,并逐一检查每件用物,以保证检查顺利进行。

(二)环境准备

环境应安静、舒适、温暖,光线要适宜,必要时用屏风遮挡。患者应取舒适的体位。

(三)思想准备

做好解释说明工作,避免引起患者焦虑、惊慌不安。

二、护理体检的基本方法

(一)视诊检查

视诊检查是通过视觉对患者全身或局部的病变特征进行观察和了解的一种检查方法。视诊检查方法简单易行,适用范围广。如患者皮肤颜色是否改变、是否有呼吸困难、是否有忧郁表情等都可通过视诊来观察。视诊检查时要求有适宜的自然光线和温暖的环境。非自然光线下不能正确地辨别黄疸和皮疹。

(二)触诊检查

触诊检查是通过手接触被检查部位时的感觉来判断患者器官或组织的物理特征的一种检查方法。它可以补充视觉检查所不能确定的体征,如温度、湿度、震颤、摩擦感及包块的质地等。

触诊多用手的指腹和掌指关节掌面进行。触诊时要注意保暖,接触患者的手不宜过凉。检查时,由于触诊目的的不同而施加的压力有轻有重,可将其分为浅部触诊法和深部触诊法。

1. 浅部触诊法

适用于体表浅在病变,如浅部动脉、静脉、皮肤、关节的检查。触诊时,将一手放在被检查部位,利用掌指关节和腕关节的协调作用,以滑动方式轻压触摸。

2.深部触诊法

检查时以单手或双手重叠,由浅入深逐渐加压以达深部触诊的目的。腹部深部触诊法触及的深度常在 2 cm 以上,甚至有时可达到 4~5 cm,主要用于检查和评估腹腔病变和脏器。根据检查目的和手法的不同,可分为以下几种。

(1)深部滑行触诊:主要适用于腹腔深部包块和胃肠病变的检查。检查时嘱患者微张口平静呼吸,或与患者进行交谈以转移其注意力,使腹壁松弛,检查者以右手并拢的二、三、四指平放在腹壁上,以手指末端逐渐触向腹腔深部,左手可放于右手上加压,在被检查的脏器或包块上做上下左右滑动触摸。

(2)双手触诊法:主要适用于肝、脾、肾及子宫的检查。将左手掌置于被检查脏器或包块的后部,并将被检查脏器或包块推向右手方向,使之固定,此时被检查的脏器或包块位于左右手之间,并更接近体表。

(3)深压触诊法:主要适用于阑尾、胆囊的检查。以拇指或 2~3 个手指逐渐深压腹壁被检查部位,以探测腹腔深在病变的部位或确定腹腔压痛点,如胆囊压痛点等。检查反跳痛时,当手指深压后迅速将手抬起,并询问患者疼痛感觉是否加重或观察患者面部是否出现痛苦表情。

(4)冲击触诊法:仅适用于大量腹腔积液时查肝、脾及腹腔包块难以触及者。检查时,右手中间三指并拢,以 70°~90°角置于腹壁拟检查的相应部位,做数次急速而有力的冲击动作,在冲击腹壁时有腹腔脏器或包块在指端浮沉的感觉,故又称为浮沉触诊法。

(三)叩诊检查

叩诊检查是用手指叩击患者体表某部,使之震动而产生音响,根据震动和声响的特点来判断被检查部位的脏器状态有无异常。根据叩诊手法的不同可分为间接叩诊法和直接叩诊法。

1.间接叩诊(指指叩诊法)

间接叩诊法为最常见的叩诊方法。主要适用于对心界、肺部、腹部等小范围病变的叩诊。叩诊时左手中指第二指节紧贴于被叩部位,其他手指展开并稍微抬起,勿接触体表,右手各指自然弯曲,用中指指端叩击左手中指第二指骨前端,叩击方向应与被叩部位的体表垂直。叩诊时应以腕关节活动为主,叩击动作应灵活、短促而富有弹性,速叩速起。每一部位应连续叩击 2~3 次,叩击力量要均匀适中,使产生的音响一致,以便正确判断叩诊音的变化。

2.直接叩诊法

直接叩诊法适用于对胸、腹部广泛性病变的检查。检查时用右手中间三指的掌面直接拍击被检部位,借拍击的反响和指下的震动感来判断病变情况。

(四)听诊检查

听诊检查是直接用耳或借助听诊器听取患者体内某些脏器活动时所产生的微弱声音,并判断其正常与否的一种检查方法。听诊前应注意听诊器的耳件方向是否正确、管腔是否通畅,体件要紧贴于被检查部位,避免与皮肤摩擦。听诊时,环境要安静、温暖、避风。

(五)嗅诊检查

以嗅觉辨别发自患者体表、呼吸道、胃肠道或呕吐物、排泄物等的异常气味,以判断其异常气味与疾病之间的关系。其方法是用手将患者散发的气味轻轻扇向自己的鼻部,然后仔细判断气味的性质。通过嗅诊,可判断患者的病情改变。

1.烂苹果味

烂苹果味见于糖尿病酮症酸中毒患者。

2.刺激性蒜味

刺激性蒜味见于有机磷杀虫药中毒患者。

3.氨味

氨味见于尿毒症患者。

4.恶臭味

恶臭味见于支气管扩张或肺脓肿合并厌氧菌感染患者。

5.肝腥味

肝腥味见于肝性脑病患者。

6.浓烈的酒味

浓烈的酒味见于饮酒后。

7.苦杏仁味

苦杏仁味见于氰化物中毒。

（高建平）

第十四节　健康体检受检者健康教育

一、一般检查指导

一般项目检查是健康体检的第一步，是对受检者全身状态的概括性检查。一般检查项目包括：身高、体质量、血压测量、腰臀比值。采用标准的测量仪器可获得受检者的基础资料，为健康评估提供依据。健康教育要点如下所示。

1.检查前指导

说明检查的目的、意义，告知检查前应安静休息片刻，避免剧烈活动或情绪紧张影响检测结果。

2.检查中指导

(1)身高体质量测量指导：成人身高、体质量检查一般采用自动身高体质量测量仪，测量时指导受检者赤脚，取立正姿势，站于身高体质量仪平板上，躯干自然挺直，头要正，两眼平视。测量体质量时要自然平稳地站立在身高体质量仪中央，防止故意摇晃或用力施压影响检测结果。

(2)血压测量指导：采用电子血压计测量时指导受检者取坐位，伸直背部，不要压迫腹部，身体前倾，正面稍微向左，双足平放在地面上，把手臂伸入测量部位，手掌向上并把肘部搁在肘垫上。

(3)腰臀比测量指导：腰臀比是腰围和臀围的比值，是判定中心型肥胖的重要指标。测量时指导受检者取站立位，两臂自然分开。

腰围是取被测者髂前上棘和第12肋下缘连线的中点，水平位绕腹一周，皮尺应紧贴软组织，但不能压迫，测量值精确到0.1 cm。臀围经臀部最隆起部位测得身体水平周径。正常值男性小于0.9，女性小于0.8。

3.检查后指导

检查结束,告知受检者身高、体质量、血压及腰臀比检测结果,拿好导检单按体检流程进行下一项检查。

二、人体成分分析检查指导

人体成分分析是利用人体成分分析仪的生物技术,根据人体生物特性,测试人体各部位生物阻抗,精确分析人体各种组成元素,可在 1 min 内轻松地测量出受检者的体质量、骨重、含水量和体脂量等人体质量要参数,从而对人体健康状况进行分析。为每个受检者提供独立的健康分析数据和建议,帮助受检者找到身体状况改善的轨迹,从而制订新的健康管理方案。主要测量参数包括:身高、体质量、理想体质量、体质量指数、体脂肪、内脏脂肪、身体水分总量、肌肉量、骨质量、基础代谢量、理想基础代谢量等。提示最适宜的运动量和饮食配方。人体成分分析适用于对健康人和患者的健康评估。健康教育要点如下所示。

1.检查前指导

(1)注意事项指导:告知受检者在检查之前不能运动或者进行其他体力活动,检查之前不能进食,不能沐浴或者洗桑拿浴。检查时间最好在午前进行,检查时避免随身电器干扰。儿童、年老体弱、肩部疾病者及运动员、健身者不适合此项检查。

(2)检前指导:说明人体成分分析的目的是对受检者进行健康评估及干预后的疗效评估,为体质量管理提供依据,请受检者主动配合。

2.检查中指导

(1)指导受检者赤脚站在承重盘上,以脚趾踏触电极和手握电极柄方式,当荧屏显示“测试”界面时,体质量测试开始。体质量测试后,根据语音提示依次输入身高(100~200 cm)、年龄(5~89 岁)、性别 3 个相关信息,根据语音提示进行身体成分测试。

(2)提示受检者测试过程中保持静止,不能移动或说话。

3.检查后指导

(1)报告解读:检查结束后自动打印人体成分分析报告,依据报告内容解读受检者检测结果的阳性信息,解答受检者提出的相关问题。

(2)干预指导:依据受检者健康分析数据,指导阅读个体化饮食、运动方案,对 MBI 超标者,强调要主动落实个体化健康管理方案,努力达到体质量预期管理目标。

三、肺功能检查指导

肺功能检查是呼吸系统疾病的物理检查方法,应用便携式肺功能监测仪可对健康人群的呼吸功能、劳动强度和耐受力进行评估,为呼吸系统疾病的早期诊断提供依据。肺功能检查包括通气功能、换气功能、呼吸调节功能及肺循环功能等。该检查方法具有敏感度高,重复检测方便和受检者易于接受等优点,对身体无任何损伤和不适。与胸部 X 线片、CT 等检查相比,肺功能检查更侧重于了解肺部的功能性变化,是呼吸系统疾病的重要检查手段。适用于长期咳嗽、长期吸烟者、不明原因胸闷气短、呼吸困难、慢性阻塞性肺疾病、支气管哮喘、职业病及健康体检人群的物理体检和呼吸系统疾病患者的疗效评估。健康教育要点如下所示。

1.检查前指导

(1)注意事项指导:说明有血压不稳定或者心脏病发作及喘息性支气管炎的人暂时不宜做肺功能检查。在检查肺功能前,要调整呼吸,等呼吸稳定后再接受检查。年老体弱者、患有心脑血管疾病者、肺结核患者、原因不明发热者等不适合此项检查。

(2)检前指导：询问受检者既往是否有吸烟、服药及近期感冒病史，请受检者取坐位安静休息片刻，保持放松状态。说明对健康人群通过肺功能检测可评估劳动强度和耐受力，鉴别和量化呼吸系统功能的缺陷与异常，判断是否存在气道阻塞，早期检出肺、呼吸道病变。对有肺功能损伤者，可评估药物疗效。

2.检查中指导

(1)告知检查时要使用一次性吹气筒进行呼吸，不能用鼻子呼气，而要用嘴来呼吸，保证在检查的过程中不要漏气，按医生指导语要求完成肺功能检查。

(2)演示吸气要领。基本要领是口含吹气筒，按先深吸快吐，再深吸慢吐，最后快吸快吐的方式完成整个检查过程。

(3)指导受检者做几次平静呼吸，然后按指导语要求缓慢将气一次性呼出，一直呼到不能再呼为止；紧接着快速吸气，吸饱，一直吸到不能再吸为止，然后立刻用最大的力气，爆发性地将气体全部呼出，一直呼到不能再呼为止，中间不能停顿和换气；再做一次平静的呼吸，结束检查。观察采集的信息是否稳定、完整、有效，检测过程出现异常或无效时需重新测试。

3.检查后指导

(1)报告解读：检查结束后，即时打印报告，重点解读最大肺活量、缓慢肺活量、一分钟最大肺活量3项指标的检测结果，提示健康风险。

(2)干预指导：对肺功能受损、有吸烟史、慢性支气管炎、哮喘的受检者，建议进行深度检查，并应定期复查肺功能，适时进行病程发展监控。

(高建平)

第十五节　手术室护理技术操作

一、手术室常用穿刺技术

(一)外周静脉穿刺置管技术

外周静脉穿刺置管技术是应用特制静脉置管针(套管针)穿刺浅静脉，使塑料管进入静脉，供临床输液、输血及静脉采血用。其特点是置入静脉的塑料管可保留 7 d，既可减轻患者反复穿刺的痛苦，又可减轻护理人员的工作负担；而且可较长时间维持静脉通道的通畅，更方便用药及抢救。

1.适应证

(1)各种疾病需输液治疗，纠正水、电解质失调。

(2)手术治疗需建立输液、输血、给药通道。

(3)外周静脉充盈度好，便于穿刺置管。

2.物品准备

棉签、皮肤消毒剂(安尔碘)、套管针(不同型号)、输液贴膜、三通管、一次性输液器、止血带、液体。

3.操作步骤

(1)严格无菌操作及查对制度,按常规进行输液排气,连接好三通管。

(2)选择血管及套管针型号:一般选择上肢浅静脉,常用 20 号套管针;也可根据血管静脉局部条件、输液的目的(手术大小)、患者年龄等需要,进行型号选择。

(3)绑好止血带、消毒穿刺部位皮肤:消毒范围以穿刺点为中心,环形消毒直径为 8 cm。

(4)检查产品的有效灭菌日期及完整性,打开套管针包装,驱除针套及输液贴包装。

(5)旋转松动外套管,以避免套管与针芯的粘连,影响送管。

(6)左手绷紧皮肤,右手拇指与示指握住套管针回血腔两侧(直型)稳定穿刺手势。

(7)以 15°～30°角进针,直刺静脉,进针速度要慢,以免刺破静脉后壁,同时注意观察回血。

(8)见回血后,降低穿刺角度,将穿刺针顺静脉走行继续推进 1～2 mm,以保证外套管在静脉内。

(9)右手固定针芯,以针芯为支撑,将外套管全部送入静脉。

(10)左手松开止血带,以左手拇指压住套管前端静脉,防止溢血;取出针芯,连接输液器。

(11)用输液贴固定留置针及护翼,调节滴速。

(12)记录穿刺日期、开始时间及穿刺者姓名。

(13)整理用物,注意针芯不可乱放,应置于硬质容器做无害化处理。

4.注意事项

(1)操作者应戴手套,尤其是给有传染性疾病(乙型肝炎等)患者穿刺时,以防交叉感染。

(2)选择静脉,应选择触诊柔软、富有弹性且走行较直的静脉,避免在上方有静脉瓣的静脉穿刺。

(3)禁止在手术同侧肢体及患侧肢体穿刺静脉。

(4)提高进针角度(<45°),直刺静脉,缓慢进针及送管,可有效提高穿刺成功率。

(5)遇静脉暴露不明显(肥胖、恶病质、长期输液、病情垂危等),穿刺困难,需触摸血管引导穿刺时,必须严格消毒触摸手指,避免感染。

(二)颈外静脉穿刺置管技术

1.适应证

特别适用于小儿、外周静脉无法穿刺者。

2.禁忌证

(1)有心肺疾患、缺氧症状,病情危重及出血倾向者禁用。

(2)惊厥、低钙抽搐者慎用。

(3)头、颈部手术者禁用。

3.解剖特点

颈外静脉收集面部和耳周围静脉血流,在颈根部回流到锁骨下静脉,容易穿刺插管。

4.操作步骤

(1)患者仰卧,垂头位,头转向穿刺对侧,选择颈外静脉暴露明显的一侧穿刺。

(2)常规消毒。

(3)左手拇指将静脉隆起处皮肤绷紧,其余四指压迫颈根部,使颈外静脉充盈。

(4)右手持套管针(小儿用 22 G)直刺充盈静脉,针与皮肤呈 30°角,见回血后,退针芯,置入套管。

(5)连接输液器,固定。

5.注意事项

(1)选择进针点应适当,可先用穿刺针测试角度,再穿刺,避免因进针角度难以调整,造成穿刺失败。

(2)穿刺成功后勿拔出针芯,应采用针芯及套管一起送入静脉的方法。

(3)连接输液器时,勿直接与三通管相连,以免影响患者头颈部活动;或头重脚轻,套管被坠出。

二、常用手术体位

手术体位是暴露手术野,便手术顺利进行的重要措施,无论何种体位均应注意保持患者的呼吸道通畅及循环功能的正常运行,避免因肢体神经压迫造成麻痹等不良后果。因此,手术室护士必须熟悉各种体位的操作方法。

(一)手术体位的安置原则

(1)手术体位应使患者感到安全舒适,手术部位应显露充分。

(2)保持呼吸道通畅,注意不应使呼吸运动功能受限。特别是俯卧位时,枕垫之间要留一定的空隙。

(3)不使大血管神经受压,静脉应回流良好。固定肢体时要加衬垫,松紧适度。

(4)上肢外展不得超过90°,以免损伤臂丛神经;下肢体位安置时要保护好腓总神经,不可受压;俯卧位时小腿要垫高,使足尖自然下垂。

(5)四肢不可过分牵引,以防关节脱位。

(6)保持静脉输液、输血的通畅,保证术中方便的补液及给药途径。

(二)仰卧位

仰卧位即平卧位,包括水平仰卧位、垂头仰卧位和侧头仰卧位。

1.水平仰卧位

适用于前胸、腹部、下肢手术。

(1)物品准备:小方枕或长方枕1个,约束带1条,软垫1个。

(2)方法与步骤:①患者仰卧于手术床上;②双上肢置于身体两侧,用中单固定;③膝下放1个软垫,避免患者因膝部伸直过久而带来不适或致神经损伤;④用约束带固定膝部。

肝、胆、脾手术时,术前背部侧垫1个小方枕,或利用手术床的桥架,术前对准肋缘下,使用时摇高桥架15°,使手术部位充分暴露。进行膀胱、前列腺手术,子宫全切除术等,须在骶尾部垫1个软枕,手术床头部摇低20°,腿部下垂30°,两侧肩部各放1个肩托用棉垫垫好,以防滑动。

2.垂头仰卧位

适用于甲状腺、颈前路、腭裂修补、全麻扁桃体切除、气管切开,气管异物取出、食管异物取出等手术。

(1)物品准备:长方枕1个,头圈1个,约束带1条。

(2)方法与步骤:①患者平卧于手术床上(注意肩部与手术床第1关节对齐),保持头颈正中伸直,头部后仰;②头下垫头圈,肩下垫1个长方枕(与肩并齐);③调节手术床至头高足低位,角度为30°,再将头板降10°~15°;④放置器械升降托盘(与下颌平齐);⑤其余同本节中的

"水平仰卧位"。

颈椎前路手术时，颈项部应垫 1 个圆形枕，以便手术操作。

3.侧头仰卧位

适用于一侧头颈部手术，如乳突、腮腺、颌下腺等手术。

(1)物品准备：长方枕 1 个，头圈 1 个，约束带 1 条。

(2)方法与步骤：①平卧，头偏向一侧，患侧在上，肩颈下垫 1 个长方枕，头下垫头圈。②其余步骤同本节中的"水平仰卧位"。

4.上肢外展仰卧位

适用于上肢，乳腺手术。

(1)物品准备：托手器械台或托手板 1 个，小方枕 1 个。

(2)方法与步骤：平卧，患侧上肢外展于托手器械台或托手板上。若为乳腺手术，患侧背部垫 1 小方枕，以充分暴露腋窝，便于手术。

(三)侧卧位

1.肾手术侧卧位

适用于肾、输尿管中、上段手术。

(1)物品准备：长方枕 2 个，小方枕 2 个，托手架 1 个，骨盆固定架 1 副，束臂带 2 条，约束带 1 条，中单 1 块。

(2)方法与步骤：①患者侧卧 90°，患侧向上，肾区对准手术台桥架；②腋下横垫 1 个长方枕，距腋窝约高 10 cm，下侧上肢固定于托手板上；③下侧的腿屈曲 90°，上侧的腿伸直，两腿之间斜垫 1 个长方枕；④骨盆两侧各垫 1 个小方枕，用骨盆固定架固定，注意固定架勿与身体直接接触；⑤臀部覆盖多折中单，并用约束带固定；⑥上侧的上肢屈肘固定于托手架上；⑦将手术床的桥架摇起对准肋缘下 3 cm 处；⑧将手术床的头部、尾部适当摇低，使腰部抬高，手术野充分暴露。

2.胸部手术侧卧位

胸部手术侧卧位适用于肺、食管、侧胸壁、侧胸椎手术等。

(1)物品准备：同"肾手术侧卧位"。

(2)方法与步骤：患者侧卧 90°，腰部无须对准手术床桥架，其余步骤同"肾手术侧卧位"。

3.颅脑手术侧卧位

颅脑手术侧卧位适用于颅后窝(包括小脑、四脑室、天幕顶)、枕大孔区手术等。

(1)物品准备：头圈 1 个，一次性油布 1 块，肩带 1 条，其余同"肾手术侧卧位"。

(2)方法与步骤：①患者侧卧 90°，头下垫头圈，注意下耳郭置于圈中，防止受压，上耳孔塞棉球，防止进水；②腋下垫 1 个长方枕，下侧上肢固定于托手板上，上侧上肢置于托手架，注意勿外展，尽量靠近侧胸壁；③上侧肩部用肩带向腹侧牵拉，固定于手术床两边，以充分暴露手术野；④下方腿伸直向前，上方腿屈曲，其余步骤同"肾手术侧卧位"。

4.半侧卧位

半侧卧位适用于胸前肋间切口手术(如二尖瓣分离术)、腋窝等部位手术、胸腹联合切口手术等。

(1)物品准备：小方枕 1 个，治疗巾 1 块，绷带 1 个，约束带 1 条。

(2)方法与步骤：①患者上半身侧卧 45°，患侧背部垫 1 个小方枕；②患侧上肢屈曲抬高，用治疗巾包裹,用绷带缠绕固定于麻醉头架上;③健侧上肢置于身旁,用中单固定;④两腿平放,膝部用约束带固定。

5.髋部手术侧卧位

髋部手术侧卧位适用于髋部手术(包括股骨干骨折开放复位、人工股骨头置换、人工髋关节置换、股骨肿瘤、股骨颈骨折或股骨粗隆间骨折内固定和股骨上端截骨术等)。

(1)物品准备:同肾侧卧位。

(2)方法与步骤:①患者侧卧90°,患侧向上;②腋下横垫1个长方枕,双上肢固定于托手板上;③固定上身,注意先固定腹侧,待消毒手术野皮肤后,覆盖无菌巾时再垫1个小方枕,再固定背侧骨盆架;④两腿间斜垫1个长方枕,使用约束带固定长方枕与下侧下肢。

(杨　杰)

参 考 文 献

[1] 谢红珍,周梅花.临床常见急危重症护理观察指引[M].北京:人民军医出版社,2015.

[2] 阮满真,黄海燕.危重症护理监护技术[M].北京:人民军医出版社,2013.

[3] 朱秀勤,李帼英.内科护理细节管理[M].北京:人民军医出版社,2015.

[4] 黄艺仪,李欣,张美芬.临床急诊急救护理学[M].北京:人民军医出版社,2015.

[5] 刘艳萍.现代心血管病护理[M].郑州:河南科学技术出版社,2014.

[6] 左秀兰.综合临床护理学[M].石家庄:河北科学技术出版社,2012.

[7] 李秀云,汪晖.临床护理常规[M].北京:人民军医出版社,2012.

[8] 高小莲,胡慧.内科护理学[M].武汉:武汉大学出版社,2013.

[9] 程梅,那娜,潘静,等.实用专科护理理论与实践[M].北京:科学技术文献出版社,2015.

[10] 王爱平.现代临床护理学[M].北京:人民卫生出版社,2015.

[11] 尤黎明,吴瑛.内科护理学[M].5版.北京:人民卫生出版社,2014.

[12] 黄茜,李红波,朱虹逸.实用血液净化护理[M].武汉:华中科技大学出版社,2015.

[13] 程红缨,杨燕妮.基础护理技术操作教程[M].北京:人民军医出版社,2015.

[14] 王亚宁,周巧玲.护理技能实用手册[M].长沙:中南大学出版社,2014.

[15] 陈顺萍,谭严.妇科护理学[M].北京:中国医药科技出版社,2015

[16] 李小寒,尚少梅.基础护理学[M].北京:人民卫生出版社,2014

[17] 徐庆锋,杨桂芳,侯淑华,等.现代肿瘤诊疗与护理[M].昆明:云南科技出版社,2015.